D1691037

Marc Gertsch

Das EKG
Auf einen Blick und im Detail

Marc Gertsch

Das EKG

Auf einen Blick und im Detail

Geleitwort von Prof. Gerhard Steinbeck, München

Übersetzt aus dem Englischen von
Dr. med. Benjamin Fässler

Mit 1155 Abbildungen und 54 Tabellen

Springer

Prof. Dr. Marc Gertsch
Klinik und Poliklinik für Kardiologie
Universitätskliniken
Inselspital
3010 Bern, Schweiz

Übersetzer:
Dr. med. Benjamin Fässler
FMH Kardiologie und Innere Medizin
Längackerstrasse 20
4532 Feldbrunnen, Schweiz

Titel der englischen Originalausgabe: *The ECG – A Two-Step Approach to Diagnosis*
© Springer-Verlag Berlin Heidelberg 2004

ISBN-10   3-540-34371-7   Springer Medizin Verlag Heidelberg
ISBN-13   978-3-540-34371-4   Springer Medizin Verlag Heidelberg

Bibliografische Information der Deutschen Nationalbibliothek

Die Deutsche Nationalbibliothek verzeichnet diese Publikation in der Deutschen Nationalbibliografie; detaillierte bibliografische Daten sind im Internet über *http://dnb.d-nb.de* abrufbar

Dieses Werk ist urheberrechtlich geschützt. Die dadurch begründeten Rechte, insbesondere die der Übersetzung, des Nachdrucks, des Vortrags, der Entnahme von Abbildungen und Tabellen, der Funksendung, der Mikroverfilmung oder der Vervielfältigung auf anderen Wegen und der Speicherung in Datenverarbeitungsanlagen, bleiben, auch bei nur auszugsweiser Verwertung, vorbehalten. Eine Vervielfältigung dieses Werkes oder von Teilen dieses Werkes ist auch im Einzelfall nur in den Grenzen der gesetzlichen Bestimmungen des Urheberrechtsgesetzes der Bundesrepublik Deutschland vom 9. September 1965 in der jeweils geltenden Fassung zulässig. Sie ist grundsätzlich vergütungspflichtig. Zuwiderhandlungen unterliegen den Strafbestimmungen des Urheberrechtsgesetzes.

Springer Medizin Verlag
Ein Unternehmen von Springer Science+Business Media
springer.de
© Springer Medizin Verlag Heidelberg 2007

Die Wiedergabe von Gebrauchsnamen, Warenbezeichnungen usw. in diesem Werk berechtigt auch ohne besondere Kennzeichnung nicht zu der Annahme, dass solche Namen im Sinne der Warenzeichen- und Markenschutzgesetzgebung als frei zu betrachten wären und daher von jedermann benutzt werden dürften.

Produkthaftung: Für Angaben über Dosierungsanweisungen und Applikationsformen kann vom Verlag keine Gewähr übernommen werden. Derartige Angaben müssen vom Anwender im Einzelfall anhand anderer Literaturstellen auf ihre Richtigkeit überprüft werden.

Planung: Dr. Rolf Lange, Heidelberg
Projektmanagement: Hiltrud Wilbertz, Heidelberg
Umschlaggestaltung: deblik, Berlin
Satz: wiskom e.K., Friedrichshafen

Gedruckt auf säurefreiem Papier   19/2119 wi - 5 4 3 2 1 0 -

Ich widme dieses Buch meiner Gattin Ursula
und unseren Kindern Gustav, Natascha, Sonja und Anatol

Geleitwort

Trotz neuerer und immer komplexerer Untersuchungsverfahren ist das EKG als einfach durchzuführendes, risikoloses und kostengünstiges Verfahren in der internistisch-kardiologischen Diagnostik weiterhin unerlässlich. Eine fundierte Kenntnis der Methode ist daher für alle internistisch oder kardiologisch tätigen Kollegen ein Muss.

Im vorliegenden Werk bietet Herr Prof. Gertsch dem Interessierten eine umfassende und gut strukturierte Darstellung der Elektrokardiographie in all ihren Aspekten und Anwendungsgebieten. Neben einer detaillierten Darstellung des Ruhe-EKGs, einschließlich Erregungsbildungs-, Leitungs- und Erregungsrückbildungsstörungen sowie der Infarkt- und Hypertrophiediagnostik, werden differentialdiagnostische Aspekte verschiedener Rhythmusstörungen und auch das Belastungs- und Schrittmacher-EKG ausführlich dargestellt.

Das Besondere am Aufbau des Buches ist für jedes einzelne Kapitel zunächst ein Überblick über die wichtigsten Fakten, im Sinne einer Einführung und eines Repetitoriums für den jungen Assistenzarzt oder interessierten Studenten. Daneben bietet jedes Kapitel zugleich eine umfassende Darstellung aller wichtigen Gesichtspunkte, spezieller Fragestellungen und Raritäten sowie ein Nachschlagewerk, illustriert mit hervorragenden EKG-Beispielen, das auch für den erfahrenen Internisten und Kardiologen im Laufe seiner Tätigkeit immer wieder neue Aspekte aufzeigen kann. Das Buch wächst also sozusagen mit seinem Leser über die Jahre mit.

Von der U-Welle, die bei VVI-Stimulation trotz zugrunde liegendem Vorhofflimmern eine P-Welle vortäuschen kann, bis zur Q-Zacke bei Muskeldystrophie oder Amyloidose werden auch für den erfahrenen Kardiologen interessante und möglicherweise ihm bislang nicht bekannte Aspekte des EKGs dargestellt. Darüber hinaus liest sich das Werk überaus spannend und wird mit einprägsamen kurzen Fallbeispielen aus einem bewegten klinischen Leben mit entsprechenden EKG-Beispielen zusätzlich didaktisch aufgewertet.

Das vorliegende Werk kann daher dem geneigten und interessierten Leser uneingeschränkt empfohlen werden. Es wird ihn über viele Jahre begleiten.

Prof. Dr. med. Gerhard Steinbeck
Direktor, Medizinische Klinik und Poliklinik I – Großhadern
Klinikum der Universität München
Marchioninistr. 15
81377 München

Vorwort

Vor 25 Jahren habe ich die Einladung eines Verlags, ein EKG-Buch zu verfassen, abgelehnt. Es war ein guter Entscheid. In den folgenden Jahrzehnten konnte ich nicht nur meine Erfahrung im „teaching" vertiefen, sondern auch die Kenntnisse bei der Analyse des EKG, die Rhythmusstörungen inbegriffen, erweitern, dies durch die Tätigkeit in den Intensivstationen und der Notfallpforte, im Konsiliardienst, im Herzkatheterlabor, bei der Implantation von zweitausend Schrittmachern und anhand klinischer und experimenteller Studien.

Zudem braucht es auch Zeit, ein Buch über ein so großes Gebiet zu schreiben (und nicht nur abzuschreiben). Diese nahm ich mir gegen Ende meiner offiziellen Berufstätigkeit mit einem 50%-Time-out während dreier Jahre.

In diesem Buch werden wichtige und häufige EKG-Befunde von weniger wichtigen, eher seltenen, aber interessanten Befunden abgegrenzt. Deshalb sind fast alle Kapitel in eine Sektion *Auf einen Blick* und eine Sektion *Im Detail* eingeteilt.

Einige Anregungen habe ich von Kollegen aufgenommen, zum Beispiel die Kapitel „Das normale EKG" (mit 40 Beispielen) und „Das Belastungs-EKG". Andere Ideen sind auf dem eigenen Mist gewachsen, so „Die Differentialdiagnose der pathologischen Q-Zacke", „Spezielle Wellen, Zeichen und Phänomene" und die ausführliche Liste über die Ätiologie der Elektrolytstörungen.

Wichtig schien mir auch, die Infarkt-EKGs mit den jeweilgen koronaren Veränderungen und der detaillierten Ventrikelfunktion abzustützen (in 85% der 110 Infarktbilder). Mit zahlreichen klinischen Daten und der Einstreuung von ungefähr 50 Fallbeispielen (oder „short stories") soll das EKG in den richtigen Zusammenhang gestellt und der Lesestoff aufgelockert werden.

Vom Aufbau her ist das Buch für Kardiologen, Internisten und Allgemeinmediziner gedacht und für besonders begabte und interessierte Medizinstudenten (die Lektüre der Sektionen *Auf einen Blick* umfasst lediglich 80 Seiten, plus natürlich ungefähr 250 EKGs).

Es freut mich sehr, dass bereits jetzt, fast gleichzeitig mit der italienischen, die deutsche Auflage des englischen Originals erscheint. Für die vorzügliche Übersetzung inklusive der mühseligen Neufassung des Sachwort- und EKG-Verzeichnisses danke ich meinem Freund Dr. Benjamin Fässler, Facharzt für Innere Medizin und Kardiologie, ganz herzlich.

Marc Gertsch, August 2006

Vorwort des Übersetzers

Es war mir eine Ehre, das große Werk meines ehemaligen kardiologischen Lehrers und langjährigen Freundes übersetzen zu können. Dass Marc Gertsch ein unübertroffener Kenner des EKGs ist, dafür ist dieses Buch Zeuge genug. Er ist aber auch ein begnadeter klinischer und ein versierter invasiver Kardiologe. Was ihn bei seiner Arbeit außerdem auszeichnete, war die menschliche Wärme im Umgang mit seinen Patientinnen und Patienten und seinen Mitarbeiterinnen und Mitarbeitern. Und nicht zu vergessen sind seine kritische Haltung, sowohl seinem Fache wie auch sich selbst gegenüber, und sein Humor, der sich jeweils in seinen Zwischenbemerkungen kundtat. Auch in diesem Buch treffen wir ab und zu auf kritische Bemerkungen – und bisweilen blickt sein „Schalk in den Augen" zwischen den Zeilen hindurch.

Einige Bemerkungen zur Übersetzung und zur Schreibweise:

Bei gewissen Abkürzungen wird versucht, eine möglichst einheitliche Schreibweise zu benutzen. So bedeutet LV bzw. RV sowohl „linker Ventrikel" bzw. „rechter Ventrikel" wie auch „linksventrikulär" bzw. „rechtsventrikulär". Dasselbe gilt für LA bzw. RA, also entsprechend „linkes Atrium" bzw. „rechtes Atrium" und „linksatrial" bzw. „rechtsatrial". Obwohl die adjektivischen Formen, etwa „linksventrikulär", die überwiegenden Formen darstellen, werden die Abkürzungen mit einem Bindestrich versehen – z.B. LV-Überlastung –, weil sich diese Schreibweise eingebürgert hat. Dasselbe gilt für AV, also „atrioventrikulär". Dem Lateiner mag es seltsam vorkommen, dass „P-mitrale" einen Bindestrich enthält, aber auch diese Form ist offenbar zum Standard geworden.

Während die englische Fachsprache für die lateinischen Wörter „Atrium" bzw. „atrial" keine eigentliche englische Bezeichnung kennt, kommen in der deutschen Fachsprache sowohl diese lateinischen Begriffe wie auch der Begriff „Vorhof" vor. In der Übersetzung werden die Bezeichnungen „Atrium" bzw. „atrial" mehr in jenem Bereich verwendet, der in Bezug zur Anatomie steht, wie etwa bei „linksatrialer" Vergrößerung, was auch den Vorteil hat, dass die Abkürzung „LA" verwendet werden kann. Im Bereich der Rhythmusstörungen wird „atrial" hingegen mit dem Begriff „Vorhof" wiedergegeben – denn „atriales Flimmern" anstelle von „Vorhofflimmern" klingt für unsere Ohren doch eher befremdlich. Analoge Unterscheidungen gelten im Bereich von „Ventrikel" und „ventrikulär", die ebenfalls eher bei Begriffen, die in Beziehung zur Anatomie stehen, verwendet werden. Im Bereich der ventrikulären Rhythmusstörungen wird nach den in der deutschen Fachsprache geltenden Gepflogenheiten vorgegangen: Während von „ventrikulären Extrasystolen" die Rede ist, spricht man von „Kammertachykardie" und „Kammerflimmern".

Voll eingebürgerte englische Begriffe wie etwa „reentry" wurden so belassen. Andere, zum Teil weniger geläufige Begriffe werden, mitunter in Klammern, eingedeutscht oder es werden beide Versionen nebeneinandergestellt.

Zum Schluss darf nicht unerwähnt bleiben, dass die Übersetzung in enger Zusammenarbeit mit dem Autor erfolgte. Dafür, dass ich bei Marc Gertsch immer ein offenes Ohr und entsprechende Hilfe – vor allem bei schwierigen Textstellen – fand, bin ich ihm dankbar.

Benjamin Fässler

Danksagung

Ich bin folgenden Personen zu Dank verpflichtet:

- zahlreichen Kollegen außerhalb und innerhalb unserer Klinik, die mich während der Niederschrift psychologisch unterstützt haben, allen voran meinem Chef Prof. Bernhard Meier.
- Prof. Hein JJ Wellens, Utrecht, der mich ermuntert hat, das Buch zu vollenden.
- mehreren Kollegen, die mir EKGs zur Publikation zur Verfügung stellten (in EKG-Legenden erwähnt).
- meinem Mitarbeiter Prof. Etienne Delacrétaz, der mir beim Kapitel „Das WPW-Syndrom" maßgeblich geholfen hat.
- Prof. Paul Dubach, Chur, der als „Superspezialist" auf diesem Gebiet das Kapitel „Belastungs-EKG" durchgesehen hat.
- meinem Mitarbeiter Dr. med. Pascal Meier für wertvolle logistische Hilfe und seinem Bruder Matthias Meier, Architekturstudent, der die Hälfte der EKGs eingescannt hat.
- meinem Freund Willi Hess, wissenschaftlicher Zeichner an unseren Kliniken, der meine unbedarften Vorlagen in exzellente Abbildungen verwandelt und dabei eine Engelsgeduld an den Tag gelegt hat.
- Christoph Obrecht, Biologe, der mir beim Schreiben der Originalausgabe während vieler Monate zur Seite gestanden ist. Er hat den Text korrigiert, als medizinischer Laie unangenehme kritische Fragen gestellt, die Literatur geordnet, den E-Mail-Verkehr mit dem Verlag abgewickelt, die andere Hälfte der EKGs eingescannt, den Drucker repariert und (unerlaubterweise) mehrmals mein Büro aufgeräumt. Ohne ihn wäre das Buch ein Jahr später oder nie erschienen.
- meinem Freund und Mitarbeiter Prof. Paul Mohacsi und der Katharina-Huber-Steiner-Stiftung für ein großzügiges Legat für die englische Ausgabe.
- meinem Freund Dr. med. Benjamin Fässler, Solothurn, für die vorzügliche Übersetzung vom Englischen ins Deutsche sowie für zahlreiche Anregungen und die Ausmerzung einiger Ungereimtheiten.
- Prof. Gerhard Steinbeck, München, für das Verfassen des Geleitworts der deutschen Ausgabe.
- Prof. Christopher P. Cannon, Brigham and Women's Hospital, Harward Medical School, Boston, für das Geleitwort (Foreword) zur englischen Originalausgabe.
- Hiltrud Wilbertz, Sandra Fabiani, Magdalena Hanich, Dr. Claus Puhlmann und Dr. Rolf Lange vom Springer-Verlag in Heidelberg, mit denen die Zusammenarbeit stets äußerst befriedigend und angenehm war.

Inhalt

Geleitwort vii
Vorwort ix
Vorwort des Übersetzers xi
Danksagung xiii
Abkürzungen xxxiii

Einführung und Konzept des Buches 1
Einführung 1
    Der Wert des EKGs heute 1
    Grenzen des EKGs 2
    Schlussfolgerungen 2
Konzept des Buches 2

Sektion I Theoretische Grundlagen und praktischer Zugang

Kapitel 1
Theoretische Grundlagen 5
Auf einen Blick und Im Detail 5
1 Anatomie des Reizbildungs- und Reizleitungssystems 5
2 Normale Reizleitung 6
3 Das Aktionspotential der einzelnen Myokardzelle und seine Beziehung zum Ionenfluss 6
4 Atriale Depolarisation und Repolarisation 8
5 Ventrikuläre Depolarisation und Repolarisation 8
    5.1 Vektoren und Vektorkardiogramm 8
    5.2 Vereinfachte QRS-Vektoren 8
6 Ableitungssysteme 11
7 „Lupen-" und „Proximitäts-Effekte" 11
8 Refraktärperiode 13
9 Nomenklatur des EKGs 13
Literatur 14

Kapitel 2
Praktischer Zugang 15
Auf einen Blick 15
1 Praktischer Zugang 16
    1.1 Definitive EKG-Diagnose 17

	Im Detail	18
2	Praktischer Zugang	18
	2.1 Analyse des Rhythmus	18
	2.2 Detaillierte Analyse der Morphologie	19
	Literatur	20
	EKG-Beispiele	20

Sektion II EKG-Morphologie

Kapitel 3

Das normale EKG und seine normalen Varianten ... 23

	Auf einen Blick und Im Detail	23
1	Komponenten des normalen EKGs	23
	1.1 Sinusrhythmus	23
	1.1.1 Atriale Vektoren des Sinusrhythmus	24
	1.2 PQ-Intervall	25
	1.3 QRS-Komplex	25
	1.3.1 QRS-Achse in der frontalen Ebene (ÅQRSF)	25
	1.3.2 QRS-Achse in der horizontalen Ebene	26
	1.3.3 Zwei spezielle QRS-Muster	26
	1.3.4 Andere normale Varianten des QRS-Komplexes	27
	1.4 ST-Strecke	28
	1.4.1 Übliches Bild der ST-Hebung: ST-Hebung in V2/V3	28
	1.4.2 Seltenes Bild der ST-Hebung: Frühe Repolarisation	29
	1.5 T-Welle und U-Welle	29
	1.5.1 T-Welle	29
	1.5.2 U-Welle	30
	1.6 QT-Intervall	30
	1.7 Arrhythmien	30
	1.8 Veränderungen von Tag zu Tag und zirkadiane Veränderungen	31
	Allgemeine Schlussfolgerungen	32
	Literatur	32
	EKG-Beispiele	33

Kapitel 4

Atriale Vergrößerung (Vorhofsvergrößerung) und andere Abnormitäten der P-Welle ... 49

	Auf einen Blick	49
1	Linksatriale Vergrößerung (P-mitrale)	49
2	Rechtsatriale Vergrößerung (P-pulmonale)	49
3	Biatriale Vergrößerung (P-biatriale)	50
4	Akute linksatriale Überlastung	50
5	Akute rechtsatriale Überlastung	50
6	Andere Abnormitäten der P-Welle	50
	Im Detail	50
7	Ätiologie, Prävalenz und klinische Bedeutung der linksatrialen Vergrößerung	50
8	Ätiologie, Prävalenz und klinische Bedeutung der rechtsatrialen Vergrößerung	51
9	Vektoren bei der linksatrialen Vergrößerung	51

10	Vektoren bei der rechtsatrialen Vergrößerung	52
11	Spezielle Veränderungen der P-Welle	52
	11.1 Das so genannte „P-pulmonale vasculare"	52
	11.2 P pseudo-pulmonale	52
	11.3 Imitation des P-pulmonale	52
	11.4 P-biatriale/biatriale Vergrößerung	52
	11.5 Andere ungewöhnliche P-Konfigurationen bei Sinusrhythmus	52
	11.5.1 Negative P-Welle in Abl. I	52
	11.5.2 Ebstein-Anomalie	52
	11.5.3 Atrialer Infarkt (Vorhofinfarkt)	53
	11.5.4 Trikuspidalatresie	53
Literatur		53
EKG-Beispiele		54

Kapitel 5
Linksventrikuläre Hypertrophie (LVH) 59

	Auf einen Blick	59
1	EKG-Kriterien (Indices) für linksventrikuläre Hypertrophie	59
2	Diagnose der LVH bei intraventrikulären Reizleitungsstörungen	60
	Im Detail	60
3	Ätiologie und Prävalenz	61
4	Gültigkeit der QRS-Voltage-Kriterien	61
5	Diagnose der LVH bei ventrikulären Reizleitungsstörungen	62
	5.1 Rechtsschenkelblock	62
	5.2 Linksschenkelblock	62
	5.3 Linksanteriorer Faszikelblock	64
	5.4 Andere ventrikuläre Reizleitungsstörungen	64
6	Diagnose der LVH bei speziellen Situationen	64
	6.1 Hypertrophe obstruktive Kardiomyopathie (HOCM)	64
	6.2 Asymmetrische apikale LVH	65
	6.3 Systolische und diastolische Überlastung	65
	6.4 LVH bei ausgeprägter LV-Dilatation	66
7	Beeinträchtigende Faktoren bei der EKG-Diagnose der LVH	66
	7.1 Geschlecht und Rasse	66
	7.2 Alter	66
	7.3 Körperhabitus und Körpergewicht	66
	7.4 Andere pathologische Bedingungen	66
	7.5 Variabilität des frontalen und horizontalen QRS-Vektors	66
8	Schlussfolgerungen	66
9	Pathophysiologie und Wirkungen der LVH auf das EKG	67
10	Prognose der linksventrikulären Hypertrophie	67
Literatur		67
EKG-Beispiele		69

Kapitel 6
Rechtsventrikuläre Hypertrophie (RVH) 81
Auf einen Blick 81
1 EKG-Kriterien für rechtsventrikuläre Hypertrophie 81
    1.1 RVH ohne RV Reizleitungsstörung 81
    1.2 RVH mit iRSB (normale QRS-Dauer) 82
    1.3 RVH mit RSB (QRS-Dauer > 0,12 s) 82
Im Detail 82
2 Ätiologie und Prävalenz 82
3 Vektoren bei RVH 82
4 Rechtsventrikuläre Hypertrophie im EKG 83
    4.1 Alleinige R-Zacke, QR-Komplex oder RS-Komplex in Ableitung V1 83
    4.2 Inkompletter Rechtsschenkelblock (iRSB) 83
    4.3 Kompletter Rechtsschenkelblock (RSB) 84
    4.4 SI/SII/SIII-Typ 84
    4.5 Seltener Typ der RVH 84
    4.6 Veränderungen der P-Welle 84
5 Differentialdiagnose der möglichen Zeichen für RVH 84
    5.1 Frontale überdrehte Rechtslage 84
    5.2 qR-Typ in Ableitung V1 85
    5.3 Hohe R-Zacke und RS-Komplex in Ableitung V1 85
    5.4 Inkompletter Rechtsschenkelblock 85
    5.5 Kompletter Rechtsschenkelblock 85
    5.6 SI/SII/SIII-Typ 85
6 Systolische und diastolische Überlastung 85
7 Auswirkung des systolischen Drucks in rechtem Ventrikel und Pulmonalarterie auf das EKG 86
Literatur 86
EKG-Beispiele 87

Kapitel 7
Biventrikuläre Hypertrophie 95
Auf einen Blick 95
Im Detail 95
1 Übliche Zeichen für BVH 96
2 Andere Zeichen für BVH 96
    2.1 Seichtes SV1, tiefes SV2 96
    2.2 Katz-Wachtel-Zeichen 96
    2.3 Spezielles QRS-Muster bei Rechtsschenkelblock 96
Literatur 96
EKG-Beispiele 97

Kapitel 8
Lungenembolie (LE) 101
Auf einen Blick 101
1 EKG-Veränderungen 101
    1.1 Veränderungen des QRS-Komplexes 101
    1.2 Veränderungen der Repolarisation 101

	1.3	Rhythmusstörungen	101
	1.4	Veränderungen der P-Welle	102
2	Wert des EKGs bei Verdacht auf akute Lungenembolie		102
	2.1	Unterscheidung des akuten Myokardinfarktes von akuter LE	102
	2.2	Analyse von Herzrhythmus und Reizleitungsstörungen	103
	2.3	EKG-Zeichen der akuten RV-Überlastung	103
	2.4	Beziehung zwischen EKG und klinischem Verlauf	103
	2.5	Subakute und chronisch rezidivierende LE	103
Im Detail			103
3	Häufigkeit der EKG-Zeichen, die eine LE suggerieren		103
4	EKG-Zeichen und Ausmaß der akuten LE		104
5	Praktisches Procedere bei Verdacht auf akute LE		104
6	EKG bei subakuter LE		105
7	Historische Perspektive		106
Literatur			106
EKG-Beispiele			107

Kapitel 9
Faszikelblöcke

			111
Auf einen Blick			111
Ätiologie und Prävalenz			111
1	Linksanteriorer Faszikelblock		111
2	Linksposteriorer Faszikelblock		112
Im Detail			112
3	Anatomie des intraventrikulären Reizleitungssystems		112
4	Ätiologie des Faszikelblocks		113
	4.1	Ätiologie des linksanterioren Faszikelblocks	113
	4.2	Ätiologie des linksposterioren Faszikelblocks	114
5	Linksanteriorer Faszikelblock		114
	5.1	Vektoren und das EKG	114
	5.2	Varianten	115
	5.3	Prognose	115
6	Linksposteriorer Faszikelblock		116
	6.1	Vektoren und das EKG	116
	6.2	Spezielle Bemerkungen: ÅQRSF, EKG-Muster und Ätiologie	116
	6.3	Prognose	117
7	Sehr seltene Bilder von Faszikelblöcken		117
	7.1	LAFB plus LPFB	117
	7.2	Linksseptaler Faszikelblock	117
	7.3	Rechtsfaszikuläre Blöcke	117
Literatur			118
EKG-Beispiele			119

Kapitel 10

Schenkelblöcke (komplette und inkomplette) 125
Auf einen Blick 125
1   Kompletter Rechtsschenkelblock (RSB) 125
2   Inkompletter Rechtsschenkelblock (iRSB) 126
3   Kompletter Linksschenkelblock (LSB) 126
4   Inkompletter Linksschenkelblock (iLSB) 126
Im Detail 127
5   Ätiologie und Prävalenz 127
6   Kompletter Rechtsschenkelblock (RSB) 127
    6.1   QRS-Vektoren 127
    6.2   Repolarisations-Vektoren 128
    6.3   Bestimmung der frontalen Achse beim RSB 128
    6.4   Myokardinfarkt bei RSB 129
    6.5   Rechtsventrikuläre Hypertrophie bei RSB 129
7   Inkompletter Rechtsschenkelblock (iRSB) 129
8   Kompletter Linksschenkelblock (LSB) 130
    8.1   QRS-Vektoren 130
    8.2   Repolarisations-Vektoren 130
    8.3   Bestimmung der frontalen Achse beim LSB 131
    8.4   Myokardinfarkt bei LSB 131
    8.5   Linksventrikuläre Hypertrophie bei LSB 131
    8.6   Inkompletter Linksschenkelblock (iLSB) 131
9   Spezielle Aspekte der Schenkelblöcke 131
    9.1   Frequenzabhängiger Schenkelblock 131
    9.2   Alternierender, intermittierender und reversibler Schenkelblock 131
    9.3   Unterschied von QRS- und QT-Dauer beim RSB und LSB 131
10   Prognose 132
Literatur 132
EKG-Beispiele 133

Kapitel 11

Bilaterale bifaszikuläre (Schenkel-) Blöcke 139
Auf einen Blick 139
1   RSB plus LAFB 139
2   RSB plus LPFB 140
3   Prognose 140
Im Detail 140
4   Ätiologie 140
5   Differentialdiagnose des RSB plus LAFB 141
6   Differentialdiagnose des RSB plus LPFB 141
7   Differentialdiagnose des RSB plus LAFB plus LPFB ohne kompletten AV-Block 142
8   Prognose 142
9   Indikationen für Schrittmacherimplantation 142
Literatur 143
EKG-Beispiele 144

Kapitel 12
Atrioventrikulärer Block (AV-Block) und atrioventrikuläre Dissoziation 153
Auf einen Blick 153
1 Anatomische Lokalisation des AV-Blocks 153
2 Schweregrade des AV-Blocks 153
   2.1 AV-Block ersten Grades (AV-Block 1°) 154
   2.2 AV-Block zweiten Grades (AV-Block 2°) 154
      2.2.1 AV-Block 2° vom Wenckebach-Typ 154
      2.2.2 AV-Block 2° vom Mobitz-Typ 154
      2.2.3 AV-Block 2° vom höhergradigen Typ 154
   2.3 Kompletter AV-Block 154
   2.4 Typen des kompletten AV-Blockes 155
      2.4.1 Infrahissärer kompletter AV-Block 155
      2.4.2 Suprahissärer kompletter AV-Block 155
3 AV-Dissoziation 155
   3.1 Drei Typen der AV-Dissoziation 156
      3.1.1 Einfache AV-Dissoziation 156
      3.1.2 Isorhythmische AV-Dissoziation 156
      3.1.3 AV-Dissoziation mit Interferenz 156
Im Detail 156
4 Die Nomenklatur und ihre Konsequenzen 156
   4.1 Unterschiede zwischen komplettem AV-Block und AV-Dissoziation 156
   4.2 Die Pathophysiologie und das EKG 157
   4.3 Klinische Bedeutung 157
5 Atrioventrikulärer Block (AV-Block) 158
   5.1 AV-Block ersten Grades (AV-Block 1°) 158
      5.1.1 Hämodynamik beim AV-Block 1° 158
   5.2 AV-Block zweiten Grades (AV-Block 2°) 158
      5.2.1 AV-Block 2° vom Wenckebach-Typ 158
      5.2.2 AV-Block 2° vom Mobitz-Typ 159
      5.2.3 AV-Block 2° vom höhergradigen Typ 159
   5.3 Kompletter AV-Block (AV-Block 3°) 160
      5.3.1 Suprahissärer AV-Block kombiniert mit Schenkelblock 161
      5.3.2 AV-blockierte Vorhofextrasystolen 161
      5.3.3 Entwicklung des kompletten AV-Blocks 162
      5.3.4 Ätiologie und klinische Bedeutung des kompletten AV-Blocks 162
      5.3.5 His Bündel-Ableitungen 163
      5.3.6 EKG und anatomische Läsionen 163
      5.3.7 Therapeutische Konsequenzen 163
6 Spezielle AV-Dissoziation 163
   6.1 Spezielle Situationen bei AV-Dissoziation 164
      6.1.1 AV-Dissoziation beim postextrasystolischen Schlag 164
      6.1.2 Ventrikulophasische Sinusarrhythmie 164
      6.1.3 AV-Dissoziation bei Kammertachykardie 164
Literatur 165
EKG-Beispiele 166

Kapitel 13
Myokardinfarkt (MI) 177
   Auf einen Blick 177
   Ätiologie 177
   1   ST-Vektoren, Q-Vektoren und T-Vektoren 177
   2   Stadien des Myokardinfarktes 178
       2.1   Akutes Stadium 178
       2.2   Subakutes Stadium 178
       2.3   Chronisches Stadium (= alter Infarkt) 178
   3   Lokalisation des Q-Zacken-Infarktes 179
       3.1   Anteroseptaler Infarkt 179
       3.2   Ausgedehnter anteriorer (anterolateraler) Infarkt 179
       3.3   Lateraler Infarkt (isolierter MI der Lateralwand) 179
       3.4   Inferiorer Infarkt 179
       3.5   Posteriorer („echter posteriorer") Infarkt 179
       3.6   Rechtsventrikulärer Infarkt 181
   4   Differentialdiagnose des „klassischen" Infarktbildes (pathologische Q-Zacken, ST-Hebung, abnorme T-Wellen) 182
   5   Komplexe Infarktbilder 183
   6   Spezielle Infarktbilder 184
   Schlussfolgerung 185
   Im Detail 185
   7   Ätiologie und Prävalenz 185
       7.1   Arteriosklerotische koronare Herzkrankheit (häufig) 185
       7.2   Kongenitale koronare Herzkrankheit (selten) 185
       7.3   Andere Ätiologien der koronaren Herzkrankheit (selten) 186
   8   Nomenklatur der Infarktstadien 187
       8.1   Elektropathophysiologischer Verlauf 187
       8.2   Internationale Terminologie 187
       8.3   Histopathologischer Verlauf 188
       8.4   Klinische Befunde und praktische Erfahrung 188
   9   Kombination von Infarktbildern 188
       9.1   Infarkte von benachbarten Arealen 188
       9.2   Infarkte mit separierter oder gegenüberliegender Lokalisation 189
   10 Komplexe Infarktbilder 190
      10.1   Infarkt mit Rechtsschenkelblock 190
      10.2   Infarkt mit Linksschenkelblock 190
             10.2.1 Infarkt bei Schrittmacher-Patienten 192
      10.3   Infarkt bei linksanteriorem Faszikelblock 192
      10.4   Infarkt bei linksposteriorem Faszikelblock 192
      10.5   Infarkt bei bilateralem Block 192
             10.5.1 Infarkt bei RSB plus LAFB 192
             10.5.2 Infarkt bei RSB plus LPFB 192
   11 Spezielle Infarktbilder 193
      11.1   Der so genannte Non-Q-Infarkt 193
      11.2   Infarkt mit ST-Senkung ≥3 mm 194
      11.3   Infarkt mit „nichtsignifkanter" Q-Zacke bei üblicher Lokalisation 194
      11.4   Infarkt mit „nichtsignifikanter" Q-Zacke bei unüblicher Lokalisation 194

		11.5	Infarkt mit RSR´-Typ in den präkordialen (und inferioren) Ableitungen	194
		11.6	Infarkt mit reiner oder vorherrschender Reduktion der R-Zacken-Amplitude	195
		11.7	Atrialer Infarkt (Vorhofinfarkt)	195
	12		Differentialdiagnose der „klassischen" Q-Zacken-Infarktbilder	196
	13		Lokalisation des Infarktes und Lokalisation des koronaren Verschlusses	196
	14		Schätzung der Infarktgröße	196
	15		Elektropathophysiologie	196
		15.1	Akutes Stadium	197
		15.2	Subakutes Stadium	197
		15.3	Chronisches Stadium (alter Infarkt)	197
	16		Komplikationen des akuten Myokardinfarktes	198
		16.1	Arrhythmien und Reizleitungsdefekte	198
		16.2	Nichtarrhythmische Komplikationen	198
	Literatur			198
	EKG-Beispiele			200

Kapitel 14
Differentialdiagnose der pathologischen Q-Zacken ... 277

Auf einen Blick				277
Definition der normalen Q-Zacke				277
Definition der (formal) pathologischen Q-Zacke				277
1	Myokardinfarkt			277
	1.1	Neue Q-Zacken		278
	1.2	ST-Hebung		278
	1.3	Negative T-Wellen		278
2	Normale Varianten			278
	2.1	Frontalebene		278
	2.2	Horizontalebene		278
3	Linksventrikuläre Hypertrophie			278
4	Falsche Polung der Ableitungen			278
5	Linksschenkelblock			279
6	Präexzitation (Wolff-Parkinson-White-Syndrom)			279
7	Hypertrophe obstruktive Kardiomyopathie (HOCM)			279
Im Detail				280
8	Korrigierte kongenitale Transposition der großen Gefäße			280
9	Situs Inversus			280
10	Q-Zacken nach Pneumektomie			280
11	Q-Zacken bei Pneumothorax			280
12	Q-Zacken nach Perikardektomie			280
13	Q-Zacken bei Amyloidose des Herzens			280
14	Pseudo-Q-Zacke infolge retrograder atrialer Erregung			281
15	Eine Seltenheit: Q-Zacken bei muskulärer Dystrophie Steinert			281
16	QR-Komplex in Ableitung V1			281
17	Q-Zacke in Ableitung V1 bei rechtsatrialer Dilatation			281
Literatur				281
EKG-Beispiele				283

Kapitel 15

Akute und chronische Perikarditis 297
Auf einen Blick 297
Ätiologie 297
1   Akute Perikarditis 297
2   Chronische Perikarditis 298
Im Detail 298
3   Ätiologie und Prävalenz 298
4   PQ-Senkung 298
5   ST-Hebung und ST-Vektor 298
6   Differentialdiagnose der akuten Perikarditis versus akutem Myokardinfarkt 299
    6.1   ST-Hebung 299
        6.1.1   Amplitude der ST-Hebung 299
        6.1.2   Konfiguration der ST-Hebung 299
        6.1.3   ST-Hebung in den frontalen EKG-Ableitungen und frontaler ST-Vektor 300
        6.1.4   ST-Hebung in den horizontalen Ableitungen 300
    6.2   Pathologische Q-Zacke 300
    6.3   PQ-Senkung 300
    6.4   T-Negativität 301
7   Allgemeine Differentialdiagnose der ST-Hebung 301
8   Arrhythmien 302
9   Chronische Perikarditis 302
10   Herztamponade 303
11   Klinische Befunde bei akuter Perikarditis 303
Literatur 303
EKG-Beispiele 304

Kapitel 16

Elektrolytstörungen 313
Auf einen Blick 313
1   Hyperkaliämie 313
2   Hypokaliämie 313
3   Hyperkalzämie 314
4   Hypokalzämie 314
5   Therapie der Kaliumstörungen 314
    5.1   Schwere Hyperkaliämie 314
    5.2   Schwere Hypokaliämie 314
Im Detail 314
6   Hyperkaliämie 314
    6.1   Differentialdiagnose der hohen und spitzen T-Wellen 316
    6.2   Prävalenz, klinische Befunde und Ätiologie der Hyperkaliämie 316
    6.3   Therapie der schweren Hyperkaliämie 316
7   Hypokaliämie 316
    7.1   Pathophysiologie der Hyperkaliämie und Hypokaliämie 317
8   Hyperkalzämie 317
9   Hypokalzämie (isolierte oder zusammen mit Hyperkaliämie) 318
10   Hypomagnesiämie 318

11	Hypermagnesiämie	318
12	Natriumstörungen	318
13	Neue Klassifikation der antiarrhythmischen Medikamente	318
	Literatur	318
	Appendix 1: Detaillierte Auflistung der Ätiologie der Elektrolytstörungen	320
	EKG-Beispiele	323

Kapitel 17
Veränderungen der Repolarisation … 337

	Auf einen Blick	337
1	ST-Strecke	337
	1.1 ST-Hebung	337
	1.2 ST-Senkung	337
2	T-Welle	338
	2.1 T-Negativität (T-Inversion)	338
	2.2 T-Positivität	338
	Im Detail	339
3	Spezielle Bemerkungen	339
	3.1 Atypisches Verhalten der Repolarisation bei akutem Myokardinfarkt und akuter Perikarditis	339
	3.2 EKG-Bilder mit verlängerter oder verkürzter QT-Dauer	339
	3.3 Riesige negative T-Wellen	340
	Literatur	340
	EKG-Beispiele	341

Sektion III Arrhythmien

Kapitel 18
Vorhofextrasystolen (VoES) … 345

	Auf einen Blick	345
	Im Detail	345
1	Prävalenz und klinische Befunde	346
2	Therapie	346
	Literatur	347
	EKG-Beispiele	348

Kapitel 19
Vorhoftachykardie … 353

	Auf einen Blick	353
1	„Salven" von Vorhofextrasystolen	353
2	„Benigne" Vorhoftachykardie	353
3	Vorhoftachykardie von mittlerer Dauer und hoher Frequenz	353
4	„Unaufhörliche" Vorhoftachykardie	353
5	Vorhoftachykardie mit AV-Block 2°	353
6	Multifokale ektopische Vorhoftachykardie („chaotischer atrialer Mechanismus")	354
	Im Detail	354
7	Ektopische (fokale) Vorhoftachykardie	354
8	Reentry-Vorhoftachykardie	354

9	Repetitive paroxysmale Vorhoftachykardie	355
10	Paroxysmale Vorhoftachykardie mit AV-Block	355
11	Linksatriale Tachykardie	355
12	Multifokale Vorhoftachykardie	355
13	Akzelerierter Vorhofrhythmus	356
14	Abschließende Bemerkung	356
	Literatur	356
	EKG-Beispiele	357

Kapitel 20
Vorhofflattern (VoFla) 363

	Auf einen Blick	363
1	Morphologische Typen von Vorhofflattern	363
	1.1 Gewöhnlicher Typ (Typ 1) (85%)	363
	1.2 Ungewöhnlicher Typ (Typ 2) (15%)	363
	Im Detail	364
2	Nomenklatur	364
3	Ätiologie	365
4	Klinische Bedeutung	366
5	Pathophysiologie und therapeutische Konsequenzen	366
	Literatur	367
	EKG-Beispiele	368

Kapitel 21
Vorhofflimmern (VoFli) 381

	Auf einen Blick	381
	Ätiologie und Prävalenz	381
1	Hämodynamik	382
2	Klinische Bedeutung	382
3	Therapie	382
	Im Detail	382
4	Ätiologie und Prävalenz	382
5	Aberration beim Vorhofflimmern	383
	5.1 Ashman-Schläge	383
	5.2 Vorhofflimmern bei Präexzitation (Wolff-Parkinson-White-Syndrom)	383
6	Regelmäßige Kammeraktion beim Vorhofflimmern	384
7	Interatriale Dissoziation beim Vorhofflimmern	384
8	Differentialdiagnose	384
9	Elektrophysiologie	385
10	Klinische Bedeutung	385
11	Therapie und Prävention	385
	11.1 Elektrische und medikamentöse Konversion	385
	11.2 Implantierbarer Defibrillator	386
	11.3 MAZE-Verfahren und Katheterablation	386
	11.4 Schrittmacher	386
	11.5 Prävention des rezidivierenden Vorhofflimmerns	386
	11.6 Neu aufgetretenes Vorhofflimmern	386

11.7	Frequenzkontrolle	387
11.8	Prävention von Thromboembolien	387
11.9	Medikamentöse Frequenzkontrolle versus Elektrokonversion	387
11.10	Abschließende Bemerkungen	387
Literatur		388
EKG-Beispiele		390

Kapitel 22

Sinusknotensyndrom (Sick-Sinus-Syndrom) und Karotissinussyndrom ... 397

Auf einen Blick		397
1	Charakteristika	397
1.1	Sinusbradykardie	397
1.2	Sinusstillstand	397
1.3	Ausgangsblock oder sinoatrialer Block	397
1.4	Bradykardie-Tachykardie-Variante	397
1.5	AV-Knoten und Tawara-Schenkel	398
2	Klinische Bedeutung	398
3	Prognose und Komplikationen	398
4	Therapie	398
Im Detail		399
5	Prävalenz und Ätiologie	399
6	Pseudo- versus echtes Sick-Sinus-Syndrom	399
6.1	Einfluss von Medikamenten	399
6.2	Abnorme vagale Reaktion nach invasiven Prozeduren	399
6.3	Exzessive Sinusbradykardie bei Athleten	400
6.4	Vorhofextrasystolen mit AV-Block	400
6.5	Sick-Sinus-Syndrom unter Laborbedingungen	400
6.6	Sinusknoten-Reentrytachykardie	400
7	Hypersensitives Karotissinus-Syndrom	400
7.1	Kardioinhibitorischer Typ	400
7.2	Vasodepressorischer Typ	401
8	Symptome und Komplikationen	401
9	Elektrophysiologische Untersuchung	401
10	Therapie	401
Literatur		401
EKG-Beispiele		403

Kapitel 23

Atrioventrikuläre (AV-) junktionale Tachykardien (AVJT) = AV-Knotentachykardien ... 409

Auf einen Blick		409
1	Reizleitung beim Sinusrhythmus	409
2	Reizleitung bei der AV-Knoten-Reentrytachykardie (AVNRT)	409
3	Übliche Form der AVNRT	410
4	Seltene Form der AVNRT	410
5	Differentialdiagnose	411
5.1	Vorhofflattern	411
5.2	AV-Reentrytachykardie beim WPW-Syndrom	411
5.3	Aberration	411

6	Symptome der AVNRT (übliche Form)	411
7	Klinische Bedeutung der AVNRT (übliche Form)	412
Im Detail		412
8	Ätiologie und Prävalenz	412
9	Spezielle Formen der AV-junktionalen Tachykardien	412
	9.1 Akzelerierter AV-junktionaler Rhythmus	412
	9.2 Automatische junktionale Tachykardie (AJT)	412
	9.3 Permanente junktionale reziproke Tachykardie (PJRT)	413
10	Prognose	413
11	Therapie der AVNRT (übliche Form)	413
12	Therapie der anderen Formen von AV-junktionalen Tachykardien	414
Literatur		414
EKG-Beispiele		415

Kapitel 24
Wolff-Parkinson-White-Syndrom (WPW-Syndrom) ... 423

Auf einen Blick		423
1	Präexzitationsmuster (WPW-Bild)	423
	1.1 Nomenklatur	423
	1.2 EKG-Bilder bei Präexzitation	424
	1.3 Differentialdiagnose der WPW-Bilder	424
	1.3.1 Myokardinfarkt	424
	1.3.2 Linksventrikuläre Hypertrophie	424
	1.3.3 Pseudo-Deltawelle	424
2	Tachykardien beim WPW-Syndrom	425
	2.1 Reentrytachykardien	425
	2.2 Vorhofflimmern und Vorhofflattern beim WPW-Syndrom	426
	2.3 Therapie	426
	2.4 Therapeutische Fallstricke	426
Im Detail		427
3	Ätiologie	427
4	Anatomie und Lokalisation der akzessorischen Bündel	427
	4.1 Algorithmen	428
5	Schweregrad der Präexzitation, latente Präexzitation und verborgene akzessorische Bündel	428
6	Abnormitäten der Repolarisation	430
7	Differentialdiagnose	430
8	Tachyarrhythmien beim Wolff-Parkinson-White-Syndrom	430
	8.1 Atrioventrikuläre Reentrytachykardie	430
	8.1.1 Orthodrome AV-Reentrytachykardie	430
	8.1.2 Antidrome AV-Reentrytachykardie	431
	8.1.3 Permanente junktionale Reentrytachykardie	431
	8.2 Andere Tachykardien bei akzessorischen Verbindungen	431
	8.2.1 Spezialfall: Vorhofflimmern	431
	8.3 Kammerflimmern und plötzlicher Herztod	432
9	Andere akzessorische Verbindungen	432
	9.1 Mahaim-Bündel und Mahaim-Tachykardien	432
	9.2 Lown-Ganong-Levine-Syndrom (LGL-Syndrom)	433

10	Therapie des WPW-Syndroms	433
	10.1 Akute Beendigung der Tachykardie	433
	10.2 Dauertherapie als Prävention	434
	10.3 Behandlung von Patienten mit asymptomatischem WPW-Bild	434
Literatur		435
EKG-Beispiele		436

Kapitel 25

Ventrikuläre Extrasystolen (VES) 455

Auf einen Blick und Im Detail 455

1	Definition und Nomenklatur	455
	1.1 Kopplungsintervall	455
	1.2 Kompensatorische Pause	455
	1.3 Morphologie und Ursprung	456
	1.4 Spezielle Formen	456
	1.4.1 R-auf-T- (R-on-T-) Phänomen	456
	1.4.2 Interponierte VES	456
	1.4.3 Fusionsschlag	456
	1.4.4 Verborgene Bigeminie	456
2	Differentialdiagnose	456
3	Mechanismus	457
4	Prognose	457
5	Therapie	457
Literatur		458
EKG-Beispiele		459

Kapitel 26

Kammertachykardie (KT) 465

Auf einen Blick 465

1	Definition und Merkmale der Kammertachykardie	465
2	Formen der Kammertachykardie	465
	2.1 Monomorphe Kammertachykardie	465
	2.1.1 Ätiologie der monomorphen KT	466
	2.2 Polymorphe KT vom Typ „Torsade de pointes"	466
	2.2.1 Ätiologie der KT vom Typ „Torsade de pointes"	466
	2.3 Polymorphe KT (ohne „Torsade de pointes")	466
3	Ein Spezialfall: Akzelerierter idioventrikulärer Rhythmus	467
4	Differentialdiagnose der „Breit-QRS-Tachykardie": KT versus supraventrikuläre Tachykardie mit Aberration (SVTab)	467
	4.1 Formen der SVTab (SVT mit breitem QRS)	467
	4.1.1 SVTab mit Schenkelblock	467
	4.1.2 SVTab beim WPW-Syndrom	467
	4.1.3 SVT mit anderen Aberrationen	467
	4.2 Kriterien zur Unterscheidung zwischen KT und SVTab	467
	4.3 Kriterien zur Unterscheidung zwischen KT und Artefakten	468
5	Therapie	468

	Im Detail	468
6	Pathophysiologie	468
6.1	Reentry	468
6.2	Erhöhte Automatizität	469
6.3	Getriggerte Aktivität	469
6.4	Elektrotonus	469
6.5	Beginn der Kammertachykardie (KT)	469
7	Formen der Kammertachykardie	470
7.1	Monomorphe Kammertachykardie	470
7.2	Kammertachykardie vom Typ „Torsade de tointes"	470
7.3	Polymorphe Kammertachykardie ohne „Torsade de pointes"	470
7.4	Spezielle Formen von Kammertachykardie	470
7.4.1	Parasystolische Kammertachykardie	470
7.4.2	Bidirektionale Kammertachykardie	470
7.4.3	Doppelte Tachykardie	471
7.4.4	Akzelerierter idioventrikulärer Rhythmus	471
8	Differentialdiagnose der regelmäßigen monomorphen Breit-QRS-Tachykardien: Kammertachykardie versus supraventrikuläre Tachykardie mit Aberration (SVTab)	472
8.1	Allgemeine Bemerkungen	472
8.1.1	Alter und Prävalenz	472
8.1.2	Zugrunde liegende Herzkrankheit	472
9	Elektrokardiographische Befunde bei monomorpher KT	472
9.1	Allgemeine Befunde	472
9.1.1	AV-Dissoziation	472
9.1.2	Fusionsschläge und (ventrikuläre) „capture beats"	472
9.1.3	VA-Block 2°	472
9.1.4	Frequenz	473
9.1.5	Regelmäßigkeit	473
9.1.6	Vergleich des Breit-QRS-Tachykardie-EKGs mit einem früheren EKG ohne Tachykardie	473
9.2	QRS-Kriterien	473
9.2.1	QRS-Dauer	473
9.2.2	Frontale QRS-Achse	473
9.2.3	Morphologische QRS-Kriterien	473
10	Fehldiagnose von Breit-QRS-Tachykardien	476
10.1	KT als SVTab fehldiagnostiziert	476
10.2	Unterscheidung zwischen „Breit-QRS-Tachykardien (speziell KT) und Artefakten	476
11	Abschließende allgemeine (und therapeutische) Betrachtungen	476
Literatur		477
EKG-Beispiele		479

Sektion IV Spezielle Themen

Kapitel 27
Belastungs-EKG 503
Auf einen Blick 503
Informationen aus dem Belastungstest 503
1   Indikationen und Kontraindikationen 503

	1.1	Indikationen	503
	1.2	Kontraindikationen	504
2		Grenzen	504
3		Methoden	504
	3.1	Symptomlimitierte Belastung	505
	3.2	Herzfrequenz	505
	3.3	Blutdruck	506
	3.4	Doppelprodukt	506
	3.5	Arbeitsbelastung und Belastungskapazität	506
	3.6	Dauer der Belastung	506
	3.7	Schrittweise Belastung versus Rampenprotokoll	506
	3.8	Kriterien für den Abbruch des Testes	507
4		Prozedere	507
	4.1	Vorbereitung des Belastungstestes	507
	4.2	Durchführung des Belastungstestes	507
5		Auswertung	508
	5.1	Ischämiereaktion	508
		5.1.1 ST-Strecke	508
		5.1.2 T-Welle	509
		5.1.3 Q-Zacke	509
	5.2	Arrhythmien und Reizleitungsstörungen	509
	5.3	Fallstricke	510
6		Komplikationen	510
	6.1	Schwere kardiale Komplikationen	510
	6.2	Schwere nichtkardiale Komplikationen	511
	6.3	Häufige leichtere Komplikationen	511
	6.4	Seltene leichtere Komplikationen	511

Im Detail ... 511

7	Spezifität und Sensitivität	511
8	Belastung bei vorbestehendem Schenkelblock und linksanteriorem Faszikelblock	512
9	Während Belastung neu aufgetretener Schenkelblock	512
10	Ventrikuläre Extrasystolen während Belastung	512
11	Veränderungen des QRS-Komplexes während Belastung, ohne intraventrikuläre Reizleitungsstörungen	513
12	Rechtspräkordiale Ableitungen beim Belastungstest	513
13	Belastungstest nach aortokoronarer Revaskularisation	513
14	Belastungstest nach PTCA	513
15	Belastungstest bei kardialer Rehabilitation nach MI und Revaskularisation	513
16	Belastungstraining bei Herzinsuffizienz	513
17	Prognostische Aussagen des Belastungstests	514

Literatur ... 514
EKG-Beispiele ... 517

Kapitel 28
Schrittmacher-EKG ... 531

Auf einen Blick ... 531

1	Ein-Kammer-Schrittmacher	531
2	Zwei-Kammer-Schrittmacher	532

3		Elektrische Komplikationen und Schrittmacherversagen	532
	3.1	„Undersensing" und „Oversensing"	532
	3.2	Elektrodenbruch und Schäden an der Kabelisolation	533

Im Detail ... 533
4	Schrittmacher-Codes	534
5	Morphologische Merkmale	534
6	Schrittmacherbedingte Arrhythmien	535
7	Schrittmacherdysfunktion	535
	7.1 Batterieerschöpfung	535
	7.2 Elektrodenprobleme	536
	7.3 „Oversensing" und „Undersensing"	536
8	Schrittmachersyndrom	536
	8.1 Prävalenz	536
	8.2 Bedingungen	536
	8.3 Pathophysiologische Mechanismen	536
9	Spezielle Indikationen für Schrittmacher	537
	9.1 Stimulation bei der hypertrophen obstruktiven Kardiomyopathie	537
	9.2 Stimulation bei der Herzinsuffizienz	537
10	Prognose der Zwei-Kammer-Stimulation versus Ein-Kammer-Stimulation	538
	10.1 Schlussfolgerungen	539

Literatur ... 540
EKG-Beispiele ... 542

Kapitel 29
Kongenitale und erworbene (valvuläre) Herzkrankheiten ... 553

Auf einen Blick ... 553
1	Kongenitale Herzkrankheiten	553
	1.1 Vorhofseptumdefekt vom Ostium-secundum-Typ	553
	1.1.1 Differentialdiagnose	553
	1.2 Vorhofseptumdefekt vom Ostium-primum-Typ	554
	1.3 Valvuläre Pulmonalstenose	554
	1.4 Fallot-Tetralogie	554
	1.5 Ventrikelseptumdefekt	554
2	Erworbene Herzklappenfehler	554

Im Detail ... 554
3	Kongenitale Herzkrankheiten	554
	3.1 Ductus arteriosus Botalli	554
	3.2 Eisenmenger-Syndrom	555
	3.3 Transposition der großen Gefäße	555
	3.4 Situs inversus	555
	3.5 Ebstein-Anomalie	555
	3.6 Komplexe kongenitale Herzkrankheiten	555
	3.7 Mitralklappenprolaps (Morbus Barlow)	555
	3.8 Hypertrophe obstruktive Kardiomyopathie (HOCM)	555
4	Erworbene Herzklappenfehler	555
	4.1 Valvuläre Aortenstenose	555
	4.2 Valvuläre Aorteninsuffizienz	556

	4.3	Mitralstenose	556
	4.4	Mitralinsuffizienz	556
Literatur			556
EKG-Beispiele			557

Kapitel 30
Digitalisintoxikation 563

Auf einen Blick 563

1 Extrakardiale Symptome 563

Im Detail 564

2 Elektrophysiologie und Pharmakokinetik 564

3 Akute Digitalisintoxikation und ihre Behandlung 564

Literatur 565

EKG-Beispiele 566

Kapitel 31
Spezielle Wellen, Zeichen und Phänomene des EKGs 569

Auf einen Blick und Im Detail 569

1   Ashman-Phänomen 569
2   Brugada-Zeichen oder -Syndrom 569
3   Cabrera-Zeichen 570
4   Chatterjee-Phänomen 570
5   Deltawelle 571
6   Dressler-Schlag 571
7   Frühe Repolarisation 571
8   Epsilon-Welle 571
9   McGee-Index 571
10 McGinn-White-Muster (SI/QIII-Typ) 571
11 Katz-Wachtel-Zeichen 571
12 Nadir-Zeichen 571
13 Osborn-Welle 571
14 Pardee-Q-Zacke 572
15 R-auf-T-Phänomen 572
16 „Shallow s"-Zeichen 573
17 Storchenbein-Zeichen 573

Schlussbemerkung 573

Literatur 573

EKG-Beispiele 575

Kapitel 32
Seltene EKGs 589

Auf einen Blick und Im Detail 589

    Multifokaler oder chaotischer Vorhofrhythmus 589

    Fehlendes Perikard 590

    Rechtsventrikuläre Dysplasie (arrhythmogener rechter Ventrikel) 591

    Schwere hypertrophe Kardiomyopathie 592

    Seltsame R-Zacke in Ableitung V2 bei einer Patientin mit schwerer hypertropher Kardiomyopathie 592

Seltsame R-Zacke in Ableitung V1 bei einer Patientin ohne rechtsventrikuläre Hypertrophie oder posterioren Infarkt	592
Art der Rhythmusstörung?	594
Nach Pneumektomie links	596
Nach Pneumektomie rechts	597
Pneumothorax	598
Elektrischer Alternans	598
Häufige und seltene falsche Polung der Extremitätenableitungen in der frontalen QRS-Links-Achse und in der frontalen QRS-Vertikal-Achse	599
Falsche Polung der Extremitätenableitungen in der frontalen QRS-Links-Achse	599
Falsche Polung der Extremitätenableitungen in der frontalen QRS-Vertikal-Achse	601
Situs inversus	602
„Epileptischer" Anfall des EKG-Apparates	602
Parasystolie	604
Linksseitiger Pleuraerguss	605
So genanntes „postsynkopales Bradykardie-Syndrom"	605
„Sterbendes Herz"	607
Zwei P-Wellen: Hoch spezifisch für Herztransplantation	608
Pseudo-P-Wellen in präkordialen Ableitungen V_3/V_4	609
„Doppelte ventrikuläre Repolarisation"	610
T-Welle ohne QRS-Komplex	610
Doppelte ventrikuläre Antwort auf einen einzigen atrialen Impuls. Noch ein Artefakt?	611
Zum Schluss ein abstruses EKG	612
Literatur	613
Stichwortregister	615
EKG-Index	631

Abkürzungen

Die folgenden Abkürzungen werden regelmässig im Text verwendet.

AAI	Atrial inhibierte atriale Stimulation (pacing)
AB	Akzessorisches Bündel
ACE	Angiotensin-converting enzyme
AF	Auswurffraktion
AJT	Automatische junktionale Tachykardie
AKB	Aortokoronare Bypassoperation
AMI	Akuter Myokardinfarkt
AP	Aktionspotential
ÅQRS_F	Mittlere QRS-Achse in der Frontalebene
ARV	Arrhythmogener rechter Ventrikel = RVD = rechtsventrikuläre Dysplasie
ASD	Atriumseptumdefekt = Vorhofseptumdefekt
AV	Atrioventrikulär
AVJT	Atrioventrikuläre junktionale Tachykardie
AVNRT	Atrioventricular nodal reentrant tachykardia = AV-Knoten-Reentry-Tachykardie
AVRT	Atrioventrikuläre Reentry-Tachykardie
BVH	Biventrikuläre Hypertrophie
CK = CPK	Creatinkinase = Creatinphosphokinase
CK-MB	Myocardial-bound creatine kinase = Myokardfraktion der CK
COPD	Chronic obstructive pulmonary disease = chronisch obstruktive Lungenkrankheit
CT	Computertomographie
Cx	Circumflexa (Ast der linken Koronararterie)
DC	Direct current = Gleichstrom
DD	Differentialdiagnose
DDD	Double chamber double inhibited (pacing)
Echo	Echokardiogramm/graphie (meistens auch Farb-Doppler inbegriffen)
EKG	Elektrokardiogramm
EPU	Elektrophysiologische Untersuchung
HOCM	Hypertrophic obstructive cardiomyopathy = hypertrophe obstruktive Kardiomyopathie
ICD	Implantable cardioverter defibrillator = implantierbarer Defibrillator (mit Zusatzeigenschaften)
iLSB	Inkompletter (partieller) Linksschenkelblock
INR	International normalized ratio (international standardisierter Wert für orale Antikoagulation)

iRSB	Inkompletter (partieller) Rechtsschenkelblock
KF	Kammerflimmern
KHK	Koronare Herzkrankheit
Koro	Koronarangiogramm/angiographie (meistens auch linksventrikuläre(s) Angiogramm/angiographie inbegriffen)
KPR	Kardiopulmonale Reanimation
KT	Kammertachykardie
LA	Linkes Atrium/linksatrial
LAFB	Linksanteriorer Faszikelblock (= linksanteriorer „Hemiblock")
LCA	Linke Koronararterie (left coronary artery)
LE	Lungenembolie
LGL	Lown-Ganong-Levine-Syndrom
LPFB	Linksposteriorer Faszikelblock (= linksposteriorer „Hemiblock")
LSB	(kompletter) Linksschenkelblock (englisch: LBBB = left bundle branch block)
LV	Linker Ventrikel/linksventrikulär
LVH	Linksventrikuläre Hypertrophie
MET	Metabolic equivalents
MI	Myokardinfarkt
MRI	Magnetic resonance imaging
NSAR	Nichtsteroidale Antirheumatica
PA	Pulmonalarterie
PET	Positronen-Emissions-Tomographie
PJRT	Permanente junktionale reziproke Tachykardie
PTCA	Percutaneous transluminal coronary angioplasty = Kononardilatation
RA	Rechtes Atrium/rechtsatrial
RCA	Rechte Koronararterie (right coronary artery)
RIVA	Ramus interventricularis anterior (englisch: LAD = left anterior descending coronary artery)
RSB	Rechtsschenkelblock (englisch: RBBB = right bundle branch block)
RV	Rechter Ventrikel/rechtsventrikulär
RVA	Rechtsventrikulärer Ausflusstrakt
RVD	Rechtsventrikuläre Dysplasie = ARV = arrhythmogener rechter Ventrikel
RVH	Rechtsventrikuläre Hypertrophie
SA	Sinoatrial
SACT	Sinoatrial conduction time = sinoatriale Reizleitungszeit
SK	Sinusknoten
SNRT	Sinus node recovery time = Sinusknotenerholungszeit
SPECT	Single proton emission computed tomography
SR	Sinusrhythmus
SSS	Sick-Sinus-Syndrom = Syndrom des kranken Sinusknotens
SVES	Supraventrikuläre Extrasystole (englisch: SVPB = supraventricular premature beat)
SVT	Supraventrikuläre Tachykardie
SVTab	Supraventrikuläre Tachykardie mit Aberration
ÜLL	Überdrehte Linkslage: $ÅQRS_F \leq 30°$ (englisch: LAD = left axis deviation)
VES	Ventrikuläre Extrasystole (englisch: VPB = ventricular premature beat)

VoES	Vorhofextrasystole
VoFla	Vorhofflattern
VoFli	Vorhofflimmern
VSD	Ventrikelseptumdefekt
VT = KT	Ventrikuläre Tachykardie = Kammertachykardie
VVI	Ventrikulär inhibierte Ventrikel-Stimulation (pacing)
VVIR	Ventrikulär inhibierte Ventrikel-Stimulation mit Frequenzanpassung (englisch: rate responsiveness)
WPW-Syndrom	Wolff-Parkinson-White-Syndrom

Einführung und Konzept des Buches

Einführung

Der Wert des EKGs heute

Im Laufe der letzten Jahrzehnte haben die so genannten „direkten" und „bildgebenden" diagnostischen Verfahren, wie etwa Koronarangiographie, Echo/Farb-Doppler, Szintigraphie, Computertomographie und Magnetresonanz-Tomographie, dazu beigetragen, die diagnostische Genauigkeit bei Herzkrankheiten beträchtlich zu verbessern. Angesichts dieser neuen Methoden hat man dem EKG nicht mehr so vertraut, aber es ist weltweit die am häufigsten verwendete nichtinvasive diagnostische Methode geblieben. Warum ist dem so?

Erstens gibt es für die Diagnose von *Arrhythmien* keine andere Methode als das EKG. In diesem Bereich ist das EKG genauer als alle noch so genauen direkten und bildgebenden Methoden. Seit 30 Jahren – und gerade in jüngster Zeit – haben Arrhythmien immer größere Bedeutung erhalten, weil bei deren Diagnose und Behandlung enorme Fortschritte erzielt wurden. So hat das ambulante (Holter) EKG die Indikation zur Schrittmacher-Implantation erleichtert. Die Aufzeichnung intrakardialer Potentiale (Messung ihrer zeitlichen Verhältnisse und Lokalisation spezieller Potentiale) und die Auslösung bzw. Unterbrechung supraventrikulärer und ventrikulärer Tachykardien erwiesen sich als obligatorische Voraussetzungen für die Katheter-Radiofrequenz-Ablation akzessorischer Bündel, etwa beim Wolff-Parkinson-White (WPW)-Syndrom und anderen Reizleitungssubstraten (atriale, AV-nodale und ventrikuläre Gewebe). Ebenso verhalf die invasive Elektrophysiologie dazu, zuverlässige implantierbare Cardioverter-Defibrillatoren (ICD) zu entwickeln. Dennoch: *Die initiale Diagnose von Arrhythmien wird im Allgemeinen auf der Basis eines Rhythmusstreifens oder eines 12-Ableitungs-Routine-EKGs gestellt.*

Zweitens hat sich ein enormes Wissen über das „morphologische (skalare) EKG" seit seiner Einführung durch Einthoven im Jahre 1902 angesammelt. Die Diagnose des *Myokardinfarktes* in seinem akuten, subakuten und chronischen Stadium ist ein Eckpfeiler der morphologischen Elektrokardiographie geblieben. Können wir uns vorstellen, dass ein Patient sich einer Koronarangiographie, einer Koronardilatation (PTCA) oder einer aortokoronaren Bypassoperation unterzieht, bevor ein EKG durchgeführt worden ist? In vielen Fällen wird ein Belastungs-EKG verlangt, jedoch ist die Leistungsfähigkeit dieses Testes bezüglich des Ischämienachweises beschränkt. Die sofortige EKG-Diagnose eines akuten Infarktes ist noch dringlicher geworden, seit die notfallmäßige Koronardilatation und Thrombolyse angewendet wird. Die Thrombolyse ist eine Methode, die nicht nur in kardiologischen Zentren, sondern auch in Regionalspitälern durchgeführt wird.

Reizleitungsstörungen wie etwa der AV-Block zweiten Grades, Schenkel- und Faszikelblöcke stellen eine andere eindeutige Domäne des EKGs dar. Diese Reizleitungsblock-Bilder haben eine größere klinische Bedeutung als nur als Vorläufer des kompletten AV-Blocks. Eine schwere *Elektrolytstörung* (Kalium, Kalzium) wird manchmal als Erstes im EKG festgestellt. In 70–90% der Fälle wird eine *Perikarditis* durch das EKG diagnostiziert oder bestätigt. Besondere Merkmale im 12-Ableitungs-EKG erlauben die Unterscheidung zwischen ventrikulären und supraventrikulären Tachykardien mit Aberration in etwa 90%.

In diesem Buch werden viele andere EKG-Bilder von klinischer Bedeutung diskutiert.

Drittens kann das EKG *Hinweise auf Tachyarrhythmien geben, die im Moment nicht präsent sind.*

Beispiele:

- Präexzitation (verkürztes PQ-Intervall mit Deltawelle im QRS-Komplex) → Arrhythmien beim WPW-Syndrom.
- Verlängertes QT-Intervall („langes QT") → polymorphe Kammertachykardie vom Typ „Torsades de pointes".
- Inkomplettes Rechtsschenkelblock-Bild kombiniert mit deutlicher ST-Hebung in den Ableitungen V_1/V_2 (Brugada-Syndrom) → Kammertachykardien mit möglichem Kammerflimmern und plötzlichem Tod.

Grenzen des EKGs

1. Nur 50–60% aller frischen und alten Myokardinfarkte können mit Hilfe des EKGs auf der Basis der üblichen Kriterien diagnostiziert werden. Dies ist nicht überraschend. Im Gegenteil, der relativ hohe Prozentsatz ist bemerkenswert, wenn man sich vor Augen hält, dass das Routine-EKG eine sehr *indirekte* Methode ist. Außerdem sollte das Studium der komplexeren Infarktbilder eine korrekte Diagnose in über 70% erlauben.
2. Natürlich kann das *Echokardiogramm* infolge seiner direkten Messung die Dimensionen und die Dicke aller vier Herzkammern besser bestimmen als das EKG. Wir müssen uns bewusst sein, dass berühmte Indices zur Diagnose der linksventrikulären Hypertrophie wie der *Sokolow-, Lyons- und Romhilt-Punkte-Index* sich als von sehr geringer Sensitivität und nur guter bis mäßiger Spezifität erwiesen haben.
3. Vor 40 Jahren wurden selbst komplexe kongenitale Herzfehler auf der Basis klinischer Befunde (speziell der Auskultation), des Röntgens und natürlich des EKGs diagnostiziert. Die Herzkatheterisierung mit Angiographie stellte dann eine Revolution dar. Heute ist dieser Bereich eine Domäne der Echo/Doppler-Methode.
4. Die Diagnose einer akuten Lungenembolie sollte in der Regel nicht allein auf Grund des EKGs gestellt werden.
5. Isolierte Veränderungen der Repolarisation (T-Welle und ST-Strecke) sind unspezifisch und insensitiv. Die wichtigste Ausnahme ist das typische EKG-Bild des akuten Infarktes. Im Allgemeinen sollten Veränderungen von ST und T nur im Kontext mit anderen EKG-Abnormitäten (besonders dem QRS-Komplex) und mit klinischen Befunden interpretiert werden. Dies gilt schlussendlich aber für jede EKG-Beurteilung.

Schlussfolgerungen

Die Vorteile des EKGs überwiegen bei weitem seine Grenzen. Das EKG ist rasch registriert, billig und nichtinvasiv, und es liefert wichtige und unentbehrliche Informationen über unsere Patienten, Informationen, die oft mit anderen Methoden nicht zu beschaffen sind. Rund zwei Millionen Ärzte auf der ganzen Welt registrieren und interpretieren EKGs – und verdienen noch Geld damit. Ist es deshalb nicht angemessen, dass sie die Methode auch richtig *lernen*?

Konzept des Buches

Nach drei *Einleitungs-Kapiteln* („Theoretische Grundlagen", „Praktischer Zugang" und „Das normale EKG und seine normalen Varianten") werden in den Kapiteln 4 bis 26 die üblichen EKG-Bilder und Arrhythmien dargestellt.

Die Kapitel 27 bis 32 behandeln mehr oder weniger umfassend *Spezielle Themen*, wie etwa das „Belastungs-EKG", das „Schrittmacher-EKG", „Kongenitale und erworbene (valvuläre) Herzkrankheiten" und „Seltene EKGs".

Rund 50 „*short stories*" oder „*Fallbeispiele*" werfen Schlaglichter auf die klinische Bedeutung des EKGs.

Fast alle Kapitel sind in zwei Abschnitte eingeteilt, nämlich in einen Abschnitt „*Auf einen Blick*" und einen Abschnitt „*Im Detail*". Der Abschnitt „Auf einen Blick" richtet sich an Kollegen, die die wichtigsten und häufigsten EKG-Bilder und Arrhythmien in gedrängter Form zu erfahren wünschen. Jedoch wollen diese Kollegen sicher auch über neuere Ansichten und aktuelle Fortschritte informiert werden.

Der Abschnitt „Im Detail" zielt auf jene EKG-Leser ab, die „ihr EKG schon kennen", aber in tiefere und komplexere Gefilde vorzustoßen wünschen, und die auch an mehr praktischen und theoretischen Details interessiert sind.

Sie wollen auch Zeit investieren und (gelegentlich) sogar in drei Dimensionen denken.

Leser, die sich primär mit dem Abschnitt „Im Detail" beschäftigen, können ihr Wissen zusammengefasst auf einen oder zwei Blicke im Abschnitt „Auf einen Blick" finden. Leser, die zunächst den Abschnitt „Auf einen Blick" lesen, können angeregt werden, mehr über ein gewisses Thema zu erfahren, was ihnen durch einen Sprung in den Abschnitt „Im Detail" ermöglicht wird.

Therapievorschläge werden immer dort vorgebracht, wo es wichtig und angezeigt erscheint.

Literaturhinweise finden sich jeweils im Abschnitt „*Im Detail*" und werden am Ende eines jeden Kapitels aufgelistet.

Sektion I

Theoretische Grundlagen und praktischer Zugang

Kapitel 1
Theoretische Grundlagen

Auf einen Blick und *Im Detail*

Einige ausführliche und klinisch orientierte Leitfäden der Elektrokardiographie, wie etwa Chou's *Electrocardiography in Clinical Practice* [1], enthalten keine Kapitel über theoretische Grundlagen. Es wird angenommen, dass die Leser das entsprechende Wissen während ihrer medizinischen Ausbildung erworben haben. Wir sind der Meinung, dass einige theoretische Grundkenntnisse für die Handhabung des EKGs hilfreich sind. Die speziellen anatomischen und pathophysiologischen Voraussetzungen werden dann in späteren Kapiteln diskutiert.

1 Anatomie des Reizbildungs- und Reizleitungssystems

Abbildung 1.1 zeigt die Anatomie des Reizbildungs- und Reizleitungssystems. Der normale kardiale elektrische Impuls wird durch den sinoatrialen (SA) Knoten, genannt *Sinusknoten* (SK) gebildet, der in der superioren und posterioren Wand des rechten Atriums lokalisiert ist. Die peripheren Zellen des Sinusknotens sind Reizleitungsfasern. Mehrere intra- und interatriale Reizleitungsbündel sind beschrieben worden (wie etwa das Bachman-Bündel); aber deren Funktion wurde nicht bewiesen.

Der *atrioventrikuläre* (AV) Knoten liegt gleich oberhalb des interventrikulären Septums. Er ist charakterisiert durch eine funktionelle longitudinale Teilung in zwei Leitungsbündel, das Alpha- und das Betabündel. Diese Bündel besitzen verschiedene Reizleitungsgeschwindigkeiten und Refraktärperioden und können – wie jedes Leitungssubstrat – auch retrograd leiten (diese Eigenschaften sind die Grundlage für die Kreisbewegungen des elektrischen Impulses bei der AV-Knoten-Reentry-Tachykardie).

Der AV-Knoten ist direkt mit dem *His-Bündel* verbunden, einem 20 mm langen Bündel, das das Septum hinunterläuft und sich in verschiedene Äste aufzweigt. Der erste Ast ist der *linksposteriore Faszikel*, der ein relativ großes Kaliber hat und sich in die posterioren und inferioren Anteile des linken Ventrikels ausbreitet. Einige Millimeter weiter teilt sich das restliche His-Bündel auf in den *rechten Tawara-Schenkel*, der den rechten Ventrikel versorgt, und in den *linksanterioren Faszikel*, der für die Erregung des hochlateralen Anteils des linken Ventrikels verantwortlich ist. Der linksposteriore Faszikel und der linksanteriore Faszikel zusammen werden der *linke Tawara-Schenkel* genannt. In etwa der Hälfte der intraventrikulären Systeme findet sich ein vierter Faszikel, der als *linksmedialer Faszikel* bezeichnet wird, oder es besteht sogar ein plurifaszikuläres ventrikuläres Reizleitungssystem mit bis zu zehn kleinen Faszikeln [2]. Alle diese rechten und linken Faszikel teilen sich in kleinere Verästelungen auf; die feinsten Fasern, die die Arbeitszellen des Herzmuskels erreichen, werden *Purkinje-Fasern* genannt.

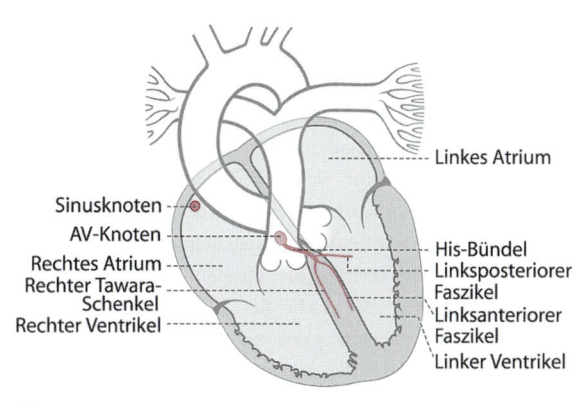

Abb. 1.1
Anatomie des Reizbildungs- und Reizleitungssystems

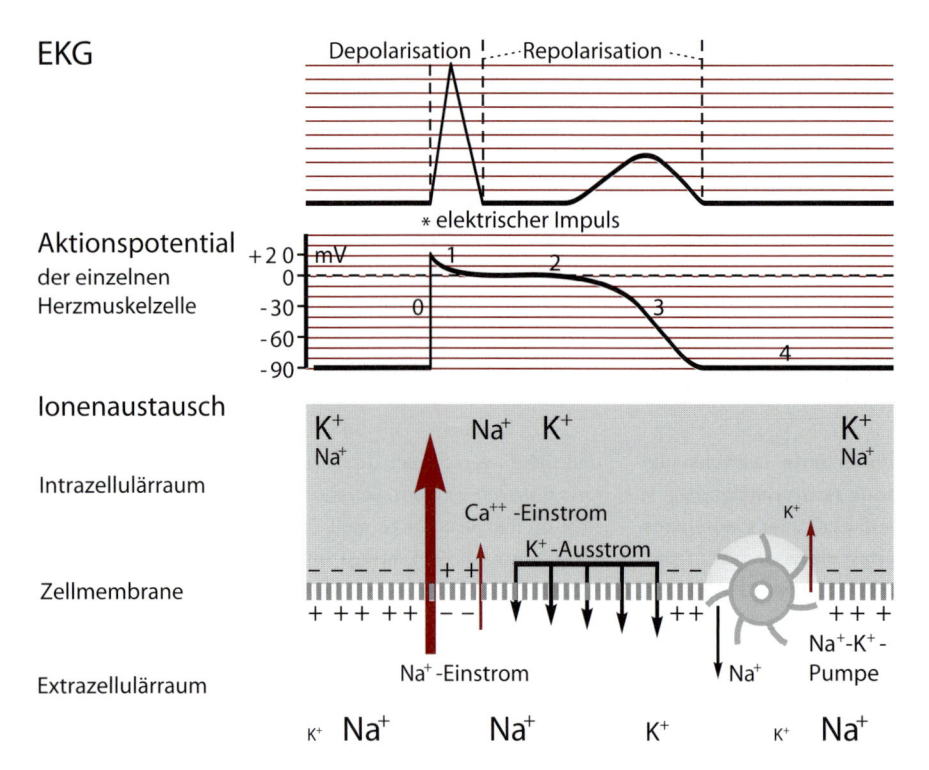

Abb. 1.2
Beziehung zwischen dem Ionenfluss und dem intrazellulären Aktionspotential einer einzelnen Myokardzelle

2 Normale Reizleitung

Der elektrische Impuls des Sinusknotens wird durch dessen periphere Zellen an die nächst gelegenen Arbeitszellen des Vorhofs übergegeben. Er pflanzt sich dann in konzentrischen Wellen über den rechten Vorhof fort und erreicht den linken Vorhof und den AV-Knoten.

Im AV-Knoten wird die Reizleitungsgeschwindigkeit um 60–120 ms verlangsamt. Normalerweise wird der Reiz über das langsame Alpha-Bündel geleitet. Diese Abbremsung erlaubt es, dass sich die atrioventrikulären Klappen öffnen und sich die Ventrikelwand entspannt, wodurch die passive Füllung des Ventrikels ermöglicht wird. Unterstützt wird diese passive ventrikuläre Füllung (während der ventrikulären Diastole) durch die Kontraktion des Vorhofs (den atrialen Kick) während der atrialen Systole. Der elektrische Reiz breitet sich dann sehr rasch (mit einer Geschwindigkeit von 4 m/s) weiter aus in das His-Bündel, in die ventrikulären Faszikel und die Purkinje-Fasern.

Deren feinste Verästelungen sind mit den Arbeitszellen des Herzmuskels in einem Netzwerk verbunden. Durch einen elektromechanischen Kopplungsmechanismus löst der elektrische Reiz die Kontraktion aus.

In etwa 1% der Bevölkerung findet sich ein (selten mehrere) *akzessorisches Reizleitungsbündel* (mit oder ohne Funktion). Das sind Residuen embryologischer Reizleitungsbündel zwischen dem Vorhof und dem Ventrikel. Ein akzessorisches Bündel ist die Bedingung für die Kreiserregung der Reentry-Tachykardien bei Patienten mit Wolff-Parkinson-White-Syndrom.

3 Das Aktionspotential der einzelnen Myokardzelle und seine Beziehung zum Ionenfluss

Abbildung 1.2 zeigt das Aktionspotential einer „Arbeits"-Myokardzelle. In Ruhe ist die Myokardzelle polarisiert, es besteht ein so genanntes Ruhe-Membran-Potential von rund –90 mV. Der elektrische Impuls (symbolisiert als *) depolarisiert die Zelle sehr rasch auf 0 mV; dies wird die Phase 0 genannt (mit einem „Überschiessen" – „overshoot" –, das mit Phase 1 bezeichnet wird). Dies geschieht auf Grund einer raschen Verschiebung von Natrium-Ionen aus dem extrazellulären in den intrazellulären Raum. Die Phasen 0 und 1 entsprechen dem QRS-Komplex im EKG.

In der relativ flachen Phase 2 treten wichtige und komplexe Verschiebungen von Kalzium-Ionen auf. Diese Phase entspricht der ST-Strecke im EKG. Deshalb ist es verständlich, dass Kalziumstörungen die Dauer der ST-Strecke beeinflussen.

Während der Phase 3 kehrt das Aktionspotential langsam zum polarisierten Zustand zurück, was hauptsächlich auf Grund von Verschiebungen von Kalium-Ionen geschieht, die aus der Zelle in den extrazellulären Raum transportiert werden. Im EKG entspricht die Phase 3 der T-Welle.

In der Phase 4 bleibt die Zelle so lange bei -90 mV polarisiert, bis der nächste Reiz eine Depolarisation auslöst. Während dieser Phase erfolgt ein wichtiger Austausch zwischen Natrium-Ionen (die aus der Zelle hinaustransportiert werden) und Kalium-Ionen (die in die Zelle hinein verschoben werden), um die zur Wiederherstellung des Ruhe-Membranpotentials notwendige extra- und intrazelluläre Ionenkonzentration zu gewährleisten. Dies geschieht mit Hilfe der Natrium-Kalium-(Na/K)-Pumpe. Die Phase 4 entspricht im EKG der isoelektrischen Linie zwischen dem Ende der T-Welle und dem Beginn des nächsten ventrikulären Zyklus. Insgesamt zeigt das intrazelluläre Aktionspotential eine *monophasische* Konfiguration, die dem typischen EKG-Bild des akuten Myokardinfarkts stark ähnelt. Bei diesem wird deshalb der Begriff „monophasische Deformation" verwendet.

Abbildung 1.3 zeigt die Unterschiede zwischen dem Aktionspotential a) einer Arbeitszelle, b) einer Reizleitungszelle und c) einer Sinusknotenzelle. In den Arbeitszellen bleibt die Phase 4 des Aktionspotentials stabil (Abb. 1.3a). Im Gegensatz dazu findet bei den Reizleitungszellen während der Phase 4 eine langsame Depolarisation statt, die langsame *spontane Phase-4-(diastolische) Depolarisation* genannt wird. Diese ist ein auch den Schrittmacherzellen innewohnendes Charakteristikum, das die Möglichkeit erklärt, dass auch eine Reizleitungszelle als Schrittmacher funktionieren kann. Wenn die Zelle nicht durch einen elektrischen Reiz stimuliert wird, bevor die Schwelle von etwa −60 mV erreicht ist, kommt es zur spontanen Depolarisation (Abb. 1.3b). Zum Verständnis von Arrhythmien wie Extrasystolen, Ersatzschlägen und Ersatzrhythmen ist dies eine wichtige Tatsache.

Eine *ventrikuläre Extrasystole* (VES) wird im Allgemeinen durch eine kranke Purkinje-Zelle (oder eine Gruppe von Zellen) erzeugt, die eine raschere spontane Phase-4-Depolarisation aufweist als der Sinusknoten. So fällt die Extrasystole *zu früh* ein und stört den Sinusrhythmus (englisch: Extrasystole = premature beat = vorzeitiger Schlag).

Im Gegensatz dazu fällt ein *Ersatz*-Schlag (englisch: escape beat) *zu spät* ein. Zum Beispiel käme es im Falle eines kompletten infrahissären atrioventrikulären Blocks zu einer Asystolie – wenn nicht ein ventrikulärer Ersatzschlag (oder Ersatzrhythmus) auftreten würde. Weil kein elektrischer Stimulus zu den Purkinje-Zellen gelangt, erreicht deren spontane Phase-4-Depolarisation die Schwelle und produziert ein Aktionspotential – eine gewöhnliche Depolarisation. Die Purkinje-Zellen *ersetzen* also den fehlenden normalen Rhythmus (mit niedriger Frequenz) – ein unter Umständen lebensrettender Mechanismus.

Die Form des Aktionspotentials der Reizleitungszelle und der Schrittmacherzelle unterscheiden sich im Prinzip nicht

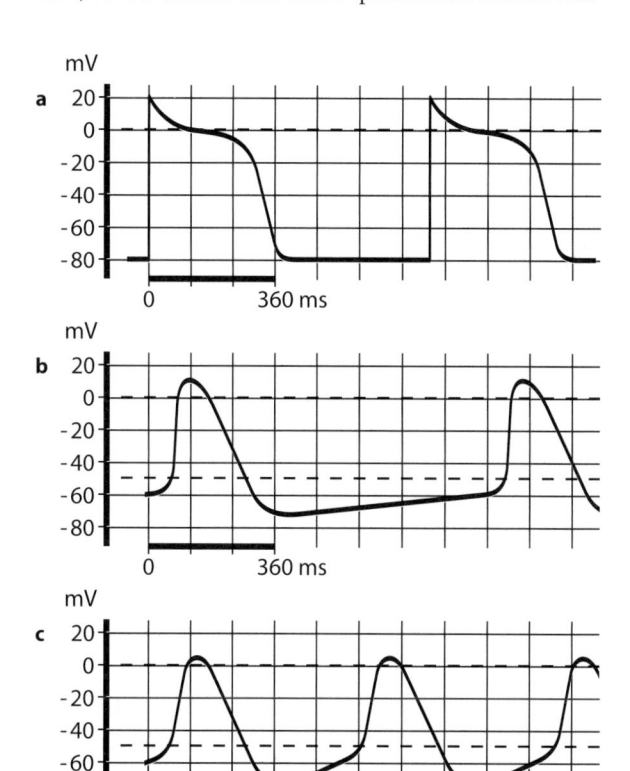

Abb. 1.3
a) Aktionspotential einer einzelnen Myokard-Arbeitszelle; b) Aktionspotential einer einzelnen Reizleitungszelle; c) Aktionspotential einer einzelnen Sinusknotenzelle

voneinander. Jedoch erlaubt eine relativ *rasche* spontane Phase-4-Depolarisation in Verbindung mit einem *kurzen* Aktionspotential (woraus eine relativ hohe Frequenz resultiert), dass die Schrittmacherzellen zuerst zur Depolarisation kommen. Da die Zellen des Sinusknotens unter normalen Bedingungen das kürzeste Aktionspotential aufweisen, dominiert im Normalfall der Sinusknoten den Herzrhythmus (Abb. 1.3c).

4   Atriale Depolarisation und Repolarisation

Die atriale Depolarisation erfolgt in longitudinaler Richtung. Wegen seiner größeren Distanz vom Sinusknoten wird das linke Atrium 20–40 ms später als das rechte Atrium depolarisiert. Die Depolarisation beider Vorhöfe dauert 80–110 ms und entspricht im EKG der P-Welle. Die atriale Repolarisation, genannt Ta, folgt dem gleichen Weg wie die Depolarisation und dauert rund 300 ms (bis zur Spitze der ventrikulären T-Welle). Unter normalen Umständen ist die Ta-Welle im EKG nicht sichtbar. Beim akuten Vorhofinfarkt (einem sehr seltenen Vorkommnis) kann die Ta-Welle die Strecke zwischen dem Ende der P-Welle und dem Beginn des QRS-Komplexes und möglicherweise den Beginn der ST-Strecke beeinflussen, indem in diesen Bereichen eine Hebung bis zu 1,5 mm auftritt. Eine Senkung dieses Bereichs wird gelegentlich bei erhöhtem Sympathikotonus beobachtet. Am besten sind die beschriebenen Veränderungen in den Extremitätenableitungen zu sehen.

Der atriale Vektor dauert 90 ms und stellt die Summe des rechtsatrialen und des linksatrialen Vektors dar (Abb. 3.1a–b; Kapitel 3: Das normale EKG und seine normalen Varianten). Weil der Sinusknoten im oberen rechten Atrium lokalisiert ist, beginnt die Erregung des rechten Atriums etwa 30 ms früher als jene des linken Atriums. Die Folge davon ist, dass die Erregung des rechten Atriums rund 30 ms früher als die des linken Atriums beendet ist. Da das rechte Atrium anatomisch vorne und mehr rechts und das linke Atrium hinten und mehr links liegt, sind die Richtungen der beiden atrialen Vektoren völlig unterschiedlich. Der rechtsatriale Vektor zeigt nach vorne, leicht nach unten und nach rechts, während der linksatriale Vektor nach hinten, leicht nach oben und nach links gerichtet ist. Der Vorhofvektor als Summe der beiden Teilvektoren orientiert sich nach unten, links und vorne. Im Kapitel 4 (Atriale Vergrößerung und andere Abnormitäten der P-Welle) werden die atrialen Vektoren bei verschiedenen pathologischen Bedingungen beschrieben.

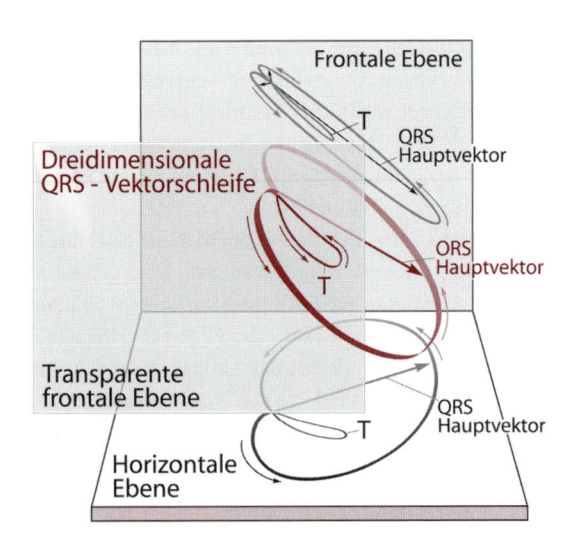

Abb. 1.4
Ventrikuläres Vektorkardiogramm

5   Ventrikuläre Depolarisation und Repolarisation

5.1   Vektoren und Vektorkardiogramm

Jede depolarisierte Herzzelle erzeugt einen elektrischen Vektor, der eine Amplitude, eine Polarität und eine (dreidimensionale) Richtung hat. Die Summe der Vektoren aller depolarisierten ventrikulären Zellen kann durch das ventrikuläre *Vektorkardiogramm* dargestellt werden. Abbildung 1.4 zeigt das räumliche ventrikuläre Vektorkardiogramm und seine Projektion auf die frontale und horizontale Ebene. Das frontale EKG kann vom frontalen Vektorkardiogramm abgeleitet werden (Abb. 1.5). Das so abgeleitete EKG ist dem direkt abgenommenen EKG sehr ähnlich. Hingegen ist das direkte EKG in der horizontalen Ebene verschieden von dem vom horizontalen Vektorkardiogramm abgeleiteten EKG, und zwar wegen des „Lupen-" und des „Proximitätseffekts", die die Voltage und die Polarität in den präkordialen EKG-Ableitungen beeinflussen (siehe Abschnitt 7 weiter unten).

5.2   Vereinfachte QRS-Vektoren

Abbildung 1.6 illustriert die vereinfachten QRS-Vektoren. Ein Vektor ist ein theoretisches Modell für eine elektrische Kraft. Wir unterscheiden zwischen QRS-Vektoren, ST-Vektoren und

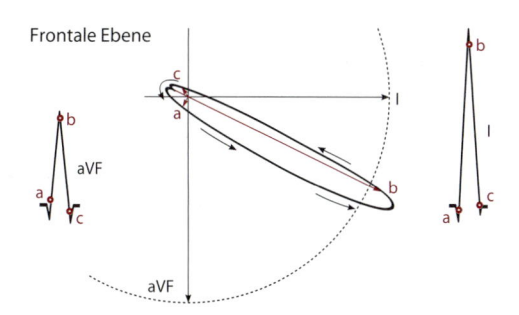

Abb. 1.5
Frontales EKG, abgeleitet von der frontalen QRS-Vektor-Schleife

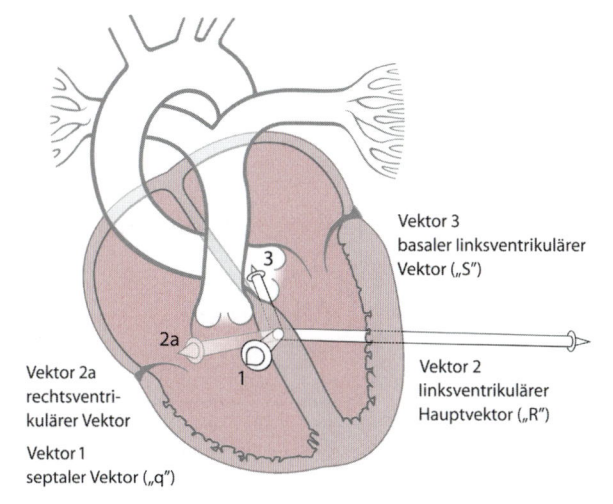

Abb. 1.6
Vereinfachte QRS-Vektoren

T-Vektoren. Das Konzept der Vektoren, besonders der QRS-Vektoren mit ihrer Amplitude und ihren Richtungen in allen drei Dimensionen, ist von großer Bedeutung für das Verständnis des morphologischen EKGs bei normalen und bei pathologischen Bedingungen (wie etwa bei Schenkelblöcken, Faszikelblöcken, links- und rechtsventrikulärer Hypertrophie und beim Myokardinfarkt). Zudem stellt die vektorielle Interpretation, so wie sie hier (und später) in *vereinfachter* Weise präsentiert wird, bei der Einprägung wichtiger EKG-Bilder eine beträchtliche Erleichterung dar. Sowohl unter normalen wie auch unter pathologischen Bedingungen (ausgenommen sind der Linksschenkelblock und die korrigierte Transposition der großen Gefäße) beginnt die ventrikuläre Erregung im mittleren Teil des interventrikulären Septums auf der linken Seite und breitet sich von links nach rechts über das Septum aus. Dieser erste QRS-Vektor (oder septale Vektor) ist bekannt als Vektor 1 und dauert etwa 15 ms; er ist im Allgemeinen nach rechts, vorne und leicht nach unten gerichtet und entspricht der schmalen Q-Zacke in den Ableitungen I und V_5/V_6. In anderen Ableitungen (zum Beispiel in V_1/V_2) führt derselbe Vektor infolge Projektion zu einer kleinen R-Zacke.

Im weiteren Verlauf wird der apikale Teil des linken Ventrikels depolarisiert, gefolgt von den Hauptanteilen des linken (und rechten) Ventrikels. Der große zweite QRS-Vektor (Vektor 2) dauert rund 60 ms, ist im Allgemeinen nach links, unten und meist leicht nach hinten gerichtet und entspricht der großen R-Zacke in den Ableitungen I und V_5/V_6 und der tiefen S-Zacke in V_2/V_3. Der große linksventrikuläre Hauptvektor verschluckt den kleinen gleichzeitigen rechtsventrikulären „Vektor 2a" vollständig. Dieser wird durch die Depolarisation des rechten Ventrikels erzeugt, dessen Muskelmasse 15 Mal kleiner ist als jene des linken Ventrikels. Hinsichtlich der ventrikulären Depolarisation (und Repolarisation) stellt das menschliche EKG ein *Laevogramm* dar. Die rechtsventrikuläre Erregung ist im EKG nur bei jenen Zuständen sichtbar, die den rechtsventrikulären Vektor (bei der rechtsventrikulären Hypertrophie) vergrößern oder die rechtsventrikuläre Erregung (beim Rechtsschenkelblock) verzögern.

Die verbleibenden kleinen oberen Ventrikelanteile (die hochlaterale Wand des linken und rechten Ventrikels und der obere Teil des Septums) werden zuletzt erregt. Der dritte, kleine QRS-Vektor (Vektor 3) dauert rund 15 ms, zeigt meistens nach oben, nach rechts und hinten und führt im EKG zu der schmalen S-Zacke in den Ableitungen I/V_6 und zum letzten Teil der S-Zacke in den Ableitungen V_2/V_3.

Die QRS-Konfiguration einer EKG-Ableitung hängt ab einerseits von den Veränderungen der frontalen QRS-Achse (die Veränderungen in der horizontalen Ebene sind von geringerem Ausmaß) und andererseits von der Projektion der drei ventrikulären Vektoren auf die verschiedenen EKG-Ableitungen in der frontalen und horizontalen Ebene. Ein „QRS"-Komplex kann auch ein RS-Komplex, ein QS-Komplex oder eine einzelne R-Zacke sein und so weiter (Abb. 1.14).

Die *ventrikuläre Repolarisation* beginnt im Epikard der lateralen Ventrikelwand und verläuft in mehr oder weniger entgegengesetzter Richtung zur Depolarisation. Im EKG wird sie durch einen Teil der ST-Strecke und durch die T-Welle repräsentiert, die wiederum die *links*ventrikuläre Repolarisation widerspiegeln. Unklar ist die Bedeutung der U-Welle. Sie entspricht möglicherweise der Repolarisation der Purkinje-Zellen.

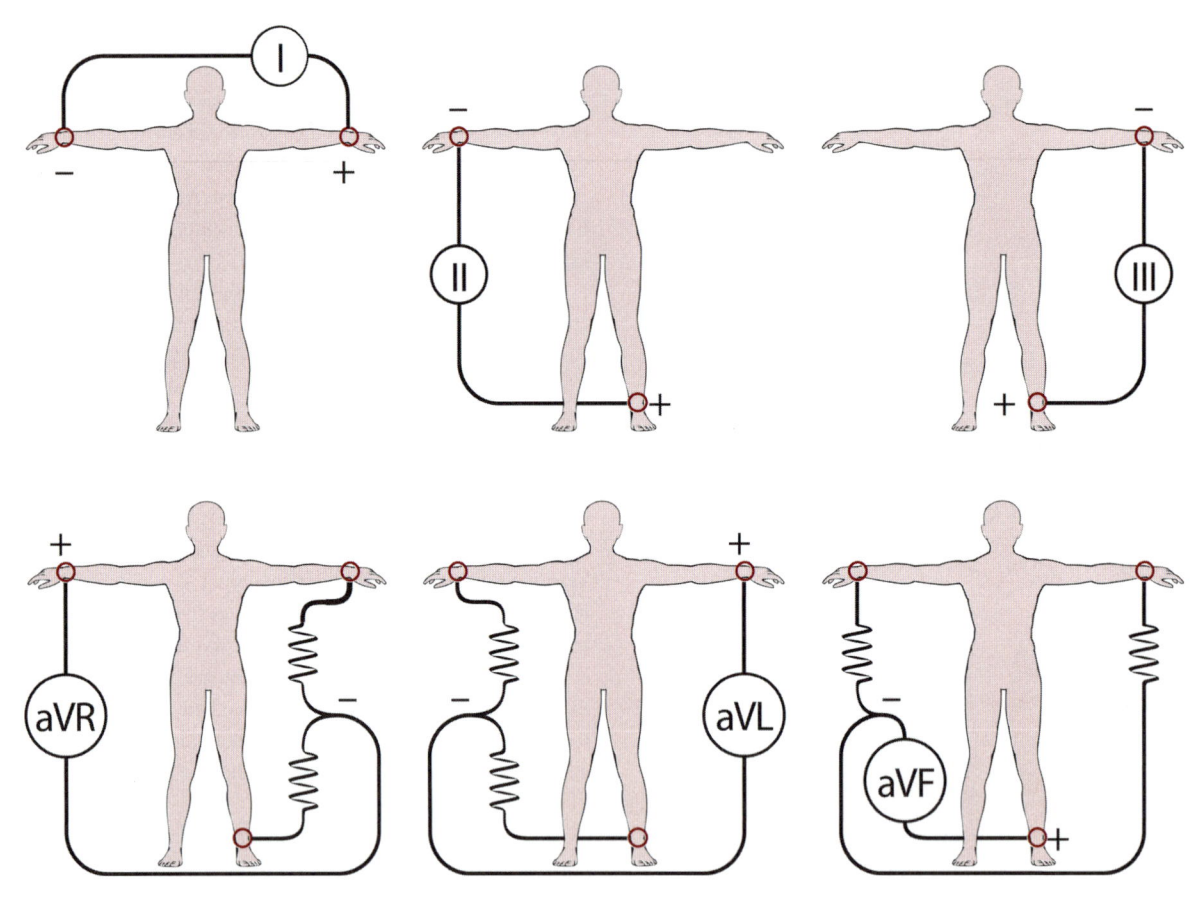

Abb. 1.7
Position der Extremitäten-Ableitungen

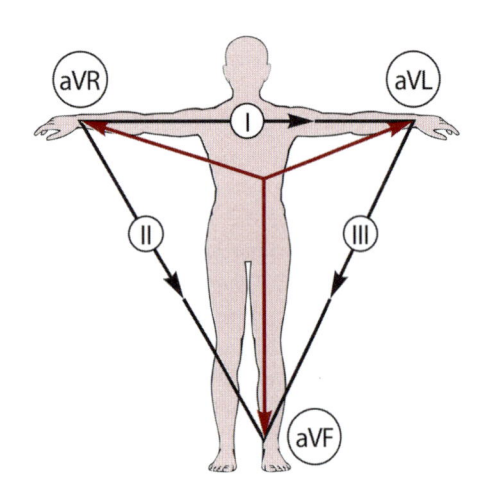

Abb. 1.8
Einthovensches Dreieck

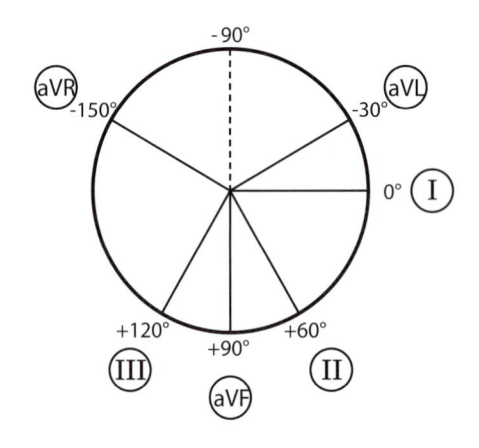

Abb. 1.9
Cabrera-Kreis

Abb. 1.10
Position der präkordialen (Brustwand-) Ableitungen

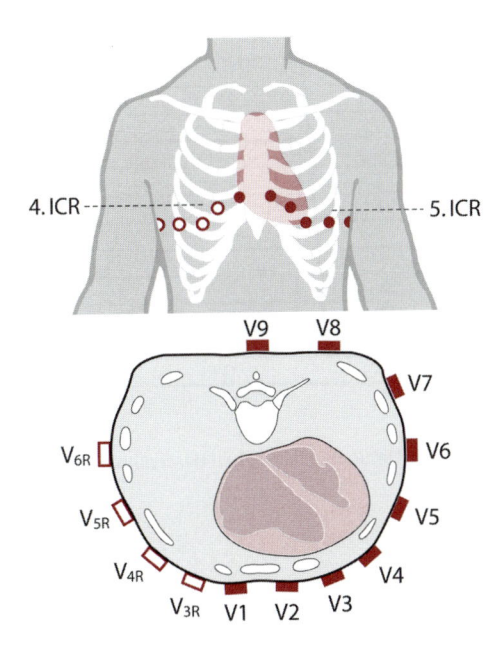

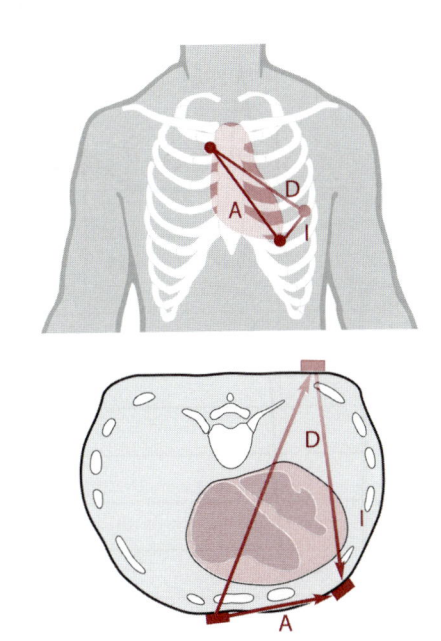

Abb. 1.11
Nehb-Ableitungen

6 Ableitungssysteme

Die 12 Standardableitungen des EKGs bestehen aus sechs frontalen und sechs horizontalen Ableitungen. Die *frontale Ebene* ist durch die X- und die Y-Achse definiert. Zu den frontalen bipolaren (Extremitäten-) Ableitungen gehören die Ableitungen I, II und III (die bipolaren Ableitungen nach Einthoven) und die Ableitungen aVR, aVL und aVF (die so genannten modifizierten unipolaren Ableitungen nach Goldberger). Abbildung 1.7 zeigt die Positionen dieser sechs Ableitungen.

Abbildung 1.8 zeigt das Einthovensche Dreieck. Ein asymmetrisches Dreieck mit der etwas nach links zeigenden unteren Spitze wäre aber angemessener für die anatomische Position des Herzens.

Im Cabrera-Kreis sind die sechs frontalen Ableitungen in das konventionelle Koordinatensystem mit Gradeinteilung eingetragen (Abb. 1.9)

Die *horizontale Ebene* wird durch die X- und Z-Achse definiert. Die präkordialen Ableitungen wurden durch Wilson et al. eingeführt [3,4]. Abbildung 1.10 zeigt die Lokalisation der sechs unipolaren präkordialen (Brustwand-) Ableitungen V_1 bis V_6. Die zusätzlichen dorsalen unipolaren Ableitungen V_7, V_8 und V_9 sind für die direkte Feststellung eines *posterioren* Myokardinfarktes wichtig, und die zusätzlichen rechtspräkordialen unipolaren Ableitungen V_{3R} bis V_{6R} sind unverzichtbar für die Diagnose des *rechtsventrikulären* Myokardinfarktes (siehe Kapitel 13: Myokardinfarkt)

Abbildung 1.11 zeigt die Position der Nehb-Ableitungen (Nehbsches Dreieck), die in einigen Fällen einen posteroinferioren Infarkt besser entdecken lassen. Das modifizierte Dreieck nach Sanz hat weitere Aspekte hinzugefügt [5].

7 „Lupen-" und „Proximitäts-Effekte"

Die Distanz zwischen dem Herzen und den ableitenden Elektroden beeinflusst die Amplitude der EKG-Komponenten, was nur für die unipolaren Brustwandableitungen von Bedeutung ist. Eine kurze Distanz (Ableitungen V_1 bis V_3/V_4) vergrößert die Amplitude, während eine größere Distanz (Ableitungen V_5/V_6 bis V_9) die Amplitude reduziert. Bei diesen Ableitungen wird die Amplitude auch durch die Lunge verkleinert. Dieses Phänomen ist besonders beim Vorliegen eines Linksschenkelblocks von Bedeutung. Außerdem kann eine präkordiale unipolare Ableitung nahe am Herzen besser die Vektoren erfassen, die durch das direkt unter der Ableitung liegende Myokard erzeugt werden. Bei speziellen Bedingungen

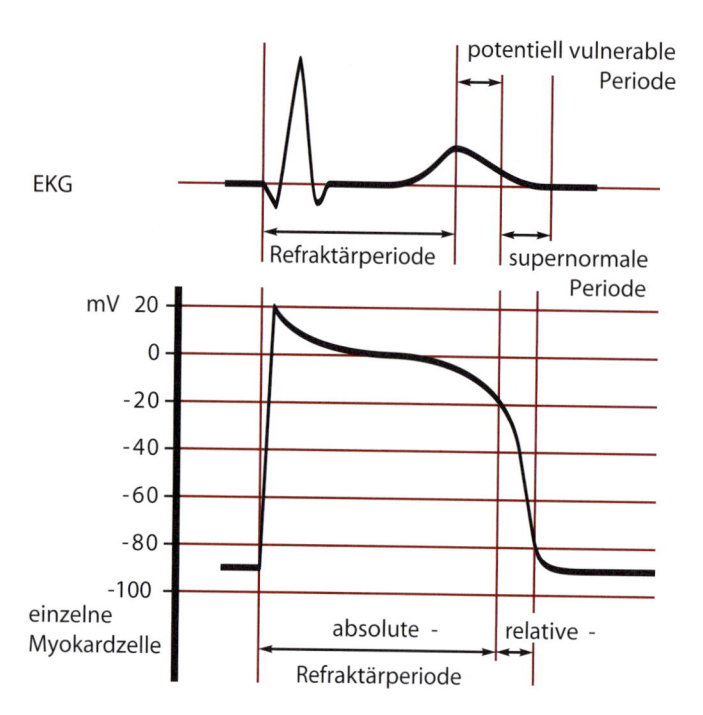

Abb. 1.12
Refraktärperiode

Abb. 1.13
Nomenklatur des elektrischen Herzzyklus

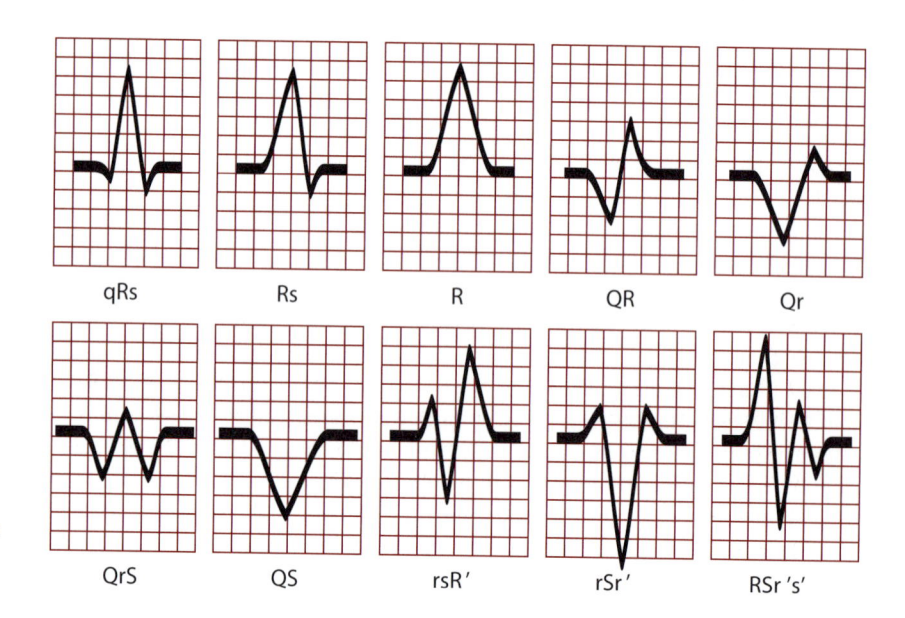

Abb. 1.14
Nomenklatur der QRS-Konfiguration bei normalen und pathologischen Bedingungen

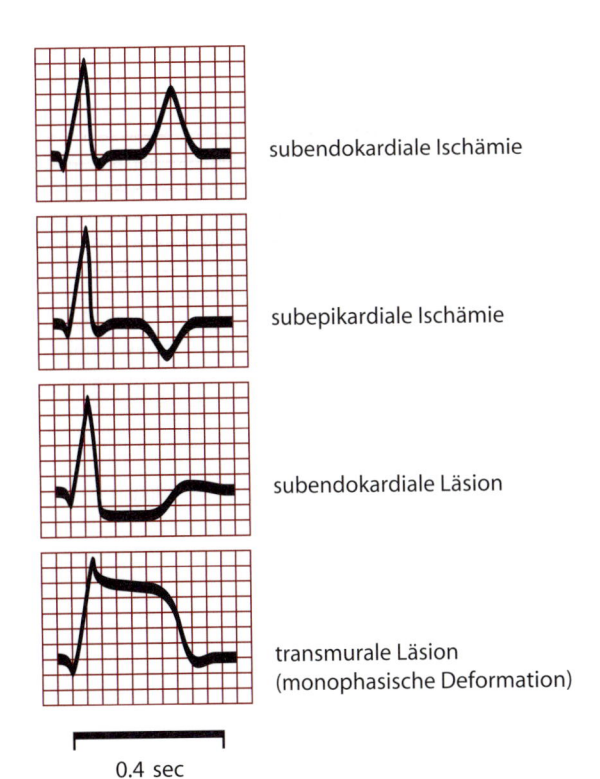

Abb. 1.15
T- and ST-Veränderungen bei verschiedenen Stadien der Ischämie

(Abbildungsbeschriftungen, von oben nach unten:)
- subendokardiale Ischämie
- subepikardiale Ischämie
- subendokardiale Läsion
- transmurale Läsion (monophasische Deformation)
- 0.4 sec

kann dies ein unerwartetes EKG-Bild ergeben (EKG 32.5a: Kapitel 32: Seltene EKGs)

8 Refraktärperiode

Wie in Abbildung 1.12 illustriert, ist der Herzmuskel während einer Periode, die sich vom QRS-Komplex über die ST-Strecke bis zu einem Teil der T-Welle (ungefähr bis zu deren Apex) erstreckt, nicht erregbar. Diese Periode wird die „absolute Refraktärperiode" genannt. Während der folgenden, kurzen Periode – der „relativen Refraktärperiode" – ist der Herzmuskel nur unter speziellen Bedingungen (wie etwa bei Ischämie) oder durch besonders starke Reize (z.B. durch Schrittmacherimpulse) erregbar. Mehr oder weniger identisch ist diese Phase mit der so genannten „potentiell vulnerablen Periode". Eine ventrikuläre Extrasystole, die in diese „vulnerable" Periode fällt („R-auf-T"-Phänomen), kann ein Kammerflimmern auslösen. In ähnlicher Weise kann eine Vorhofextrasystole während der atrialen Repolarisation (Ta) zu einem Vorhofflimmern führen („P-auf-Ta"-Phänomen)

Es folgt eine weitere kurze Periode – die supernormale Periode –, in der ein schwacher Impuls *unterhalb* der Reizschwelle eine Depolarisation provozieren kann. Eine ventrikuläre Extrasystole, die in diese Periode (die sich vom letzten Teil der T-Welle bis rund 30 ms nach dem T-Ende erstreckt) fällt, erzeugt nie ein Kammerflimmern, im Gegensatz zu einer Extrasystole, die in den späten ventrikulären Zyklus im Bereich der folgenden P-Welle einfällt. Neben der „vulnerablen Periode" besteht in dieser letzten ventrikulären Periode eine andere Form einer Membraninstabilität.

9 Nomenklatur des EKGs

Die Beschreibung des elektrischen Herzzyklus wird in Abbildung 1.13 präsentiert und die Nomenklatur der QRS-Konfiguration unter normalen und pathologischen Bedingungen ist in Abbildung 1.14 aufgezeigt, während in Abbildung 1.15 die Nomenklatur der verschiedenen Grade der *„Ischämie"* aufgezeichnet ist. Die für die Ischämie verwendeten Begriffe sind elektrokardiographische Termini und repräsentieren die verschiedenen Grade der *Hypoxie* des (meist linksventrikulären) Myokards.

Der leichteste Grad von Ischämie manifestiert sich als *hohe und spitze T-Wellen* und wird „subendokardiale Ischämie" genannt. Bei der mäßigen Hyperkaliämie finden wir die gleichen morphologischen Veränderungen. Ein höherer Grad von Ischämie führt zum Bild der *symmetrisch negativen T-Wellen*. Manchmal wird dafür der Begriff „subepikardiale Ischämie" verwendet. Die gleiche Veränderung wird in vielen anderen Zuständen außerhalb der Ischämie gefunden (siehe das Kapitel 17: Veränderungen der Repolarisation).

Ein noch höherer Grad von Ischämie verursacht eine *Senkung der ST-Strecke* und wird als „subendokardiale Läsion" bezeichnet. Diese Veränderung ist ebenfalls ziemlich unspezifisch und wird etwa bei der linksventrikulären Hypertrophie und bei Patienten unter Digitalistherapie beobachtet. Eine ST-Senkung ist das beste Zeichen für eine Ischämie während Belastung.

Diese drei Grade der Ischämie sind bei vielen Patienten reversibel.

Der höchste Grad an Ischämie führt zu einer ausgeprägten *Hebung der ST-Strecke* („monophasische Deformation") und wird „transmurale Läsion" oder „transmurale Verletzung" genannt. Dieses EKG-Muster ist nur bei Fällen von vasospastischer Angina („Prinzmetal-Angina") und anderen seltenen Bedingungen reversibel. In rund 99% der Fälle von transmuraler Läsion persistiert die Ischämie, und es entwickelt sich ein

Myokardinfarkt (eine *Nekrose*), wobei eine neue *Q-Zacke* erscheint. Geringere Grade von ST-Hebungen werden bei der Perikarditis, bei der frühen Repolarisation und bei anderen Bedingungen gesehen, alles Zustände ohne echte Ischämie (siehe Kapitel 17: Veränderungen der Repolarisation).

Es bleibt zu erwähnen, dass wir theoretisch bei allen Graden von „elektrokardiographischer Ischämie" den höchsten Grad in den subendokardialen Schichten des (linksventrikulären) Myokards finden.

Jenen Lesern, die an weiteren Details über theoretische Grundlagen interessiert sind, empfehlen wir das Buch von Bayés de Luna [6] und die Arbeit von Gettes [7], die als bewundernswerte CD-ROM publiziert wurde.

Literatur

1. Chou TC (ed). Electrocardiography in Clinical Practice. Adult and Pediatric, 4th edn. Philadelphia: WB Saunders, 1991
2. Demoulin JC, Kulbertus HE. Histopathological examination of concept of left hemiblock. Br Heart J 1972;34:807–14
3. Wilson FN, Hill IGW, Johnston FD. The interpretation of the galvanometric curves when one electrode is distant from the heart and the other near or in contact with its surface. Am Heart J 1934;10:176
4. Wilson FN, Johnston FD, Rosenbaum, et-al. The precordial electrocardiogram. Am Heart J 1943;27:19–85
5. Saner H, Baur HR, Sanz E, Gurtner HP. Cardiogoniometry: a new noninvasive method for detection of ischemic heart disease. Clin Cardiol 1983;6:207–10
6. Bayés de Luna AJ. Clinical Electrocardiography. A Textbook. Armonk, NY: Futura Publishing, 1988
7. Gettes L. ECG Tutor (CD ROM). Armonk, NY: Futura Publishing, 2000

Kapitel 2
Praktischer Zugang

Auf einen Blick

Es kann vorkommen, dass man beim Lesen eines EKGs auf den ersten Blick von einem speziellen EKG-Muster (etwa von einem Schenkelblock oder einer auffallenden Q-Zacke) so fasziniert ist, dass man andere Abnormitäten übersieht. Der beste Weg, um solche Fehler zu vermeiden, ist die schrittweise systematische Analyse des EKGs.

Bevor ein EKG selbständig interpretiert werden kann, ist es notwendig, die Grundlagen der Elektrokardiographie und Rhythmologie zu kennen – die Messung der Zeitintervalle, die Nomenklatur, die Bestimmung der frontalen QRS-Achse, die Definitionen der pathologischen Q- oder QS-Zacken, die Unterscheidung zwischen Links- und Rechtsschenkelblock und so weiter. Zur Erreichung dieses Zieles gelten folgende Voraussetzungen:

i. Das Studium eines kurzen und guten EKG-Buches.
ii. Die Beurteilung von Hunderten von EKGs unter Aufsicht eines erfahrenen EKG-Interpreten. Die „New standards on electrocardiogram interpretations" des „American College of Cardiology and the American Heart Association" [1] fordern Folgendes: Das Lesen von mindestens 500 EKG-Aufzeichnungen unter Supervision eines Sachverständigen; zusätzlich überwachtes Training beim Lesen von 150 ambulanten EKGs; und dann die Interpretation von mindestens 100 Ruhe-EKGs und 25 ambulanten EKGs pro Jahr.

Leser, die dieses Kapitel über den Zugang zum EKG entweder kompliziert oder langweilig finden, sollten Folgendes bedenken:

i. Die Kenntnis *nur* dessen, wie man „EKG-Intervalle" misst und wie man einen Linksschenkelblock von einem Rechtsschenkelblock unterscheidet, macht keinen Sinn.
ii. Dieses Kapitel präsentiert zwar den Zugang des Autors; dieser Zugang ist aber ziemlich der gleiche wie der jedes erfahrenen EKG-Lesers.
iii. Das Lesen eines EKGs ist kein Kinderspiel.

Die Abschnitte „Auf einen Blick" und „Im Detail" enthalten beide Überlegungen zur Differentialdiagnose. Mit einiger Erfahrung werden diese Gedankengänge beim Leser automatisch erfolgen.

EKG

1 Praktischer Zugang

Pathologische Befunde sind *kursiv* dargestellt.

Tabelle 2.1

1. Messungen (oft durch den EKG-Apparat durchgeführt)

- Frequenz (ventrikulär; und in einigen Fällen atrial); Papiergeschwindigkeit 25 mm/s *oder* 50 mm/s
- P-Dauer
- PQ-Intervall
- QRS-Dauer
- QT-Intervall
- *plus* Bestimmung der ÅQRS$_F$

2. Analyse des Rhythmus

- Sinusrhythmus (SR)?
- Anderer supraventrikulärer Rhythmus?
  - Nichtsinusale P-Wellen: *Vorhofrhythmus*
  - Keine P-Wellen oder retrograde Vorhof-Erregung: *AV junktionaler Rhythmus; AV Reentry-Rhythmen (Tachykardien)*
  - Vorhofflatter-Wellen: *Vorhofflattern*
  - Vorhofflimmer-Wellen: *Vorhofflimmern*
  - *Zusätzlich Aberration?* Breites QRS (≥ 120 ms): *Schenkelblock*
  - *Zusätzlich AV-Block 1°, 2° oder 3°?* (möglich bei allen supraventrikulären Schlägen, ausgenommen bei AV-Reentry-Tachykardien)
- Kammerrhythmus? (bei meisten Fällen: AV-Dissoziation)
  - Tachykard: *Kammertachykardie*
  - Bradykard: *Kammerersatzrhythmus*
- Extrasystolen?
  - Schmales QRS: SVES
  - Breites QRS (>120 ms): VES
  - Differentialdiagnose: SVES mit Aberration
- Arrhythmien, die die obigen Kriterien nicht erfüllen

3. Morphologische Analyse der EKG-Komponenten (beachte die Eichung! Normal 1 mV = 10 mm; halbe Eichung: 1 mV = 5 mm)

- P-Welle (Sinus-P)
  - Normal
  - Zeichen für rechts-, links- oder biatriale *Vergrößerung*
- QRS (bei SR)
  - Normal
  - Breit (≥ 120 ms): *RSB, LSB* oder *bilateraler Schenkelblock*
    Differentialdiagnose: *Präexzitation:* Deltawelle und verkürztes PQ
  - Voltagekriterien für *LVH* oder *RVH* (oder *BVH*)
  - (Formal) pathologische Q- oder QS-Zacken: typisch für *Myokardinfarkt*; typisch für andere Zustände (normale Varianten, falsche Polung der Extremitätenableitungen, *LVH, Präexzitation, LSB*)
  - Kriterien für *LAFB* oder *LPFB*

Fortsetzung nächste Seite

Tabelle 2.1
(Fortsetzung)

- ST-Strecke
  - ST-Hebung
    a. Normale Variante (V_2/V_3 „frühe Repolarisation")
    b. Typisch für *akuten MI*
    c. Typisch für *akute Perikarditis*
  - ST-Senkung
    a. *Ischämie*
    b. *LVH*
    c. infolge *Schenkelblock*
- T-Welle
  - T-Negativität
    a. Symmetrisch:
      i. *Ischämie*; andere Zustände (z.B. *subakute Perikarditis*)
    b. Asymmetrisch:
      i. normal (infolge Projektion: oft in V_1, III/aVF)
      ii. *LVH/LV Überlastung*
      iii. infolge *Schenkelblock*
  - T positiv, hoch und spitz: *Hyperkaliämie*; perakute *Ischämie (selten)*
- QT-Intervall
  - QT verlängert: *lange QT-Syndrome; Hypokalzämie*
  - QT verkürzt: *Hyperkalzämie*
- U-Welle
  - Fusion von T und U: *Hypokaliämie*
  - U-Negativität: *Ischämie*; *LVH*; andere Zustände

ÄQRS_F = frontale QRS-Achse; LPFB = linksposteriorer Faszikelblock; LVH = linksventrikuläre Hypertrophie; MI = Myokardinfarkt; SR = Sinusrhythmus; SVES = supraventrikuläre Extrasystole; VES = ventrikuläre Extrasystole.

1.1 Definitive EKG-Diagnose

Man nehme die wichtigen normalen und pathologischen Befunde aus der obigen Analyse und bringe sie in das folgende Schema:

Tabelle 2.2

	Beispiel 1	Beispiel 2
Rhythmus/Frequenz	SR, 72/min	*Vorhofflimmern*, mittlere Frequenz 90/Min. (max. 140, min. 40)
P	Normal	
PQ	Normal (0,16 s)	
ÄQRS_F	Vertikal (+80°)	ÜLL (−60°): *LAFB*
QRS	Normal	0,12 s, *LVH*
ST	Normal (Hebung in V_2/V_3)	Leichte Veränderungen infolge *LAFB*
T	Normal (negativ in III)	Idem
QT	Normal	Verlängert?
Spezielle Bemerkungen		Fusion von T und U
Diagnose	Normales EKG	*Vorhofflimmern, LAFB, LVH, Hypokaliämie?*

ÜLL = überdrehte Linkslage; LAFB = linksanteriorer Faszikelblock; LVH = linksventrikuläre Hypertrophie; SR = Sinusrhythmus.

Im Detail

EKG Spezial

Nach unserer Erfahrung können auch EKG-Interpreten, die das „Detail" bevorzugen, Mängel an Konzentration zeigen und so in die gleichen Fallen tappen wie Leser, die das EKG nur mit einem Blick überfliegen. Die Gründe dafür sind mannigfaltig.

> **Fallbeispiel/Short Story 1**
>
> Vor etwa 10 Jahren wurde ein EKG mit einer offensichtlichen Präexzitation (EKG 2.1) – diagnostizierbar durch jeden Zahnarzt – dem Autor von einer sehr gut aussehenden Kollegin vorgelegt. Die Konzentration des Autors wurde dabei auf das falsche Subjekt gelenkt, und er interpretierte das EKG als normal.

2 Praktischer Zugang

Der praktische Zugang beinhaltet folgende Schritte:

i. Analyse des Rhythmus
ii. Morphologische Analyse von P, QRS, ST und T (U); die Messung des PQ- und des QT (QTc)-Intervalls ist dabei inbegriffen
iii. Definitive EKG -Diagnose.

2.1 Analyse des Rhythmus

Typische pathologische Befunde sind *kursiv* dargestellt (Tabelle 2.3):

Tabelle 2.3

Schritt 1
Regelmäßig oder unregelmäßig?
• Regelmäßig: in den meisten Fällen normaler SR pathologisch regelmäßige Rhythmen: *Ersatzrhythmen*; einige *Formen von SVT; KT*
• Unregelmäßig: am häufigsten regelmäßiger SR mit *SVES* und *VES*; komplette Unregelmäßigkeit der R-R-Intervalle: *Vorhofflimmern*
Schritt 2
Normale (sinusale) P-Wellen vorhanden? >>> SR. Wenn *nicht*:
• Abnormale (nicht sinusale) P-Wellen vorhanden: *Vorhofrhythmus*
• Keine P-Wellen: *AV junktionaler Rhythmus*
• Ersatz der P-Wellen durch andere Vorhofwellen: *Vorhofflattern oder Vorhofflimmern*
Schritt 3
Frequenz (der Ventrikel)? Eventuell Frequenz von *abnormalen (nichtsinusalen) P-Wellen oder Flatterwellen?*
Schritt 4
PQ-Intervall? Wenn wir das PQ-Intervall messen, wollen wir nicht nur eine Verlängerung oder Verkürzung der PQ-Zeit feststellen, sondern auch, ob:
• die P-Wellen teilweise übergeleitet und *teilweise nicht übergeleitet* sind, auf unterschiedliche Weise: in den *drei Formen des AV-Blocks 2°*
• keine P-Welle übergeleitet ist: das heißt, dass die *Vorhöfe und Ventrikel unabhängig voneinander arbeiten bei einem AV-Block 3° (kompletter AV-Block)*
• die P-Wellen um die QRS-Komplexe tanzen *(bei den speziellen Formen der AV-Dissoziation)*
Schritt 5
QRS-Dauer normal (≤ 90 ms) oder *verlängert*?
QRS ≥ 120 ms: Bild des *Schenkelblocks*
• *Supraventrikulärer Rhythmus/Tachykardie mit Aberration*
• *Ventrikulärer Ursprung des Rhythmus (mit Aberration)*
– *Langsame Frequenz (Kammerersatzrhythmus)*
– *Mittlere Frequenz (akzelerierter idioventrikulärer Rhythmus)*
– *Hohe Frequenz (KT)*

LVH = linksventrikuläre Hypertrophie; SR = Sinusrhythmus; SVES = supraventrikuläre Extrasystole; VES = ventrikuläre Extrasystole; KT = Kammertachykardie.

2.2 Detaillierte Analyse der Morphologie

Tabelle 2.4

Schritt 1
P-Welle

1. Normal (sinusal)? (P-Dauer 90–110 ms); beachte, dass ein negatives P in Abl. I in 99% der Fälle „falsche Polung" der Extremitäten-Ableitungen bedeutet
2. Pathologische P-Wellen
   - P-Dauer ≥110 ms, akzentuierte terminale Negativität in Abl. V_1: *LA Vergrößerung*
   - P-Voltage ≥2,5 mm in den Abl. III und aVF: *RA Vergrößerung*
   - Kombination von LA und RA Vergrößerung: *biatriale Vergrößerung*

Schritt 2
QRS

1. Frontale QRS-Achse ($ÅQRS_F$)? (DD der verschiedenen $ÅQRS_F$ siehe Kapitel 3)
2. Breites QRS?
   - Typische Konfiguration für Aberration: *RSB* (QRS ≥ 120 ms) oder *LSB* (≥ 140 ms); mehr oder weniger typisches Schenkelblockbild (≥160ms): suspekt auf schwere Hyperkaliämie
   - Typisches Muster des *bilateralen Schenkelblocks (RSB + LAFB* oder *RSB + LPFB)*
   - Atypische Schenkelblock-ähnliche Konfiguration (QRS ≥150 ms): suspekt auf ventrikulären Ursprung des Rhythmus, meist mit AV-Dissoziation
3. (Formal) pathologische Q- oder QS-Zacken?
   - Typisch für *alten MI? (kombiniert mit symmetrisch negativen T-Wellen; typische Anamnese; Risikofaktoren für KHK)*
   - Atypisch für alten MI? (kombiniert mit asymmetrisch diskordanten T-Wellen; atypische Anamnese; keine Risikofaktoren für KHK)

Differentialdiagnose:
   - Artefakt: Q/QS in Abl. I: falsche Polung der Extremitätenableitungen (Differentialdiagnose: *situs inversus*)
   - Normale Variante: QR oder QS in Abl. III („Q_{III}"): infolge Projektion
   - *LVH* (QR oder QS in Abl. III („Q_{III}"))
   - *Präexzitation* (QS in III, aVF)
   - Hypertrophe (obstruktive) Kardiomyopathie
   - *LSB* (QS in III, aVF, V_1 bis V_4, mit Dauer von ≥140 ms) (Formal pathologische Q-Zacken siehe Kapitel 14)
4. Zeichen für *LVH* oder *RVH*? (Kapitel 5 and 6)
5. Zeichen für *LAFB* oder *LPFB*? (Kapitel 9)
6. Präsenz einer *Deltawelle*? (mit verkürztem PQ: *Präexzitation*)
7. Präsenz einer Knotung/Kerbung?
   - Normale Variante (Kapitel 3)
   - *Pathologisch*, z.B. bei *altem MI* oder *linksfaszikulärem Block* (Kapitel 9 und 13)

Tabelle 2.4 *(Fortsetzung)*

Schritt 3
ST-Strecke

1. ST-Hebung?
   - Normale Varianten: ST-Hebung in V_2/V_3, „frühe Repolarisation" (Kapitel 3)
   - Pathologisch: typisch für *akuten MI*: beachte andere Befunde, Symptome, Anamnese, Risikofaktoren für KHK (Kapitel 13)
   - Pathologisch: typisch für *akute Perikarditis*: frontaler ST-Vektor etwa +70°: ST-Hebungen in Abl. aVF, II und I (Kapitel 15)
   - Pathologisch: typisch für *Spiegelbild der ST-Senkung z.B. bei LVH; systolischer LV Überlastung*
2. ST-Senkung?
   - *Ischämie*
   - *LVH; LV Überlastung*
   - In Verbindung mit *Schenkelblock oder anderen Bedingungen* (Kapitel 17)

Schritt 4
T- (und U-) Wellen

1. Asymmetrische T-Negativität?
   - Normal in Abl. V_1; normal bei vertikaler $ÅQRS_F$: in Abl. aVF, III(II); normal bei linker $ÅQRS_F$: in Abl. aVL
   - Pathologisch bei *LVH; LV Überlastung; Präexzitation; Schenkelblock*
2. Symmetrische T-Negativität?
   - Oft *ischämisch*, aber ausgedehnte Differentialdiagnose: Späteres Stadium der *Perikarditis; LVH; LV Überlastung; akute Pankreatitis; Medikamente; andere Ursachen*
3. Hohes und symmetrisches T?
   - *Ischämie* (selten, da kurzdauernd)
   - *Hyperkaliämie*
4. U-Negativität?
   - *Ischämie;* andere Ursachen

Schritt 5
QT-Intervall

1. QT verlängert
   - „Lange QT-Syndrome" (Kapitel 26)
   - *Hypokalzämie*
2. QT verkürzt: *Hyperkalzämie*
3. Fusion von T und U: *Hypokaliämie*

Schritt 6
Definitive Diagnose (siehe Tabelle 2.2)

$ÅQRS_F$ = frontale QRS-Achse; KHK = koronare Herzkrankheit; LA = linksatrial; LAFB = linksanteriorer Faszikelblock; LPFB = linksposteriorer Faszikelblock; LVH = linksventrikuläre Hypertrophie; MI = Myokardinfarkt; RA = rechtsatrial; SR = Sinusrhythmus; SVES = supraventrikuläre Extrasystole; VES = ventrikuläre Extrasystole; KT = Kammertachykardie.

Wie oben erwähnt, muss ein EKG im Kontext der klinischen Befunde eines Patienten interpretiert werden; deswegen geben wir bei den EKGs in diesem Buch wann immer passend und möglich Alter, Geschlecht und klinische Diagnose an.

Literatur

1. Kadish AH, Buxton AE, Kennedy HL, et al. ACC/AHA clinical competence statement on electrocardiography and ambulatory electrocardiography: A report of the ACC/AHA/ACP-ASIM task force on clinical competence (ACC/AHA Committee to develop a clinical competence statement on electrocardiography and ambulatory electrocardiography) endorsed by the International Society for Holter and noninvasive electrocardiology. The American College of Cardiology/American Heart Association/American College of Physicians/American Society of Internal Medicine Task Force. The International Society for Holter and Noninvasive Electrocardiology. Circulation 2001;104:3169–78

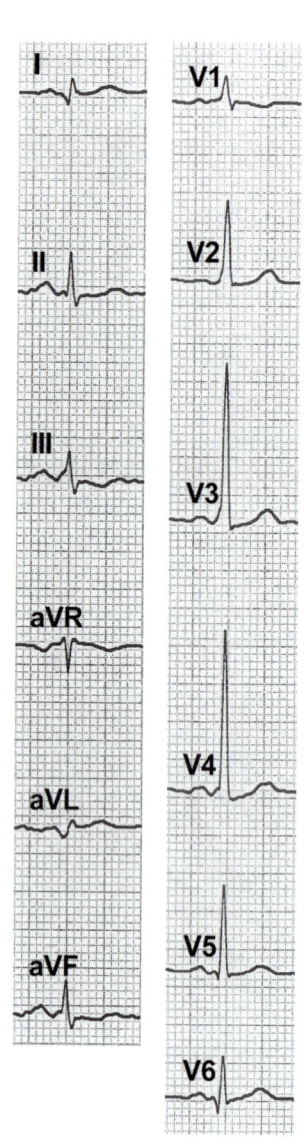

EKG 2.1
Präexzitation mit kurzem PQ-Intervall (0,10 s). Offensichtliche positive Deltawellen in III und aVF. Auffallende Q-Zacken (negative Deltawellen) in I und aVL und abnormale R-Zacken in V_1 and V_2. Beachte auch die biphasischen (+/–) Deltawellen in V_5 und V_6

Sektion II

EKG-Morphologie

Kapitel 3
Das normale EKG und seine normalen Varianten

Auf einen Blick und Im Detail

Dieses Kapitel ist nicht in zwei Abschnitte unterteilt, da die Kenntnis des *normalen* EKGs und seiner *normalen Varianten* für die Leser, die an sich „Auf einen Blick" wählen, ebenso unentbehrlich ist wie für jene, die „Im Detail" vorziehen.

Wenn wir ein EKG interpretieren, vergleichen wir es augenblicklich mit dem in unserem Gedächtnis gespeicherten *normalen* EKG und seinen *normalen* Varianten. *Visuell* sind diese Erinnerungen in den hinteren Teilen und *intellektuell* in den frontalen Teilen des Hirns gespeichert. Enthalten diese Speicher nur Fragezeichen, sind wir so hilflos und verloren wie jemand, der ohne Kompass durch einen Schneesturm wandert. Deshalb ist es wichtig, diese Speicher zu füllen oder zu reaktivieren.

Die normalen EKG-Varianten werden in diesem Kapitel deshalb so ausführlich behandelt, weil deren Interpretation häufig zu einer falschen Diagnose verleitet. Im Gegensatz zu pathologischen EKG-Mustern sind normale Varianten *konstante EKG-Muster, die weder mit entsprechenden typischen Symptomen noch mit entsprechenden klinischen und anamnestischen Befunden noch mit Medikamenten verbunden sind.*

Schon 1959 hat Goldman [1] gezeigt, dass die Fehlinterpretation normaler Varianten zu kardialer Invalidität führen kann, und auch heute noch können unbedachte „diagnostische" und „therapeutische" Interventionen die Folge falsch interpretierter normaler Varianten sein.

In diesem Kapitel werden in kurzer Form die Differentialdiagnose der normalen Varianten, also die *pathologischen Zustände* abgehandelt.

1 Komponenten des normalen EKGs

Um Fehler zu vermeiden, müssen die *Zeitintervalle* gemessen und das *ganze* EKG *systematisch* und *sorgfältig* untersucht werden (Kapitel 2: Praktischer Zugang). Im Allgemeinen messen Computer genauer als das menschliche Auge. Dennoch können Computern schreckliche Fehler unterlaufen, etwa bei der Bestimmung der Frequenz: Beim Vorliegen hoher T-Wellen kann es vorkommen, dass der Computer das Doppelte der wirklichen Frequenz angibt, weil er die T-Wellen als QRS-Komplexe missdeutet. Des Weiteren ist die „Computer-Diagnose" im Bereich des *Myokardinfarktes*, der *intraventrikulären Reizleitungsstörungen* und vieler *Arrhythmien* unzuverlässig.

1.1 Sinusrhythmus

Da der Sinusknoten den normalen Schrittmacher des Herzens darstellt, ist der *Sinusrhythmus* eine obligatorische Komponente des normalen EKGs. Wenn wir die Diagnose *Sinusrhythmus (SR)* stellen, meinen wir damit, dass das ganze Herz (sowohl die Vorhöfe wie auch die Ventrikel) durch den elektrischen Reiz aus dem Sinusknoten depolarisiert wird (EKG 3.1).

Bei einigen speziellen Situationen wie beim kompletten atrioventrikulären (AV) Block oder bei Patienten mit einem Ein-Kammer-Schrittmacher (VVI) sollte der Begriff „Sinusrhythmus" auf den Vorhofrhythmus beschränkt werden. Ein zweiter Rhythmus, der für die Erregung der Ventrikel verantwortlich ist, muss gesondert beschrieben werden. So zeigt das EKG 3.2 zum Beispiel einen kompletten AV-Block, einen *Sinusrhythmus der Vorhöfe* mit Frequenz 102/min und einen *ventrikulären Ersatzrhythmus* mit Frequenz von 76/min.

Die Frequenz des normalen Sinusrhythmus beträgt 60–100/min (oder besser: 50–90/min) [2]. Ein Sinusrhythmus mit einer Frequenz unterhalb von 50–60/min wird *Sinusbradykardie*, ein Sinusrhythmus mit einer Frequenz von über 100/min wird *Sinustachykardie* genannt. In der Regel, vor allem bei niedrigeren Frequenzen, ist ein Sinusrhythmus nicht vollständig regelmäßig. Wenn die Abweichung mehr als 15% von

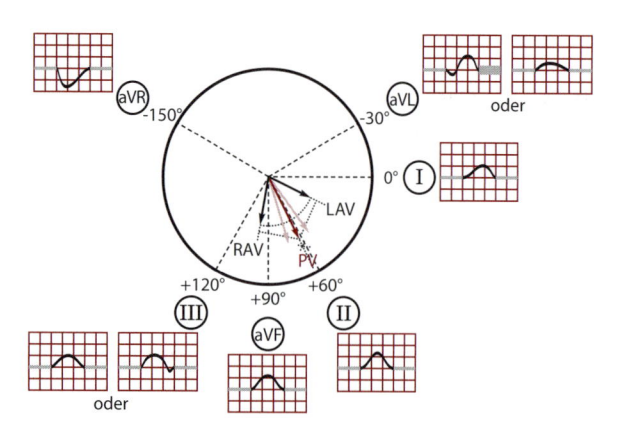

Abb. 3.1a
Normale atriale Vektoren und korrespondierende P-Wellen in der frontalen Ebene. RAV = rechtsatrialer Vektor; LAV = linksatrialer Vektor; PV = P-Vektor

Abb. 3.1b
Normale atriale Vektoren und korrespondierende P-Wellen in der horizontalen Ebene. RAV = rechtsatrialer Vektor; LAV = linksatrialer Vektor; PV = P-Vektor

der Grundfrequenz beträgt, spricht man von *Sinusarrhythmie*. Bei jungen Gesunden kann die Frequenzvariabilität über 50% betragen.

Eine *Sinusbradykardie* (EKG 3.3) wird oft als normale Variante bei Personen in Ruhe gesehen und ist bei Athleten die Norm. Episoden von Sinusbradykardie mit einer Frequenz von <40/min werden bei jungen Gesunden beobachtet und zwar in 24% der Männer und 8% der Frauen; dabei können Sinuspausen bis 2,06 s bei Männern und bis 1,92 s bei Frauen auftreten [3,4].

Differentialdiagnose: Häufige organische Ursachen sind die Hypothyreose, zerebrale Erkrankungen mit erhöhtem intrakranialen Druck, Lebererkrankungen, Zustand nach Herzklappenoperationen und das Sick-Sinus-Syndrom.

Eine *Sinustachykardie* (EKG 3.4) ist normal während körperlicher Belastung und unter psychischem Stress.

Differentialdiagnose: Status febrilis, Herzinsuffizienz, Hyperthyreose, Tumorerkrankungen und Kachexie.

Eine *Sinusarrhythmie* ist fast immer normal (EKG 3.5). Die Frequenzschwankung hängt mit der Respiration zusammen, indem die Frequenz bei Inspiration ansteigt und bei Exspiration abnimmt – immer mit einer gewissen Verzögerung. Die Frequenzvariabilität kann bei Kindern 50% und bei Menschen mittleren Alters +/- 15% erreichen; bei Älteren ist sie gering oder ganz fehlend.

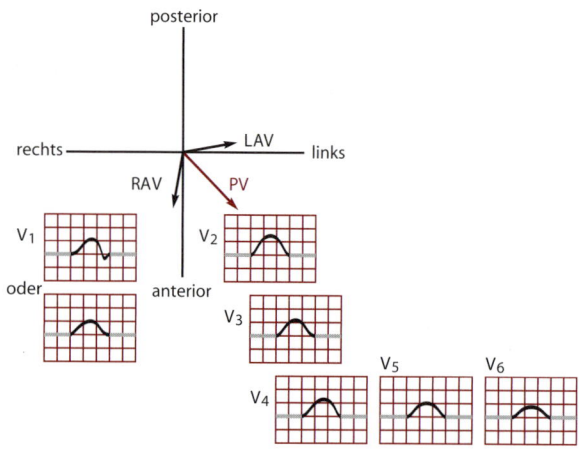

Differentialdiagnose: Vorhofextrasystolen mit Ursprung nahe am Sinusknoten. Man beachte: eine Sinusarrhythmie ist im Allgemeinen *keine* Komponente des Sick-Sinus-Syndroms.

1.1.1 Atriale Vektoren des Sinusrhythmus

Weil der Sinusknoten im rechten Vorhof liegt, beginnt die Erregung des rechten Vorhofs rund 30 ms vor derjenigen des linken Vorhofs. Für die Diagnose eines Sinusrhythmus genügt es nicht, dass auf eine P-Welle nach einem normalen PQ-Intervall ein QRS folgt. Die Erregung der Vorhöfe durch den elektrischen Reiz des Sinusknotens erzeugt einen *typischen P-Vektor* in den frontalen und horizontalen Ableitungen. Der rechtsatriale Vektor ist nach inferior, anterior und leicht nach rechts gerichtet, während der linksatriale Vektor nach posterior, links und leicht nach unten zielt (Abb. 3.1a und 3.1b). Beim Sinusrhythmus kommt der P-Vektor durch eine *Fusion* des rechtsatrialen und des linksatrialen Vektors zustande. In den Extremitätenableitungen hat der Fusionsvektor, der der P-Welle entspricht, eine Achse von +50–80°, oft rund +70°. Als Folge davon ist die P-Welle immer *positiv* in Abl. I und immer *negativ* in Abl. aVR (EKG 3.1). Sie ist meist positiv in II, aVF und III, kann aber in diesen Ableitungen auch biphasisch (+/-) sein. In der Abl. aVL kann das P biphasisch (-/+), positiv oder negativ sein. Wenn der P-Vektor nicht in Betracht gezogen wird, kann man den Sinusrhythmus mit anderen Vorhofrhythmen und besonders mit der häufigsten Form von *falscher Polung* (irrtümliche Vertauschung der oberen Extremitätenelektroden) verwechselt werden. Als auffälligstes Zeichen ist in diesem Fall das P in Abl. I *negativ* (EKG 3.6), während die P- und QRS-Konfiguration in den präkordialen Ableitungen normal ist (zu anderen Möglichkeiten falscher Polung siehe Kapitel 32: Seltene EKGs)

In den horizontalen Ableitungen ist die P-Welle in allen Ableitungen, V_1 bis V_6, positiv mit einer häufigen Ausnahme: in Abl. V_1 ist das P oft biphasisch geformt (+/-) mit einem ersten positiven und einem (kleineren) zweiten negativen Teil. Dieser letztere Teil rührt von der Erregung des linken Atriums her, das im Thorax dorsal gelegen ist.

Differentialdiagnose: Es existiert keine echte Differentialdiagnose zum Sinusrhythmus. Lediglich ein (seltener) Fokus nahe am Sinusknoten kann nicht von einem sinusalen Ursprung unterschieden werden.

Die Präsenz oder Absenz eines Sinusrhythmus der Vorhöfe sollte besonders in Fällen von komplettem AV-Block (wo nur die Vorhöfe einem supraventrikulären Rhythmus folgen) sorgfältig geprüft werden.

Fallbeispiel/Short Story 1

Im Dezember 2002 fanden wir einen ventrikulären Schrittmacherrhythmus mit einer Frequenz von 84/min bei einer 63-jährigen Frau, bei der im Jahre 1996 wegen eines kompletten AV-Blocks mit Synkope ein Ein-Kammer-Schrittmacher (VVIR) implantiert worden war. Die Rhythmus-Diagnose war aber noch nicht vollständig. Die Patientin hatte keinen Sinusrhythmus der Vorhöfe, sondern ein *Vorhofflimmern* (EKG 3.7), sodass sie eine zusätzliche Therapie mit Antikoagulation oder Aspirin benötigte. Also lautet die korrekte und vollständige Rhythmusdiagnose: Vorhofflimmern, kompletter AV-Block, Kammerrhythmus mit Frequenz von 84/min.

Die morphologischen *Veränderungen* der P-Welle, die die Amplitude, Form und Dauer betreffen, werden im Kapitel 4 (Atriale Vergrößerung) und die Abnormitäten der P-Welle infolge von *Arrhythmien* werden in den Kapiteln 18, 19, 23 und 24 beschrieben.

1.2 PQ-Intervall

Das normale PQ-Intervall beträgt 0,13 – 0,20 s. Es wird vom Beginn der P-Welle bis zum Beginn des QRS-Komplexes (gleichgültig, ob dieser nun mit einer Q- oder einer R-Zacke beginnt) gemessen. Zur Messung eignet sich am besten die Abl. II, da die initialen Ausschläge von P und QRS genau auf diese Ableitung gerichtet sind. Manchmal muss der Beginn von P und QRS in einer anderen Ableitung oder sogar in zwei verschiedenen, gleichzeitig registrierten Ableitungen bestimmt werden. Bei gesunden Menschen begegnet man gelegentlich einem verkürzten PQ (ohne Deltawelle und ohne paroxysmale supraventrikuläre Tachykardien) (EKG 3.8). Auch kommen AV-Blöcke bei normalen Personen vor: AV-Block 1° bei 8% (Männer) bis 12% (Frauen) [3,4] und intermittierender AV-Block 2° vom Typ Wenckebach bei 6% (Männer) bis 4% (Frauen) [3,4], besonders bei Athleten und während der Nacht.

Frühe Vorhofextrasystolen können bei normalen Individuen vollständig AV-blockiert sein, insbesondere bei Personen mit AV-Block 1° und während einer Bradykardie.

Differentialdiagnose: Ein PQ-Intervall von mehr als 0,20 s wird als AV-Block 1° definiert. Ein PQ-Intervall von weniger als 0,13 s in Verbindung mit paroxysmalen supraventrikulären Tachykardien zeigt ein so genanntes Lown-Ganong-Levine- (LGL-) Syndrom an. Beim Wolff-Parkinson-White- (WPW-) Syndrom ist ein verkürztes PQ-Intervall mit einer Deltawelle vor dem QRS-Komplex kombiniert.

1.3 QRS-Komplex

1.3.1 QRS-Achse in der frontalen Ebene (ÅQRSF)

Der normale QRS-Komplex ist in den frontalen Ableitungen sehr *variabel*, während er in den horizontalen Ableitungen ziemlich *konstant* ist.

In den *frontalen Ableitungen* hängt die Richtung des QRS-Vektors ab vom Habitus, vom Körpergewicht, von der Körperposition, (speziell) vom Alter und von unbekannten Ursachen. Die frontale QRS-Achse muss in liegender Körperposition bestimmt werden. Im Allgemeinen unterliegt die mittlere QRS-Achse im Laufe des Lebens einer Rotation von rechts nach links. Die Ursache dafür liegt wahrscheinlich darin, dass der linke Ventrikel gegenüber dem rechten elektrisch zunehmend überwiegt. Tabelle 3.1 zeigt die übliche ÅQRS$_F$-Achse in Beziehung zum Alter, wie sie in rund 70% der normalen Personen gefunden wird. Die EKGs 3.9a bis 3.9g zeigen solche normalen Befunde. Eine überdrehte Rechtslage oder überdrehte Linkslage (das EKG 3.9f zeigt eine annähernd überdrehte Linkslage) sind bei Patienten mittleren Alters sehr selten und bleiben in diesen Fällen oft ohne Erklärung. Leichtere Veränderungen der QRS-Achse können durch den Gebrauch verschiedener EKG-Apparate erklärt werden. Eine substantielle Änderung der

ÅQRS$_F$ *innerhalb einer kurzen Zeit* ruft aber nach weiteren Abklärungen.

Tabelle 3.1
Allgemeines Verhalten der QRS-Achse der frontalen Ebene (ÅQRS$_F$) in Beziehung zum Alter

Jahre	ÅQRS$_F$
0–2	+120°
2–10	+90°
10–25	+70°
25–40	+60°
40–70	+20°
70–90	–20°

Differentialdiagnose: Eine Verschiebung nach *rechts* wird bei einigen Fällen von Lungenembolie, bei Emphysem und bei chronischer pulmonaler Hypertonie beobachtet. Hingegen kann eine Verschiebung nach *links* beim inferioren Infarkt oder beim linksanterioren Faszikelblock auftreten. Die spektakulärsten Veränderungen der QRS-Achse ohne Herzerkrankung finden sich bei Patienten mit Thoraxdeformitäten oder nach Resektion einer Lunge.

Eine S$_I$/S$_{II}$/S$_{III}$-Konfiguration, meistens mit R-Zacken, die grösser als die S-Zacken sind, ist ein nicht sehr seltener Befund bei normalen Herzen (EKG 3.10) und kann mit einer frontalen *sagittalen* Achse verbunden sein.

Differentialdiagnose: Ein solches S$_I$/S$_{II}$/S$_{III}$-Muster kann man selten bei der rechtsventrikulären Hypertrophie oder Dilatation sehen. Bei diesen Fällen ist die Amplitude der R-Zacke meistens grösser als jene der S-Zacke. Oft sind dabei andere Zeichen der rechtsventrikulären Hypertrophie oder Dilatation vorhanden, wie etwa grosse R-Zacken in Abl. V$_1$ oder Muster des inkompletten oder kompletten Rechtsschenkelblocks und/oder negative T-Wellen in V$_1$ bis V$_3$.

1.3.2 QRS-Achse in der horizontalen Ebene

Das häufigste Bild der horizontalen Ableitungen wird in EKG 3.1 dargestellt. In den Ableitungen V$_1$ und V$_2$ findet sich ein rS-Komplex mit kleinen R-Zacken und tiefen S-Zacken. In der Abl. V$_3$ (in der Übergangszone von einem *negativen* zu einem *positiven* QRS-Komplex) ist die R-Zacke immer noch kleiner als die S-Zacke. Jedoch ist dann in Abl. V$_4$ die Amplitude der R-Zacke grösser als jene der S-Zacke, manchmal mit einer kleinen Q-Zacke davor. Die Ableitungen V$_5$/V$_6$ zeigen im Allgemeinen eine qR-Konfiguration, oft ohne eine S-Zacke.

Bei einer *Rotation im Uhrzeigersinn* (EKG 3.11) ist die Übergangszone vom negativen zum positiven QRS nach *links* verschoben. Dieses Muster wird auch „schwache R-Progression in den präkordialen Ableitungen" genannt.

Differentialdiagnose: Eine Rotation im Uhrzeigersinn kann zum Beispiel beim Vorliegen eines anterioren „Non-Q"- Myokardinfarktes oder bei rechts- und/oder linksventrikulärer Dilatation beobachtet werden.

Eine *Rotation im Gegenuhrzeigersinn* (EKG 3.12) ist charakterisiert durch eine Verschiebung der Übergangszone nach *rechts*. Sie kommt oft bei *jungen* gesunden Individuen vor. Bei Kindern bis zum Alter von 8 Jahren findet sich häufig eine hohe R-Zacke in V$_1$, bei Kindern im Alter von 8–12 Jahren kommt dies in 20% und bei Kindern im Alter von 12–16 Jahren in 10% vor [5]. Ein R:S-Verhältnis von >1 in Abl. V$_2$ ist bei gesunden Erwachsenen selten (etwa 1%), während ein solches Verhältnis bei Kindern in 10% zu finden ist [6].

Differentialdiagnose: Eine auffallende und allenfalls geknotete, mindestens 0,04 s. breite R-Zacke wird beim posterioren Myokardinfarkt gesehen. Ein Rs-Komplex in V$_1$ kann die Folge einer rechtsventrikulären Hypertrophie sein. Eine hohe R-Zacke mit einer Deltawelle in den Ableitungen V$_1$ bis V$_3$ (bis V$_6$) ist typisch für eine Form der Präexzitation.

Eine Rotation im Uhrzeigersinn oder im Gegenuhrzeigersinn kann die Ursache auch in der falschen Platzierung der präkordialen Elektroden (einen Intercostalraum zu hoch oder zu tief) haben.

1.3.3 Zwei spezielle QRS-Muster

Zwei verwirrende QRS-Muster führen oft zu diagnostischen Schwierigkeiten (Kapitel 14: Differentialdiagnose der pathologischen Q-Zacken).

a. Q$_{III}$-Typ

Der so genannte *Q$_{III}$-Typ* entspricht einem *QS-* oder *QR*-Muster in Abl. III, manchmal kombiniert mit einer signifikanten Q-Zacke oder sehr selten mit einem QS-Muster in aVF, meistens in Verbindung mit einer *positiven asymmetrischen T-Welle* (EKG 3.13a und 3.13b).

Dem QS- oder QR-Muster in Abl. III begegnet man bei *normalen* Herzen und bei verschiedenen *pathologischen Zuständen*.

Differentialdiagnose: Die pathologischen Bedingungen für den Q$_{III}$-Typ sind: *inferiorer Myokardinfarkt*, oft in Verbindung mit persistierenden symmetrisch negativen T-Wellen; oder die Q/QS-Zacke wird von einer positiven T-Welle gefolgt, möglicherweise infolge eines Spiegelbildes bei *systolischer Überlastung* oder *linksventrikulärer Hypertrophie,* bei *Präexzitation* (mit negativer Deltawelle) oder bei *Linksschenkelblock* (breites QRS und typisches Muster in den anderen Ableitungen). Bei späteren Stadien des inferioren Myokardinfarktes kann die T-Welle in den inferioren Ableitungen auch positiv sein.

b. $QS_{V1/V2}$-Typ

Ein *QS-Muster* in den Ableitungen V_1 und/oder V_2 (EKG 3.14) findet sich als normale Variante bei gesunden Herzen oder infolge einer Fehlplatzierung der Elektroden einen Intercostalraum (ICR) zu hoch. Bei jungen Menschen kann dabei auch in V_2 eine negative T-Welle vorhanden sein, wodurch ein kleiner anteroseptaler Myokardinfarkt mit Ischämie nachgeahmt wird. Bei anderen Fällen finden wir nur in V_2 einen QS-Typ. Die Erklärung dafür besteht darin, dass auf der Thoraxwand die Abl. V_2 etwas oberhalb einer Linie zwischen V_1 und V_3 liegt und so die initiale R-Zacke unterdrückt wird. Das Verschwinden des QS- bzw. das Erscheinen eines RS-Komplexes nach dem Verschieben der Ableitung V_2 (und V_1) um einen ICR nach oben ist kein zuverlässiges Kriterium dafür, dass kein Infarkt vorliegt.

Differentialdiagnose: Eine zusätzliche Q-Zacke in Abl. V_3 oder eine QRS-Knotung in mehr als zwei präkordialen Ableitungen, kombiniert mit einer negativen T-Welle in Abl. V_3, spricht für die Diagnose eines alten anteroseptalen Myokardinfarktes.

Die korrekte Diagnose beim Vorliegen eines Q/QS_{III}- und $QS_{V1/V2}$-Typs beruht nicht allein auf morphologischen EKG-Kriterien, sondern auch auf der Anamnese und den klinischen Befunden. Bei zweifelhaften Fällen sind weitere Untersuchungen angezeigt.

1.3.4 Andere normale Varianten des QRS-Komplexes

a. Knotung versus Pseudo-Knotung

Eine Knotung oder ein „Knoten" wird definiert als kleiner (etwa 1–2 mm großer) zusätzlicher Ausschlag mit umgekehrter Polarität innerhalb der Q-, R- oder S-Zacke eines QRS-Komplexes (Abb. 3.2a). In diesem Buch unterscheiden wir nicht streng zwischen *Knotung* und *Kerbung* (welche als „leichte" Knotung ohne Wechsel der Polarität definiert wird (Abb. 3.2b)). Knotung und Kerbung entsprechen entweder einer *lokalisierten Störung* (Verzögerung) der Reizleitung und Erregung oder entstehen lediglich aufgrund von *Projektionen* (benannt als *Pseudo-Knotung*). Für die Praxis ist es wichtig, zwischen *echten* intraventrikulären Reizleitungsstörungen (Knotung) und *harmlosen* funktionellen Veränderungen, die nur auf vektoriellen Projektionen beruhen (Pseudo-Knotung), zu unterscheiden.

Die Differenzierung zwischen Knotung und Pseudo-Knotung kann schwierig ausfallen. Eine leichte Pseudo-Knotung wird häufig in den inferioren Ableitungen III, aVF und II (EKG 3.15a und 3.15b) und gelegentlich in Abl. aVL beobachtet. Eine Pseudo-Knotung in Abl. I ist hingegen selten.

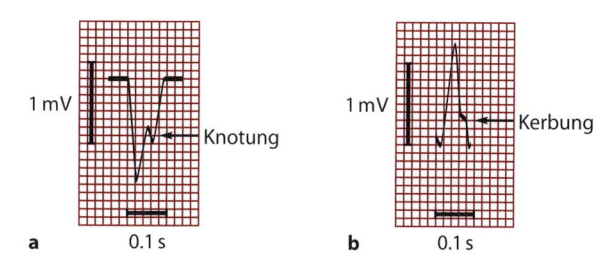

Abb. 3.2
a. Knotung des QRS. b. Kerbung (Slurring) des QRS

Differentialdiagnose: Linksposteriorer Faszikelblock: Oft „Kerbung im Abwärtsschenkel des R" in den Ableitungen III, aVF und V_6. Linksanteriorer Faszikelblock (immer mit überdrehter Linkslage): Oft „Kerbung im Abwärtsschenkel des R" in den Ableitungen I und aVL. Knotungen in den Extremitätenableitungen können auch bei einem alten Myokardinfarkt mit oder ohne pathologische Q-Zacken gefunden werden.

Eine Pseudo-Knotung kann auch in der *Übergangszone* der präkordialen Ableitungen vorhanden sein, meistens nur in einer Ableitung und besonders in V_3 (EKG 3.16a und 3.16b). Wiederum handelt es sich um die Folge einer Projektion. Der QRS-Komplex kann sich nicht entscheiden, ob er negativ oder positiv werden soll. EKG 3.16c zeigt eine Knotung in Abl. V_3 und III.

Differentialdiagnose: Bei Fällen mit Knotung in drei oder mehr präkordialen Ableitungen ist eine intraventrikuläre Reizleitungsstörung wahrscheinlich, die oft Folge einer Infarktnarbe ist (siehe Kapitel 13: Myokardinfarkt).

b. Pseudo-Deltawelle

Projektionen können auch mit einer positiven *Pseudo-Deltawelle* in den Ableitungen III, aVF (II) und in den Ableitungen V_2 und/oder V_3 verbunden sein. (EKG 3.17a und 3.17b). Das Auftreten einer Pseudo-Deltawelle in V_2/V_3 kann so erklärt werden: Der septale Vektor ist (wie normalerweise) in diesen Ableitungen positiv, aber es gibt auch eine positive Projektion der folgenden 20–30 ms des QRS-Komplexes auf die Ableitungen V_2 und V_3. Dieses Muster wird oft als („abortive") Präexzitation fehlinterpretiert. Das PQ-Intervall aber ist *normal*. Bei sehr zweifelhaften Fällen empfiehlt es sich, das EKG zu wiederholen oder einen Test mit Ajmalin durchzuführen. Bei einer Pseudo-Präexzitation persistiert die Deltawelle, bei einer echten Präexzitation sollte sie jedoch verschwinden.

c. QRS-„low voltage"

Eine QRS-Voltage von weniger als 5 mm (0,5 mV) in bis zu drei der sechs frontalen Ableitungen ist kein seltener Befund. Von einer echten *peripheren* „low voltage" spricht man, wenn der QRS-Komplex in fünf oder allen sechs Extremitätenableitungen weniger als 5 mm beträgt (EKG 3.18), was bei normalen Menschen selten vorkommt.

Differentialdiagnose: Eine echte periphere „low voltage" wird beim Lungenemphysem, bei adipösen Menschen und selten bei Patienten mit ausgedehntem Perikarderguss gefunden. Diese periphere „low voltage" ist von geringer klinischer Bedeutung. Dasselbe gilt für die sehr seltene *horizontale* „low voltage", bei der die QRS-Voltage in allen präkordialen Ableitungen weniger als 7 mm beträgt. Eine signifikante Abnahme der QRS-Voltage wurde nach Therapie mit (überdosiertem) Adrioblastin beschrieben.

d. Inkompletter Rechtsschenkelblock (iRSB)

Ein iRSB (rSr´ in Abl. V_1) ist ein häufiger Befund bei gesunden, insbesondere jungen Menschen. Dieses Muster kann auch zu einer Knotung oder einem rSr´-Komplex in Abl. III führen. Wenn r>r´ ist (EKG 3.19a), handelt es sich wahrscheinlich um eine Normvariante. Eine Knotung des Aufwärtsschenkels des S in V_1 entspricht oft einem iRSB. In diesem Fall besteht eine terminale R-Zacke in Abl. aVR wie bei gewöhnlichen Mustern des iRSB. Außerdem repräsentiert eine QRS-Konfiguration mit einem r<r´ (EKG 3.19b) in vielen Fällen eine normale Variante. Dennoch müssen wir Erkrankungen des rechten Ventrikels ausschließen.

Differentialdiagnose: Einem iRSB begegnet man bei der rechtsventrikulären systolischen Überlastung (wie bei der *Lungenembolie* und anderen Krankheiten mit *pulmonaler Hypertonie* und/oder *rechtsventrikulärer Hypertrophie*), bei RV diastolischer Überlastung (wie beim *Vorhofseptumdefekt*) oder ein iRSB kann ein *Vorläufer* eines kompletten RSB sein. Ein iRSB mit r>r´ ist bei diesen Zuständen ein seltenerer Befund. Ein neu aufgetretener iRSB kann ein Zeichen einer akuten rechtsventrikulären Überlastung darstellen oder er kann nach abweichender Platzierung der Elektrode V_1 auftreten, was dann harmlos sein kann.

1.4 ST-Strecke

Die zum Teil herrschende Meinung, dass eine ST-Hebung von ≥2 mm automatisch eine *akute Ischämie* bedeutet, muss revidiert werden: Es existiert *ein sehr häufiges* normales EKG-Muster mit ST-Hebung und *eine sehr seltene* normale Variante.

1.4.1 Übliches Bild der ST-Hebung: ST-Hebung in V_2/V_3

In rund 70% der normalen EKGs liegt der so genannte *junction point (J-Punkt)* (der das Ende des QRS-Komplexes und den Beginn der ST-Strecke definiert) in Abl. V_2 und oft auch in V_3 0,5–1,5 mm oberhalb der isoelektrischen Linie; folglich besteht eine *Hebung* der ST-Strecke (gemessen in Ruhe 0,08 s nach dem J-Punkt). Besonders bei der *Sinusbradykardie* kann der J-Punkt und damit auch die ST-Strecke bis 2–3 mm (EKG 3.20a), selten bis 4 mm gehoben sein. Eine vagale Stimulation verstärkt die Diskordanz der Repolarisation in den anteroseptalen Ableitungen und das Phänomen wird durch den „Proximitätseffekt" vergrößert. Der letztere Effekt erklärt auch die relativ hohe Amplitude der S-Zacken und T-Wellen in den Ableitungen V_2 und V_3. Dieses übliche Bild der Repolarisation *sollte nicht* als akute Ischämie fehlinterpretiert werden.

Fallbeispiel/Short Story 2

Ein 38-jähriger Mann mit akuten Schmerzen auf der linken Thoraxseite wurde auf der Notfallstation untersucht. Er erwähnte subfebrile Temperaturen während der vorangegangenen Tage. Der einzige Risikofaktor für eine koronare Herzkrankheit (KHK) bestand darin, dass einer seiner Onkel im Alter von 50 Jahren einen Myokardinfarkt erlitten hatte. Der Blutdruck betrug 150/90 mmHg. Das EKG zeigte eine Sinusbradykardie mit einer ST-Hebung von 2 mm in den Ableitungen V_2 und V_3 (EKG 3.20b). Die Creatinkinase (CK) war leicht (um 20%) erhöht, die Myokardfraktion der CK und das Troponin hingegen normal. Es bestand eine Leukozytose von 11×10^3/l. Es wurde die Diagnose eines akuten anterioren Infarktes gestellt und eine Thrombolyse durchgeführt. Das EKG blieb unverändert. Die Thoraxschmerzen verschwanden nach der ersten Dosis von Morphin, und der Blutdruck normalisierte sich. Einen Tag später wurde die Diagnose revidiert, und man vermutete eine infektiöse Krankheit unklarer Genese mit Schmerzen im Bereich der Brustmuskulatur. Der Patient insistierte jedoch auf einer Koronarangiographie, die normale Koronararterien ergab. Einen Tag später wurde der Patient beschwerdefrei und mit einer Aspirintherapie (500 mg täglich während 7 Tagen) entlassen. Auf der Basis eines positiven Titers bezüglich Coxsackievirus wurde die Schlussdiagnose einer Coxsackie-Infektion (Morbus Bornholm) gestellt. Retrospektiv mussten die Thoraxschmerzen als atypisch und das EKG als normal beurteilt werden. Die leicht erhöhte CK war überschätzt worden. Es wäre wohl klüger gewesen, den Patienten für ein paar Stunden zu überwachen und das EKG und die Enzyme zu kontrollieren.

1.4.2 Seltenes Bild der ST-Hebung: Frühe Repolarisation

Die „frühe Repolarisation" ist charakterisiert durch eine *deutliche, konstante* 2–4 mm betragende Hebung des J-Punktes und der direkt vom absteigenden R ausgehenden ST-Strecke in den *anterioren* präkordialen Ableitungen (akzentuiert im septalen und lateralen Bereich) und/oder in den *inferioren* Ableitungen III und aVF. Diese Anomalie tritt bei Männern häufiger als bei Frauen auf, aber nicht weniger bei Weißen als bei Schwarzen [7]. Das Bild ist sehr ähnlich – wenn nicht gar gleich – demjenigen eines *akuten Infarktes* oder einer *Prinzmetal-Angina*. Bei diesen Zuständen verändert sich die ST-Hebung innerhalb kurzer Zeit, und sie ist meistens von Brustschmerzen begleitet. Für eine korrekte Diagnose müssen die anamnestischen und klinischen Befunde berücksichtigt werden.

Die EKGs 3.21a-3.21d zeigen Beispiele einer frühen Repolarisation bei normalen Menschen mit einer ST-Hebung von 2–3 mm in einigen Ableitungen.

Differentialdiagnose: Die wichtigste Differentialdiagnose einer ST-Hebung, die von der R-Zacke ausgeht, ist der akute Myokardinfarkt und – seltener – die vasospastische Angina. Eine Hyperkalzämie kann zu einer leichten ST-Hebung dieses Typs führen. ST-Hebungen, die meistens der S-Zacke entspringen, werden bei der akuten Perikarditis und als Spiegelbild der „systolischen linksventrikulären Überlastung" beobachtet.

Wenn leichte Hebungen der ST-Strecke bei sonst normalem EKG einberechnet werden, ist die frühe Repolarisation nicht so selten. Zur Unterscheidung zwischen früher Repolarisation und akuter Perikarditis siehe die Arbeit von Spodick [8].

Bei einigen Fällen sieht man eine *Osborn-Welle* – ein sehr kurzer und kleiner positiver Ausschlag innerhalb der ST-Strecke – zusätzlich zur ST-Hebung [9]. In seltenen Fällen normaler EKGs ohne frühe Repolarisation kann eine *minimale* Osborn-Welle in den inferioren Ableitungen oder in V_5/V_6 in Erscheinung treten (EKG 3.22).

Differentialdiagnose: Eine Osborn-Welle wird regelmäßig bei Hypothermie (EKG 3.23a-3.23d) und manchmal bei akuter Perikarditis gesehen. Für Details siehe Kapitel 31: Spezielle Wellen, Zeichen und Phänomene des EKGs.

1.5 T-Welle und U-Welle

1.5.1 T-Welle

Neben dem QRS-Komplex (mit seiner großen Variabilität der Achse in den frontalen Ableitungen) ist die T-Welle die variabelste Komponente des EKGs. Trotzdem existieren einige Regeln für die normalen T-Wellen.

Eine normale T-Welle ist *asymmetrisch* mit einem langsamen Anstieg und einem rascheren Abstieg.

Bezüglich der Polarität ist das T in den meisten Ableitungen positiv und in einigen negativ. In den *frontalen Ableitungen* ist die T-Welle positiv in I und oft positiv in aVL, II, aVF und III. Sie ist oft negativ in Ableitung III (und aVF, gelegentlich auch in II), unabhängig von der frontalen QRS-Achse (EKG 3.24a und 3.24b). Bei einer QRS-Achse von 0° oder weniger kann die T-Welle auch in aVL negativ sein, aber *niemals* in Ableitung I.

In den *horizontalen Ableitungen* ist die T-Welle negativ oder positiv (oder isoelektrisch) in V_1 und positiv in V_2 bis V_6. Selten zeigt sich ein negatives T in V_2 (und V_3), besonders bei jungen Frauen (bis zum Alter von 30 Jahren). Ein negatives T in einer anderen präkordialen Ableitung ist sehr selten und sollte nur nach Ausschluss jeglicher Pathologie als normale Variante interpretiert werden.

Differentialdiagnose: Alleinige Veränderungen der T-Welle ohne QRS-Abnormitäten müssen als *unspezifisch* beurteilt werden. Die Gründe für pathologische T-Wellen sind mannigfaltig, es sollten aber einige allgemeine Regeln angewendet werden:

1. Die koronare Herzkrankheit (KHK) ist der häufigste Ursprung von *symmetrischen* und *negativen* T-Wellen, so genannten „koronaren" T-Wellen (EKG 3.24c). Dennoch tritt dieser Typ von T-Welle auch bei anderen Umständen auf, wie etwa bei der Perikarditis oder bei schwerer Anämie.

2. *Asymmetrische, negative* T-Wellen sind meist mit ventrikulärer Überlastung verknüpft. Bei der *linksventrikulären* Überlastung finden wir diskordant negative T-Wellen in I, aVL, V_6 und V_5 (EKG 3.24d). Es muss erwähnt werden, dass die Unterscheidung zwischen linksventrikulärer Überlastung und koronarischämischer Ursache aufgrund der Morphologie der T-Welle oft unmöglich ist. Außerdem ist die Kombination dieser zwei Bedingungen nicht selten. Bei der *rechtsventrikulären* Überlastung können die T-Wellen in V_2 und V_3 negativ (konkordant) sein. T-Negativitäten in V_1 bis V_3 werden auch bei der „arrhythmogenen rechtsventrikulären Dysplasie" und bei der Trichterbrust beobachtet.

Große, positive und sogar *symmetrische* T-Wellen können in den präkordialen Ableitungen auftreten, besonders in V_2 und V_3 (und V_4), und zwar oft bei jüngeren Menschen und verbunden mit Sinusbradykardie (EKG 3.20a und 3.20b).

Differentialdiagnose: Hyperkaliämie. Sehr selten transitorisches Zeichen einer perakuten Ischämie.

1.5.2 U-Welle

Die U-Welle ist ein positiver flacher Ausschlag nach der T-Welle, am besten sichtbar in den Ableitungen V_5 und V_6. Es wird vermutet, dass die U-Welle der Repolarisation der Purkinje-Zellen entspricht. Das Fehlen einer U-Welle ist nicht selten und hat keine klinische Bedeutung.

Differentialdiagnose: Einerseits wurden negative U-Wellen gefunden (z.B. bei akuter Ischämie oder schwerer Aortenklappeninsuffizienz), und sogar alternierende U-Wellen wurden beschrieben. Andererseits sollten zwei Bedingungen, die nicht die U-Welle allein betreffen, erwähnt werden:

i. Die Fusion der T-Welle mit der U-Welle, die zu einer *TU-Welle* führt, ist typisch für eine *Hypokaliämie*.
ii. Bei den „langen QT-Syndromen" (siehe folgenden Abschnitt: QT-Intervall) findet sich oft eine Fusion der T-Welle mit der U-Welle. Genau gesagt wissen wir in manchen Fällen mit diesem Syndrom nicht, was wir eigentlich messen: Ob es nun das QT-Intervall oder das QTU-Intervall ist.

1.6 QT-Intervall

Das QT-Intervall wird vom Beginn des QRS-Komplexes bis zum Ende der T-Welle gemessen. Die Messung erfolgt meistens in Ableitung II, in der das Ende der T-Welle in den meisten EKGs scharf begrenzt ist. Die QT-Zeit ist abhängig von der Herzfrequenz: Je niedriger die Frequenz ist, desto länger ist das QT-Intervall, und je höher die Frequenz, desto kürzer ist das QT. Das frequenzkorrigierte (corrected) QT-Intervall wird QTc genannt. Heutzutage messen die meisten EKG-Apparate das QT-Intervall inklusive das QTc automatisch. Das QTc kann aus dem QT unter Verwendung der Bazett-Formel auch „von Hand" berechnet werden.

$$\left(QTc = \frac{QT}{\sqrt{60/f}} \text{ resp. } \frac{QT}{\sqrt{R-R}} \right)$$

Leicht verkürzte oder leicht verlängerte QT-Intervalle können auch bei normalen Herzen vorkommen. Das QTc sollte aber 0,46 s *nicht* übersteigen.

Differentialdiagnose: Ein deutlich verlängertes QT-Intervall wird „langes QT-Syndrom" genannt. Der *erworbene* Typ ist häufiger und im Allgemeinen auf Medikamente, insbesondere auf Antiarrhythmika der Klasse Ia oder III (Vaughan-Williams), und auf Ischämie zurückzuführen. Das *kongenitale* lange QT-Syndrom (Romano-Ward-Syndrom, Jervell-Lange-Nielsen-Syndrom) ist selten. Eine ausgeprägte Verlängerung von QT oder QTU neigt zu einer speziellen Form von polymorpher Kammertachykardie, zur so genannten „torsade de pointes" (für Details siehe Kapitel 26: Kammertachykardie).

Einige Elektrolytstörungen beeinflussen das QT-Intervall in typischer Weise: Ein verlängertes QT wird bei der Hypokalzämie beobachtet (in diesem Fall ohne Disposition zu torsade de pointes). Eine *TU-Fusion* ist typisch für die *Hypokaliämie* mit möglicherweise folgender torsade de pointes. Beträchtlich verkürzte QT sind sehr selten und meistens mit *Hyperkalzämie* verbunden (Kapitel 16: Elektrolytstörungen).

1.7 Arrhythmien

Bei gewissen Arrhythmien ist es ziemlich schwierig zu entscheiden, ob sie als *normale Varianten* oder als pathologische Befunde zu klassifizieren sind. Wir wissen zum Beispiel, dass Episoden von Kammertachykardie (KT) [10] oder ein langsamer Kammerersatzrhythmus bei offensichtlich gesunden Menschen, vor allem bei Athleten, vorkommen können. Trotzdem würde man eine KT oder einen Kammerrhythmus von 30/min nicht als normalen Befund klassifizieren. Beide Beispiele stellen häufige, klinisch wichtige und oft gefährliche Arrhythmien dar, die selten unter speziellen Bedingungen bei gesunden Menschen auftreten können und die bei diesen Fällen (wahrscheinlich) harmlos sind.

Jedoch gibt es eine beträchtliche Anzahl von Arrhythmien, die so häufig bei Menschen ohne Herzkrankheit gefunden werden, dass sie normale Varianten repräsentieren *können*. Dabei müssen normalerweise drei Bedingungen erfüllt werden:

i. Fehlen von jeglicher Herzerkrankung
ii. Ausschluss vieler Arrhythmien, die *keine* normale Variante darstellen (Tabelle 3.2)
iii. Eine „Arrhythmie-Normvariante" sollte nur selten auftreten und nicht mit sehr langsamen oder sehr raschen Frequenzen einhergehen.

Tabelle 3.3 zeigt die Arrhythmien auf, die häufig als *normale Varianten* vorkommen. Die angegebene Anzahl der normalen *supraventrikulären Extrasystolen* und besonders der normalen *ventrikulären Extrasystolen* ist ebenso willkürlich wie fragwürdig.

Wie oben erwähnt gibt es keine strikte Trennlinie zwischen pathologischen und normvarianten Arrhythmien, und es herrscht dazu in der Literatur auch keine Einmütigkeit. Die

Tabelle 3.2
Arrhythmien, die *keine* „normalen Varianten" repräsentieren

Kompletter AV-Block
AV-Block 2°, Typ Mobitz und „höhergradig"
Sinoatrialer (SA-) Block 2° und 3°
Ventrikuläre Pausen von >2 s
Monomorphe Kammertachykardie (KT: > 3 ventrikuläre Schläge)
Polymorphe KT (torsade de pointes; andere Formen)
Ventrikuläre Tripletten (drei aufeinander folgende ventrikuläre Extrasystolen (VES))
Multiple ventrikuläre Doubletten (englisch: „couplets") ventricular „couplets"
Einzelne VES, wenn: a. >200/24 h? b. polymorph c. mit echtem R-auf-T-Phänomen (VES *vor* 90% der vorangehenden T-Welle: potentiell „vulnerable Periode")
Meiste Formen von Vorhoftachykardien (z.B. Vorhofflattern, Vorhofflimmern), AV Knoten-Reentry-Tachykardien, Reentry-Tachykardien beim Wolff-Parkinson-White-Syndrom)
Supraventrikuläre ES in Salven (> 3 Schläge) und mit hoher Frequenz (>160/min)
Seltene Arrhythmien (z.B. Parasystolie, akzelerierter idioventrikulärer Rhythmus, AV-Dissoziation mit Interferenz)
Kammerflimmern (selbstverständlich)

Tabelle 3.3
Häufige „normal-variante" Arrhythmien

Sinusbradykardie: minimale Frequenz etwa 45/min; minimale instantane (Schlag zu Schlag-) Frequenz während des Schlafes etwa 35/min
Sinustachykardie: maximale Frequenz etwa 110/min
Sinusarrhythmie
Isolierte ventrikuläre Pausen: <2 s während des Schlafes
Isolierte AV-junktionale (AV-Knoten-) Ersatzschläge (während Sinusarrhythmie oder nach Extrasystolen)
Kurze Episoden von AV-Knoten-Rhythmus (mit retrograder Vorhoferregung)
Kurze Episoden (< 10 Schläge?) von „einfacher AV-Dissoziation"
Kurze Episoden von akzeleriertem idionodalem Rhythmus
Episoden von normokardem Vorhofrhythmus (z.B. so genannter „Koronarsinusrhythmus")
Supraventrikuläre Extrasystolen (SVES) (meistens Vorhofextrasystolen), wenn: a) isoliert (<200/24 h?) b) <5 Salven (oder <20?) von maximal drei Schlägen pro 24 h c) instantane Frequenz <160/min d) isolierte frühe Vorhofextrasystolen mit funktionellem komplettem AV-Block
Ventrikuläre Extrasystolen (VES), wenn: a) isoliert (<200/24 h?) b) monomorph c) isolierte „Doubletten" (<20/24 h?), instantane Frequenz <160/min d) isolierte VES mit „Pseudo-R-auf-T-Phänomen" (VES *nach* 90% des vorangegangenen QT-Intervalls: „supernormale Periode")

Klassifizierung in Tabelle 3.3 beruht auf einer 40-jährigen persönlichen Erfahrung und auf vielen Diskussionen mit anderen Spezialisten der Kardiologie und Rhythmologie.

Eine Arrhythmie sollte grundsätzlich immer im Kontext mit anderen klinischen Befunden interpretiert werden, wobei auch das Alter und die speziellen Umstände eines Patienten inklusive Belastungskapazität, psychologische Faktoren und Missbrauch von „Drogen" (Alkohol, Nikotin, Medikamente) zu berücksichtigen sind. Allgemein gilt, dass „normvariante Arrhythmien" nicht mit antiarrhythmischen Medikamenten behandelt werden sollten.

1.8 Veränderungen von Tag zu Tag und zirkadiane Veränderungen

Veränderungen von Tag zu Tag betreffen die Amplitude und die Achse des QRS-Komplexes und insbesondere Veränderungen der T-Welle. Willems et al [11] untersuchten 20 gesunde Freiwillige (7 Frauen und 13 Männer im Alter von 22 bis 58 Jahren; insgesamt 290 EKG-Aufnahmen) mittels der Frank-Ableitungen das EKG und das Vektorkardiogramm. Mehrere Fälle zeigten markante Veränderungen der frontalen QRS-Achse, sogar mit Verschwinden und Wiedererscheinen von (kleinen) Q-Zacken. Bei einer Person verschwanden die anterioren QRS-Vektoren in der transversalen und sagittalen Ebene. Die Autoren glauben, *dass solche extremen Veränderungen bei normalen Menschen ungewöhnlich sind, dass sie jedoch als Warnung vor allzu enthusiastischen diagnostischen und therapeutischen Interventionen dienen sollten.* Veränderungen der T-Welle sind ziemlich häufig. Einige Veränderungen konnten auch in EKGs beobachten werden, die unmittelbar nacheinander registriert wurden („zirkadiane Veränderungen").

Wir haben selbst eine junge gesunde Person mit unerklärbaren T-Negativitäten in den Ableitungen V_3 bis V_5 beobachtet. Wiederholte EKGs (zwei während der Nacht) entlarvten dann den Umstand, dass die T-Negativität lediglich zwischen 11 Uhr und etwa 18 Uhr zu sehen war.

Allgemeine Schlussfolgerungen

Wie zu Beginn dieses Kapitels erwähnt, sollte jedes „ungewöhnliche" EKG-Muster im Gesamtkontext einer Person beurteilt werden, wobei Alter, Anamnese, andere klinische Befunde und die Qualität der Symptome zu berücksichtigen sind.

Literatur

1. Goldman MF. Normal variants in the electrocardiogram leading to cardiac invalidism. Am Heart J 1959;59:71-7
2. Spodick DH. Normal sinus heart rate: Sinus tachycardia and sinus bradycardia redefined. Am Heart J 1992;124:1119-21
3. Brodsky M, Wu D, Denes P, et al. Arrhythmias documented by 24-hour continuous electrocardiographic monitoring in 50 male medical students without apparent heart disease. Am J Cardiol 1977;39:390-5
4. Sobotka PA, Mayer JH, Bauernfeind RA, et-al. Arrhythmias documented by 24 hour continuous ambulatory electrocardiographic monitoring in young women without apparent heart disease. Am Heart J 1981;101:753-9
5. James FW, Kaplan S. The normal electrocardiogram in the infant and child. Cardiovasc Clin 1973;5:294-311
6. Hiss RG, Lamb LE, Allen M. Electrocardiographic findings in 67-375 asymptomatic subjects: X. Normal values. Am J Cardiol 1960;6:200
7. Mehta M, Abnash CJ, Mehta A. Early repolarization. Clin Cardiol 1999;22:59-65
8. Spodick DH. Differential characteristics of the electrocardiogram in early repolarization and acute pericarditis. N Engl J Med 1976;295:523-7
9. Patel A, Getsos JP, Moussa G, Damato AN. The Osborn wave of hypothermia in normothermic patients. Clin Cardiol 1994;17:273-6
10. Bjerregaard P. Premature beats in healthy subjects 40-79-years of age. Europ Heart J 1982;3:493-503
11. Willems JL, Poblete PF, Pipberger HV. Day-to-day variation of the normal orthogonal electrocardiogram and vectorcardiogram. Circulation 1972;45:1057-64

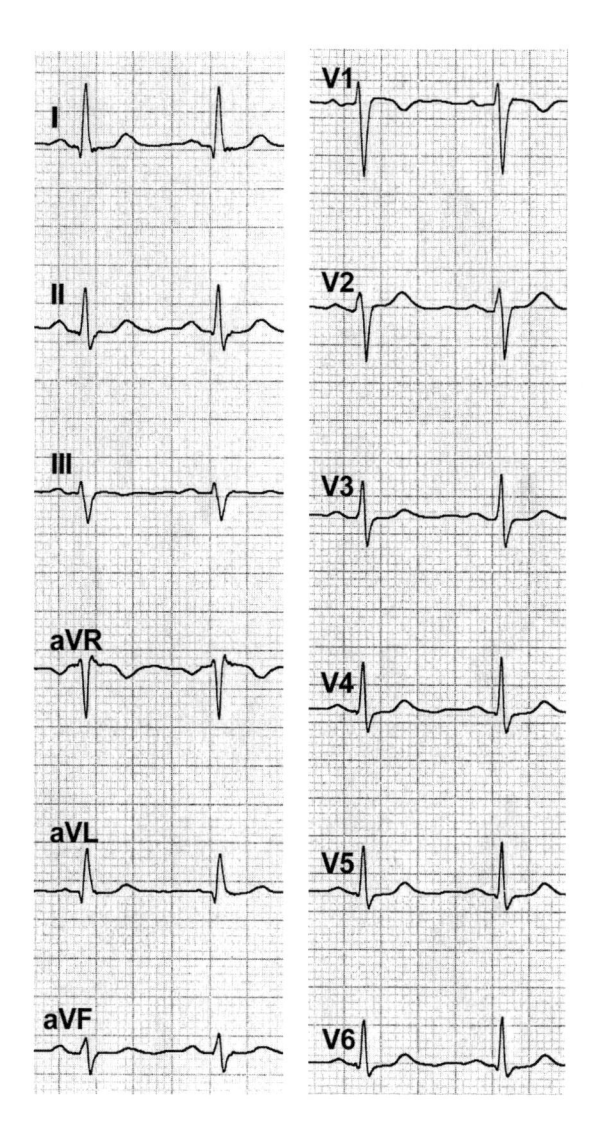

EKG 3.1
Sinusrhythmus (81/min)

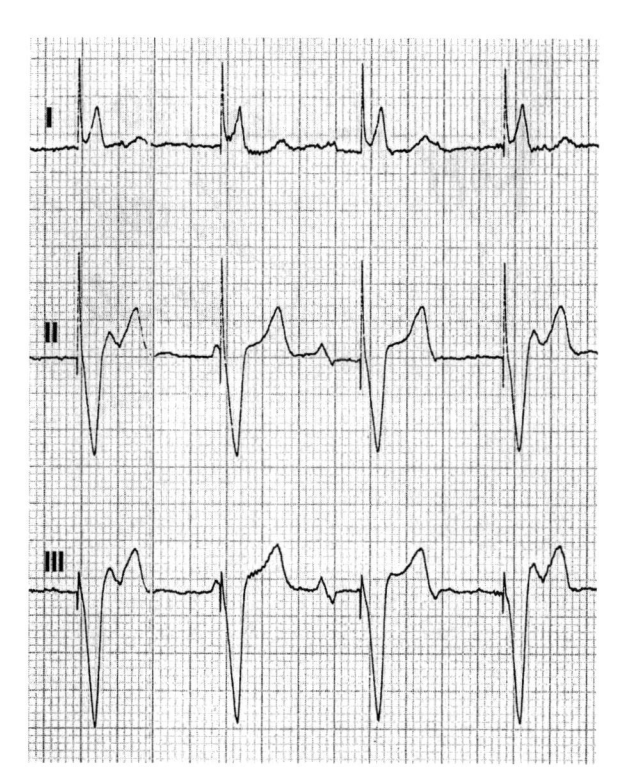

EKG 3.2
Sinusrhythmus der Vorhöfe; ventrikulärer Schrittmacherrhythmus (kompletter AV-Block)

Kapitel 3 EKGs

33

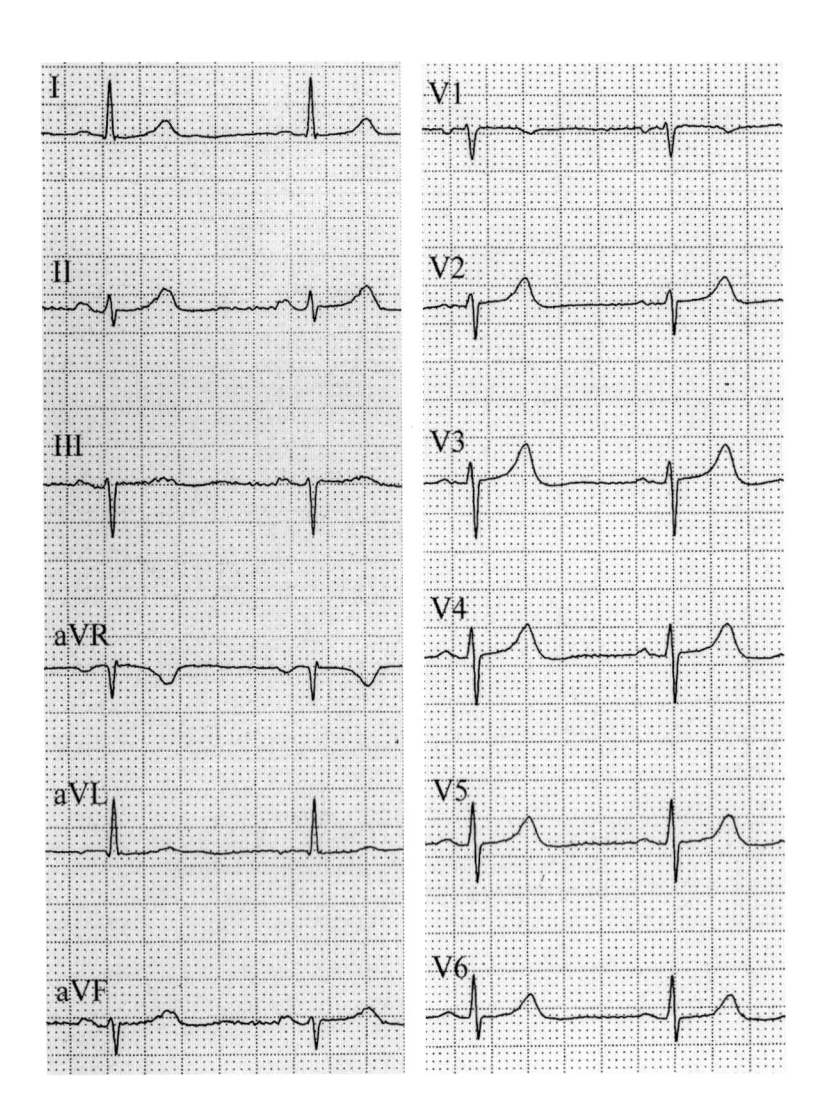

EKG 3.3
Sinusbradykardie, 49/min

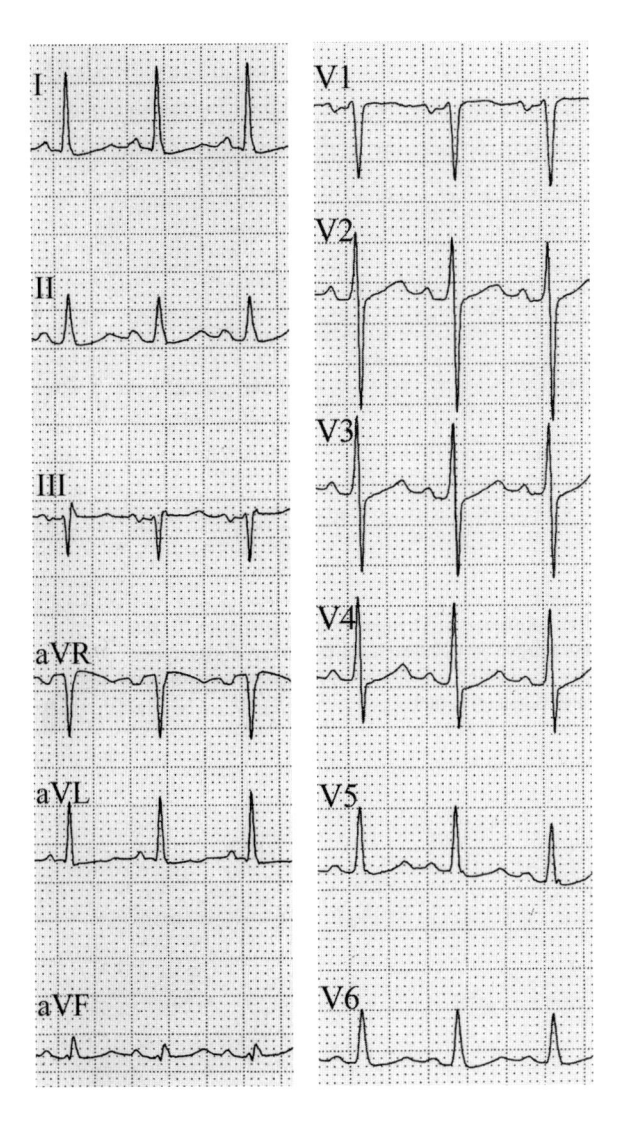

EKG 3.4
Sinustachykardie, 122/min

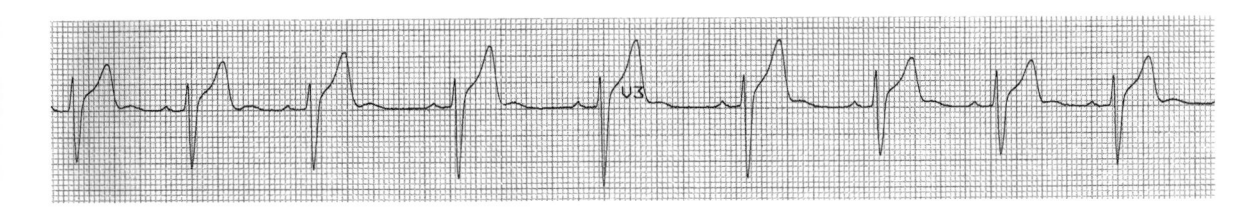

EKG 3.5
Sinusarrhythmie (minimale Frequenz 42/min, maximale Frequenz 67/min)

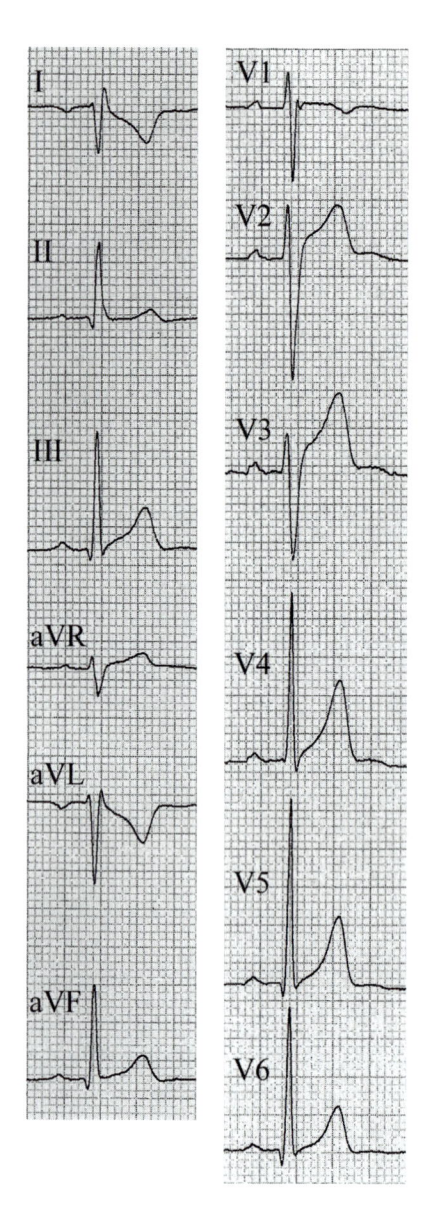

EKG 3.6
Falsche Polung der oberen Extremitätenableitungen

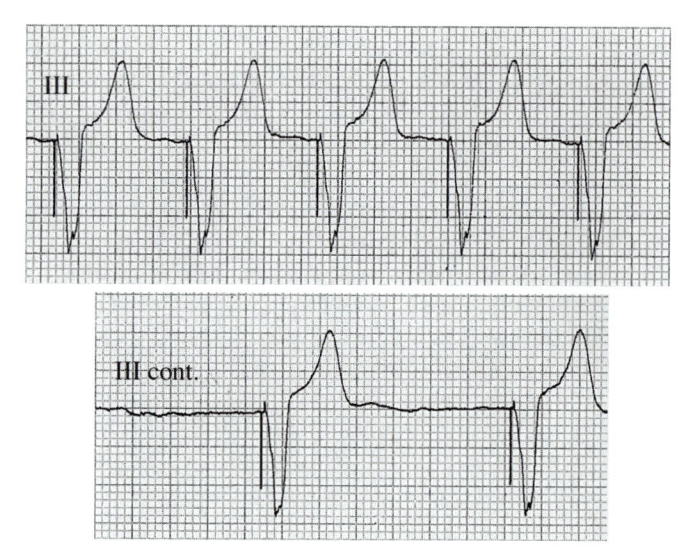

EKG 3.7
Ventrikulärer Schrittmacher-Rhythmus mit Frequenz von 85/min. Die U-Wellen wurden als P-Wellen fehlinterpretiert. Unterer Streifen: Eine Stimulation mit geringerer Frequenz (44/min) lässt feine Flimmerwellen erkennen

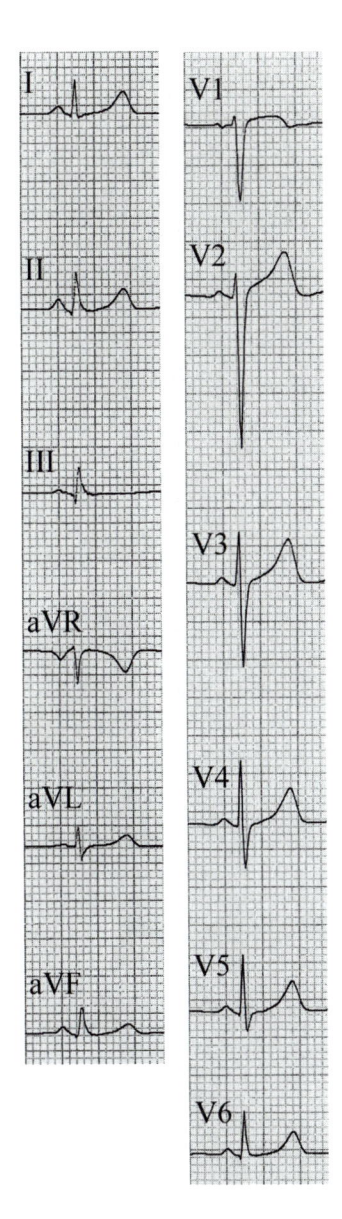

EKG 3.8
Kurzes PQ-Intervall, normales EKG, keine Episoden von Tachykardie

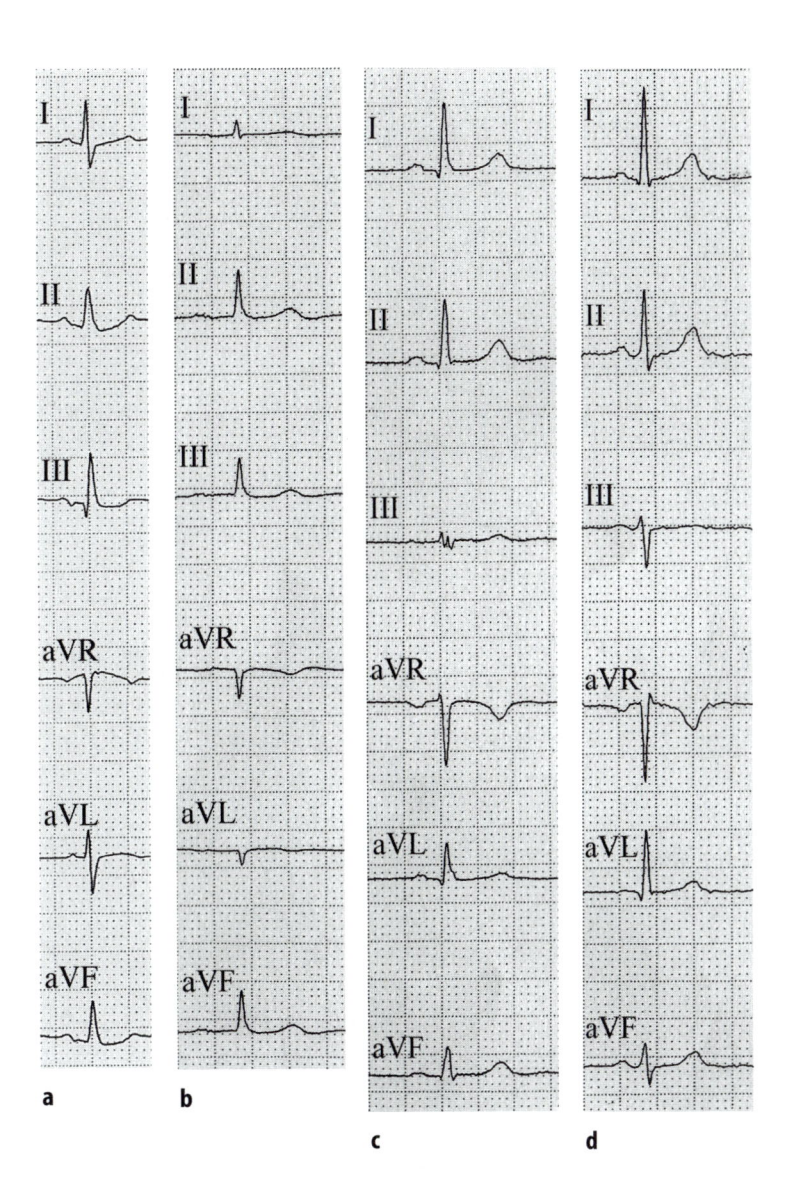

EKG 3.9a–3.9d
Verschiedene ÅQRS$_F$.
a. 18J. ÅQRS$_F$ +80°
b. 25J. ÅQRS$_F$ +75°
c. 40J. ÅQRS$_F$ +30°
d. 54J. ÅQRS$_F$ +20°

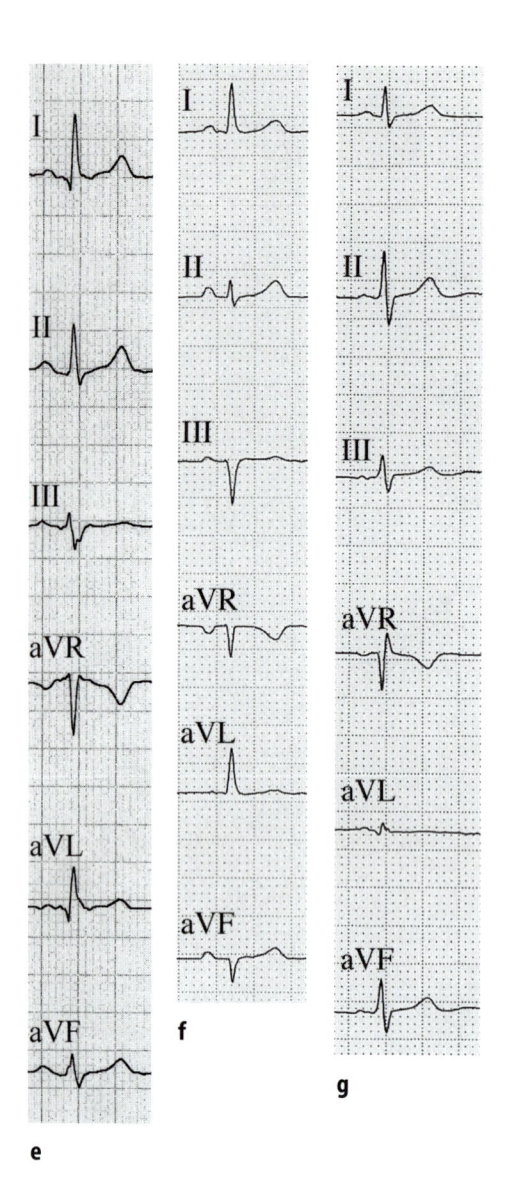

EKG 3.9e–3.9g
Verschiedene ÅQRS$_F$.
e. 60J. ÅQRS$_F$ 0°
f. 73J. ÅQRS$_F$ 20°
g. 25J. ÅQRS$_F$ nicht bestimmbar. Die positiven und negativen Anteile des QRS-Komplexes haben fast die gleiche Amplitude in den verschiedenen Extremitätenableitungen. Diese frontale QRS-Achse wird *sagittale Achse* genannt

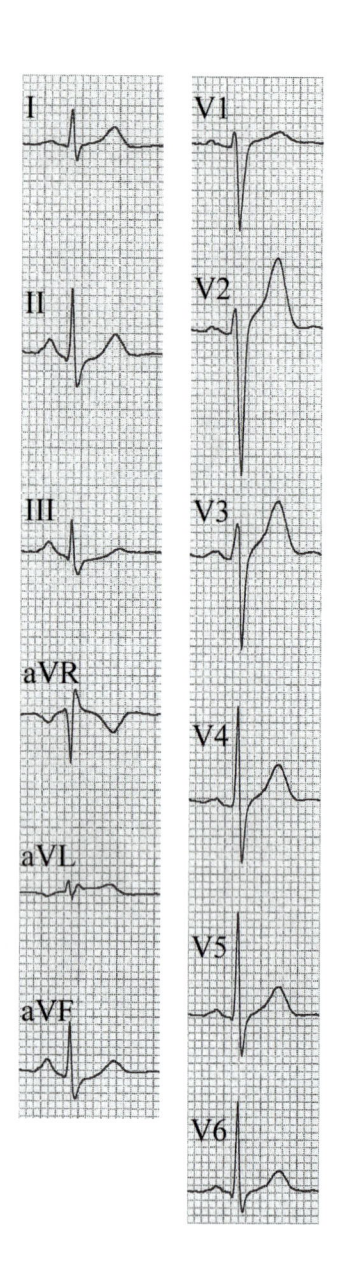

EKG 3.10
S$_I$/S$_{II}$/S$_{III}$-Typ

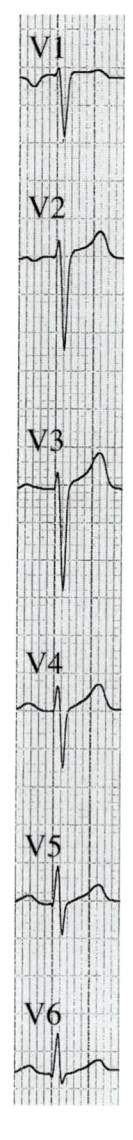

EKG 3.11
Rotation im Uhrzeigersinn des QRS

EKG 3.12
Rotation im Gegenuhrzeigersinn

EKG 3.13a
„Q_{III}"

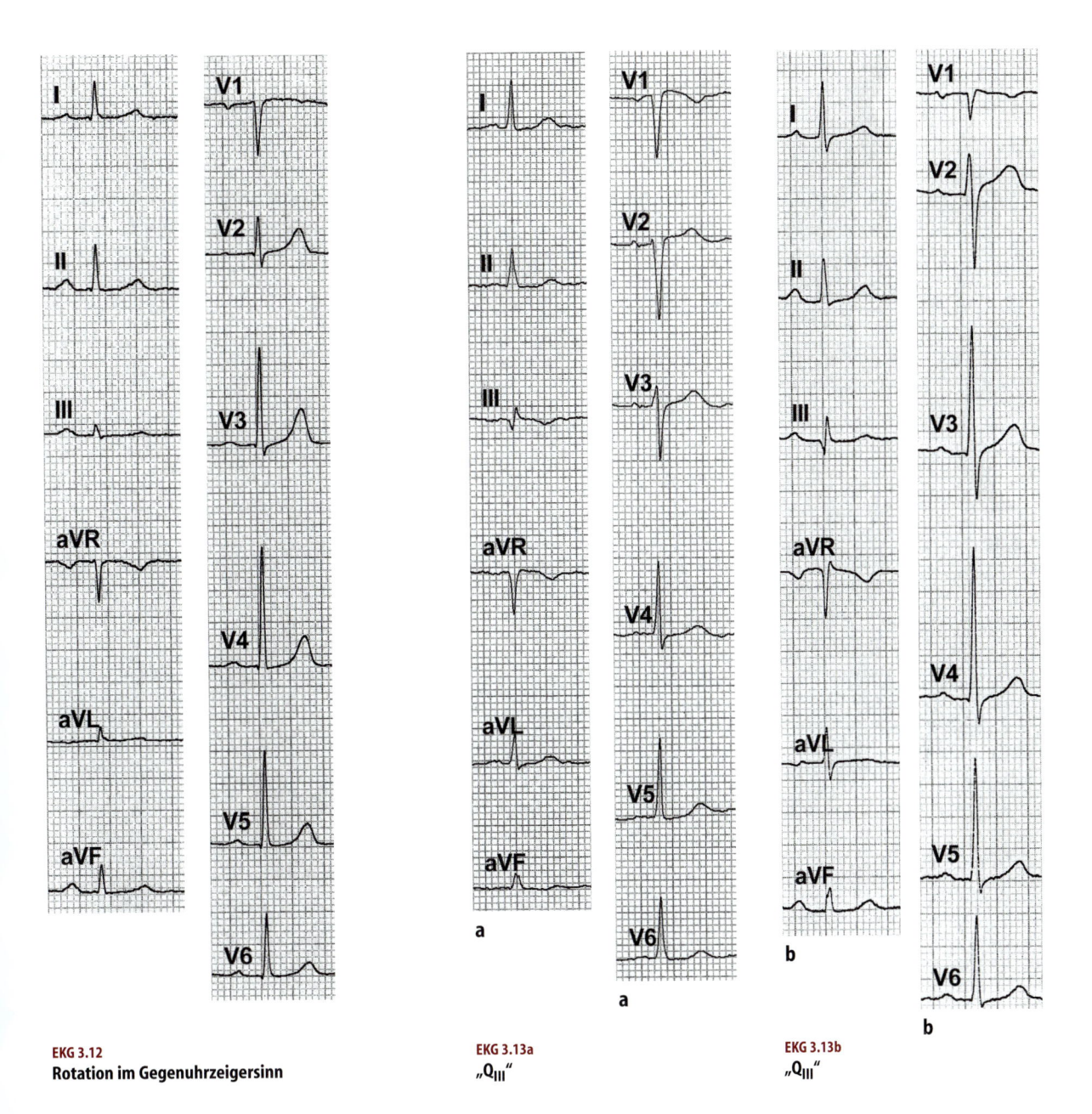

EKG 3.13b
„Q_{III}"

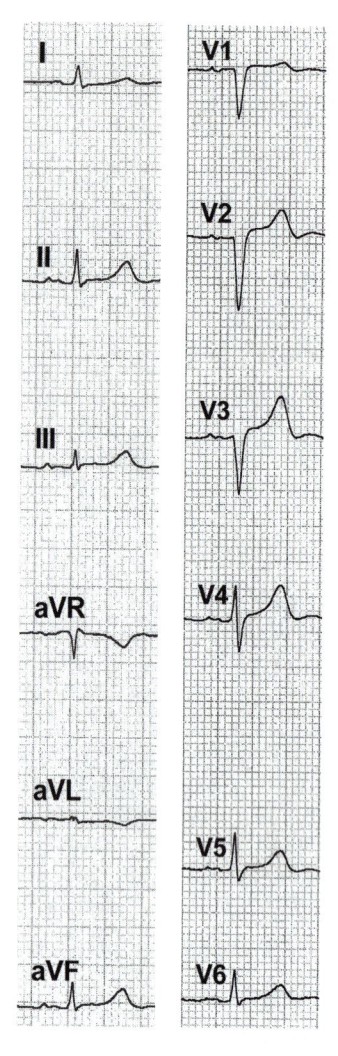

EKG 3.14
QS in Ableitung V_1 und V_2, minimale R-Zacke in V_3

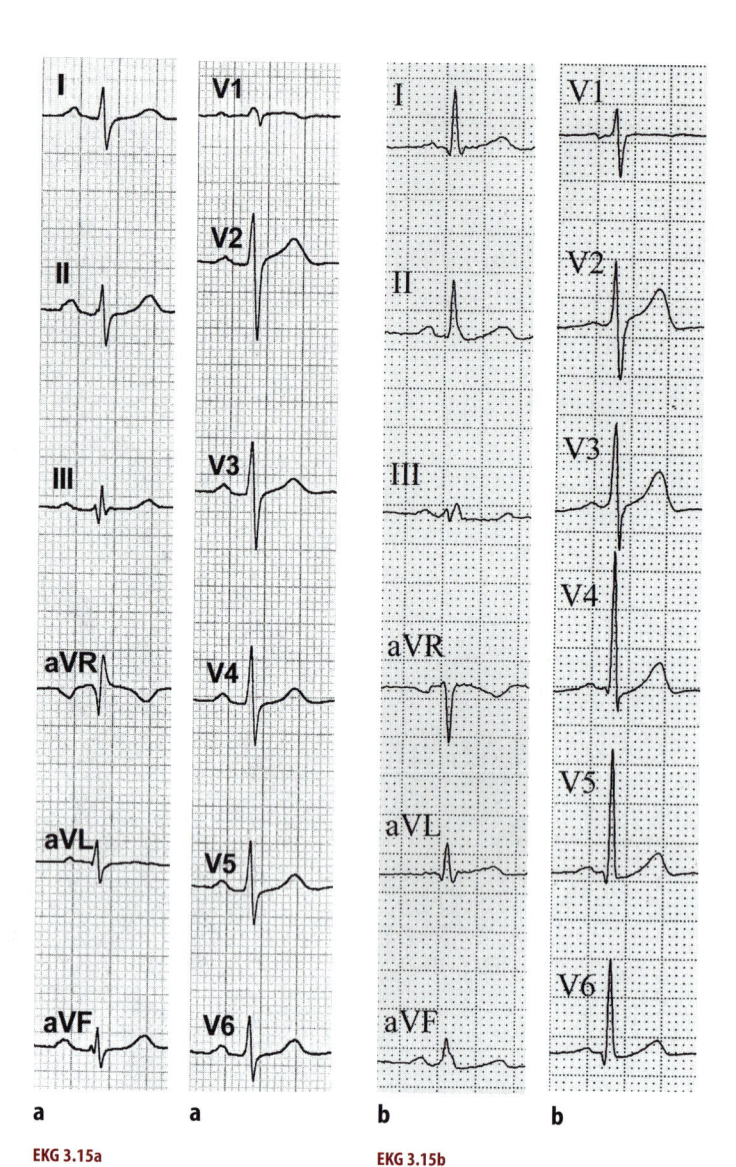

EKG 3.15a
Pseudo-Knotung in den inferioren Ableitungen (plus sagittale ÅQRS$_F$)

EKG 3.15b
Pseudo-Knotung in den Ableitungen III/aVF (oft beim harmlosen inkompletten Rechtsschenkelblock sichtbar, der in diesem Fall aber *nicht* vorhanden ist)

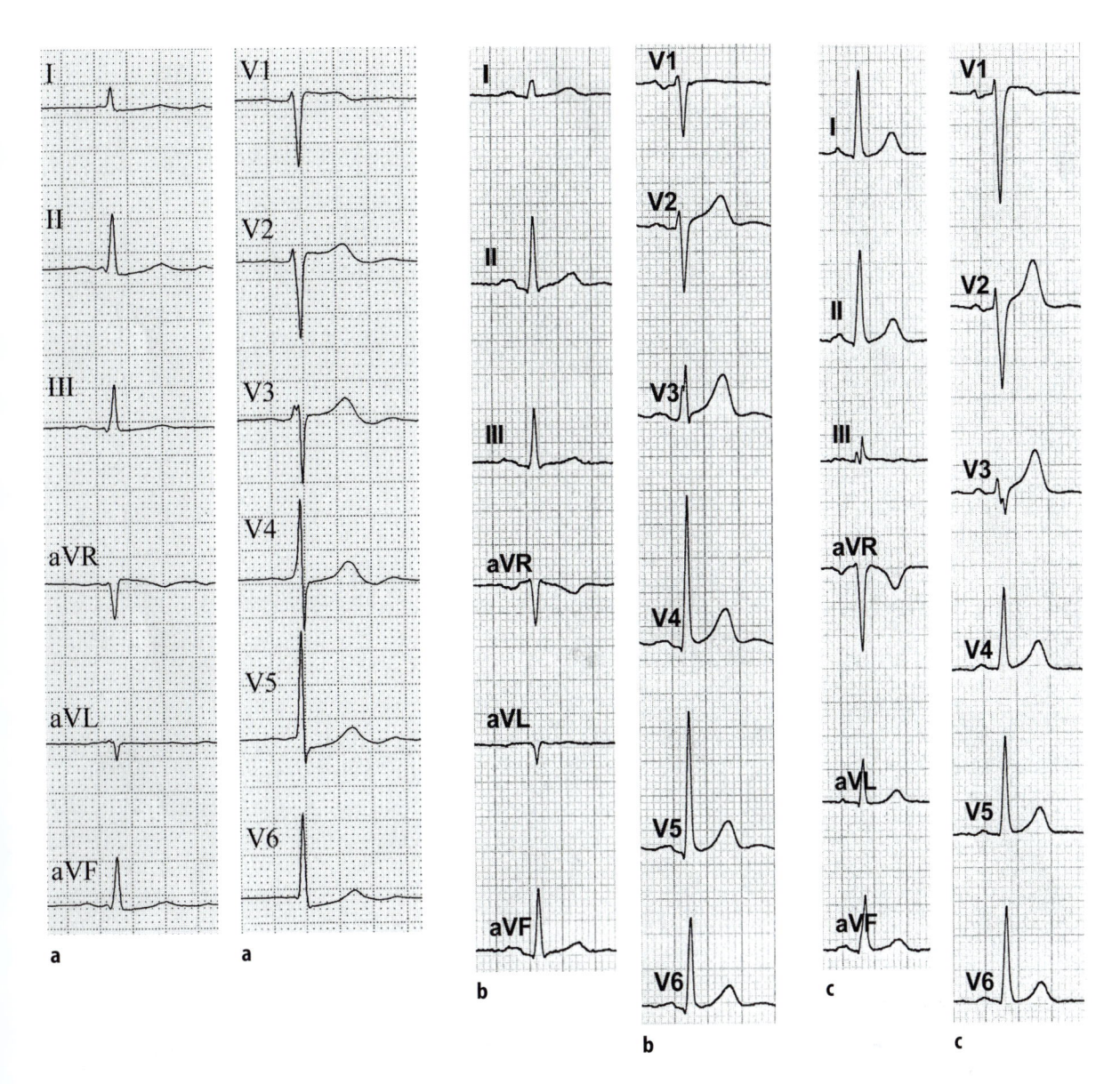

EKG 3.16a
Pseudo-Knotung in der Übergangszone, Abl. V$_3$

EKG 3.16b
Pseudo-Knotung in der Übergangszone, Abl. V$_3$

EKG 3.16c
Pseudo-Knotung in der Übergangszone, V$_3$, *und* in III

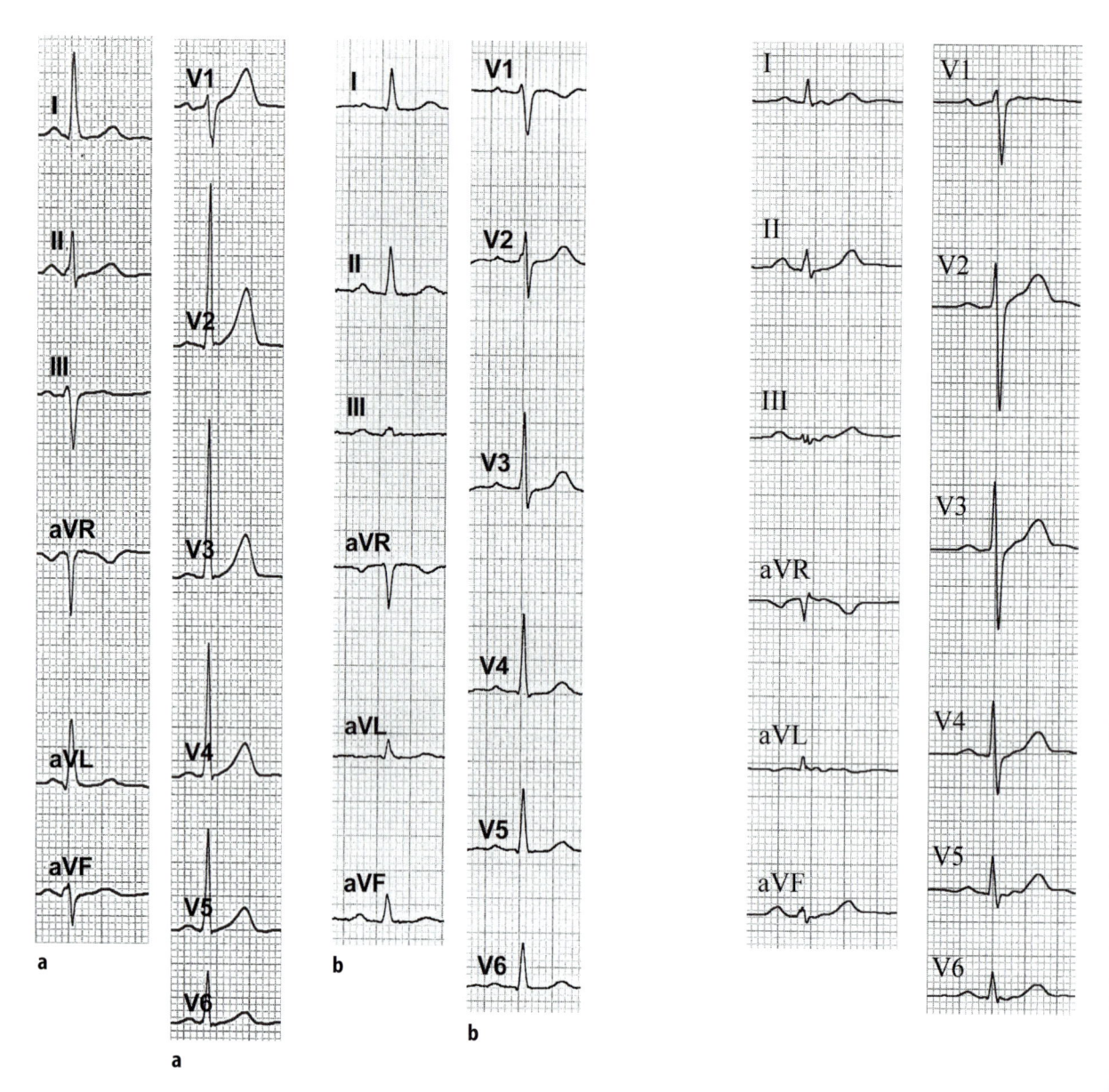

EKG 3.17a
Pseudo-Deltawelle in Abl. II

EKG 3.17b
Pseudo-Deltawelle in Abl. V$_2$

EKG 3.18
Periphere „low voltage" des QRS

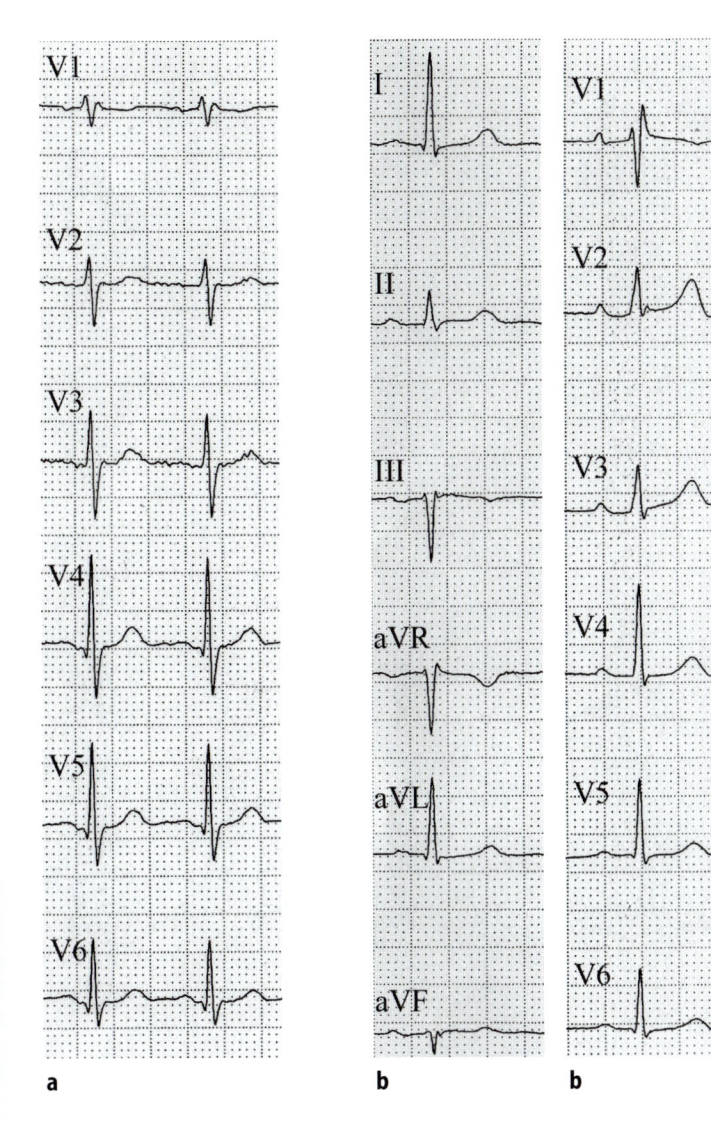

EKG 3.19a
Inkompletter Rechtsschenkelblock mit r>r´ in V_1. Es ist besser, das Produkt Amplitude x Dauer von r und r´ zu berücksichtigen als nur die Amplitude allein

EKG 3.19b
Inkompletter RSB mit r<r´ in V_1

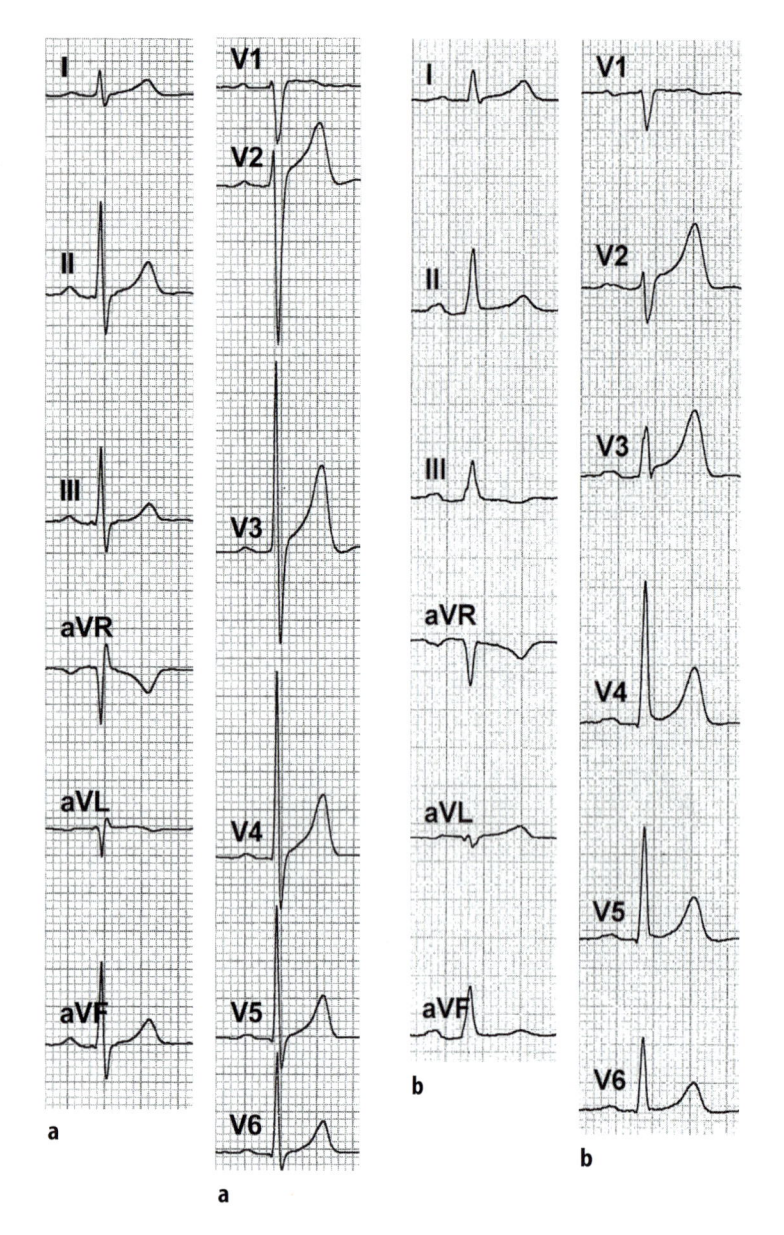

EKG 3.20a
ST-Hebung in V_2/V_3 (und V_1/V_4) mit relativ hohen und spitzen T-Wellen in V_2 bis V_6

EKG 3.20b
38J/m. Fallbeispiel/Short Story 2.
ST-Hebung in V_2/V_3 (V_4)

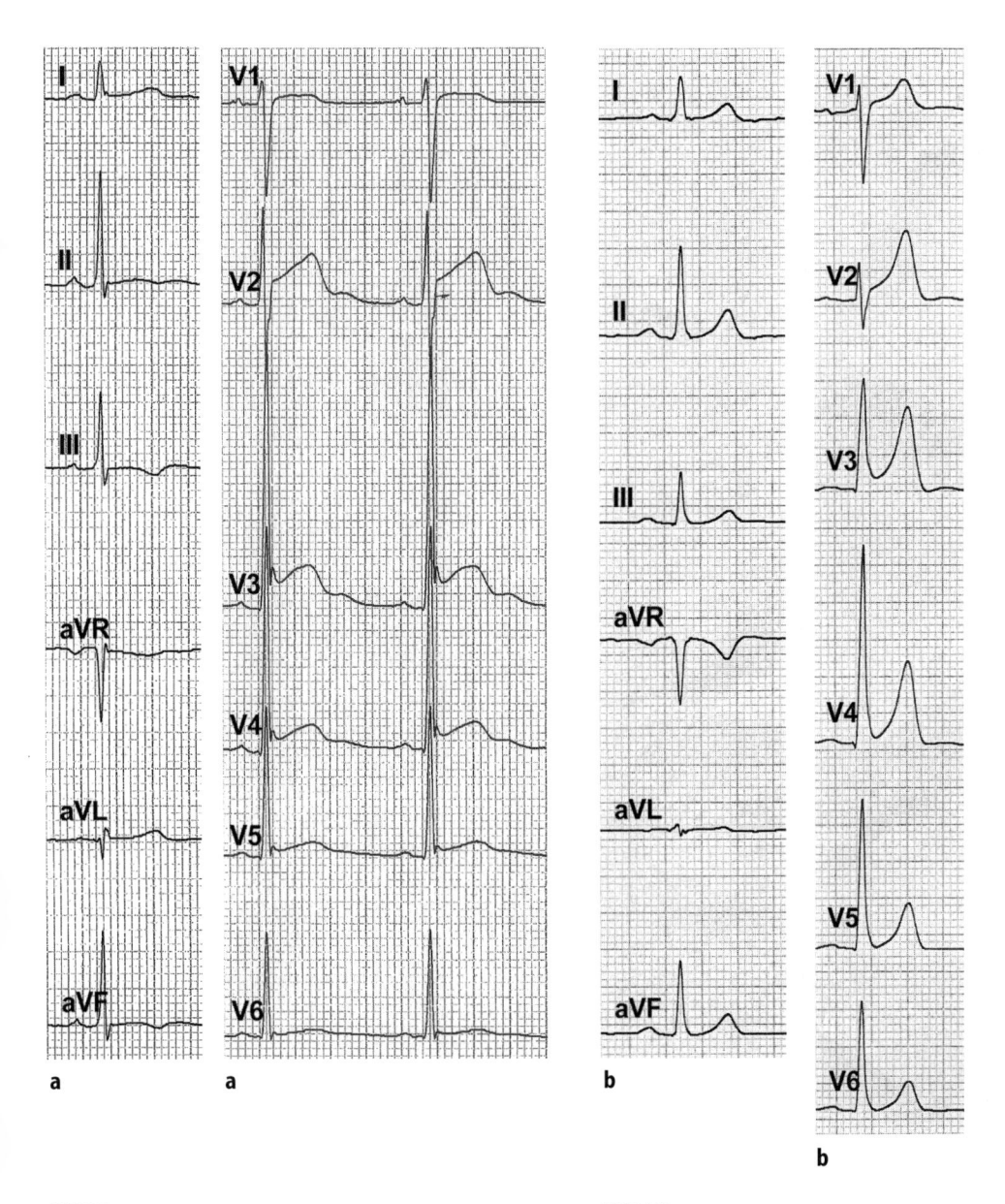

EKG 3.21a
28J/m. Frühe Repolarisation. Die ST-Hebung (bis 4 mm) geht von der R-Zacke ab in V$_3$ bis V$_4$. Beachte die „Osborn-Wellen" in V$_3$ bis V$_6$. Normale Koronararterien

EKG 3.21b
31J/m. Frühe Repolarisation. ST-Hebung in (V$_1$) V$_2$ bis V$_4$, mit hohen, spitzen und symmetroiden T-Wellen. Normales Herz

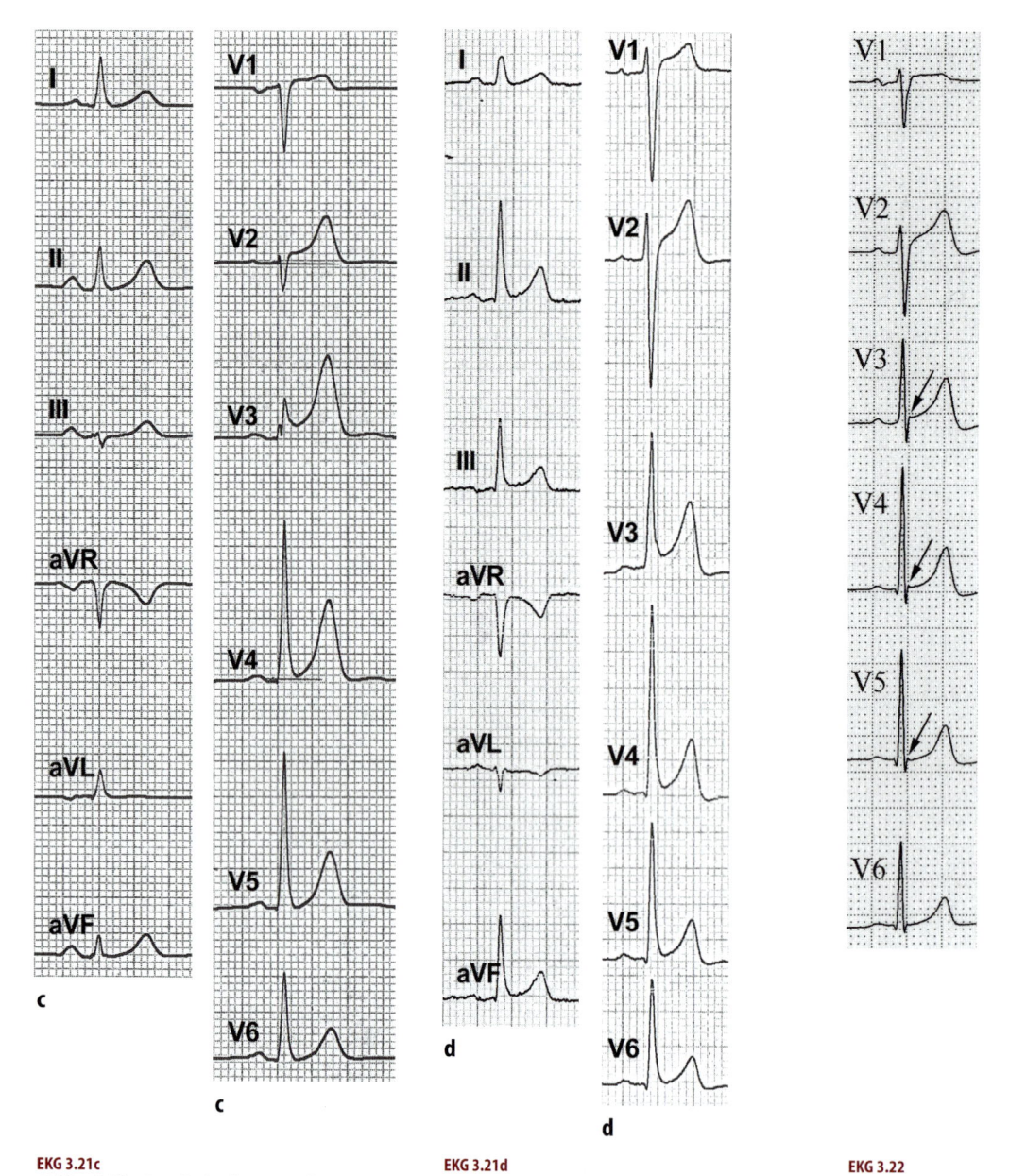

EKG 3.21c
45 J/m. Frühe Repolarisation. ST-Hebung ≥2 mm in V$_3$, von der geknoteten R-Zacke abgehend. Hohe T-Wellen. Normales Herz

EKG 3.21d
Frühe Repolarisation. ST-Hebung von 2 mm, von der R-Zacke abgehend, in V$_3$ bis V$_4$ (V$_5$/V$_6$)

EKG 3.22
Kleine Osborn-Welle ohne ST-Hebung in den Ableitungen V$_4$ bis V$_6$ (Pfeil)

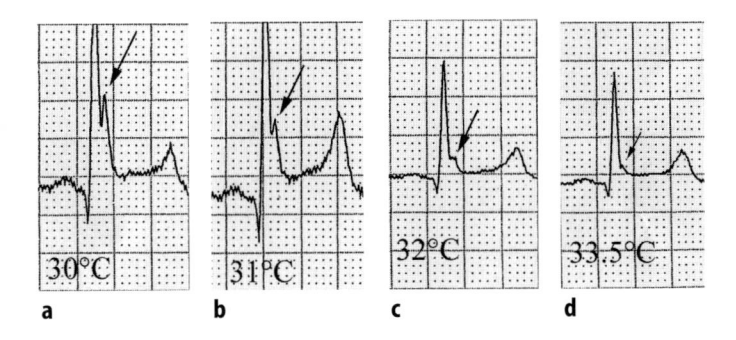

EKG 3.23a–3.23d
EKG-Monitor-Ableitung: Osborn-Welle bei einem 53-jährigen Patienten während der Herzoperation. Die Osborn-Welle und die ST-Hebung nehmen mit steigender Körpertemperatur allmählich ab.
a. Temperatur 30°C
b. Temperatur 31°C
c. Temperatur 32°C
d. Temperatur 33,5°C

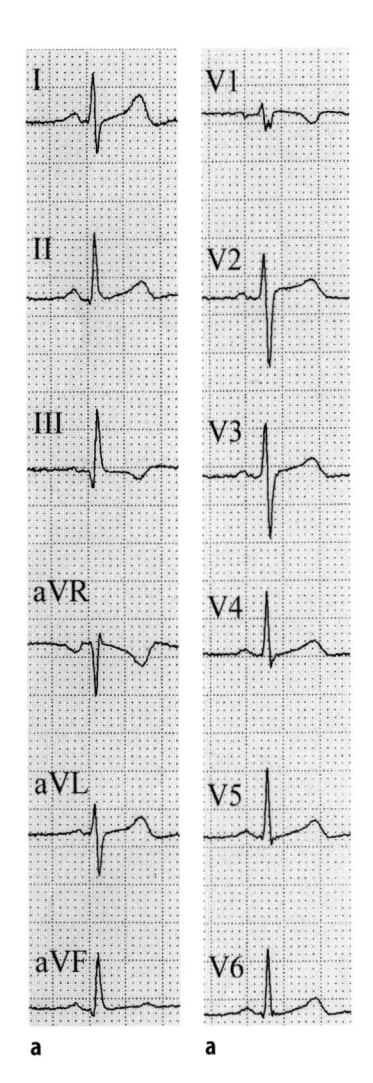

EKG 3.24a
Normale asymmetrische (diskordant) negative T-Welle in Abl. III (ÅQRS$_{F-}$+75°) infolge vektorieller Projektion

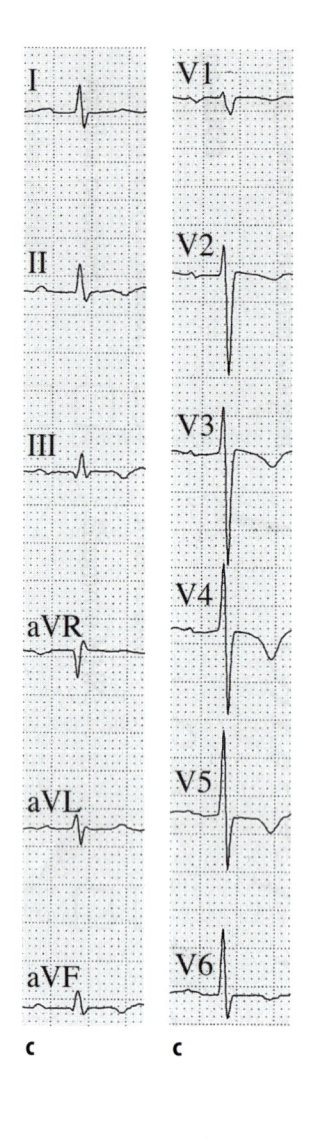

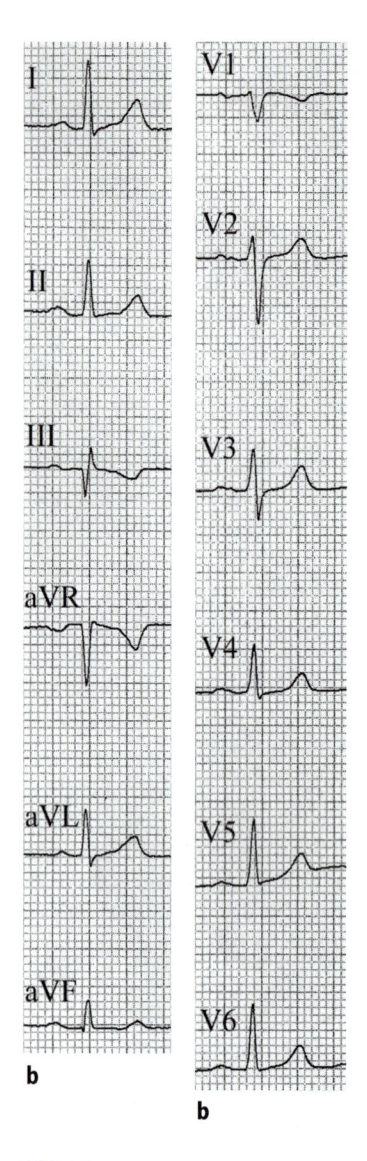

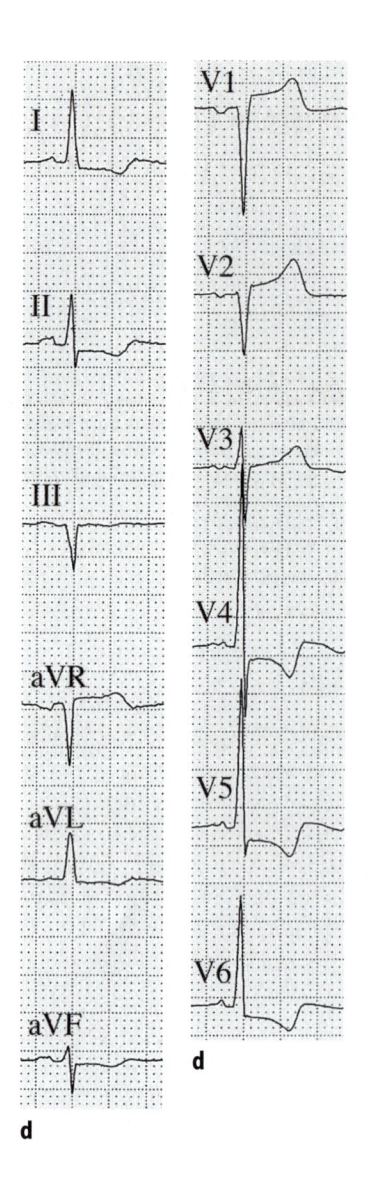

EKG 3.24b
Normale asymmetrische (konkordant) negative T-Welle in Abl. III, (ÂQRS$_F$ +30°) infolge vektorieller Projektion. Beachte auch die Q-Zacke in III (und aVF) bei einem normalen Herzen

EKG 3.24c
Symmetrische diskordant negative T-Wellen in II, aVF, III und V$_3$ bis V$_6$ mit minimaler ST-Senkung in V$_4$/V$_5$. Solche T-Wellen sind oft durch Ischämie bedingt. Dies war der Fall bei dem 52-jährigen Patienten mit koronarer Herzkrankheit

EKG 3.24d
Asymmetrische diskordant negative T-Wellen in Abl. I, II (aVF, aVL) und V$_4$ bis V$_6$, in einigen Ableitungen mit signifikanter ST-Senkung. Solche T-Wellen sind meistens durch linksventrikuläre Überlastung und/oder linksventrikuläre Hypertrophie (wie in diesem Fall) bedingt

Kapitel 4
Atriale Vergrößerung (Vorhofsvergrößerung) und andere Abnormitäten der P-Welle

Auf einen Blick

Pathologische P-Wellen sind beim Sinusrhythmus nicht so wichtig wie QRS-Veränderungen. Dennoch können sie einige Hinweise auf hämodynamische Abnormitäten liefern, insbesondere wenn sie mit pathologischen QRS-Komplexen einhergehen.

EKG

Die klassischen P-mitrale, P-pulmonale und P-biatriale sind zurückzuführen auf chronische Überlastung des linken, des rechten oder beider Atrien, mit darauf folgender Hypertrophie *und* Dilatation (>>> Vergrößerung) der entsprechenden Atrien.

Im Allgemeinen wird „*links*atriale Vergrößerung" als Synonym für *P-mitrale* und „*rechts*atriale Vergrößerung" als Synonym für *P-pulmonale* verwendet.

1 Linksatriale Vergrößerung (P-mitrale)

Die länger dauernde Erregung des hypertrophen linken Atriums hat eine *Verlängerung* (≥ 0,110 s und manchmal eine *Bifidität* zur Folge, hauptsächlich in den Ableitungen I oder II und V_6; die Distanz zwischen den beiden Spitzen beträgt >40 ms. In Abl. V_1 (und oft V_2) ist der zweite, negative Teil der P-Welle akzentuiert (EKG 4.1–4.3)

Vor einigen Jahrzehnten war das „P-mitrale" (oft mit deutlicher Bifidität = Doppelgipfligkeit) ein häufiger Befund bei Patienten mit *Mitralstenose*. Nachdem das rheumatische Fieber in vielen Ländern zurückgegangen ist, findet sich das EKG-Bild der linksatrialen Vergrößerung (häufig mit weniger deutlicher Bifidität) öfter bei schwerer Mitralinsuffizienz jeglicher Ätiologie, bei Aortenstenose und bei hypertensiver oder anderer Herzkrankheit mit chronischer Überlastung des linken Vorhofs.

In jüngeren Publikationen wurde das EKG-Bild der linksatrialen Vergrößerung (P-Dauer; Ausmaß der terminalen P-Negativität in V_1 (PTFV$_1$), siehe Abschnitt 7) mit den atrialen Dimensionen bei Mitral- und Aortenklappenerkrankungen verglichen. Die Spezifität des EKG-Befundes war hoch (rund 90%), während sich die Sensitivität als mäßig (30–60%) herausstellte. Eine bifide P-Welle war ein seltener Befund, und bei Patienten mit einem Durchmesser des linken Atriums ≥ 60 mm war in rund 70% ein Vorhofflimmern vorhanden.

Bei älteren Patienten kann eine P-Verlängerung (bis zu einem gewissen Grad) aufgrund eines intraatrialen Reizleitungsblocks auftreten und muss nicht notwendigerweise mit einer linksatrialen Vergrößerung einhergehen. Eine stärkere linksatriale Vergrößerung ist deshalb von klinischer Bedeutung, weil sie zu Vorhofflimmern und damit zu Vorhofthromben mit möglichem konsekutivem Hirnschlag prädisponiert.

2 Rechtsatriale Vergrößerung (P-pulmonale)

Da die Erregung des rechten Atriums früher beginnt als jene des linken Atriums, führt eine Zunahme des RA Vektors *nicht zu einer Verlängerung der P-Dauer*. Kennzeichnend für ein P-pulmonale ist eine *hohe* und manchmal *spitze P-Welle* in den Ableitungen II, aVF und III (EKG 4.4). Die Amplitude der P-Wellen beträgt ≥ 2,5 mm in mindestens einer dieser Ableitungen. In der „gegenüberliegenden" Ableitung aVL ist die P-Welle vollständig negativ. Die P-Welle kann in den Ableitungen V_1/V_2, selten in anderen präkordialen Ableitungen, höher als normal und zugespitzt sein (EKG 4.4).

Ein klassisches P-pulmonale (P >2,5 mm in II) ist selten und wird bei Patienten mit Lungenkrankheiten, insbesondere bei chronisch obstruktiver Lungenkrankheit (COPD) gefunden. Eine P-Amplitude von 2,0 bis 2,5 mm in Abl. II ist ziemlich häufig und kann eine rechtsatriale Vergrößerung leichteren Grades anzeigen; häufiger aber stellt der Befund eine normale Variante bei jungen asthenischen Menschen und bei erhöhtem Sympathikotonus (mit Sinustachykardie) dar.

3 Biatriale Vergrößerung (P-biatriale)

Eine biatriale Vergrößerung ist sehr selten und zeigt im EKG eine Kombination der Kriterien der linksatrialen *und* der rechtsatrialen Hypertrophie (EKG 4.5); ein P-biatriale kann bei kombinierten schweren Krankheiten des Herzens und der Lungen und bei komplexen kongenitalen Herzkrankheiten auftreten.

4 Akute linksatriale Überlastung

Obwohl die Grenzlinie zwischen linksatrialer Überlastung mit und ohne Hypertrophie nicht klar festgelegt ist, empfiehlt es sich, das P-Muster der linksatrialen Überlastung *ohne* Hypertrophie zu definieren. Eine akute linksatriale Überlastung (oder eine chronische Überlastung ohne Hypertrophie) ist gekennzeichnet durch eine *normale* P-Dauer, kombiniert mit einer *akzentuierten P-Negativität* in Ableitung V_1 (wobei der negative Anteil der P-Welle größer ist als der positive). Dieses Bild ist bei vielen Krankheiten üblich, die zu linksatrialer Überlastung führen, wie etwa bei der Hypertonie und bei mäßiggradigen Aorten- und Mitralklappenfehlern. Häufig zeigt es sich während der akuten Phase des Myokardinfarktes (EKG 4.6) und bildet sich im Laufe von Tagen wieder zurück. Es kann auch in Erscheinung treten, wenn die Ableitung V_1 (und V_2) fälschlicherweise um einen Intercostalraum zu hoch angelegt wurde.

5 Akute rechtsatriale Überlastung

Eine akute rechtsatriale Überlastung (z.B. eine akute Lungenembolie) bewirkt meistens nur leichte (oder gar keine) Veränderungen der P-Welle. Spitze P-Wellen in V_1 oder V_2 können ein Hinweis auf eine derartige Überlastung sein. Ein klassisches „P-pulmonale" wird unter diesen Umständen nur sehr selten angetroffen.

6 Andere Abnormitäten der P-Welle

Von großem Interesse ist eine abnorme P-Welle aufgrund von *Rhythmusstörungen*. Dieses Thema wird in den Kapiteln 18, 19, 23 und 24 besprochen.

Im Detail

7 Ätiologie, Prävalenz und klinische Bedeutung der linksatrialen Vergrößerung

Hazen et al. [1] untersuchten 411 Patienten (mit einem durchschnittlichen Alter von 63 Jahren) mit erworbenen Klappenerkrankungen und verglichen die mittels Echo bestimmte linksatriale Vergrößerung mit dem EKG-Befund. Dabei wurde besonders auf das Ausmaß der P-Negativität in V_1, genannt $PTFV_1$, geachtet: Das durchschnittliche Areal, das dem terminalen negativen Anteil der biphasischen P-Welle in V_1 entspricht, gemessen in ms x mm. Die Korrelation zwischen P-Dauer und besonders dem $PTFV_1$ und dem linksatrialen Durchmesser ergab eine Spezifität von rund 90% und eine Sensitivität von 30% (bis 60%). Dieselben Resultate erhielt man bei der bifiden P-Welle mit einer Distanz von ≥ 40 ms zwischen den beiden Gipfeln. Außerdem bestand bei Patienten mit einem linksatrialen Durchmesser von ≥ 60 mm in 70% ein Vorhofflimmern.

Fragola et al. [2] publizierten ähnliche Ergebnisse bei 1000 nichtselektionierten Patienten (mit einem mittleren Alter von 46 Jahren), die mittels Echo untersucht wurden. (Definition der linksatrialen Vergrößerung: eine linksatriale Dimension oberhalb der oberen Grenze des normalen, zu 95% vorausgesagten Intervalls, das als Funktion des Alters und der Körperoberfläche berechnet wird). Sie zeigten bzw. verwendeten folgende EKG-Kriterien:

i. P-Dauer ≥ 110 ms
ii. Terminale P-„Kraft" in V_1 gleich oder mehr negativ als –0,04 mm/s
iii. Knotung der P-Welle in einer Extremitätenableitung mit einem Abstand von ≥ 40 ms zwischen den Gipfeln. Die Spezifität betrug ≥ 97%, die Sensitivität nur 18%. Genauere

Details sind aus dem Übersichtsartikel von Alpert und Munuswamy [3] zu erfahren.

Bei älteren Menschen kann eine Verlängerung der P-Dauer (meist mit einem flachen P einhergehend) durch einen interatrialen Block ohne linksatriale Vergrößerung bedingt sein (EKG 4.7). Kürzlich betonten Spodick et al. [4] die möglichen daraus erwachsenden mechanischen Konsequenzen. Tatsächlich ist das klassische P-mitrale (mit bifider P-Welle) heute seltener als vor einigen Jahrzehnten, weil das rheumatische Fieber in den Ländern mit hohem Stand der Hygiene und der medizinischen Versorgung beinahe ausgemerzt worden ist (wahrscheinlich im Zusammenhang mit der chronischen „Intoxikation" durch Antibiotika im Nahrungsfleisch, die der Bevölkerung auf „wunderbare" Weise eine generelle antibiotische Prophylaxe beschert). Als Folge davon ist das Auftreten von Mitralstenosen zurückgegangen. Heutzutage tritt das EKG-Muster der linksatrialen Vergrößerung (nicht immer mit einem bifiden P) bei schweren Erkrankungen der Mitral- und Aortenklappen jeglicher Ätiologie und bei hypertensiven und chronischen koronaren Herzkrankheiten auf. Eine kongenitale Mitralstenose ist äußerst selten. So fanden Alva et al. [5] während einer 10-jährigen Periode lediglich 16 Fälle.

8 Ätiologie, Prävalenz und klinische Bedeutung der rechtsatrialen Vergrößerung

Das klassische P-pulmonale ist ebenfalls seltener geworden, wahrscheinlich wegen besserer Therapie jener Krankheit, die dafür im Wesentlichen verantwortlich ist: die chronisch obstruktive Lungenkrankheit (COPD). Häufig finden wir eine relativ hohe P-Welle von 2–2,5 mm in Ableitung II bei Patienten mit Lungenkrankheiten und ebenso auch bei normalen Menschen mit Sinustachykardie.

Kaplan et al. [6] untersuchten 100 Patienten mit rechtsatrialer Vergrößerung, die durch das Echo dokumentiert war. Bei allen bestand auch eine rechtsventrikuläre Vergrößerung (bei 39% leichten, bei 44% mäßigen und bei 17% schweren Grades). Die Patienten litten in 30% unter Trikuspidalinsuffizienz, in 28% unter pulmonaler Hypertonie, in 14% unter Kardiomyopathie, in 11% unter Mitralklappenerkrankung, in 9% unter einem Vorhofseptumdefekt und in 8% an anderen Krankheiten. Nur 52 Patienten wiesen einen Sinusrhythmus auf; bei den anderen lagen Vorhofrhythmusstörungen vor, insbesondere Vorhofflimmern – in 41%! Diese hohe Inzidenz deutet darauf hin, dass bei einer beträchtlichen Anzahl der Patienten auch eine linksatriale Vergrößerung bestand, da sich bei der isolierten rechtsatrialen Vergrößerung – wenn sie nicht extrem ist – nur selten ein Vorhofflimmern findet. 25 Patienten mit normalen Dimensionen des rechten Atriums stellten die Kontrollgruppe dar. Ein „P-pulmonale" (P ≥ 2,5 mm in Ableitung II) wurde lediglich bei 8% der Patienten mit rechtsatrialer Vergrößerung identifiziert. Von 10 erforschten Kriterien haben sich die folgenden drei als die besten erwiesen (mit gesicherter Spezifität von 100%):

i. $ÅQRS_F$ >90°
ii. Höhe der P-Welle >1,5 mm in Abl. V_2
iii. R/S-Verhältnis >1 in Abl. V_1 (ohne RSB)

Die Sensitivität betrug 24–34%. Da die rechtsatriale Vergrößerung in fast allen Fällen mit einer rechtsventrikulären Vergrößerung kombiniert ist, beruhen zwei der drei besten Kriterien auf Veränderungen des QRS-Komplexes. Als ebenfalls hochsignifikant für eine rechtsatriale Vergrößerung wurde ein qR-Muster in V1 beschrieben [6, 7, 8], wobei damit oft eine Dilatation des rechten Ventrikels einhergeht (Kapitel 14: Differentialdiagnose der pathologischen Q-Zacken).

EKG Spezial

9 Vektoren bei der linksatrialen Vergrößerung

Bei einem *Sinusrhythmus ohne atriale Hypertrophie* beginnt die Erregung des rechten Atriums früher als jene des linken (der Sinusknoten liegt im oberen Teil des rechten Atriums). Der normale rechtsatriale Vektor zielt in der Frontalebene auf rund +60° und nach vorne, während der linksatriale Vektor in den Extremitätenableitungen auf rund +30° und nach hinten gerichtet ist. Bei der linksatrialen Vergrößerung ist der RA Vektor normal, während das hypertrophe linke Atrium einen LA-Vektor bewirkt, der von längerer Dauer ist und mehr nach links (rund 0°) und nach hinten gerichtet ist. Daraus folgt eine P-Welle, die verlängert ist (0,11 s, meist 0,12–0,14 s) und gelegentlich eine bifide Form aufweist; am besten ist dieses P-Bild in Abl. I oder II und V_6 zu erkennen (EKG 4.2–4.3). Der erste Gipfel des bifiden P entspricht dem normalen rechten P-Vektor und der zweite, verlängerte Gipfel dem verlängerten LA-Vektor. Zudem ist der negative zweite Teil der P-Welle in V_1 (und oft auch in V_2) verlängert und akzentuiert.

10 Vektoren bei der rechtsatrialen Vergrößerung

Bei der *rechtsatrialen Vergrößerung* („*P-pulmonale*") ist der RA-Vektor verlängert und mehr nach unten (+70°) und etwas mehr nach vorne orientiert. Da aber die Erregung des rechten Atriums *vor* jener des linken Atriums erfolgt, überschreitet der verlängerte RA-Vektor nie das Ende des (normalen) LA-Vektors. So ist die ganze P-Welle *nicht* verlängert, und die zwei Komponenten der P-Welle (die rechtsatriale und die linksatriale) verschmelzen miteinander vollständig. Im EKG finden wir in den Ableitungen II, aVF und III eine normal breite und hohe P-Welle mit einer Amplitude von ≥ 2,5 mm, während in der Ableitung aVL ein negatives P vorliegt (EKG 4.4).

11 Spezielle Veränderungen der P-Welle

11.1 Das so genannte „P-pulmonale vasculare"

Eine schwere pulmonalarterielle Hypertonie (ohne Emphysem) bei rezidivierenden Lungenembolien oder bei primärer pulmonaler Hypertonie führt zu einem anderen P-Muster als beim klassischen P-pulmonale. Der P-Vektor ist weniger vertikal, sodass die höchste P-Welle in Abl. II erscheint und manchmal das P in Abl. I größer ist als in Abl. III. In den Ableitungen V_1/V_2 ist die P-Welle meistens etwas zugespitzt (EKG 4.8).

Dieses P-Muster wird als „P-pulmonale vasculare" bezeichnet und steht als Gegensatz zum klassischen P-pulmonale (das auch „P-pulmonale parenchymale" genannt wird).

Die Ursache des Unterschiedes zwischen den beiden P-Konfigurationen bei zwei verschiedenen Krankheiten – mit denselben hämodynamischen Konsequenzen – ist unklar.

Möglicherweise ist das mit der COPD einhergehende Lungenemphysem dafür verantwortlich. Dieses bewirkt eine stärker vertikal orientierte Achse des Herzens und damit auch des rechten Atriums mit einer stärker vertikal gerichteten P-Achse beim P-pulmonale parenchymale.

11.2 P pseudo-pulmonale

In seltenen Fällen bewirkt eine linksatriale Überlastung einen vergrößerten P-Vektor, der nicht nur nach posterior, sondern auch mehr nach *inferior* als nach links gerichtet ist. In Ableitung V_1 ist dann die Amplitude des terminalen, negativen Teils der P-Welle vergrößert, während in den Ableitungen II und aVF (und III) eine hohe P-Welle zu beobachten ist. Der erste, kleine Gipfel der leicht geknoteten P-Welle entspricht dem ersten Teil der normalen rechtsatrialen Erregung, während der zweite, größere Gipfel der Erregung des vergrößerten linken Atriums entspricht. Dieses Muster wird häufig falsch diagnostiziert.

11.3 Imitation des P-pulmonale

Eine schwere Hyperkaliämie verkleinert oder eliminiert oft die P-Welle beim Vorliegen eines Sinusrhythmus. Im Gegensatz dazu kann bei außergewöhnlichen Fällen von *Hypokaliämie* die P-Amplitude vergrößert sein und so ein P-pulmonale imitieren. Ebenso können ein erhöhter Sympathikotonus und ein asthenischer Habitus zu P-Mustern führen, die dem P-pulmonale ähneln.

11.4 P-biatriale/biatriale Vergrößerung

Obwohl es häufiger zu erwarten wäre, ist das Bild des P-biatriale sehr selten. Der Grund dafür liegt darin, dass der mittlere und späte Anteil des vergrößerten RA-Vektors teilweise durch den vergrößerten LA-Vektor ausgelöscht und so das P-pulmonale maskiert wird.

11.5 Andere ungewöhnliche P-Konfigurationen bei Sinusrhythmus

11.5.1 Negative P-Welle in Abl. I

Eine negative P-Welle in Abl. I kombiniert mit einem „umgekehrten" QRS-Komplex in dieser Ableitung ist typisch für *falsche Polung* in 99,9% der Fälle und für *situs inversus* in 0,1% (Kapitel 32: Seltene EKGs). Bei nichtsinusalem Rhythmus wird eine negative P-Welle in Abl. I beim *linksatrialen Vorhofrhythmus* und auch bei einigen Fällen von *ektopischem rechtsatrialem Vorhofrhythmus* gefunden (Kapitel 19: Vorhoftachykardie).

11.5.2 Ebstein-Anomalie

Bei der Ebstein-Anomalie führt eine extreme rechtsatriale Hypertrophie gelegentlich zu extrem hohen und spitzen P-Wellen (zusammen mit QRS- und T-Veränderungen) in den inferioren Ableitungen.

11.5.3 Atrialer Infarkt (Vorhofinfarkt)

In äußerst seltenen Fällen kann ein Vorhofinfarkt eine Deformation der P-Welle bewirken, kombiniert mit wechselnden Veränderungen der atrialen Repolarisation, die bei wiederholten EKGs sichtbar werden (Kapitel 13: Myokardinfarkt).

11.5.4 Trikuspidalatresie

Eine Trikuspidalatresie stellt eine exotische Rarität dar. Aus dem Buch von Zimmerman et al. [9] haben wir gelernt, dass bei einer Trikuspidalatresie (einer extremen Voraussetzung für rechtsatriale Hypertrophie) die P-Welle ausnahmsweise *in Abl. V_1 negativ* sein kann.

Literatur

1. Hazen MS, Marwick TH, Underwood DA. Diagnostic accuracy of the resting electrocardiogram in detection and estimation of left atrial enlargement: an echocardiographic correlation in 551 patients. Amer Heart J 1991;122:823–8
2. Fragola PV, Calo L, Borzi M, et al. Diagnosis of left atrial enlargement with electrocardiogram. A misplaced reliance. Cardiologia 1994;39:247–52
3. Alpert MA, Munuswamy K. Electrocardiographic diagnosis of left atrial enlargement. Arch Intern Med 1989;149:1161–5
4. Spodick DH, Olds PA, Saad KM. Electromechanical disease of the left atrium – interatrial block. Preliminary observations on left atrial function. Europ Heart J 2000;2(Suppl K):76–7
5. Alva C, Gonzales B, Melendez C, Jimenez S. Estenosis mitral congenita. Arch Cardiol Mex 2001;71:206–13
6. Kaplan JD, Evans GT Jr, Foster E, et al. Evaluation of electrocardiographic criteria for right atrial enlargement by quantitative two-dimensional echocardiography. JACC 1994;23: 747–52
7. Reeves WC, Hallahan W, Schwiter EJ, et al. Two-dimensional echocardiographic assessment of electrocardiographic criteria for right atrial enlargement. Circulation 1981;64:387–91
8. Sodi Pallares D, Bisteni A, Herrmann GR. Some views of the significance of qR and QR type complexes in right precordial leads in the absence of myocardial infarction. Am Heart J 1952;43: 716–34
9. Zimmerman HA, Bersano E, Dicosky C. The Auricular Electrocardiogram. Springfield, IL: Charles S Thomas, 1968

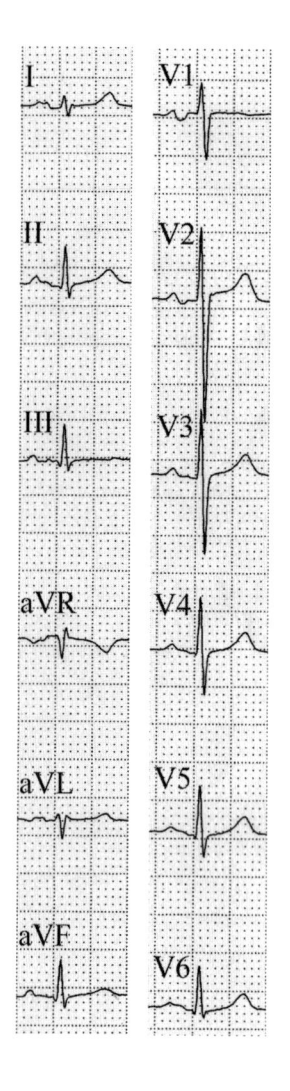

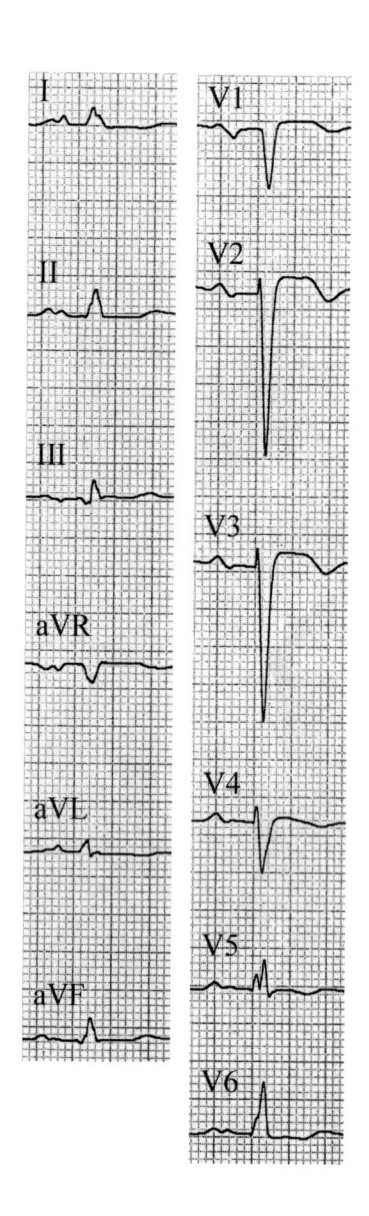

EKG 4.1
56J/w. Schwere Mitralstenose. *P-mitrale/LA-Vergrößerung*: P-Dauer 120 ms, Bifidität der P-Wellen in den Extremitätenableitungen und in V_6 (V_2 bis V_5). Akzentuierter und verlängerter negativer, terminaler Anteil des P in V_1. Echo: LA Durchmesser 65 mm

EKG 4.2
79J/m. Alter „Non-Q" lateraler Infarkt und Linksherzinsuffizienz. *P-mitrale/LA-Vergrößerung*: P-Dauer 150 ms, P-Bifidität in II, aVF und V_4 bis V_6. Akzentuierte terminale P-Negativität in V_1 bis V_3

EKG 4.3
34J/m. Hypertensives Herzleiden. *P-mitrale/LA-Vergrößerung*: P-Dauer 120 ms, P-Bifidität in aVL, V_3 bis V_5. Akzentuierte terminale P-Negativität in V_1/V_2

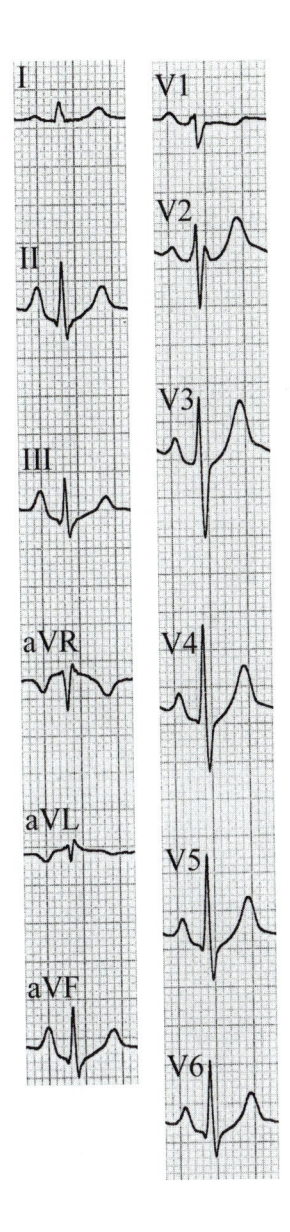

EKG 4.4
54J/m. COPD. *P-pulmonale/ RA-Vergrößerung*: prominente spitze P-Wellen in II (3 mm), aVF und III. Spitze P-Wellen auch in V$_2$/V$_3$ und atypischerweise prominent in V$_4$ bis V$_6$. Beachte die ungewöhnliche „PQ-Senkung" (wie bei frühem Stadium einer akuten Perikarditis) infolge vergrößertem entgegengesetztem Vektor der atrialen Repolarisation („Ta")

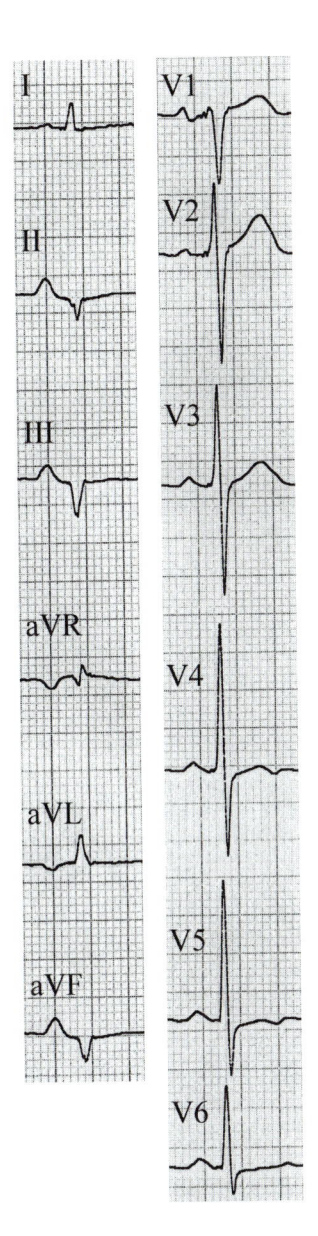

EKG 4.5
58J/m. KHK mit altem inferiorem und posteriorem Infarkt, COPD. *P-biatriale/ biatriale Vergrößerung*: i) spitze und hohe P-Wellen in den inferioren Ableitungen, P ≥ 2,5 mm in II; ii) P-Dauer 120 ms, akzentuierte terminale P-Negativität in V$_1$. Die QS- (oder rSr´-?) Konfiguration in den inferioren Ableitungen und die breite und hohe R-Zacke in V$_2$ sind durch den Infarkt bedingt

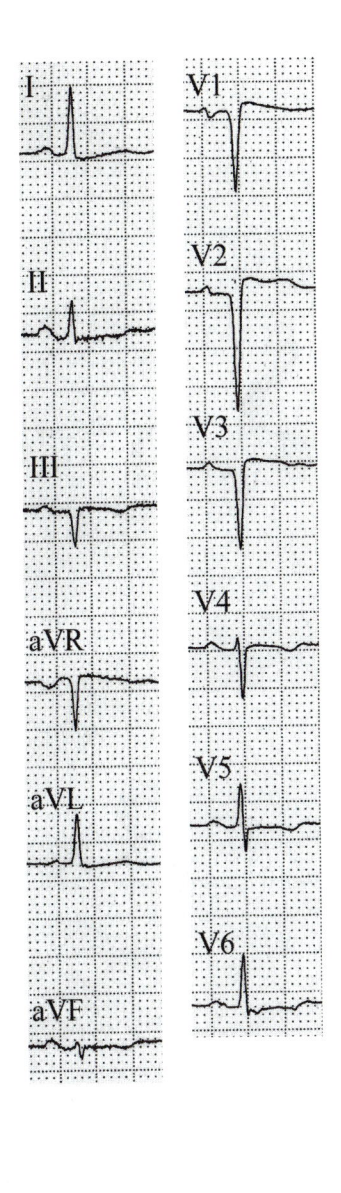

EKG 4.6
70J/w. Zwei Tage alter anteroseptaler Myokardinfarkt. *Akute linksatriale Überlastung*: P-Dauer 100 – 110 ms. Leicht akzentuierte terminale P-Negativität in Abl. V$_1$ mit Normalisierung nach zwei Tagen (QS-Komplexe und ST-Hebung in V$_1$ bis V$_3$ durch den Myokardinfarkt bedingt)

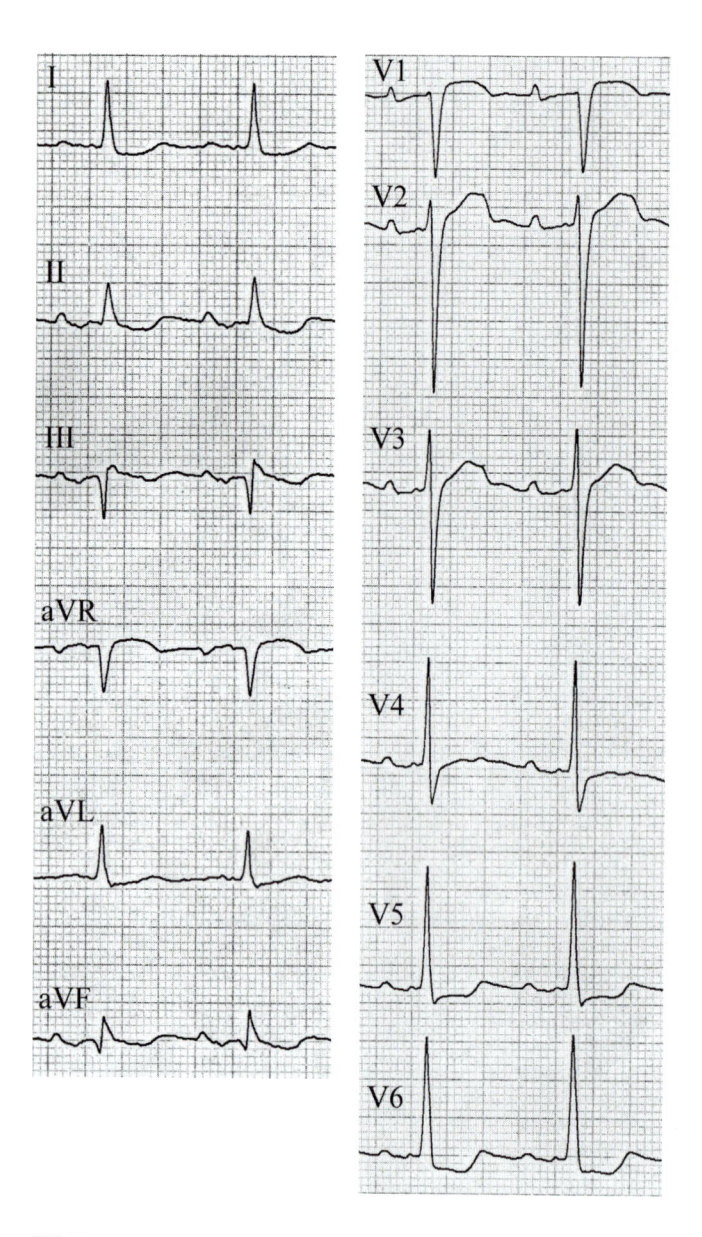

EKG 4.7
82J/w. Psoriasis, leichte Hypertonie. *Interatrialer Block:* extreme Verlängerung der P-Dauer (200 ms) mit P-Bifidität in den Ableitungen I, II, aVR und V_2 bis V_6 (Distanz zwischen den Gipfeln 140 ms). AV-Block 1°. Formal pathologische Q-Zacke in Abl. III. Zeichen von LV-Überlastung in den lateralen Ableitungen. Echo: leichte LV-Hypertrophie (LV-Masse 110g/m²), normale LV-Auswurffraktion ohne regionale Hypokinesie. LA-Größe 40 mm

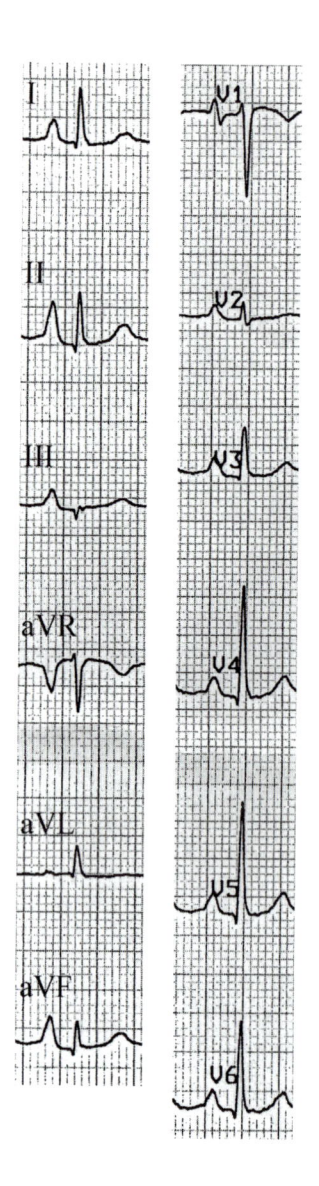

EKG 4.8
48J/w. So genanntes *P-pulmonale vasculare*: primäre pulmonale Hypertonie. Riesige P-Welle in Abl. II. Beachte, dass die P-Welle in Abl. I höher ist als in Abl. III und dass die P-Welle in aVL flach positiv ist. Spitze P-Wellen in Abl. V_1 bis V_6. Überraschenderweise ist die $ÅQRS_F$ +-20°, und es fehlen Zeichen der RV-Hypertrophie

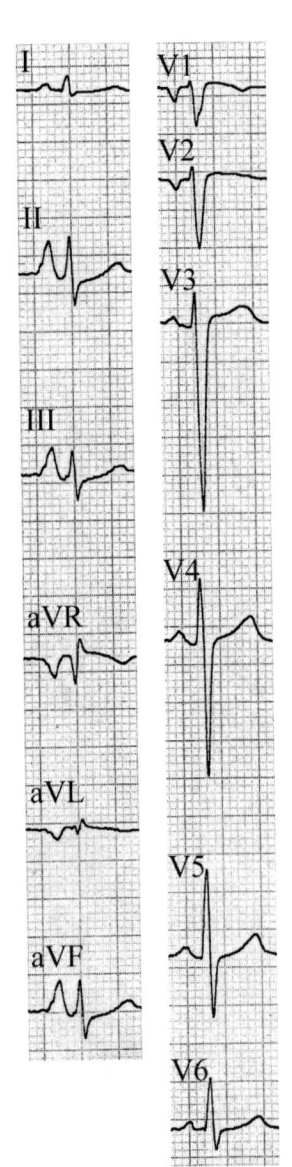

EKG 4.9
40J/m. Hypertrophe und dilatierende LV-Kardiomyopathie mit Linksherzinsuffizienz. *P pseudo-pulmonale:* auf den ersten Blick klassisches P-pulmonale in den Extremitätenableitungen mit einem P von 4,5 mm in Abl. II. Jedoch besteht ein leichter Knoten 40 ms nach dem Beginn der P-Welle als Zeichen der RA Depolarisation. Die folgenden 80 ms der P-Welle sind durch den LA-Vektor bedingt, der abnormalerweise nach unten (und wie üblich nach hinten, siehe V_1/V_2) zeigt; P-Dauer 120 ms. Echo: dilatierter und hypertropher LV. LV-Auswurffraktion 30%. Normale Dimension des RA und RV

Kapitel 5
Linksventrikuläre Hypertrophie (LVH)

Auf einen Blick

Die linksventrikuläre Hypertrophie (LVH) ist ein häufiger pathologischer Befund, der bei 50-Jährigen in etwa 20% und bei Älteren noch häufiger vorkommt. Sie stellt einen unabhängigen Risikofaktor für einen vorzeitigen Tod dar und ist diesbezüglich ebenso wichtig wie häufige ventrikuläre Extrasystolen. Das erhöhte Risiko ist dabei durch maligne ventrikuläre Arrhythmien und durch Herzinsuffizienz bedingt. Es ist möglich, mittels Medikamenten wie ACE-Hemmern der LVH vorzubeugen oder sie zu reduzieren, wodurch die fatalen Konsequenzen eliminiert oder vermindert werden. Deshalb ist während der letzten Jahrzehnte die zuverlässige Diagnose der LVH zu einem Thema von großem Interesse geworden.

EKG

Heute wird die *Echokardiographie* allgemein als die bevorzugte diagnostische Methode anerkannt. Sie hat eine Spezifität und eine Sensitivität von rund 90% (verglichen mit der Auswertung, die die linksventrikuläre (LV) anatomische (dissecting) Methode als Goldstandard verwendet). Dennoch kann und sollte das EKG auch in unserer modernen Zeit als *Screening*-Methode benutzt werden. Warum dies?

Erstens ist die Spezifität der alten EKG-Kriterien, die üblicherweise gebraucht werden, jener des Echokardiogramms ebenbürtig (90–100%). Allerdings geht dies auf Kosten der Sensitivität, die mit 20–25% gering ist. Es muss erwähnt werden, dass die hohe Spezifität nur für Personen im Alter von über 40 Jahren gilt.

Zweitens werden EKGs immer noch mindestens sechs Mal häufiger durchgeführt als Echokardiogramme, wenn auch aus vielfältigen Absichten. Man kann zum Beispiel eine LVH entdecken, wenn ein EKG aus einem anderen Grunde gemacht wurde.

Drittens werden EKGs durch eine technische Assistentin oder eine Krankenschwester in kurzer Zeit registriert, und sie werden durch den Arzt innerhalb von Minuten beurteilt.

Viertens betragen die Kosten eines EKGs lediglich rund 20% der Kosten eines Echokardiogramms.

1 EKG-Kriterien (Indices) für linksventrikuläre Hypertrophie

Wenn eine oder zwei der älteren EKG-Voltage-Indices (zusammengefasst in Tabelle 5.1) *und* der kürzlich publizierte Cornell-Index (Tabelle 5.2) bei einem über 40-jährigen Patienten *positiv* sind, ist eine LVH sehr wahrscheinlich.

Wenn alle diese Indices negativ sind, können wir aber eine LVH nicht ausschließen. Bei Patienten mit Hypertonie oder anderen zu LVH disponierenden Krankheiten muss ein

Tabelle 5.1

Alte EKG-Voltage-Indices zur Diagnose der linksventrikulären Hypertrophie

Extremitätenableitungen
$R_{aVL} \geq 11\,mm\ (\geq 12\,mm)$ (Sokolow-Lyon „II'")
$R_{aVF} \geq 20\,mm$
$R_I + S_{III} \geq 25\,mm$ (Gubner-Ungerleider)
$R_I - R_{III} + S_{III} - S_I \geq 17\,mm$ (Lewis 1914)
$R_{aVF} \geq 24\,mm$
Präkordiale Ableitungen
$S_{V1} + R_{V5}$ (oder $R_{V6}) \geq 35\,mm$ (Sokolow = Sokolow-Lyon „I'")
R_{V5} (or $R_{V6}) \geq 26\,mm$
$S_{V2} + S_{V3} \geq 35\,mm$
$S_{V1} \geq 24\,mm$
$(R + S)_{V3} + (R + S)_{V4} \geq 32\,mm$
$(R + S)_{maximal\ präkordial} \geq 45\,mm$

Echokardiogramm ausgeführt werden. Mit dieser Methode kann eine LVH bestätigt *oder* ausgeschlossen werden.

Bei *jungen* Patienten können sich die EKG-Kriterien als *falsch positiv* erweisen. In Zweifelsfällen ist neben der Berücksichtigung der klinischen Befunde wiederum ein Echokardiogramm hilfreich.

Andere alte EKG-Indices, die in Tabelle 5.1 nicht aufgeführt sind und die auch die T-Negativität oder das Verhalten der P-Welle in Abl. I berücksichtigen, haben den Nachweis oder den Ausschluss der LVH keineswegs verbessert (z.B. der relativ komplizierte „Romhilt-Punkte-Index")

In den EKGs 5.1–5.3 sind Beispiele von LVH mit positiven Voltage-Kriterien aufgeführt, während das EKG 5.4 einen Patienten mit LVH und negativen Voltage-Kriterien zeigt. Wie oben erwähnt kommt ein falsch negatives Resultat als Ausdruck der niedrigen Sensitivität häufig vor. EKG 5.5 ist ein Beispiel eines falsch positiven Sokolow-Indexes. Dies ist bei Patienten im Alter von >40 Jahren selten und zeigt die hohe Spezifität. Ein falsch positiver Sokolow-Index ist jedoch bei jungen Patienten, besonders bei Männern, nicht selten anzutreffen.

Der neuere Cornell-Index berücksichtigt das Geschlecht der Patienten: $R_{aVL} + S_{V3} \geq 28$ mm bei Männern und ≥ 20 mm bei Frauen (Tabelle 5.2; EKGs 5.1–5.6). Die Spezifität dieses Indexes beträgt 80–90% und die Sensitivität rund 35%. Mit dem Cornell-*Produkt*, das sich aus dem Produkt der Cornell-Voltage mit der QRS-Dauer errechnet (Tabelle 5.2), wurde die Sensitivität von 35% auf 51% verbessert.

2 Diagnose der LVH bei intraventrikulären Reizleitungsstörungen

Beim Vorliegen eines Linksschenkelblocks (LSB) und besonders eines linksanterioren Faszikelblocks wird die Diagnose der LVH aus vektoriellen Gründen deutlich verbessert. Im Gegensatz dazu wird sie beim Rechtsschenkelblock (RSB) infolge der gegensätzlichen Vektoren des linken und des rechten Ventrikels sehr stark erschwert.

Tabelle 5.2
„Cornell Indices" zur Diagnose der linksventrikulären Hypertrophie

„Cornell"-Index	
$R_{aVL} + S_{V3} \geq 28$ mm (Männer)	
$R_{aVL} + S_{V3} \geq 20$ mm (Frauen)	
„Cornell"-Produkt (mm × s)	
Männer	$(R_{aVL} + S_{V3}) \times$ QRS-Dauer
Frauen	$(R_{aVL} + S_{V3} + 8$ mm$) \times$ QRS-Dauer
Korrigiertes „Cornell"-Produkt	
Männer	$(R_{aVL} + S_{V3}) + \{0{,}0174 \times ($Alter$ - 49)\} + \{0{,}191 \times (BMI - 26{,}5)\}$
Frauen	$(R_{aVL} + S_{V3}) + \{0{,}0387 \times ($Alter$ - 50)\} + \{0{,}212 \times (BMI - 24{,}9)\}$

BMI = body mass index.

Aus der Framingham-Studie geht hervor, dass die LVH für 70% der Fälle mit LSB verantwortlich ist. Für die Diagnose der LVH bei LSB wurden einige Indices publiziert. Der Index $S_{V_1} + R_{V_5} > 45$ mm von Klein et al. [1] ist einfach, während das „Index-Bündel" von Kafka et al. [2] sehr kompliziert ist. Wir haben eine Vielzahl von EKGs aufgrund des Klein-Indexes untersucht und dabei eine gute bis ausgezeichnete Spezifität, aber eine signifikant tiefere Sensitivität als die von Klein et al. berichtete gefunden (EKG 5.7). Ein linksanteriorer Faszikelblock führt zu einem einzigartig gleichförmigen Verhalten des QRS-Komplexes, was die Diagnose der LVH erleichtert. Als Konsequenz daraus ist der Index $S_{III} + (R+S)_{\text{maximal präkordial}} \geq 30$ mm (Männer) oder ≥ 28 mm (Frauen) sehr zuverlässig und zwar mit einer Spezifität *und* Sensitivität von rund 90% (EKGs 5.8–5.9).

Ein RSB reduziert die R-Voltage in den präkordialen Ableitungen (meistens um 2–4 mm) wegen der gegensätzlichen Richtung der RV- und der LV-Vektoren. So ist eine LVH wahrscheinlich, wenn die Amplitude der R-Zacken in V_4 bis V_6 größer ist als im normalen EKG (>12 mm). Um zu einer Diagnose zu kommen, eignet sich jedoch ein Echokardiogramm viel besser.

Im Detail

An Bestrebungen, im EKG eine LVH zu identifizieren, hat es während der letzten Jahre wahrlich nicht gefehlt. Bis zu einem gewissen Grad ist dies erstaunlich, da die Überlegenheit des Echokardiogramms in diesem Gebiet allgemein anerkannt wird. Jedoch ist das EKG eine Routineuntersuchung, die bei der Mehrzahl der Patienten durchgeführt wird und die wichtige Informationen über Rhythmusanomalien und Reizleitungsstörungen liefert. So kann gleichzeitig auch eine LVH im EKG entdeckt werden. In vielen Fällen lässt sich aber eine LVH im EKG nicht ausschließen. Mit dem Echokardiogramm kann die LVH durch die Bestimmung der LV-Masse in g/m² *quantifiziert* werden. So ist das Echokardiogramm besonders für Langzeitverläufe und für die genaue Messung der LV-Funktion und der LV-Dimensionen wichtig.

3 Ätiologie und Prävalenz

Die häufigste Ätiologie der LVH stellt die arterielle Hypertonie dar. Andere Ursachen sind Aortenklappenerkrankungen, hypertrophe Kardiomyopathien und viele seltene Krankheiten wie etwa metabolische Störungen (Hyperthyreose, Morbus Cushing, Akromegalie). Die LVH repräsentiert wahrscheinlich den häufigsten pathologischen Befund mit möglichen schweren Konsequenzen.

Eine echokardiographisch diagnostizierte LVH ist viel häufiger als eine im EKG festgestellte. In einer Stichprobe von 5509 Menschen aus der Bevölkerung von Framingham (MA, USA) fand sich zu Beginn der Studie eine Prävalenz von durch EKG-Kriterien erhobener LVH in lediglich 1,5% (weitere 1,7% hatten eine mögliche LVH) [3]. Aufgrund von echokardiographischen Untersuchungen an 4684 Menschen aus der Bevölkerung von Framingham entdeckten Levy et al. [4] eine LVH in 16% der Männer und in 19% der Frauen, wobei sich ein dramatischer Anstieg bei Individuen im Alter von ≥ 70 Jahren bis auf 33% bei Männern und bis 49% bei Frauen ergab. In einer Population von 3338 Patienten mit unkomplizierter Hypertonie fanden Hammond et al. [5] eine LVH in 12% der Patienten mit leichter und in 20% bei solchen mit mäßiger Hypertonie.

EKG Spezial

4 Gültigkeit der QRS-Voltage-Kriterien

Eines der Hauptprobleme der LVH-Voltage-Kriterien im EKG, die die Extremitätenableitungen allein oder in Kombination mit den präkordialen Ableitungen benutzen, ist die breite Variabilität der frontalen QRS-Achse. Obwohl die ÅQRS$_F$ im Alter von ≥ 40 Jahren oft zwischen +30° und −30° beträgt, hat eine beträchtliche Anzahl von Patienten eine solche zwischen +30° und +90°. Zudem ist es schwierig zu entscheiden, *welche Voltage* in *welcher Ableitung* für einen Index benutzt werden soll. Die am häufigsten verwendeten Indices in den Extremitätenableitungen – seit der Zeit von Lewis im Jahre 1914 [6] – sind in Tabelle 5.1 aufgelistet. Der Index $R_I + S_{III} \geq 25$ mm [7] und der Index $R_{aVL} \geq 11$ mm [8] sind nicht genügend, da sie zwar eine hohe Spezifität von rund 80–95%, aber eine tiefe Sensitivität von nur 30% besitzen. Schillaci et al. [9] berichteten über extreme Werte von 97% Spezifität und 12–15% Sensitivität.

Die QRS-Variabilität in den präkordialen Ableitungen ist weniger ausgeprägt; üblicherweise liegt die Übergangszone zwischen V_3 (überwiegend negatives QRS) und V_4 (überwiegend positives QRS). Einige pathologische Bedingungen wie Trichterbrust, Pneumothorax und Dilatation des rechten und/oder linken Ventrikels (siehe Abschnitt 6.4) verschieben die Übergangszone. So ist bei der linksventrikulären Dilatation die Übergangszone nach links verschoben, was auf Kosten der R-Zacken zu tiefen S-Zacken in den Ableitungen V_5/V_6 führt. Überdies wird die Aussagekraft der EKG-Indices, die sich auf die QRS-Voltage in den präkordialen Ableitungen stützen, durch den „Proximitätseffekt" geschmälert. Dieser bewirkt, dass eine präkordiale Ableitung, besonders eine sehr nahe am Herzen liegende, die Vektoren vergrößert, die direkt unter der Elektrode liegen; gleichzeitig werden jene Vektoren, die weiter als 1 cm von der Elektrode weg liegen, verkleinert. So können lokale Veränderungen die QRS-Amplitude beeinflussen, zum Beispiel Körperhabitus oder Ernährungszustand, leichte Verschiebung oder Rotation des Herzens oder Verschiebungen bei der Platzierung der Elektroden. Letzteres gilt vor allem für die Ableitungen V_2 und V_3 (V_4), die dem linken Ventrikel am nächsten sind. Ein ungewöhnliches aber instruktives Beispiel des „Proximitätseffektes" bei einem Patienten mit hypertropher Kardiomyopathie wird im Kapitel 32 (Seltene EKGs) aufgeführt.

Tatsächlich zeigen die auf der präkordialen QRS-Voltage beruhenden Indices, z.B. der Sokolow-Index oder der Index $S_{V_3} \geq 25$ mm eine hohe Spezifität von 89% [9] und 94% [10], aber eine geringe Sensitivität von 21% [9] und 20–33% [10].

Ein Versuch, alle Q-, R- und S-Amplituden in den Extremitätenableitungen *und* in den präkordialen Ableitungen zu summieren, erschiene an sich logisch in Anbetracht dessen, dass das menschliche elektrische Ventrikulogramm ein „Laevogramm" darstellt. Jedoch waren die Resultate ebenfalls enttäuschend. Der QRS-Summen-Index hat eine gute Spezifität und eine tiefe Sensitivität. Molloy et al. [11] berichteten bei einer angenommenen Spezifität von 95% von einer Sensitivität von 31%. Eine Multiplikation mit der QRS-Dauer (=QRS-Summen-Dauer-Produkt) brachte eine leicht bessere Sensitivität von 45% [11]. Koehler et al. [12] fanden mit dem Cornell-Index eine ungenügende Spezifität von 43%, aber eine hohe Sensitivität von 74%.

Der Index der Cornell-Gruppe berücksichtigt das Geschlecht des Patienten: $R_{aVL} + S_{V_3} \geq 28$ mm für Männer und ≥ 20 mm für Frauen. Schillaci et al. [9] fanden eine Spezifität von 97% und eine Sensitivität von 16%. Mit einem leicht modifizierten Cornell-Index von $R_{aVL} + S_{V_3} \geq 24$ mm anstatt ≥ 28 mm für Männer und zusätzlicher Berücksichtigung der Überlastungszeichen oder des Romhilt-Punkte-Indexes [13] wurde die Sensitivität von 22% auf 34% verbessert bei erhaltener Spezifität von 93%. In Anbetracht der geringen Verbesserung ist dies ein ziemlich kompliziertes Unterfangen. In der Studie von Molloy et al. [11] wird von einer Verbesserung der Sensitivität von 36% auf 51% durch Anwendung des „Cornell-Produktes" (Voltage × Dauer) (Tabelle 5.2) berichtet. Norman et al. [14] beschreiben eine etwas bessere Sensitivität bei Frauen als bei Männern.

Es wurde gezeigt, dass der Einschluss von Alter und Geschlecht (in einer der ersten Publikationen der Cornell-Gruppe [10]), des „body mass index" [14] wie auch der Risikofaktoren für LVH [15] den Wert verschiedener EKG-Indices verbessert. Jedoch konnte die Sensitivität nicht auf über 50% gesteigert werden.

5 Diagnose der LVH bei ventrikulären Reizleitungsstörungen

Auf der Basis des Verhaltens des QRS-Vektors ist es leicht zu verstehen, warum eine ventrikuläre Reizleitungsstörung die Diagnose der LVH verschlechtern oder verbessern kann.

5.1 Rechtsschenkelblock

Wie in Kapitel 10 (Schenkelblöcke) besprochen wird, beeinflusst der durch einen Rechtsschenkelblock bewirkte abnorme Vektor den letzten Anteil, zu einem geringeren Grad aber auch den mittleren und sogar den initialen Anteil des QRS. Der letzte, große und verzögerte RV-Vektor 3 ist für die hohe und breite R-Zacke in den Ableitungen V_1 und aVR verantwortlich. Dieser Vektor erscheint vor allem *nach* dem Ende der Erregung des linken Ventrikels und beeinflusst somit die LV-Vektoren nicht. Im Gegensatz dazu tritt der RV-Vektor 2a (der größer ist als ein normaler RV-Vektor, bedingt durch abnormale und langsame Erregung des rechten Ventrikels auf einer breiten Front) zur gleichen Zeit wie der normale LV-Hauptvektor 2 auf. Da der RV-Vektor 2a dem LV-Vektor 2 entgegengesetzt ist, wird der normale LV-Vektor reduziert (Abb. 5.1b). Dieser Effekt ist in den horizontalen Ableitungen messbar: Die R-Zacken in den Ableitungen V_5/V_6 und ebenfalls die S-Zacken in den Ableitungen V_2/V_3 sind um 2 bis mehrere Millimeter verkleinert. Außerdem ist der Vektor 1 (der septale Vektor) beim Rechtsschenkelblock verglichen mit der normalen ventrikulären Erregung leicht verändert. Dies ist nur als leicht erhöhte R-Zacke in den Ableitungen V_2/V_3 zu sehen.

Insgesamt wird die EKG-Diagnose der LVH deutlich beeinträchtigt. Alle Voltage-Kriterien, die die horizontalen Ableitungen (mit oder ohne die Extremitätenableitungen) verwenden, werden im Vergleich zu den Resultaten ohne Rechtsschenkelblock eine höhere Spezifität aber eine noch tiefere Sensitivität erkennen lassen. Dies wurde in einer Publikation von Vandenberg et al. [16] nachgewiesen. Die Autoren untersuchten 100 Patienten mit Rechtsschenkelblock, wobei sie 32 EKG-Indices benutzten, die für die Diagnose der LVH aufgestellt worden waren. Beim Vorliegen einer überdrehten Linkslage erwies sich der Index $S_{III} + (R+S)_{maximal\ präkordial} \geq 30$ mm als das „wahrscheinlich nützlichste Kriterium" mit einer Spezifität von 84% und einer Sensitivität von 54%. Von den anderen 31 Indices wiesen 27 eine Sensitivität von weniger als 30% auf, einschließlich 12 Indices mit einer Sensitivität von 0–11%; hingegen fand sich eine ausgezeichnete Spezifität von 98–100%. Obwohl der oben erwähnte Index aus unserem Institut stammt (er wurde speziell für die Diagnose der LVH beim Vorliegen eines (isolierten) linksanterioren Faszikelblocks entwickelt; siehe Abschnitt 5.3 weiter unten), empfehlen wir die Anwendung dieses Indexes beim Rechtsschenkelblock nicht. Die 100 Patienten mit Rechtsschenkelblock von Vandenberg et al. [16] enthalten mehrere Fälle mit zusätzlichem linksanteriorem Faszikelblock, was das Resultat fälschlicherweise verbessert. Außerdem definierten die Autoren „maximal R + S präkordial" nicht klar (waren zum Beispiel späte RV-Vektoren eingeschlossen?), und sie präsentierten kein EKG-Beispiel. Unter diesen erschwerten Bedingungen für eine Diagnose der LVH mittels EKG und in Fällen mit Verdacht auf eine LVH empfehlen wir deshalb die Durchführung eines Echokardiogramms. In der Praxis kann eine LVH vermutet werden, wenn sich die Amplitude der R-Zacke in V_5/V_6 (die beim Rechtsschenkelblock immer reduziert ist) als auffallend hoch erweist (EKG 5.10).

5.2 Linksschenkelblock

Der QRS-Vektor ist beim Linksschenkelblock stark verändert. Etwas vereinfacht dargestellt besteht er aus lediglich *einem großen und verlängerten Vektor*, der nach links, im Allgemeinen nach oben (manchmal nach unten) und leicht nach hinten gerichtet ist (Abb. 5.1c). Der normale kleine, in die Gegenrichtung zielende RV-Vektor wird durch den großen LV-Vektor noch augenfälliger „geschluckt" als unter normalen Bedingun-

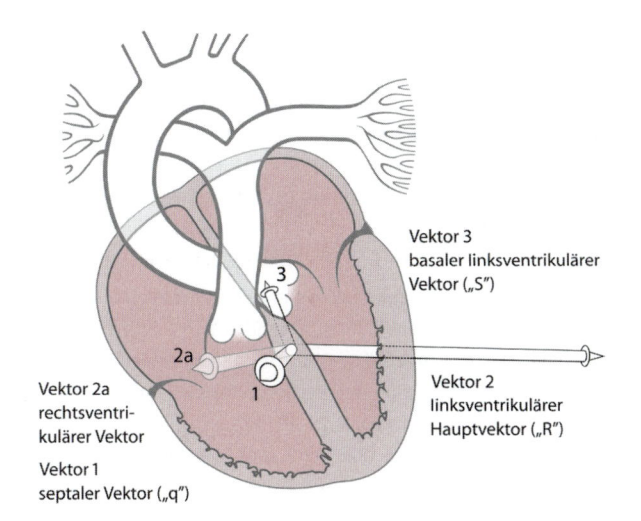

Abb. 5.1a
QRS-Hauptvektoren bei normaler Erregung

Vektor 3 basaler linksventrikulärer Vektor („S")
Vektor 2 linksventrikulärer Hauptvektor („R")
Vektor 2a rechtsventrikulärer Vektor
Vektor 1 septaler Vektor („q")

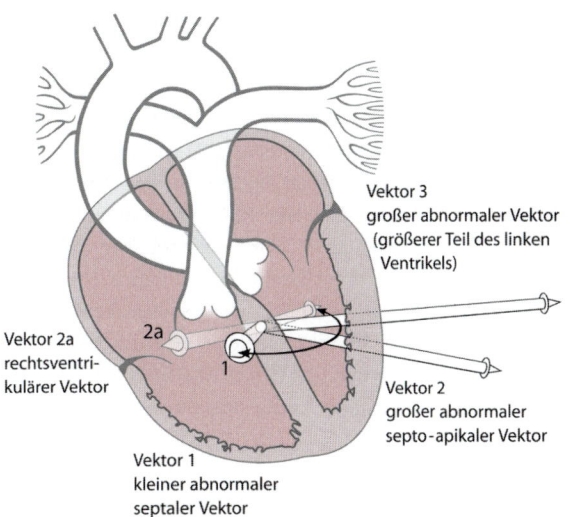

Abb. 5.1c
QRS-Hauptvektoren beim Linksschenkelblock

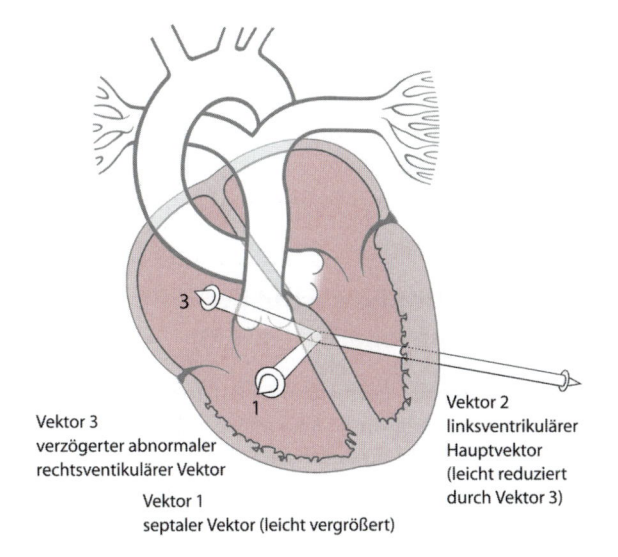

Vektor 3 großer abnormaler Vektor (größerer Teil des linken Ventrikels)
Vektor 2a rechtsventrikulärer Vektor
Vektor 2 großer abnormaler septo-apikaler Vektor
Vektor 1 kleiner abnormaler septaler Vektor

Abb. 5.1b
QRS-Hauptvektoren beim Rechtsschenkelblock

Vektor 3 verzögerter abnormaler rechtsventrikulärer Vektor
Vektor 2 linksventrikulärer Hauptvektor (leicht reduziert durch Vektor 3)
Vektor 1 septaler Vektor (leicht vergrößert)

gen. Da der QRS-Vektor nur durch den LV-(einschließlich dem Septum) erzeugt wird und nur in eine Richtung orientiert ist, scheint es offensichtlich zu sein, dass die Diagnose der LVH verbessert werden sollte, insbesondere wenn ein Index auf den präkordialen Ableitungen beruht. Verschiedene Publikationen scheinen denn dieses theoretische Konzept zu unterstützen. Klein et al. [1] wendeten den Index $S_{V_1} + R_{V_6} \geq 45$ mm bei 44 Patienten mit Linksschenkelblock an (23 mit und 21 ohne LVH); als Kontrolle diente das Echokardiogramm (LV-Masse >260 g/m² oder LV-Dicke der posterioren Wand >11 mm). Die Spezifität betrug 100%, und die Sensitivität war mit 86% ebenfalls sehr hoch.

Kafka et al. [2] untersuchten 125 Patienten mit Linksschenkelblock mit Hilfe eines komplizierten Sets von Kriterien:

i. $R_{aVL} > 11$ mm
ii. frontale QRS-Achse <–40°
iii. $S_{V_1} + R_{V_5}$ (oder R_{V_6}) >-40 mm
iv. $S_{V_2} > 30$ mm (oder $S_{V_3} > 25$ mm).

Sie verglichen die Resultate mit der LV-Masse von >115 g/m² im Echokardiogramm. Die Spezifität machte 90% und die Sensitivität 75% aus. Der Index von Klein et al. wäre in der Praxis wegen seiner Einfachheit vorzuziehen (EKG 5.7). Doch haben wir in einer eigenen, nicht publizierten Studie 78 Patienten mit Linksschenkelblock (38 ohne und 40 mit LVH verschiedener Ätiologie; „Goldstandard": Echokardiogramm, LV-Masse-Index ≥ 124 g/m²) untersucht und dabei mit dem Index von Klein et al. eine Sensitivität von nur 28% und eine Spezifität von 92% gefunden. Für den Index von Kafka et al. ergaben sich eine mäßige Spezifität von 72% und eine Sensitivität von 52%. Deshalb scheint es angebracht zu sein, beim Vorliegen eines Linksschenkelblocks den Klein-Index wegen seiner hervorragenden Spezifität zu bevorzugen [1].

5.3 Linksanteriorer Faszikelblock

Beim linksanterioren Faszikelblock, zu dem obligatorisch eine überdrehte Linkslage gehört, ist das frontale QRS ideal für einen Voltage-Index. Die Ableitung III zeigt die stärkste Zunahme der S-Amplitude bei der LVH. In den horizontalen Ableitungen besteht immer eine RS-Konfiguration. Meistens findet sich eine Rotation im Uhrzeigersinn, aber auch eine Rotation im Gegenuhrzeigersinn ist möglich. Mit dem Kriterium $(R + S)_{maximal\ präkordial}$ werden aber alle Varianten der horizontalen QRS-Vektorschleife berücksichtigt, einschließlich dem Septum (Abb. 5.2, EKG 5.8–5.9). Mit der Kombination eines frontalen mit einem horizontalen Voltage-Index $S_{III} + (R + S)_{maximal\ präkordial} \geq 30$ mm fanden Gertsch et al. [17] (Tabelle 5.3) bei 50 Patienten mit isoliertem linksanteriorem Faszikelblock (ohne Myokardinfarkt) eine Spezifität von 89% und eine sehr hohe Sensitivität von 96% (Echo-Kriterium: LV-Masse $\geq 124\ g/m^2$). Die Autoren schlugen für Frauen einen Wert von 28 mm vor. Der Index erwies sich als besser als die bisher verwendeten Kriterien von Milliken [18] und Bozzi und Figini [19].

5.4 Andere ventrikuläre Reizleitungsstörungen

Für den Wert von Indices zur Diagnose der LVH bei *bilateralen Blöcken* existieren keine Daten. Dennoch kann aufgrund der Publikation von Vandenberg et al. [16] angenommen werden, dass für die Kombination Rechtsschenkelblock + linksanteriorer Faszikelblock der Index $S_{III} + (R + S)_{maximal\ präkordial} \geq 30$ mm eine Spezifität von über 84% und eine Sensitivität von über 54% haben wird.

Im Allgemeinen beeinflusst ein *inkompletter Rechtsschenkelblock* in Abwesenheit einer RV-Hypertrophie die Höhe des LV-Hauptvektors nicht. Bei einigen Fällen mit einem relativ breiten QRS-Komplex und einer hohen r´-Zacke in Ableitung V_1 kommt es zu einer leichten Abnahme der S-Amplitude in V_2/V_3 und der R-Amplitude in V_5/V_6.

Bei all diesen Bedingungen wird das Echokardiogramm die zuverlässigen Resultate liefern.

6 Diagnose der LVH bei speziellen Situationen

6.1 Hypertrophe obstruktive Kardiomyopathie (HOCM)

Bei der hypertrophen obstruktiven Kardiomyopathie (HOCM) hat die LVH unterschiedliche Auswirkungen auf das EKG, die teils vom Grad der unorganisierten Anatomie der LV-Muskelfasern und teils von der septalen Hypertrophie abhängen. Das typische EKG-Bild bei der HOCM ist durch *tiefe und breite pathologische Q-Zacken* gekennzeichnet, die die septale Hypertrophie widerspiegeln.

Selten kann eine HOCM den ganzen QRS-Komplex beeinflussen. Der QRS-Vektor ist dann nach *rechts* und *oben* gerichtet. Wir hatten die Gelegenheit, mit diesem EKG-Bild unter außerordentlichen Umständen konfrontiert zu werden.

Fallbeispiel/Short Story 1

Am 21.August 1965 wurde ein 22-jähriger Mann als letzter Patient im Ambulatorium unserer Abteilung untersucht. Er

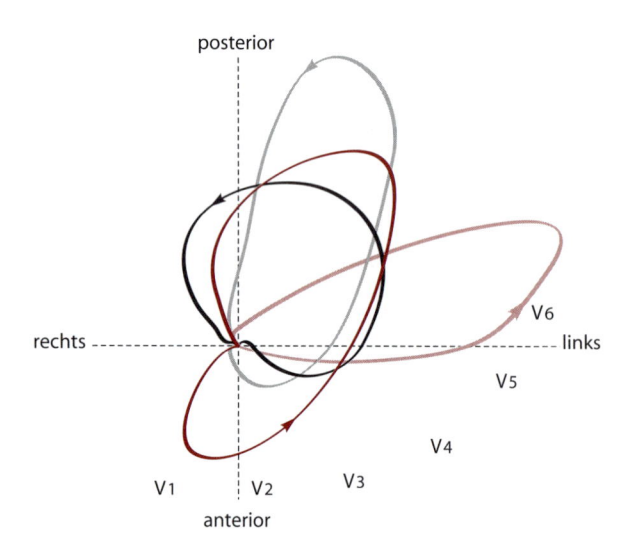

Abb. 5.2
Varianten der QRS-Vektorschleife (horizontale Ebene) beim linksanterioren Faszikelblock

Tabelle 5.3
Index zur Diagnose der linksventrikulären Hypertrophie beim linksanterioren Faszikelblock

Männer
$S_{III} + (R + S)_{maximal\ präkordial}$ >30 mm
Frauen
$S_{III} + (R + S)_{maximal\ präkordial}$ >28 mm

klagte über Beengung auf der Brust während starker Anstrengung. Man hörte bei ihm ein 3/6 lautes, rauhes systolisches Geräusch über dem vierten Intercostalraum links. Auf dem Röntgenbild war das Herz leicht vergrößert. Sein EKG war höchst spektakulär (EKG 5.11a) und wurde zunächst als atypisches Bild eines alten Myokardinfarktes interpretiert. Ein sofort eingeleitetes, intensives Literaturstudium durch alle Mitglieder der Abteilung (zu jener Zeit nur vier) ergab, dass wahrscheinlich eine kurz zuvor „neu" beschriebene Herzkrankheit vorlag, eine „hypertrophe muskuläre Subaortenstenose", die heute „hypertrophe obstruktive Kardiomyopathie" genannt wird. Eine Herzkatheterisierung wurde für die nächste Woche geplant.

Am nächsten Morgen untersuchten wir eine 27-jährige Frau mit ähnlichen Symptomen. Ferner hatte sie das Gefühl, dass in ihrem Herzen zu wenig Platz für das Blut vorhanden sei. Ihr EKG (EKG 5.11b) war demjenigen des jungen Mannes so ähnlich, dass wir zunächst an eine Verwechslung der EKGs dachten. Bei beiden Patienten wurde die Diagnose einer schweren HOCM durch die Katheterisierung und die LV-Angiographie bestätigt, wobei sich bei beiden ein intraventrikulärer Gradient von 80 mmHg fand.

Wir waren also mit einer seltsamen „Duplizität der Fälle" konfrontiert worden. Der Verlauf der beiden jungen Patienten war dann völlig unterschiedlich. Die Frau erlag 4 Monate später während eines Tennisspiels einem plötzlichen Tod. Erstaunlicherweise ist aber der Mann heute, nach 37 Jahren, immer noch am Leben, ohne dass er eine Herzoperation durchgemacht hätte und mit nur einer minimalen Dosis von Propranolol (40 mg/d!) als einziger Therapie. Seine obstruktive Kardiomyopathie hatte sich im Laufe vieler Jahre in eine nichtobstruktive, mäßig dilatierende Kardiomyopathie umgewandelt.

Der Autor hat während der folgenden 35 Jahre nie mehr dermaßen extreme Manifestationen einer HOCM im EKG zu Gesicht bekommen.

Eine derartige QRS-Konfiguration kann nicht mehr durch eine septale Hypertrophie allein erklärt werden (weil die Masse der linkslateralen Wand oft die septale Masse überwiegt); es müssen auch bizarre ventrikuläre Reizleitungsstörungen infolge der chaotischen Struktur der Myokardzellen vorhanden sein.

Das EKG 5.12 zeigt ein anderes Beispiel einer schweren HOCM mit einer QS-Zacke in Ableitung V_3 und suspekten Q-Zacken in den inferolateralen Ableitungen. Eine leichtere Form der Krankheit kann gelegentlich, z.B. bei Verwandten eines Patienten mit schwerer HOCM, auf der Basis einer ausgeprägten Q-Zacke in den Ableitungen V_5 und V_6 und oft in I und aVL entdeckt werden (EKG 5.13).

Es bleibt aber zu erwähnen, dass auch schwere Fälle von HOCM keine pathologischen Q-Zacken, sondern ein Muster von „einfacher" LVH mit oder ohne Überlastung, einen Linksschenkelblock oder sogar ein normales EKG zeigen können. Im letzteren Fall kann man annehmen, dass sich die durch die chaotisch angeordneten Muskelzellen erzeugten Vektoren selbst gegenseitig auslöschen. In EKGs mit deutlichen Q-Zacken lässt sich ein Myokardinfarkt durch die atypische Lokalisation der Q-Zacken, durch die diskordant positiven und asymmetrischen T-Wellen und besonders durch die klinischen Umstände ausschließen.

6.2 Asymmetrische apikale LVH

Eine asymmetrische apikale LVH [20] wird außerhalb von Japan [21] äußerst selten angetroffen. Das EKG ist charakterisiert durch riesige R-Wellen und auffallend tiefe T-Wellen in den präkordialen Ableitungen und in einigen Extremitätenableitungen (EKG 5.14).

6.3 Systolische und diastolische Überlastung

Die Begriffe *systolische Überlastung* und *diastolische Überlastung* wurden im Jahr 1952 durch Cabrera und Monroy geschaffen [22, 23]. Die Autoren glaubten, dass bei valvulären und einigen kongenitalen Herzkrankheiten eine diastolische Überlastung verglichen mit einer systolischen Überlastung ein unterschiedliches EKG-Muster erzeugt. Das Muster sollte aus schmalen und hohen R-Zacken, leichten ST-Hebungen und hohen symmetroiden T-Wellen in den Ableitungen V_4 bis V_6 bestehen (EKG 5.15). In anderen Studien fand sich aber keine zuverlässige Korrelation [24]. Außerdem verwandelt sich das Muster der „diastolischen Überlastung" in dasjenige einer „systolischen Überlastung", wenn die diastolische Überlastung über Jahre oder Jahrzehnte andauert. Die QRS-Dauer nimmt dann zu, die ST-Strecke und die T-Wellen werden negativ. In den frühen Stadien der diastolischen Überlastung kann das EKG-Bild gelegentlich bei Patienten mit offenem Ductus Botalli oder bei Aortenklappeninsuffizienz angetroffen werden.

> **Fallbeispiel/Short Story 2**
>
> Im Mai 1969 wurde ein 16-jähriges Mädchen wegen Nausea und schwerem Erbrechen hospitalisiert. Im EKG fand der Autor einen Sinusrhythmus mit Frequenz von 65/min, eine ST-Hebung und hohe, positive symmetroide T-Wellen in den linkspräkordialen Ableitungen als an sich normale Variante (EKG 5.16). Der Verdacht auf eine diastolische Überlastung (die im vierten bis sechsten Monat einer Schwangerschaft auftritt) und der Vorschlag eines Schwangerschaftstestes provozierte bei den Kollegen des Autors ein schallendes Gelächter. Einen Tag später war jedermann verblüfft – der Test war positiv ausgefallen.
> Dies ist ein ausgezeichnetes Beispiel einer EKG-Interpretation, wie sie im Leben eines Kardiologen *nie* (oder nur ein Mal) gemacht werden sollte.

6.4 LVH bei ausgeprägter LV-Dilatation

Diese Kombination kommt keineswegs selten vor. Eine markante LV- (und/oder RV-) Dilatation führt zu einer *Rotation im Uhrzeigersinn* in den *präkordialen Ableitungen* und kann die ÅQRS$_F$ verändern und gleichzeitig oft die QRS-Voltage in einigen Extremitätenableitungen vermindern. Dies beeinträchtigt die Diagnose einer LVH im EKG stark (EKG 5.17).

7 Beeinträchtigende Faktoren bei der EKG-Diagnose der LVH

7.1 Geschlecht und Rasse

Erst kürzlich wurde darüber Rechenschaft abgelegt, dass die QRS-Voltage bei weißen Frauen gegenüber weißen Männern reduziert ist. Zudem haben Schwarze, besonders Frauen, eine signifikant größere Voltage als Weiße.

7.2 Alter

Im Jugendalter ist die QRS-Amplitude signifikant höher. Als Regel gilt, dass die EKG-Indices nur bei Individuen über 40 Jahren angewendet werden dürfen. Pipberger et al. berechneten eine Abnahme des maximalen räumlichen QRS-Vektors von 6,5% pro Jahrzehnt vom Alter von 20 Jahren bis zum Alter von 80 Jahren [25].

7.3 Körperhabitus und Körpergewicht

Der Körperhabitus und das Körpergewicht haben besonders in den präkordialen Ableitungen einen starken Einfluss auf die QRS-Voltage. Bei adipösen Patienten ist der Voltage-Index öfter falsch negativ, bei schlanken Patienten öfter falsch positiv. Dies kann auch bei alten Patienten mit Kachexie vorkommen. Manchmal ist die Voltage auch durch kräftige Brustmuskeln oder durch subepikardiales Fett vermindert.

7.4 Andere pathologische Bedingungen

Veränderungen von Geweben, die nahe am Herzen liegen (oder es umgeben), sind die Hauptursache für die *Reduktion* der QRS-Voltage, was besonders für das Lungenemphysem gilt. Ein Lungenödem oder ein Pneumothorax – und noch häufiger ein Perikarderguss – vermindern ebenfalls die Voltage. „Infiltrative" Herzkrankheiten wie etwa Myokarditis, Amyloidose oder Sklerodermie können ebenso wie ein Myokardinfarkt die Amplitude des QRS herabsetzen. Eine rechtsventrikuläre Hypertrophie (RVH) und ein Rechtsschenkelblock (auch ohne RVH) können durch die simultanen, den LV-Vektoren entgegengesetzten RV-Vektoren die Amplitude der R-Zacken besonders in den Ableitungen V_4 bis V_6 vermindern. Die Hypothyreose (Myxödem) bewirkt eine Reduktion der QRS- (und T-) Voltage, und eine periphere „low voltage" wird bei großem Perikarderguss beobachtet. *Alle diese Bedingungen* beeinträchtigen die EKG-Diagnose der LVH. Als Ausnahme vergrößert ein Linksschenkelblock die Voltage der S-Zacken in V_1 bis V_3 (V_4). Gelegentlich wird eine leichte Erhöhung der präkordialen QRS-Voltage bei der Hyperthyreose (ohne echte LVH) beobachtet; sie bildet sich nach der Behandlung zurück.

7.5 Variabilität des frontalen und horizontalen QRS-Vektors

Wie schon erwähnt, bereitet auch die Variabilität der QRS-Konfiguration in den horizontalen und besonders in den *frontalen* Ableitungen Schwierigkeiten bei der Erstellung nützlicher EKG-Indices.

8 Schlussfolgerungen

Insgesamt scheint die EKG-Diagnose der LVH nur beim Vorliegen eines linksanterioren Faszikelblocks (wegen des einheitlichen Verhaltens des QRS-Vektors) zuverlässig zu sein. Bei der Bewertung der EKGs ohne Reizleitungsstörungen (und ohne

Myokardinfarkt) weisen alle QRS-Voltage-Kriterien eine gute bis ausgezeichnete Spezifität, aber eine niedrige bis sehr niedrige Sensitivität auf. Die besten Kriterien sind wahrscheinlich der Cornell-Voltage-Index und das Cornell-Produkt mit einer Spezifität von 85–95% und einer Sensitivität von 30–50%. Nach unserer Erfahrung ist das EKG beim Linksschenkelblock und vor allem beim Rechtsschenkelblock von geringem diagnostischem Wert, obwohl in der Literatur einige gute bis ausgezeichnete Resultate berichtet wurden. Besonders bei Patienten mit klinisch vermuteter LVH und ohne oder nur einem Voltage-Kriterium für eine LVH ist die genaue quantitative Messung mittels Echokardiogramm unbedingt vorzuziehen.

9 Pathophysiologie und Wirkungen der LVH auf das EKG

Eine leichte Dilatation des linken Atriums ist wahrscheinlich die erste Auswirkung der hämodynamischen Überlastung des linken Ventrikels. Dann beginnt sich die LVH – meistens in konzentrischer Form – zu entwickeln, was hauptsächlich zu einer Zunahme des LV-Hauptvektors führt.

Dies zeigt sich darin, dass die Amplituden der R-Zacken in V_5 und V_6 (V_4) und, als Spiegelbild, die S-Zacken in V_2/V_3 (V_1) zunehmen. Zu einem geringeren Grad vergrößern sich auch die R-Zacken in I und aVL (bei linker QRS-Achse) oder in III, aVF und II (bei vertikaler QRS-Achse). Da die Reizleitung durch den hypertrophen linken Ventrikel länger dauert, kommt es zu einem *Anstieg der QRS-Dauer* und einer *Verzögerung der endgültigen Negativitätsbewegung*, die 0,055 s (gemessen in V_5/V_6) übersteigt. Gleichzeitig ist in vielen Fällen von ausgeprägter LVH die *frontale QRS-Achse nach links verschoben*. Jedoch kann auch eine indifferente oder sogar eine vertikale QRS-Achse beobachtet werden und zwar gelegentlich bei Patienten mit Aortenstenose oder infolge extrakardialer Gründe wie asthenischem Habitus und Lungenemphysem. Eine markante Q-Zacke in Ableitung III („Q_{III}") und aVF oder sogar ein QS-Komplex in III (EKG 5.2) kann auch durch eine LVH (oder eine normale Variante) und nicht nur durch einen inferioren Myokardinfarkt bedingt sein. Im Falle einer LVH ist dabei die T-Welle meistens positiv, während sie bei einem Myokardinfarkt in Ableitung III im Allgemeinen negativ und symmetrisch ist.

Häufig ist auch die Repolarisation in Mitleidenschaft gezogen. Die *Senkung der ST-Strecke* mit meistens aufwärts konvexer Konfiguration kann 3 mm erreichen (gemessen beim J-Punkt oder 0,08 s nach dem J-Punkt). Ziemlich oft finden sich *negative asymmetrische* (diskordante) T-Wellen.

Die nützlichen EKG-Kriterien für LVH berücksichtigen die Zunahme der QRS-Voltage. Einige Indices wurden verbessert, indem der Voltage-Index mit der QRS-Dauer multipliziert wurde, woraus sich ein *Produkt* ergibt. Ein zusätzlicher Einschluss von ST- und T-Abnormitäten hat wegen der Unspezifität der Repolarisationsstörungen nicht viel zur Verbesserung der LVH-Diagnose beigetragen.

10 Prognose der linksventrikulären Hypertrophie

Die LVH wurde als unabhängiger Faktor für kardiovaskuläre Komplikationen und für vorzeitigen Tod erkannt.

Eine LVH bei Patienten mit Hypertonie geht mit signifikant erhöhter Mortalität und einer dreifachen Prävalenz von koronarer Herzkrankheit einher [3]. Sullivan et al. [26] fanden eine 5-Jahres-Überlebensrate von 84,4% bei Patienten mit elektrokardiographisch festgestellter LVH verglichen mit 94,5% ohne LVH. Haider et al. [27] berichteten von einer erhöhten Inzidenz von plötzlichem Tod, speziell bei Männern (aufgrund von Resultaten bei 3661 Patienten in einer Framingham-Studie, wobei die Prävalenz der LVH 21,5% betrug). Eine doppelte Mortalitätsrate bei Schwarzen verglichen mit Weißen wurde von Benjamin und Levy [28] festgestellt. Auf der Basis einer Studie an 6391 Frauen und 5243 Männern (Alter 35–74 Jahre, Verlaufsbeobachtung über 7 Jahre) berichteten kürzlich Larsen et al. [29], dass das EKG-Bild der LVH mit negativen T, mit oder ohne ST-Senkung, in signifikanter Weise mit ischämischer Herzkrankheit einhergeht.

Literatur

1. Klein RC, Zakauddin V, De Maria AN, Mason D. Electrocardiographic diagnosis of left ventricular hypertrophy in the presence of left bundle-branch block. Am Heart J 1984;108:502–6
2. Kafka H, Burggraf GW, Milliken JA. Electrocardiographic diagnosis of left ventricular hypertrophy in the presence of left bundle branch block: an echocardiographic study. Am J Cardiol 1985;55:103–6
3. Kannel WB, Gordon T, Offutt D. Left ventricular hypertrophy by electrocardiogram. Prevalence, incidence and mortality in the Framingham study. Ann Intern Med 1969;71:89–105
4. Levy D, Anderson KM, Savage DD, et-al. Echocardiographically detected left ventricular hypertrophy: prevalence and risk factors. The Framingham Heart Study. Ann Intern Med 1988;108:7–13
5. Hammond IW, Devereux RB, et-al. The prevalence and correlates of echocardiographic left ventricular hypertrophy among employed patients with uncomplicated hypertension. J Am Coll Cardiol 1986;7:639–50

6. Lewis T. Observation upon ventricular hypertrophy with especial reference to preponderance of one or other chamber. Heart 1914;5:367
7. Gubner R, Ungerleider HE. Electrocardiographic criteria for left ventricular hypertrophy. Arch Intern Med 1943;72:196–210
8. Sokolow M, Lyon TP. The ventricular complex in left ventricular hypertrophy as obtained by unipolar precordial and limb leads. Am Heart J 1949;37:161–86
9. Schillaci G, Verdecchia P, Borgioni C, et al. Improved electrocardiographic diagnosis of left ventricular hypertrophy. Am J Cardiol 1994;74:714–98
10. Casale PN, Devereux RB, Kligfield P, et al. Electrocardiographic detection of left ventricular hypertrophy: development and prospective validation of improved criteria. J Am Coll Cardiol 1985;6:572–80
11. Molloy TJ, Okin PM, Devereux RB, Kligfield P. Electrocardiographic detection of left ventricular hypertrophy by the simple QRS voltage–duration product. J Am Coll Cardiol 1992;20:1180–6
12. Koehler NR, Velho FJ, Bodanese LC, et al. Evaluation of QRS voltage in 12 derivations and Cornell criteria in the diagnosis of left ventricular hypertrophy. Arq Bras Cardiol 1994;63:197–201
13. Romhilt DW, Estes EH. A point-score system for the ECG diagnosis of left ventricular hypertrophy. Am Heart J 1968;75:752–8
14. Norman JE Jr, Levy D. Improved electrocardiographic detection of echocardiographic left ventricular hypertrophy: results of a correlated data base approach. J Am Coll Cardiol 1995;26:1022–9
15. Jaggy C, Perret F, Bovet P, et al. Performance of classic electrocardiographic criteria for left ventricular hypertrophy in an African population. Hypertension 2000;36:54–61
16. Vandenberg B, Sagar K, Paulsen W, Romhilt D. Electrocardiographic criteria for the diagnosis of left ventricular hypertrophy in the presence of complete right bundle branch block. Am J Cardiol 1989;63:1080–4
17. Gertsch M, Theler A, Foglia E. Electrocardiographic detection of left ventricular hypertrophy in the presence of left anterior fascicular block. Am J Cardiol 1988;61:1098–101
18. Milliken JA. Isolated and complicated left anterior fascicular block: a review of suggested electrocardiographic criteria. J Electrocardiol 1983;16:199–212
19. Bozzi G, Figini A. Left anterior hemiblock and electrocardiographic diagnosis of left ventricular hypertrophy. Adv Cardiol 1976;16:495–500
20. Sakamoto T, Tei C, Murayama M, et al. Giant T-wave inversion as a manifestation of asymmetrical apical hypertrophy (AAH) of the left ventricle. Echocardiographic and ultrasonocardiotomographic study. Jap Heart J 1976;17:611–29
21. Suzuki J, Watanabe F, Takenaka K, et al. New subtype of apical hypertrophic cardiomyopathy identified with nuclear magnetic resonance imaging as an underlying cause of markedly inverted T-waves. J Am Coll Cardiol 1993;22:1175–81
22. Cabrera E, Monroy JR. Systolic and diastolic loading of the heart. Part I. Physiologic and clinical data. Am Heart J 1952;43:661
23. Cabrera E, Monroy JR. Systolic and diastolic loading of the heart. Part II. Electrocardiographic data. Am Heart J 1952;43:669
24. Russo R, Rizzoli G, Stritoni P, et al. T-wave changes in patients with hemodynamic evidence of systolic or diastolic overload of the left ventricle: a retrospective study on isolated chronic aortic valve disease. Int J Cardiol 1987;14:137–43
25. Pipberger HV, Goldman MJ, Littmann D, et al. Correlations of the orthogonal electrocardiogram and vectorcardiogram with constitutional variables in 518 normal men. Circulation 1967;35:536–51
26. Sullivan JM, Vander Zwaag RV, el-Zeky F, et al. Left ventricular hypertrophy: effect on survival. J Am Coll Cardiol 1993;22:508–13
27. Haider AW, Larson MG, Benjamin EJ, Levy D. Increased left ventricular mass and hypertrophy are associated with increased risk for sudden death. J Am Coll Cardiol 1998;32:1454–9
28. Benjamin EJ, Levy D. Why is left ventricular hypertrophy so predictive of morbidity and mortality. Am J Med Sci 1999;317:168–75
29. Larsen CT, Dahlin J, Blackburn H, et al. Prevalence and prognosis of electrocardiographic left ventricular hypertrophy, ST-segment depression and negative T-wave; the Copenhagen City Heart Study. Eur Heart J 2002;23:315–24

EKG 5.1

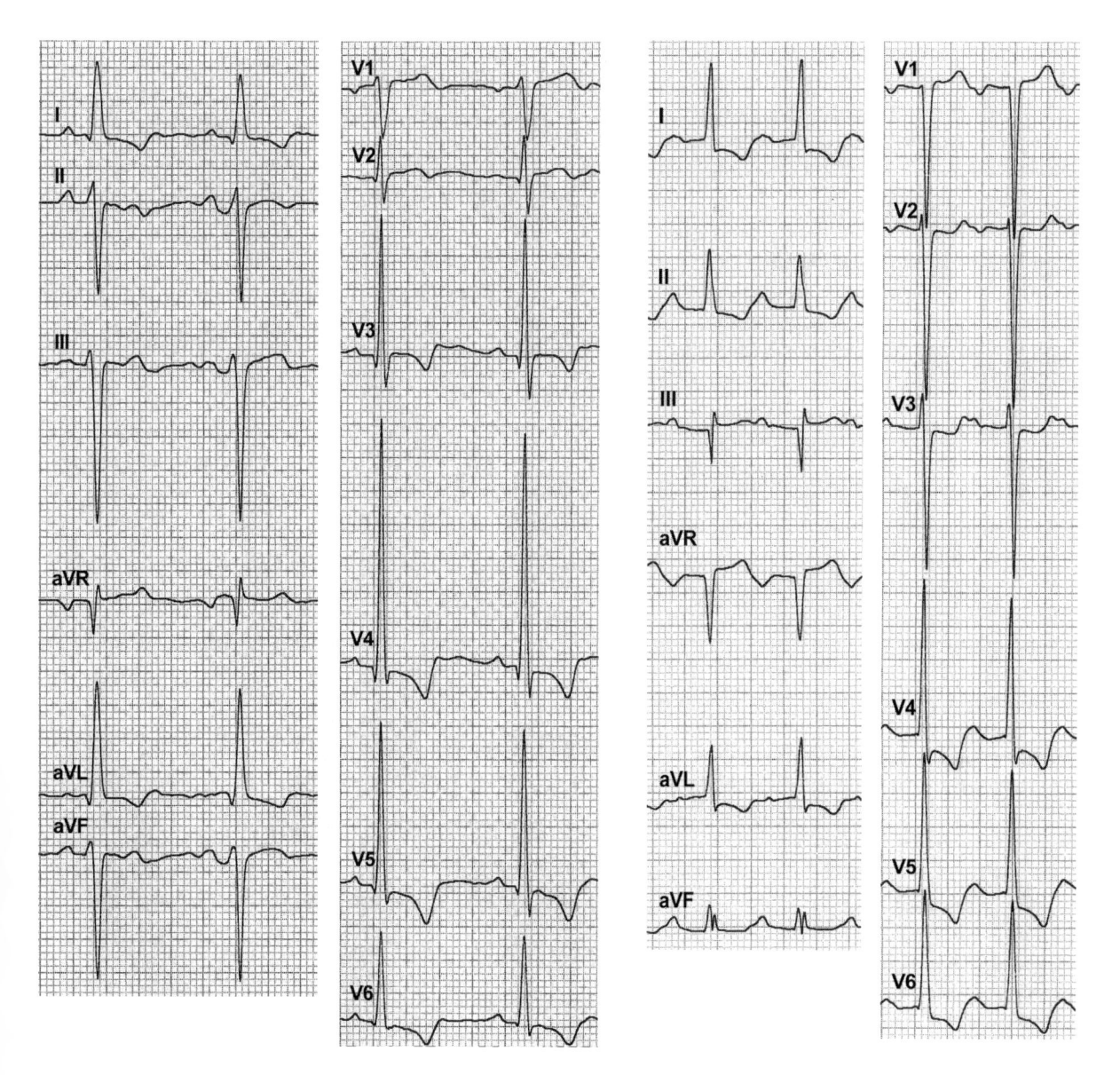

53J/m. Schwere LVH, 1 Jahr nach Aortenklappenersatz wegen Aorteninsuffizienz. *Positive Voltage-Indices*: R_{aVL} = 15 mm (>11 mm); $R_I + S_{III}$ = 31 mm (>25 mm). *Negative Voltage-Indices*: Cornell: 21 mm (>28 mm für Männer); Sokolow ($S_{V1} + R_{V5}$) = 29 mm (>35 mm). Plus: negative T-Wellen in den Ableitungen mit hohen R-Zacken. Überdrehte Linkslage infolge LVH, wahrscheinlich nicht wegen LAFB. Echo: LV-Masse-Index 270 g/m²

EKG 5.2

69J/w. LVH, 2 Monate nach Aortenklappenersatz. Positive Voltage-Indices: Sokolow: 41 mm; Cornell: 30 mm (20 mm für Frauen). Negative Voltage-Indices: R_{aVL} = 9 mm; $R_I + S_{III}$ = 19 mm. Plus: signifikante ST-Senkung und T-Negativität in den anterolateralen Ableitungen. Echo: LV-Masse-Index 150 g/m²

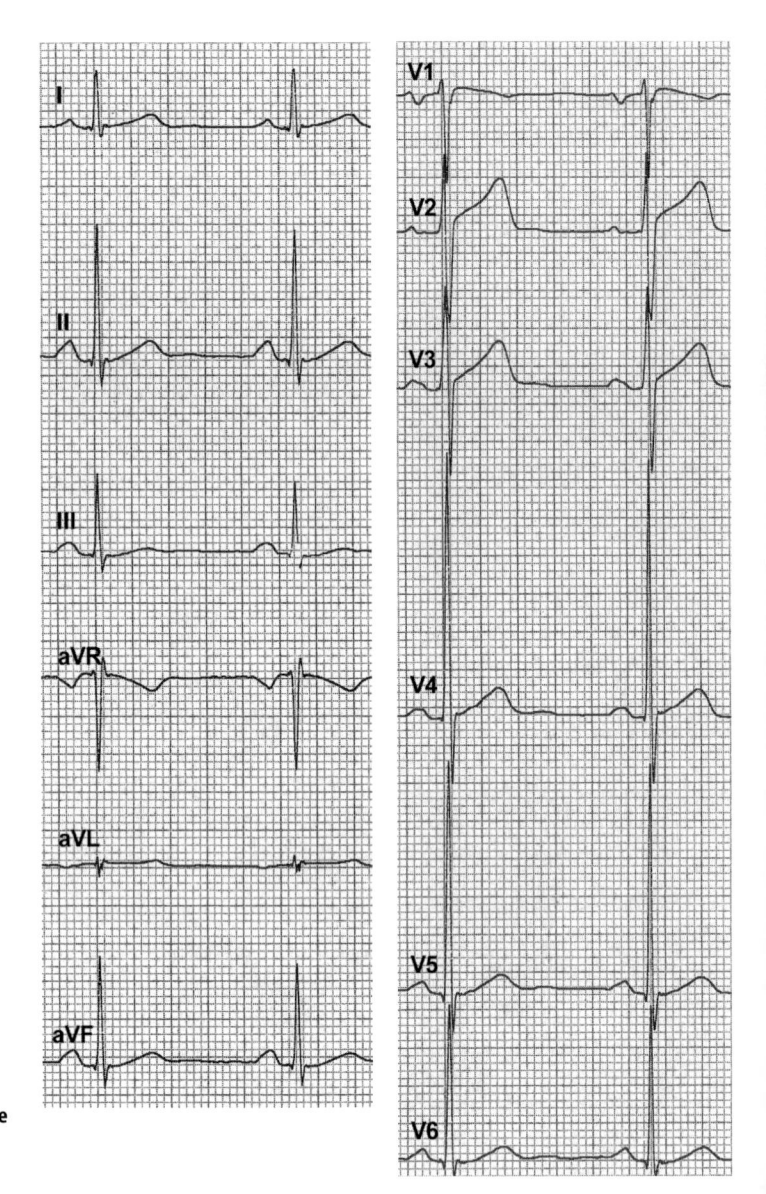

EKG 5.3
57J/m. Hohe R-Zacken in V_4/V_5, suspekt auf LVH.
Positive Voltage-Kriterien: Sokolow: 41 mm. Negative
Indices: R_{aVL}, Cornell, $R_I + S_{III}$. Keine T-Negativität.
Echo: LV-Masse-Index 134 g/m^2

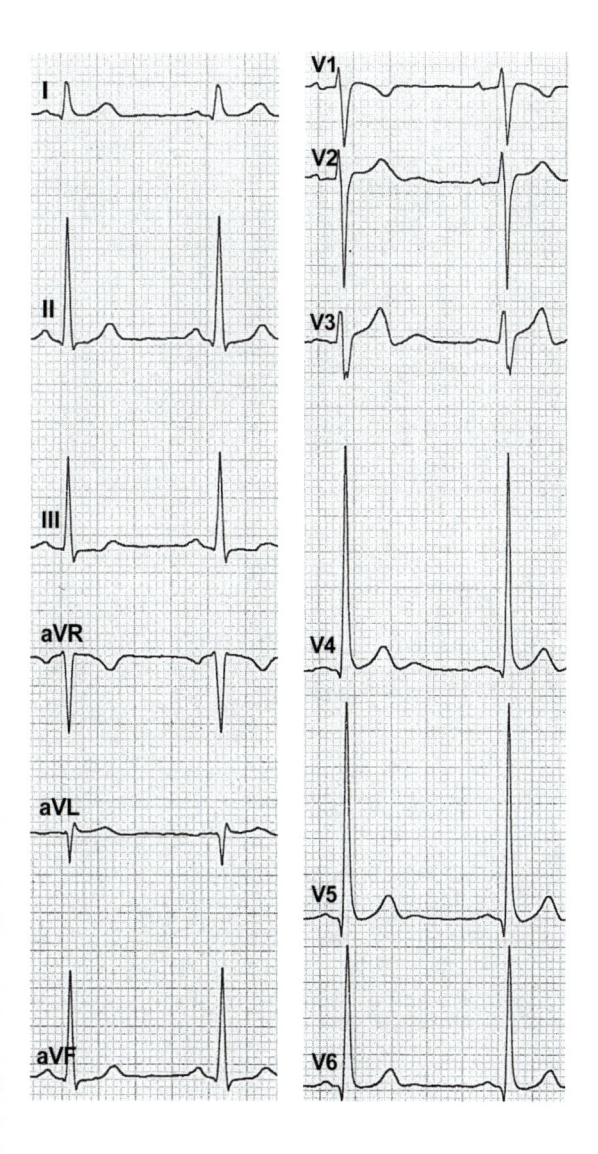

EKG 5.4
24J/m. Positiver Sokolow-Index (37 mm), alle anderen Voltage-Indices sind negativ. Echo: keine LVH. Falsch positiver Sokolow-Index bei jungem gesundem Menschen

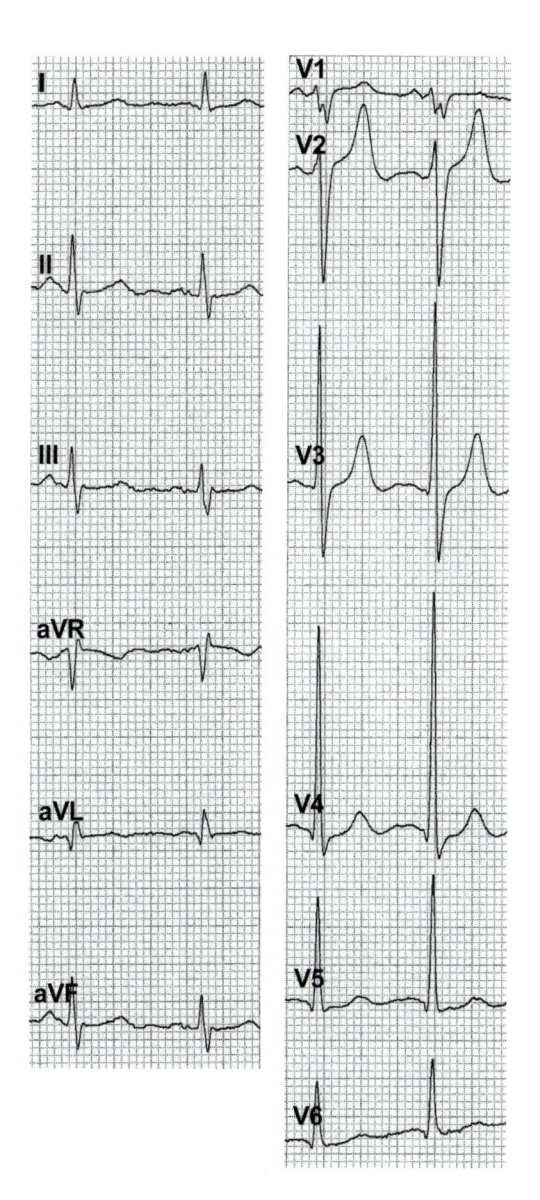

EKG 5.5
80J/m. Alle üblichen Voltage-Kriterien sind negativ. Eine LVH kann vermutet werden wegen der hohen RS-Komplexe in V_3/V_4, jeder etwa 30 mm. Hypertensive und koronare Herzkrankheit. Echo: LV-Masse-Index 165 g/m².

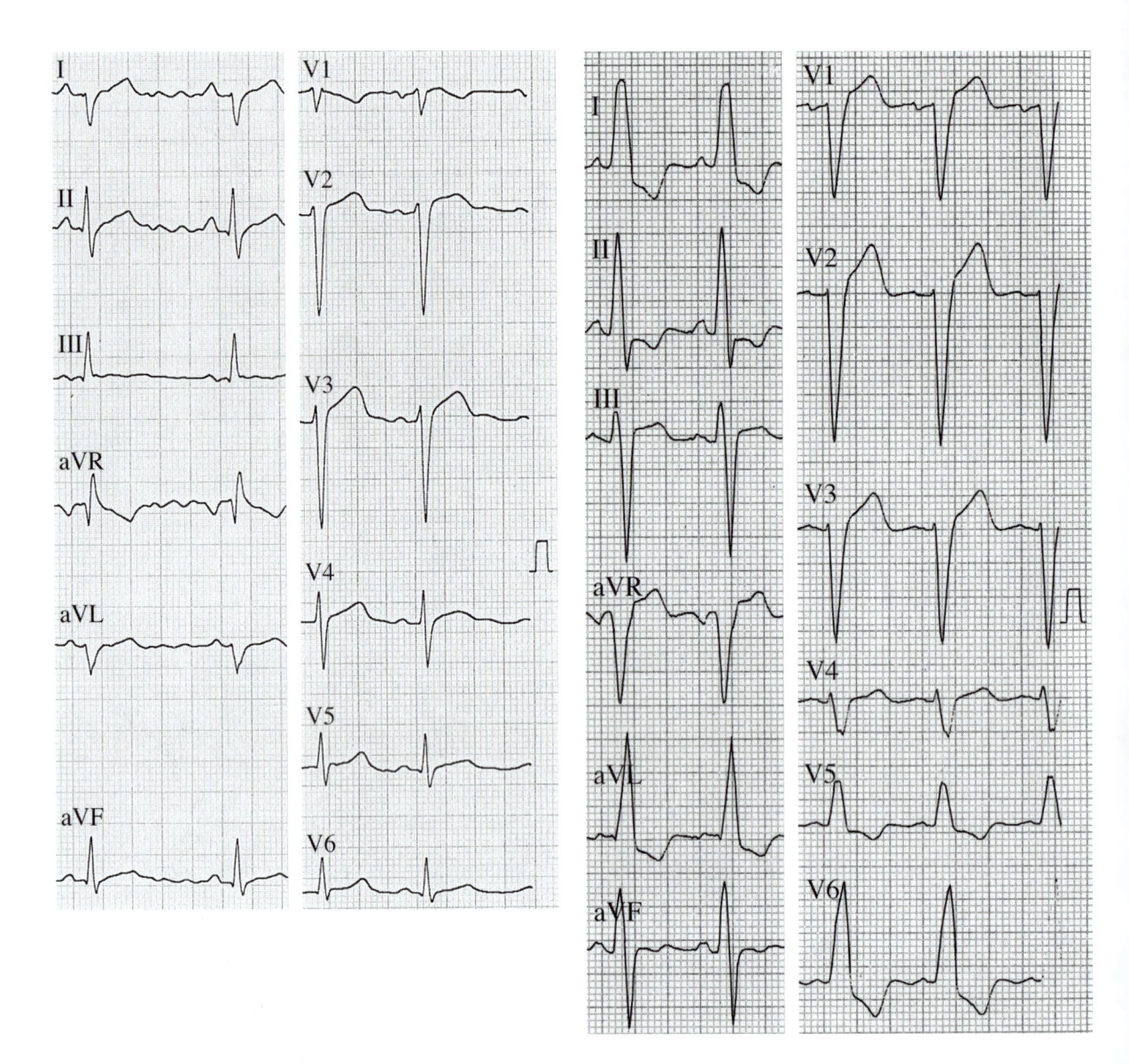

EKG 5.6

18J/m. Operierter Ventrikelseptumdefekt mit Rest-Shunt. Auf den ersten Blick keine LVH, beachte aber die Eichung in den präkordialen Ableitungen (1 mV = 5 mm!). Trotz der überdrehten Rechtslage und einer minimalen R-Zacke in aVL ist der Cornell-Index positiv: R_{aVL} = 1 mm; S_{V3} = 34 mm; Summe = 35 mm (28 mm für Männer). Alle anderen Indices sind negativ, teilweise bedingt durch die überdrehte Rechtslage. Echo: LV-Masse 180 g/m²

EKG 5.7

79J/m. LVH mit LSB, auffallende QRS-Amplituden in den präkordialen Ableitungen (siehe die Eichung: 1 mV = 5 mm). Dennoch ist der Index von Klein et al. (S_{V1} + R_{V5} ≥ 45 mm) mit 42 mm negativ

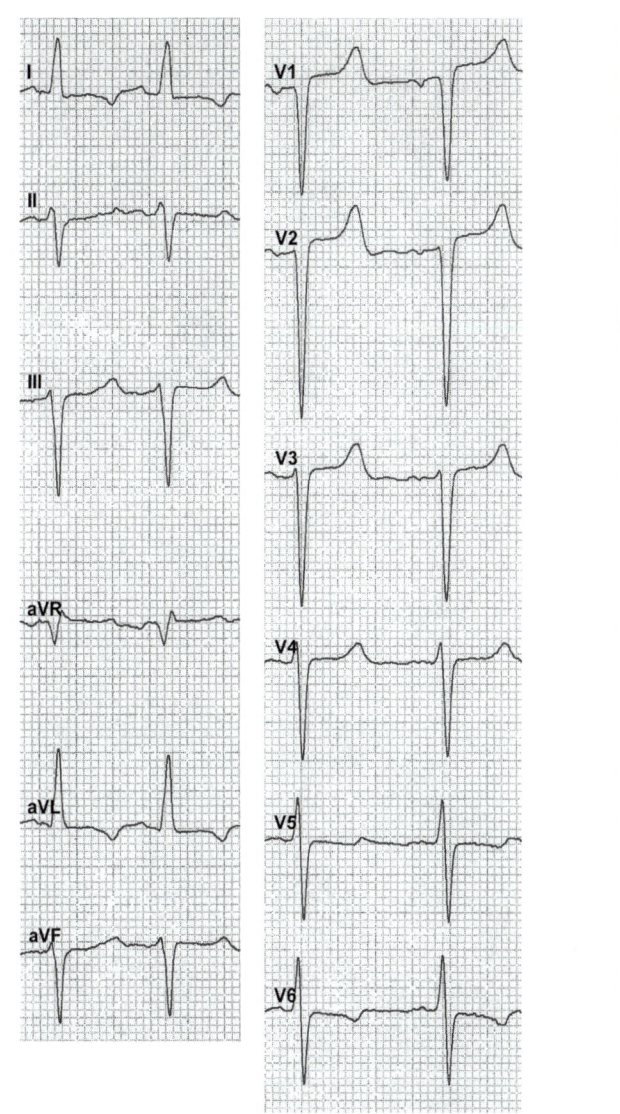

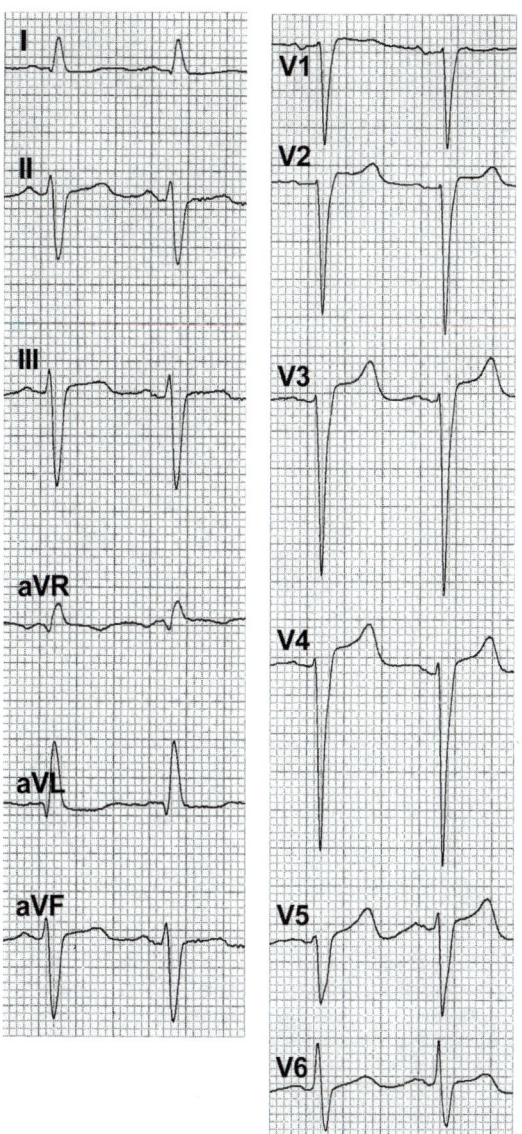

EKG 5.8
71J/m. LVH bei LAFB. Der Index $S_{III} + (R + S)_{maximal\ präkordial}$ ≥ 30 mm (Gertsch et al. [17]) ist positiv: S_{III} = 12 mm; R + S in V_2 = 21 mm; Summe = 33 mm. Alle übrigen Voltage-Indices (z.B. R_{aVL}, R_I + S_{III}, Cornell und Sokolow) sind negativ

EKG 5.9
77J/m. LVH bei LAFB. *Positive Indices*: Gertsch et al. (36 mm), Cornell (32 mm). Negative Indices: R_{aVL}, R_I + S_{III}, Sokolow

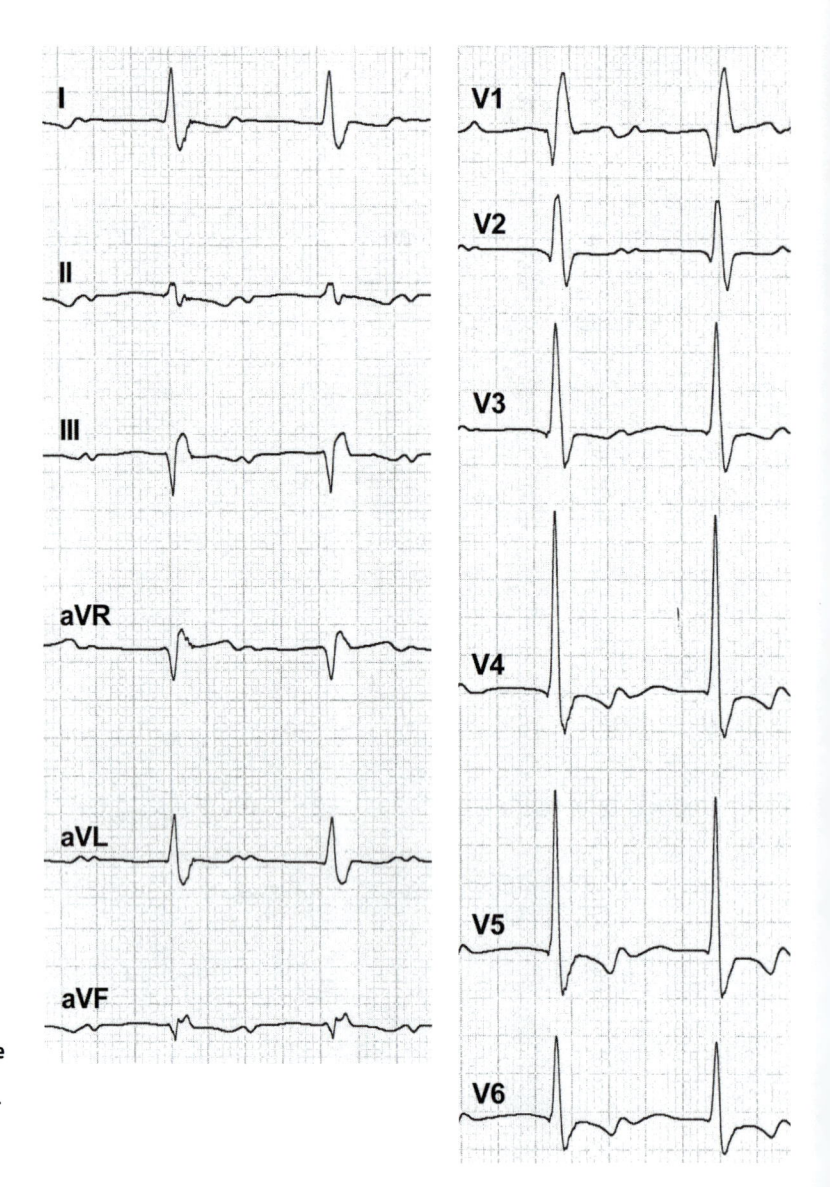

EKG 5.10
57J/m. LVH bei RSB. Hypertensive und koronare Herzkrankheit. Sinusrhythmus mit extremem AV-Block 1°, pathologische Q-Zacke in V_1/V_2. Die großen R-Amplituden in V_4/V_5 bei einem RSB deuten auf eine LVH hin. Die T-Negativität in V_4 bis V_6 ist durch LV-Überlastung und/oder Ischämie bedingt

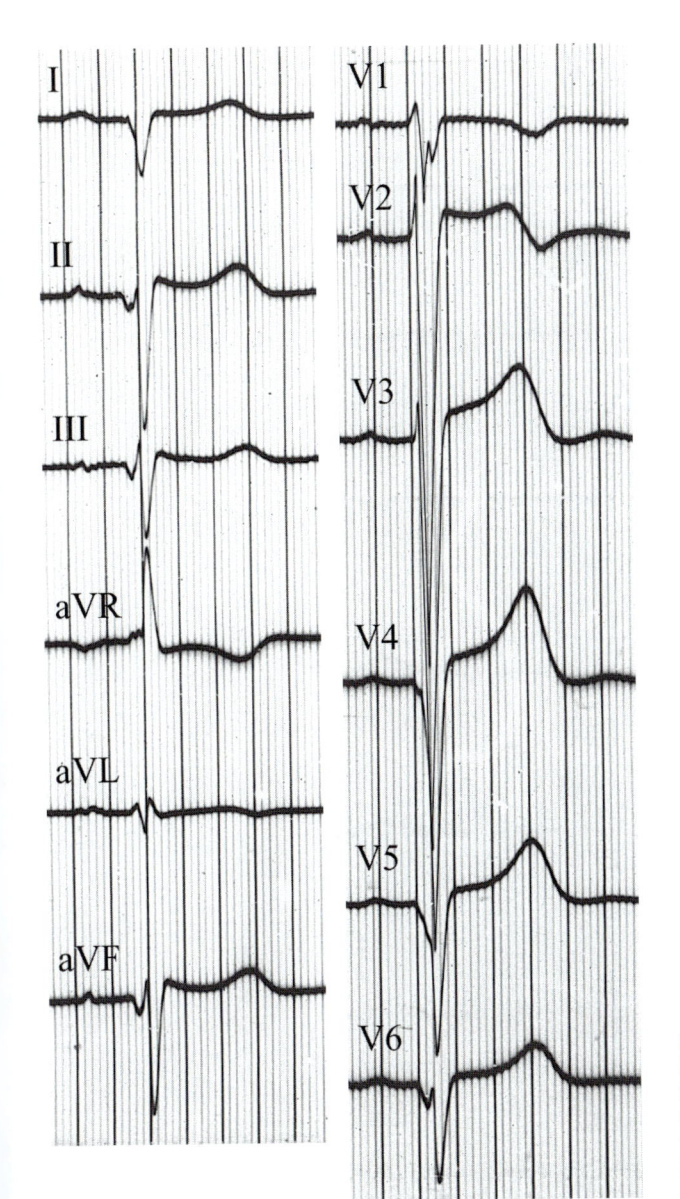

EKG 5.11a
Fallbeispiel/Short Story 1. 22J/m. HOCM. EKG (50 mm/s): Sinusrhythmus. Auffallender QRS-Vektor in den Extremitäten- und Brustwandableitungen. ÅQRS$_F$ etwa -130° mit einem positiven QRS-Komplex lediglich in Ableitung aVR. Riesige S-Zacken in V$_2$/V$_3$. QS-Komplexe in I, II, V$_4$ bis V$_6$ wie bei ausgedehntem lateralem Myokardinfarkt (aber positive diskordante T-Wellen)

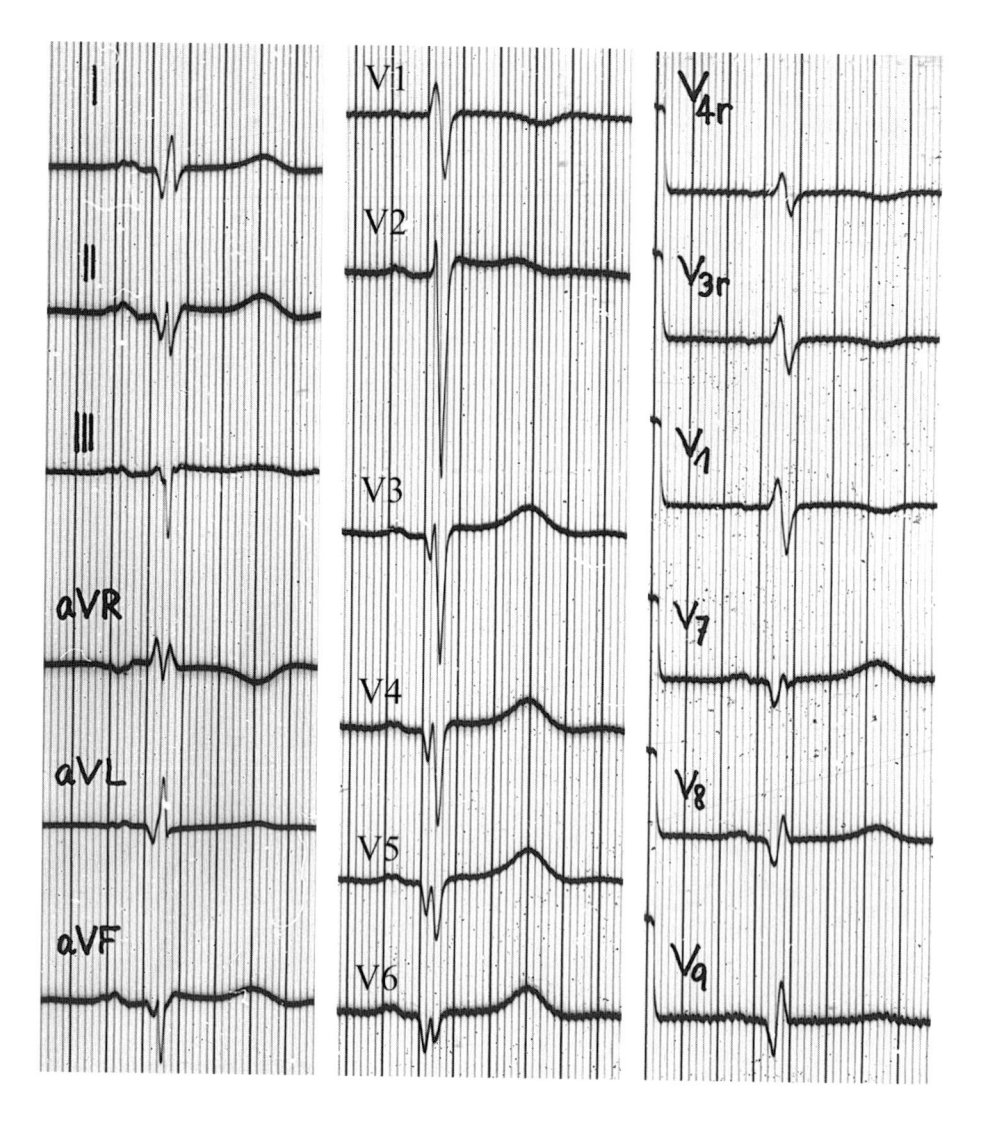

EKG 5.11b
Fallbeispiel/Short Story 2. 27J/w. HOCM. EKG (50 mm/s): Sinusrhythmus. Auffallender QRS-Vektor in den Extremitäten- und Brustwandableitungen. ÅQRS$_F$ etwa -100°. QS-Komplexe in V$_5$/V$_6$, markante Q-Zacken in I, II, aVL, aVF und V$_3$/V$_4$ und in den posterioren Ableitungen V$_7$ bis V$_9$. Der QRS-Vektor und die Q-Zacken sind jenen im EKG 5.11a sehr ähnlich

EKG 5.12

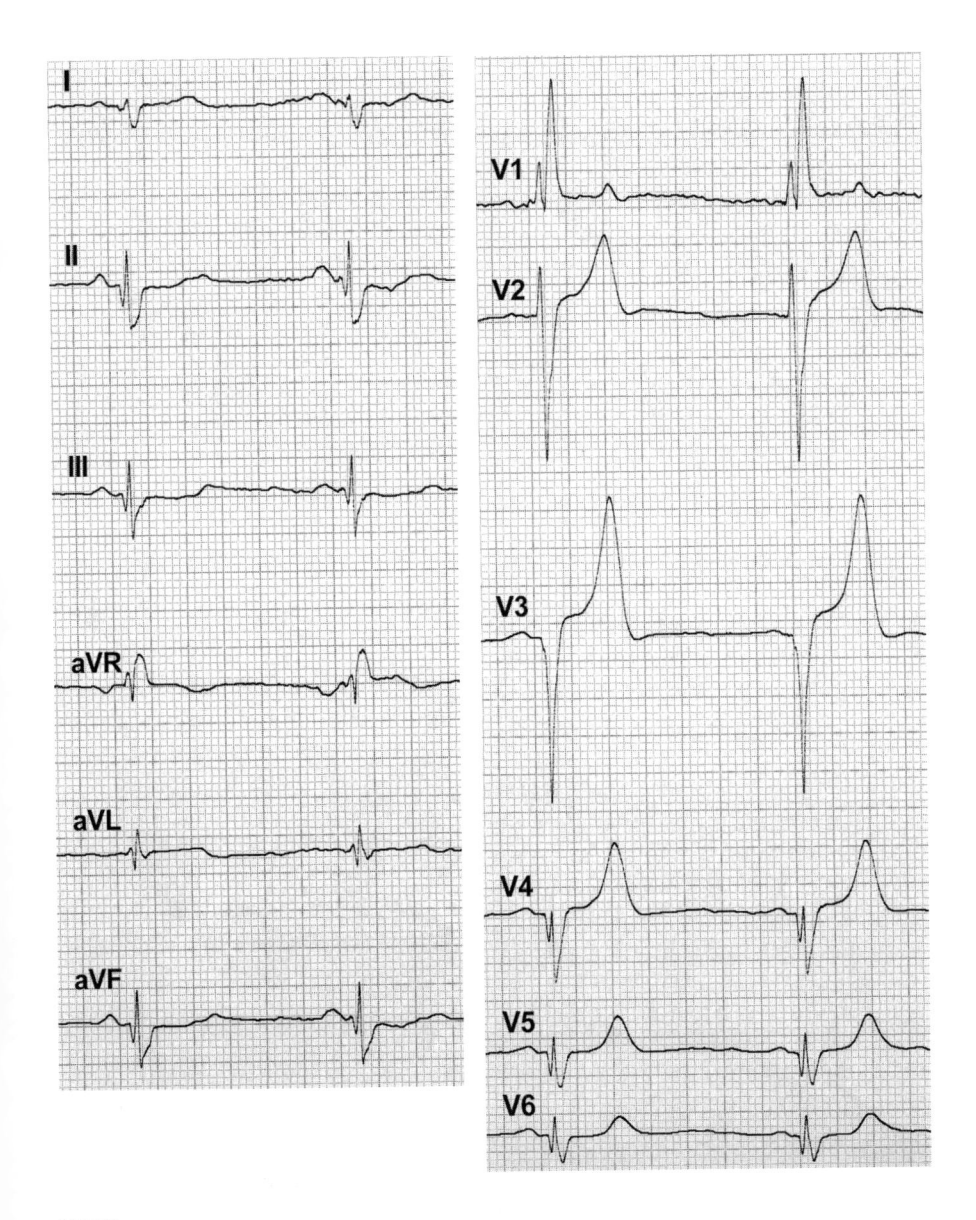

28J/m. „Typisches" Bild der HOCM. QS in V$_3$, pathologische Q-Zacken in V$_4$ bis V$_6$ und in I, II, aVF und III (als Manifestation der abnormen septalen Erregung). EKG 18 Monate nach Alkohol-Ablation unverändert außer neuem RSB. LV-Gradient von 48(116) mmHg auf 10(19) mmHg reduziert (mit Amylnitrat)

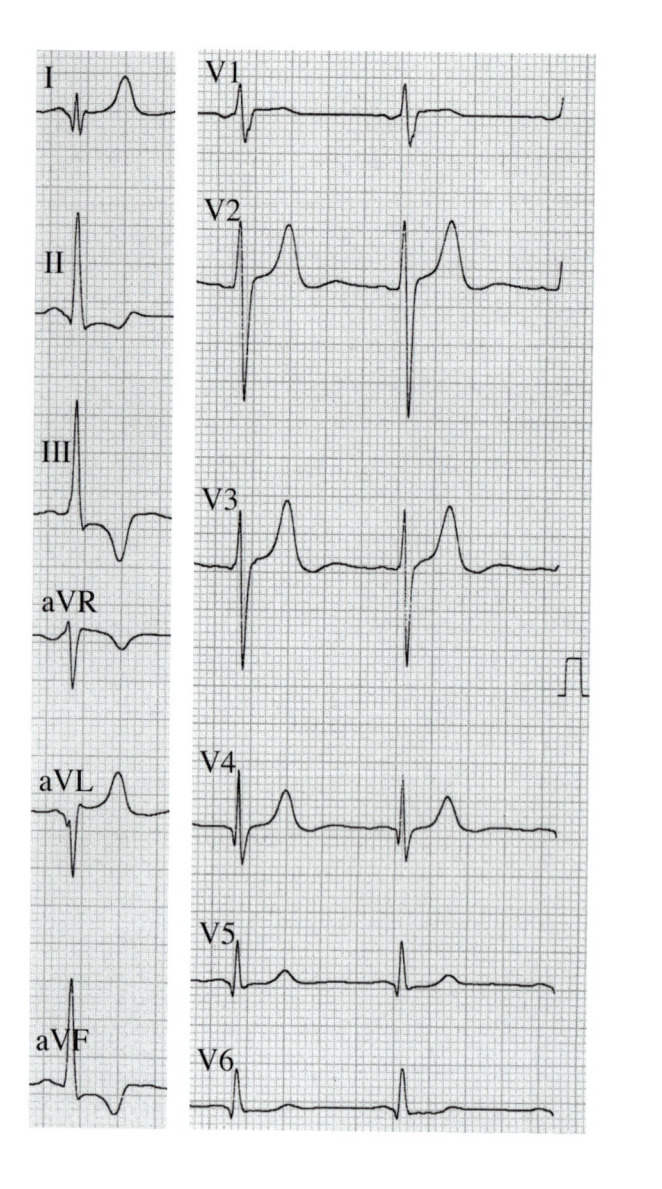

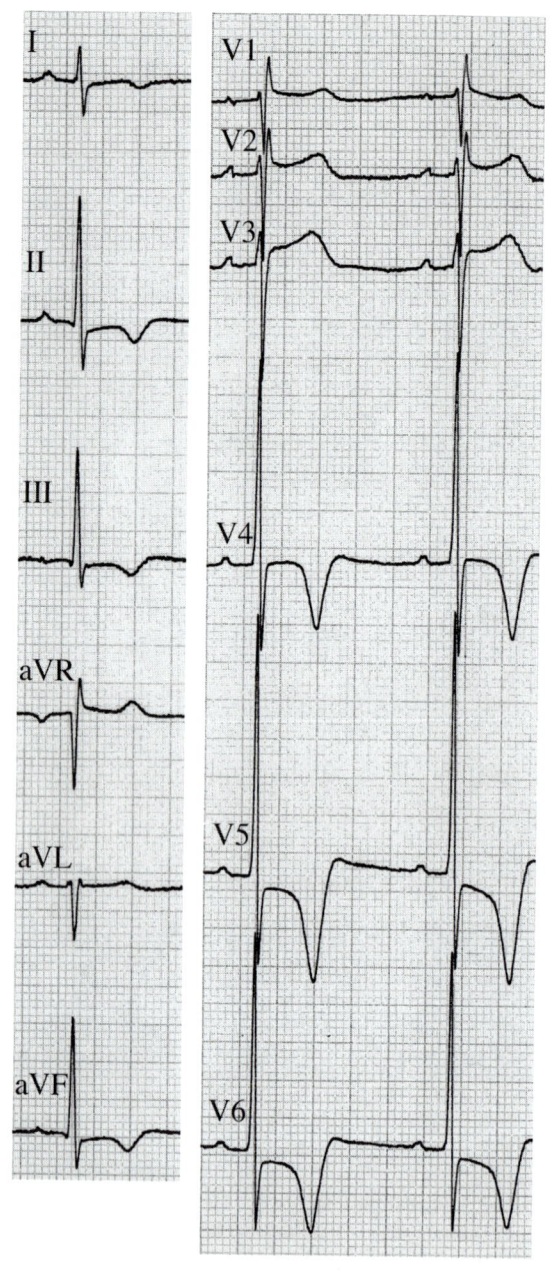

EKG 5.13
25J/m. HOCM. QS in aVL, leicht prominentes Q in I und V$_4$ bis V$_6$ (halbe Eichung der präkordialen Ableitungen). Auffallende ST-Senkung und negative T-Wellen in II/aVF/III. Echo/Doppler: Gradient 33 mmHg in Ruhe, 70 mmHg mit Amylnitrat

EKG 5.14
39J/m. Apikale Hypertrophie. Hohe R-Amplitude mit signifikanter ST-Senkung und riesigen negativen T-Wellen in V$_4$ bis V$_6$. Inkompletter RSB. Echo: LV-Masse 270 g/m²

EKG 5.15

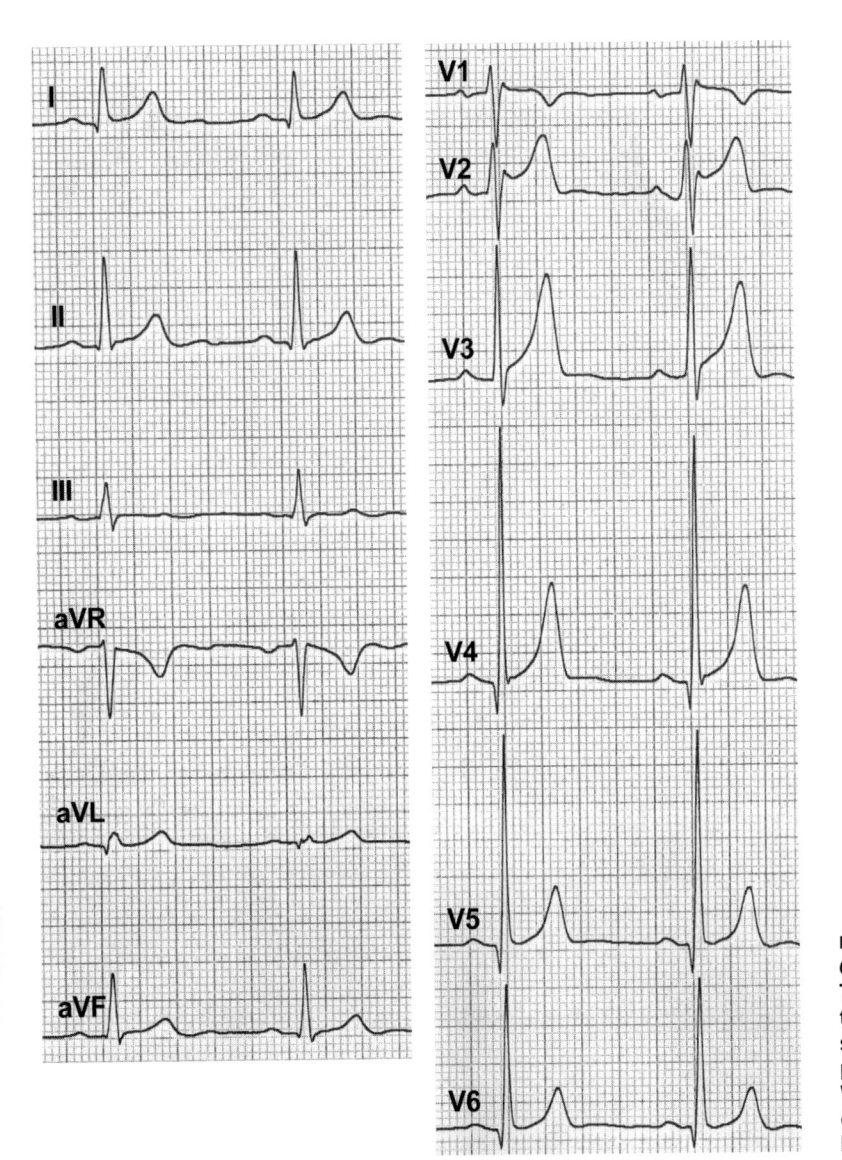

64J/m. Leichte Aortenklappeninsuffizienz. Typisches Bild der „diastolischen Überlastung". Relativ tiefe Q-Zacken und hohe, schmale R-Zacken, leichte ST-Hebung und positive, hohe und spitze T-Wellen in V_3 bis V_6. Das Bild ist wahrscheinlich auch durch die niedrige Frequenz des Sinusrhythmus bedingt

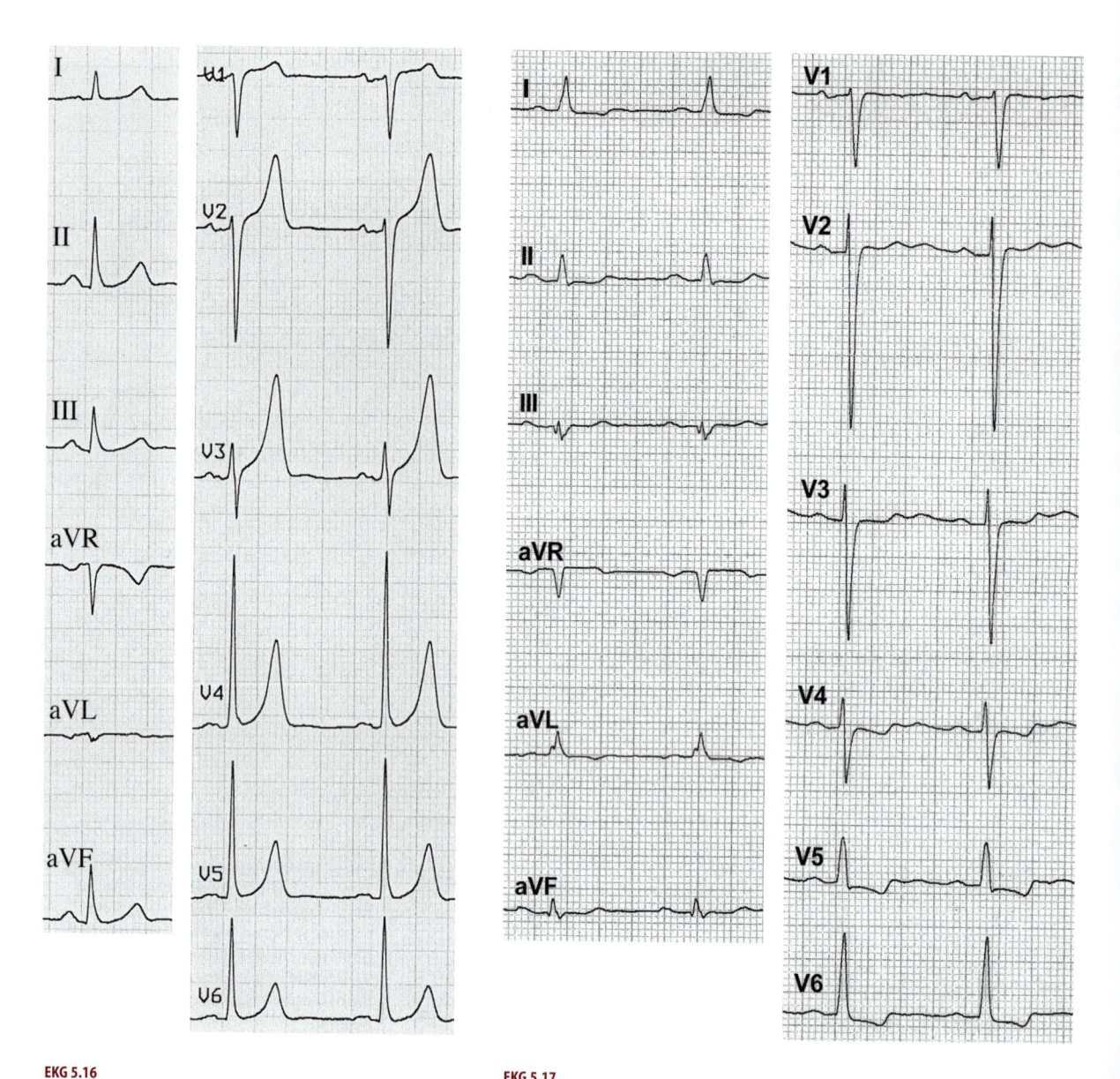

EKG 5.16
Fallbeispiel/Short Story 2. 16J/w. EKG: es besteht eine minimale ST-Hebung in V_5 und V_6, kombiniert mit relativ hohen und symmetroiden T-Wellen

EKG 5.17
77J/m. LVH mit LV-Dilatation. Es besteht eine Rotation im Uhrzeigersinn in den präkordialen Ableitungen, das R in V_6 ist signifikant höher als in V_5. Alle Voltage-Kriterien sind negativ. Eine LVH kann wegen der tiefen S-Zacke in V_2 vermutet werden

Kapitel 6
Rechtsventrikuläre Hypertrophie (RVH)

Auf einen Blick

Die rechtsventrikuläre Hypertrophie (RVH) ist im EKG nur diagnostizierbar, wenn die Wand des rechten Ventrikels eine Hypertrophie solchen Ausmaßes entwickelt, dass sie die Muskelmasse des linken Ventrikels mehr oder weniger ausbalanciert. Eine derartige Entwicklung braucht Zeit, meistens Monate oder Jahre.

Eine exzessive RVH (mit einer Muskelmasse, die mindestens so groß ist wie diejenige des linken Ventrikels) kann zuverlässig diagnostiziert werden. Bei mäßiger RVH erlauben die EKG-Manifestationen nur Vermutungen über das Vorliegen einer RVH. Die RVH, die viel seltener ist als die LVH, wird in ausgeprägter Form bei kongenitalen Herzerkrankungen angetroffen.

EKG

Die Ableitung V_1 liegt dem vorne gelegenen rechten Ventrikel am nächsten und zeigt deshalb als einzige *direkt* die spezifischen Veränderungen der RVH, also den Ausdruck des vergrößerten RV-Vektors, der nach vorne und rechts gerichtet ist. So stellt die Ableitung V_1 beim Fehlen eines inkompletten oder kompletten Rechtsschenkelblocks den *Schlüssel für die RVH* dar. Die speziellen rechtspräkordialen Ableitungen V_{3R} bis V_{6R} werden für den Nachweis oder Ausschluss der RVH nicht gebraucht, wohl aber für die Diagnose des rechtsventrikulären Infarktes beim Vorliegen eines inferioren Myokardinfarktes.

1 EKG-Kriterien für rechtsventrikuläre Hypertrophie

Eine RVH kann unter drei Bedingungen vorhanden sein:
i. ohne RV Reizleitungsstörung
ii. mit inkomplettem Rechtsschenkelblock (iRSB)
iii. mit komplettem Rechtsschenkelblock (RSB)

Häufig ist eine *überdrehte Rechtslage* ($ÅQRS_F \geq 90°$) vorhanden. Eine zusätzliche ST-Senkung und besonders eine T-Inversion in den Ableitungen V_1 bis V_2/V_3 stützen die Diagnose der RVH unter den Bedingungen von (i) und (ii), nicht aber von (iii).

1.1 RVH ohne RV Reizleitungsstörung

Typisch für das EKG ist ein einziger positiver QRS-Ausschlag, der in einer *alleinigen R-Zacke in Ableitung V_1* besteht (EKG 6.1–6.3). Diesem Bild begegnet man bei der Pulmonalstenose (die auch mit einem iRSB einhergehen kann), bei schwerer RVH bei kongenitalen Herzkrankheiten mit *Eisenmenger-Syndrom* und bei einigen Fällen von Mitralstenose und schwerem Cor pulmonale. Im Allgemeinen besteht dabei eine frontale überdrehte Rechtslage.

Sofern einige gut definierte Zustände ausgeschlossen werden, wie der echte posteriore Myokardinfarkt und ein Typ der Präexzitation, gilt ein R-Komplex in V_1 als sehr spezifisch für eine RVH.

Ein *qR-Komplex in Ableitung V_1* ist ein ebenfalls zuverlässiges Zeichen für eine RVH (EKG 6.4). Die Q-Zacke ist bedingt durch die RVH und die RV (und rechtsatriale!) Dilatation und nicht durch eine anteroseptale Nekrose. Ein qR-Komplex wird gelegentlich bei schwerer akuter Lungenembolie gefunden; in diesem Fall entsteht das qR aufgrund der RV und rechtsatrialen *Dilatation*.

Ein *RS-Komplex in Ableitung V_1* mit einem R:S-Verhältnis von mehr als 1:1 (EKG 6.5) stützt die Diagnose einer RVH, ist aber wenig zuverlässig. Dies gilt auch für eine *R-Zacke* von > 7 mm in V_1 oder eine *S-Zacke* von < 2 mm in V_1 beim Vorliegen eines RS-Komplexes.

1.2 RVH mit iRSB (normale QRS-Dauer)

Ein rSr´-Komplex in V_1 mit einem r´, das *kleiner* als die initiale R-Zacke ist, steht selten in Verbindung mit einer RVH und ist bei jungen gesunden Personen ziemlich häufig (EKG 6.6). Wenn das r´ eindeutig *größer* ist als die initiale R-Zacke, besteht in rund 40% eine RVH. Einerseits ist dieser rSr´-Typ (r´ > r) typisch für Patienten mit „Vorhofseptumdefekt vom Sekundumtyp" (90% der Vorhofseptumdefekte sind von diesem Typ), wobei sich im Allgemeinen asymmetrische, negative T-Wellen in V_1 bis V_3 (EKG 6.7) finden; dieses Bild kann auch bei rezidivierenden Lungenembolien, bei Pulmonalstenose und gelegentlich bei Mitralstenose angetroffen werden. Andererseits kann das rSr´-Muster gelegentlich auch einen *intermediären* Zustand zwischen iRSB und RSB darstellen. Die Ätiologie ist in diesem Fall mannigfaltig und schließt eine Fibrose des rechten Tawaraschenkels oder eine koronare Herzkrankheit ein. Jedoch muss betont werden, dass ein rSr´-Typ mit r´ > r auch bei normalen Personen auftreten kann und bei Individuen mit Trichterbrust nicht ungewöhnlich ist.

1.3 RVH mit RSB (QRS-Dauer > 0,12 s)

Typisch für einen RSB mit oder ohne RVH ist ein *rsR´-Komplex in Ableitung V_1*. Wegen Projektionen fehlt manchmal eine S-Zacke und es besteht lediglich eine einzelne breite und geknotete R-Zacke. Eine RVH kann nur diagnostiziert oder vermutet werden, wenn die Amplitude des R´ 12 mm übersteigt und/oder die QRS-Dauer ≥ 0,14 s beträgt, was durch eine atypisch breite und oft geknotete R-Zacke verursacht wird. Dazu gehört fast immer eine überdrehte Rechtslage (EKG 6.8). Die T-Welle ist immer negativ in Ableitung V_1, in vielen Fällen auch in V_2 bis V_4 und zwar mit oder ohne RVH. Das klassische Bild der mit der RVH verbundenen rechtsatrialen Hypertrophie/Vergrößerung, das P-pulmonale, kann nur bei Patienten mit Cor pulmonale „parenchymale", das heißt bei obstruktiver Lungenkrankheit, beobachtet werden.

Statistisch gesehen ist der RSB mit einem Verhältnis von 20:1 viel häufiger bei Patienten *ohne* als bei Patienten mit RVH.

Wie immer ist es ratsam, das EKG mit den klinischen Befunden in Beziehung zu bringen, besonders bei Grenzbefunden einer „EKG-RVH", und das Echokardiogramm als direkte und bessere diagnostische Methode anzuwenden.

Im Detail

Die diagnostischen Möglichkeiten des EKGs sind bei der RVH begrenzt, da diese so ausgeprägt sein muss, dass sie die Muskelmasse des normalen oder sogar hypertrophen linken Ventrikels überwiegt. Indessen gibt es einige hochspezifische Kriterien für eine schwere RVH.

Bei Fällen von vermuteter RVH ist die Durchführung eines Echokardiogramms unumgänglich.

2 Ätiologie und Prävalenz

Eine ausgeprägte RVH wird bei Patienten mit kongenitalen Herzkrankheiten wie etwa der Tetralogie von Fallot, der Pulmonalstenose und fortgeschrittenen Stadien von Anomalien mit Links-Rechts-Shunt, kompliziert durch eine Eisenmenger-Reaktion, beobachtet. Bei erworbenen Herzkrankheiten wie etwa beim Cor pulmonale, bei Mitralstenose und bei „sekundärer", auf eine Linksherzinsuffizienz folgender RVH ist die RVH im Allgemeinen mäßigen Grades. Da die Aussagekraft des EKGs bei diesen Fällen begrenzt ist, ist das Echokardiogramm als bessere diagnostische Methode vorzuziehen. Mit dieser Methode kann die RVH bis zu einem gewissen Grade quantifiziert und zusätzlich kann die RV-Funktion gemessen werden.

Die RVH ist rund 10- bis 20-mal seltener als die linksventrikuläre Hypertrophie. Zuverlässige epidemiologische Daten dazu fehlen allerdings.

EKG Spezial

3 Vektoren bei RVH

Das normale menschliche EKG ist ein *Laevogramm*, das heißt, dass die Wanddicke des linken Ventrikels (10–12 mm) bei weitem jene des rechten Ventrikels (2–3 mm) überwiegt. In ähnlicher Weise ist unter normalen Bedingungen die linksventrikuläre Masse (115 g/m² Körperoberfläche bei Männern und 95 g/m² bei Frauen) wesentlich größer als die rechtsventrikuläre Masse (rund 20 g/m² Körperoberfläche). Deswegen sind normalerweise die *LV-Vektoren* für den *QRS-Komplex* verantwortlich. In den frontalen Ableitungen ist die QRS-Achse variabel, während präkordial ziemlich konstant ein negativer Ausschlag (S-Zacke) in den Ableitungen V_1 bis V_3 (mit einer kleinen R-Zacke infolge der septalen Erregung) und ein positiver Ausschlag (R-Zacke) in den Ableitungen V_4 bis V_6 (mit einer kleinen „septalen" Q-Zacke) zu finden ist. Die den LV-Vektoren entgegengesetzten RV-Vektoren, die nach vorne und nach rechts gerichtet sind, werden von den dominierenden großen LV-Vektoren vollständig ausgelöscht („geschluckt"). Deshalb ist es einleuchtend, dass eine RVH leichten bis mäßigen Grades im EKG nicht zu sehen ist. EKG-Veränderungen können nur festgestellt werden, wenn die rechtsventrikuläre Muskelmasse mehr als etwa die Hälfte der linksventrikulären Muskelmasse erreicht. In anatomischen Studien und auch bei echokardiographischer Untersuchung wird von einer RVH gesprochen, wenn die Wanddicke 5 mm ohne ventrikuläre Dilatation und 4 mm mit begleitender RV-Dilatation übersteigt [1]. In Gewichtseinheiten ausgedrückt wird eine RVH auch definiert als RV-Gewicht von mehr als 70 g (rund 40 g/m² Körperoberfläche) [2]. Wenn das RV-Gewicht etwa 30% des linken Ventrikels übersteigt, wird der Begriff „relative RVH" verwendet.

Eine RVH vergrößert sowohl die Amplitude des RV-Hauptvektors wie auch die Dauer der RV-Depolarisation, ohne zu einer Verbreiterung des QRS-Komplexes zu führen, es sei denn, es liegt ein RSB-Bild vor.

Die typischen Veränderungen werden infolge der Nähe zum rechten Ventrikel in der Ableitung V_1 beobachtet. Zudem werden die RV-Vektoren durch den „Proximitätseffekt" vergrößert. V_1 ist die einzige Ableitung, die die RV-Vektoren, die nicht nur nach vorne, sondern auch nach rechts orientiert sind, direkt widerspiegeln.

Die charakteristischsten Zeichen für eine RVH sind ein *qR-Komplex in Ableitung V_1* (hochspezifisch aber selten; EKG 6.4) oder eine *alleinige hohe R-Zacke in Ableitung V_1* (EKGs 6.1–6.3). Die Q-Zacke ist eine Folge des abnormen septalen Vektors, der infolge der Hypertrophie des rechten Teils des interventrikulären Septums mehr nach hinten als nach rechts gerichtet ist. In einigen Fällen reflektiert die Ableitung V_1 endokardiale RV-Potentiale (RV-Potentiale, die durch eine „pseudoepikardiale" Ableitung über einem dilatierten rechten Vorhof registriert werden) [3]. Das heißt, dass eine Veränderung der ventrikulären Depolarisation – ausnahmsweise und indirekt – eine atriale Abnormität ausdrücken kann! In diesem Fall zeigt eine Q-Zacke (QR-Komplex in Ableitung V_1) eine exzessive rechtsatriale Dilatation an (Kapitel 14: Differentialdiagnose der pathologischen Q-Zacken).

4 Rechtsventrikuläre Hypertrophie im EKG

4.1 Alleinige R-Zacke, QR-Komplex oder RS-Komplex in Ableitung V_1

Je schwerer die RVH ist, desto größer fällt die Amplitude der R-Zacke in V_1 aus und zwar mit oder ohne Q-Zacke. Deshalb findet man die höchsten R-Zacken bei Herzkrankheiten mit während vieler Jahre bestandenem stark erhöhtem RV-Druck, z.B. bei kongenitalen Herzkrankheiten mit *Eisenmenger*-Syndrom einerseits (EKG 6.9) und bei schwerer *Pulmonalklappenstenose* andererseits (siehe Abschnitt 5: Differentialdiagnose).

Eine alleinige R-Zacke in V_1 ist ziemlich selten bei Patienten mit pulmonaler Hypertonie anderer Genese wie etwa schwerer Mitralstenose oder Cor pulmonale. Bei diesen Krankheiten hat die R-Zacke eine Amplitude von lediglich 2–4 mm (EKG 6.10), oder es findet sich ein RS-Komplex oder in anderen Fällen ein inkompletter oder kompletter RSB.

Ein R:S-Verhältnis > 1 in Ableitung V_1 ist in etwa 60% die Folge einer RVH. Wiederum wird die Diagnose durch eine gleichzeitige überdrehte Rechtslage gestützt. Roman et al.[4] zeigten in einer anatomisch-elektrokardiographischen Studie an 118 Herzen, dass die Kriterien $R_{V_1} + S_{V_5}$ oder $S_{V_6} > 10{,}5$ mm (Sokolow-Lyon-Index für *RVH*) und S_{V_5} oder $S_{V_6} > 7{,}0$ mm für die Diagnose der RVH von geringem Wert sind.

4.2 Inkompletter Rechtsschenkelblock (iRSB)

Wenn das r´ größer ist als die initiale R-Zacke, *kann* eine RV-Hypertrophie oder Dilatation – oder beide – zugrunde liegen, insbesondere wenn negative asymmetrische T-Wellen in den Ableitungen V_2/V_3 und eine frontale überdrehte Rechtslage vorhanden sind. In anderen Fällen stellt diese rSr´-Konfiguration ein intermediäres Stadium zwischen einem inkompletten Rechtsschenkelblock (iRSB) und einem kompletten RSB dar.

Auf der Basis von vektorkardiographischen RVH-Kriterien fanden Chou et al.[5] bei 97 ausgewählten Patienten mit Vorhofseptumdefekt, Mitralstenose und chronisch obstruktiver Lungenkrankheit eine Sensitivität von 66%. Die Spezifität wurde nicht untersucht. In einer großen Studie an 819 Autopsien stellten Flowers und Horan [6] eine ungenügende Sensitivität von etwa 10%, aber eine ausgezeichnete Spezifität von

87–100% für die meisten der erwähnten EKG-Kriterien für RVH fest. Jedoch beruhen diese Publikationen auf einem selektierten Patientengut. In der täglichen Praxis werden etwa 50% der rSr′-Muster mit r′ > r in Ableitung V_1 bei Gesunden gefunden, besonders bei jüngeren Menschen. Ein iRSB mit r′ < r stellt in den meisten Fällen eine normale Variante dar.

4.3 Kompletter Rechtsschenkelblock (RSB)

Ein RSB tritt häufiger ohne RVH als in Kombination mit einer RVH auf (das Verhältnis beträgt rund 20:1). Eine RVH ist vorhanden:

i. wenn das R′ höher ist als 12 mm
ii. wenn die QRS-Dauer ≥ 0,14 s ist infolge einer auffallend breiten R′-Zacke
iii. wenn eine frontale überdrehte Rechtslage besteht.
    Ein rsR′-Typ oder eine T-Negativität bis zu den Ableitungen V_3 oder V_4 sind ohne überdrehte Rechtslage keine zuverlässigen Zeichen für eine RVH

4.4 $S_I/S_{II}/S_{III}$-Typ

Diese Konfiguration wird häufiger als normale Variante als bei RV Hypertrophie oder Dilatation gefunden. In den letzteren Fällen sind meistens die S-Zacken tiefer als die R-Zacken und die S-Zacke ist in Ableitung II tiefer als in Ableitung III. Das EKG 6.11 demonstriert einen $S_I/S_{II}/S_{III}$-Typ bei einem jungen Menschen mit normalem Herzen.

4.5 Seltener Typ der RVH

Ein sehr seltenes EKG-Bild beim RVH ist durch einen *rS-Typ in allen präkordialen Ableitungen* gekennzeichnet (EKG 6.12). Manchmal sind die R-Zacken dermaßen klein, dass ein ausgedehnter anterolateraler Infarkt nicht ausgeschlossen werden kann. Jedoch sind die T-Wellen meistens in allen Ableitungen positiv, und zudem kann ein Infarkt noch durch andere, klinische Befunde ausgeschlossen werden. Eine begleitende überdrehte Rechtslage oder ein $S_I/S_{II}/S_{III}$-Typ unterstützt die Diagnose der RVH. Die elektrophysiologischen Mechanismen dieses rS-Musters sind nicht vollständig klar. Es wird eine extreme Rotation des Herzens angenommen, möglicherweise von einer speziellen RV-Reizleitungsstörung begleitet, wobei die RV-Vektoren mehr nach rückwärts als nach vorwärts gerichtet sind.

4.6 Veränderungen der P-Welle

Überraschenderweise liefern Veränderungen der P-Welle selten zusätzliche Informationen bei einem Verdacht auf RVH, der auf QRS-Veränderungen beruht. Ein klassisches P-pulmonale (hohe P-Wellen in den inferioren Ableitungen, negative P-Welle in aVL) ist nur bei Patienten mit Cor pulmonale infolge von obstruktiver Lungenkrankheit feststellbar (EKG 6.13). Bei jüngeren Patienten mit schwerem Asthma oder ausgeprägtem Nikotinabusus können eine überdrehte Rechtslage und ein P-pulmonale-Muster ohne RVH vorhanden sein. Bei diesen Fällen erweisen sich die präkordialen Ableitungen im Allgemeinen als normal.

Bei Patienten mit schwerer RVH wegen pulmonaler Hypertonie auf Basis eines stark erhöhten präkapillären pulmonalarteriellen Widerstandes (z.B. beim Eisenmenger-Syndrom, bei rezidivierenden Lungenembolien oder bei pulmonaler Hypertonie nach Einnahme von Appetitzüglern [7]) kann ein spezielles Bild der rechtsatrialen Überlastung beobachtet werden, das von einigen Autoren „P-pulmonale vasculare" genannt wird. Der frontale P-Vektor ist dabei weniger nach rechts gerichtet als beim P-pulmonale parenchymale. Als Folge davon ist die *Amplitude der P-Welle in Ableitung I größer als in III*. In den Ableitungen V_1 oder/und V_2 finden sich meistens spitze P-Wellen (EKG 6.14).

5 Differentialdiagnose der möglichen Zeichen für RVH

5.1 Frontale überdrehte Rechtslage

Eine isolierte überdrehte Rechtslage (das heißt ohne mögliche Zeichen für RVH in Ableitung V_1) kann bei folgenden Bedingungen beobachtet werden:

i.   Normale Kinder: Bei Neugeborenen beträgt die Achse in >90% mehr als +110°, nach vier Wochen ungefähr +90° oder mehr [8].
ii. Junge Erwachsene: in 2–3% der 20- bis 30-Jährigen [9].
iii. Chronisch bronchoobstruktive Lungenkrankheit ohne RVH.
iv. Nach Pneumektomie links.
v.   Isolierter linksposteriorer Faszikelblock (extrem selten *ohne* Kombination mit inferiorem Myokardinfarkt) mit einer QRS-Achse von +90° bis +120°; beim linksposterioren

Faszikelblock mit inferiorem Infarkt beträgt die QRS-Achse ungefähr +60° (Kapitel 9: Faszikelblöcke).

vi. Ausgedehnter anterolateraler Infarkt: pathologische Q-Zacken und T-Abnormitäten in den anterolateralen Ableitungen (und oft in I und aVL) erleichtern die Diagnose.

vii. Unbekannte und nicht erklärbare Ursache (selten).

5.2 qR-Typ in Ableitung V_1

i. Bei extremer Rotation des Herzens, die zu einer Projektion der linksventrikulären Vektoren auf V_1 führt (z.B. nach Pneumektomie links).

ii. Bei RA und RV *Dilatation* (in rund 10% der Fälle mit akuter, massiver Lungenembolie).

iii. Eine Q-Zacke in Kombination mit einem RSB ist bedingt durch einen anteroseptalen Infarkt, wenn pathologische Q-Zacken auch in den angrenzenden Ableitungen (V_2 bis V_3 (V_4)) vorhanden sind.

5.3 Hohe R-Zacke und RS-Komplex in Ableitung V_1

i. Bei Kindern bis zum Alter von 8 Jahren kommt eine hohe R-Zacke in V_1 häufig vor, im Alter von 8–12 Jahren noch in 20% und um Alter von 12–16 Jahren in 10% [9]. Ein R:S-Verhältnis von >1 in der Ableitung V_1 ist bei gesunden Erwachsenen selten, während ein solches Verhältnis in der Ableitung V_2 in 10% gefunden wird [10].

ii. Ein RS-Komplex oder eine alleinige R-Zacke in V_1 und V_2 (V_3) ist typisch für den *echten posterioren Infarkt*. Die Diagnose wird unterstützt durch pathologische Q-Zacken oder QS-Komplexe in den Ableitungen V_7 bis V_9 (Kapitel 13: Myokardinfarkt).

iii. Eine *Präexzitation* (vom früheren „Typ A") kann zu einer hohen R-Zacke führen. Die korrekte Diagnose ist leicht und beruht auf dem verkürzten PQ-Intervall und der Deltawelle.

iv. In seltenen Fällen kann eine alleinige R-Zacke oder ein RS-Komplex bei Lungenemphysem (ohne RVH), bei Verlagerung des Herzens infolge chirurgischer Entfernung der linken Lunge, bei Pneumothorax links, bei großen Pleuraergüssen, bei Kyphoskoliose und bei kaechektischen Patienten (in diesem Fall möglicherweise infolge des „Proximitätseffektes") beobachtet werden.

Bei allen diesen Bedingungen mit möglichen RVH-Zeichen in Ableitung V_1 unterstützt eine frontale überdrehte Rechtslage die Diagnose der RVH, während eine isolierte überdrehte Rechtslage unspezifisch ist.

Hohe R-Zacken (bis 10 mm) in V_1 werden auch bei zwei seltenen kongenitalen Herzkrankheiten gesehen, nämlich beim *„single ventricle"* (es besteht infolge Fehlens des interventrikulären Septums nur ein einziger Ventrikel) und bei der *Transposition der großen Gefäße* (auch *nach* operativer Korrektur durch die „Mustard-Operation" oder „atrial switch").

5.4 Inkompletter Rechtsschenkelblock

Eine r´-Zacke, die kleiner ist als die initiale R-Zacke, kommt bei vielen Herzgesunden, besonders bei jungen vor und zwar insgesamt in 7% [11]. Eine r´-Zacke, die eindeutig größer ist als die initiale R-Zacke, besteht bei normalen Menschen häufiger, als in älteren Publikationen angenommen wurde. Dieses rSr´-Muster kann auch ein intermediäres Stadium zwischen inkomplettem und komplettem RSB darstellen.

5.5 Kompletter Rechtsschenkelblock

Die Unterscheidung zwischen einem Rechtsschenkelblock mit überdrehter Rechtslage mit RVH (EKG 6.15) und einem RSB mit linksposteriorem Faszikelblock (EKG 6.16) ist nicht leicht. Bei typischen Fällen dieses Typs von bifaszikulärem Block kann eine verspätete endgültige Negativitätsbewegung des inferolateralen Teils des linken Ventrikels in Ableitung V_6 beobachtet werden. Durch eine terminale Kerbung der R-Zacke wird die Dauer der S-Zacke verringert (EKG 6.16).

5.6 $S_I/S_{II}/S_{III}$-Typ

Wie oben erwähnt, wird dieses EKG-Bild selten bei RVH und RV Dilatation gefunden; viel häufiger repräsentiert es ohne andere Abnormitäten eine normale Variante. Es kann eine Begleiterscheinung von Thoraxdeformitäten sein.

6 Systolische und diastolische Überlastung

Das alte Konzept von Cabrera und Monroy [12] unterscheidet zwischen systolischer RV-Überlastung (charakterisiert durch einen R- oder RS-Komplex in V_1) und diastolischer RV-Überlastung (charakterisiert durch einen iRSB). Dieses Konzept hat seine klinische Bedeutung verloren, kann aber bei einigen ausgewählten Patienten von Interesse sein. Neuere Studien haben jedoch die Unzuverlässigkeit dieser Aussage aufgedeckt [13]. Gurtner et al. [14] fanden einen iRSB in 90% von 24 Patienten mit mäßiger bis schwerer pulmonaler Hypertonie (einer typischen Ursache für eine systolische Überlastung) infolge Einnahme des Appetitzüglers Aminorexfumarat (eine Bedingung für eine systolische Überlastung). Die EKGs dieser Patienten waren jenen sehr ähnlich, die Gertsch et al. [15] bei 203 Patienten mit Vorhofseptumdefekt vom Sekundumtyp (einer typischen Ursache für diastolische Überlastung) untersuchte.

7 Auswirkung des systolischen Drucks in rechtem Ventrikel und Pulmonalarterie auf das EKG

Eine zuverlässige Korrelation wurde nur bei exzessiver Erhöhung des systolischen Drucks im rechten Ventrikel bei Pulmonalstenose und bei kongenitalen Herzkrankheiten mit Eisenmenger-Syndrom bestätigt. So deutet eine alleinige R-Zacke von >20 mm in Ableitung V_1 auf einen systolischen Druck von >100 mmHg im rechten Ventrikel [16]. Bei mäßig erhöhtem systolischem Druck ist die Beziehung viel weniger zuverlässig [17]. Dennoch gilt: Je höher der Druck ist, desto höher ist der Quotient R:S in Ableitung V_1. Im Allgemeinen resultiert aus einer schweren pulmonalen Hypertonie oder einem sehr hohen systolischen Druck bei Pulmonalstenose eine alleinige R-Zacke oder ein qR-Komplex in V_1, während ein mäßig erhöhter systolischer Druck zu einem RS-Komplex oder einer rSr´-Konfiguration in V_1 führt. Bei Vorhofseptumdefekten zeigen die seltenen Muster eines qR oder eines rSr´s´ meistens einen höheren pulmonalarteriellen Druck an als ein gewöhnlich vorhandenes rSr´-Muster [17].

Literatur

1. Walker IC, Helm RA, Scott RC. Right ventricular hypertrophy: I. Correlation of isolated right ventricular hypertrophy at autopsy with the electrocardiographic findings. Circulation 1955;11:215
2. Bove KE, Rowlands DT, Scott RC. Observations on the assessment of cardiac hypertrophy utilizing a chamber partition technique. Circulation 1966;33:558
3. Sokolow M, Lyon TP. The ventricular complex in right ventricular hypertrophy as obtained by unipolar precordial and limb leads. Am Heart J 1949;38:273
4. Roman GT Jr, Walsh TJ, Massie E. Right ventricular hypertrophy: Correlation of electrocardiographic and anatomic findings. Am J Cardiol 1961;7:481
5. Chou TC, Masangkay MP, Young R, et-al. Simple quantitative vectorcardiographic criteria for the diagnosis of right ventricular hypertrophy. Circulation 1973;48:1262
6. Flowers NC, Horan LG. Hypertrophy and infarction: Subtle signs of right ventricular enlargement and their relative importance. In: Schlant RC, Hurst JW (eds): Advances in Electrocardiography. New York: Grune & Stratton, 1972
7. Gurtner HP. Pulmonary hypertension, 'plexogenic pulmonary arteriopathy' and the appetite depressant drug aminorex: post or propter. Bull Eur Physiopathol Resp 1979;15:897
8. Barboza ET, Brandenburg RO, Swan HJC. Atrial septal defect: The electrocardiogram and its hemodynamic correlation in 100 proved cases. Am J Cardiol 1958;2:698
9. James FW, Kaplan S. The normal electrocardiogram in the infant and child. Cardiovasc Clin 1973;5:295
10. Hiss RG, Lamb LE, Allen MF. Electrocardiographic findings in 67–375 asymptomatic subjects. X. Normal values. Am J Cardiol 1960;6:200–31
11. Ziegler RF. Electrocardiographic studies in normal infants and children. Springfield, IL: Charles C Thomas, 1951
12. Cabrera E, Monroy JR. Systolic and diastolic loading of the heart: II. Electrocardiographic data. Am Heart J 1952;43:669
13. Silver AM, Siderides LE, Antomius NA. The right precordial leads in congenital heart diseases manifesting right ventricular preponderance. Am J Cardiol 1959;3:713
14. Gurtner HP, Gertsch M, Salzmann C, et-al. Häufen sich die primär vaskulären Formen des chronischen Cor pulmonale? Schweiz med Wschr 1968;98:1579–94
15. Gertsch M, Kaufmann M, Althaus U. Zur Circumclusion des Ostium-secundum-Defektes. Schweiz med Wschr 1973;103:281
16. Cayler GG, Ongley F, Nadas AF. Relation of systolic pressure in the right ventricle to the electrocardiogram: A study of patients with pulmonary stenosis and intact ventricular septum. N Engl J Med 1958;258:979
17. Burch GE, De Pasquale NP. Electrocardiography in the diagnosis of congenital heart disease. Philadelphia: Lea & Febiger 1967, p 322

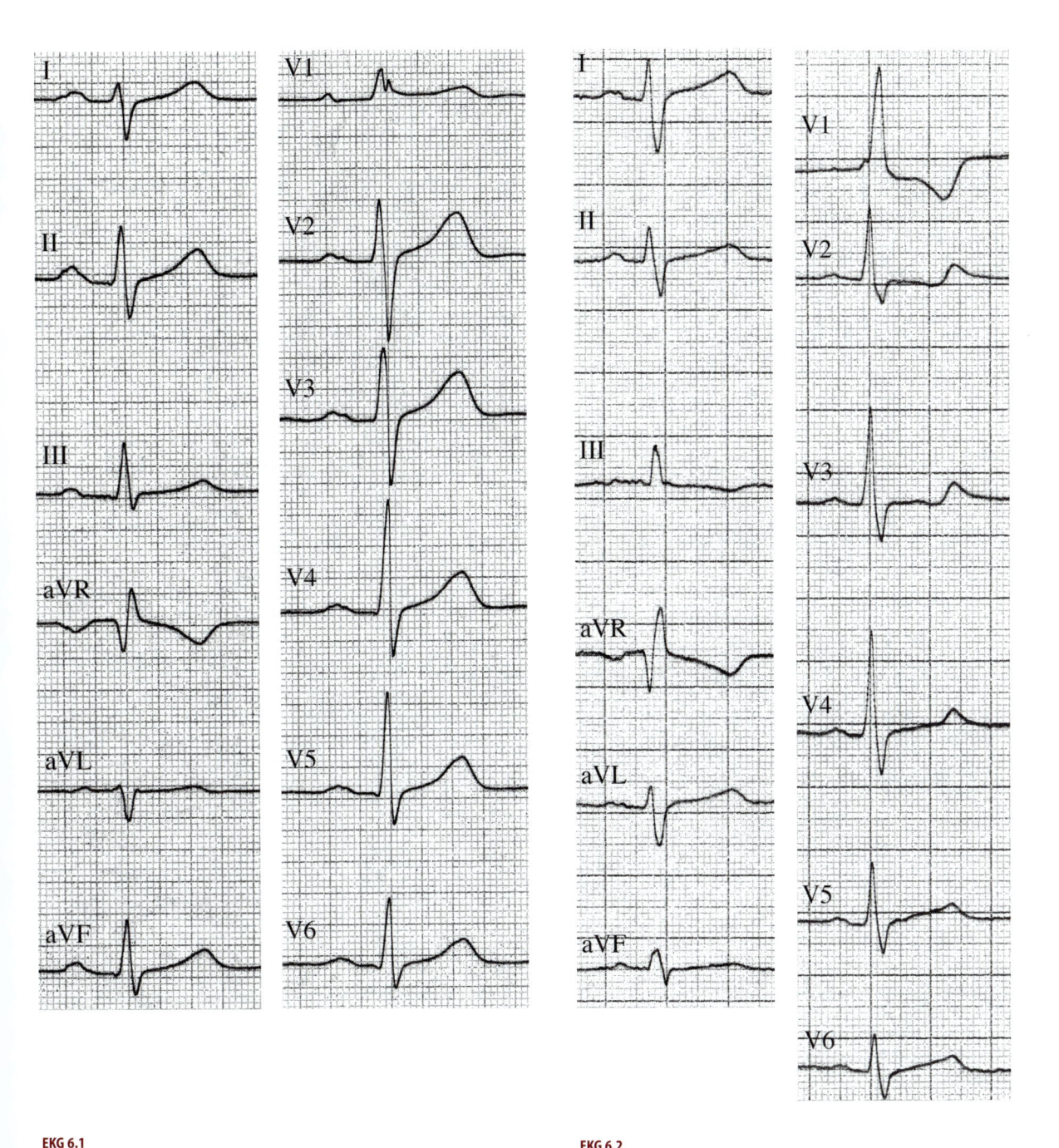

EKG 6.1
29 J/m. Schwere valvuläre Pulmonalstenose (Gradient 40 mmHg in Ruhe, 100 mmHg während Belastung mit 120 Watt). EKG (Papiergeschwindigkeit 50 mm/s): ÅQRS$_F$ + 130°. Alleinige R-Zacke (5 mm) mit präterminaler Kerbung in V$_1$. S$_I$/S$_{II}$/S$_{III}$-Typ.

EKG 6.2
19 J/m. Schwere Pulmonalstenose (Gradient 90 mmHg). EKG (Papiergeschwindigkeit 50 mm/s): ÅQRS$_F$ + 120°. Hohe alleinige R-Zacke (15 mm), ST-Senkung und negative T in V$_1$. R > S in V$_2$.

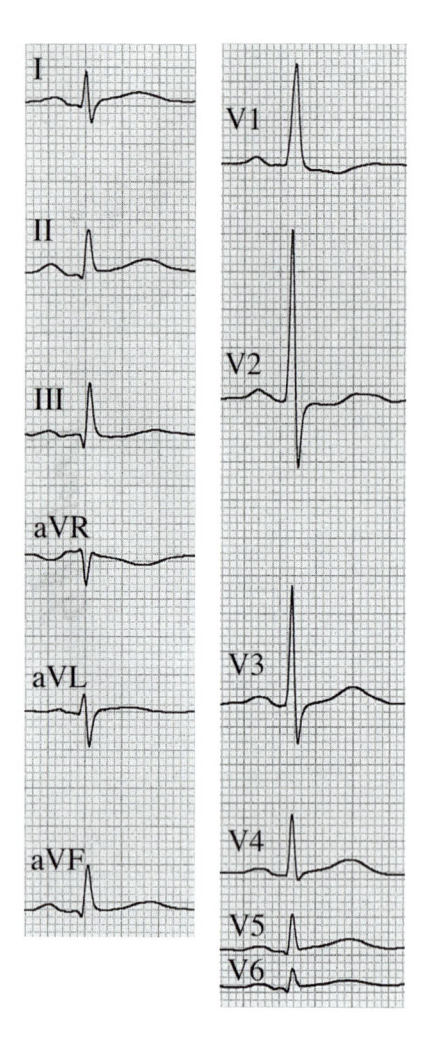

EKG 6.3
10 Tage/w. Schwere Pulmonalstenose (Gradient 60 mmHg). EKG (Papiergeschwindigkeit 50 mm/s): ÅQRS$_F$ + 80°. Hohe alleinige R-Zacke (13 mm) in V$_1$, R > S$_{V2(V3)}$, minimale ST-Senkung in V$_1$/V$_2$.

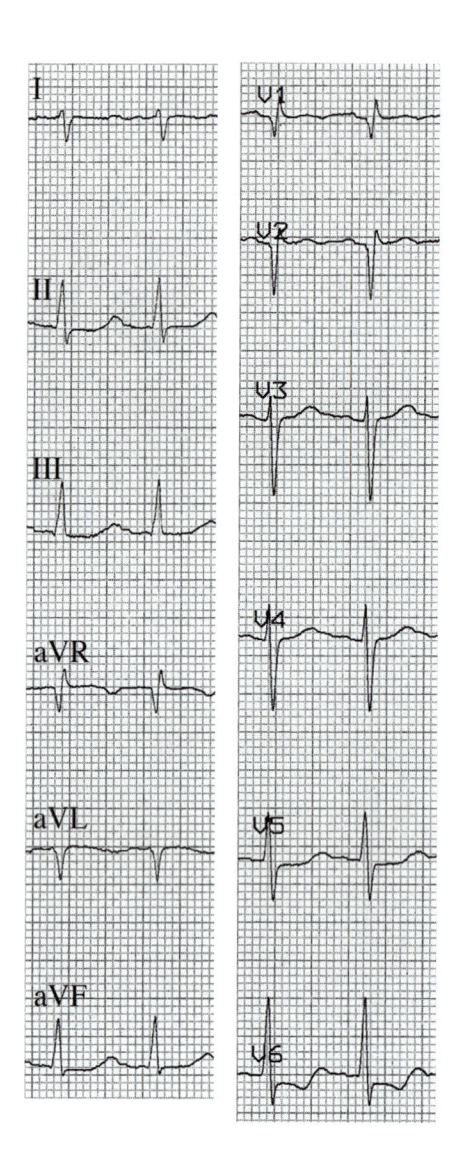

EKG 6.4
43J/w. Schwere Mitralstenose mit Trikuspidalinsuffizienz. Mitralklappenersatz und Trikuspidalplastik nach De Vega vor zwei Jahren. EKG: Sinusrhythmus 116/min. P-Dauer > 200 ms. Der erste Gipfel der P-Welle ist teilweise in der T-Welle verborgen. AV Block 1°. ÅQRS$_F$ + 115°. Qr in V$_1$ und V$_2$. Veränderung der Repolarisation. Koronare und LV-Angiographie: normal.

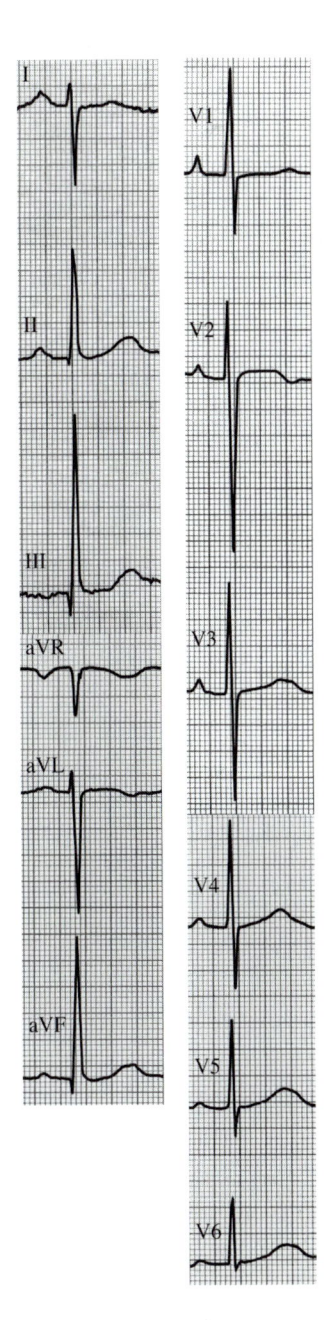

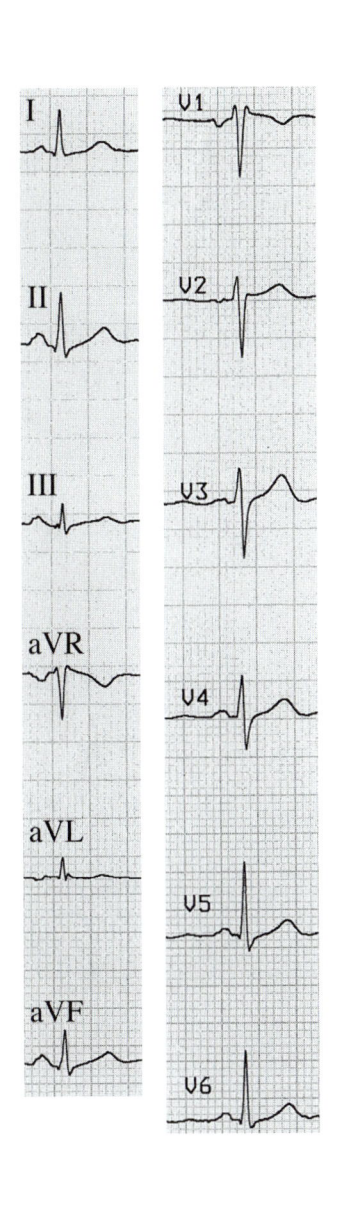

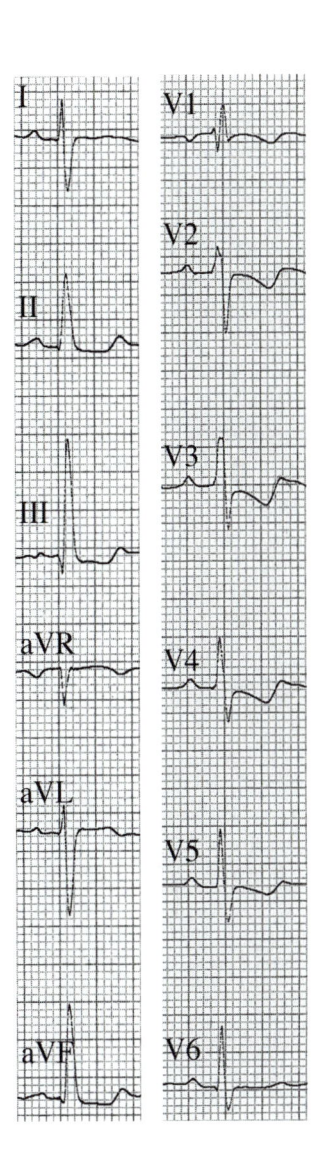

EKG 6.5
2J/m. Tetralogie von Fallot, nicht operiert. EKG (50 mm/s): überdrehte Rechtslage. R > S in Ableitung V_1.

EKG 6.6
51J/w. Normales Herz. EKG: iRSB mit r´ < r als normale Variante.

EKG 6.7
49J/w. Vorhofseptumdefekt vom Sekundumtyp (ASD II), Links-Rechts-Shunt > 60%. Pulmonalarterieller Druck normal. EKG: $\hat{A}QRS_F$ + 105°. iRSB mit r´ > r, T negativ bis Ableitung V_5.

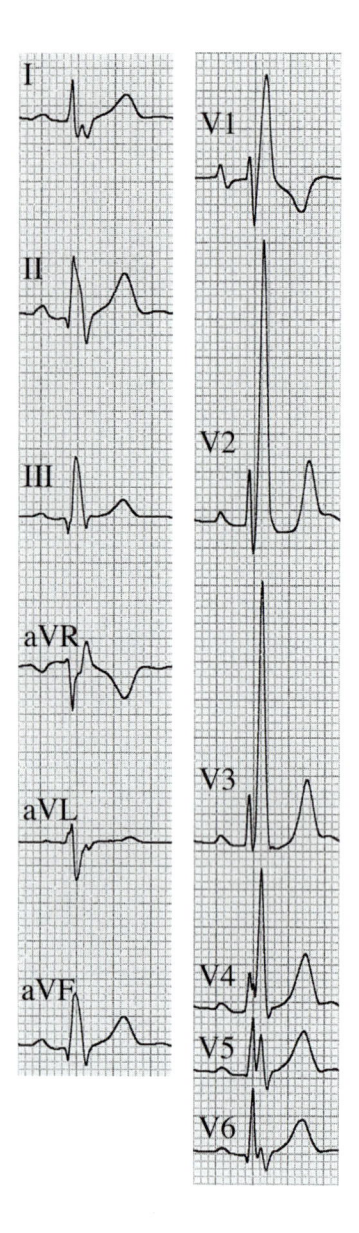

EKG 6.8
26 J/m. Tetralogie von Fallot, operiert vor 10 Jahren. EKG: ÂQRS$_F$ (der ersten 60 ms) +75°. Direktes Bild des RSB in V$_1$ bis V$_5$ (V$_6$), mit riesiger Amplitude des R´ in V$_2$/V$_3$, entspricht der persistierenden schweren RVH, die im Echokardiogramm bestätigt wurde.

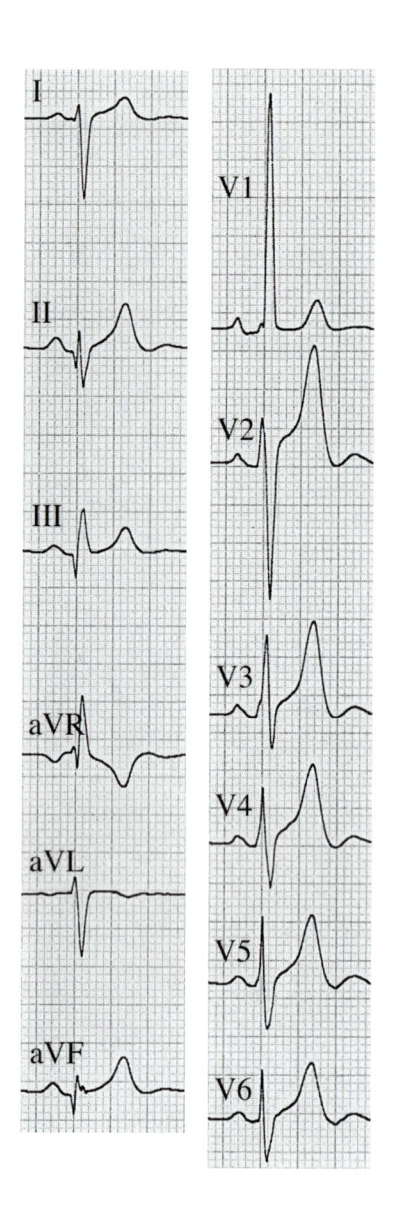

EKG 6.9
27 J/m. Gewaltiger Ventrikelseptumdefekt mit früher Eisenmenger-Reaktion im Alter von 2 Jahren. EKG: überdrehte Rechtslage. Alleinige R-Zacke (30 mm) in V$_1$. Positive T-Welle in allen präkordialen Ableitungen.

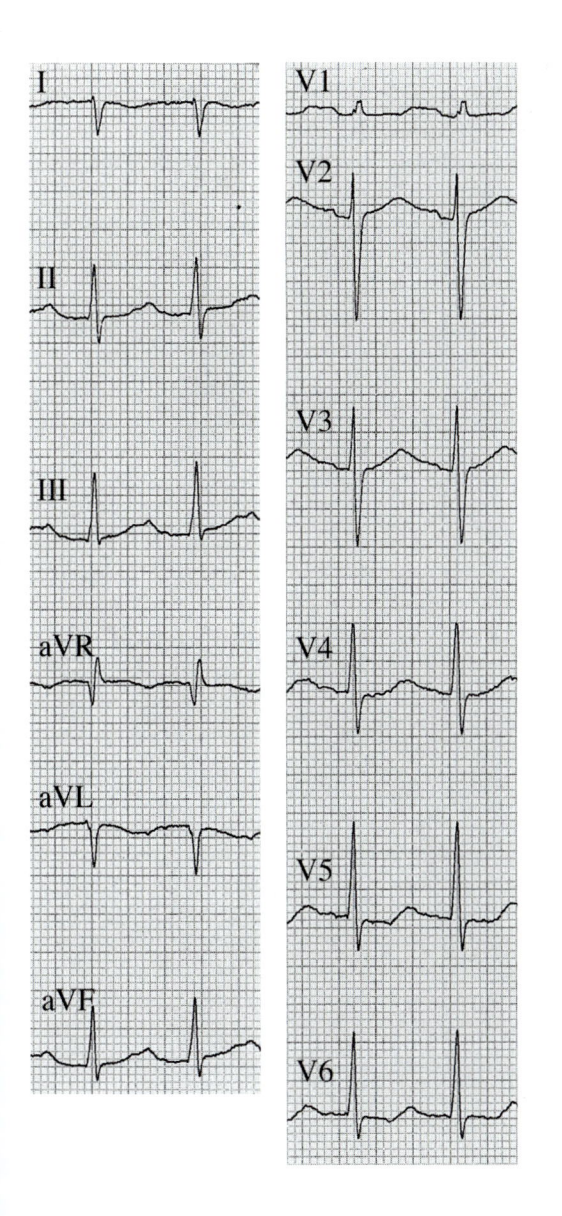

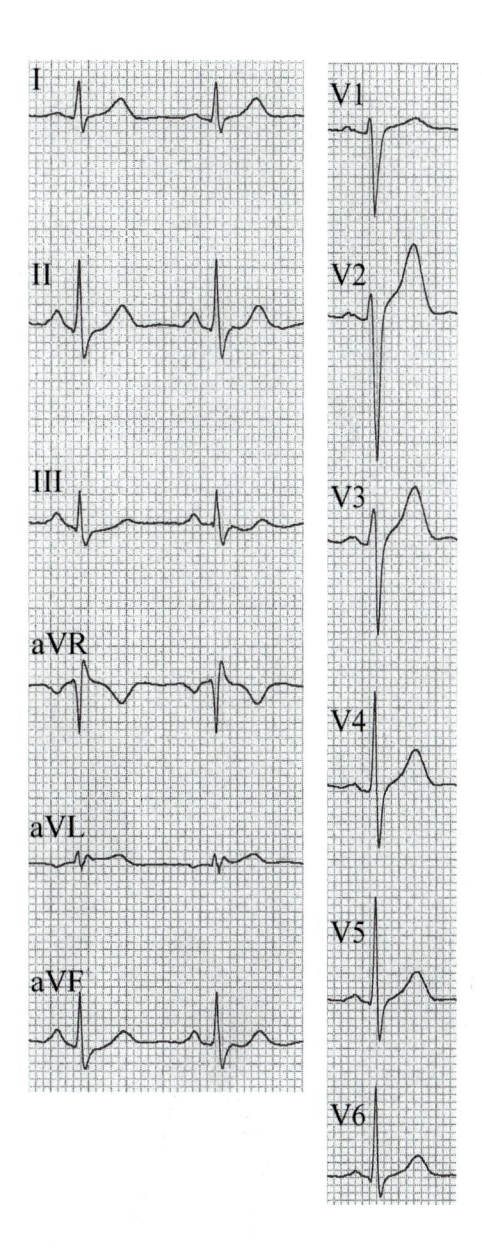

EKG 6.10
44J/w. Schwere Mitralstenose mit pulmonaler Hypertonie. EKG: wahrscheinlich P-mitrale (T–P-Fusion). ÅQRS$_F$ etwa + 110°. Alleinige R-Zacke in V$_1$ (2 mm).

EKG 6.11
27J/m. Normales Herz. S$_I$/S$_{II}$/S$_{III}$ -Typ.

EKG 6.12

73J/w. Chronisch obstruktive Lungenkrankheit mit globaler respiratorischer Insuffizienz. Hypertonie und pulmonalarterielle Hypertonie. Rechtsherzinsuffizienz. EKG (50 mm/s): Sinusrhythmus. ÅQRS$_F$ etwa +130°. rS-Komplex in allen präkordialen Ableitungen. Thorax-Röntgen: Cor bovinum. Kein Echo. Dieses seltene Bild kann auch bei kleineren Herzen angetroffen werden.

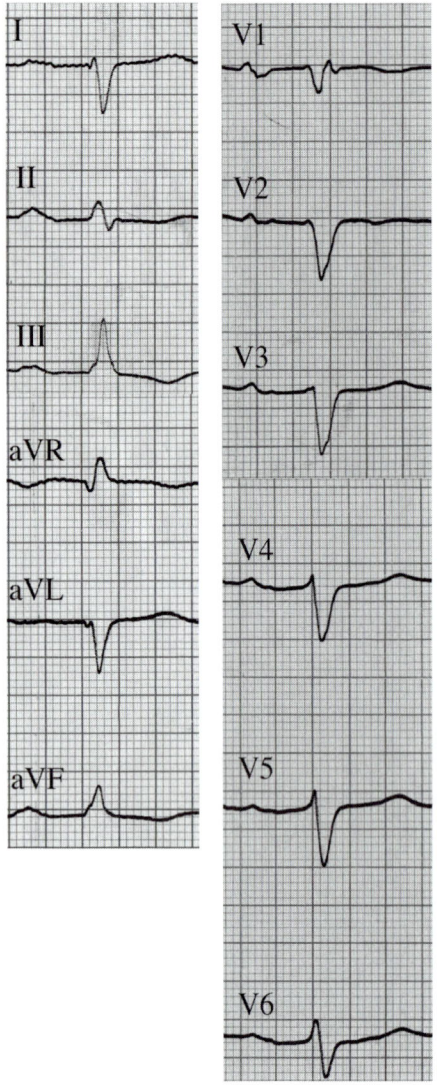

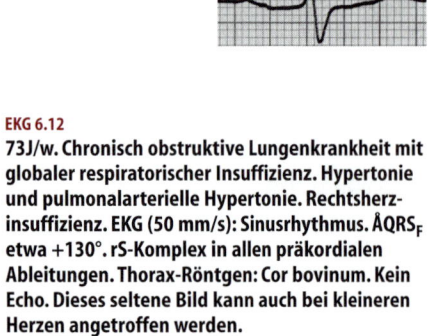

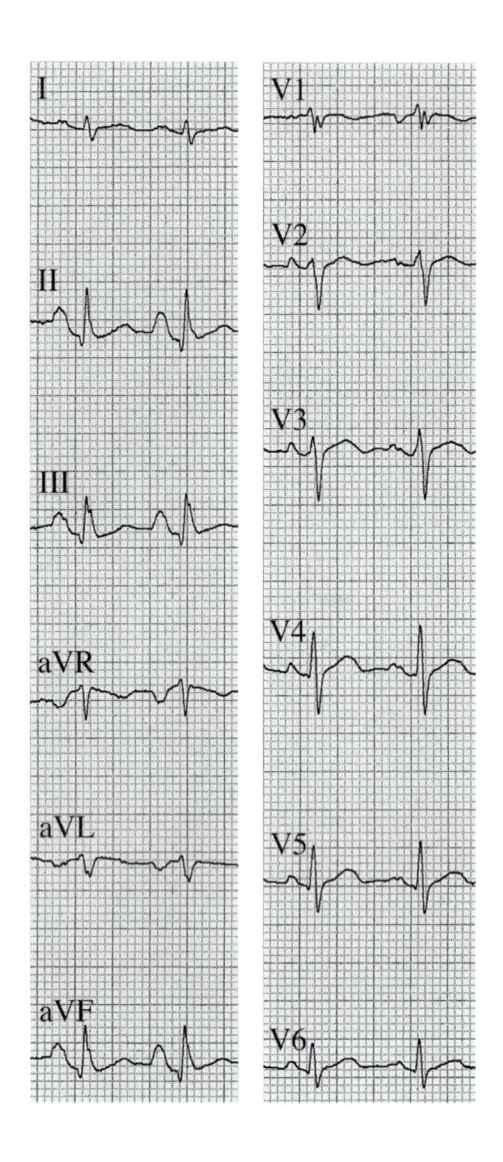

EKG 6.13

63J/m. Schwere obstruktive Lungenkrankheit. EKG: P-Welle hoch in II, aVF und III, negativ in aVL. So genanntes „P-pulmonale parenchymale".

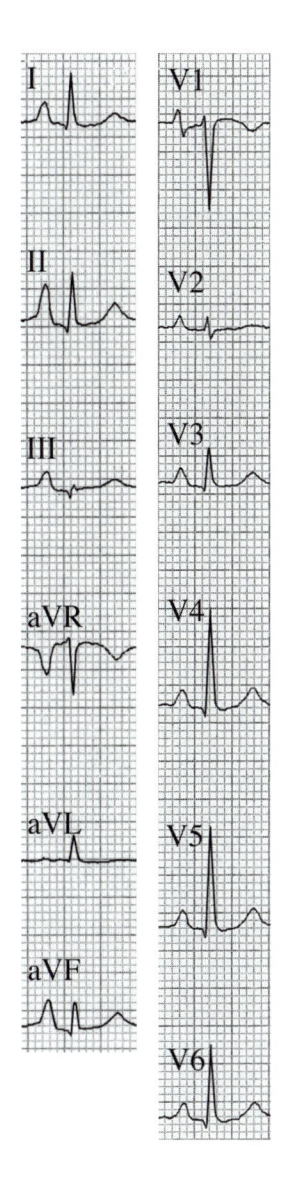

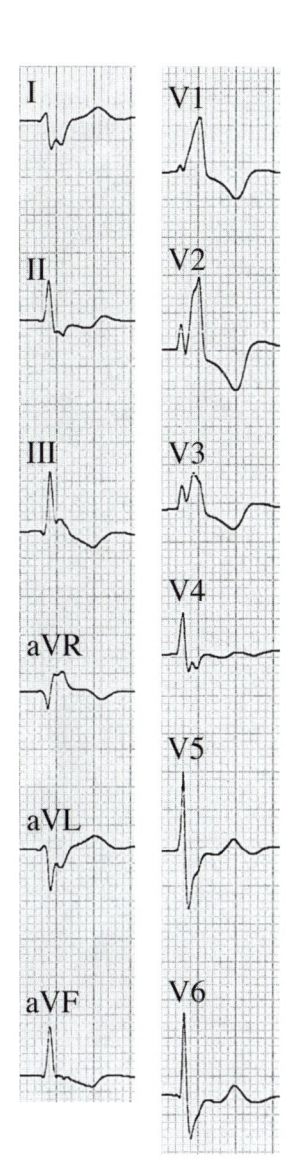

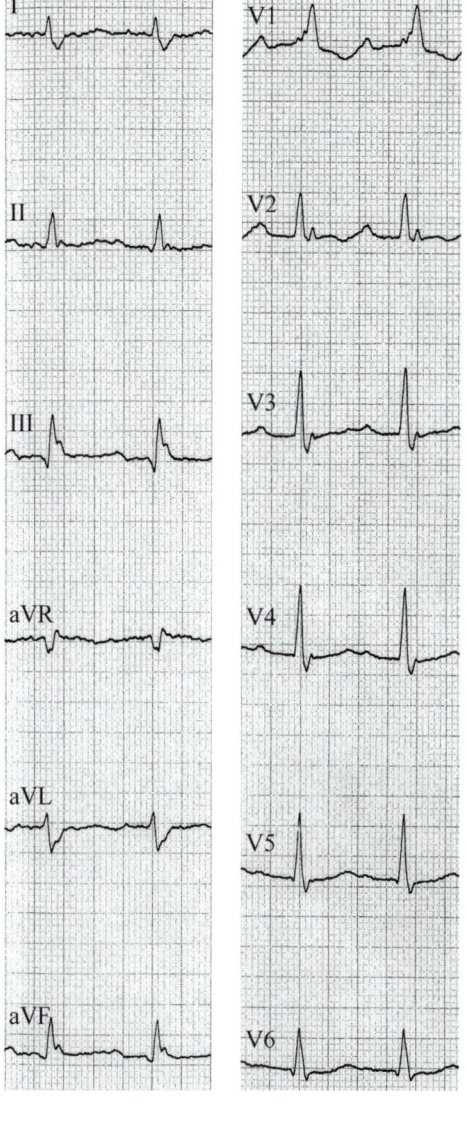

EKG 6.14
48J/w. Schwere primäre pulmonale Hypertonie (mit systemischem Druck in der Pulmonalarterie). EKG: Riesige P-Welle in II (4 mm) und aVF. P-Amplitude in I größer als in III. Spitze P-Welle in V_1 und V_2 (V_3 bis V_6). So genanntes P-pulmonale vasculare. ÅQRS$_F$ + 30°(!).

EKG 6.15
70J/w. Rechts- und Linksherzinsuffizienz, wahrscheinlich infolge rezidivierender Lungenembolien und arterieller Hypertonie. EKG: Vorhofflimmern, f-Wellen nicht sichtbar. ÅQRS$_F$ (erste 60 ms) +75°. Kompletter RSB mit alleiniger geknoteter breiter R-Zacke in V_1. Beachte: *Breite S-Zacke in V_6*. Echokardiogramm: extensive RVH, leichte LVH. Deutliche Reduktion der RV-Auswurffraktion und der LV-Auswurffraktion.

EKG 6.16
72J/m. Chirurgisches Problem. Keine Lungenkrankheit. Keine Anamnese mit koronarer Herzkrankheit oder Hypertonie. (Morbus Lenègre?). Bisher keine Synkope. Echokardiogramm: normale linksventrikuläre Funktion. EKG: RSB + LPFB + AV Block 1° (= inkompletter trifaszikulärer Block). RSB mit geknoteter breiter R-Zacke in V_1. Frontale vertikale Achse der ersten 60 ms des QRS. Beachte: *gekerbter Abwärtsschenkel des R* mit daraus folgender *kleineren S-Zacke in Ableitung V_6*. Die Knotung/Kerbung in den Ableitungen III/aVF ist sehr wahrscheinlich durch den RSB und nicht durch den linksposterioren Faszikelblock bedingt.

Kapitel 7
Biventrikuläre Hypertrophie

Auf einen Blick

Eine zuverlässige Diagnose der biventrikulären Hypertrophie (BVH) bleibt dem Echokardiogramm vorbehalten. Mit dem EKG kann die Diagnose nur gestellt werden, wenn eine exzessive rechtsventrikuläre Hypertrophie (RVH) die linksventrikuläre Hypertrophie (LVH) überwiegt.

EKG

Seit Jahrzehnten werden die folgenden „klassischen" EKG-Konfigurationen zur Diagnose der BVH vorgeschlagen:

i. $S_{V1} + R_{V5(oder\ V6)} > 35$ mm (positiver Sokolow-Index), kombiniert mit einer vertikalen frontalen QRS-Achse (ÅQRS$_F$ > +90°). Dieser Index kann nur bei über 30-jährigen Patienten verwendet werden; er hat eine akzeptable Spezifität von 70–80%, aber eine extrem niedrige Sensitivität.

ii. $S_{V6} \geq 7$ mm (ohne RSB); dies wird auch bei isolierter RVH gesehen.

iii. Wahrscheinlich das beste Zeichen für eine BVH ist die *Kombination einiger typischer RVH-Muster mit linksatrialer Vergrößerung* (P-Dauer ≥ 120 ms):
   a) S/R ≥ 1 in V_5/V_6 + linksatriale Vergrößerung
   b) $S_{V6} \geq 7$ mm + linksatriale Vergrößerung (EKG 7.1)
   c) ÅQRS$_F$ > +90° + linksatriale Vergrößerung (beim Vorliegen eines RSB wird die QRS-Achse aufgrund der ersten 60 ms des QRS bestimmt).

Diese drei Kriterien weisen eine gute Spezifität, aber eine sehr niedrige Sensitivität auf.

Bei Verdacht auf eine BVH sind ein Echokardiogramm und weitere diagnostische Untersuchungen wie Herzkatheterisierung und Tests bezüglich Lungenkrankheiten notwendig, um die zugrunde liegende Krankheit zu identifizieren.

Im Detail

Die meisten EKG-Indices für eine isolierte *links*ventrikuläre Hypertrophie besitzen eine hohe Spezifität, aber eine niedrige Sensitivität und sind nur bei über 40-jährigen Personen anwendbar. Eine isolierte *rechts*ventrikuläre Hypertrophie ist im EKG schwieriger zu diagnostizieren, weil die RV-Vektoren von den LV-Vektoren übertimmt werden. Es ist einleuchtend, dass bei der *biventrikulären* Hypertrophie der gegenseitige Einfluss der RV- und LV-Vektoren, die in entgegengesetzte Richtungen zeigen, von fundamentaler Bedeutung ist und dass dadurch eine zuverlässige Diagnose in vielen (oder den meisten?) Fällen behindert wird. Eine RVH muss von exzessivem Ausmaß sein, um ein EKG, das durch eine LVH dominiert wird, zu beeinflussen.

EKG Spezial

Im Gegensatz zu der elektrokardiographischen Diagnose der LVH, bei der immer noch neue EKG-Indices beschrieben werden, haben Publikationen über die elektrokardiographische oder die vektorkardiographische Feststellung einer BVH stark abgenommen. Dies macht klar, dass das EKG für *Diagnose* und *Erfassung des Schweregrades* einer BVH endgültig durch das Echokardiogramm und andere bildgebende Methoden ersetzt worden ist.

1 Übliche Zeichen für BVH

Die jüngste Studie von Jain et al [1] vom Jahre 1999 untersuchte die EKGs von 69 Patienten mit BVH, deren Diagnose aufgrund von zweidimensionaler Echokardiographie gestellt wurde. Lediglich bei 17 von 69 Patienten (25%) konnte die BVH mit dem EKG identifiziert werden; in 25 Fällen (36%) wurde eine LVH, in 14 (20%) eine RVH und in 13 (19%) weder eine LVH noch eine RVH diagnostiziert.

Als häufigstes Zeichen für eine BVH erwies sich das Kriterium $S_{V5/V6}$ >7 mm (10 Patienten). Ein „Katz-Wachtel-Zeichen" (siehe Abschnitt 2.2) wurde viermal beobachtet.

In einer Autopsiestudie an 323 Patienten mit ventrikulärer Hypertrophie fanden Murphy et al [2] mit den drei oben aufgelisteten Kriterien für BVH (S/R ≥ 1 in V_5/V_6; $V_6 \geq 7$ mm; $\text{ÅQRS}_F > +90°$, alle kombiniert mit linksatrialer Vergrößerung) eine hohe Spezifität von 94%, aber eine sehr niedrige Sensitivität von 20%.

2 Andere Zeichen für BVH

Gelegentlich werden auch andere EKG-Muster für eine BVH beobachtet.

2.1 Seichtes S_{V1}, tiefes S_{V2}

Die EKGs 7.2 und 7.3 zeigen eine generell hohe QRS-Voltage von V_2 bis V_6, was eine LVH vermuten lässt. Nur die S-Zacke in Ableitung V_1 ist mit einer Amplitude von <4mm klein („seicht"). Dies kommt dadurch zustande, dass eine tiefe S-Zacke (infolge LVH) durch die entgegengesetzten Vektoren einer zusätzlichen RVH teilweise ausgelöscht wird. Die Differenz zwischen dem kleinen S in V_1 und dem tiefen S in V_2 springt in die Augen (≥ 12 mm).

2.2 Katz-Wachtel-Zeichen

Die ursprüngliche Beschreibung durch Katz und Wachtel [3] bezieht sich auf einen riesigen biphasischen QRS-Komplex (RS oder QR) in den Ableitungen II, III oder I, der bei Kindern mit verschiedenen kongenitalen Herzkrankheiten beobachtet wird. Später wurde ein „präkordialer Katz-Wachtel-Index", $(R + S)_{V3} \geq 40$ mm, für die Diagnose einer BVH bei Kindern vorgeschlagen (EKG 7.4).

2.3 Spezielles QRS-Muster bei Rechtsschenkelblock

Ein kompletter Rechtsschenkelblock (RSB) (auch ohne RVH) verringert die R-Amplitude in den Ableitungen V_5/V_6. Im EKG 7.5 spricht die hohe R-Zacke in V_5 beim Vorliegen eines RSB für die Präsenz einer LVH. Die QRS-Dauer beträgt 160 ms, die große R´-Zacke ist typisch für eine RVH. Außerdem findet sich ein rsR´-Komplex bis zu Ableitung V_3, ein ungewöhnlicher Befund für eine LVH ohne begleitende RVH. Die P-Welle ist nicht nur verlängert (140 ms), was typisch für eine linksatriale Vergrößerung ist, sondern auch spitz in V_1/V_2, was für eine rechtsatriale Vergrößerung spricht. Der 72-jährige Patient leidet seit 6 Jahren unter einem hypertensiven Herzleiden und unter einer schweren pulmonalen Hypertonie infolge rezidivierender Lungenembolien. Das Echo/Doppler zeigte eine Dilatation des rechten Atriums und Ventrikels. Der errechnete systolische pulmonalarterielle Druck betrug 82 mmHg und die Masse des dilatierten linken Ventrikels 182 g/m². In mehreren anderen Fällen mit ähnlichen klinischen Befunden wurden nur EKG-Zeichen für eine RVH oder eine LVH oder überhaupt keine Zeichen für eine ventrikuläre Hypertrophie beobachtet.

Literatur

1. Jain AM, Chandna H, Silber EN, et al. Electrocardiographic patterns of patients with echocardiographically determined biventricular hypertrophy. J Electrocardiol 1999;32:269–73
2. Murphy ML, Thenabadre PN, de Soyza N, et al. Reevaluation of electrocardiographic criteria for left, right and combined ventricular hypertrophy. Am J Cardiol 1984;53:1140–7
3. Katz LN, Wachtel H. The diphasic QRS type of electrocardiogram in congenital heart disease. Am Heart J 1937;13:202–6

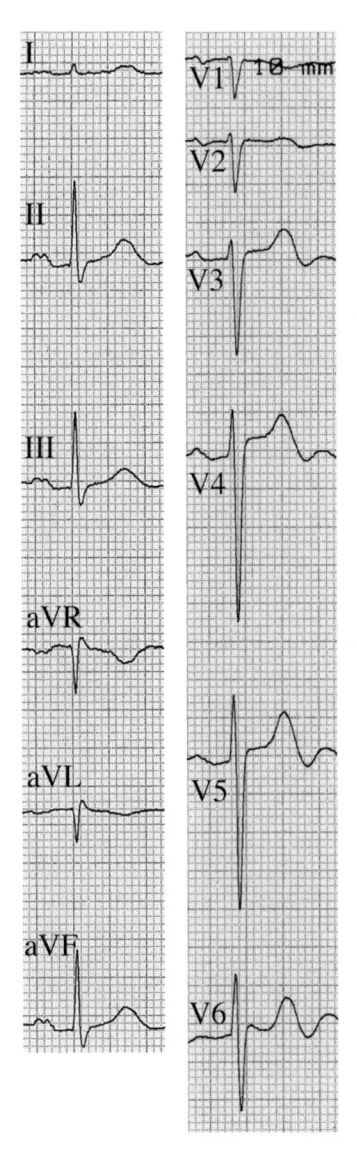

EKG 7.1
83 J/w. S_{V_6} >7 mm plus linksatriale Vergrößerung. Kombinierte Aortenklappenerkrankung, schwere Mitralinsuffizienz. EKG: Sinusrhythmus. P-Dauer 120 ms, S in V_6 10 mm. Die rS-Konfiguration in V_1 bis V_6 spricht für eine RV- und/oder LV-Dilatation. Echo: hypertropher und dilatierter RV und LV. Dilatierte Atrien. Thorax-Röntgen: Cor bovinum.

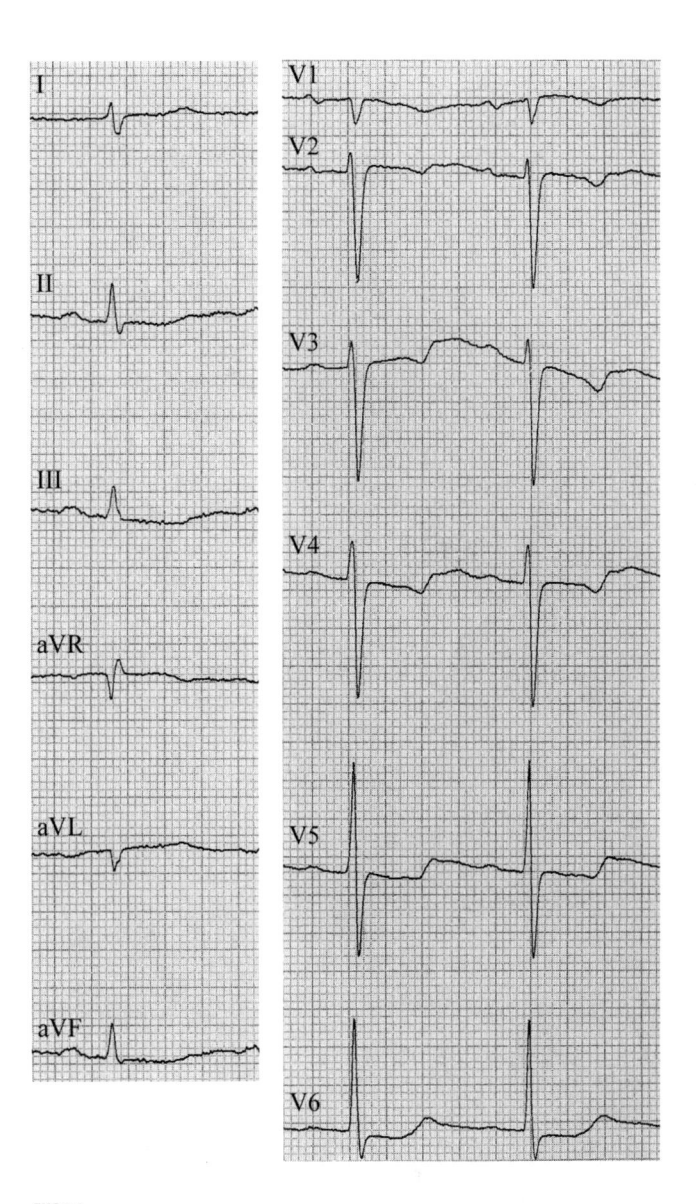

EKG 7.2
67 J/w. „Seichtes S_{V_1}/tiefes S_{V_2}". Kombinierte rheumatische Klappenerkrankung, Mitralklappenrekonstruktion vor 14 Jahren, biventrikuläre Herzinsuffizienz. EKG: Sinusrhythmus (!), P-Dauer 160 ms. Die $ÂQRS_F$ +110° spricht stark für RVH. Die relativ tiefe S-Zacke in Ableitung V_2 (beim Vorliegen einer seichten S-Zacke in V_1) und die relativ hohen R-Zacken in V_5/V_6 sprechen für eine LVH. Die Repolarisation ist mit einer Hypokaliämie vereinbar. Das Kalium beträgt 3,1 mmol/l. Echo/Doppler: schwere LV- und RV-Hypertrophie und Dilatation, stark verminderte Funktion beider Ventrikel. Linkes und rechtes Atrium dilatiert. Mäßige Mitralstenose, schwere Mitral- und Trikuspidalinsuffizienz.

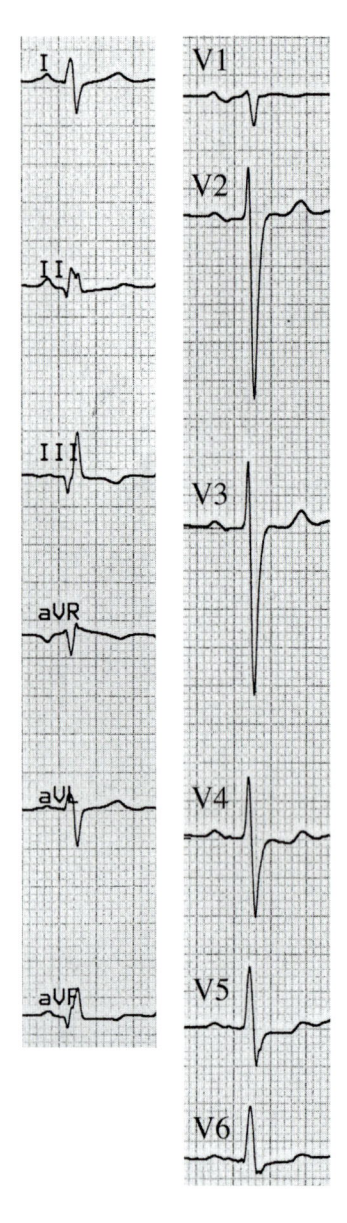

EKG 7.3
73 J/m. „Seichtes S_{V1}/tiefes S_{V2}". Kombinierte Aorten-Mitralklappenerkrankung. Sinusrhythmus, P-Dauer 120 ms. ÅQRS$_F$ +110°. S_{V1} = 3,5 mm, S_{V2} = 14 mm. Negative T-Wellen in V_1 bis V_4. Echo: BVH und Dilatation.

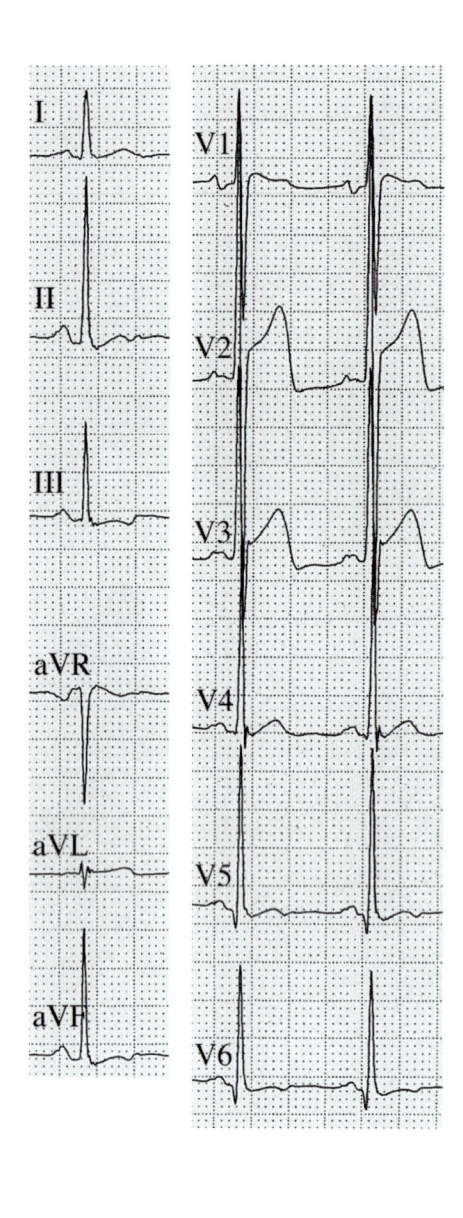

EKG 7.4
27 J/m. „Katz-Wachtel-Zeichen" falsch positiv. Hypertrophe linksventrikuläre Kardiomyopathie, asthenischer Habitus. EKG: $(R + S)_{V2}$ = 60 mm. $(R + S)_{V3}$ = 32 mm. Keine S-Zacke in V_6. Echo: LV-Masse 182 g/m². RV normal.

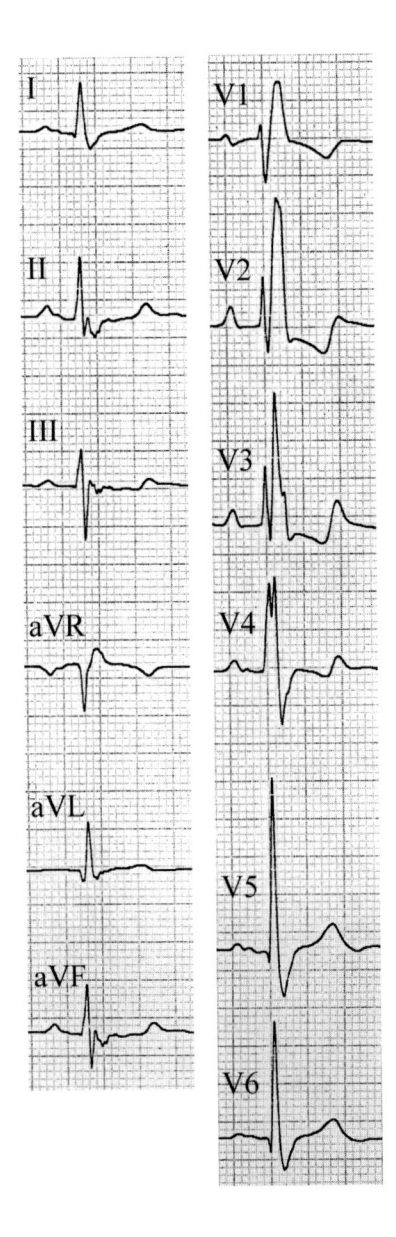

EKG 7.5
72J/m. BVH und RSB. Zur klinischen Diagnose und Erklärung des EKGs siehe Text.

Kapitel 8
Lungenembolie (LE)

Auf einen Blick

Eine *akute Lungenembolie* (LE) ist innerhalb der ersten 48 h eine sehr gefährliche Krankheit mit beträchtlicher Mortalität, wobei letztere oft auf einer Fehldiagnose beruht. Deshalb ist es sehr wichtig, innerhalb kürzester Zeit die richtige Diagnose zu stellen, damit die Therapie so rasch wie möglich eingeleitet werden kann. Die schnellsten und zuverlässigsten Methoden sind das Echokardiogramm und das Spiral-Computertomogramm (Spiral-CT), kombiniert mit der Messung des D-Dimer im Plasma. Mit diesem Zugang (diagnostische Genauigkeit rund 95%) kann in den meisten Fällen auf eine pulmonale Angiographie verzichtet werden. Für die Diagnose kann ein positives Resultat der Ultraschallmessung des venösen Drucks der unteren Extremitäten hilfreich sein, vor allem bei *subakuter LE* mit Symptomen, die länger als 48 h angedauert haben. Eine Lungenszintigraphie ist nur in etwa 50% diagnostisch erfolgreich, ist aber hilfreich für die Diagnose von subsegmentalen Embolien. Zur Feststellung einer akuten LE ist das EKG unzuverlässig, doch kann es einen ersten Hinweis auf eine rechtsventrikuläre Überlastung liefern.

EKG

Bei der akuten LE führt der *akute* Anstieg des pulmonalarteriellen Widerstandes und damit des pulmonalarteriellen Drucks zu einer *Dilatation* (nicht zu einer Hypertrophie) des *rechten Ventrikels* (RV) und oft auch des rechten Atriums. Als Folge davon kann es im EKG zu einer Reihe von EKG-Veränderungen kommen.

1 EKG-Veränderungen

1.1 Veränderungen des QRS-Komplexes

i. Verschiebung der frontalen QRS-Achse (ÅQRS$_F$) nach *rechts*, oft mit einem S$_I$/Q$_{III}$-Komplex (Bedingung: S$_I$ ≥ 1,5 mm; Q$_{III}$ ≥ 1,5 mm) oder einem S$_I$/rSr´$_{III}$-Komplex.
ii. Rotation des Herzens in der horizontalen Achse (ebenfalls durch die rechtsventrikuläre (RV) Dilatation hervorgerufen), was zu einer Verlagerung der Übergangszone in den präkordialen Ableitungen in Richtung des Uhrzeigers führt („Rotation im Uhrzeigersinn"). Wenn eine Rotation im Gegenuhrzeigersinn vorliegt, ist sie durch eine vorbestehende RV-Hypertrophie oder durch andere Ursachen bedingt.
iii. RV-Reizleitungsstörung: *inkompletter* (oder selten kompletter) Rechtsschenkelblock (iRSB) mit einem rSr´-Komplex (oder rsR´ beim kompletten RSB) in Ableitung V$_1$. Ein QR-Komplex (Qr) wird in V$_1$ in rund 10% gefunden, besonders bei massiver LE (>80% Obstruktion der Lungenarterien).

1.2 Veränderungen der Repolarisation

i. T-Negativität in III *und* aVF
ii. T-Negativität in V$_2$/V$_3$, auch ohne iRSB oder RSB
iii. ST-Senkung in den Ableitungen V$_1$ bis V$_3$, oder ST-Hebung in den Ableitungen V$_1$ und III
iv. ST- oder T-Veränderungen in den linkspräkordialen Ableitungen (selten)

1.3 Rhythmusstörungen

Eine *Sinustachykardie* stellt bei weitem den häufigsten abnormen EKG-Befund bei akuter LE dar und zwar bei 70–80%. Ein

Tabelle 8.1

Mögliche EKG-Zeichen bei akuter Lungenembolie

	Prävalenz*
Sinustachykardie (Frequenz ≥ 100/min)	70%
Sinusrhythmus (Frequenz ≥ 90/min)	80%
S_I/Q_{III} –Typ oder $S_I/rSr´_{III}$ -Typ	40%
S_I/Q_{III} oder $S_I/rSr´_{III}$ + *negative* T in III und aVF	25%
Inkompletter RSB (rSr´ oder QR in V_1)	7(!)–60%
QRS Rotation im Uhrzeigersinn in präk. Abl.	35%
$ÅQRS_F$-Verlagerung nach rechts bis zu ≥ 60° im Alter >30 Jahre	30%
T-Negativität in Abl. V_2 und V_3	30%
RA-Vergrößerung (atypisches P-pulmonale)	10%?
Vorhofflattern	5%
Kompletter RSB	3%

*Zu näheren Details und Resultaten aus der Literatur siehe Tabelle 8.2.

Vorhofflattern trifft man in 5–10% an, während ein Vorhofflimmern selten vorkommt.

1.4 Veränderungen der P-Welle

Verhältnismäßig hohe und spitze P-Wellen können in einigen Ableitungen, besonders in II und V_2 beobachtet werden. Die Definition dieser Veränderung (auch als P-pulmonale vasculare beschrieben) ist bis zu einem gewissen Grade rätselhaft, und dasselbe gilt für seine Prävalenz. Das klassische P-pulmonale (P-pulmonale parenchymale mit einer Amplitude von ≥ 2,5 mm in Ableitung II und rein negativer Form in aVL) bekommt man nur ausnahmsweise zu Gesicht. Mögliche EKG-Zeichen einer akuten LE sind in Tabelle 8.2 aufgeführt.

Es muss betont werden, dass durch eine akute LE bedingte allfällige EKG-Zeichen bei erfolgreich behandelten Patienten *transitorisch* (reversibel) sind. Die *Kombination* mehrerer unterschiedlicher EKG-Zeichen für eine ventrikuläre Überlastung ist für die Diagnose einer akuten LE hilfreich (aber immer noch ungenügend). Die EKGs 8.1–8.6 wurden bei Patienten mit stark symptomatischer, massiver akuter LE beim Eintritt in die Notfallstation unseres Spitals im Laufe des Winters 2001 registriert. Die akute LE wurde jeweils mittels des Spiral-CT (und des Echokardiogramms) nachgewiesen.

Nur drei Patienten zeigten fünf übliche EKG-Zeichen für RV-Überlastung, drei wiesen nur ein bis drei Zeichen auf. Nur drei Patienten wiesen eine Sinustachykardie (nach der Definition: >100/min) auf, aber fünf hatten eine Sinusfrequenz von >90/min. Fünf Patienten erholten sich nach einer Thrombolyse; eine junge Frau (EKG 8.6), die 2 Wochen nach einer Geburt eingewiesen worden war, starb trotz Thrombolyse und chirurgischer Thrombektomie.

Einige allgemeine Bemerkungen zu den Befunden der EKGs 8.1–8.6:

a) Alle Patienten waren Frauen, aber das Verhältnis von Frauen: Männern bei akuter LE beträgt im Allgemeinen etwa 3:2.
b) Alle Patientinnen litten unter massiver, lebensbedrohlicher akuter LE mit entsprechenden Symptomen (Tachypnoe, schwere Dyspnoe in Ruhe, Hämoptoe in vier Fällen) und klinischen Befunden (Präschock, erweiterte Jugularvenen, erhöhte Herzfrequenz in fünf Fällen, Zyanose in vier Fällen).

Diese Beispiele und die Literatur unterstützen die allgemeine Meinung, dass das EKG zur Diagnose einer akuten LE *unzuverlässig* ist, was in der mäßigen Spezifität und in der niedrigen Sensitivität zum Ausdruck kommt. Deshalb sollte das EKG nicht als diagnostische Methode verwendet werden. Bei zu vielen Patienten können vorbestehende EKG-Veränderungen einen (falschen) Verdacht auf eine akute LE liefern, und, noch viel schlimmer, im EKG können jegliche Zeichen einer RV-Überlastung sogar bei Patienten mit massiver akuter LE fehlen. Außerdem ist es häufig unmöglich, zwischen Zeichen einer RV-Überlastung und normalen Varianten zu unterscheiden (Kapitel 3: Das normale EKG und seine normalen Varianten).

2 Wert des EKGs bei Verdacht auf akute Lungenembolie

Wenn das EKG offensichtlich zur Diagnose einer Lungenembolie unzuverlässig ist, fragt man sich, wo denn sein Platz bei einem Verdacht auf eine akute LE sein soll?

2.1 Unterscheidung des akuten Myokardinfarktes von akuter LE

Wie jeder Arzt weiß, ist die Diagnose einer akuten LE auf der Basis von Symptomen (und anamnestischen Befunden) nicht immer einfach. Oft muss ein akuter Myokardinfarkt (AMI) ausgeschlossen werden. Beim inferioren AMI sieht man meistens eine auffallende ST-Hebung in den Ableitungen III, aVF und II. Ein alter inferiorer Infarkt zeigt nicht nur pathologische Q-Zacken in III und aVF, sondern auch eine Q- (q-) Zacke in II. Im Gegensatz dazu ist ein Q (q) in Ableitung II bei der akuten RV Überlastung *extrem selten*. Ein AMI mit anderer Lokalisation kann mit den üblichen Kriterien festgestellt werden.

2.2 Analyse von Herzrhythmus und Reizleitungsstörungen

Arrhythmien und Reizleitungsstörungen können nur mit dem EKG zuverlässig diagnostiziert werden.

2.3 EKG-Zeichen der akuten RV-Überlastung

Beim Vorliegen von EKG-Zeichen, die eine akute RV-Überlastung vermuten lassen, sollte die Möglichkeit einer akuten LE (oder einer subakuten LE, wenn die Symptome länger als 48 h dauern) in Betracht gezogen werden. Patienten mit einer akuten LE und besonders solche mit einer subakuten Form können eine rätselhafte Vorgeschichte mit verwirrenden Symptomen haben. Wir haben viele Patienten gesehen, bei denen mehrere EKG-Zeichen von RV-Überlastung den ersten Hinweis auf eine LE lieferten. Dies geschah öfter bei der subakuten als bei der akuten LE. Auch sollte erwähnt werden, dass weltweit nur für wenige Spitäler ein ständiger Zugang zu einem Spiral-CT oder zu einem erfahrenen Spezialisten in der Echo/Doppler-Methode zur Verfügung steht. Unter diesen Umständen kann das EKG in Kombination mit der Anamnese, den Symptomen und anderen klinischen Befunden für die Diagnose einer akuten LE hilfreich sein.

2.4 Beziehung zwischen EKG und klinischem Verlauf

Ist das EKG nützlich bei der Kontrolle des klinischen Verlaufs? Die Rückbildung der RV-Überlastungsmerkmale im EKG kann ein nützliches Begleitzeichen für einen günstigen klinischen Verlauf darstellen. Es existiert aber keine strenge zeitliche Korrelation zwischen den objektiven Befunden (z.B. im Echo) und dem EKG. So können sich EKG-Veränderungen rascher zurückbilden oder sie können länger als erwartet persistieren.

2.5 Subakute und chronisch rezidivierende LE

Wie oben erwähnt, ist das EKG bei Patienten mit subakuter LE (nach 48 h) nützlicher als bei der akuten LE, es hat jedoch auch hier keine genügende diagnostische Genauigkeit. Bei *chronisch rezidivierenden LE* entwickelt sich mit der Zeit eine RV-Hypertrophie, die im EKG erkannt werden kann.

Im Detail

EKG Spezial

3 Häufigkeit der EKG-Zeichen, die eine LE suggerieren

Der Wert des S_I/Q_{III}-Typs (oder $S_I/Q_{III}/T_{III}$-Typs) wurde erstmals von McGinn und White [1] im Jahre 1935 erkannt, und deshalb wird dieses Muster McGinn-White-Typ genannt. Er ist für etwa 30% der Fälle verantwortlich. Manchmal geht eine kleine r-Zacke dem negativen Ausschlag in Ableitung III voraus, wodurch ein $S_I/rsr´_{III}$-Typ entsteht. Selten fehlt der negative Ausschlag in III. In diesem Fall kann das zu einem S_I/R_{III}-Typ gewordene Muster eine akute RV Überlastung widerspiegeln. Ein QR-Typ in V_1 anstelle des häufigeren rSr´-Typs wurde von Weber und Phillips [2] beschrieben, die dieses Muster bei 10 von 60 Patienten mit akuter LE vorfanden. Diese QR- (meistens Qr-) Konfiguration in V_1 ist ein schlechtes Zeichen und tritt meist bei massiver und *lebensbedrohlicher* akuter LE mit extensiver *rechtsventrikulärer und atrialer Vergrößerung* auf.

Frühe Publikationen, wie jene von Cutforth und Oram [3] aus dem Jahre 1958, zeigten eine erstaunlich große Anzahl von EKG-Zeichen auf, die auf eine RV-Überlastung bei Patienten mit akuter (und subakuter) LE hindeuten, besonders bei Fällen mit letalem Ausgang. In späteren Studien wurde der Beitrag des EKGs zur Diagnose der akuten LE als mäßig eingestuft. Stein et al. [4] untersuchten 90 Patienten mit massiver oder submassiver akuter LE, die durch eine pulmonale Angiographie dokumentiert wurde, und fanden als häufigstes Zeichen eine T-Negativität in den Brustwand- und Extremitätenableitungen (42%), während ein RSB oder iRSB, eine überdrehte Rechtslage oder ein S_I/Q_{III}-Typ lediglich in 6–12% vorlag. Die Autoren beobachteten, dass nach der Genesung der Patienten die T-Veränderungen deutlich länger persistierten als die QRS-Abnormitäten. Szucs et al. [5] stellten bei einem ähnlichen

Tabelle 8.2
Prävalenz der möglichen EKG-Zeichen bei akuter Lungenembolie

	Unsere Erfahrung	Literatur
Sinustachykardie (Frequenz ≥ 100/min)	70%	70–90%
Sinusrhythmus (Frequenz ≥ 90/min)	80%	70–90%
S_I/Q_{III}-Typ oder S_I/rSr'_{III}-Typ	40%	10(!)–60%
S_I/Q_{III} oder S_I/rSr'_{III} plus T-Negativität in III und aVF	25%	11–40%
Inkompletter RSB (rSr' oder Qr in V_1)	40%	7(!)–60%
QRS Rotation im Uhrzeigersinn	35%	13–40%
$ÄQRS_F$-Verlagerung nach rechts bis zu ≥ 60° (Alter >30 Jahre)	30%	15–50%
T-Negativität in Abl. V_2 und V_3	30%	10–40%
RA-Vergrößerung (P-pulmonale)	5%?	2–20%(!)
Vorhofflattern	5%	2–30%(!)
ST-Senkung (>1 mm) in V_1 bis V_3 od.	?	–
ST-Hebung (>1 mm) in V_1 oder III	10%	–
Periphere „low voltage"	5%	–
Kompletter RSB	3%	–
Vorhofflimmern	2–3%	–
Isolierte T-Neg. in linkspräk. Abl.	1–2%	–

Patientengut (mit 50 Fällen) eine frontale überdrehte Rechtslage in 15% und einen iRSB in 8% fest. Sutton et al. [6] entdeckten bei 35 Patienten mit massiver akuter LE einen RSB in 26% und einen S_I/Q_{III}-Typ in 52%, in 26% mit einer T-Inversion kombiniert. Bei weitem die häufigste EKG-Abnormität stellte in allen Studien die *Sinustachykardie* dar und zwar in 70–90% (besonders wenn die Sinustachykardie als Frequenz von >90/min definiert wurde).

Die Häufigkeit der verschiedenen, bei akuter LE möglichen EKG-Veränderungen variiert *stark* in den publizierten Studien (Tabelle 8.2). Die Gründe dafür liegen wahrscheinlich in den relativ kleinen untersuchten Patientengruppen, in den verschiedenen Graden der LE, im Gebrauch verschiedener „Goldstandards" und in der Vermischung der Patientengruppen mit akuter und subakuter LE.

Ein vollständig normales EKG (abgesehen von einer Sinustachykardie) ist bei der akuten LE keine Seltenheit. Die Differenzierung zwischen *pathologisch* und *normal* ist oft unmöglich, weil die meisten direkten und indirekten EKG-Zeichen einer akuten *RV-Überlastung* auch bei normalen Individuen vorkommen können. Manchmal kommt es dazu, dass andere irreführende Zeichen, wie eine Sinusbradykardie, isolierte linkspräkordiale ST/T-Veränderungen oder ein AV-Block 1° als einzige EKG-Manifestationen einer akuten LE auftreten. Außerdem sind bei vorbestehenden EKG-Anomalien, wie bei schwerer linksventrikulärer Hypertrophie, bei Schenkelblock oder bei Myokardinfarkt die Zeichen der RV-Überlastung nur ausnahmsweise feststellbar.

Bei massiver akuter LE können *multiple* Zeichen der akuten RV Überlastung beobachtet werden (EKGs 8.1, 8.2 und 8.6).

4 EKG-Zeichen und Ausmaß der akuten LE

Zwei kürzlich erschienene Publikationen behandeln die Beziehung zwischen EKG-Zeichen und Schweregrad der akuten LE. Kucher et al. [7] fanden bei 70 Patienten mit akuter LE (bestätigt durch Echo/Doppler und bewiesen durch Spiral-CT), dass ein *QR-(Qr-)Komplex in Abl. V_1* (n = 12) am besten mit der RV-Drucküberlastung und mit dem hohen pulmonalarteriellen Verschlussgrad (>80%) korrelierte, wobei sich eine Spezifität von 100% und eine Sensitivität von 28% ergaben. Außerdem stellten sich eine ST-Hebung in V_1 und eine T-Negativität in V_2/V_3 als gute Prädiktoren einer akuten LE heraus. Daniel et al. [8] stellten ein EKG-Punktesystem mit 22 EKG-Zeichen und einer maximal möglichen Punktzahl von 21 auf. Eine T-Negativität in V_1 bis V_4 erhielt die höchste Punktzahl von 4 Punkten. Eine Punktzahl von ≥ 10 wurde als hochverdächtig auf eine schwere pulmonale Hypertonie durch LE interpretiert. Diese Resultate können nach der Meinung von Daniel et al. durch einige Modifikationen noch verbessert werden. Nach unserer Meinung führt diese ziemlich komplizierte Methode, als Beihilfe verwendet, zu brauchbaren EKG-Resultaten bei weniger dringenden Fällen. Bei anderen Patienten mit akuter LE bleibt keine Zeit für irgendeinen Punkte-Index, weder bezüglich des EKGs noch des Echos (siehe Fallbeispiel/Short Story 1).

5 Praktisches Procedere bei Verdacht auf akute LE

Dank lebensrettender diagnostischer Methoden (Echokardiogramm, D-Dimer und Spiral-CT) und rasch eingeleiteter Therapie (besonders Thrombolyse) wurde die Prognose sogar der massiven akuten (und subakuten) LE in den letzten Jahren glücklicherweise in vielen Spitälern wesentlich verbessert. Die folgende Liste zählt das standardmäßige Vorgehen in der Notfallsituation einer LE auf:

i. Anamnese (chronische Krankheit, kürzliche Operation, lange Reise in Bus oder Flugzeug?)

ii. Symptome (Tachypnoe, Dyspnoe in Ruhe, Hämoptoe)
iii. Klinische Untersuchung (Herzfrequenz, Blutdruck, Inspektion der Jugularvenen und Auskultation der Lungen)
iv. Routine-Laboruntersuchungen einschließlich D-Dimer
v. Echo/Doppler und EKG
vi. Bei „positivem Echo" (und positivem D-Dimer) unverzüglicher Beginn einer thrombolytischen Therapie
vii. Spiral-CT (wenn verfügbar), um den pulmonalarteriellen Verschluss zu beweisen und zu quantifizieren, mit einem Reanimationsteam in Bereitschaft. Wenn das CT negativ ist, kann ein Lungenszintigramm subsegmentale LE aufdecken. Wenn das CT positiv ist, muss der Patient in eine Intensivstation verlegt werden.

Das folgende Fallbeispiel illustriert, wie in dramatischen Situationen einer vermuteten akuten LE nicht einmal mehr genügend Zeit bleibt, um diese Standardmaßnahmen durchzuführen.

Fallbeispiel/Short Story 1

Im Oktober 2000 wurde ein 61-jähriger Mann wegen einer drei Stunden vorher plötzlich aufgetretenen Dyspnoe mit Synkope auf die Notfallstation unseres Spitals eingewiesen. Die sofortige klinische Untersuchung ergab eine lebensbedrohliche Situation mit Schock (Blutdruck 70/40 mmHg, Herzfrequenz 135/min), Atemfrequenz von 50/min, Zyanose und erweiterten Halsvenen. Der Patient war nicht in der Lage, weitere Informationen zu liefern. Die notfallmäßig durchgeführte transthorakale Echokardiographie zeigte eine schwere RV- und RA-Dilatation bei einer subnormalen Kontraktion des LV. Das EKG (EKG 8.7) wurde als verdächtig auf eine akute RV Überlastung interpretiert. Aber das Fehlen des Q in III, ein QR-Komplex in V_1 wie auch ein QS-Komplex in V_2, zusammen mit leichter ST-Hebung, erzeugten ziemliche Verwirrung (anteroseptaler AMI?). Fünfzehn Minuten nach dem Eintritt trat eine echokardiographisch bestätigte elektromechanische Dissoziation auf und unverzüglich wurde eine kardiopulmonale Reanimation (KPR) eingeleitet. Gleichzeitig wurden zwei Bolusinjektionen von 15 mg Alteplase verabreicht, gefolgt von einer Infusion mit 70 mg innerhalb 1 h, während die KPR fortgeführt wurde. 25 min später wurde ein spontaner Karotispuls festgestellt, und die Hämodynamik des Patienten erholte sich mit Unterstützung von Katecholaminen. Ein notfallmäßiges Spiral-CT deckte einen über 80%igen Verschluss der proximalen Lungenarterien auf. Der Patient wurde dann auf die Intensivstation verlegt. Drei Stunden nach erfolgreicher KPR und Thrombolyse entwickelte der Patient einen hämorrhagischen Schock wegen einer Leber- und Milzruptur als Folge der langdauernden mechanischen Thoraxkompressionen durch die KPR und wegen der abdominalen Blutansammlung als Folge der stark verminderten RV-Funktion. Nach notfallmäßiger Splenektomie und Leberrevision stabilisierte sich 14 h später die hämodynamische Situation. 10 Tage nach erfolgreicher Behandlung der akuten zentralen LE waren keine Zeichen der RV-Überlastung mehr vorhanden, was durch eine Normalisierung des Echokardiogramms und des EKGs illustriert wurde.

Es lässt sich schließen, dass der Patient wegen der typischen klinischen Symptome und der Echo- (und EKG-) Befunde, die eine massive akute LE vermuten ließen, und wegen der sofort eingeleiteten Reanimation und Thrombolyse gerettet wurde. Der Ursprung der Krankheit, die zu einer (symptomlosen) tiefen Venenthrombose der unteren Extremitäten geführt hatte, blieb unklar. Eine retrospektiv durchgeführte, detaillierte Analyse des Eintritts-EKGs zeigte neben der Sinustachykardie mindestens 6 Zeichen für eine akute RV-Überlastung (EKG 8.7). Die QR- und QS-Komplexe in V_1/V_2 (zusammen mit der leichten ST-Hebung) erwiesen sich als ominöses Zeichen für extreme RV- und RA-Dilatation und waren nicht durch einen anteroseptalen AMI bedingt.

6 EKG bei subakuter LE

Wie weiter oben erwähnt, ist das EKG eine unzuverlässige und zum Teil irreführende Methode bei der Diagnose einer akuten LE, d. h. einer LE, die innerhalb von 48 h nach Beginn der Symptome diagnostiziert wird. Jedoch ist es nur etwa eine Hälfte der Patienten mit schweren akuten Symptomen, die innerhalb von 48 h nach Symptombeginn in ein Spital eintreten oder in dieser Zeit sterben (woraufhin dann postmortal die Diagnose gestellt wird). Die andere Hälfte der Patienten mit relevanten Symptomen werden erst Tage oder Wochen nach den ersten Symptomen hospitalisiert; bei diesen Patienten kann dann nur retrospektiv ein Zusammenhang mit einer LE hergestellt werden.

Deshalb ist es berechtigt, auch den Wert des EKGs bei der Diagnose der subakuten LE näher anzusehen. In einer kürzlich erschienenen Publikation untersuchten Sreeram et al. [9] 49 Patienten (im Alter von 44–48 Jahren) mit erwiesener LE mit akuten oder verstärkten Symptomen (Dyspnoe, Thoraxschmerzen, Palpitationen, Kollaps mit notwendiger Reanimation). Von diesen Patienten hatten 13 Symptome seit <3 h bis 48 h (akute LE) und 36 Symptome seit 2–7 Tagen (subakute LE). Wenn drei von sieben Zeichen vorlagen, die für eine akute RV-Überlastung sprechen, wurde eine LE bei 37 Patienten (78%) korrekt angenommen. Diese sieben Zeichen waren:

i. Inkompletter oder kompletter RSB, oft mit ST-Hebung V_1
ii. S-Zacke in I und aVL >1,5 mm
iii. Verlagerung der Übergangszone nach Abl. V_5
iv. Q-Zacken in III und aVF, aber *nicht* in II
v. Frontale überdrehte Rechtslage oder intermediäre Achse
vi. Periphere QRS „low voltage" (ein „neues" Zeichen, vorgeschlagen von Sreeram et al. [9], vorhanden bei 21%!)
vii. T-Inversion in III und aVF, oder in V_1 bis V_4.

Zwölf Patienten hatten beim Eintritt ein normales EKG, aber Fortsetzungs-EKGs zeigten in drei Fällen diagnostische Zeichen. Doch muss das EKG endgültig als weniger wertvoll als die Echo/Doppler-Methode beurteilt werden. Denn diese Methode ergab bei 100% der Patienten beim Eintritt eine vergrößerte enddiastolische RV-Dimension, einen erhöhten systolischen Druck im RV und eine Trikuspidalinsuffizienz. In einer prospektiven Studie an 246 Patienten mit Verdacht auf LE (49 von ihnen mit nachgewiesener LE) konnten Rodger et al. [10] die Resultate von Sreeram et al. [9] nicht bestätigen. Die Diagnose wurde dabei mittels Ventilations-Perfusions-Szintigramm erhoben beziehungsweise ausgeschlossen. Von den 28 untersuchten EKG-Zeichen waren nur ein inkompletter RSB und eine „Tachykardie" statistisch häufiger bei Patienten mit LE als bei Patienten ohne LE. Die große Diskrepanz der Resultate zwischen der Studie von Sreeram [9] und derjenigen von Rodger [10] kann erklärt werden durch a) den unterschiedlichen Schweregrad der Krankheit (der bei der Gruppe von Rodger wahrscheinlich leichter war); b) unterschiedliche Stadien der LE und c) unterschiedliche verwendete „Goldstandards" (Echo/Doppler versus Ventilations-Perfusions-Szintigramm). Außerdem ist auffallend, dass in der Publikation von Rodger die Häufigkeit eines „späten R" in Ableitung aVR (ein ziemlich häufiger Befund beim normalen EKG und bei Patienten mit LE) Null betrug.

Insgesamt kann geschlossen werden, dass das EKG bei der Diagnose (Verdacht) einer subakuten LE etwas hilfreicher ist als bei jener der akuten LE. Dennoch kann bei einer vermuteten subakuten LE auf die Durchführung eines Echo/Doppler als einer raschen, zuverlässigen und billigen Methode nicht verzichtet werden.

7 Historische Perspektive

Man sollte den „alten" klinischen Arzt nicht unterschätzen. Im Jahre 1966 untersuchten die oben erwähnten Weber und Phillips [2] 60 Patienten mit massiver akuter LE und diagnostizierten 37 Fälle lediglich aufgrund von klinischen Befunden. Sie fanden bei 10 Patienten (16,6%) einen QR-Komplex in Ableitung V_1. Im Jahre 2003 untersuchten Kucher et al. [7] 71 Patienten mit akuter LE, kontrolliert durch Echo/Doppler und D-Dimer und nachgewiesen durch Spiral-CT. Sie beschrieben das gleiche EKG-Zeichen, nämlich einen QR- (Qr-) Komplex in V_1, bei 14 Patienten (19,7%). So sind die von beiden Gruppen erarbeiteten Resultate nahezu identisch, was klar demonstriert, dass die „alten" Ärzte imstande waren, eine zuverlässige Diagnose einer massiven akuten LE ohne den Vorteil eines modernen Instrumentariums zu stellen. Erstaunlich ist zudem, dass Weber und Phillips [2] über eine erstaunlich hohe Inzidenz von (intermittierendem) Vorhofflattern (30%) und über eine Sinustachykardie in lediglich 48% berichteten.

Literatur

1. McGinn S, White PD. Acute cor pulmonale resulting from pulmonary embolism. Its clinical recognition. J Am Med Assoc 1935;104:1473–80
2. Weber DM, Phillips JH Jr. A re-evaluation of electrocardiographic changes accompanying acute pulmonary embolism. Am J Med Sci 1966;251:381–98
3. Cutforth RH, Oram S. The electrocardiogram in pulmonary embolism. Br Heart J 1958;20:41–60
4. Stein PD, Dalen JE, McIntyre KM, et al. The electrocardiogram in acute pulmonary embolism. Prog Cardiovasc Dis 1975;17:247–57
5. Szucs MM, Brooks HL, Grossman W, et al. Diagnostic sensitivity of laboratory findings in acute pulmonary embolism. Ann Intern Med 1971;74:161–6
6. Sutton GC, Honey M, Gibson RV. Clinical diagnosis of acute massive pulmonary embolism. Lancet 1969;1(7589):271–3
7. Kucher N, Walpoth N, Wustmann K, et-al. QR in V1—an ECG sign associated with right ventricular strain and adverse clinical outcome in acute pulmonary embolism. Europ Heart J 2003; 24: 1113–9
8. Daniel KR, Courtney DM, Kline JA. Assessment of cardiac stress from massive pulmonary embolism with 12-lead ECG. Chest 2000;120:474–81
9. Sreeram N, Cheriex EC, Smeets JL, Gorgels AP, Wellens HJJ. Value of the 12-lead electrocardiogram at hospital admission in the diagnosis of pulmonary embolism. Am J Cardiol 1994;73:298–303
10. Rodger M, Makropoulos D, Turek M, et-al. Diagnostic value of the electrocardiogram in suspected pulmonary embolism. Am J Cardiol 2000;86:807–9

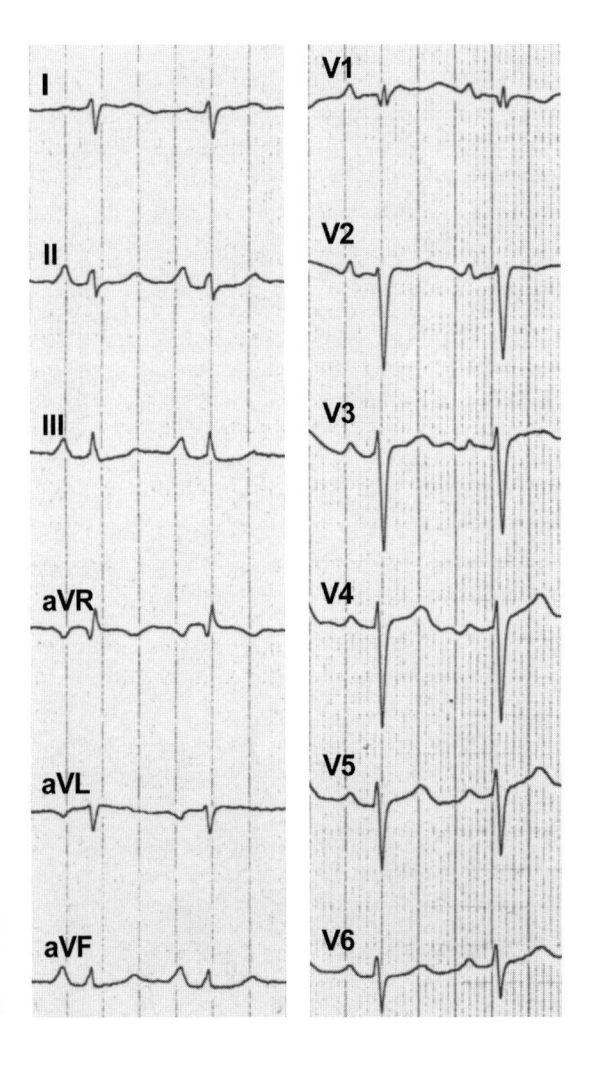

EKG 8.1
53J/w. Sinusrhythmus, Frequenz 93/min. Spitze P-Wellen inferior und in V_1/V_3 (seltener Befund). ÅQRS$_F$ +140°, periphere QRS „low voltage". S$_I$, aber nicht Q$_{III}$. iRSB. Exzessive Rotation im Uhrzeigersinn in den präkordialen Ableitungen, rS bis zu V_6. Keine negativen T-Wellen in rechtspräkordialen oder in anderen präkordialen Ableitungen >>> 5 mögliche Zeichen einer akuten RV-Überlastung.

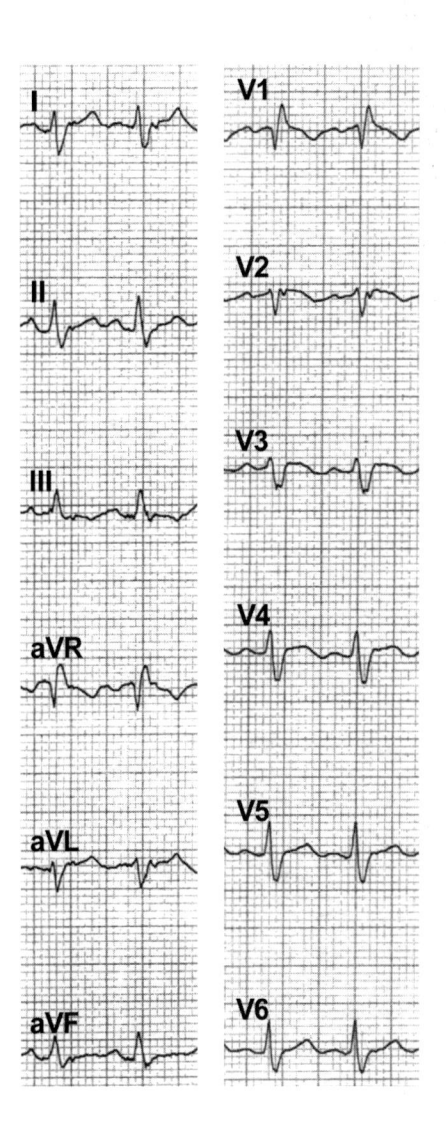

EKG 8.2
69J/w. Sinustachykardie 126/min, normale P. ÅQRS$_F$ +140°, fast QRS „low voltage". S$_I$, aber nicht Q$_{III}$. iRSB. Markante Rotation im Uhrzeigersinn. Negative T-Wellen bis zu V_4 >>> 5 Zeichen.

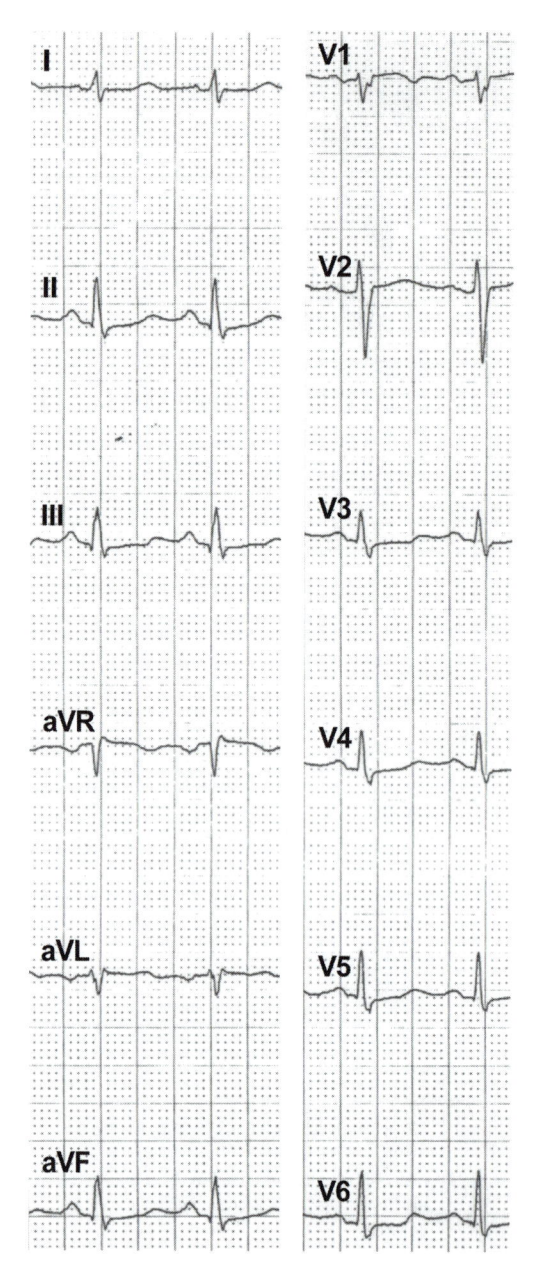

EKG 8.3
43J/w. Sinusrhythmus, 92/min, normale P. ÅQRS$_F$ +80°. S$_I$/Q$_{III}$-Typ. Pseudo-iRSB. Keine Rotation im Uhrzeigersinn, keine T-Negativität in den präkordialen Ableitungen >>> 2 Zeichen.

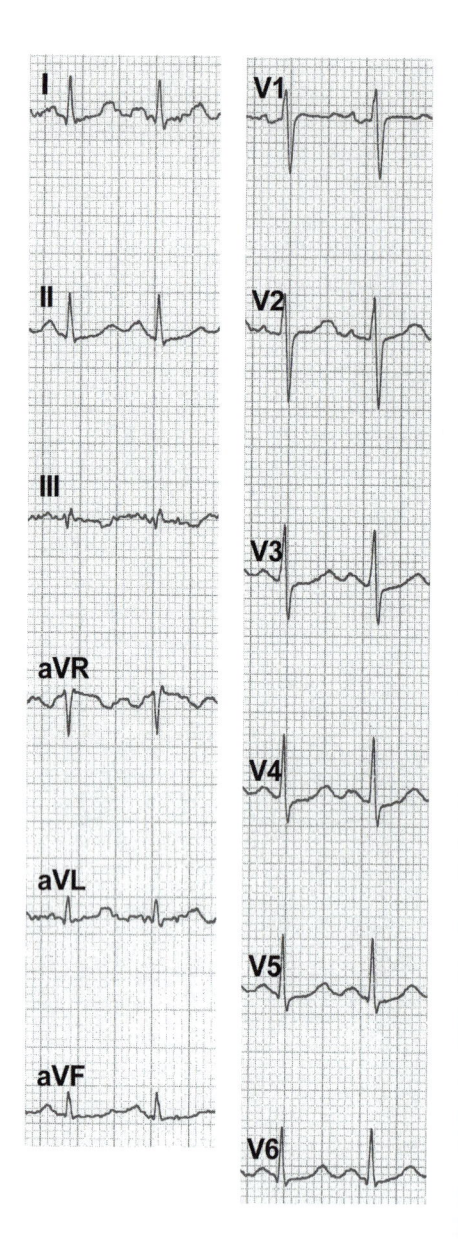

EKG 8.4
45J/w. Sinustachykardie 126/min. Spitze P-Wellen in V$_2$. ÅQRS$_F$ +40°. Diskreter S$_I$/rsr´$_{III}$-Typ. Fast QRS „low voltage". Keine Rotation im Uhrzeigersinn, keine T-Negativität >>> 3 Zeichen.

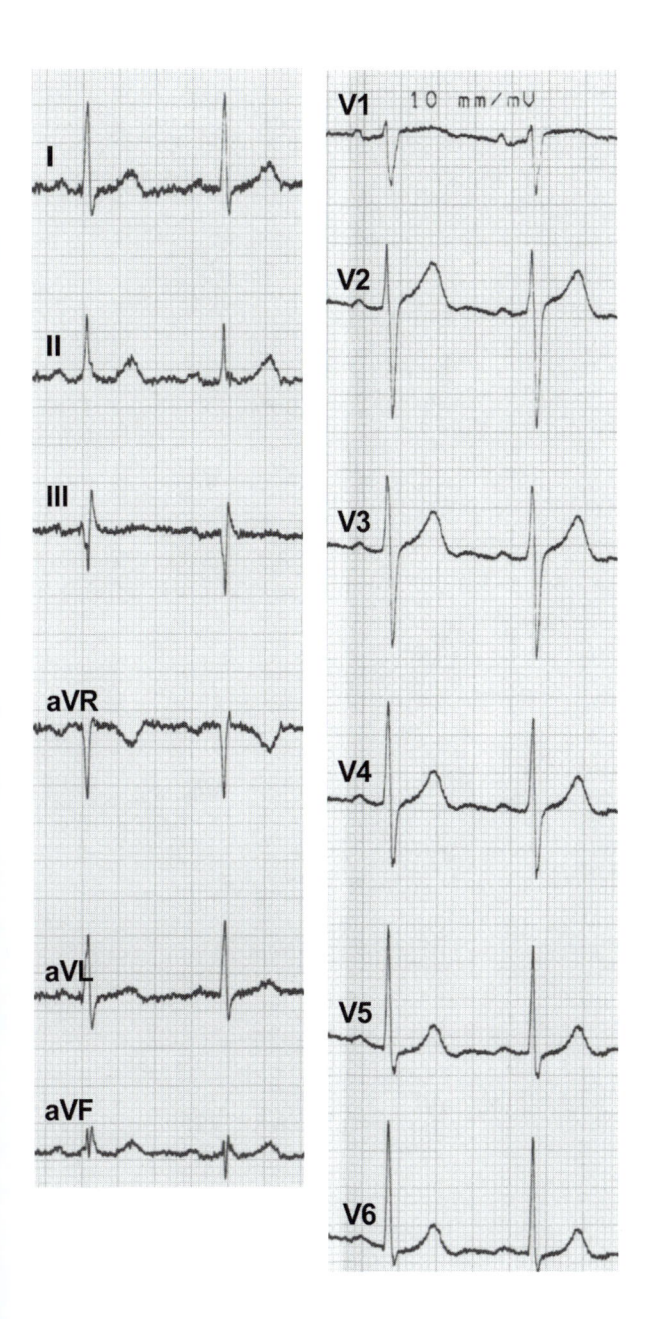

EKG 8.5
53J/w. SR 79/min, normales P. ÅQRS$_F$ etwa +40°. S$_I$/rSr´$_{III}$-Typ. Leichte Rotation im Uhrzeigersinn. Keine T-Negativität >>> 1 Zeichen.

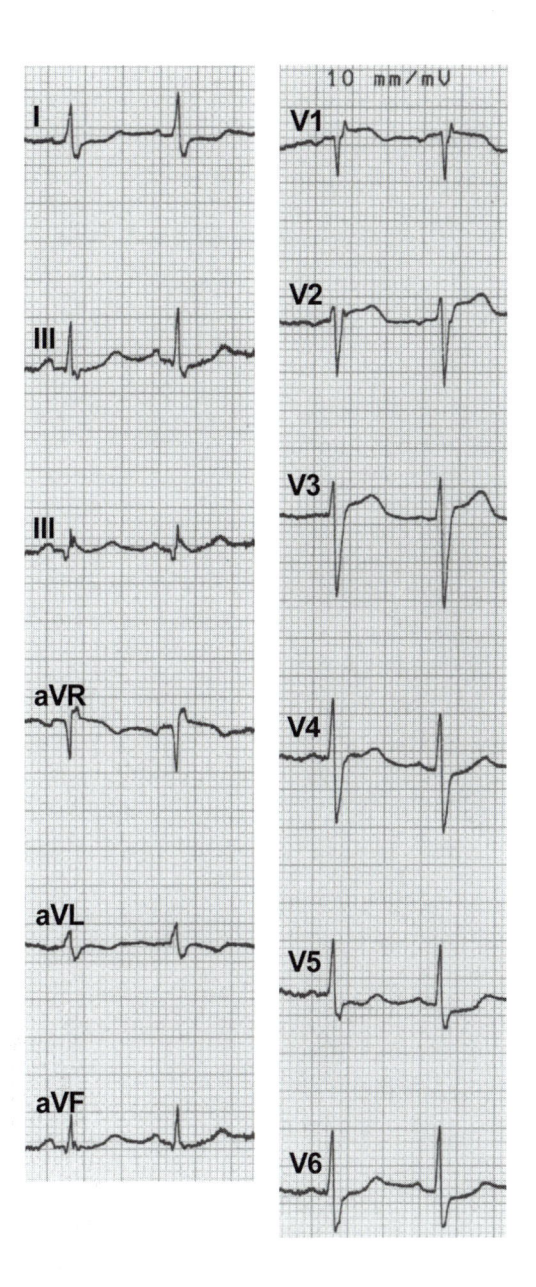

EKG 8.6
34J/w. Sinustachykardie 104/min, negative P-Welle in V$_1$ als Zeichen einer linksatrialen Überlastung. ÅQRS$_F$ +75°. S$_I$/Q$_{III}$-Typ. iRSB mit Qr in V$_1$. Rotation im Uhrzeigersinn. Leichte ST-Hebung in V$_1$ (und V$_2$/V$_3$). ST-Senkung in V$_5$/V$_6$. Keine negativen T-Wellen >>> 5 Zeichen.

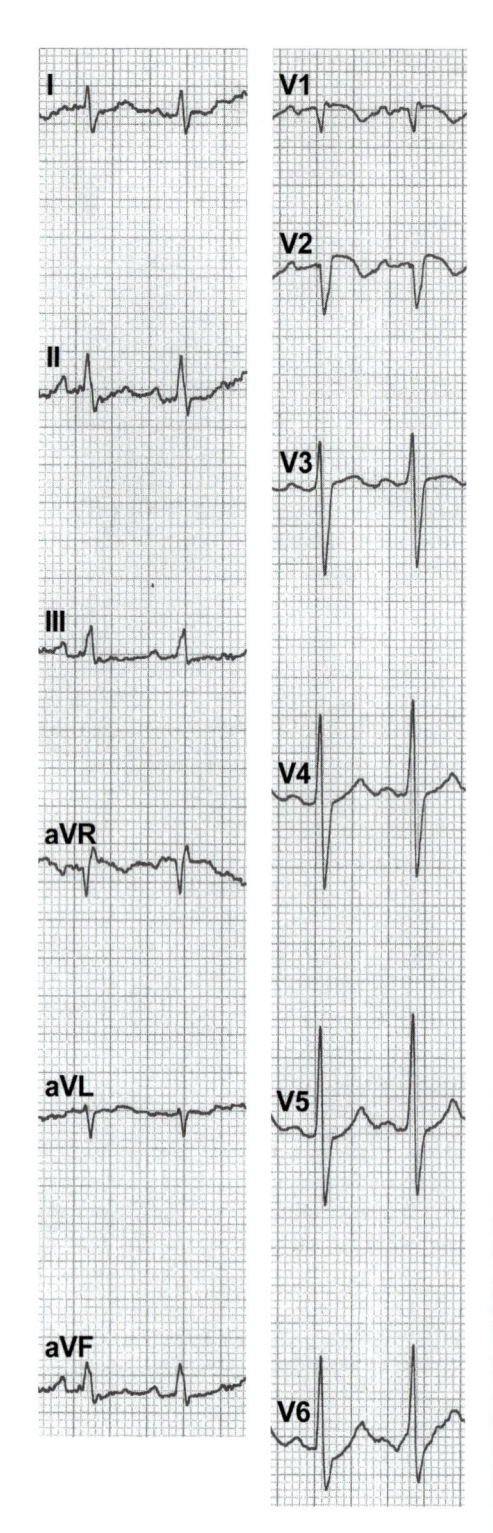

EKG 8.7
Fallbeispiel/Short Story 1. 60J/m. EKG : Sinustachykardie, 120/min. Spitze P-Wellen in II/aVF. ÅQRS$_F$ +100°. S$_I$/Rs$_{III}$-Typ (in diesem Fall äquivalent zu S$_I$/Q$_{III}$-Typ infolge extremer Rotation des Herzens). Qr-Komplex in V$_1$ (und QS-Komplex in V$_2$). Rotation im Uhrzeigersinn in den präkordialen Ableitungen. ST-Hebung von 0,5–1,0 mm in V$_1$/V$_2$. T-Negativität in V$_2$ >>> mindestens 7 Zeichen.

Kapitel 9
Faszikelblöcke

Auf einen Blick

Das Konzept der Faszikelblöcke gründet sich auf dem überwiegend *trifaszikulären* infrahissären ventrikulären Reizleitungssystem, dem *rechten Tawara-Schenkel* auf der einen Seite und dem *linksanterioren* und dem *linksposterioren Faszikel* (die zusammen den linken Tawara-Schenkel bilden) auf der anderen Seite. Der Ausdruck „Faszikelblock" ist ein Synonym zum älteren Ausdruck „Hemiblock". Bei einigen Patienten schreiten Faszikelblöcke fort zu einem bifaszikulären/bilateralen Block und dann zu einem kompletten atrioventrikulären (AV) Block. So repräsentieren sie mögliche Vorläufer eines kompletten infrahissären AV-Blocks, der meistens mit Synkopen und erhöhter Mortalität einhergeht.

Ätiologie und Prävalenz

Der linksanteriore Faszikelblock (LAFB) und der linksposteriore Faszikelblock (LPFB) sind beide links- (mono-) faszikuläre Blöcke, unterscheiden sich aber sehr stark bezüglich ihrer Prävalenz, ihrer Ätiologie und ihrer Diagnose. Die Ätiologie ist vielschichtig und schließt die linksventrikuläre Hypertrophie, die koronare Herzkrankheit (KHK) mit oder ohne Myokardinfarkt (MI), die Fibrose des infrahissären Reizleitungssystem (Morbus *Lenègre*) und andere Krankheiten ein.

In einer allgemeinen Population entwickelt sich ein LAFB nicht vor dem Alter von 40 Jahren; er wird in 4–6% bei 60-Jährigen und bis zu 10% bei 80-Jährigen gefunden. Gelegentlich maskiert ein LAFB vollständig einen inferioren oder einen anterioren Myokardinfarkt.

Ein LPFB ist bei Patienten mittleren Alters in medizinischen oder kardiologischen Abteilungen selten (0,15% resp. 0,3%) und ist in einer allgemeinen Population noch seltener. Jedoch ist die Diagnose wichtig, da ein LPFB in über 90% der Patienten mit einem inferioren Myokardinfarkt kombiniert ist. Anders ist die Häufigkeit des LPFB beim Vorliegen eines inferioren Myokardinfarktes: Er wird in 6% der Patienten gefunden, wobei er oft die klassischen Infarktzeichen maskiert.

EKG

Wenn wir eine mittlere normale QRS-Dauer von 0,09 s annehmen, ist die QRS-Dauer beim LAFB und beim LPFB ohne linksventrikuläre Hypertrophie auf 0,10–0,11 s verlängert.

1 Linksanteriorer Faszikelblock

Ein LAFB ist leicht zu diagnostizieren (EKGs 9.1–9.3). Das *erste* Hauptcharakteristikum des LAFB ist eine *überdrehte QRS-Linkslage* in den frontalen Ableitungen mit einer frontalen QRS-Achse ($ÅQRS_F$) zwischen −30° und −90°. In I und aVL kann eine kleine q-Zacke vorhanden sein. In den Ableitungen I und aVL zeigt sich häufig eine Kerbung im Abwärtsschenkel des R. Die T-Welle ist in den inferioren Ableitungen III, aVF und II positiv und asymmetrisch, in aVR negativ und in I und aVL variabel (positiv, flach oder negativ).

Das *zweite* Hauptcharakteristikum des LAFB (das in der Literatur oft vergessen wird) ist eine *fließende* oder *fehlende Übergangszone des QRS* in den horizontalen Ableitungen mit einer *RS-Konfiguration* in allen präkordialen Ableitungen. Meistens besteht ein rS-Komplex (R kleiner als S) von V_1 bis V_6. Manchmal zeigen das R und das S ungefähr die gleiche Amplitude in V_2/V_3 und/oder V_4 bis V_6, und sehr selten ist das R in V_2/V_3 höher als das S. Die T-Welle ist in V_1 bis V_6 positiv und asymmetrisch.

2 Linksposteriorer Faszikelblock

Der LPFB ist schwierig zu diagnostizieren, da zum Teil nur geringfügige Veränderungen die Unterscheidung von einer normalen Variante mit vertikaler ÅQRS$_F$ erlauben.

Ein LPFB geht meistens mit einem inferioren Infarkt einher und ist in dieser Situation gekennzeichnet durch eine frontale QRS-Achse zwischen +50° und +80°, durch eine q-Zacke von unterschiedlicher Dauer in III und aVF und durch variable T-Wellen in diesen Ableitungen. Im Allgemeinen besteht eine Kerbung des Abwärtsschenkels des R in den Ableitungen III und aVF. In den präkordialen Ableitungen sind die Veränderungen minimal, sie sind jedoch diagnostisch von Bedeutung. In den meisten Fällen finden wir auch eine Kerbung im Abwärtsschenkel des R in V$_6$, wo auch keine, nicht einmal eine minimale, s-Zacke vorliegt.

Ein LPFB maskiert das Bild eines alten inferioren Infarkts *teilweise* oder *vollständig*.

Der Unterschied zwischen dem EKG-Bild eines alten inferioren Myokardinfarktes ohne LPFB und einem alten Myokardinfarkt mit LPFB ist eindeutig. Anstelle des typischen Verlustes der QRS-Vektoren, die in *pathologischen Q-Zacken* (≥ 0,04 s) oder *QS-Zacken* in den Ableitungen III und aVF (II) resultieren, oft mit negativen und symmetrischen T-Wellen (EKG 9.4), finden wir in diesen Ableitungen hohe R-Zacken mit kleinen, nur leicht vergrößerten oder fehlenden Q-Zacken, kombiniert mit negativen, flachen oder positiven T-Wellen (EKG 9.5 und 9.6).

Der extrem seltene LPFB ohne inferioren Infarkt zeigt das oben erwähnte Muster mit kleinen q-Zacken und sogar größeren R-Zacken in den inferioren Ableitungen, was zu einer ÅQRS$_F$ zwischen +80° und +120° führt.

Das Bild des LPFB (auch bei seiner gewöhnlichen Kombination mit inferiorem Infarkt) kann leicht mit anderen Situationen einer ÅQRS$_F$ zwischen +50° und +80° *verwechselt* werden, zum Beispiel mit einem *normalen* EKG bei jungen Menschen (besonders mit asthenischem Habitus) (EKG 9.7). Alle diese Zustände stellen Ausschlusskriterien für die Diagnose eines LPFB dar. Für eine korrekte Diagnose müssen die QRS-Dauer, die subtilen oben beschriebenen Veränderungen und die Anamnese eines (inferioren) Myokardinfarktes berücksichtigt werden. Im Zweifelsfall kann ein inferiorer Infarkt durch ein Echokardiogramm bestätigt oder ausgeschlossen werden.

Im Detail

Das Konzept des linken (und rechten!) Faszikelblocks wurde im Jahre 1917 durch Rothberger und Winterberg [1] aufgrund von Tierexperimenten in einer faszinierenden Publikation von 63 Seiten beschrieben. Die typischen EKG-Muster wurden nur in den Extremitätenableitungen vorgestellt, weil die präkordialen Ableitungen erst im Jahre 1944 durch Wilson eingeführt wurden. Jedoch geriet diese Publikation aus Wien [1] in Vergessenheit, und während Jahrzehnten wurden faszikelblockähnliche Bilder als „Peri-infarction-Blöcke" interpretiert. Außerdem war die klinische Bedeutung dieser intraventrikulären Reizleitungsstörungen zu jener Zeit noch nicht bekannt. Im Jahre 1956 beschrieb Grant [2] einen Reizleitungsblock des oberen Teils des linken Tawara-Schenkels als Ursache der überdrehten Linkslage. 1968 führten Rosenbaum et al. in ihrem berühmten Buch *Los Hemibloqueos*, das 2 Jahre später auf Englisch erschien [3], das Konzept des faszikularen Blocks erneut ein. Etwa zur gleichen Zeit wurden faszikuläre Blöcke und bilaterale/bifaszikuläre Blöcke als mögliche Vorläufer eines erworbenen kompletten atrioventrikulären Blocks erkannt, und als dessen adäquate Therapie waren Herzschrittmacher verfügbar. So stellt die exakte Identifizierung der Faszikelblöcke einen der wichtigsten Fortschritte in der Elektrokardiographie der letzten Jahrzehnte dar.

3 Anatomie des intraventrikulären Reizleitungssystems

In rund 50% der Hundeherzen wie auch der menschlichen Herzen weist das intraventrikuläre Reizleitungssystem eine trifaszikuläre Form auf, das heißt, dass es aus dem rechten (Tawara-) Schenkel und dem linksanterioren und dem linksposterioren Faszikel besteht. (Abb. 9.1a). Bei den anderen 50% findet sich ein zusätzlicher medialer Faszikel im linken Ventrikel (Abb. 9.1b) oder seltener bestehen mehrere Faszikel (Abb. 9.1c). Deshalb ist der Ausdruck „Faszikelblock" besser angebracht als der Begriff „Hemiblock". Die beschriebenen Variationen kön-

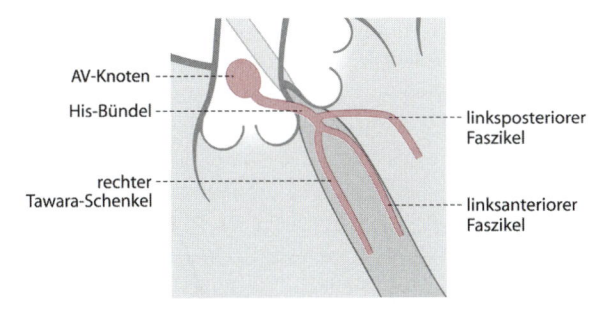

Abb. 9.1a
Trifaszikuläres ventrikuläres Reizleitungssystem

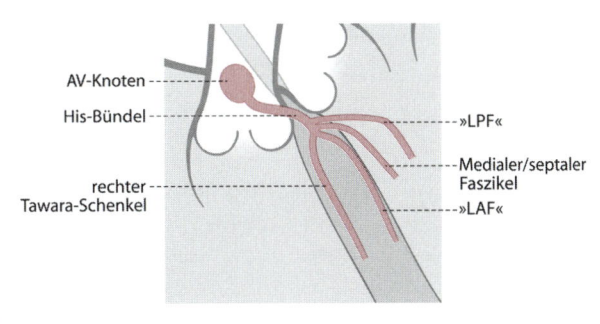

Abb. 9.1b
Quadrifaszikuläres ventrikuläres Reizleitungssystem

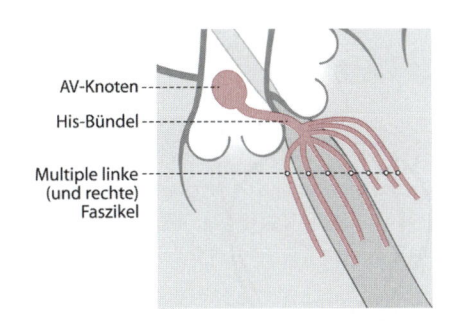

Abb. 9.1c
Plurifaszikuläres ventrikuläres Reizleitungssystem

nen auch die manchmal auftretenden diagnostischen Schwierigkeiten erklären.

Der linksposteriore Faszikel ist der größte, er zweigt als erster und von den anderen isoliert aus dem His-Bündel ab. Danach teilt sich das His-Bündel in den rechten Tawara-Schenkel und in den linksanterioren Faszikel (oder in zwei oder mehr Faszikel) auf. Bei Erkrankungen des intraventrikulären Reizleitungssystems sind die Faszikel meistens in ihrem proximalsten Teil befallen, in dem sie noch vom Gewebe des His-Bündels umgeben werden. Bis zu einem gewissen Grad erklärt dies, warum der etwas isolierte linksposteriore Faszikel gegenüber Erkrankungen resistenter ist als die übrigen Faszikel. Außerdem hat der posteriore Faszikel eine doppelte Blutversorgung durch die linke und durch die rechte Koronararterie [4].

4 Ätiologie des Faszikelblocks

4.1 Ätiologie des linksanterioren Faszikelblocks

Frühe epidemiologische Studien an Patienten mittleren Alters und spätere Studien über LAFB weisen darauf hin, dass 40–60% dieser Patienten an koronarer oder hypertensiver Herzkrankheit oder an Diabetes leiden [5–7]. Patienten mit Fibrose des intraventrikulären Reizleitungssystems ohne KHK, bekannt als Morbus Lenègre [8], sind verantwortlich für weitere 10–20%. Eine chronische KHK wird in rund 30% von LAFB gefunden. Jedoch tritt ein isolierter LAFB bei Myokardinfarkt erstaunlicherweise extrem selten auf. Von 480 Patienten mit akutem Myokardinfarkt entwickelte nur ein einziger Patient einen LAFB, während bei 19 Patienten ein LAFB schon vor dem Infarkt bestand [9]. Seltene Ursachen für einen LAFB sind dilatierende Kardiomyopathie, Myokarditis, kollagene und neuromuskuläre Krankheiten und die Hyperkaliämie [6,7]. Sehr selten tritt ein intermittierender LAFB während einer Koronarangiographie auf. Ebenfalls extrem selten ist ein isolierter LAFB nach einer Herzklappenoperation, besonders nach Aortenklappenersatz, während ein bilateraler bifaszikulärer Block oder ein kompletter AV-Block in 2–4% beobachtet wird. Während einer Operation kann ein unbeabsichtigter Schaden am His-Bündel oder an den Faszikeln, die sehr nahe nebeneinander nach unten verlaufen, gesetzt werden. Das sehr seltene Muster einer überdrehten Linkslage bei akuter Lungenembolie entspricht wahrscheinlich nicht immer einem echten LAFB. Es könnte durch einen *rechts*anterioren Faszikelblock erklärt sein (siehe Abschnitt 7.3 weiter unten). Das übliche Bild der überdrehten Linkslage bei Endokardkissendefekten, besonders beim Vorhofseptumdefekt des „Ostium-primum-Typs" („ASD I") und bei AV-Kanal-Defekten, ist nicht durch einen echten Reizleitungsblock, sondern durch Anomalien des Reizleitungssystems (Unterbruch oder Fehlen des linksanterioren Faszikels) bedingt. Bei diesen Fällen wird nie eine Kerbung des R in den Ableitungen I und aVL, die oft beim LAFB vorkommt, beobachtet. Ebenfalls trifft man selten einmal auf eine überdrehte Linkslage bei gewissen kongenitalen Herzkrankheiten wie etwa bei Trikuspidalatresie, „single ventricle" und korrigierter Transposition. In der Kindheit (oder später) kann eine kongenitale überdrehte Linkslage ohne eine kongenitale Herzkrankheit vorhanden sein [10], vielleicht durch einen minimalen Endokardkissendefekt bedingt, der nur den linksanterioren Faszikel betrifft. Einige Kardiologen nennen dies einen „elektrischen ASD I".

4.2 Ätiologie des linksposterioren Faszikelblocks

In den meisten Fällen geht ein LPFB mit einem inferioren Myokardinfarkt einher. Andere, sehr seltene Ätiologien sind – meistens in Fallbeispielen (siehe 6.2: Spezielle Bemerkungen) – beschrieben worden: Morbus Lenègre, Hypertonie, Aortenklappenerkrankung, Kardiomyopathie, Aortendissektion Typ A, Angiographie der rechten Koronararterie und andere.

EKG Spezial

5 Linksanteriorer Faszikelblock
5.1 Vektoren und das EKG

Bei einer Reizleitungsblockierung innerhalb des linksanterioren Faszikels wird ein Teil des Septums und die inferoposteriore Wand des linken Ventrikels zuerst erregt und zwar über den posterioren Faszikel, wodurch ein Vektor entsteht, der nach unten gerichtet ist (>>> kleine r-Zacke in den inferioren Extremitätenableitungen). Dann kommt es sehr früh (rund 20 ms nach Beginn des QRS) zu einem abrupten Wechsel der Richtung des Vektors. Dies kommt durch einen *großen Vektor* zustande, der durch die Erregung des Myokards der lateralen und hochlateralen Wand erzeugt wird und der *nach oben und nach links* orientiert ist. Dieser große Vektor maskiert die nach unten gerichteten Vektoren während der Erregung der inferioren Wand vollständig. Im EKG finden wir eine überdrehte QRS-Linkslage mit einer tiefen S-Zacke und einem rS-Typ in den Ableitungen III, aVF und II. Das Vektorkardiogramm zeigt eine im Gegenuhrzeigersinn verlaufende QRS-Schleife in der frontalen Ebene (Abb. 9.2a). Die verzögerte Erregung der Lateralwand des linken Ventrikels führt zu einer Verbreiterung des QRS um 15–20 ms und oft zu einer Kerbung im Abwärtsschenkel des R in den Ableitungen I und aVL. In der horizontalen Ebene zeigt die QRS-Vektorschleife (ebenfalls im Gegenuhrzeigersinn) viele Variationen; sie kann mehr oder weniger

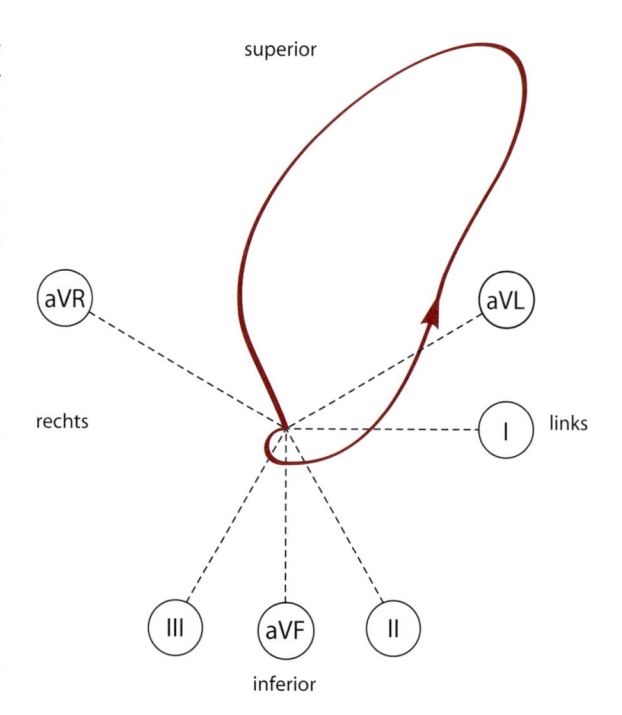

Abb. 9.2a
Frontale QRS-Vektorschleife beim linksanterioren Faszikelblock (LAFB)

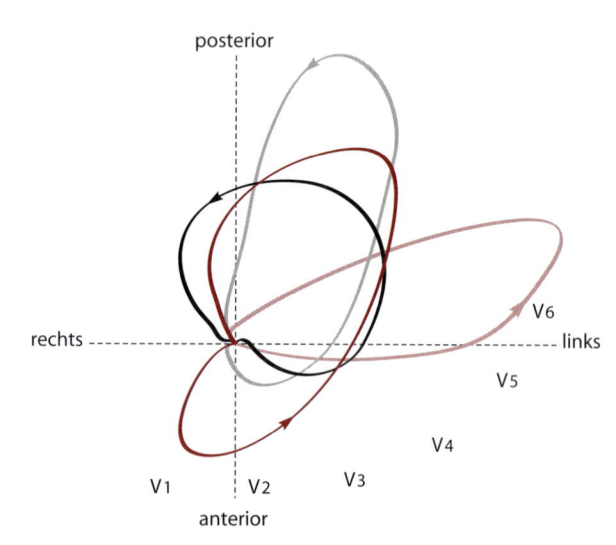

Abb. 9.2b
Horizontale QRS-Vektorschleife beim linksanterioren Faszikelblock (LAFB)

stark nach vorne (zu Beginn), dann nach links und nach hinten (mittlere und späte Vektoren) und schließlich nach rechts (späteste Vektoren) gerichtet sein (Abb. 9.2b). Dies erklärt den RS-Komplex mit seinen variierenden Amplituden der R- und S-Zacke in den verschiedenen präkordialen Ableitungen. Ein häufiges Bild ist ein rS-Komplex in allen präkordialen Ableitungen. Oft haben das R und das S in den lateralen Ableitungen etwa die gleiche Amplitude (EKG 9.8).

5.2 Varianten

Im Allgemeinen kennzeichnet sich ein LAFB durch einen RS-Komplex in allen horizontalen Ableitungen aus. Bei einigen Fällen mit oder ohne linksventrikuläre Hypertrophie kann die R-Zacke in der Ableitung V_2 mehr oder weniger gleich groß wie die S-Zacke sein (EKG 9.9). Bei anderen Fällen (in etwa 10%) lässt sich eine kleine q-Zacke in den Ableitungen V_2 und V_3 finden (EKG 9.10). Dies kann durch eine kurze initiale Orientierung des QRS-Vektors nach hinten, wodurch ein anteroseptaler Infarkt vorgetäuscht wird, oder durch einen echten anteroseptalen Infarkt verursacht sein. Andere dokumentierte Fälle zeigen, dass selten einmal ein LAFB durch einen anteroseptalen, anterioren oder inferioren Infarkt vollständig *maskiert* wird. Im letzteren Fall herrscht das LAFB-Muster in den frontalen Ableitungen vor, indem eine rS-Zacke in III und aVF mit positiven asymmetrischen T-Wellen sichtbar wird.

Eine mit einem LAFB assoziierte linksventrikuläre Hypertrophie ruft keine q-Zacken in den lateralen Ableitungen V_5 und V_6 hervor (zur Diagnose der linksventrikulären Hypertrophie bei LAFB siehe Kapitel 5). Man glaubt, dass die linksventrikuläre Hypertrophie selbst, also ohne LAFB, sich durch eine überdrehte Linkslage ausdrücken kann (EKG 9.11). Bei diesen Fällen findet man eindeutige q-Zacken und hohe R-Zacken in V_5 und V_6. Die Interpretation einer grenzwertig überdrehten Linkslage als inkomplettes LAFB ist willkürlich.

Gesamthaft gesehen ist ein LAFB in rund 85% für eine überdrehte Linkslage verantwortlich. Die häufigste Differentialdiagnose ist der alte inferiore Myokardinfarkt, der sich in einer breiten Q-Zacke oder einem QS-Komplex in III und aVF zeigt und in vielen Fällen mit negativen und symmetrischen T-Wellen verbunden ist. Diese können bei älteren Infarkten auch flach oder positiv ausfallen; positiv können sie zudem auch als Resultat des Spiegelbildes einer linksventrikulären Überlastung sein.

5.3 Prognose

Die Prognose des isolierten LAFB ist unter Berücksichtigung der zugrunde liegenden kardialen Krankheit im Allgemeinen gut. Ein LAFB entwickelt sich nur in einem kleinen Prozentsatz zu einem bilateralen Block oder sogar zu einem kompletten AV-Block (Kapitel 11: Bilaterale bifaszikuläre Schenkelblöcke), und dieser Prozess dauert meistens Jahrzehnte. Ausnahmsweise kann bei einem LAFB (wie bei einem RSB oder LSB) eine Synkope vorkommen. Histopathologische Studien [12,13] haben gezeigt, dass schwere Schäden des intraventrikulären Reizleitungssystems bei nur geringen Reizleitungsstörungen im EKG gefunden werden können.

Fallbeispiel/Short Story 1

Im Jahre 1984 erlitt ein 46-jähriger Mann zwei Episoden einer plötzlichen Synkope, eine von 10 s und die andere von rund 30 s Dauer. Bei der zweiten Synkope zog er sich eine Fraktur der rechten Hand zu. Von der orthopädischen wurde er in die neurologische Station verlegt. Die klinischen und labormäßigen Befunde waren normal, ebenso ein Elektroenzephalogramm. Der kardiologische Konsiliarius fand einen Sinusrhythmus und einen LAFB in Ruhe. Das Echokardiogramm fiel normal aus; der Belastungstest ergab eine ausgezeichnete Arbeitskapazität ohne andere EKG-Anomalien. Da keine Risikofaktoren für eine KHK bestanden, wurde auf eine Koronarangiographie verzichtet. Der Patient wurde entlassen mit dem Vorschlag, ein ambulantes EKG durchzuführen. Zehn Tage später starb der Patient plötzlich während seiner Rückreise von der Arbeit in der Eisenbahn. Bei der Autopsie fand sich makroskopisch keine Ursache für den plötzlichen Tod. Die Koronararterien waren normal. Jedoch erbrachten eingehende histopathologische Untersuchungen des Reizleitungssystems eine ausgeprägte Fibrose der proximalen Anteile des rechten Tawara-Schenkels, des linksanterioren und auch des linksposterioren Faszikels (Morbus Lenègre). Es wurde angenommen, dass der Patient während einer dritten Morgagni-Adams-Stokes-Attacke gestorben war, die bedingt war durch einen kompletten AV-Block mit ventrikulärer Asystolie, möglicherweise gefolgt von einem Kammerflimmern.

Daraus lässt sich schließen: Der Kardiologe war sich der möglichen Diskrepanz zwischen dem EKG und den histopathologischen Befunden nicht bewusst. Unglücklicherweise *missachtete* er die für eine arrhythmogene Synkope typische Anamnese. Ein ambulantes EKG und eine elektrophysiologische Untersuchung hätten während der Hospitalisation durchgeführt und eine Schrittmacher-Implantation hätte diskutiert werden müssen. Bei diesem Fall wäre eine Schrittmacher-Implantation eher angezeigt gewesen als bei asymptomatischen Patienten mit einem im EKG diagnostizierten Grenzbefund eines Sick-Sinus-Syndroms.

6 Linksposteriorer Faszikelblock
6.1 Vektoren und das EKG

Wenn die Reizleitung im posterioren Faszikel blockiert ist, wird als Erstes ein Teil des Septums über den anterioren Faszikel erregt. Die nachfolgende abnormale und relativ frühe Erregung der inferioren Wand über eine breite Front resultiert in einem großen Vektor, der nach inferior gerichtet ist und die nach superior gerichteten Vektoren (der Erregung der hochlateralen Wand) überstimmt. Daraus ergibt sich ein EKG-Bild mit einer frontalen QRS-Achse von +80° bis +120° (bei der üblichen Kombination mit einem inferioren Infarkt rund +60°) mit einer kleinen q-Zacke und einer großen R-Zacke in den Ableitungen III, aVF und II. Das Vektorkardiogramm zeigt eine im Uhrzeigersinn verlaufende QRS-Schleife. Die verzögerte Aktivierung der inferioren Wand gibt sich oft in einer *Kerbung des R-Abwärtsschenkels in den inferioren Ableitungen III und aVF* zu erkennen. Der LPFB verursacht in den horizontalen Ableitungen nur geringe diagnostisch verwertbare Veränderungen. Eine *Kerbung des R-Abwärtsschenkels* und eine *fehlende S-Zacke in V_6* (die bei rund 80% vorhanden sind) bestätigt oft die Diagnose (EKGs 9.5 und 9.6).

6.2 Spezielle Bemerkungen: ÅQRS$_F$, EKG-Muster und Ätiologie

In der Literatur finden sich nur wenige Fakten und Überlegungen zu den Diskrepanzen bezüglich ÅQRS$_F$, EKG-Muster und Ätiologie. Die Meinungen über den LPFB sind in der Literatur ziemlich kontrovers und sogar verwirrend. Der Hauptgrund dafür besteht wahrscheinlich darin, dass die meisten Publikationen aus der Zeit von 1968 bis 1975 stammen und deshalb Vergleiche mit den Befunden der linksventrikulären Angiographie und der Koronarangiographie fehlen. In älteren Studien wird eine mittlere QRS-Achse von +90° bis +120° und sogar bis +180° als typisch beschrieben. Jedoch wird auch die Möglichkeit einer mittleren QRS-Achse von +70° beim kompletten und inkompletten LPFB oder bei LPFB mit inferiorem Infarkt diskutiert. Medrano et al. [14] insistieren auf der diagnostischen Bedeutung eines gekerbten R ohne s-Zacke in den inferioren Ableitungen III und aVF und V_6. Wenn diese *morphologischen Zeichen* nicht beachtet werden, kann das Muster des LPFB leicht mit normalen Varianten verwechselt werden

Einige publizierte Beispiele von „LPFB" [15] repräsentieren normale Varianten bei jungen Personen. Im Allgemeinen wird akzeptiert, dass ein Alter von weniger als 30–40 Jahren, ein asthenischer Habitus, eine RVH oder ein ausgedehnter anteriorer/lateraler Infarkt Ausschlusskriterien für die Diagnose eines LPFB darstellen, da bei diesen Situationen eine Verschiebung der frontalen QRS-Achse nach rechts üblich ist. Bei diesen Bedingungen fehlen aber die „subtilen" Veränderungen des echten LPFB in Verbindung mit einem inferioren Infarkt.

Kürzlich wurde das Muster des LPFB beim inferioren Myokardinfarkt als „Peri-infarction-Block" qualifiziert [16]. Tatsächlich können einige Muster von intraventrikulären Reizleitungsstörungen, wie etwa der rSr´-Typ in den Ableitungen V_2 bis V_6 beim anterioren Infarkt [17] als „Peri-infarction-Block" bezeichnet werden, wie es auch heute noch gemacht wird. Bei einem solchen „Peri-infarction-Block" resultiert aber nie ein großer QRS-Vektor in Gegenrichtung zum infarzierten Areal. So kann eine hohe R-Zacke in Verbindung mit einem inferioren Infarkt nur durch eine wesentliche Reizleitungsstörung erklärt werden – in diesem Fall mit einem Block des linksposterioren Faszikels.

Viele *Ätiologien* des LPFB wurden beschrieben, die aber hauptsächlich einige wenige oder nur einzelne Fälle betrafen. Insgesamt gesehen ist die weitaus größte Anzahl publizierter LPFB-Bilder (mit EKGs dokumentiert) mit einem *inferioren Myokardinfarkt verbunden* [18]. Sehr seltene Ursachen (ohne inferioren Infarkt) sind Fibrose des linksposterioren Faszikels (Morbus Lenègre), Hypertonie, Aortenklappenerkrankungen, Aortendissektion und andere [3,11,13,18,19]. Ein transitorischer LPFB tritt manchmal, wenn auch selten, während eines Belastungstests und während Angina pectoris auf [20].

Eine neuere klinische Studie über den LPFB stammt aus dem Jahre 1993 [18]. Sie vergleicht das EKG mit den Befunden der linksventrikulären Angiographie und der Koronarangiographie. In einer retrospektiven Ein-Jahres-Studie zeigten 9 von 163 Patienten (5,5%) mit altem inferiorem (oder inferoposteriorem) Infarkt einen LPFB. Eine prospektive Ein-Jahres-Studie an Patienten in kardiologischen und internistischen Abteilungen ergab einen LPFB in 6 von 2502 EKGs (0,24%). Bei 5 dieser 6 Patienten wurde eine invasive Untersuchung durchgeführt, die einen inferioren Infarkt ergab; der sechste Patient wies im Echokardiogramm ein inferiores Aneurysma des linken Ventrikels auf. So hatten alle 15 Patienten (der retro- und der prospektiven Studie zusammen) einen inferioren Infarkt erlitten. Während einer Ein-Jahres-Periode war also keine andere Ätiologie zu finden. Bei 12 von 14 Patienten, bei denen eine invasive Abklärung gemacht wurde, stellte man eine schwere Zwei-bis-Dreigefässerkrankung fest und 9 Patienten (64%) unterzogen sich einer koronaren Bypassoperation (mit durchschnittlich 3,2 Bypass). Das Bild des inferioren Infarktes war bei allen Fällen teilweise oder vollständig durch den LPFB maskiert, die korrekte Diagnose wurde nur einmal vor der Hospitalisation gestellt. Die Autoren kamen zum Schluss, dass ein LPFB fast ausschliesslich bei Patienten mit inferiorem Infarkt auftritt (bei einigen Fällen mit zusätzlichem anteriorem Infarkt) und meistens mit einer schweren KHK einhergeht. Deshalb verlangt ein LPFB eine invasive Abklärung, damit sich die Frage nach einer koronaren Revaskularisation beurteilen lässt. Auf der Basis einer umfassenden Studie der publizierten Literatur über den LPFB (einschliesslich der publizierten EKG-Bilder des LPFB) fanden die Autoren kein vertretbares Argument gegen die Auffassung, dass ein LPFB meistens bei Patienten mit inferiorem Infarkt vorkommt. Der frontale QRS-Vektor betrug in dieser Studie rund +60° mit einer Streubreite von +50° bis +80°.

Die Erklärung der unterschiedlichen ÅQRS$_F$ beim LPFB ohne inferioren Myokardinfarkt und beim LPFB mit inferiorem Myokardinfarkt ist nicht schwierig. Bei den offensichtlichen Diskrepanzen zwischen der älteren und der neueren Literatur gibt es eine Verbindung. Ohne Zweifel erzeugt ein LPFB *ohne* inferioren Infarkt einen frontalen Hauptvektor zwischen +80° und +120°. Jedoch ist diese Situation sehr selten. Ebenso ist es offensichtlich, dass einige früher publizierten EKGs und vektorkardiographische Muster eines so genannten LPFB normale Varianten darstellen, besonders bei jüngeren Personen ohne Herzkrankheit und mit normaler QRS-Dauer [15]. Ein mit einem inferioren Infarkt kombinierter LPFB ergibt eine *leichtere* Verschiebung des frontalen QRS-Vektors nach rechts im Vergleich zum LPFB ohne inferioren Infarkt. Eine leichte Verkleinerung des durch die Nekrose bedingten, nach unten gerichteten Vektors führt zu einer q-Zacke in III und aVF, die meistens tiefer und etwas breiter (aber <40 ms) ist als die q-Zacke beim LPFB ohne inferioren Infarkt, sodass die Verschiebung der QRS-Achse nach rechts reduziert wird und sich ein mittlerer QRS-Vektor von etwa +60° ergibt.

6.3 Prognose

Weil die Diagnose des LPFB nicht leicht ist, hängt die Prognose primär vom behandelnden Arzt ab. Bei Zweifelsfällen sollten die Anamnese und die Risikofaktoren für KHK berücksichtigt und ein Echokardiogramm durchgeführt werden. Eine Koronarangiographie ist bei Verdacht auf Infarkt zur Beurteilung einer allfälligen Revaskularisierung obligatorisch. Die Prognose hängt dann von der linksventrikulären Funktion und der Durchführbarkeit einer aortokoronaren Bypassoperation ab.

Theoretisch kann sich aus einem monofaszikulären Block über einen bifaszikulären Block ein trifaszikulärer und schliesslich ein kompletter AV-Block entwickeln; bei dieser Entwicklung spielt der linksposteriore Faszikel die Rolle des „Jokers". Infolge seiner speziellen Bedingungen (dicker Faszikel mit frühem und separatem Abgang vom His-Bündel, doppelte Blutversorgung) ist der linksposteriore Faszikel der am meisten resistente Teil des intraventrikulären Reizleitungssystems (Kapitel 11: Bilaterale Blöcke). Es besteht ein Mangel an Publikationen über das Risiko von Patienten mit einem isolierten LPFB (mit oder ohne inferioren Infarkt), einen kompletten AV-Block zu entwickeln. Da aber ein gewisses Risiko bestehen muss, sollten diese Patienten kontrolliert werden.

7 Sehr seltene Bilder von Faszikelblöcken

7.1 LAFB plus LPFB

In sehr seltenen Fällen kann die Kombination eines LAFB mit einem LPFB vermutet werden. Das EKG 9.12 zeigt ein Beispiel, bei dem ein medialer Faszikel für die linksventrikuläre Erregung verantwortlich ist.

7.2 Linksseptaler Faszikelblock

Bis jetzt ist es nicht möglich, in überzeugender Weise das EKG-Muster eines Blocks des medialen (septalen) Faszikels zu identifizieren.

7.3 Rechtsfaszikuläre Blöcke

Merkwürdigerweise teilt sich das rechtsventrikuläre Reizleitungssystem sowohl beim Hundeherzen wie auch beim menschlichen Herzen ebenfalls in zwei (oder drei) Faszikel auf. Rechtsventrikuläre faszikuläre Blöcke sind eingehend untersucht worden durch Rothberger und Winterberg 1917 [1], durch

Uhley und Rivkin 1961 [22], und durch Medrano und De Micheli 1975 [23]. Interessanterweise können rechtsanteriore Faszikelblöcke gelegentlich eine überdrehte Linkslage, ähnlich wie beim LAFB, ohne das Muster des inkompletten RSB in Ableitung V_1 verursachen. Dies könnte eine Erklärung für die seltenen Fälle einer überdrehten Linkslage bei akuter Lungenembolie sein. Sonst scheinen die rechtsfaszikulären Faszikelblöcke keine klinische Bedeutung zu haben.

Literatur

1. Rothberger CI, Winterberg H. Experimentelle Beiträge zur Kenntnis der Reizleitungsstörungen in den Kammern des Säugetierherzens. Zeitschr ges exper Med 1917;5:264
2. Grant RP. Left-axis deviation. An electrocardiographic-pathologic correlation study. Circulation 1956;14;233
3. Rosenbaum MB, Elizari MV, Lazzari JO. The hemiblocks. New concepts of intraventricular conduction based on human anatomical, physiological and clinical studies. Oldsmar, FL: Tampa Tracings, 1970
4. Frink RJ, James TN. Normal blood supply to the human His bundle and proximal bundle branches. Circulation 1973;47:8–18
5. Eliot RS, Millhon WA, Millhon J. The clinical significance of uncomplicated marked left-axis deviation in men without known disease. Am J Cardiol 1963;12:767
6. Ostrander LD. Left-axis deviation: Prevalence, associated conditions and prognosis. An epidemiologic study. Ann Intern Med 1971;75:23–8
7. Corne RA, Beamish RE, Rollwagen RL. Significance of left anterior hemiblock. Br Heart J 1978;40:552–7
8. Lenègre J. Les blocs auriculoventriculaires complets chroniques. Etudes des causes et des lesions à propos de 37 cas. Mal cardiovasc 1962;3:311
9. Scheinman M, Brenman B. Clinical and anatomic implications of intraventricular conduction blocks in acute myocardial infarction. Circulation 1972;46:753–60
10. Gup AM, Granklin RB, Hill HE. The vectorcardiogram in children with left-axis deviation. Am Heart J 1965;69:619
11. Gertsch M, Bernoulli D. Fascicular block patterns – observations on differential diagnosis. In: Lüderitz B (ed). Cardiac Pacing. Diagnostic and Therapeutic Tools. Heidelberg: Springer 1976, pp 111–8
12. Rossi L. Sistema di conduzione trifascicolare ed emiblocchi di branca sinistra. G Ital Cardiol 1971;1:55–62
13. Demoulin JC, Kulbertus HE. Histopathologic correlates of left posterior fascicular block. Am J Cardiol 1979;44:1083–8
14. Medrano GA, Brenes C, De Micheli A, Sodi-Pallares D. Clinical electrocardiographic and vectorcardiographic diagnosis of left posterior subdivision block, isolated or associated with RBBB. Am Heart J 1972;84:727–37
15. Lopes VM, Miguel JM, dos Reis DD, et al. Left-posterior hemiblock. Clinical and vectorcardiographic study of twenty cases. J Electrocardiol 1974;7:197–214
16. Braunwald E. Heart Disease. A Textbook of Cardiovascular Medicine, fifth edn. Philadelphia: WB Saunders Company 1997, p 133
17. Varriale P, Chryssos BE. The RSR´ complex not related to right bundle branch block: Diagnostic value as a sign of myocardial infarction scar. Am Heart J 1992;123:369–76
18. Godat FJ, Gertsch M. Isolated left posterior fascicular block: A reliable marker for inferior myocardial infarction and associated severe coronary artery disease. Clin Cardiol 1993;16:220–4
19. Scott RC, Manitsas GT, Kim OJ, et al. Left posterior hemiblock – A new diagnostic sign in dissecting aneurysm? J Electrocardiol 1971;4:261–6
20. Madias JE, Knez P. Transient left posterior hemiblock during myocardial ischemia – eliciting exercise treadmill testing: a report of a case and a critical analysis of the literature. J Electrocardiol 1999;32:57–64
21. Sanches PCR, Moffa PJ, Sosa E, et al. Electrical, endocardial mapping of 5 patients with typical ECG of left middle fascicular Block. J Electrocardiol 2001;34:323
22. Uhley HN, Rivkin LM. Electrocardiographic patterns following interruption of main and peripheric branches of the canine right bundle of His. Am J Cardiol 1961;7:810
23. Medrano GA, De Micheli A. Contribucion experimental al diagnostico de los bloquéos fasciculares derechos. Arch Inst Card Mex 1975;45:704–19

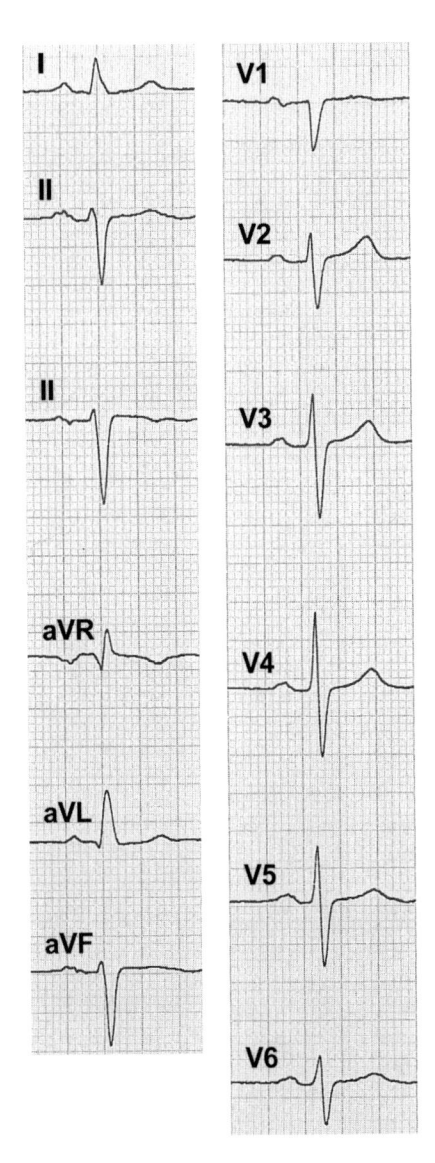

EKG 9.1
74J/m. Typischer LAFB. ÂQRS$_F$ -75°, gekerbter Abwärtsschenkel des R in I/aVL und fließende Übergangszone in den präkordialen Ableitungen.

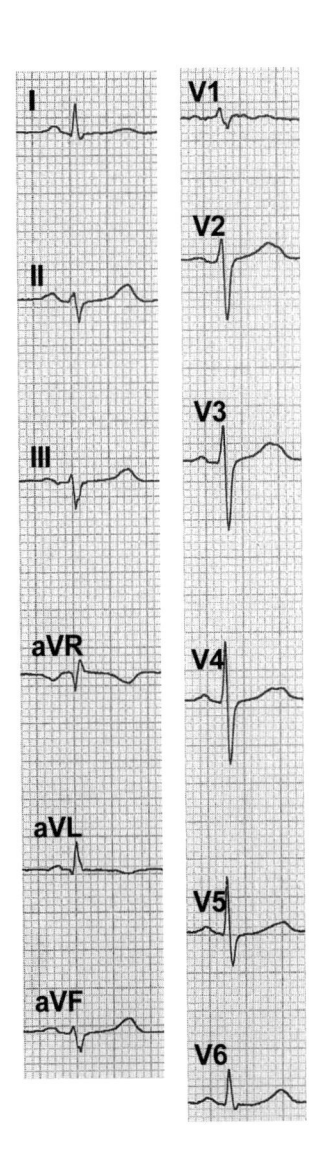

EKG 9.2
54J/m. Typischer LAFB. ÂQRS$_F$ -60°, Spiegelbild des gekerbten R in III, und fließende Übergangszone in den präkordialen Ableitungen.

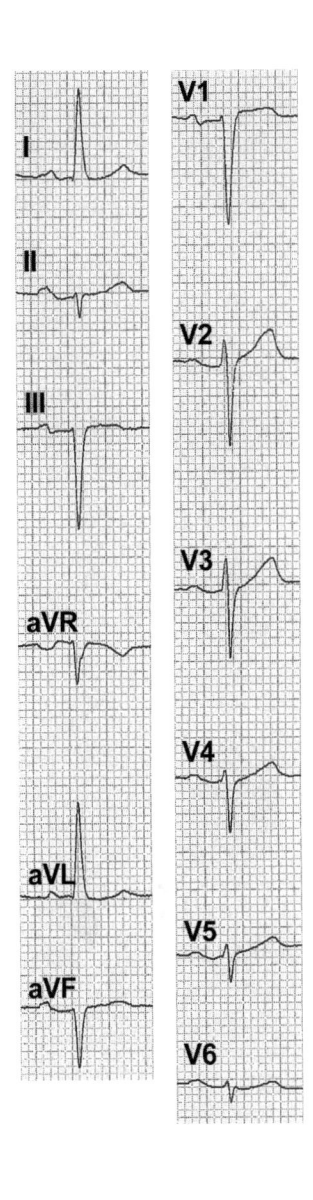

EKG 9.3
80J/w. LAFB ohne offensichtliche Kerbung (ein häufiges Muster). ÂQRS$_F$ rund -40°. Fehlende Übergangszone in den horizontalen Ableitungen mit extremer Rotation im Uhrzeigersinn.

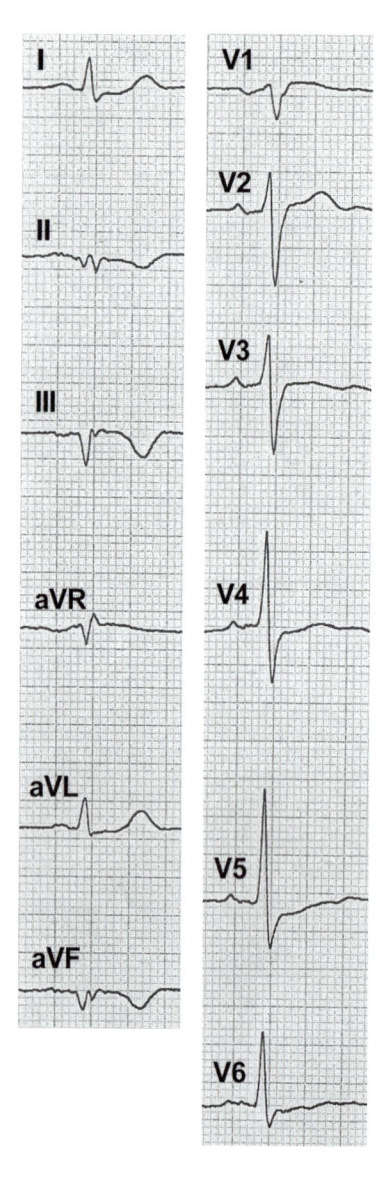

EKG 9.4
73J/m. Alter inferiorer Infarkt ohne LPFB.
ÅQRS$_F$ -50°. Q >0.04 s in III, aVF (II) und
symmetrisch negative T-Wellen in diesen
Ableitungen.

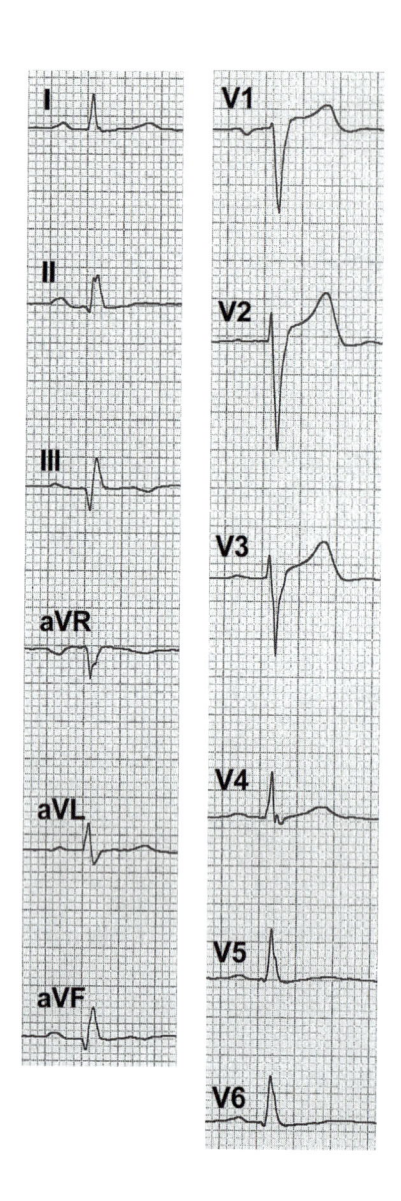

EKG 9.5
68J/m. LPFB, der teilweise einen alten
inferioren MI maskiert. ÅQRS$_F$ +55°.
Q-Zacke <0.04 s in III, aVF. Gekerbter
Abwärtsschenkel des R in II (III/aVF) und
V$_6$/V$_5$. Negative T-Welle in III. Beachte die
fehlende s-Zacke in V$_6$ (und V$_5$). Koro:
Verschluss der rechten Koronararterie,
inferiores Aneurysma, Auswurffraktion
42%. Zudem 60% Stenose des RIVA und
70% Stenose der Cx.

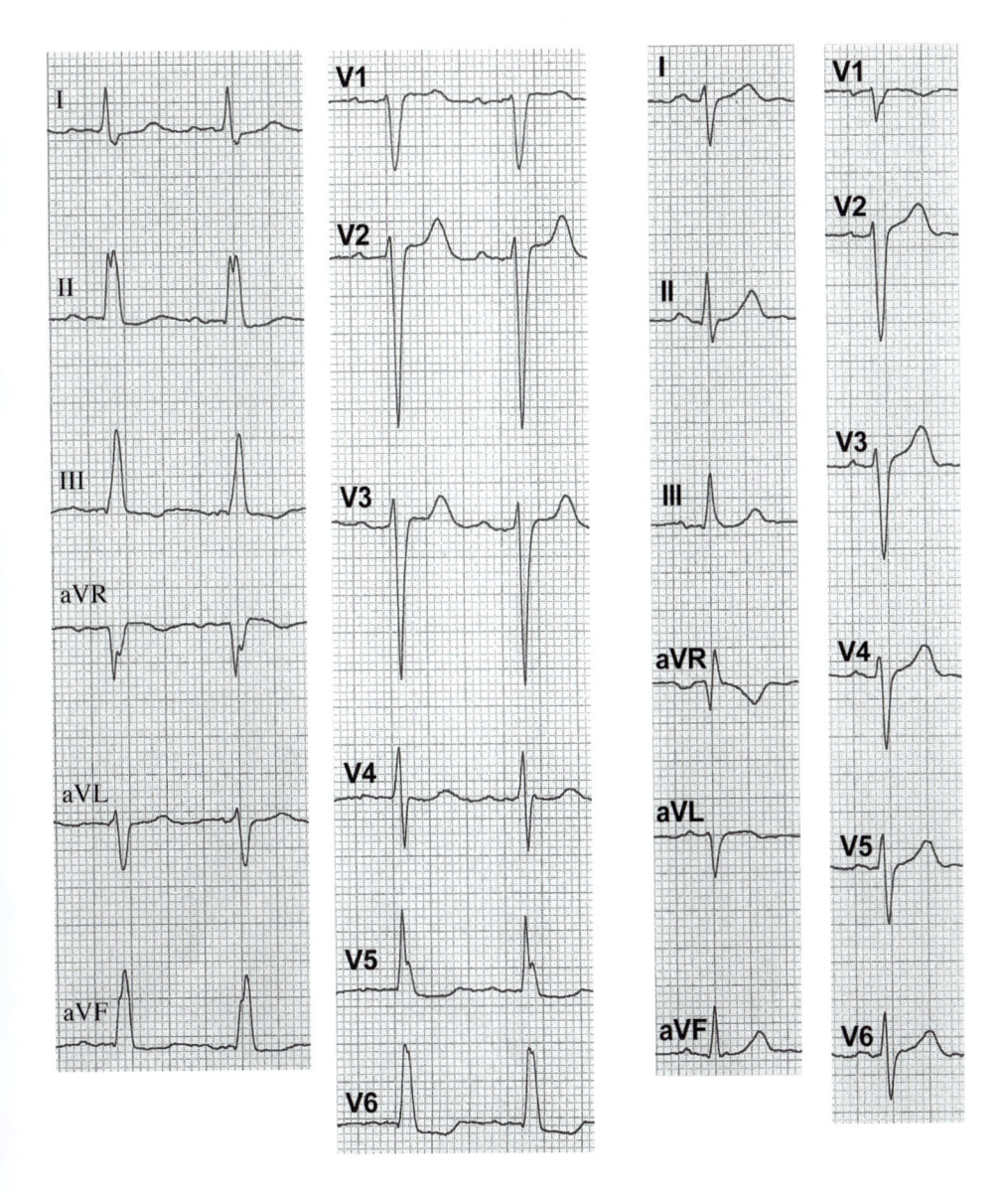

EKG 9.6
72 J/w. LPFB, der vollständig einen inferioren MI maskiert. Linksatriale Vergrößerung. ÂQRS$_F$ +80°. Gekerbtes R in in V$_5$ und als Spiegelbild in aVR. Hohe und breite R-Zacken in II, aVF und III. Nur minimale Q-Zacken in diesen Ableitungen. Koro: Verschluss der rechten Koronararterie, inferiore Akinesie, Auswurffraktion 50%. Ebenfalls 80% Stenose der Cx.

EKG 9.7
32 J/m. Keine ersichtliche Herzkrankheit, Körpergewicht 115 kg. Ungeklärte überdrehte Rechtslage. ÂQRS$_F$ etwa +130°. Keine Zeichen für LPFB (beachte auch die breite S-Zacke in V$_6$ und die kleine S-Zacke in aVF). Dieses Muster ist viel häufiger bei asthenischen jungen Personen.

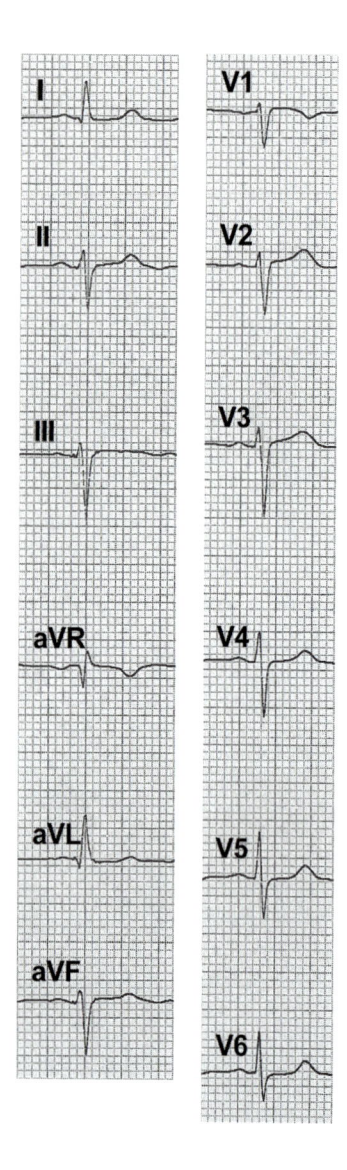

EKG 9.8
53J/w. LAFB. ÅQRS$_F$ -50°. Nur minimale terminale Kerbung in aVL. Horizontale Ableitungen: rS-Typ in V$_1$ bis V$_4$, R=S in V$_5$/V$_6$.

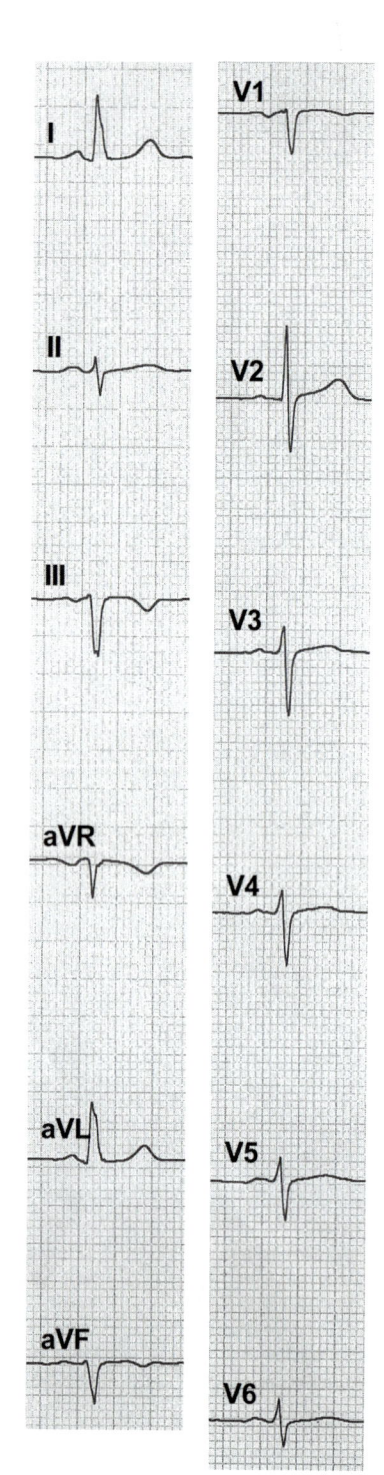

EKG 9.9
66J/w. LAFB. ÅQRS$_F$ -45°. Gekerbter Abwärtsschenkel des R in I/aVL. Hohe R-Zacken in V$_2$ als eine Variante des LAFB.

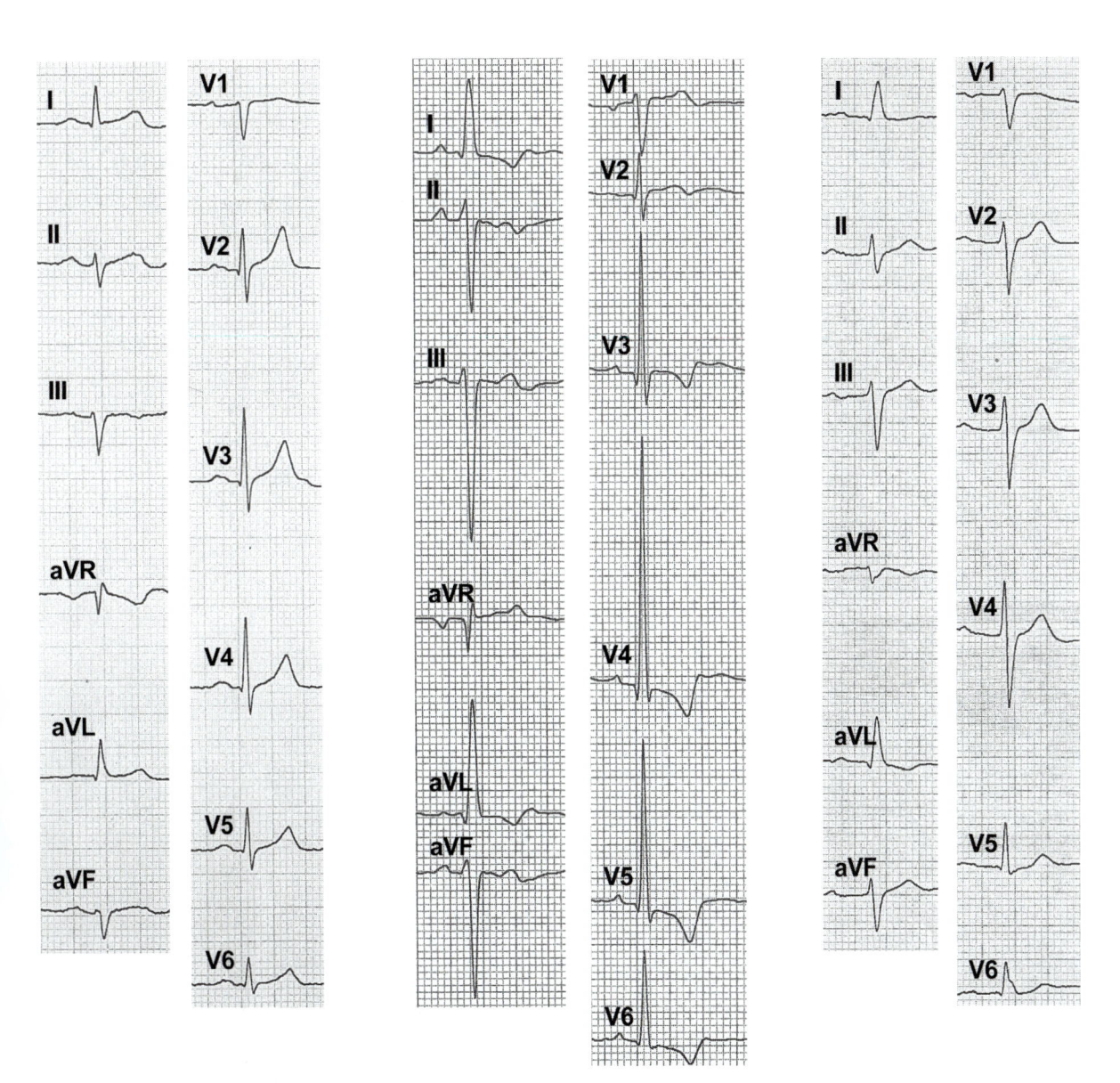

EKG 9.10
52 J/m. Variante des LAFB mit kleinen Q-Zacken in Ableitungen V₂ und V₃ (V₄). Differentialdiagnose: alter anteroseptaler MI.

EKG 9.11
53 J/m. Schwere Aortenklappenerkrankung. Überdrehte Linkslage ohne LAFB. ÅQRS$_F$ -50°. Horizontale Ebene: Rotation im Gegenuhrzeigersinn. Signifikante q-Zacken in V₂ bis V₆. Eindeutige linksventrikuläre Hypertrophie mit Überlastungsmuster.

EKG 9.12
67 J/m. Möglicher LAFB + LPFB. ÅQRS$_F$ -40°. Kerbung des Abwärtsschenkels des R in I, aVL *und* V₆.

Kapitel 10
Schenkelblöcke (komplette und inkomplette)

Auf einen Blick

Schenkelblöcke stellen beim Vorliegen eines supraventrikulären Rhythmus, meist eines Sinusrhythmus, die häufigsten EKG-Muster einer *Aberration* der ventrikulären Reizleitung dar. Das bedeutet, dass die elektrische Erregung nicht gleichzeitig über beide Tawara-Schenkel geleitet wird, sondern in einem der Schenkel blockiert ist. Dies hat zur Folge, dass einer der beiden Ventrikel mit Verzögerung über das intraventrikuläre Septum erregt wird.

Andere Formen der Aberration in den Ventrikeln sind Faszikelblöcke (einschließlich bifaszikuläre und/oder bilaterale Blöcke) und die Präexzitation bei Individuen mit einem akzessorischen Reizleitungsbündel.

Die Unterscheidung zwischen einem kompletten *Rechts*schenkelblock (RSB) und einem kompletten *Links*schenkelblock (LSB) ist für einen Arzt fast ebenso wichtig wie die Unterscheidung zwischen einem rechtsgelenkten und einem linksgelenkten Auto für einen Autofahrer.

Die Prävalenz eines RSB hängt vor allem vom Alter und von dem Vorliegen oder dem Fehlen einer koronaren Herzkrankheit ab. Insgesamt scheint der RSB häufiger als der LSB vorzukommen. Die Ätiologien für beide Blockformen beinhalten Hypertonie, koronare Herzkrankheit, degenerative Erkrankungen des intraventrikulären Reizleitungssystems (Morbus Lenègre), Aortenklappenerkrankung und Aortenklappenersatz.

EKG

Da die Muskelmasse des linken Ventrikels (LV) jene des rechten Ventrikels (RV) mit einem Verhältnis von 8 : 1 bei weitem überwiegt, stellt das normale menschliche EKG ein „Laevogramm" dar. So überstimmt der große LV-Vektor den kleinen RV-Vektor. Im 12-Ableitungs-EKG ist deshalb im Allgemeinen von der RV-Erregung nichts zu erkennen, abgesehen von zwei Ausnahmen: bei der rechtsventrikulären Hypertrophie (siehe Kapitel 6: Rechtsventrikuläre Hypertrophie) und beim RSB.

Der Ausdruck „Reizleitungsblock" kann irreführend sein. Oft besteht dabei kein echter Reizleitungs-*Block*, sondern nur eine ausgeprägte Verlangsamung der Reizleitung; im EKG kann der „Block" komplett oder inkomplett sein. Bei kompletten Blöcken kann eine extreme Reduktion der Leitungsgeschwindigkeit die Ursache für ein Schenkelblockbild sein, ohne dass eine eigentliche Blockierung vorliegt.

Ein Block kann reversibel sein: nach einer Herzoperation, nach Erholung von einem Myokardinfarkt, von einer Lungenembolie (RSB) oder von einer infektiösen Herzerkrankung, und bei einigen Fällen nach Thoraxtrauma (RSB) oder infolge Behandlung einer arteriellen Hypertonie (meistens LSB).

1 Kompletter Rechtsschenkelblock (RSB)

Sowohl der RSB wie auch der LSB sind durch einen *breiten QRS-Komplex* und eine spezielle *QRS-Konfiguration* gekennzeichnet. Beim LSB ist die QRS-Dauer meistens länger als beim RSB. Ohne begleitende ventrikuläre Hypertrophie beträgt das QRS beim RSB 0,12 s (0,12–0,14 s) und beim LSB 0,14 s (0,14–0,16 s).

Beim RSB ist die rechtsventrikuläre Erregung besonders gut erkennbar, da der rechte Ventrikel *nach* dem linken erregt wird. So wird die Aktivierung des linken und des rechten Ventrikels gesondert sichtbar. Der QRS-Vektor ähnelt beim RSB abgesehen vom letzten Teil jenem der normalen ventrikulären Erregung. Die initialen und mittleren Vektoren sind nur leicht verändert, während die verzögerte Erregung des rechten Ventrikels einen großen, nach rechts gerichteten Vektor erzeugt. Im 12-Ableitungs-EKG gibt es nur *zwei Ableitungen*, die die nach rechts orientierten Vektoren *direkt* erfassen, was zu einem *positiven Ausschlag* in diesen Ableitungen führt: V_1 und aVR (bis zu einem gewissen Grad auch III). Für den RSB ist demnach eine *terminale breite R-Zacke* in diesen Ableitungen typisch (EKGs 10.1 und 10.2). In Ableitung V_1 zeigt sich das klassische Muster als *rsR´-Komplex* mit einem R´ von großer Amplitude, rund 5–16 mm. Bei einigen Fällen ist infolge von Projektionen eine *einzelne breite, immer geknotete R-Zacke* vorhanden (EKG 10.3). Beim unkomplizierten RSB ist ein qR-Typ in V_1 ziemlich selten; in einem solchen Fall muss eine RVH ausgeschlossen werden. Eine positive terminale R-Zacke in aVR und oft auch in III bestätigt die Diagnose eines RSB. Das Fehlen einer terminalen R-Zacke in aVR schließt einen RSB aus; es müssen dann andere Ursachen für eine einzelne R-Zacke in Ableitung V_1 – wie etwa eine Präexzitation oder ein posteriorer Myokardinfarkt – in Betracht gezogen werden.

Die Ableitungen I, aVL und V_5/V_6 zeigen beim RSB (als Spiegelbild der verzögerten rechtsventrikulären Erregung) breite terminale S-Zacken mit einer Amplitude von 1–6 mm.

2   Inkompletter Rechtsschenkelblock (iRSB)

Der inkomplette RSB (iRSB) ist charakterisiert durch einen normal breiten *rSr´-Komplex* in Ableitung V_1 sowie eine terminale R-Zacke in Ableitung aVR. Die r´-Zacke in V_1 kann kleiner, gleich oder größer sein als die initiale r-Zacke. Das Bild des iRSB ist relativ häufig (bis zu 5%) und wird in den meisten Fällen als normale Variante betrachtet (EKG 10.4 und 10.5). Eine r´-Zacke in V_1, die signifikant breiter ist als die initiale r-Zacke, kann durch eine rechtsventrikuläre Hypertrophie oder Vergrößerung bedingt sein, besonders wenn die T-Wellen in V_2 und V_3 negativ sind (EKG 10.6).

3   Kompletter Linksschenkelblock (LSB)

Bei der kompletten Form der LSB beträgt die QRS-Dauer mindestens 0,12 s, meistens ≥ 0,14 s, auch ohne linksventrikuläre Hypertrophie (LVH). Im Gegensatz zum RSB ist der QRS-Komplex beim LSB extrem deformiert, weil der große septale und die LV-Vektoren von *rechts nach links* (und aufwärts oder abwärts und zudem nach hinten) gerichtet ist, was sich in einem einzigartigen und bizarren QRS-Komplex äußert. Das QRS-Muster ist in den horizontalen Ableitungen auffallend einheitlich mit einem breiten rS-Komplex in V_1 bis V_4 (in <20% der Fälle mit einem QS-Komplex) und einem *abrupten Wechsel* zu einem positiven Ausschlag in V_5 und V_6 mit einer breiten, geknoteten (oder nicht geknoteten) oder bifiden R-Zacke *ohne* Q-Zacke (EKG 10.7). Gelegentlich kann dieser abrupte Umschlag zwischen V_3 und V_4 oder zwischen V_5 und V_6 beobachtet werden.

In den frontalen Ableitungen ist die QRS-Achse oft nach links und oben gerichtet (überdrehte Linkslage). Wir finden eine breite R-Zacke (ohne Q-Zacke) in I und aVL, in den inferioren Ableitungen III und aVF meistens einen rS-Komplex und selten einen QS-Komplex (wie gelegentlich in V_1 bis V_4), der mit einem Infarktmuster verwechselt werden kann. Jedoch ist das QRS beim LSB breit und die T-Welle ist diskordant und asymmetrisch (EKG 10.8) – und nicht (wie üblich) konkordant und symmetrisch wie beim Myokardinfarkt.

4   Inkompletter Linksschenkelblock (iLSB)

Das Bild des iLSB wird selten angetroffen. Er wird definiert durch eine QRS-Dauer von rund 0,12 s und ein typisches Muster des LSB in V_1 bis V_6 mit einem plötzlichen Wechsel des negativen QRS-Ausschlages in V_4 zu einem positiven in V_5 (EKG 10.9). Die meisten so genannten inkompletten LSB ohne abrupten Umschlag der QRS-Polarität zwischen V_4 und V_5 sind in Wirklichkeit Muster der LVH mit verlängertem QRS. In Zweifelsfällen kann der iLSB als kompletter LSB klassifiziert werden.

Im Detail

Das Herz hat sein eigenes, spezielles System für die Leitung des elektrischen Reizes. Sobald die Funktion dieses Systems gestört ist, sucht die Natur „automatisch" nach einem anderen Weg, um den Reiz weiterzuleiten. Im Falle eines LSB wird der linke Ventrikel über das Septum vom rechten Ventrikel her erregt; das normale Reizleitungssystem wird also umgangen – in diesem Fall der (in seiner Funktion gestörte) linke Schenkel. Geschähe dies nicht, so stünde der linke Ventrikel still, was den Tod bedeutete. Analog würde beim RSB der Tod infolge Stillstands des rechten Ventrikels auftreten, wenn dieser nicht über das Septum vom linken Ventrikel her aktiviert würde. So stellt die Reizleitung beim Schenkelblock ein Beispiel für die wunderbaren Reservemechanismen der Natur dar.

5 Ätiologie und Prävalenz

Die üblichen Ätiologien der Schenkelblöcke sind Hypertonie, koronare Herzkrankheit (speziell Myokardinfarkt), degenerative Krankheiten des ventrikulären Reizleitungssystems (Morbus Lenègre) bei Patienten mittleren und höheren Alters, Thoraxtrauma, Herzoperation (besonders Klappenersatz), entzündliche und andere Krankheiten [1–5]. Wenn ein Schenkelblock bei Personen mit sonst normalem Herzen gefunden wird, wird eine Fibrose des Reizleitungssystems als Ursache angenommen. Die Prävalenz der Schenkelblöcke hängt von der Art der untersuchten Population ab, weswegen sich in der Literatur beträchtliche Unterschiede ergeben. Gertsch et al. [7] untersuchten 5000 ambulante Patienten eines kardiologischen Institutes und fanden einen RSB bei 1,62% und einen LSB bei 0,74%. Von 7073 Patienten, die zu einem Belastungstest mit Thalliumszintigraphie überwiesen wurden, fanden Hesse et al. [8] bei 3% einen RSB und bei 2% einen LSB. In der Tecumseh-Studie von Ostrander et al. betrug die Prävalenz eines Schenkelblocks 2,4% [9]. Eriksson et al. [10] stellten in einer allgemeinen männlichen Population im Alter zwischen 50 und 80 Jahren einen Schenkelblock mit einer altersabhängigen Zunahme von 1–17% fest.

Alle Publikationen berichten von einem Anstieg der Häufigkeit der Schenkelblöcke mit zunehmendem Alter und ein häufigeres Vorkommen des RSB gegenüber dem LSB. Letztere Beobachtung ist erstaunlich, da Krankheiten des linken Herzens viel häufiger sind als jene des rechten Herzens. Die Gründe für das häufigere Vorkommen des RSB sind spekulativer Natur. Die Tatsache, dass der rechte Schenkel von Ästen der rechten *und* linken Koronararterie versorgt wird und deshalb bei Erkrankungen beider Koronararterien blockiert werden kann, mag eine Rolle spielen. Das Auftreten eines *neuen* Schenkelblocks in Verbindung mit einem akuten Myokardinfarkt wurde in rund 2–6% beobachtet [11,12].

EKG Spezial

6 Kompletter Rechtsschenkelblock (RSB)

6.1 QRS-Vektoren

Die Schemata der ventrikulären Vektoren sind in den Abb. 10.1 und 10.2 etwas vereinfacht dargestellt, korrelieren aber gut mit dem EKG. Abb. 10.1 zeigt die normalen ventrikulären Vektoren. Es ist offensichtlich, dass die Vektoren beim RSB (Abb. 10.2) den normalen Vektoren ähnlich sind. Beim RSB werden ein Teil des interventrikulären Septums und die ganze freie Wand des linken Ventrikels, einschließlich seines inferioren und hochlateralen Segments, normal durch den linken Tawara-Schenkel erregt. Da der rechte Schenkel blockiert ist, bahnt sich der elektrische Impuls seinen Weg automatisch durch das Septum von links nach rechts und zwar etwa 80 ms bevor der linke Ventrikel vollständig erregt ist. Dies erzeugt einen abnormen Vektor 1. Er weist die gleiche Richtung wie der normale septale Vektor auf, ist aber von relativ großer Amplitude und langer

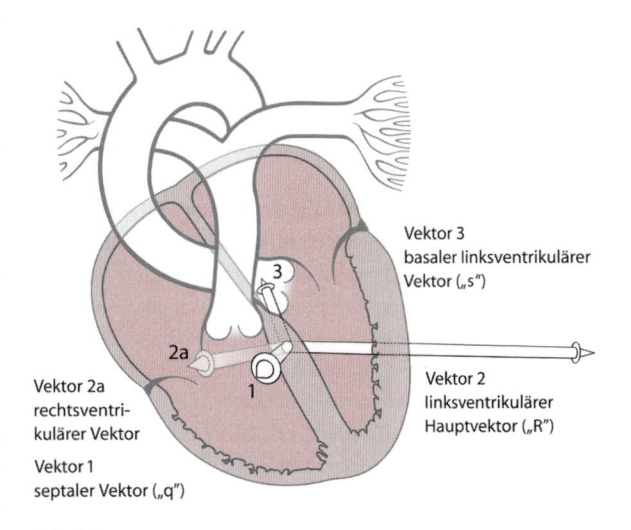

Abb. 10.1
Schema der ventrikulären Vektoren bei normaler Reizleitung

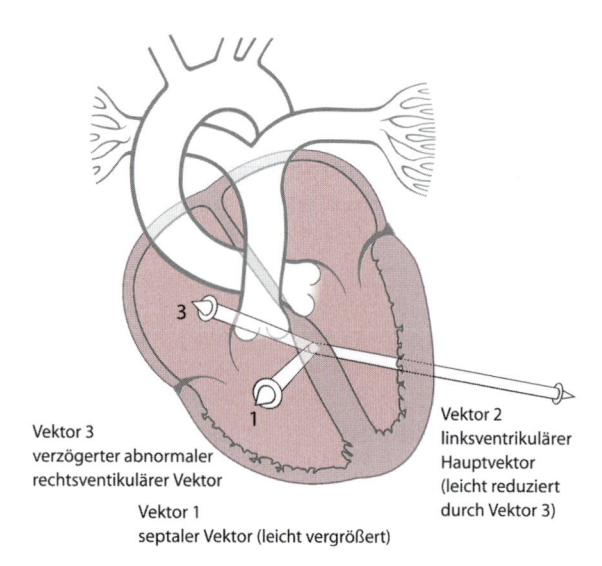

Abb. 10.2
Schema der ventrikulären Vektoren beim Rechtsschenkelblock

Vektor 3
verzögerter abnormaler
rechtsventrikulärer Vektor

Vektor 1
septaler Vektor (leicht vergrößert)

Vektor 2
linksventrikulärer
Hauptvektor
(leicht reduziert
durch Vektor 3)

Dauer. Dies hat zwei Konsequenzen. Erstens ist der septale Vektor vergrößert, was sich (durch den Proximitätseffekt) nur in den präkordialen Ableitungen V_2 und V_3 in einer höheren initialen R-Zacke äußert, die das Spiegelbild eines echten posterioren Infarktes vortäuschen kann. Mit den Ableitungen V_7 bis V_9 kann ein echter posteriorer Infarkt bestätigt oder ausgeschlossen werden. Zweitens – und wichtiger – reduziert der Vektor 1 bis zu einem gewissen Grad den LV-Hauptvektor (Vektor 2), was eine Verkleinerung der Amplitude der R-Zacken in V_4 bis V_6 bewirkt. Die spiegelbildlichen Ausschläge – die S-Zacken in den anteroseptalen Ableitungen – sind (durch den Proximitätseffekt) extrem reduziert. Dies macht die EKG-Diagnose einer LVH noch schwieriger, als sie schon unter normalen Umständen ist. Jedoch macht eine R-Voltage, die in den Ableitungen $V_4/V_5/V_6$ größer ist als normal (etwa ≥ 15 mm), im Alter von ≥ 40 Jahren eine LVH wahrscheinlich (EKG 10.10).

Der Vektor 3 hat seinen Ursprung in der verzögerten Erregung des RV, die auf breiter Front unter Umgehung des spezifischen Reizleitungssystems erfolgt. Daraus folgt, dass dieser Vektor wieder eine große Amplitude und eine lange Dauer hat. In Ableitung V_1 ist das terminale R (R´) in Anbetracht der dünnen Wand des rechten Ventrikels erstaunlich hoch, was zusätzlich durch den Proximitätseffekt erklärt werden kann. In den spiegelbildlichen Ableitungen (z.B. in I, aVL, V_5/V_6) sind die entsprechenden S-Zacken auch breit, aber oft von kleinerer Amplitude als die R´-Zacken in V_1, weil hier der Proximitätseffekt fehlt.

Meistens sieht man das rSR´-Muster nur in V_1. Von V_2 bis V_6 äußert sich das Spiegelbild der verzögerten ventrikulären Erregung in einem negativen terminalen Ausschlag. Manchmal ist die Verzögerung der rechtsventrikulären Erregung (mit oder ohne T-Negativität) auch in V_2 oder gar bis V_4 sichtbar (EKG 10.11). Bei diesen Fällen muss eine rechtsventrikuläre Hypertrophie ausgeschlossen werden. Ohne eine rechtsventrikuläre Hypertrophie ist dieses Bild mit der Vektortheorie schwierig zu erklären. Es stellt ein Beispiel der Grenzen des vektoriellen Zugangs dar.

6.2 Repolarisations-Vektoren

Beim RSB sind die ST- und T-Vektoren des rechten Ventrikels mehr oder weniger in die Gegenrichtung des R´ gerichtet, das heißt nach links, nach oben und leicht nach hinten. Im EKG finden wir in V_1 und III (und aVF) eine minimale ST-Senkung und eine negative und asymmetrische T-Welle. Unter *Belastung* wird die T-Welle in weiteren Ableitungen negativ und zwar bis Ableitung V_4 und selten bis V_5. Dies sollte nicht als Ischämie fehlinterpretiert werden.

6.3 Bestimmung der frontalen Achse beim RSB

Im EKG ohne RSB spiegelt die frontale QRS-Achse (ÅQRS$_F$) die frontale Achse der LV-Vektoren wider. Beim Vorliegen eines RSB entsprechen aber nur die ersten 60–70 ms des QRS-Komplexes den LV-Vektoren. So bestimmen wir die frontale Achse beim RSB, indem wir lediglich die ersten *60 oder 70 ms* des QRS berücksichtigen. Mit einiger Erfahrung ist dies mit einer Präzision von rund 20° möglich. Aber auch eine genaue Messung ist nicht vollständig präzis, da die „LV-Achse" durch den Einfluss des Vektors 1 des RSB leicht nach rechts verschoben ist. Im Allgemeinen beträgt die Achse zwischen −30° und +90°. Bei einer überdrehten Rechtslage (früher als klassischer Typ des RSB bezeichnet) muss eine RVH oder ein zusätzlicher linksposteriorer Faszikelblock (LPFB) ausgeschlossen werden. Bei der überdrehten Linkslage (früher als RSB Typ Wilson bezeichnet) muss ein zusätzlicher linksanteriorer Faszikelblock (LAFB) in Betracht gezogen werden. Nicht jeder RSB mit überdrehter Linkslage (der ersten 60–70 ms des QRS) entspricht einem bilateralen Block vom Typ RSB + LAFB. Wenn keine Abnahme der S-Breite in Ableitung I und besonders in aVL (wo das S beim Vorliegen eines zusätzlichen LAFB oft völlig fehlt) besteht, kann ein isolierter RSB mit überdrehter Linkslage angenommen werden (EKG 10.12).

6.4 Myokardinfarkt bei RSB

Im Gegensatz zu den Infarkten mit LSB (Kapitel 13: Myokardinfarkt) lässt sich das Bild eines akuten und eines alten Infarktes bei einem RSB fast ebenso gut erkennen wie im EKG ohne RSB.

6.5 Rechtsventrikuläre Hypertrophie bei RSB

Die Unterscheidung zwischen einem RSB *mit* und einem RSB *ohne* rechtsventrikuläre Hypertrophie ist nicht so leicht wie man denken könnte (Kapitel 6: Rechtsventrikuläre Hypertrophie).

7 Inkompletter Rechtsschenkelblock (iRSB)

Ein iRSB ist definiert als verzögerte endgültige Negativitätsbewegung der rechtsventrikulären Erregung, die rund 35 ms überschreitet und die sich in einem rSr´-Komplex in Ableitung V_1 und manchmal in III äußert, ohne dass die QRS-Dauer verlängert wäre.

Früher wurden zwei verschiedene Typen unterschieden. Beim Typ A ist das r´ kleiner (bezüglich Dauer und oft auch bezüglich Amplitude) als das r. Dieser Typ wurde als harmlose normale Variante interpretiert. Beim Typ B, bei dem das r´ größer ist als das r, glaubte man, dass er mit einer rechtsventrikulären Hypertrophie kombiniert sei (EKG 10.5 und 10.6). Diese Meinung hat man teilweise aufgegeben. Werden nämlich bei einer größeren und unselektierten Patientengruppe die Typen A und B miteinander verglichen, findet sich kein statistischer Unterschied. Das heißt, dass der Typ B ebenfalls eine normale Variante darstellen und dass der Typ A auch mit einer rechtsventrikulären Hypertrophie einhergehen kann. Bei selektierten Patienten, die unter einer diastolischen oder systolischen ventrikulären Überlastung leiden (z.B. infolge Vorhofseptumdefekt oder rezidivierender Lungenembolien) findet sich aber der Typ B viel häufiger. Es ist auch offensichtlich, dass ein iRSB mit negativem T nicht nur in V_1, sondern auch in V_2 und V_3 das bessere Kennzeichen für eine rechtsventrikuläre Erkrankung ist als der Typ des iRSB. Eine chronische systolische kann von einer chronischen diastolischen Überlastung weder durch Charakteristika des QRS (beide zeigen ein breites r´ in V_1) noch durch die Repolarisation (beide haben negative, meist asymmetrische T in V_2 bis V_3) unterschieden werden. (Kapitel 6: Rechtsventrikuläre Hypertrophie).

Die mexikanische Schule der Elektrokardiographie hat auf der Basis des Grades der Reizleitungsverlangsamung ihre eigene Nomenklatur der RSB-Typen definiert:

a. ersten Grades: früherer Typ A des iRSB mit r > r´
b. zweiten Grades: früherer Typ B des iRSB mit r < r´
c. dritten Grades: kompletter Rechtsschenkelblock (RSB)

Diese Definitionen können bis zu einem gewissen Grade nützlich sein für eine allgemeine Population, die heute älter wird und bei der deshalb mehr Fälle von hypertensiver, koronarer und degenerativer Krankheit zu erwarten sind.

Beim Vorliegen eines iRSB sollte das EKG immer im Zusammenhang mit der Anamnese und den klinischen Befunden interpretiert werden.

Fallbeispiel/ Short Story 1

Im Mai 1978 wurde der Spezialist für Infektionskrankheiten zu einer sehr adipösen 64-jährigen Frau gerufen, die sich vier Tage vorher einer Operation an beiden Knien unterzogen hatte und die unter (unterdosierter) Heparintherapie stand. Sie litt unter mäßiger Dyspnoe mit Hyperventilation in Ruhe; ihr Puls war innerhalb von 2 Stunden von 90/min auf 130/min angestiegen, während der Blutdruck von 170/100 auf 120/90 mmHg abgesunken war. Gleichzeitig war es zu einem Anstieg der zunächst normalen Körpertemperatur auf 39° gekommen. Es wurden Blutkulturen verordnet. Zufälligerweise wurde das präoperative und ein neues EKG einem „EKG-Spezialisten" gezeigt (der kein erfahrener klinischer Kardiologe war). Das erste EKG zeigte Zeichen einer LV-Hypertrophie und Überlastung; im zweiten fand sich neben einer raschen Sinusfrequenz nur ein minimaler Unterschied: eine Knotung im ansteigenden Ast der S-Zacke in V_1, also ein sehr inkompletter RSB. Aufgrund dieses Zeichens und ohne einen Blick auf die Patientin zu werfen stellte der EKG-Spezialist die Diagnose einer akuten Lungenembolie. In der Folge wurden Blutgasanalysen gemacht (pO_2 48; pCO_2 22) und eine notfallmäßige Lungenszintigraphie durchgeführt, die einen kompletten Verschluss der linken Pulmonalarterie ergab. Unter Antikoagulation erholte sich die Patientin klinisch innerhalb von drei Tagen, und das Szintigramm war nach drei Monaten wieder normal. Das Fieber war wahrscheinlich durch eine akute Infektion des Harntraktes verursacht gewesen.

Schlussfolgerung: Die korrekte Diagnose wurde (glücklicherweise) aufgrund einer minimalen EKG-Veränderung gemacht, die ebenso gut eine harmlose Veränderung hätte sein können. In Wirklichkeit war eine akute Lungenembolie schon von Beginn an aufgrund der Anamnese und der klinischen Befunde naheliegend. Eine akute Lungenembolie sollte nie aufgrund des EKGs allein diagnostiziert werden (Kapitel 8: Lungenembolie).

8 Kompletter Linksschenkelblock (LSB)

8.1 QRS-Vektoren

Im Gegensatz zum RSB, bei dem nur das Ende des QRS-Komplexes verändert ist, erzeugt ein LSB eine beträchtliche Deformation des QRS. Wenn der linke Tawara-Schenkel blockiert ist, wird der rechte Ventrikel normal durch den rechten Tawara-Schenkel erregt. Das frühe Eindringen der Erregung in den linken Teil des interventrikulären Septums von *rechts nach links* und leicht nach vorne (meistens bedingt dies ein rS in V_1 bis V_4) erzeugt einen kleinen Vektor 1 (Abb. 10.3). Der große abnorme Vektor 2, der hauptsächlich nach links gerichtet ist, entspricht der verzögerten Erregung des ganzen Septums. Wie bei normaler Reizleitung wird der relativ kleine rechtsventrikuläre Vektor 2a vollständig absorbiert. Auch der verzögerte und vergrößerte Vektor 3, der der Erregung der großen Muskelmasse des linken Ventrikels entspricht, ist nach links gerichtet. So gibt es beim LSB zwei große Vektoren 2 und 3, die nach links, nach hinten und leicht nach oben oder nach unten gerichtet sind. Die Konsequenz daraus ist ein extrem einheitliches Bild in der horizontalen Ebene. Während wir in den Ableitungen V_1 bis V_4 einen breiten rS-Komplex finden (bei <20% der Fälle einen breiten QS-Komplex), kommt es zwischen V_4 und V_5 zu einem abrupten Umschlag von komplett negativen zu komplett positiven Ausschlägen. In den Ableitungen V_5 und V_6 zeigt sich eine breite und manchmal geknotete oder bifide R-Zacke ohne eine Q-Zacke (EKG 10.7). Der plötzliche Wechsel vom negativen zum positiven QRS kann auch von V_3 zu V_4 (EKG 10.13, 10.14) oder von V_5 zu V_6, besonders bei (links- und/oder rechts-) ventrikulärer Dilatation (EKG 10.8), beobachtet werden. Beim unkomplizierten LSB sind in den Ableitungen V_1 bis V_4 keine „Knotungen" oder „Kerbungen" zu sehen, und die kleine R-Zacke wird meistens von V_1 bis V_4 allmählich etwas größer. Es ist wichtig, diese typi-

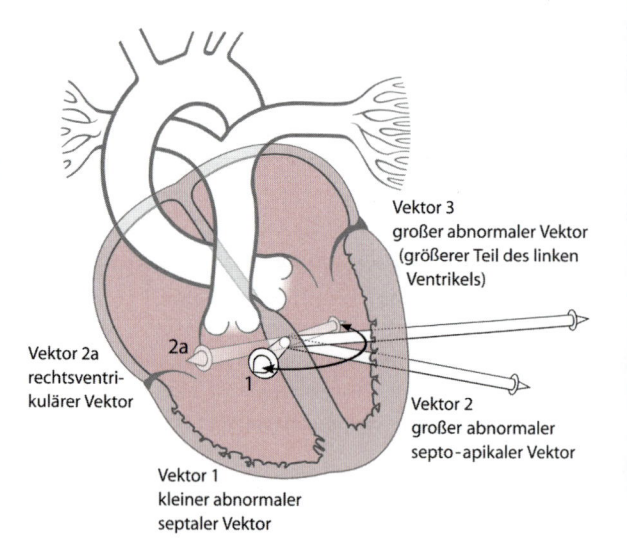

Abb. 10.3
Schema der ventrikulären Vektoren beim Linksschenkelblock

schen Muster im Auge zu behalten, um z.B. die *typischen* EKG-Bilder des *Myokardinfarkts* beim LSB (Kapitel 13: Myokardinfarkt) und *supraventrikuläre Tachykardien* mit LSB-Aberration von *Kammertachykardien* (Kapitel 23: AV-junktionale Tachykardien und Kapitel 26: Kammertachykardien) unterscheiden zu können. In den frontalen Ableitungen besteht das häufigste Muster aus einer breiten R-Zacke in I und aVL und einem breiten rS und gelegentlich einem breiten QS in den inferioren Ableitungen.

8.2 Repolarisations-Vektoren

Entsprechend den abnormen QRS-Vektoren sind beim LSB auch die ST- und T-Vektoren stark verändert, weil sie in die Gegenrichtung der QRS-Vektoren zielen, nämlich nach rechts, vorne und unten. ST-Strecke und T-Welle sind deshalb dem QRS-Ausschlag immer entgegengesetzt. Die ST-Strecke kann in V_2 und V_3 (V_4) bis auf 3–4 mm erhöht sein, ohne dass eine Hypertrophie oder Ischämie besteht. In V_5 und V_6 übersteigt die ST-Senkung meistens nicht ein Ausmaß von 1–2 mm. Auch die asymmetrische T-Welle ist zum QRS diskordant. Bei manchen Fällen finden wir in I, aVL, V_5 und V_6 biphasische (negative/positive) oder positive anstelle der üblicherweise negativen T-Wellen. Das früher aufgestellte Konzept, dass dieses Verhalten der T-Wellen durch Ischämie bedingt ist, konnte nicht bestätigt werden.

8.3 Bestimmung der frontalen Achse beim LSB

Im Gegensatz zum RSB ist die separate Erregung der Ventrikel beim LSB nicht sichtbar. So bestimmen wir die QRS-Achse wie üblich, indem wir den ganzen QRS-Komplex berücksichtigen. Jedoch ist diese Achse nicht die wahre QRS-Achse, die sich ohne LSB ergeben würde. Meistens verursacht der LSB eine beträchtlich überdrehte Linkslage der QRS-Achse (EKG 10.8), aber es können auch andere Achsen beobachtet werden (EKGs 10.7 und 10.13).

8.4 Myokardinfarkt bei LSB

Ein LSB maskiert das typische Infarktbild in über 70% (siehe Kapitel 13: Myokardinfarkt).

8.5 Linksventrikuläre Hypertrophie bei LSB

Aufgrund der Einheitlichkeit der QRS-Vektoren des LSB in der horizontalen Ebene scheint die Diagnose einer LVH (EKG 10.14) leichter zu sein als in einem EKG ohne Reizleitungsstörung (Kapitel 5: Linksventrikuläre Hypertrophie).

8.6 Inkompletter Linksschenkelblock (iLSB)

Wenn wir den inkompletten LSB definieren als das gleiche EKG-Bild wie beim LSB mit der Ausnahme einer nur leicht verlängerten QRS-Dauer von rund 0,12 s (EKG 10.9), treffen wir nur selten einen solchen inkompletten LSB an (erinnern wir uns daran, dass die QRS-Dauer beim LSB meistens ≥ 0,14 s beträgt). Eingedenk dessen, dass wir nicht imstande sind, im EKG zwischen einem echten Block und einer ausgeprägten Reizleitungsverlangsamung zu unterscheiden, ist es möglich, dass beim inkompletten LSB ein Teil des linken Ventrikels mit Verzögerung über den linken Schenkel, ein Teil aber von rechts nach links durch die abnorme Aktivierung des Septums erregt wird. [13,14]. Außerdem können wir bei einigen Fällen von typischem (komplettem) LSB die Möglichkeit nicht ausschließen, dass ein kleines Segment des linken Ventrikels über den linken Schenkel, der Hauptteil des linken Ventrikels aber über den oben beschriebenen Mechanismus erregt wird. In der Praxis benutzen wir die Differenz der QRS-Dauer zur Unterscheidung zwischen inkomplettem und komplettem LSB.

9 Spezielle Aspekte der Schenkelblöcke

9.1 Frequenzabhängiger Schenkelblock

Da der rechte Schenkel eine längere Refraktärperiode besitzt als der linke Schenkel, kommt ein frequenzabhängiger RSB häufiger vor als ein frequenzabhängiger LSB. Eine RSB-Aberration ist nicht selten bei einigen der ersten Schläge beim Beginn einer supraventrikulären Tachykardie zu sehen; ein LSB wird bei dieser Situation seltener beobachtet (Kapitel 23: AV-junktionale Tachykardien). Ein Schenkelblock kann auch durch eine Bradykardie ausgelöst werden [15]. Zum neu aufgetretenen Schenkelblock während Belastung siehe Kapitel 27: Belastungs-EKG)

9.2 Alternierender, intermittierender und reversibler Schenkelblock

In der Anfangsphase der Entwicklung eines Schenkelblocks kann gelegentlich ein alternierender oder intermittierender Schenkelblock (EKG 10.15) auftreten [16,17].

Bei verschiedenen Situationen kann die Rückbildung eines Schenkelblocks beobachtet werden: nach Herzoperation, nach Erholung von einem Myokardinfarkt, nach Lungenembolie (RSB), nach infektiösen Herzkrankheiten, manchmal nach Thoraxtrauma (RSB) oder durch Behandlung einer arteriellen Hypertonie (meistens LSB). Dies ist ein weiterer Hinweis auf die funktionelle Komponente beim Schenkelblock und anderen Reizleitungsblöcken, es zeigt also, dass ein „Block" nicht etwas Definitives darstellen muss.

9.3 Unterschied von QRS- und QT-Dauer beim RSB und LSB

Die QRS-Dauer ist beim LSB länger als beim RSB. Dies beruht auf der Tatsache, dass die abnormale Reizleitung durch das Septum von rechts nach links länger dauert als von links nach rechts. Der Grund dafür ist nicht vollständig klar. Einige Befunde sprechen für eine „elektrische Barriere", die nur bei der septalen Erregung von rechts nach links besteht [18]. Der wahrscheinlichere Grund liegt darin, dass es mehr Zeit braucht, um die größere Muskelmasse des linken Ventrikels als jene des rechten Ventrikels zu aktivieren. Als Folge davon dauert auch die QT-Zeit beim LSB etwa 20 ms länger als die QT-Zeit beim RSB, das heißt etwa 30–40 ms länger als bei normaler ventrikulärer Reizleitung.

10 Prognose

In der Hauptsache hängt die Prognose eines Schenkelblocks von der zugrunde liegenden Krankheit ab. Beim Fehlen einer Herzkrankheit ist die Prognose meistens gut. Jedoch entwickelt sich bei einem gewissen Prozentsatz der Patienten mit Schenkelblock, besonders mit LSB, im Laufe von Jahren eine Herzkrankheit, meistens eine koronare Herzkrankheit. In der Reykjavik-Studie [19,20], der Tecumseh-Studie [9] und der Framingham-Studie [21] war ein Schenkelblock bei Abwesenheit einer koronaren Herzkrankheit nicht mit einer erhöhten Mortalität verbunden. Eriksson et al. [10] fanden bei älteren Männern keine signifikante Relation zu koronarer Herzkrankheit oder Mortalität. Jedoch neigten Patienten mit Schenkelblock zu größerem linksventrikulärem Volumen und zur Entwicklung einer Herzinsuffizienz. Beim Schenkelblock, der während eines akuten Myokardinfarkts auftritt, ist die Prognose unterschiedlich. Melgarejo-Moreno et al. [22] und Newby et al. [23] stellten fest, dass ein neuer und persistierender Schenkelblock ein unabhängiger Risikofaktor für erhöhte Mortalität ist. Hod et al. [24] fanden heraus, dass bei Patienten mit akutem inferiorem Infarkt die Untergruppe mit Schenkelblock (insgesamt 5%, davon bei 79% RSB) eine signifikant erhöhte Mortalität nach einem, nach fünf und nach 10 Jahren aufwiesen. Schließlich ergab eine neuere Studie von Hesse et al. [8] bei einer riesigen Patientengruppe von 5290 Männern und 1783 Frauen Resultate, die einige alte Resultate bestätigten, aber auch neue Erkenntnisse brachten. So war der RSB überall häufiger als der LSB; ein RSB trat häufiger bei Männern und ein LSB häufiger bei Frauen auf. Frauen und Männer mit Schenkelblock hatten bei der Belastungs-Thallium-Szintigraphie mehr Abnormitäten und die Wahrscheinlichkeit einer koronaren Herzkrankheit war größer. In einer Verlaufsstudie über 6 Jahre gingen LSB und RSB mit einer erhöhten Mortalität einher.

Literatur

1. Haft JI, Herman-MV, Gorlin R. Left bundle-branch block: etiologic, hemodynamic and ventriculographic considerations. Circulation 1971;43:279–87
2. Lenègre J. Contribution à l'étude de bloc de branche. Paris: IB Bailliere et Fils 1958
3. Lev M, Unger PN, Rosen KM, et-al. The anatomic substrate of complete left bundle-branch block. Circulation 1974;50:479–86
4. Kulbertus HE, Cojne JJ, Hallidoe-Smith KA. Conduction disturbances before and after surgical closure of ventricular septal defect. Am Heart J 1969;77:123
5. Zimmermann R. Intraventrikuläre und atrioventrikuläre Reizleitungsstörungen nach Herzoperationen. Inauguraldissertation. University of Bern 1979
6. Rotman M, Triebwasser JH. A clinical and follow-up study of right and left bundle-branch block. Circulation 1975;51:477–84
7. Gertsch M, Medrano GA, De Micheli A. Schenkelblock, bilateraler bifaszikulärer und bilateraler trifaszikulärer Schenkelblock. Schweiz med Wschr 1974;104:1623–7
8. Hesse B, Diaz LA, Snader CE, et-al. Complete bundle-branch block as an independent predictor of all-course mortality: report of 7073 patients referred for nuclear exercise testing. Am J Med 2001;110:253–9
9. Ostrander LD, Brandt RL, Kjelsberg MO, Epstein FH. Electrocardiographic findings among the adult population of a total natural community, Tecumseh, Michigan. Circulation 1965;31:888–98
10. Eriksson P, Hansson P-O, Eriksson H, Dellborg M. Bundle-branch block in a general male population. The study of men born in 1913. Circulation 1998;98:2494–500
11. Nimetz AA, Shubrocks SJ, Hutter AM, et-al. The significance of bundle-branch block during acute myocardial infarction. Am Heart J 1975;90:439–44
12. Scheidt S, Killip T. Bundle-branch block complicating acute myocardial infarction. J Amer Med Assoc 1972;222:919–24
13. Sodi Pallares D, Estandia A, Soberson J, et-al. Left intraventricular potential of the human heart: II. Criteria for diagnosis of incomplete left bundle-branch block. Am Heart J 1950;40:655
14. Schamroth L, Bradlow BA. Incomplete left bundle-branch block. Brit Heart J 1964;26:285
15. Massumi RA. Bradycardia-dependent bundle-branch block: A critique and proposed criteria. Circulation 1968;38:1066
16. Krikler DM, Lefevre D. Intermittent left bundle-branch block without obvious heart disease. Lancet 1970;1:498–500
17. Swiryn S, Abben R, Denes P, Rosen KM. Electrocardiographic determinants of axis during left bundle-branch block; Study in patients with intermittent left bundle-branch block. Am J Cardiol 1980;46:53–8
18. Medrano GA, De Micheli A. Is the concept of 'jumping wave' still valid? Arch Inst Cardiol Mex 2000;70;19–29
19. Hardarson A, Arnarson T, Eliasdon JG, et-al. Left bundle-branch block: prevalence, incidence, follow up and outcome. Europ Heart J 1987;8:1075–9
20. Thrainsdottir I, Hardarson T, Thorgeirsson G, et-al. Epidemiology of right bundle-branch block and its association with cardiovascular morbidity. The Reykjavic study. Europ Heart J 1993;14,1590–6
21. Kreger BE, Anderson KM, Kannel WB. Prevalence of intraventricular block in the general population; the Framingham study. Am Heart J 1989;117:903–10
22. Melgarejo-Moreno A, Galcera-Tomas J, Garcia-Alberola A, et-al. Incidence, clinical characteristics and prognostic significance of right bundle-branch block in acute myocardial infarction: a study in the thrombolytic era. Circulation 1997;96:1139–44
23. Newby KH, Pisano E, Krucoff MW, et-al. Incidence and clinical relevance of the occurrence of bundle-branch block in patients treated with thrombolytic therapy. Circulation 1996;94:2424–8
24. Hod H, Goldbourt U, Behar S. Bundle-branch block in acute Q-wave inferior wall myocardial infarction. A high risk subgroup of inferior myocardial infarction patients. The SPRINT study group.-Secondary Prevention Reinfarction Israeli Nifedipine Trial. European Heart J 1995;4:471–7

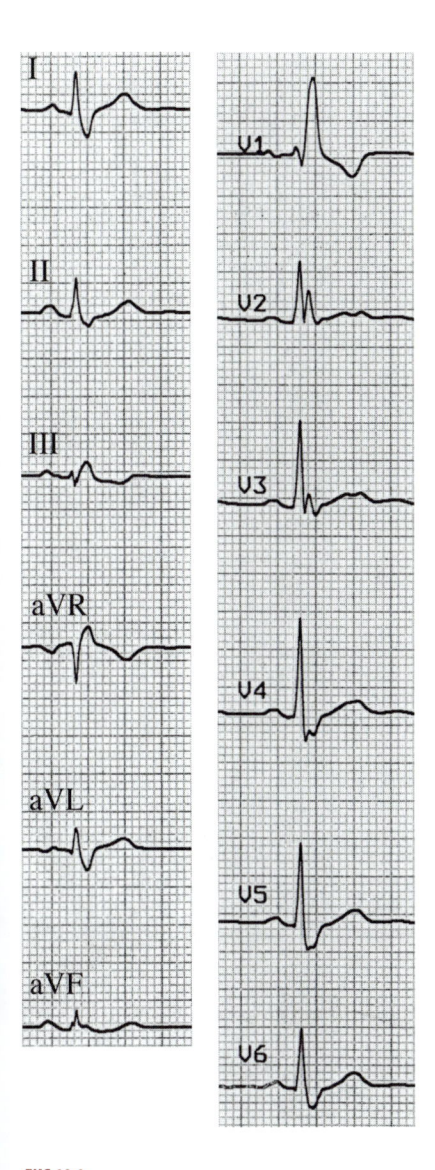

EKG 10.1
59 J/m. RSB mit dem typischen rsR´ in V_1, und einer Rsr´-Konfiguration in V_2/V_3. Koronare Herzkrankheit (Ein-Gefäß-Erkrankung), normale linksventrikuläre Funktion.

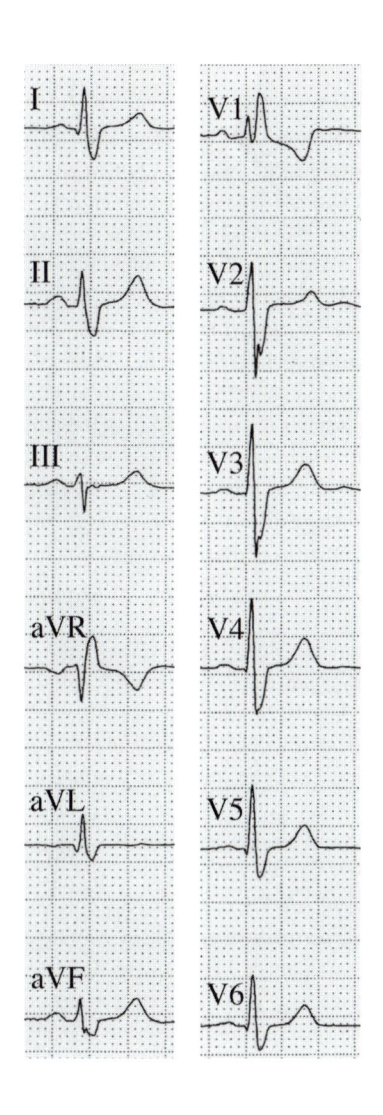

EKG 10.2
33 J/m. RSB mit der typischen RSR´-(rsR´)-Konfiguration nur in V_1. Normales Herz.

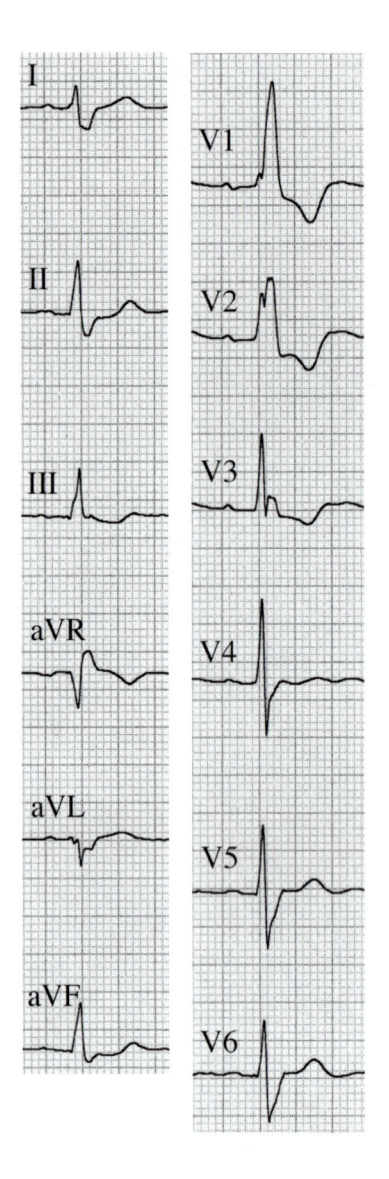

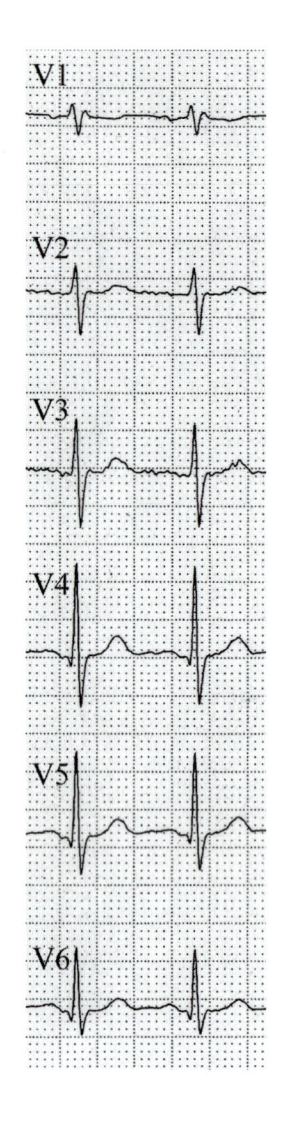

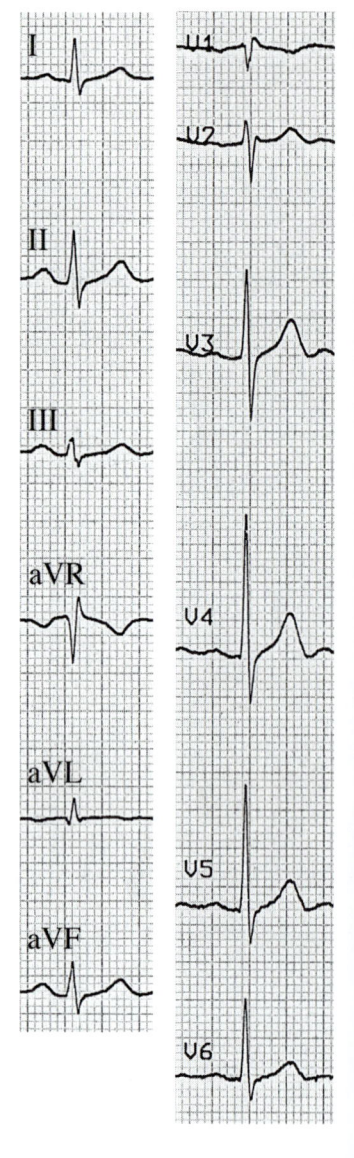

EKG 10.3
58J/w. RSB ohne einen rsR´-Komplex in V$_1$, aber mit geknoteter breiter R-Zacke in V$_1$/V$_2$ und einem Rsr´-Komplex in V$_3$. Hypertonie, normales Herz.

EKG 10.4
31J/m. Inkompletter RSB mit r > r´ in V$_1$. Normales Herz.

EKG 10.5
62J/m. Inkompletter RSB mit r < r´ in V$_1$ und V$_2$. Leichte LVH.

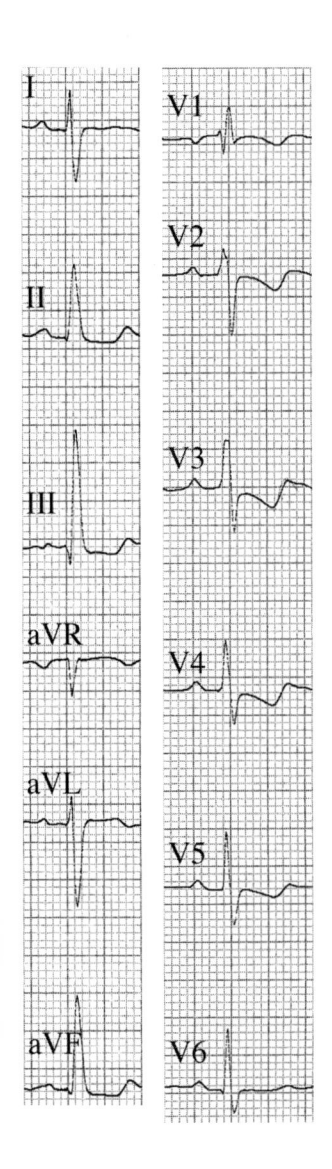

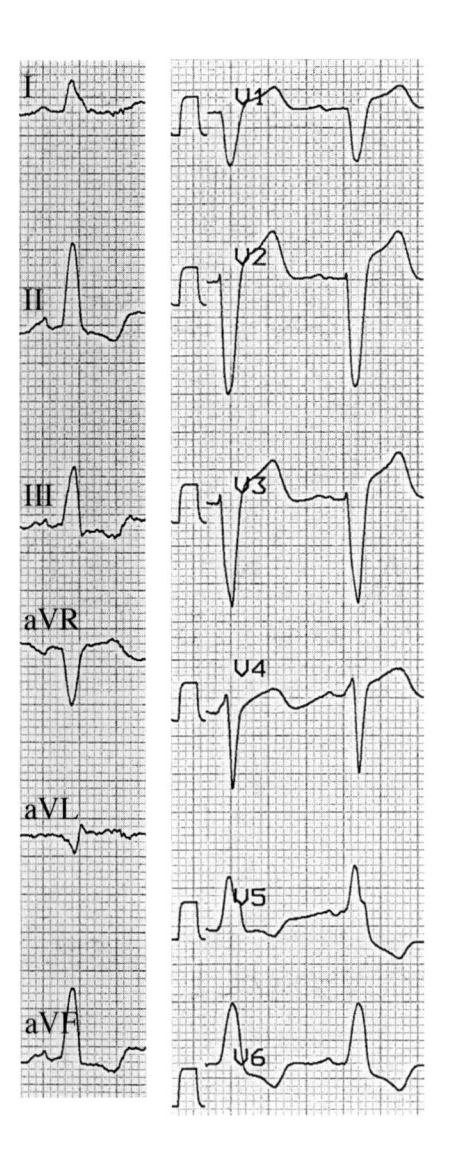

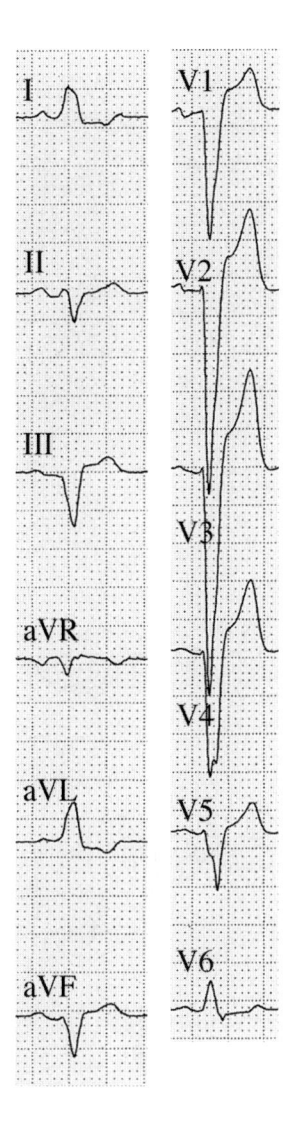

EKG 10.6
49J/w. Inkompletter RSB mit r < r´ in V₁ und T-Negativität in V₂ bis V₅! Vorhofseptumdefekt mit Links-Rechts-Shunt von >60%.

EKG 10.7
49J/w. LSB, QRS-Dauer 0.14 s (halbe Eichung in den präkordialen Ableitungen). Plötzlicher Umschlag der QRS-Polarität von V₄ zu V₅. Hypertonie, LVH, Lungenemphysem. Normale Koronararterien.

EKG 10.8
54J/m. LSB, QRS 0,14 s. Umschlag der QRS-Polarität zwischen V₅ und V₆, mit Rs in V₆. *QS in III.* Dilatierende Kardiomyopathie des linken Ventrikels. Keine signifikante Koronarstenose.

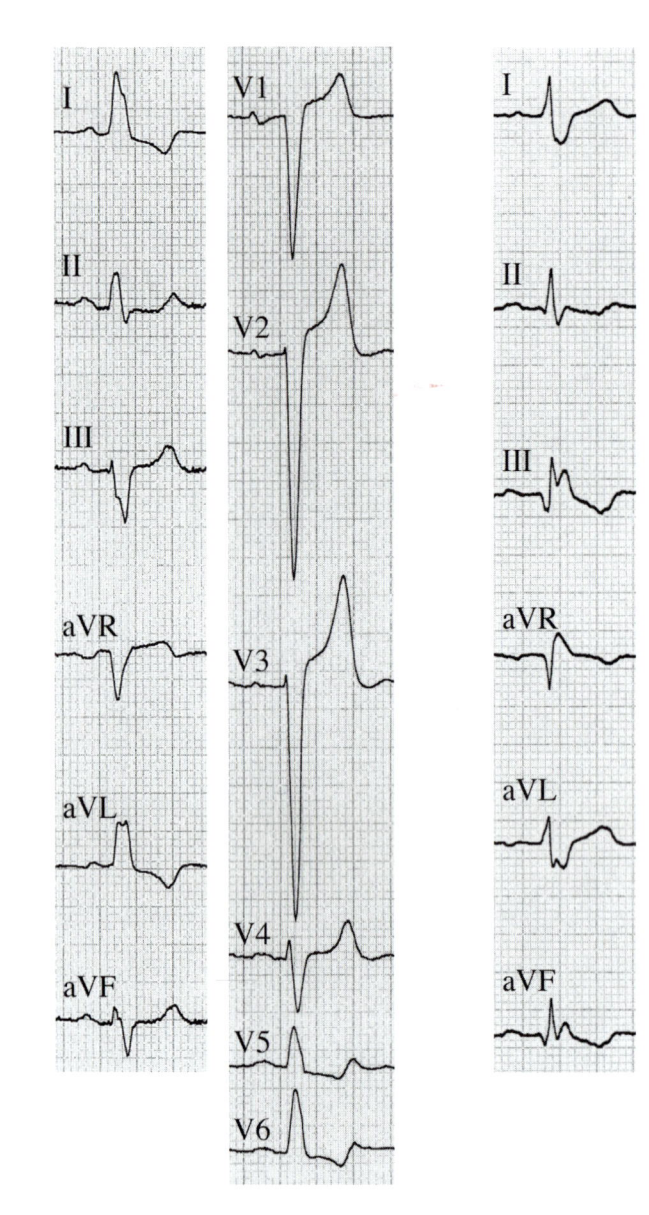

EKG 10.9
72J/w. Inkompletter LSB (QRS 126 ms!). Umschlag der QRS-Polarität zwischen V$_4$ und V$_5$. Hypertonie, LVH.

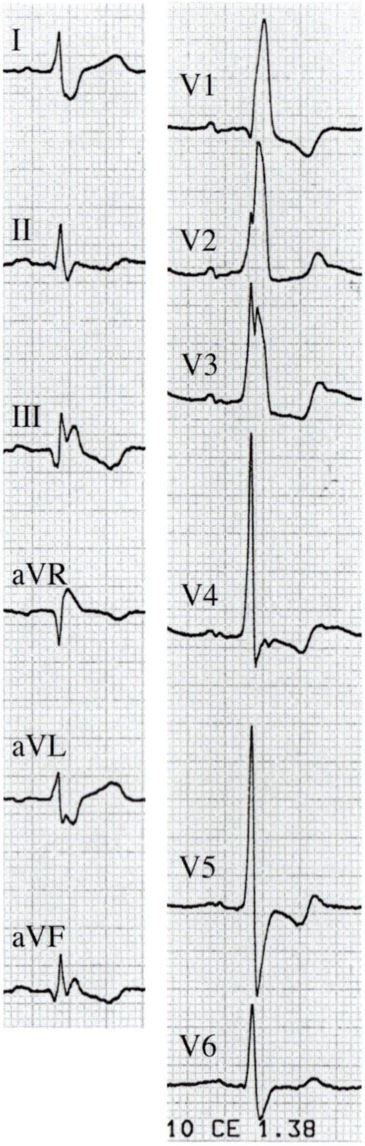

EKG 10.10
63J/m. RSB plus LVH. Hohe R-Zacken in V$_4$ und V$_5$ (bis zu 26 mm). Relativ breite Q-Zacke in III/aVF. Veränderung der Repolarisation auch in den linkspräkordialen Ableitungen. Mäßige bis schwere Aortenklappeninsuffizienz. Normale Koronararterien.

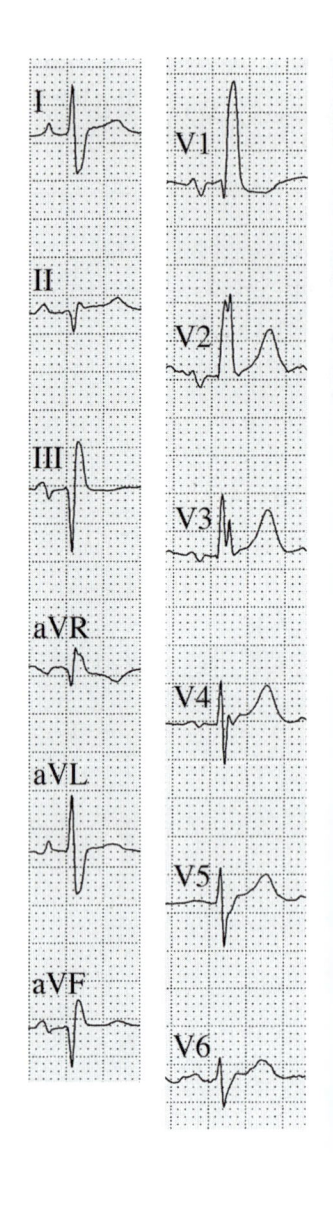

EKG 10.11
47J/w. RSB mit sichtbarer rechtsventrikulärer Erregungsverzögerung bis V$_4$. Körpergröße 172 cm, Gewicht 45 kg. Keine RVH, kleines Herz.

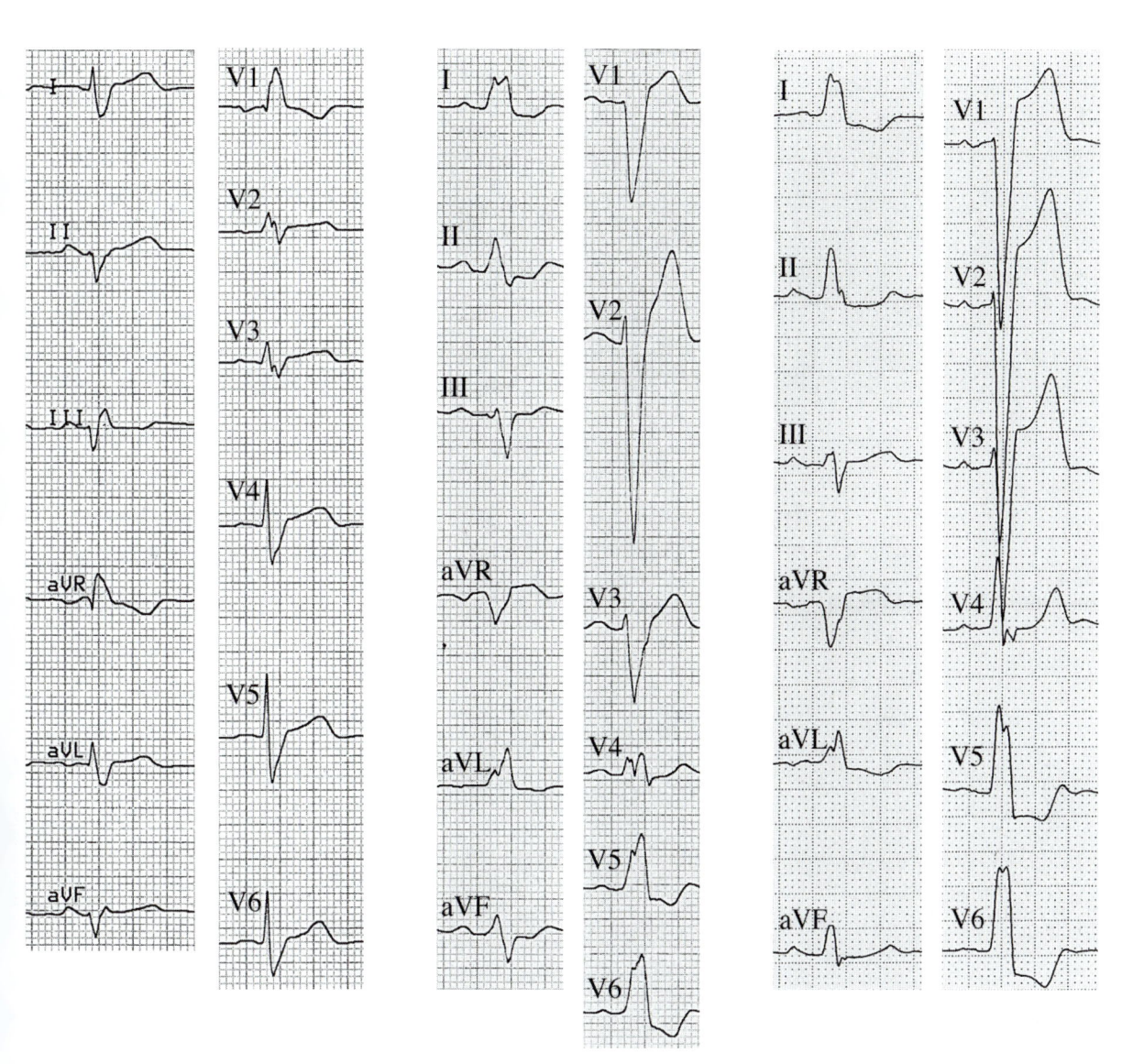

EKG 10.12
69 J/m. RSB mit überdrehter Linkslage der ersten 60 ms des QRS. Keine Zeichen für zusätzlichen linksanterioren Faszikelblock (beachte die breite S-Zacke in aVL). Linksatriale Vergrößerung (P-Dauer 0,13 s). Hypertonie.

EKG 10.13
72 J/m. LSB (QRS 0,13 s). Plötzlicher Umschlag der QRS-Polarität zwischen V_3 und V_4. Leichte LVH.

EKG 10.14
67 J/w. LSB mit einer frontalen Achse von rund +40°. Hypertonie, koronare Herzkrankheit: 90% Stenose des RIVA, normale linksventrikuläre Auswurffraktion.

Kapitel 10 EKGs

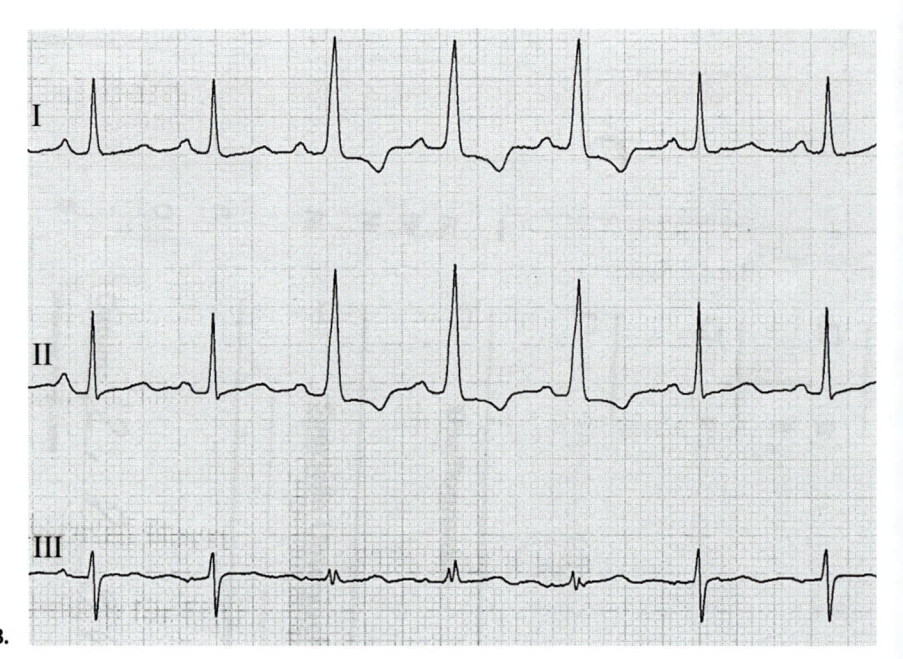

EKG 10.15
Intermittierender inkompletter LSB.

Kapitel 11
Bilaterale bifaszikuläre (Schenkel-) Blöcke

Auf einen Blick

Unter einem bifaszikulären Schenkelblock versteht man einen kompletten Rechtsschenkelblock (RSB), der entweder mit einem linksanterioren Faszikelblock (LAFB) oder einem linksposterioren Faszikelblock (LPFB) kombiniert ist.

Die Prävalenz der Kombination RSB + LAFB beträgt bei hospitalisierten Patienten 0,5–1%, während die Kombination RSB + LPFB etwa 20 Mal seltener vorkommt. Die Ätiologien dieser Reizleitungsblockmuster sind dieselben wie bei den isolierten Faszikelblöcken: koronare Herzkrankheit (KHK) und Kardiomyopathien anderer Genese, Morbus Lenègre, hypertensives Herzleiden, Herzklappenoperation und andere, seltene Zustände.

Bilaterale bifaszikuläre Blöcke sind klinisch deshalb von Bedeutung, weil sie mögliche Vorläufer eines kompletten infrahissären atrioventrikulären (AV) Blocks darstellen.

EKG

1 RSB plus LAFB

Dieser Typ des bilateralen bifaszikulären Blocks (Abb. 11.1) kommt relativ *häufig* vor. Die verzögerte Erregung des rechten Ventrikels (RSB) und des hochlateralen Teils des linken Ventrikels verändern die QRS-Vektorschleife in der frontalen und der horizontalen Ebene. Das EKG ist charakterisiert durch:

i. QRS-Dauer >0,12 s
ii. typisches RSB-Bild in Abl. V_1 mit einem rsR´-Komplex (manchmal mit einer alleinigen, breiten und gekerbten R-Zacke oder einem qR-Komplex). Die S-Zacke ist in V_6 breit (Spiegelbild von Abl. V_1)
iii. frontale überdrehte QRS-Linkslage der ersten 0,06 s. Oft kleine q-Zacken in aVL und I; rS-Komplex in III/aVF/II mit positiven T-Wellen
iv. Rotation im Uhrzeigersinn des linksventrikulären QRS-Vektors in den präkordialen Ableitungen, größtenteils mit einem rS-Komplex und (meistens) ohne Q-Zacke in den Ableitungen V_5/ V_6.

Eine Kerbung des Abwärtsschenkels des R in den Ableitungen I und aVL, die durch die verzögerte endgültige Negativitätsbewegung bedingt ist, ist nicht obligatorisch. Deshalb kann das EKG-Bild in den Extremitätenableitungen deutlich variieren (entweder mit breitem oder fehlendem S in aVL und I), während die QRS-Konfiguration in der horizontalen Ebene ziemlich einheitlich ist. Die EKGs 11.1–11.6 zeigen die verschiedenen Muster in den Extremitätenableitungen.

Im Allgemeinen sind die S-Zacken in den Ableitungen I und besonders aVL kleiner als die S-Zacke in Ableitung V_6 (EKGs 11.1 und 11.2). Oft fehlen die S-Zacken in I und besonders in aVL, wodurch ein LSB-Bild in den Extremitätenableitungen vorgetäuscht wird (EKGs 11.3 und 11.4). In vielen Fällen besteht keine eindeutige Kerbung im Abwärtsschenkel des R, und gelegentlich sind die S-Zacken in I und aVL nur mäßig oder minimal verkleinert. Dann kann es unmöglich sein, aufgrund eines

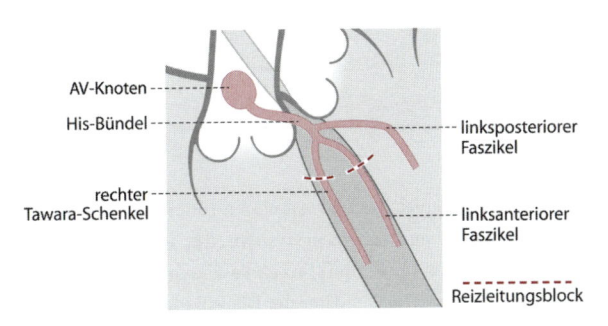

Abb. 11.1
Bilateraler Block vom Typ RSB + LAFB

einzigen EKGs zwischen dem Muster RSB + LAFB und dem eines isolierten RSB mit überdrehter Linkslage zu unterscheiden. Im EKG 11.5, das eine offensichtliche überdrehte Linkslage zeigt, kann niemand mit Sicherheit einen zusätzlichen LAFB bestätigen oder ausschließen. Andererseits ist das Fehlen einer Q-Zacke in V_5/V_6 beim isolierten RSB ziemlich selten, beim RSB + LAFB jedoch extrem häufig.

Das EKG 11.6 illustriert diesen seltenen Befund bei einem RSB + LAFB: eine erhaltene Q-Zacke in den Ableitungen V_6/V_5 (und V_4). Im EKG 11.7 findet sich ein RSB mit leichter überdrehter Linkslage, wahrscheinlich *ohne* LAFB.

2 RSB plus LPFB

Dieser Typ des bilateralen bifaszikulären Blocks kommt *selten* vor (Abb. 11.2). Das typische RSB-Bild in Ableitung V_1 ist kombiniert mit einer vertikalen Achse der ersten 0,06 s des QRS-Komplexes in der frontalen Ebene. Die verzögerte Erregung der inferioren linksventrikulären (LV) Anteile führt in der Regel zu einer sichtbaren verzögerten endgültigen Negativitätsbewegung, was sich im EKG in einer Kerbung des Abwärtsschenkels des R in den Ableitungen aVF und III und ebenfalls in V_6 (V_5) äußert. Die S-Zacke ist in diesen lateralen (inferolateralen) Ableitungen meistens kleiner als gewöhnlich. Die Q-Zacke in den Ableitungen V_5 und V_6 bleibt erhalten (EKG 11.8).

Wie beim isolierten LPFB sollte die Diagnose eines RSB + LPFB bei klinischen Situationen, die auch zu einer vertikalen frontalen Achse des LV-Vektors führen können, nicht gestellt werden. Solche Situationen sind: Alter <40 Jahre, rechtsventrikuläre Hypertrophie (RVH), Lungenkrankheiten wie Lungenemphysem, asthenischer Habitus und natürlich lateraler Myokardinfarkt. Wie für den isolierten LPFB gilt auch für den RSB + LPFB, dass ein alter Myokardinfarkt (MI) meistens maskiert

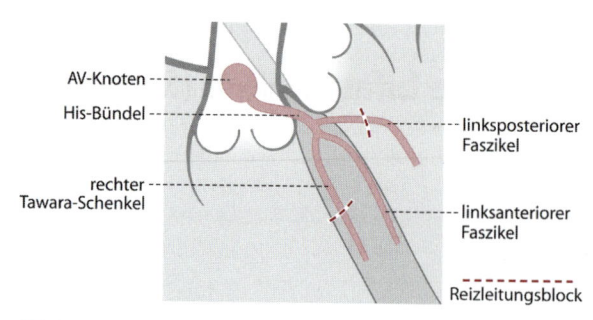

Abb. 11.2
Bilateraler Block vom Typ RSB + LPFB

wird, indem die Q-Zacke in den inferioren Ableitungen reduziert (EKG 11.9) oder ganz verhüllt wird.

3 Prognose

Bilaterale bifaszikuläre Blöcke stellen mögliche Vorläufer eines kompletten AV-Blocks (AV-Block 3°) dar. Das Fortschreiten eines RSB + LAFB zu einem AV-Block 3° geschieht in der Regel langsam (rund 4% pro Jahr), während ein RSB + LPFB häufiger ein unmittelbarer Vorläufer eines AV-Blocks 3° ist. Die Indikation zu einer Schrittmacherimplantation hängt aber auch von klinischen Befunden und von Symptomen wie Schwindel, Präsynkopen oder Synkopen ab. Ein Holter-EKG kann helfen, bei Patienten mit unklaren Symptomen Episoden eines AV-Block 2° oder 3° zu entdecken. Bei speziellen Fällen kann das HV-Intervall anlässlich einer elektrophysiologischen Untersuchung gemessen werden. Zu Details über die Indikationen für permanente Schrittmacherimplantation siehe Abschnitt „Im Detail".

Im Detail

Wegen des Konzeptes des trifaszikulären (oder quadrifaszikulären) *ventrikulären Reizleitungssystems*, das aus dem rechten Schenkel und zwei (oder drei) linken Faszikeln besteht, bevorzugen wir den Ausdruck „bilateraler bifaszikulärer Block". Der Begriff „bilateraler Schenkelblock" ist aber damit identisch und wird zudem häufiger verwendet.

4 Ätiologie

Ähnlich wie die isolierten Faszikelblöcke sind auch die bilateralen bifaszikulären Blöcke in der Regel bedingt durch koronare Herzkrankheit (KHK), primäre Fibrose des ventrikulären Reizleitungssystems, hypertensives Herzleiden und durch iatrogene Läsionen während einer Herzoperation, und zwar bezüglich Häufigkeit ungefähr in dieser Reihenfolge. In vielen Fällen kann die Ursache nur vermutet werden. Die definitive Ätiologie lässt sich natürlich nur bei pathologisch-anatomischen Untersuchungen feststellen. Dies mag einer der Gründe sein, warum die Prävalenz der Ätiologie in der Literatur beträchtlich variiert. Die meisten Publikationen betreffen die Kombination RSB + LAFB, während Informationen über den RSB + LPFB sehr spärlich zu finden sind. Bei 40–60% der Patienten ist eine KHK verantwortlich für einen chronischen bilateralen bifaszikulären Block [1,2]; beim akuten Myokardinfarkt (AMI) kommt ein bilateraler bifaszikulärer Block in 4–7% vor [2–4], und zwar meistens ein RSB + LAFB im Rahmen eines anterioren AMI (der rechte Schenkel und der linksanteriore Faszikel werden beide vom septalen Ast des Ramus interventricularis anterior (RIVA) versorgt). Im Jahre 1964 beschrieb Lenègre erstmals einen „sklerodegenerativen Prozess" des ventrikulären Reizleitungssystems, der beim Fehlen einer KHK für einen bilateralen Schenkelblock und für einen kompletten AV-Block verantwortlich ist [5]. Eine postmortale Untersuchung bei 61 Patienten mit bilateralem Schenkelblock ergab bei 32 Fällen (52%) eine KHK (28 mit MI) und bei 19 Fällen (31%) eine „primäre" Fibrose des ventrikulären Reizleitungssystems (im rechten Schenkel und in den linken Faszikeln). Bei den letzteren Fällen konnte keine andere Ursache, vor allem keine Pathologie der Koronararterien gefunden werden [5].

Die Prävalenz einer hypertensiven Herzkrankheit bei Patienten mit bilateralem bifaszikulärem Block beträgt rund 20%, wobei es sich meistens um einen RSB + LAFB handelt. Ein RSB + LAFB kann auch während einer Herzoperation auftreten, und zwar bei 11% einer Fallot-Korrektur, 6% eines Verschlusses eines Ventrikelseptumdefektes [6] und in einem niedrigen Prozentsatz bei Aortenklappenersatz und gelegentlich bei Mitral- oder Trikuspidalklappenersatz [6]. Unter diesen Umständen ist der bilaterale Block durch einen direkten Schaden an den Faszikeln bedingt, wobei ein unifaszikulärer Block vorbestehend sein kann. Ein bilateraler Block ist nach einer aortokoronaren Bypassoperation sehr selten. In einer frühen Publikation [10] erreichte die Prävalenz 3,5%, wobei die Blockierung durch Ischämie erklärt war.

Andere, seltene Ursachen sind nichtkoronare Kardiomyopathie [11], Aortenklappenerkrankungen [12], Morbus Lev bei älteren Patienten (Sklerose und Verkalkung des ventrikuloaortalen Gerüstes) [13], kongenitale Herzkrankheiten [14], Herztransplantation [15], und Hyperkaliämie [16].

In der Praxis ist es häufig unmöglich, die Ätiologie zu bestimmen, wenn der Patient weder an einer KHK leidet, noch eine Herzoperation durchgemacht hat.

EKG Spezial

5 Differentialdiagnose des RSB plus LAFB

Das Bild des RSB in V_1 (rsR´ oder breites geknotetes R) wird durch einen LAFB oder einen LPFB nicht verändert.

Beim RSB + LAFB kann die vorbestehende QRS-Achse, das Kaliber des linksanterioren Faszikels, ein inkompletter Block im anterioren Faszikel und die Präsenz oder Absenz eines deutlichen medialen Faszikels die QRS-Konfiguration beeinflussen und so die Diagnose erschweren. Während eine überdrehte Linkslage der ersten 0,07 s des QRS obligatorisch ist, ist der Einfluss des LAFB auf die frontale QRS-Schleife sehr variabel. Die drei verschiedenen Muster sind:

i. ein LSB-ähnliches Muster (EKGs 11.3 und 11.4)
ii. ein gekerbter Abwärtsschenkel des R in den Ableitungen aVL und I mit kleineren S-Zacken (EKGs 11.1, 11.2 und 11.6)
iii. nur minimal verlängerte Dauer der R-Zacke in aVL/I mit praktisch normal breiten S-Zacken (EKG 11.5). Bei diesen Fällen ist das Bild schwierig von jenem eines isolierten RSB zu unterscheiden. Beide, der RSB und der LAFB, vermindern die Amplitude der R-Zacke in den Ableitungen V_4 bis V_6. Folglich finden wir einen rS-Komplex in diesen Ableitungen mit meistens fehlender Q-Zacke.

6 Differentialdiagnose des RSB plus LPFB

Die meisten Fälle mit RSB und einer vertikalen Achse der ersten 0,06 s des QRS-Komplexes sind durch Lungenkrankheiten mit Emphysem und/oder RV-Hypertrophie verursacht, können aber auch bei jungen und bei asthenischen Personen beobachtet werden. Ein Beispiel eines RSB bei einem jungen asthenischen Patienten wird im EKG 11.11 dargestellt. Das seltene Bild eines RSB + LPFB kann auf einem einzigen EKG nur auf der Basis eines gekerbten Abwärtsschenkels des R auf Kosten der (RSB-bedingten) S-Zacke in Ableitung V_6 (V_5) zuverlässig diagnostiziert werden (EKGs 11.8 und 11.9). Sehr hilfreich können EKG-Serien sein: Ändern sich bei einem RSB die frontalen LV-QRS-Vektoren (der ersten 0,06 s) abrupt nach rechts um, spricht dies für einen zusätzlichen LPFB, sofern keine akute Lungenkrankheit vorliegt.

7 Differentialdiagnose des RSB plus LAFB plus LPFB *ohne* kompletten AV-Block

Bei dieser sehr seltenen Situation erfolgt die ventrikuläre Reizleitung allein durch einen medialen (septalen) linken Faszikel (Abb. 11.3). Dieses äußerst seltene Muster ist charakterisiert durch das übliche Bild des RSB (rsR´ in V$_1$) und das Verhalten der endgültigen Negativitätsbewegung des LAFB *und* des LPFB. Wir beobachten deshalb ein gekerbtes R in Ableitung I und aVL (bedingt durch den LAFB) *und* in V$_6$ (bedingt durch den LPFB) mit kleinen S-Zacken in diesen Ableitungen. Die totale frontale QRS-Achse beträgt bei diesem Muster rund −30° (EKG 11.10). Erstaunlicherweise kann das PQ-Intervall dabei normal sein.

Dieses EKG-Bild repräsentiert einen *unmittelbaren* Vorläufer eines kompletten AV-Blockes und sollte deshalb erkannt werden. Weil weder eine auffallende überdrehte Rechts- noch Linkslage besteht, wird das Muster manchmal als unkomplizierten RSB fehlgedeutet (EKG 11.10 mit einer QRS-Achse (erste 0,06 s) von +75°).

Fallbeispiel/Short Story 1

Im Jahre 1984 wurde ein 73-jähriger Mann wegen drei während der vorangegangenen Woche erlittenen Synkopen hospitalisiert, wobei er bei einer der Synkopen eine Fraktur des rechten Arms erlitten hatte. In der Vorgeschichte fand sich eine Hypertonie. Das EKG (EKG 11.10) wurde folgendermaßen interpretiert: Sinusrhythmus, normales PQ-Intervall, kompletter RSB. Eine hinzugefügte Bemerkung lautete: keine Zeichen für zusätzlichen LAFB (fehlende überdrehte Linkslage). Aufgrund der Anamnese wurde der Patient am Monitor überwacht. Dabei erlitt er erneut einen Bewusstseinsverlust, der durch einen intermittierenden kompletten AV-Block mit ventrikulärer Asystolie verursacht war. Darauf wurde ein Schrittmacher implantiert. Nach der Operation zeigten zwei EKGs einen Sinusrhythmus mit dem Bild eines RSB + LAFB + LPFB. In späteren Kontroll-EKGs wurde ein konstanter kompletter AV-Block (nach Ausschalten der Schrittmacher-Funktion) diagnostiziert.

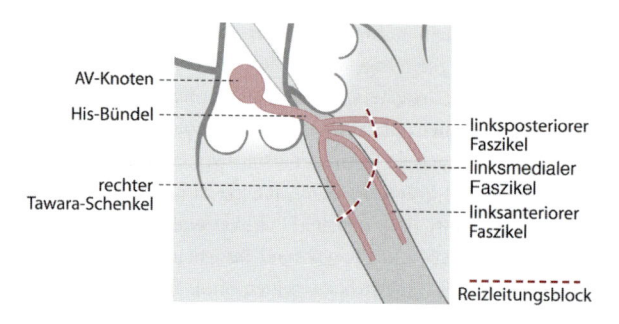

Abb. 11.3
Bilateraler Block vom Typ RSB + LAFB + LPFB ohne kompletten AV-Block. Ein zusätzlicher linksmedialer (septaler) Faszikel erlaubt, oder garantiert, die AV-Überleitung.

Schlussfolgerung: Das EKG-Bild hätte sofort erkannt werden sollen. Immerhin wurde der Patient wegen seiner Anamnese mit Synkopen am Monitor überwacht.

8 Prognose

Die Progression eines RSB + LAFB hin zu einem AV-Block 3° erfolgt im Allgemeinen bei Patienten mit Morbus Lenègre oder mit unbekannter Ätiologie langsamer als bei Patienten mit chronischer KHK. Bei einem verlängerten His-Ventrikel- (HV-) Intervall verläuft die Entwicklung zu einem AV-Block 3° wahrscheinlich rascher. Doch ist ein verlängertes HV-Intervall bei der Voraussage der Prognose nicht immer von Nutzen [17]. Insgesamt wird die jährliche Progression auf 3% [18] bis 7% [1] geschätzt. Vor dem Hintergrund eines AMI entwickelt sich ein AV-Block 3° viel häufiger (in bis zu 43% der Patienten), was mit einer hohen Mortalitätsrate von rund 50% verbunden ist [19]. Meistens ist die Todesursache eine progrediente Herzinsuffizienz infolge ausgedehnter Infarzierung.

Bei der Kombination RSB + LPFB entwickelt sich ein AV-Block 3° viel häufiger, nämlich in 8–60% innerhalb von 1–2 Jahren [1,20].

9 Indikationen für Schrittmacherimplantation

Die Indikationen für permanentes Pacing bei chronischem bi- und trifaszikulärem Block sind in den Richtlinien der ACC/AHA [21] aufgelistet. Es ist klar, dass alle symptomatischen Patienten (mit Synkope oder Präsynkope) unverzüglich einen Schrittmacher erhalten sollten. Bei asymptomatischen Patienten ist das Problem nicht definitiv gelöst. Im Allgemeinen wird akzeptiert, dass das Vorliegen beider Bilder der bilateralen Schenkelblöcke zu verschiedenen Zeiten beim gleichen Patienten eine Indikation für einen Schrittmacher darstellt. Bei Patienten mit einem *bilateralen bifaszikulären Block*, der mit einem *infrahissären AV-Block 1° oder 2°* einhergeht, was als „inkompletter trifaszikulärer Block" bezeichnet wird, ist die Schrittmacherimplantation auch bei asymptomatischen Patienten angezeigt. Dies gilt auch für Patienten mit einem *LSB* mit gleichzeitigem *infrahissärem AV-Block 1°* (und 2°). Beim Vorliegen eines *RSB + LAFB* ohne AV-Block 1° oder 2° sind engmaschige Kontrollen zu empfehlen. Jedoch ist das Risiko, einen AV-Block 3° zu entwickeln desto größer, je jünger der Patient ist. „Äußere" Gründe wie etwa der Umstand, dass der Patient von Beruf Autofahrer ist, werden den Entscheid zu einem prophylaktischen Schrittmachereinbau beeinflussen.

Bei der Kombination eines *RSB + LPFB* werden wir normalerweise einen Schrittmacher implantieren. Das seltene Bild eines *RSB + LAFB + LPFB* ohne AV-Block 3° [22,23] verlangt eine notfallmäßige Schrittmacherimplantation. Wir haben dieses seltene Bild nur bei symptomatischen Patienten unmittelbar vor oder nach Schrittmacherimplantation gesehen, wobei oft alternierend das Bild eines kompletten AV-Blocks vorhanden war.

Literatur

1. Scanlon PJ, Pryor R, Blount SG. Right bundle-branch block associated with left superior or inferior intraventricular block: Clinical setting, prognosis and relation to complete heart block. Circulation 1970;42:1123-33
2. Col JJ, Weinberg SL. The incidence and mortality of intraventricular conduction defects in acute myocardial infarction. Am J Cardiol 1972;29:344-50
3. Nimetz AA, Shubrooks SJ, Hutter AM, et al. The significance of bundle-branch block during acute myocardial infarction. Am Heart J 1975;90:439-44
4. Waugh RA, Wagner GS, Haney TL, et al. Immediate and remote prognostic significance of fascicular block during acute myocardial infarction. Circulation 1973;47:765-75
5. Lenègre J. Etiology and pathology of bilateral bundle-branch block in relation to complete heart block. Progr Cardiovasc Dis 1964;6:409-44
6. Downing JW, Kaplan S, Bove KE. Postsurgical left anterior hemiblock and right bundle-branch block. Br Heart J 1972;34:263-70
7. Zimmermann R, Gertsch M. Intraventricular and atrioventricular conduction disturbances after cardiac heart surgery. Abstract. 20th European Heart Congress, Amsterdam 1972
8. Lehmann G, Deisenhofer I, Zrenner B, Schmitt C. Recurrent symptomatic bilateral bundle-branch block in a 74-year-old patient with prosthetic aortic valve: a description of a case and review of the literature. Int J Cardiol 1999;71:283-6
9. Aravindakshan V, Elizari MV, Rosenbaum MB. Right bundle-branch block and left anterior fascicular block (left anterior hemiblock) following tricuspid valve replacement. Z Kreislaufforsch 1970;59:895-902
10. Zeldis SM, Morganroth J, Horowitz LN. Fascicular conduction disturbances after coronary bypass surgery. Am J Cardiol 1978;41:860-4
11. Watt TB, Pruitt RD. Character, cause and consequence of combined left-axis deviation and right bundle-branch block in human electrocardiograms. Am Heart J 1969;77:460-5
12. Thompson R, Mitchell A, Ahmed M, et al. Conduction defects in aortic valve disease. Am Heart J 1979;98:3-10
13. Lev M. Anatomic basis for atrioventricular block. Am J Med 1964;37:742
14. Shaher RM. Left ventricular preponderance and left-axis deviation in congenital heart disease. Br Heart J 1963;25:726
15. Chou Te-C. Electrocardiography in Clinical Practice, fourth edn. Philadelphia: WB Saunders 1996, p 592
16. Bashour T, Hsu I, Gorfinkel HJ, et al. Atrioventricular and intraventricular conduction in hyperkalemia. Am J Cardiol 1975;35:199-203
17. Dhingra RC, Palileo E, Strasberg B, et al. Significance of the HV interval in 517 patients with chronic bifascicular block. Circulation 1981;64:1265-71
18. Suravicz B. Prognosis of patients with chronic bifascicular block. Circulation 1979;60:40-2
19. Scanlon PJ, Pryor R, Blount SG. Right bundle-branch block associated with left superior or inferior intraventricular block associated with acute myocardial infarction. Circulation 1970;42:1135-42
20. Rosenbaum MB. The hemiblocks: diagnostic criteria and clinical significance. Mod Concepts Cardiovasc Dis 1970;39:141-6
21. ACC/AHA. Guidelines for Implantation of Cardiac Pacemakers and Antiarrhythmia Devices. J Am Coll Cardiol 1998;37:1175-209
22. Medrano GA, Brenes C, De Micheli A, Sodi Pallares D. El blóqeo de la subdivision anterior y posterior de la rama izquierda del Haz de His (bloqéo bifascicular) y su asociacion con bloquéo de la rama derecha (bloquéo trifascicular). Estudio electrocardiografico experimental y clinica. Arch Inst Cardiol Mex 1969;39:672-87
23. Gertsch M. Die linksfaszikulären Blockierungen. Diagnostik, Bedeutung und therapeutische Konsequenzen. Bull schweiz Akad med Wiss 1975;31:59-78

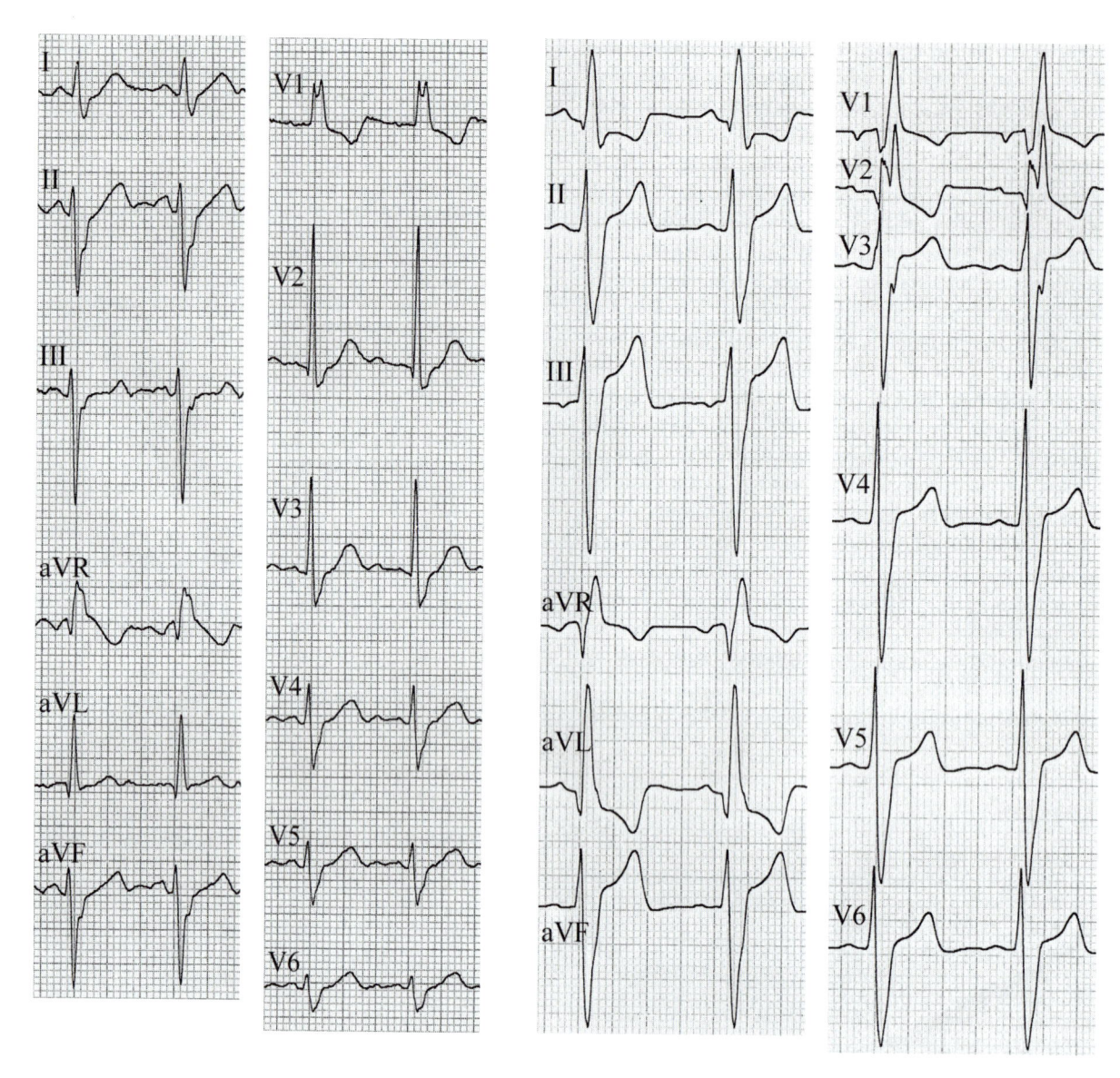

EKG 11.1
73J/w. Hypertonie. EKG: RSB mit alleinigem und geknotetem R in V_1. Überdrehte QRS-Linkslage in den Extremitätenableitungen. Relativ breites S in I aber sehr kleines s in aVL. Atypisches qR in V_2 (bedingt durch eine „Variante" des LAFB). Typische rS-Komplexe in V_5/V_6.

EKG 11.2
40J/w. Aortenklappenersatz wegen schwerer Aorteninsuffizienz. Chirurgisch induzierter bilateraler Block. EKG: bilateraler Block. RSB mit rsR´ in V_1. Überdrehte Linkslage in den Extremitätenableitungen. Relativ kleine s-Zacke in I, fehlende s-Zacke in aVL. rS-Komplex in V_5/V_6, ohne eine q-Zacke. Die großen LV-Vektoren sind durch LV-Hypertrophie bedingt. Echo: LV-Masse 260g/m².

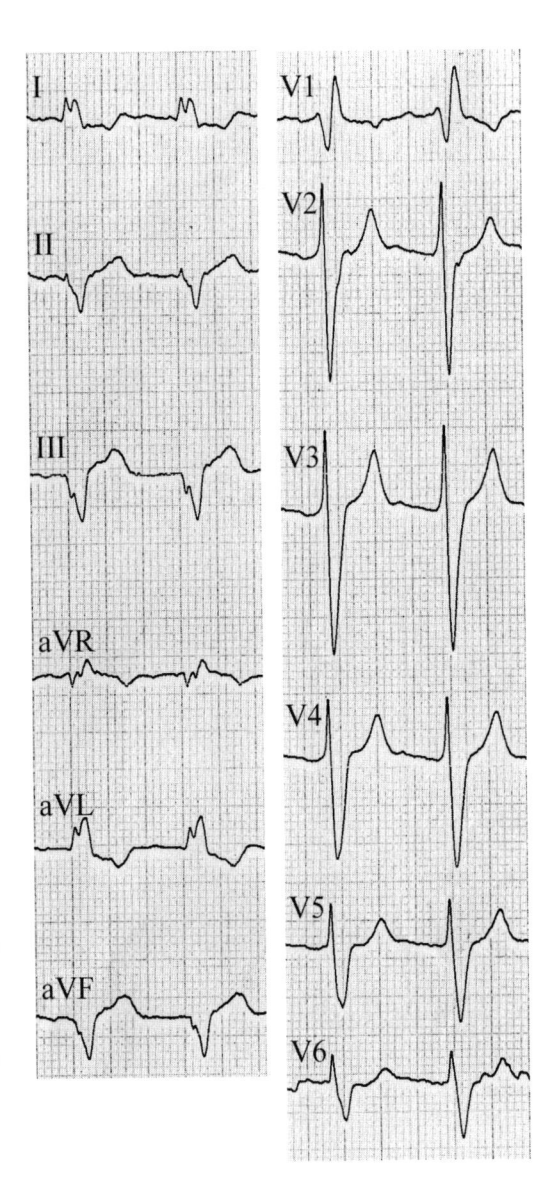

EKG 11.3
68J/m. Alter inferiorer MI. EKG: bilateraler Block. RSB mit rsR´ in V_1. Frontale überdrehte Linkslage. QS in III/aVF, bedingt durch alten MI. Minimale s-Zacke in I, fehlende s-Zacke in aVL mit breitem geknotetem QRS. Das EKG-Bild in den Extremitätenableitungen imitiert einen LSB. Rotation im Uhrzeigersinn des LV-Vektors in den präkordialen Ableitungen. Fehlende Q-Zacke in V_6.

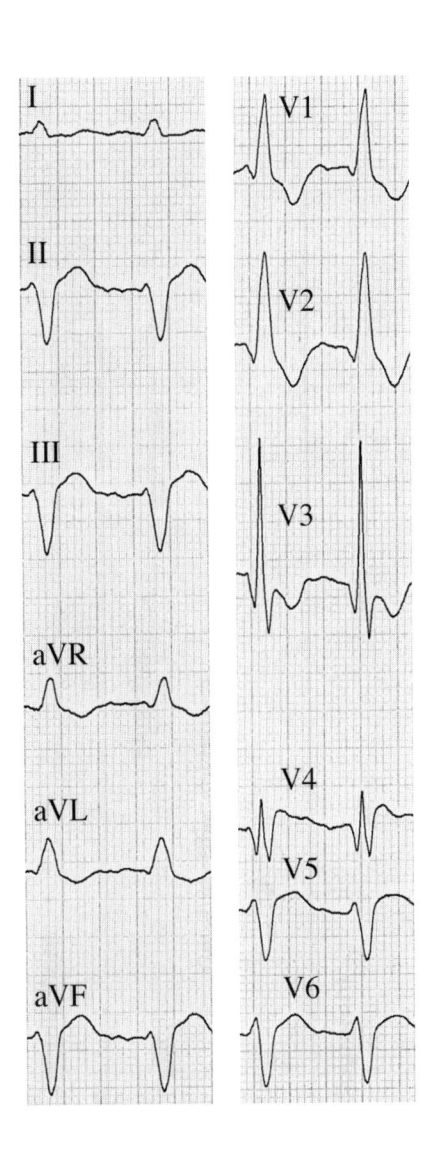

EKG 11.4
59J/w. 2 Tage alter anteriorer MI. EKG: bilateraler Block. RSB mit qR in V_1. Frontale überdrehte Linkslage. Fehlende s-Zacken und breite R-Zacken in aVL/I. Wieder imitiert das Bild in den Extremitätenableitungen einen LSB. rS-Komplex in den Ableitungen V_5/V_6. Beachte, dass die pathologischen q-Zacken in (V_1) V_2 bis V_4 und die ST-Hebung in V_4 durch einen anterioren MI bedingt sind. Vorhofflimmern.

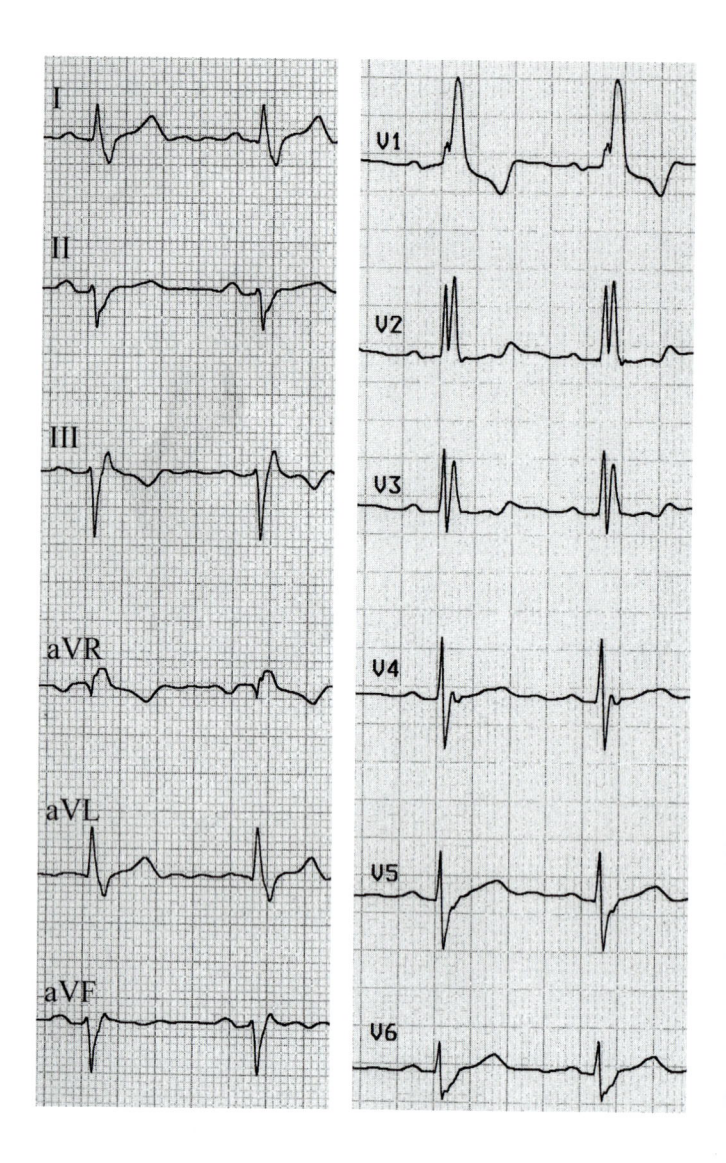

EKG 11.5
67 J/m. Keine KHK in Anamnese. Echo innerhalb normaler Grenzen. EKG: RSB mit oder ohne LAFB (siehe Text Abschnitt „EKG").

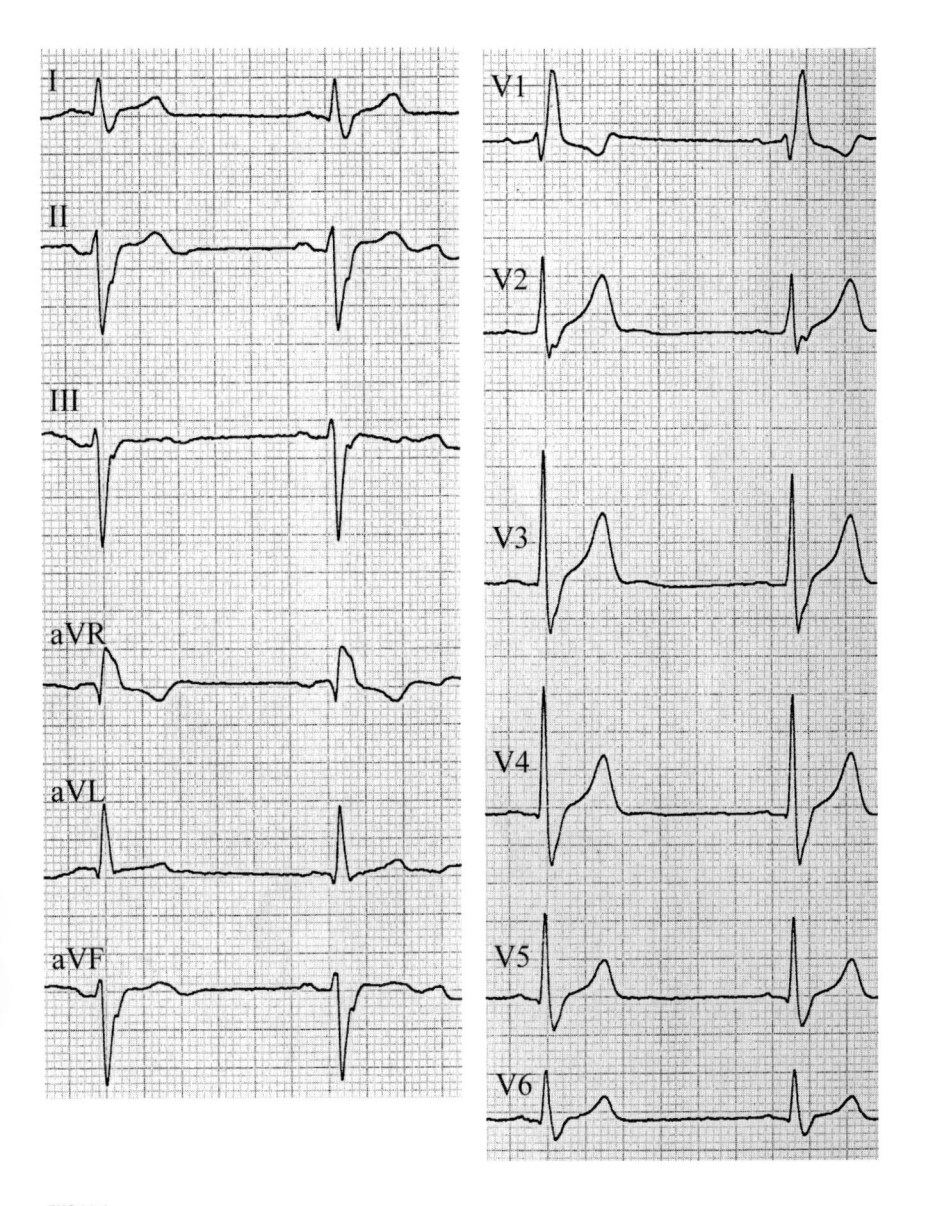

EKG 11.6
50J/m. Hypertonie. Echo: LV-Masse an oberer Normgrenze. EKG: bilateraler Block mit q-Zacken in den Ableitungen V₄ bis V₆. RSB mit rsR´ in V₁. Frontale überdrehte Linkslage. Relativ breite S-Zacke in I, aber kleine s-Zacke in aVL. Kleine q-Zacke in den Ableitungen V₄ bis V₆.

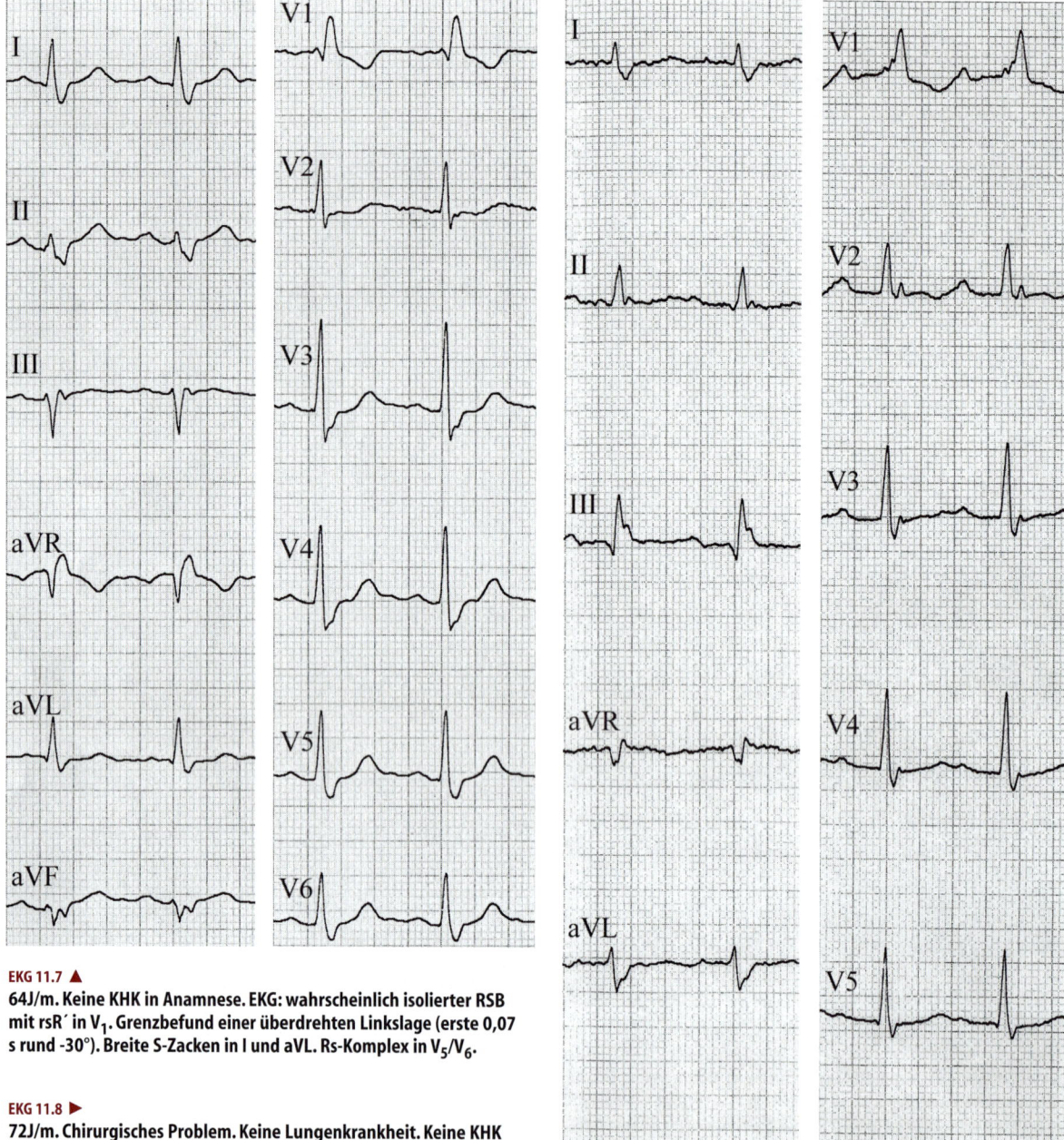

EKG 11.7 ▲
64J/m. Keine KHK in Anamnese. EKG: wahrscheinlich isolierter RSB mit rsR´ in V_1. Grenzbefund einer überdrehten Linkslage (erste 0,07 s rund -30°). Breite S-Zacken in I und aVL. Rs-Komplex in V_5/V_6.

EKG 11.8 ▶
72J/m. Chirurgisches Problem. Keine Lungenkrankheit. Keine KHK oder Hypertonie in Anamnese (Morbus Lenègre?). Bisher keine Synkope. Echo: normale LV-Funktion. EKG: RSB + LPFB + AV-Block 1° (inkompletter trifaszikulärer Block). RSB mit geknotetem R in V_1. Frontale vertikale Achse der ersten 60 ms des QRS. Gekerbter Abwärtsschenkel des R mit daraus folgender kleinerer s-Zacke in Ableitung V_6. Die Knotung/Kerbung in III/aVF ist wahrscheinlich durch den RSB und nicht durch den LPFB bedingt. Verlaufskontrolle: in einem ambulanten EKG fanden sich zwei Episoden mit AV-Block 2:1. Der Patient erhielt einen Schrittmacher und entwickelte 4 Monate später einen kompletten AV-Block.

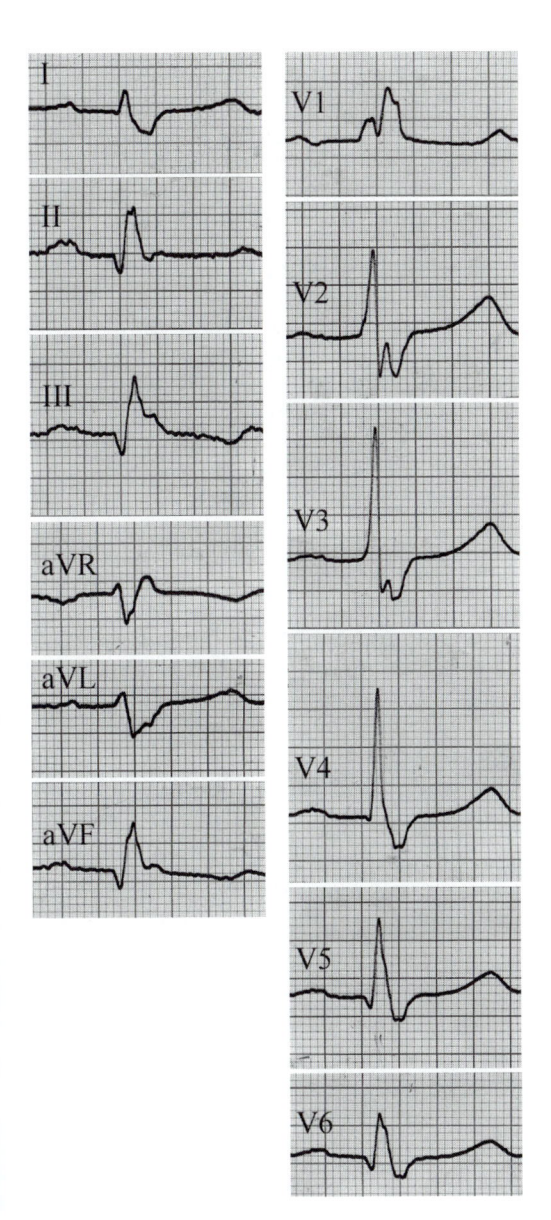

EKG 11.9
72J/m. 1 Jahr alter inferoposteriorer (lateraler) MI. EKG (50 mm/s!): RSB + LPFB. RSB mit geknotetem R in V$_1$. *Beachte* den breiten ersten Teil der R-Zacke und die hohen R-Zacken in V$_2$/V$_3$, verursacht durch einen posterioren MI. Frontale vertikale Achse der ersten 0,06 s des QRS. Die feine *erste* Kerbung des Abwärtsschenkels des R in III und aVF ist durch den LPFB bedingt. Ebenfalls gekerbter Abwärtsschenkel des R in V$_5$/V$_6$, mit Reduktion der S-Dauer. *Beachte*, dass die S-Zacke von V$_2$ bis V$_6$ kleiner wird (nicht *breiter* wie beim isolierten RSB). Die Q-Zacken in III/aVF/V$_6$ sind etwas auffallend, sind aber nicht breiter als 25 ms (Papiergeschwindigkeit 50 mm/s).

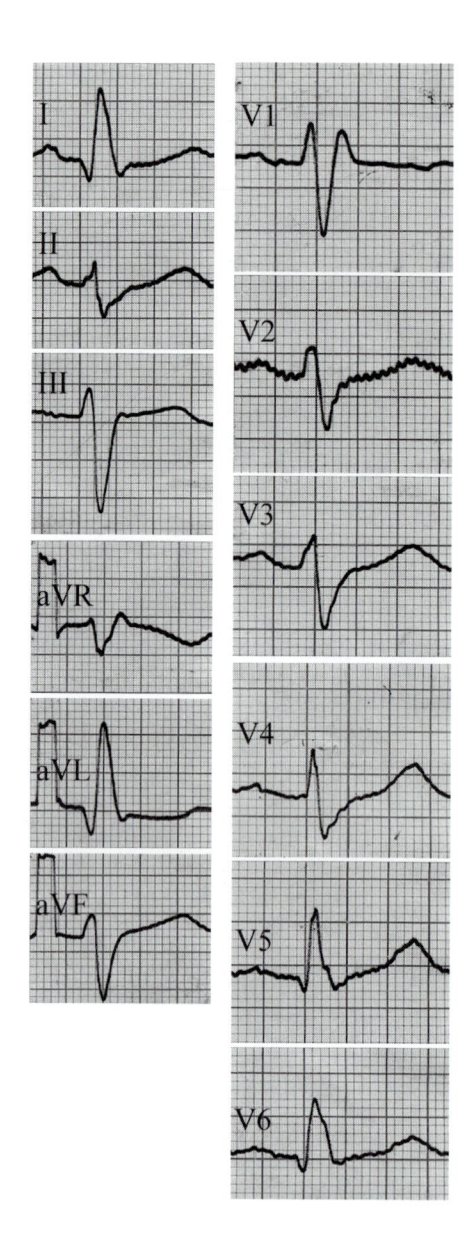

EKG 11.10

73J/m. Fallbeispiel/Short Story 1. EKG (50 mm/s!): RSB + LAFB + LPFB ohne kompletten AV-Block. RSB mit rSr´ in V$_1$ (rsR´ in einem anderen EKG dieses Patienten, das hier nicht gezeigt wird). Frontale Achse der ersten 0,06 s des QRS rund -30°. Gekerbtes R in den Ableitungen I/aVL *und* V$_5$/V$_6$, mit daraus folgender Reduktion der s-Zacken-Dauer. Das PQ-Intervall ist nicht verlängert.

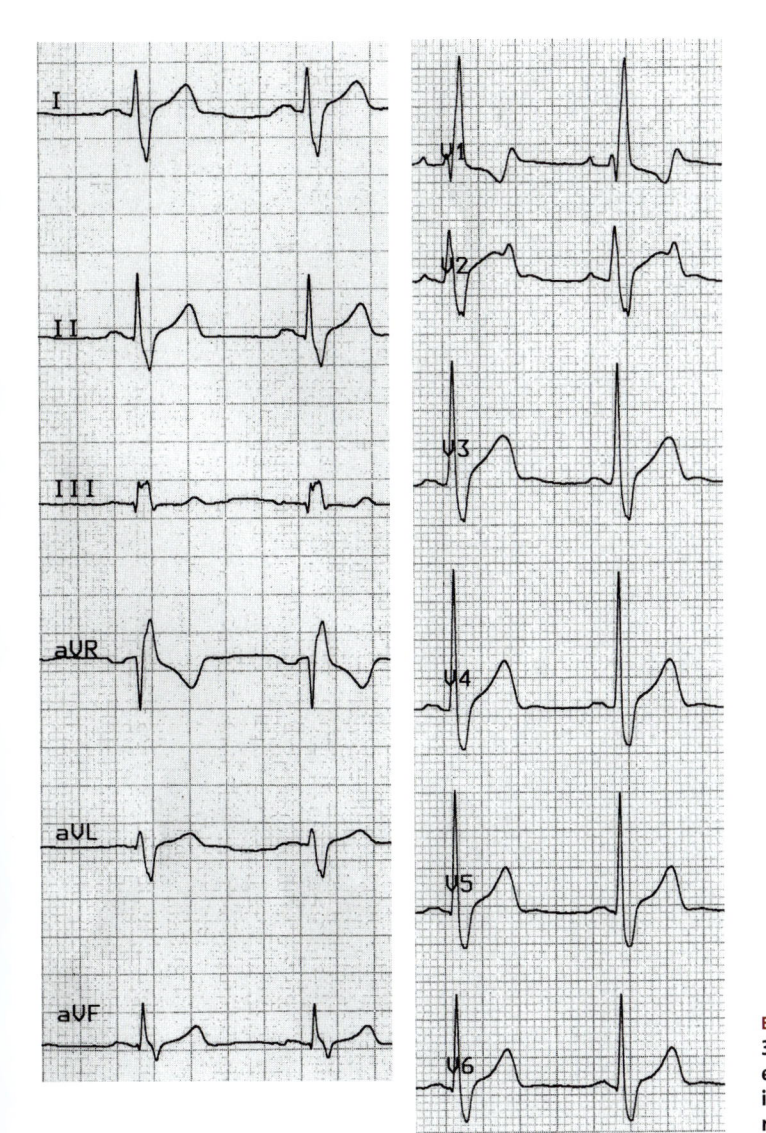

EKG 11.11
33J/m. Keine Herzkrankheit. RSB. Frontale Achse der ersten 70 ms des QRS rund +75° (die spitzen T-Wellen in Ableitung V₂ imitieren auf den ersten Blick einen raschen Sinusrhythmus mit 2:1 AV-Block).

Kapitel 12
Atrioventrikulärer Block (AV-Block) und atrioventrikuläre Dissoziation

Auf einen Blick

Der atrioventrikuläre Block steht einerseits in Verbindung mit einigen wichtigen elektropathophysiologischen Mechanismen wie Verlangsamung der Reizleitung und Ersatzrhythmen. Andererseits verknüpft er sich mit interessanten und typischen EKG-Bildern wie Wenckebach-Periode oder Mobitz-Block und mit anderen Vorläufern eines kompletten AV-Blocks wie Schenkel- und Faszikelblöcken und deren Kombinationen. Insgesamt ist der AV-Block mit seinen verschiedenen Schweregraden von großem klinischem Interesse.

Im Grunde genommen stellt ein „Reizleitungsblock" eine Verlängerung der Reizleitungszeit und nicht unbedingt einen absoluten und fixierten Leitungs-„Block" dar. Deshalb kann jeder Reizleitungsblock (sei es ein Schenkelblock oder ein faszikulärer, sinoatrialer oder AV-Block) von variabler Natur sein, das heißt, dass er sich unter gewissen Umständen zurückbilden kann.

Die AV-Dissoziation ist ein komplexer Begriff, und seine Bedeutung hängt von verschiedenen Bedingungen ab.

2 Schweregrade des AV-Blocks

Ein AV-Block wird in drei Kategorien eingeteilt:

i. beim AV-Block 1° wird jeder atriale Impuls zum Ventrikel übergeleitet, allerdings mit einem verlängerten PQ-Intervall
ii. beim AV-Block 2° (der in drei verschiedene Typen unterteilt wird) besteht ein *Wechsel* zwischen Überleitung und vollständiger AV-Blockierung des atrialen Impulses
iii. beim AV-Block 3° (kompletter AV-Block) sind *alle* atrialen Impulse AV-blockiert. Die Aktionen der Vorhöfe und Ventrikel treten vollständig unabhängig voneinander auf. Wenn kein (AV-Knoten oder ventrikulärer) Ersatzrhythmus in Erscheinung tritt, kommt es zur ventrikulären *Asystolie*.

EKG

1 Anatomische Lokalisation des AV-Blocks

Die Lokalisation des AV-Blocks wird in Abb. 12.1 illustriert. Anatomisch ist ein AV-Block lokalisiert:

i. entweder innerhalb des AV-Knotens beziehungsweise im oberen Teil des His-Bündels (*suprahissärer* Block)
ii. oder innerhalb der infrahissären Faszikel des rechten und linken Ventrikels (rechter Tawara-Schenkel, linksanteriorer und linksposteriorer (und „medialer") Faszikel) bzw. im tieferen Teil des His-Bündels, wo er sich in die Faszikel aufteilt (*infrahissärer* Block)

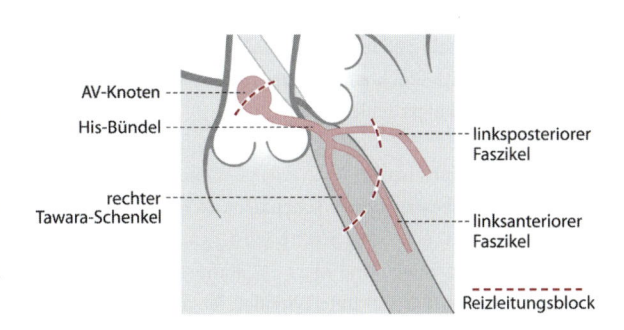

Abb. 12.1
Anatomische Lokalisation des AV-Blocks. Suprahissär versus infrahissär

2.1 AV-Block ersten Grades (AV-Block 1°)

Der AV-Block 1° ist durch ein PQ-Intervall von >0,20 s definiert (EKG 12.1). Ein isolierter AV-Block 1° stellt keinen eigentlichen Block, sondern nur eine verzögerte AV-Überleitung dar; er ist meistens harmlos und weist in der Regel über Jahre oder Jahrzehnte nur eine geringe oder gar keine Progression auf.

Die Verzögerung der AV-Überleitung findet im Allgemeinen im AV-Knoten statt („suprahissär").

2.2 AV-Block zweiten Grades (AV-Block 2°)

2.2.1 AV-Block 2° vom Wenckebach-Typ

Dieser Typ ist charakterisiert durch ein zunehmendes PQ-Intervall bis zu *einem* komplett blockierten atrialen Impuls, wodurch eine kurze ventrikuläre Pause entsteht (EKG 12.2). Dieses Verhalten wiederholt sich oft.

Die „Wenckebach-Periode" umfasst im Allgemeinen drei oder vier atriale Impulse (P-Wellen). Wie der AV-Block 1° findet auch der AV-Block 2° vom Wenckebach-Typ (Abb.12.1) *innerhalb* des AV-Knotens statt (suprahissär) und auch er ist in den meisten Fällen harmlos. Beim akuten inferioren Myokardinfarkt und bei Digitalisüberdosierung kann er zu einem kompletten AV-Block fortschreiten.

2.2.2 AV-Block 2° vom Mobitz-Typ

Diese Form ist gekennzeichnet durch *intermittierende* und *plötzliche* komplette AV-Blockierung eines (oder mehrerer) Vorhofimpulse, oft ohne einen Ersatzschlag oder Ersatzrhythmus. Vor der ventrikulären Pause besteht *keine Zunahme* des (oft normalen) PQ-Intervalls. Bei den übergeleiteten Schlägen ist meistens ein Schenkelblock oder ein bilateraler Schenkelblock vorhanden (EKG 12.3). Der AV-Block 2° vom Mobitz-Typ stellt einen unmittelbaren Vorläufer des kompletten AV-Blocks dar und ist deshalb gefährlich. Die EKGs 12.4 und 12.5 zeigen, dass beim Mobitz-Block ein Ersatzrhythmus während einiger Sekunden oder länger fehlen kann.

Diese Form der Blockierung findet meistens *distal* des His-Bündels statt (infrahissär, Abb. 12.1). Patienten mit Mobitz-Block (und vorbestehendem Schenkelblock) haben oft eine Synkope erlitten, oder eine solche wird später auftreten. So stellt ein Mobitz-Block eine klare Indikation zur Schrittmacherimplantation dar (zu unterscheiden ist der „Pseudo-Mobitz", der später im Abschnitt 5.2.2a diskutiert werden wird).

2.2.3 AV-Block 2° vom höhergradigen Typ

Diese Form wird im englischen Sprachbereich „advanced type" oder „high degree type" genannt. Beide Begriffe sind etwas irreführend, da dieser Typ des AV-Block 2° im Allgemeinen im Gegensatz zum Mobitz-Typ von einem kompletten AV-Block weit entfernt ist.

Wie beim Wenckebach-Typ besteht ein *periodischer Wechsel* zwischen übergeleiteten und vollständig blockierten atrialen Impulsen. Dieser Block tritt in Form eines 2:1 oder 3:1 AV-Blocks auf (bis zu rund 8:1, besonders beim Vorhofflattern), und normalerweise findet sich ein konstantes und normales PQ-Intervall (EKG 12.6). Beim AV-Block 2:1 wird jeder zweite Vorhofimpuls vollständig blockiert, und ein Impuls wird übergeleitet. Beim AV-Block 3:1 werden zwei von drei Vorhofimpulsen komplett AV-blockiert, und ein Impuls wird übergeleitet und so weiter.

In der Regel ist ein AV-Block 2° vom höhergradigen Typ *suprahissär* lokalisiert, und die übergeleiteten Schläge zeigen meistens keinen Schenkelblock. Bei Fällen eines solchen AV-Blocks ohne Schenkelblock ist eine Progression zu einem kompletten AV-Block ungewöhnlich (Ausnahmen bilden ein akuter inferiorer Myokardinfarkt, Digitalisüberdosierung und gewisse seltene Bedingungen). Die Bedeutung dieses Blocktyps hängt von der Frequenz des Vorhofrhythmus und der Anzahl der AV-blockierten Schläge ab. Ein Sinusrhythmus mit einer Frequenz von 90/min und einem AV-Block 3:1 resultiert in einer ventrikulären Bradykardie von 30/min mit dadurch beeinträchtigter Hämodynamik. Bei Patienten mit Schenkelblock (EKG 12.7) kommt eine Progression zu einem kompletten AV-Block häufiger vor. Ein AV-Block 2:1 ist beim Vorhofflattern vorteilhaft, da dadurch eine exzessive ventrikuläre Frequenz verhindert wird. Der AV-Block 2:1 kann auch als *kürzest mögliche* Wenckebach-Periode interpretiert werden. Beim Vorhofflattern kann manchmal das Intervall zwischen Flatterwellen und QRS-Komplex infolge eines überlagerten Wenckebach-Phänomens unregelmäßig sein.

2.3 Kompletter AV-Block

Zu einem kompletten AV-Block kommt es, wenn die Reizleitung zwischen Vorhöfen und Ventrikeln vollständig blockiert ist. Die Vorhöfe folgen einem Vorhofrhythmus (meistens einem Sinusrhythmus), während die Ventrikel sich vollständig unabhängig davon nach einem AV-Knoten- oder ventrikulären Ersatzrhythmus richten. Wenn der Ersatzrhythmus nicht in Erscheinung tritt, kommt es zur *ventrikulären Asystolie*. Die dabei auftretenden Symptome richten sich nach der Dauer der Asystolie. Eine Asystolie von einer Dauer von 3–6 s führt zu Schwindel und Präsynkope, während eine Asystolie von >6 s eine Synkope auslöst. Bei Patienten mit vorbestehenden Störungen der zerebralen Zirkulation kann schon eine Asystolie von 3–4 s zu einer Synkope führen.

Eine Synkope infolge einer *kardialen Rhythmusstörung* wird Morgagni-Adams-Stokes-Attacke genannt. Dauert die Asystolie länger als rund 4–7 min, ergeben sich daraus irreversible organische Schäden (besonders zerebrale Schäden). Eine längere ventrikuläre Asystolie führt zum Tod, der manchmal durch ein sekundäres Kammerflimmern bedingt ist.

2.4 Typen des kompletten AV-Blockes

Wie oben erwähnt, existieren zwei Typen des kompletten AV-Blocks, die sich bezüglich Entstehung, Ätiologie und klinischer Bedeutung unterscheiden.

2.4.1 Infrahissärer kompletter AV-Block

Dieser AV-Block ist *distal* des His-Bündels (infrahissär), das heißt innerhalb der ventrikulären Faszikel beziehungsweise Schenkel, lokalisiert (Abb. 12.1). So stellen Faszikelblöcke, Schenkelblöcke und bilaterale Schenkelblöcke „Vorläufer" des infrahissären kompletten AV-Blocks dar (Abb. 12.2). Der Übergang von einem AV-Block 2° zum kompletten AV-Block tritt oft als *Mobitz-Typ* auf.

Die Frequenz des ventrikulären Ersatzrhythmus ist mit 10–45/min (meist rund 40/min) tief (EKG 12.8) und erhöht sich unter Belastung nicht. Dadurch wird die Hämodynamik mäßig bis schwer beeinträchtigt. Außerdem ist ein ventrikulärer *Ersatzrhythmus* nicht zuverlässig, und oft kommen Episoden von Asystolie vor.

Die Ursache liegt vorwiegend in einer koronaren Herzkrankheit und in einer idiopathischen Fibrose des infrahissären Reizleitungssystems (Morbus Lenègre). Ein infrahissärer kompletter AV-Block kommt häufiger vor als ein suprahissärer kompletter AV-Block und ist in der Regel irreversibel.

2.4.2 Suprahissärer kompletter AV-Block

Dieser AV-Block ist *proximal* des His-Bündels (suprahissär), in der Region des AV-Knotens lokalisiert (Abb. 12.1). Vorläufer des suprahissären AV-Blocks sind der AV-Block 1° und zwei der Typen des AV-Block 2°, nämlich der Wenckebach-Typ und der *höhergradige* Typ (Abb. 12.2.; EKG 12.9). Weil ein AV-junktionaler Ersatzrhythmus oft zuverlässig ist und seine Frequenz 45–65/min beträgt, sind Episoden von Asystolie selten und die Hämodynamik nur mäßig beeinträchtigt. Unter Belastung kann der Ersatzrhythmus bis zu einer Frequenz von 100/min oder mehr beschleunigt werden. Ein suprahissärer kompletter AV-Block wird am häufigsten beim akuten inferioren Myokardinfarkt angetroffen (EKG 12.10) und zwar in etwa 8% der Patienten mit dieser Diagnose. In über 90% ist der AV-Block innerhalb Stunden, Tagen oder Wochen reversibel. Ein temporärer Schrittmacher kann indiziert sein. Ein AV-Block kann sich auch bei einer Digitalisintoxikation (nach Absetzen des Digitalis), meist innerhalb mehrerer Tage, zurückbilden. Andere, seltene Ursachen eines suprahissären Blocks sind kongenitale Herzerkrankungen (mit irreversiblem Block) und infektiöse Herzkrankheiten.

Heute herrscht allgemeine Übereinstimmung darüber, dass im Prinzip bei *jedem* Patienten mit chronischem komplettem AV-Block, sei er nun infra- oder suprahissären Ursprungs, eine Behandlung mit einem Schrittmacher am Platze ist.

3 AV-Dissoziation

Der Ausdruck „AV-Dissoziation" wird einerseits als *allgemeiner* Begriff und andererseits als *spezieller* Begriff verwendet. Der allgemeine Begriff beinhaltet den kompletten AV-Block und spezielle Typen der AV-Dissoziation. Der spezielle Begriff wird lediglich bei den drei speziellen Formen der AV-

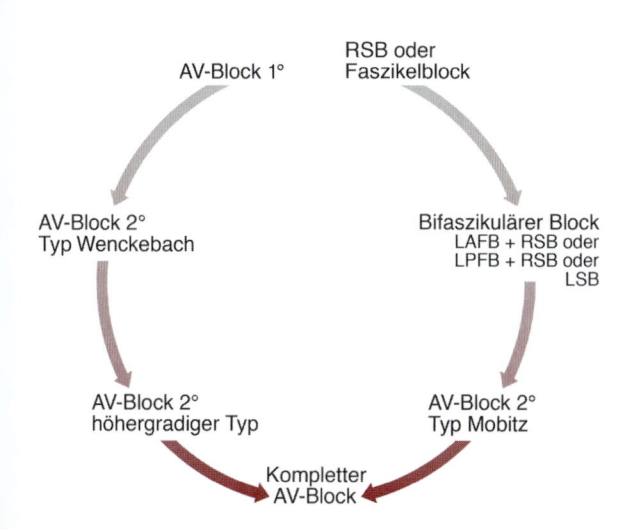

Abb. 12.2
Übliche Entwicklung zu einem kompletten suprahissären AV-Block (linke Seite) und zu einem kompletten infrahissären AV-Block (rechte Seite)

Dissoziation angewendet. Die so genannte „AV-Dissoziation bei Kammertachykardie" (die dem funktionellen kompletten AV-Block entspricht) wird im Abschnitt 6.1.3 besprochen.

Bei den drei speziellen Formen der AV-Dissoziation ist die AV-Überleitung *nicht* von einer Krankheit befallen. Weil die Impulsbildung in zwei Zentren vor sich geht (einerseits im Sinusknoten und andererseits im AV-Knoten), und zwar beinahe gleichzeitig, dringt zwar jeder Impuls in das AV-Reizleitungssystem ein, seine Weiterleitung wird aber durch den von der Gegenseite kommenden anderen Impuls gehemmt. So besteht nur ein *sekundärer, funktioneller* AV-Block. Die Ventrikel folgen einem AV-junktionalen Zentrum, während die Vorhöfe durch den Sinusknoten aktiviert werden. Doch besteht im Gegensatz zum kompletten AV-Block eine strenge *zeitliche* Verbindung zwischen den beiden Zentren.

Die Unterteilung in drei Typen ist mehr oder weniger willkürlich. Im Grunde genommen sind alle drei Formen der speziellen AV-Dissoziation durch das gleiche EKG-Muster charakterisiert. Die P-Wellen „wandern" durch die QRS-Komplexe hindurch, erscheinen manchmal unmittelbar vor oder nach dem QRS und sind oft im QRS verborgen (EKGs 12.11 und 12.12). Die Frequenz des AV-junktionalen Rhythmus und des Sinusrhythmus unterscheiden sich innerhalb enger Grenzen; über eine längere Phase gemessen sind die Frequenzen der beiden Zentren gleich. Im Gegensatz dazu „wandern" beim *kompletten* AV-Block die P-Wellen durch den ganzen Herzzyklus hindurch, weil die Frequenz der Sinusimpulse verglichen mit jener des unabhängigen AV-junktionalen oder ventrikulären Ersatzrhythmus höher ist.

3.1 Drei Typen der AV-Dissoziation

3.1.1 Einfache AV-Dissoziation
Die AV-Dissoziation tritt nur bei einigen Schlägen auf.

3.1.2 Isorhythmische AV-Dissoziation
Die AV-Dissoziation dauert Minuten, sehr selten Stunden.

3.1.3 AV-Dissoziation mit Interferenz
Bei dieser Form wird die AV-Dissoziation von Zeit zu Zeit durch übergeleitete Sinusschläge, so genannte „ventricular captures", unterbrochen.

Die speziellen Formen der AV-Dissoziation werden meistens bei gesunden Personen, besonders im Schlaf und bei Athleten angetroffen und sind in solchen Fällen harmlos. Bei Patienten mit kürzlich erfolgter Herzoperation oder anderen Interventionen kann eine AV-Dissoziation gelegentlich zu einem Blutdruckabfall führen, da der Vorhof sich gegen die geschlossene Trikuspidalklappe kontrahiert. Der seltenste Typ, die AV-Dissoziation mit Interferenz, wird gelegentlich bei organischen Herzkrankheiten und/oder Digitalisintoxikation beobachtet.

Im Detail

Selbst erfahrende EKG-Leser können mit der Unterscheidung zwischen komplettem AV-Block und AV-Dissoziation Schwierigkeiten haben.

4 Die Nomenklatur und ihre Konsequenzen

4.1 Unterschiede zwischen komplettem AV-Block und AV-Dissoziation

Beim Begriff „AV-Dissoziation" besteht im Allgemeinen und in Bezug auf den AV-Block einige Verwirrung. Dies rührt daher, dass der Ausdruck „AV-Dissoziation" sowohl als *allgemeiner* wie auch als *spezieller* Begriff verwendet wird. Deutlich illustriert wird dies durch die Tabelle 12.1. „AV-Dissoziation" enthält als allgemeiner Begriff sowohl den kompletten AV-Block wie auch die drei speziellen Formen der AV-Dissoziation. Zur Beschreibung dieser drei Formen wird „AV-Dissoziation" als spezieller Begriff verwendet. Wichtig ist zu verstehen, dass die AV-Dissoziation beim kompletten AV-Block und die drei speziellen Formen der AV-Dissoziation völlig verschieden sind und zwar sowohl bezüglich ihrer Pathophysiologie, wie auch ihrer Manifestation im EKG und ihrer klinischen Bedeutung.

Tabelle 12.1
AV-Dissoziation als „allgemeiner" und als „spezieller" Begriff

AV-Dissoziation	
Kompletter AV-Block	Drei Typen der speziellen AV-Dissoziation: 1. Einfache AV-Dissoziation 2. Isorhythmische AV-Dissoziation 3. AV-Dissoziation mit Interferenz

4.2 Die Pathophysiologie und das EKG

Beim kompletten AV-Block ist die AV-Dissoziation vollständig. Es gibt absolut keine Verbindung zwischen dem atrialen Rhythmus (meistens Sinusrhythmus) und dem niedrigeren Ersatzrhythmus, der seinen Ursprung im AV-Knoten oder in den Ventrikeln hat. Die Verbindung zwischen den Vorhöfen und den Ventrikeln ist durch eine organische Läsion unterbrochen, und der Unterbruch bleibt im Allgemeinen *irreversibel* (Ausnahmen sind der inferiore AMI und die Digitalisintoxikation).

Die drei Formen der speziellen AV-Dissoziation (Details siehe Abschnitt 6.1) hingegen stellen funktionelle, intermittierende und *reversible* Arrhythmien dar. Es besteht zwar im Allgemeinen auch eine komplette AV-Dissoziation, doch stehen die beiden Impulszentren – das eine im Sinusknoten und das andere im AV-Knoten – in enger zeitlicher Verbindung. Der Mechanismus des Phänomens ist nicht vollständig klar. Mehrere Mechanismen sind diskutiert worden wie etwa die relative Entladung des dominanten und des Ersatz-Schrittmachers, Barorezeptoren-Reflexmechanismen, chronotrope Antwort auf sinoatriale Dehnung und Frequenzänderungen des Sinusknotens [1]. Nach einem älteren Konzept hängt die AV-Dissoziation vom *Elektrotonus*, dem elektrischen Feld im Körper, ab, der durch die elektrische Aktivität des Herzens erzeugt wird. Die elektrische Entladung des Sinusknotens löst über den Elektrotonus eine Entladung in der Gegend des AV-Knotens aus, *ohne* das AV-Reizleitungssytem zu benutzen. Auf ähnliche Weise kommt es durch die Entladung des AV-Knotens über den Elektrotonus zur Entladung des Sinusknotens. Die Übertragung des elektrischen Signals vom Sinusknoten zum AV-Knoten erfolgt durch den Elektrotonus viel rascher als die Übertragung des Impulses über das Reizleitungssystem unter normalen Umständen. So besteht zwischen den beiden Schrittmachern eine strenge zeitliche Beziehung, und ihre Frequenzen differieren nur innerhalb enger Grenzen. Dies erklärt, warum bei allen drei speziellen Formen der AV-Dissoziation die P-Wellen um den QRS-Komplex „herumtanzen", indem sie unmittelbar vor oder nach dem QRS oder in diesem verborgen auftreten. Bei den Formen der speziellen AV-Dissoziation bleibt die AV-Reizleitung prinzipiell erhalten. Jedoch kann der normale AV-Reizleitungsweg nicht benützt werden, weil die Entladungen im Sinusknoten und im AV-Knoten etwa zur gleichen Zeit erfolgen, sodass jeder Reiz die Leitung des anderen entweder anterograd oder retrograd verhindert. Dieses Verhalten wird „*funktioneller* kompletter AV-Block infolge AV-Dissoziation" genannt. Die Vorhöfe werden durch den Sinusknoten und die Ventrikel durch den AV-Knoten stimuliert.

Beim kompletten AV-Block „wandern" die P-Wellen wegen ihrer höheren Frequenz durch den ganzen Herzzyklus hindurch. Bei den speziellen AV-Dissoziationen hingegen sind die P-Wellen stets in nächster Nähe zum QRS-Komplex oder in diesem verborgen. Der Sinusrhythmus und der AV-Knotenrhythmus haben – über eine Minute gezählt – die gleiche Frequenz.

Schließlich bleibt zu bemerken, dass die AV-Dissoziation nur bei Bradykardie, meistens Sinusbradykardie oder Sinusrhythmus mit einer Frequenz bis 75/min vorkommt. Eine Ausnahme stellt die AV-Dissoziation bei Kammertachykardie dar – eine besondere Situation, die im Abschnitt 6.1.3 weiter unten diskutiert wird.

4.3 Klinische Bedeutung

Ein kompletter AV-Block bedeutet eine schwere Reizleitungsstörung mit hämodynamischen und oft lebensbedrohlichen Konsequenzen. Die klinische Bedeutung der *speziellen* AV-Dissoziation beruht auf der zugrunde liegenden Rhythmusstörung (meistens einer Sinusbradykardie) und der Herzkrankheit (eine solche ist aber meistens nicht vorhanden). Sie stellt deshalb im Allgemeinen ein *harmloses, intermittierendes* Phänomen dar, das hauptsächlich bei *normalen* Menschen vorkommt. Eine spezielle AV-Dissoziation ist selten mit einer Manifestation eines Sick-Sinus-Syndroms verbunden, wie etwa einem sinoatrialen (SA) Block oder einem intermittierenden Sinusstillstand. Nur in dieser Kombination kann eine AV-Dissoziation als sekundäres Phänomen schwere hämodynamische Komplikationen oder eine Synkope zur Folge haben. Bei postoperativen Patienten kann eine AV-Dissoziation gelegentlich einen Blutdruckabfall bewirken und deswegen ein Vorhofpacing nötig machen. Die seltenste Form, die „AV-Dissoziation mit Interferenz", kann mit einer schweren Herzkrankheit oder mit einer Digitalisintoxikation einhergehen.

EKG Spezial

5 Atrioventrikulärer Block (AV-Block)

Ein AV-Block wird in drei Schweregrade eingeteilt, in einen AV-Block 1°, einen AV-Block 2° mit drei Typen und einen AV-Block 3° (kompletter AV-Block).

5.1 AV-Block ersten Grades (AV-Block 1°)

Beim AV-Block 1° beträgt die PQ-Zeit (das PQ-Intervall) >0,20 s. Obwohl eine gewisse Relation zur Sinusfrequenz besteht (längeres PQ bei Bradykardie, kürzeres PQ bei Tachykardie) wird diese Definition in der Praxis für alle Frequenzen angewendet. Ein AV-Block 1° führt (natürlich) nicht zu einer Arrhythmie und hat in der Regel keinen Einfluss auf die Hämodynamik. In seltenen Fällen kann die PQ-Zeit einen Wert von 0,7 s erreichen. Ein AV-Block 1° ist meistens harmlos und hat eine gute Prognose. Mymin et al. [2] führten eine Verlaufsstudie über 30 Jahre an 3983 gesunden Mitgliedern der Royal Canadian Air Force durch; sie fanden 52 Personen (zu Beginn) und 124 Personen (am Ende) mit einem AV-Block 1°, rund 70% wiesen ein PQ-Intervall von <0,23 s auf. Lediglich zwei Personen zeigten eine Progression zu einem AV-Block 2°. Ein AV-Block 1° wird bei etwa 6% der gesunden Personen beobachtet, auch bei Athleten, und bei einigen Fällen kann er durch Medikamente wie Digitalis, Verapamil oder Betablocker verursacht sein.

5.1.1 Hämodynamik beim AV-Block 1°

Kürzlich wurde festgestellt, dass ein AV-Block 1° beträchtliche Störungen der kardialen Auswurfleistung hervorrufen kann. Tatsächlich produzierte Barold [3] einen Artikel mit dem Titel (ins Deutsche übersetzt): „Indikationen zum permanenten Herzschrittmacher beim AV-Block 1°: Klasse I, II oder III?". Ein Zweikammer-Schrittmacher mit einem relativ kurz eingestellten AV-Intervall kann tatsächlich bei gewissen, ausgewählten Patienten die kardiale Auswurfleistung verbessern, besonders bei Patienten mit Mitralinsuffizienz und mäßiger Herzinsuffizienz. Jedoch bleibt eine Schrittmacherimplantation bei einem isolierten AV-Block 1° ein seltenes Vorgehen. Gelegentlich wird ein temporäres AV-sequentielles Pacing während der ersten Tage nach einer Herzoperation angewendet und zwar wegen eines AV-Knoten-Rhythmus mit retrograder Vorhoferregung oder isorhythmischer AV-Dissoziation, also bei Bedingungen, die wirklich die kardiale Auswurfleistung und damit den arteriellen Druck verschlechtern können.

5.2 AV-Block zweiten Grades (AV-Block 2°)

Beim AV-Block 1° wird *jeder* Vorhofimpuls zu den Ventrikeln übergeleitet, während beim AV-Block 3° *kein* Impuls von den Vorhöfen zu den Ventrikeln übergeleitet wird. Der AV-Block 2° ist gekennzeichnet durch einen *Wechsel* zwischen AV-übergeleiteten und AV-blockierten Vorhofimpulsen.

Die drei Typen unterscheiden sich:

i. in der Art der übergeleiteten/nicht übergeleiteten Schläge
ii. in der anatomischen Lokalisation des Blocks (mit Überschneidungen) und
iii. in der klinischen Bedeutung und der Prognose.

5.2.1 AV-Block 2° vom Wenckebach-Typ

Dieser Typ ist gekennzeichnet durch ein zunehmendes PQ-Intervall (einen zunehmenden AV-Block 1°) bis zu einem einzelnen komplett AV-blockierten supraventrikulären Impuls, was in einer einzelnen ventrikulären Pause resultiert (EKG 12.2). Der gleiche Mechanismus (die „Wenckebach-Periode") wiederholt sich ein oder mehrere Male. Der erste Schlag einer Periode zeigt oft schon eine gewisse Verlängerung der PQ-Zeit (AV-Block 1°). Beim *typischen* Wenckebach wird der Zuwachs der PQ-Verlängerung immer kleiner, weshalb das R-R-Intervall bis zur ventrikulären Pause abnimmt. Beim *atypischen* Wenckebach (der in rund 50% der Fälle vorliegt) bleibt der Zuwachs der PQ-Verlängerung konstant oder nimmt sogar zu. In diesen Fällen bleibt das R-R-Intervall konstant oder es nimmt zu.

Bei mehr als 90% der Wenckebach-Blöcke ist der AV-Block 2° suprahissär lokalisiert, das heißt *proximal* des His-Bündels oder im *oberen* Teil des His-Bündels, meistens im AV-Knoten. Der Wenckebach-Block ist in nahezu allen Fällen harmlos und kann bei gesunden jungen Personen, speziell bei Athleten (unter erhöhtem Vagotonus) und während der Nacht beobachtet werden. Eine Progression zu einem kompletten AV-Block kann bei einem inferioren AMI, bei Digitalisintoxikation und gelegentlich bei Hyperthyreose, Sarkoidose oder bei Infektionen wie einer Borreliose vorkommen.

5.2.1a Infrahissärer AV-Block 2° vom Wenckebach-Typ

Diese Form kommt selten vor [4].

5.2.1b Atypische Formen eines AV-Block 2° vom Wenckebach-Typ

Nur in rund 50% besteht ein typisches „Wenckebach-Verhalten" mit zunehmend verlängertem PQ-Intervall bis zu einer Pause, mit abnehmendem Zuwachs der PQ-Verlängerung mit der daraus folgenden Abnahme des R-R-Intervalls der übergeleiteten Schläge.

Atypische Formen:

i. Das PQ-Intervall nimmt vor der Pause nicht zu (gleich wie beim Mobitz-Block). Jedoch ist das PQ-Intervall im ersten Schlag *nach* der ventrikulären Pause *kürzer* (EKG 12.13). Meistens zeigen die übergeleiteten Schläge einen AV-Block 1° und die QRS sind schmal (im Gegensatz zum Mobitz-Block). In einem Holter-EKG eines solchen Patienten finden wir oft auch Phasen mit „typischem Wenckebach-Verhalten".
Wenn die übergeleiteten Schläge ein breites QRS aufweisen (einen Schenkelblock), kann ein Mobitz-Block nicht ausgeschlossen werden. So kann das erste QRS nach der Pause interpretiert werden als ein (ventrikulärer) Ersatzschlag, obwohl dies beim Mobitz-Block selten vorkommt. Bei Zweifelsfällen sollte die Unterscheidung zwischen dem (harmlosen) atypischen Wenckebach- und dem (gefährlichen) Mobitz-Block mittels einer elektrophysiologischen Untersuchung vorgenommen werden, wobei aber auch immer die klinischen Befunde zu berücksichtigen sind.

ii. Der Zuwachs der PQ-Verlängerung ist *zunehmend*. Als Konsequenz daraus nimmt auch das R-R-Intervall zu. Dieser Typ kann harmlos sein oder einen höhergradigen AV-Block 2° anzeigen.

iii. Bei seltenen Fällen wird die Wenckebach-Periode während der erwarteten ventrikulären Pause oder vor dem Neustart der nächsten Periode durch einen *supraventrikulären* (AV-junktionalen) Ersatzschlag unterbrochen (EKG 12.14). Damit bleibt die Wenckebach-Periode unvollständig.

5.2.2 AV-Block 2° vom Mobitz-Typ

Dieser Typ wird charakterisiert durch einen plötzlichen und unerwarteten kompletten Block der AV-Überleitung für einen oder mehrere Herzzyklen ohne vorangehende zunehmende Verlängerung des PQ-Intervalls. Bei den übergeleiteten Schlägen fehlt häufig ein AV-Block 1°. Beim Mobitz-Typ ist die AV-Blockierung 2° proximal innerhalb der drei (oder vier oder mehr) ventrikulären *Faszikel* (rechter Schenkel + linksanteriorer + linksposteriorer Faszikel (+ links „medialer" Faszikel)) lokalisiert, meistens innerhalb des unteren Teils des His-Bündels. In der Regel zeigen die nicht blockierten Schläge einen Schenkelblock oder einen bilateralen Schenkelblock als Zeichen für eine Erkrankung des infrahissären Reizleitungssystems (EKGs 12.3–12.5). Weil er einen unmittelbaren Vorläufer eines *permanenten kompletten* AV-Blocks darstellt, ist der Mobitz-Typ gefährlich. Außerdem repräsentiert er eine unstabile Situation, weil zu „Beginn" eines kompletten AV-Blocks Episoden von übergeleiteten Schlägen abrupt zu solchen mit komplettem AV-Block wechseln können. Diese Initialphase eines kompletten AV-Blocks ist besonders gefährlich, da der Ersatzrhythmus sogar noch weniger zuverlässig ist als beim chronischen kompletten AV-Block.

Aus all dem lässt sich folgern, dass ein typischer Mobitz-Block eine Indikation für einen Schrittmacher darstellt.

5.2.2a Pseudo-Mobitz-Block

Wie oben erwähnt, kann eine Form des „atypischen Wenckebach" (konstantes PQ-Intervall vor der Pause und kürzeres PQ-Intervall nach der Pause) als Mobitz-Block fehlgedeutet werden. Ein EKG-Muster, das formal identisch ist mit dem des Mobitz-Blocks, kann auf der Intensivstation beobachtet werden, insbesondere in der frühen postoperativen Phase. Das Phänomen ist bedingt durch einen erhöhten Vagotonus und geht *immer* mit einer Abnahme der Sinusfrequenz einher [5], was beim echten Mobitz nicht vorkommt. Außerdem findet der Pseudo-Mobitz im suprahissären Bereich statt, weshalb die übergeleiteten Schläge einen schmalen (normalen) QRS-Komplex aufweisen.

Pseudo-Mobitz-Episoden werden nicht selten bei Patienten jeden Alters während der ersten Tage nach einer Operation angetroffen (EKG 12.15). Der AV-Block ist suprahissär, oft ohne AV-Knoten-Ersatzschläge. Im Allgemeinen besteht ein enger Zusammenhang mit Erbrechen oder Manövern, die den Vagotonus erhöhen. Meistens verlaufen die Episoden von ventrikulärer Asystolie asymptomatisch (die Asystolie dauert jeweils nur wenige Sekunden), und während des normalen Rhythmus finden wir keinen Schenkelblock oder Faszikelblock.

Diese Pseudo-Mobitz-Episoden verschwinden spontan oder nach Atropinverabreichung und benötigen keinen Schrittmacher.

5.2.3 AV-Block 2° vom höhergradigen Typ

Bei dieser Form des AV-Block 2° ist ein periodischer Wechsel von AV-Überleitung und komplettem AV-Block typisch. Meistens finden wir einen konstanten 2:1 AV-Block, das bedeutet, dass der supraventrikuläre Impuls *alternierend* übergeleitet oder komplett blockiert wird. AV-Blockierungen von 3:1

oder 4:1 oder höher (z.B. 6:1) sind möglich. Ein AV-Block 3:1 beziehungsweise 4:1 bedeutet, dass von 3 beziehungsweise 4 Schlägen nur ein Schlag übergeleitet ist. Der höhergradige Blocktyp ist häufiger proximal vom His-Bündel als distal davon lokalisiert. Die übergeleiteten Schläge können einen AV-Block 1° aufweisen oder nicht.

Es ist heute allgemein anerkannt, dass der höhergradige Typ ein Wenckebach-Verhalten oder ein Mobitz-Verhalten zeigen kann. Beim häufigeren Wenckebach-Verhalten besteht keine Tendenz zur Entwicklung eines kompletten AV-Blocks. Der 2:1-AV-Block kann als kürzest mögliche Wenckebach-Periode von nur zwei Schlägen interpretiert werden: Die PQ-Zeit des zweiten Vorhofimpulses (bei dieser kurzen Wenckebach-Periode von nur zwei Schlägen) ist für einen Schlag stark verlängert, sodass ein ventrikulärer Schlag ausfällt. Beim Vorhofflattern verhindert ein 2:1-(oder höherer) AV-Block eine exzessiv hohe Ventrikelfrequenz und ist deshalb in dieser Situation ein vorteilhafter Mechanismus.

Das seltenere Mobitz-Verhalten kann plötzlich zu längeren Episoden von komplettem AV-Block oder zu einem chronischen kompletten AV-Block mit der Gefahr von ventrikulärer Asystolie führen.

Bei einigen Fällen mit wechselndem 2:1- und 3:1- (oder 4:1-) AV-Block kann das Intervall zwischen den P-Wellen oder den Flatterwellen und dem folgenden QRS-Komplex variabel sein. Dies ist durch ein überlagertes Wenckebach-Phänomen bedingt, wodurch eine *Kombination* eines AV-Blocks 2° vom höhergradigen Typ mit einem AV-Block vom Wenckebach-Typ entsteht. Das EKG 12.16 zeigt ein Beispiel eines Patienten mit Vorhofflattern. Es illustriert, dass diese zwei Blocktypen im Allgemeinen eng zusammengehören.

Die Kombination des höhergradigen AV-Block 2° *mit* einem AV-Block vom Mobitz-Typ ist weniger häufig und tritt nur selten bei Fällen mit höhergradigem AV-Block 2° mit „Mobitz-Verhalten" (oben erwähnt) auf. Die EKGs 12.17a-b zeigen solche Beispiele mit vorbestehendem bilateralem Schenkelblock.

Es ist anzumerken, dass in einigen Publikationen der höhergradige AV-Block 2° mit dem AV-Block 2° vom Mobitztyp durcheinander gebracht oder in diesen eingegliedert wird.

5.2.3a Pseudo 2:1-AV-Block

Manchmal können T-Wellen, die so verändert sind, dass sie P-Wellen nachahmen, auf den ersten Blick einen AV-Block 2:1 vortäuschen (EKG 12.18). Eine sorgfältige Analyse des EKGs kann eine solche Fehldiagnose verhindern.

5.3 Kompletter AV-Block (AV-Block 3°)

Die Begriffe „AV-Block 3°" und „kompletter AV-Block" sind Synonyme. Dieser Block stellt eine schwere Reizleitungsstörung dar, bei der die Reizleitung der Vorhofimpulse zu den Ventrikeln vollständig unterbrochen ist. Die Atrien folgen einem atrialen, meist sinusalen Rhythmus, während die Ventrikel (vollständig *unabhängig* vom atrialen Rhythmus) einem AV-nodalen oder ventrikulären Ersatzrhythmus mit *niedrigerer* Frequenz gehorchen. Der Sitz der Blockierung kann anatomisch auf verschiedenen Ebenen liegen (Abb. 12.1)

Der Block kann proximal des His-Bündels (suprahissär) in der Region des AV-Knotens lokalisiert sein. Bei dieser Form entsteht der Ersatzrhythmus (mit einer Frequenz von 45–60/min) direkt *distal* des blockierten Gebietes, das heißt im *unteren* Teil des AV-Knotens.

Die andere Lokalisation ist distal des His-Bündel (infrahissär) und ist durch eine Kombination der Reizleitungsblockierungen in allen drei intraventrikulären Faszikeln bedingt: im rechten Schenkel + linksanterioren Faszikel + linksposterioren Faszikel. Der Ersatzrhythmus entspringt einem Gebiet distal der blockierten Faszikel, das heißt in einem *periphereren* Teil eines Faszikels im rechten oder linken *Ventrikel*. Die Frequenz des ventrikulären Ersatzrhythmus ist beträchtlich *tiefer* als jene des AV-Knoten-Rhythmus und beträgt meistens rund 40/min, bei einigen Patienten sinkt die Frequenz auf 20/min oder tiefer.

Fallbeispiel/Short Story 1

Im Jahre 1980 kam ein 72-jähriger Patient zu Fuß in unsere kardiologische Abteilung. Der Autor traf ihn im Aufnahmebereich auf einem Stuhl sitzend. Der Patient erzählte dem Autor, dass er seit mehreren Tagen unter Schwindel leide und dass er auf dem Weg ins Spital beinahe ohnmächtig geworden sei. Der Autor fühlte den Puls des Patienten, fand aber zunächst keinen... endlich kam ein Schlag... nach 4 Sekunden Pause kam noch einer... und so weiter. Die Frequenz betrug etwa 15/min. Das EKG zeigte einen kompletten AV-Block mit einem ventrikulären Ersatzrhythmus mit einer Frequenz von 16/min. Der Patient wurde über die Möglichkeit einer Behandlung mit einem Schrittmacher aufgeklärt und erklärte sich mit der sofortigen Implantation einverstanden. Während des Eingriffs klagte er mehrmals über Schwindel, der regelmäßig auf Husten verschwand. Jeder

Hustenstoß erzeugte einen deutlichen Anstieg des arteriellen Blutdrucks (EKG 12.19 mit simultanem Blutdruck). Nach der Implantation des VVI-Schrittmachers war der Patient über seinen Puls von 70/min begeistert und insistierte darauf, zu Fuß nach Hause zu gehen, da es bis dahin nur ein Spaziergang von 20 min sei. Er argumentierte, dass er ja mit einem Puls von 16/min zu Fuß ins Spital gekommen sei und dass der Heimweg mit einem Puls von 70/min viel leichter gehen würde. Außerdem wollte er seine Frau mit seinem Schrittmacher überraschen. Ein junger Kollege begleitete ihn unbemerkt nach Hause. Während der nächsten Woche kam der Patient noch zweimal ins Spital zur Kontrolle der Wunde und des Schrittmachers, natürlich jedes Mal zu Fuß.

Komplette AV-Blockierungen sind klinisch wichtig und oft gefährlich und zwar aus zwei Gründen:

i. Wenn die Frequenz des Ersatzrhythmus sehr tief ist, können die hämodynamischen Konsequenzen zu Symptomen wie verminderter Arbeitskapazität, allgemeinem Unbehagen oder Herzinsuffizienz führen. Dies gilt besonders für einen *ventrikulären* Ersatzrhythmus (beim infrahissären Block), der primär eine tiefe Frequenz hat und nicht auf sympathische Stimulation anspricht.

ii. Wenn der Ersatzrhythmus nicht in Erscheinung tritt oder wenn er intermittierend versagt, tritt eine ventrikuläre *Asystolie* auf. Eine Asystolie von nur wenigen Sekunden kann ohne Symptome verlaufen oder sie kann zu Schwindel oder Präsynkope führen. Eine Asystolie von mehr als 5–7 s verursacht einen Bewusstseinsverlust, und der Patient erleidet eine Morgagni-Adams-Stokes-Attacke [6–8]. Wiederum ist ein *infrahissärer* Block viel gefährlicher als ein suprahissärer Block, da ein ventrikulärer Ersatzrhythmus nicht so zuverlässig ist wie ein AV-Knoten-Ersatzrhythmus. So tritt eine ventrikuläre Asystolie viel häufiger bei einem kompletten AV-Block auf, der distal des His-Bündels lokalisiert ist. Eine Asystolie kann Minuten lang dauern und führt zum Tode, wenn die Asystolie persistiert oder ein sekundäres Kammerflimmern auftritt. Außerdem ist ein infrahissärer AV-Block im Allgemeinen eine chronische Störung, während sich ein suprahissärer Block oft als reversibel erweist (wie etwa vor dem Hintergrund eines inferioren AMI oder bei einer Digitalisintoxikation).

5.3.1 Suprahissärer AV-Block kombiniert mit Schenkelblock

Gelegentlich ist ein kompletter suprahissärer AV-Block mit einem Schenkelblock kombiniert. In diesen Fällen kann ein ventrikulärer Ersatzrhythmus aufgrund einer Frequenz von rund 60/min (AV-Knoten-Ersatzrhythmus) und des typischen Bildes des Schenkelblocks ausgeschlossen werden. Die EKGs 12.20 und 12.21 zeigen zwei solche Beispiele.

5.3.2 AV-blockierte Vorhofextrasystolen

Diese Arrhythmie trifft man besonders in Holter-EKGs an. Tritt eine Vorhofextrasystole sehr früh auf und fällt sie dadurch in die Refraktärperiode der AV-Reizleitung, wird sie vollständig AV-blockiert. Im EKG ist dann die P-Welle wie ein „Knoten" am Ende der T-Welle sichtbar oder sie ist im Apex der T-Welle verborgen, wodurch diese eine spitze Form erhält (EKG 12.22). Der nächste Sinusschlag erscheint nach der üblichen postextrasystolischen Pause. Diese Arrhythmie kann als ein SA Block fehlgedeutet werden, besonders bei Fällen mit Bigeminie. Im EKG 12.23 ist aber die P-Welle deutlich erkennbar.

Fallbeispiel/Short Story 2

Bei einer Routineuntersuchung berichtete im Jahre 1992 eine 48-jährige Frau, dass sie drei Jahre vorher in einem anderen Spital wegen zwei Synkopen und eines Sick-Sinus-Syndroms einen Schrittmacher erhalten habe. Sie erwähnte Episoden von Herzklopfen, die besonders während der Nacht aufträten. Der ventrikulär inhibierte (VVI) Schrittmacher war auf 50/min programmiert und war in Ruhe nicht in Betrieb (Sinusrhythmus 68/min). Der Belastungstest fiel normal aus; auch das Echo/Doppler zeigte keine Abnormitäten. Im Holter-EKG fanden sich sechs AV-blockierte Vorhofextrasystolen mit einer darauf folgenden ventrikulären Pause, die durch einen Schrittmacher-Schlag abgebrochen wurde. Zwei solche Episoden wurden von der Patientin als Unbehagen empfunden. Ihr früherer Arzt sandte uns freundlicherweise das EKG aus dem Jahre 1988, das vor der Schrittmacherimplantation angefertigt worden war. Es zeigte einige AV-blockierte Vorhofextrasystolen, zwei Mal in Bigeminie (EKG 12.24) während sechs Zyklen; die Arrhythmie war als SA-Block fehldiagnostiziert, und deshalb war ein Schrittmacher implantiert worden. Wir programmierten den Schrittmacher auf eine Frequenz von 30/min um, worauf die Patientin kein Herzklopfen oder andere Symptome mehr hatte. Die Episoden von Präsynkopen wurden retrospektiv als vagovasalen Ursprungs im Rahmen einer infektiösen Darmerkrankung interpretiert.

5.3.3 Entwicklung des kompletten AV-Blocks

(Siehe auch Kapitel 11: Bilaterale Blöcke.)

Die Entwicklung eines kompletten AV-Blocks aus seinen Vorläufern erfolgt beim suprahissären Typ und beim infrahissären Typ auf unterschiedliche Weise (Abb. 12.2).

Ein *suprahissärer* AV-Block schreitet von einem AV-Block 1° über einen AV-Block 2° vom Wenckebach-Typ und über einen AV-Block 2° vom höhergradigen Typ zu einem kompletten AV-Block fort. Die Reizleitungsstörung findet im AV-Knoten statt. His-Bündel-Ableitungen zeigen eine Verlängerung des AH-Intervalls oder einen Block zwischen dem Atrium und der His-Region. Bei komplett blockierten Schlägen fehlt das Potential des His-Bündels, weil der Reiz *oberhalb* des His-Bündels blockiert wird. Der Ersatzrhythmus entsteht im unteren Teil des AV-Knotens und hat eine normale QRS-Dauer. Wenn der komplette AV-Block reversibel ist, findet seine Rückbildung in umgekehrter Reihenfolge statt: Vom kompletten Block über einen AV-Block 2° höhergradig/Wenckebach zu einem AV-Block 1° und oft schließlich zur Normalisierung des PQ-Intervalls.

Im Gegensatz dazu ist beim *infrahissären* Block der erste Vorläufer ein monofaszikulärer Block: Ein Rechtsschenkelblock (RSB) oder ein linksanteriorer Faszikelblock (LAFB), der sich zu einem bifaszikulären (bilateralen) Block, meistens zu einem RSB + LAFB, oder zu einem Linksschenkelblock (LSB) entwickelt. In diesem Zusammenhang wird der LSB als ein „unilateraler bifaszikulärer Block" (LAFB + LPFB) verstanden. Ein isolierter LPFB ist sehr selten und meistens mit einem inferioren Infarkt verbunden. Die Kombination RSB + LPFB ist also äußerst rar.

Ein bifaszikulärer Block kann mit einem zusätzlichen AV-Block 1° oder einem AV-Block 2° vom höhergradigen Typ (und sehr selten mit einem Wenckebach-Typ) kombiniert sein. Diese Kombination wird *inkompletter trifaszikulärer* Block genannt. Es tritt dabei eine Verlängerung der AV-Zeit innerhalb aller drei ventrikulären Faszikel auf. In zwei Faszikeln ist die Reizleitung komplett blockiert, während im dritten ein AV-Block 1° oder AV-Block 2° vom höhergradigen Typ vorliegt. Die His-Bündel-Ableitungen zeigen ein verlängertes HV-Intervall oder einen Block distal des His-Bündels. Das His-Bündel-Potential ist also immer feststellbar. Bei bifaszikulären Blöcken ist aber das PQ-Intervall (und das HV-Intervall) oft normal, auch unmittelbar vor der Entstehung eines kompletten AV-Blocks. Unter diesen Umständen können Episoden von AV-Block 2° vom *Mobitz*-Typ vorkommen. Beim Mobitz-Block ist die Reizleitung im dritten Faszikel für einen oder mehrere Herzzyklen ebenfalls komplett blockiert, was dann einen kompletten AV-Block bedeutet. Tatsächlich und definitionsgemäß basiert jede Progression eines bifaszikulären Blocks mit einer normalen PQ-Zeit zu einem kompletten AV-Block auf dem Mobitz-Phänomen. Von allen drei Typen des AV-Block 2° ist der Mobitz-Typ dem kompletten AV-Block weitaus am nächsten. Wird ein Mobitz-Block (mit unilateralem oder bilateralem Schenkelblock bei den übergeleiteten Schlägen) im EKG festgestellt, ist in den *meisten* Fällen ein Schrittmacher indiziert.

Der Ersatzrhythmus entsteht beim infrahissären kompletten AV-Block im Reizleitungsgewebe distal des Blocks im rechten oder linken Ventrikel, was sich im EKG durch breite QRS-Komplexe (meist QRS >0,14 s) äußert. Die ventrikuläre Frequenz ist tief, sie beträgt 40/min oder weniger.

Der infrahissäre Block stellt eine progressive Erkrankung dar und ist in seiner kompletten Form nie reversibel. Wie weiter oben erwähnt, können bei einigen Patienten Phasen von komplettem AV-Block mit Phasen von Sinusrhythmus mit bilateralem Schenkelblock (mit oder ohne AV-Block 1° oder 2°) abwechseln. Dies ist eine unstabile und gefährliche Situation, da bei diesen Fällen ein Ersatzrhythmus sehr unzuverlässig ist.

Das His-Bündel kann während einer offenen Herzoperation lädiert werden, was zu einem kompletten „infrahissären Block" führen kann. Ein solcher Block ist möglicherweise reversibel.

5.3.4 Ätiologie und klinische Bedeutung des kompletten AV-Blocks

5.3.4a Suprahissärer Block

Ein suprahissärer Block wird am häufigsten beim inferioren AMI beobachtet, wo er in 8% [9,10] auftritt und im Allgemeinen während Stunden oder Tagen bestehen bleibt. In über 90% ist er reversibel. Manche Patienten benötigen aber einen provisorischen Schrittmacher. Bildet sich der komplette Block nicht zurück, ist ein permanenter Schrittmacher indiziert. Gelegentlich kommt ein suprahissärer Block bei Digitalisintoxikation vor [11] (Kapitel 30: Digitalisintoxikation). Er ist nach Absetzen des Digitalis ebenfalls innerhalb von Stunden oder Tagen reversibel. Andere, seltene Ursachen sind die Sarkoidose [12,13], Infektionskrankheiten wie die Borreliose [14,15] und der kongenitale AV-Block [16]. In neuerer Zeit wurden junge Patienten mit kongenitalem suprahissärem komplettem AV-Block *ohne* andere Herzerkrankung eingehend untersucht. In dieser Untergruppe ist das Auftreten schwerer Komplikationen, einschließlich des Todes, bisher unterschätzt worden. Deshalb sollten diese Patienten ebenfalls einen Schrittmacher erhalten [17,18]. Insgesamt machen von den Patienten mit permanentem Schrittmacher wegen komplettem AV-Block jene mit einem suprahissären Block nur rund 10% aus.

5.3.4b Infrahissärer Block

Ein infrahissärer Block wird in erster Linie durch eine koronare Herzkrankheit (KHK) oder eine „Fibrose" des infrahissären Reizleitungssystems (Morbus Lenègre) verursacht. Seltene Ursachen sind die kongenitale korrigierte Transposition der großen Gefäße [20] und ein „fehlendes His-Bündel" [16]. Zu Details der verschiedenen Ätiologien siehe Kapitel 9: Faszikelblöcke.

Bei Patienten mit permanentem Schrittmacher wegen komplettem AV-Block ist in 90% ein infrahissärer Block vorhanden, eine Tatsache, die die klinische Bedeutung dieses Blocktyps klar illustriert. Die ältere Literatur berichtet bei Patienten mit unbehandeltem infrahissärem Block über eine Mortalität von rund 50% innerhalb von 6–12 Monaten.

5.3.5 His Bündel-Ableitungen

Die intrakardialen Ableitungen des His-Bündel-Potentials, erstmals durch Puech et al. im Jahre 1970 [21] beschrieben, haben gewisse diagnostische Aufgaben enorm erleichtert, nämlich die Unterscheidung zwischen suprahissären und infrahissären Reizleitungsstörungen und – mindestens so wichtig – zwischen Kammertachykardien (KT) und supraventrikulären Tachykardien (SVT) mit Aberration. Vor ein paar Jahren ließ man sich bei der Indikationsstellung zu einer Schrittmacherimplantation bei bilateralem Schenkelblock durch das Verhalten des HV-Intervalls leiten [22]. Man ging davon aus, dass ein verlängertes HV-Intervall mit einer rascheren Progression zu einem AV-Block 3° einhergeht. Spätere Publikationen haben diese Meinung bis zu einem gewissen Grad in Zweifel gezogen [23]. Heute wird das His-Bündel-Potential immer noch bei jeder aus verschiedenen Gründen durchgeführten elektrophysiologischen Untersuchung gemessen. Jedoch spielt es in der Praxis bei der Selektion der Patienten für eine Schrittmacherimplantation eine geringere Rolle; heutzutage beruht die Indikation mehr auf dem konventionellen EKG, dem Holter-EKG und den Symptomen.

5.3.6 EKG und anatomische Läsionen

In einer Reihe von anatomischen Untersuchungen zeigte Rossi [24], dass sich keine strenge Korrelation zwischen dem Schweregrad (besonders) der infrahissären Reizleitungsstörungen und dem Schweregrad der anatomischen Schädigungen erkennen lässt. So können relativ kleine und lokalisierte Läsionen die AV-Reizleitung vollständig unterbrechen, während bei schwereren und diffusen Läsionen die AV-Reizleitung erhalten oder nur leicht beeinträchtigt ist.

5.3.7 Therapeutische Konsequenzen

Allgemein wird anerkannt, dass alle Patienten mit *chronischem* komplettem AV-Block mit einem permanenten Schrittmacher behandelt werden sollten, unabhängig vom Sitz des Blocks (infra- oder suprahissär). *Warum* gibt es denn so viele Diskussionen über den AV-Block? Das Erfassen der *Vorläufer* des kompletten AV-Blocks erlaubt eine Risikoabschätzung. Ein inkompletter *suprahissärer* Block entwickelt sich nicht immer zu einem kompletten AV-Block. Doch gibt es Ausnahmen:

i. inferiorer AMI
ii. Digitalisintoxikation (diese sollte bei älteren Patienten mit unbemerkter Niereninsuffizienz nicht übersehen werden)
iii. einige Fälle mit AV-Block 2° vom höhergradigen Typ mit Mobitz-Verhalten.

Im Gegensatz zum suprahissären Block weisen inkomplette *infrahissäre* Blockierungen eine Langzeittendenz zur Entwicklung eines kompletten AV-Blocks auf. Das Erfassen eines faszikulären Blocks, eines bilateralen Blocks und eines AV-Blocks 2° vom Mobitz-Typ erlauben eine adäquate Behandlung symptomatischer Patienten, *bevor* es zu einem kompletten AV-Block gekommen ist. In der Praxis können nur etwa bei der Hälfte der Patienten mit Präsynkopen oder Synkopen im EKG Episoden von intermittierendem komplettem AV-Block erfasst werden. Ein bilateraler Schenkelblock oder ein Mobitz-Block genügen in Verbindung mit typischen Symptomen, um die Indikation zu einem Schrittmacher zu stellen. Zur Unterscheidung zwischen RSB + LAFB und RSB + LPFB in Bezug auf die Entwicklung eines AV-Block 3° siehe auch Kapitel 11: Bilaterale Blöcke.

6 Spezielle AV-Dissoziation

Die Kenntnis der Existenz und der Mechanismen der speziellen AV-Dissoziation ist viel wichtiger als die Unterscheidung zwischen den drei unterschiedlichen Typen, die in einer mehr oder weniger willkürlichen Art und Weise definiert werden. In der Tat unterscheiden sie sich hauptsächlich in Bezug auf die Dauer der Arrhythmie und auf das Vorhandensein oder Fehlen von intermittierend übergeleiteten Sinusschlägen entlang des normalen Reizleitungssystems. Ohne Kombination mit einem SA-Block oder mit intermittierendem Sinusstillstand erscheint eine AV-Dissoziation meistens bei einer *Sinusbradykardie*, einer Situation, bei dem sich die Frequenz des Sinusrhythmus der inhärenten Frequenz des AV-Knotens nähert. Die spezielle AV-Dissoziation zwischen einer Sinusbradykardie und einem ventrikulären Zentrum ist extrem selten.

Im Allgemeinen werden drei Typen der AV-Dissoziation unterschieden:

i. Typ 1: Einfache AV-Dissoziation; dieser Typ tritt nur bei einigen Schlägen auf.
ii. Typ 2: Isorhythmische AV-Dissoziation (englisch: „AV dissociation with synchronization"); die AV-Dissoziation besteht für Minuten oder Stunden, sehr selten für Tage. Zwischen den beiden Typen 1 und 2 gibt es keine klare Unterscheidung. Bei beiden Typen verschwindet die Arrhythmie und macht einem Sinusrhythmus Platz, sobald eine körperliche Belastung durchgeführt wird oder sympathomimetische Medikamente oder Atropin verabreicht werden, sodass die Sinusfrequenz die Frequenz des AV-Zentrums eindeutig überschreitet.
iii. Typ 3: AV-Dissoziation mit Interferenz (Interferenzdissoziation); dieser Typ ist dadurch charakterisiert, dass intermittierend ein Sinusschlag, ein so genannter „ventricular capture", übergeleitet wird. Wiederum ist die Definition nicht überzeugend, da „capture beats" auch beim Typ 1 beobachtet werden. In älteren Publikationen wurde die Interferenzdissoziation der Digitalisintoxikation und/oder schweren Herzkrankheiten zugeschrieben. Tatsache ist aber, dass dieser Typ auch bei Gesunden vorkommt.

6.1 Spezielle Situationen bei AV-Dissoziation

6.1.1 AV-Dissoziation beim postextrasystolischen Schlag

Bei einem Schlag, der auf eine (meist ventrikuläre) Extrasystole folgt, ist eine AV-Dissoziation ein häufiges Merkmal, das besonders in Holter-EKGs gesehen wird. Die P-Welle erscheint unmittelbar vor dem QRS-Komplex oder ist in diesem verborgen. Der Sinusreiz wird nicht übergeleitet, vielmehr wird das QRS durch einen *postextrasystolischen AV-Knoten-Ersatzschlag* induziert. So ist diese für einen Schlag auftretende AV-Dissoziation weder durch eine gewöhnliche Form einer speziellen AV-Dissoziation noch durch einen AV-Block bedingt, sondern durch eine fast simultane Entladung einerseits des Sinusknotens (einer normalen, aber relativ spät nach der Extrasystole auftretenden Entladung) und andererseits des AV-Knotens (eines Ersatzschlags nach der langen postextrasystolischen Pause).

6.1.2 Ventrikulophasische Sinusarrhythmie

Beim kompletten AV-Block mit einem „physiologischen" oder einem „artifiziellen" (schrittmacherinduzierten) Ersatzrhythmus und einem regelmäßigen Sinusrhythmus der Vorhöfe wird die Entladung des Sinusknotens während einer kurzen Phase durch die ventrikuläre Erregung beeinflusst, *ohne* dass eine retrograde AV-Überleitung besteht. Wenn die P-Welle innerhalb von rund 150 ms nach einem QRS auftritt, erscheint sie um 20–50 ms früher als erwartet. Es wird angenommen, dass dieses Phänomen, wie die ventrikulophasische Modulation der AV-Reizleitung, durch phasische Veränderungen des Vagotonus, die über Barorezeptoren vermittelt werden, bedingt ist [25]. Diese Arrhythmie ist zwar interessant, hat aber keinerlei klinische Bedeutung.

6.1.3 AV-Dissoziation bei Kammertachykardie

Hier wird der Begriff „AV-Dissoziation" nicht im Sinne einer der „speziellen Formen" der AV-Dissoziationen, sondern im Sinne eines *funktionellen* kompletten AV-Blocks verwendet, der durch die tachykarde Aktion der Ventrikel und durch retrograde, verborgene (und inkomplette) Reizleitung im AV-Knoten hervorgerufen wird. Unter besonderen Umständen ist der AV-Knoten für einen sehr kurzen Moment nicht refraktär, sodass ein Sinusimpuls die Ventrikel erreichen und diese erregen kann. Dies wird „ventricular capture beat" oder „Dressler-Schlag" genannt. Ein *Fusionsschlag* entsteht durch die simultane Aktivierung der Ventrikel durch den Sinusimpuls und durch das ventrikuläre Zentrum. Beide Phänomene beweisen den ventrikulären Ursprung einer „Breit-QRS-Tachykardie". Es ist nützlich zu wissen, dass bei rund 40% der Kammertachykardien eine permanente 1:1 retrograde Vorhofserregung besteht (Kapitel 26: Kammertachykardien).

Literatur

1. Patel A, Pumill R, Goldman D, Damato AN. Isorhythmic atrioventricular dissociation revisited. Am Heart J 1992;124:823–9
2. Mymin D, Mathewson FA, Tate RB, Manfreda J. The natural history of primary first-degree atrioventricular heart block. N Engl J Med 1986;315:1183–7
3. Barold SS. Indications for permanent cardiac pacing in first-degree AV-block: class I, II, or III? (editorial). PACE 1996;29:747–51
4. Puech P, Wainwright RJ. Clinical electrophysiology of atrioventricular block. Cardiol Clin 1983;1:209–24
5. Barold SS, Hayes DL. Second-degree atrioventricular block: a reappraisal. Mayo Clin Proc 2001;76:44–57
6. Morgagni JB. De Sedibus et Causis Morborum, second edn. Patavii, sumpt. Remondini, Venice 1761
7. Adams R. Cases of diseases of the heart, accompanied with pathological observations. Dublin Hosp Rep 1827;4:353
8. Stokes W. Observations on some cases of permanently slow pulse. Dublin J Med Sci 1846;2:73
9. Simon AB, Steinke WE, Curry JJ. Atrioventricular block in acute myocardial infarction. Chest 1972;62:156–61
10. Norris RM. Heart block in posterior and anterior myocardial infarction. Br Heart J 1969;31:352–6
11. Ma G, Brady WJ, Pollack M, Chan TC. Electrocardiographic manifestations: digitalis toxicity. J Emerg Med 2001;20:145–52
12. Fleming HA. Sarcoid heart disease and complete heart block. Sarcoidosis 1986;3:78
13. Ford PG, Jorizzo JL, Hitchkock MG. Previously undiagnosed sarcoidosis in a patient presenting with leonine facies and complete heart block. Arch Dermatol 2000;136:712–4
14. Nagi KS, Joshi R, Thakur RK. Cardiac manifestations of Lime disease: a review. Can J Cardiol 1996;12:503–6
15. McAlister HF, Klementowicz PT, Andrews C, et al. Lyme carditis: an important cause of reversible heart block. Ann Intern Med 1989;110:339–45
16. James TN. Congenital disorders of cardiac rhythm and conduction. J Cardiovasc Electrophysiol 1993;4:702–18
17. Michaelsson M, Jonzon A, Riesenfeld T. Isolated congenital complete atrioventricular block in adult life. A prospective study. Circulation 1995;92:442–9
18. Friedman RA. Congenital AV-block. Pace me now or pace me later? Circulation 1995;92:283–5
19. Michaelsson M, Riesenfeld T, Jonzon A. Natural history of congenital complete atrioventricular block. Pacing Clin Electrophysiol 1997;20:2098–101
20. Connelly MS, Liu PP, Williams WG, et al. Congenitally corrected transposition of the great arteries in the adult: functional status and complications. J Am Coll Cardiol 1996;27:1238–43
21. Puech P, Grolleau R, Latour H, et al. Recording of electric activity of His bundle in spontaneous AV-blocks. Arch Mal Coeur Vaiss 1970;63:784–809
22. Haft JI. The His bundle electrogram. Circulation 1973;47:897–911
23. Phibbs B, Friedman HS, Graboys TB, Lown B, et al. Indications for pacing in the treatment of bradyarrhythmias. Report of an independent study group. J Am Med Assoc 1984;252:1307–11
24. Rossi L. Trifascicular conduction system and left branch hemiblock. Anatomical and histopathological considerations. G Ital Cardiol 1971;1:55–62
25. Skanes AC, Tang AS. Ventriculophasic modulation of atrioventricular nodal conduction in humans. Circulation 1998;97:2245–51

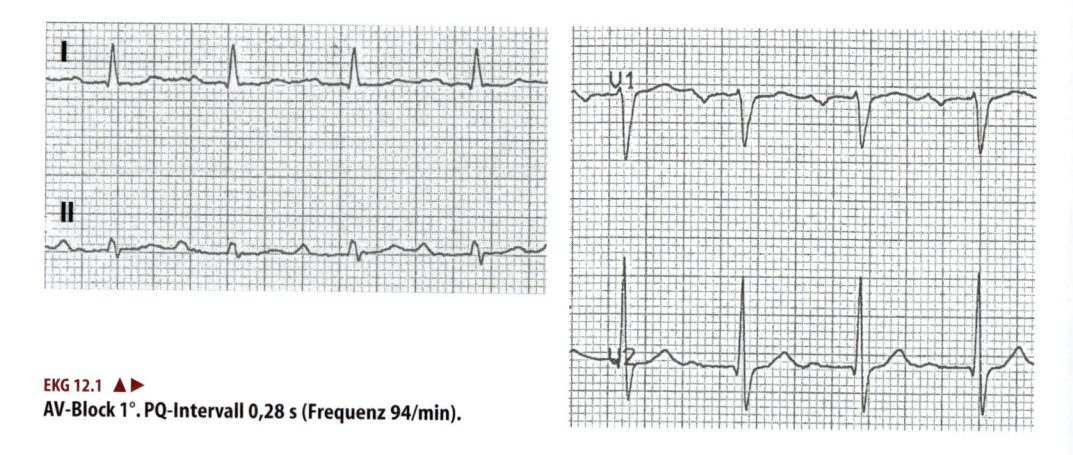

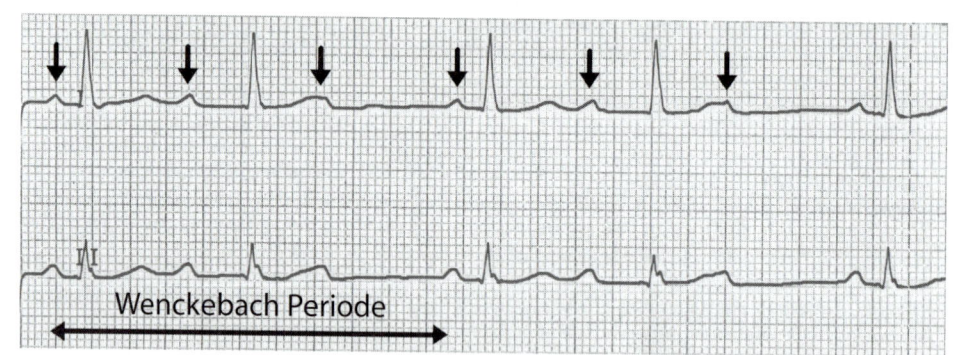

EKG 12.1
AV-Block 1°. PQ-Intervall 0,28 s (Frequenz 94/min).

EKG 12.2
AV-Block 2° Wenckebach-Typ. Das zweite P der Periode ist teilweise in der T-Welle verborgen (Pfeile).

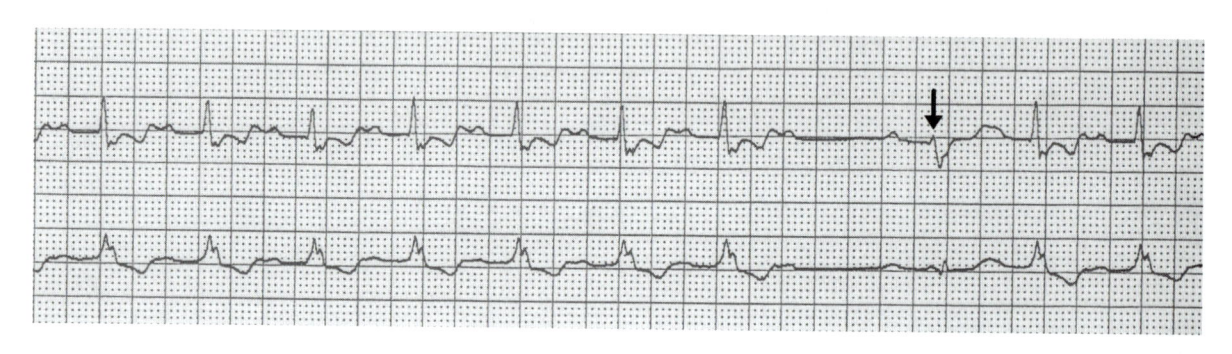

Wenckebach Periode

EKG 12.3
Sinusrhythmus, Frequenz 95/min. AV-Block 1° (PQ 0,2 s) und RSB. Die achte P-Welle ist ohne eine vorausgehende Zunahme der PQ-Zeit komplett AV-blockiert: AV-Block 2° Mobitz-Typ. Wahrscheinlich ist das neunte P auch AV-blockiert und das folgende QRS (Pfeil) ist ein ventrikulärer Ersatzschlag (PQ vor diesem Schlag 260 ms).

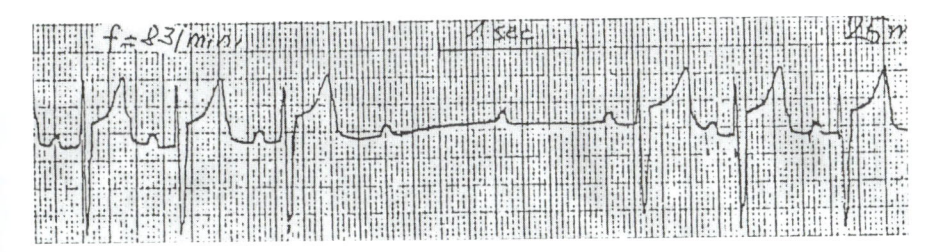

EKG 12.4
Sinusrhythmus, Frequenz 83/min, PQ 0,21 s. RSB. Die vierte und fünfte P-Welle ist AV-blockiert. Es besteht keine Zunahme des PQ-Intervalls vor der Pause: AV-Block 2° Mobitz.

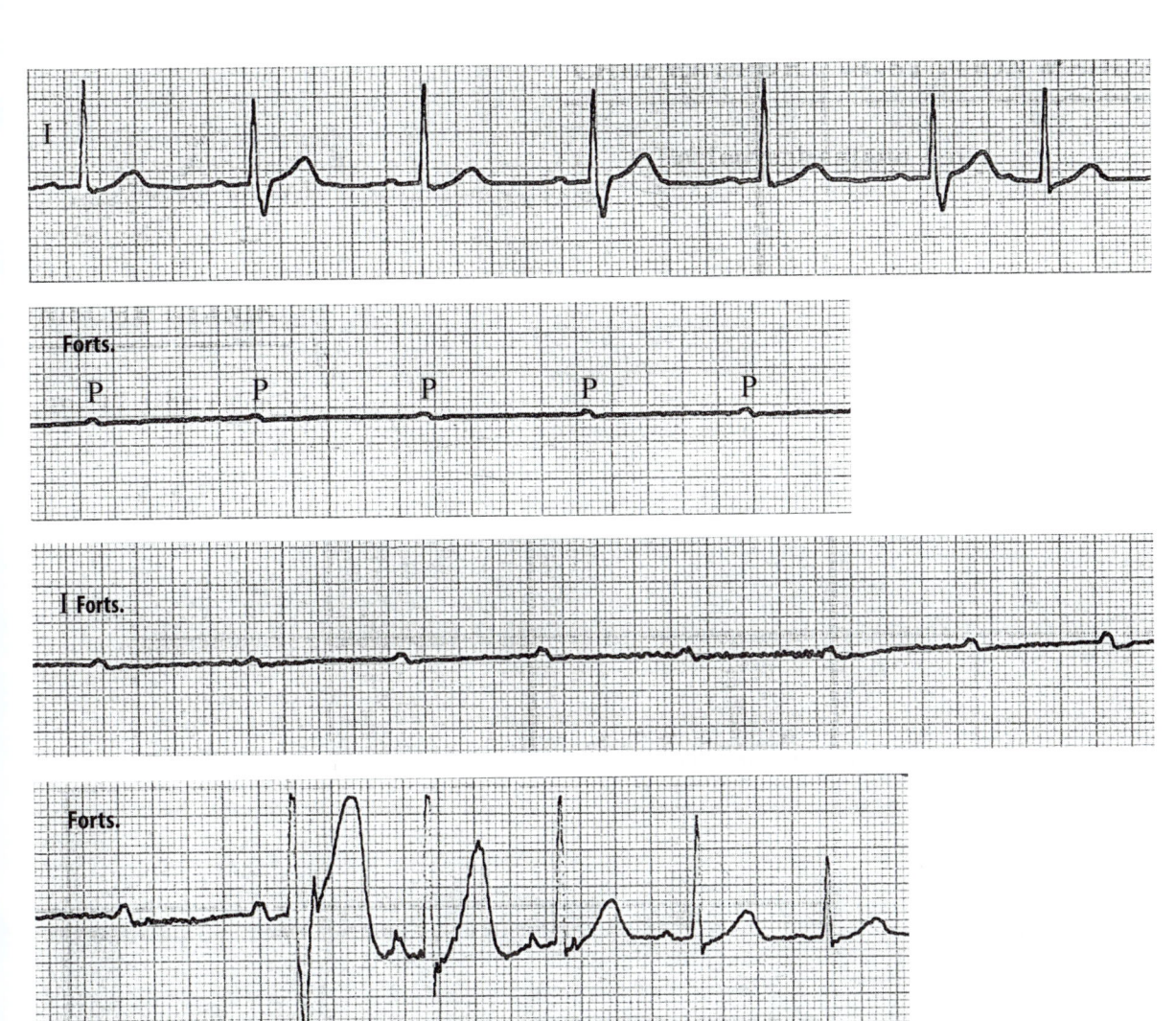

EKG 12.5
Kontinuierlicher Monitorstreifen, der einen Mobitz-Block zeigt. Sinusrhythmus, Frequenz 62/min. PQ 0,2 s. Alternierender RSB. Nach einer Vorhofextrasystole sind 15 konsekutive P-Wellen AV-blockiert, woraus eine ventrikuläre Asystolie von 13 s resultiert. Nach einem ventrikulären Ersatzschlag fährt wieder ein Sinusrhythmus fort. Beachte: die Frequenz der nicht übergeleiteten P-Wellen nimmt allmählich infolge einer sympathischen Stimulation zu. Die zwei T-Wellen nach der Pause sind durch Artefakte verändert.

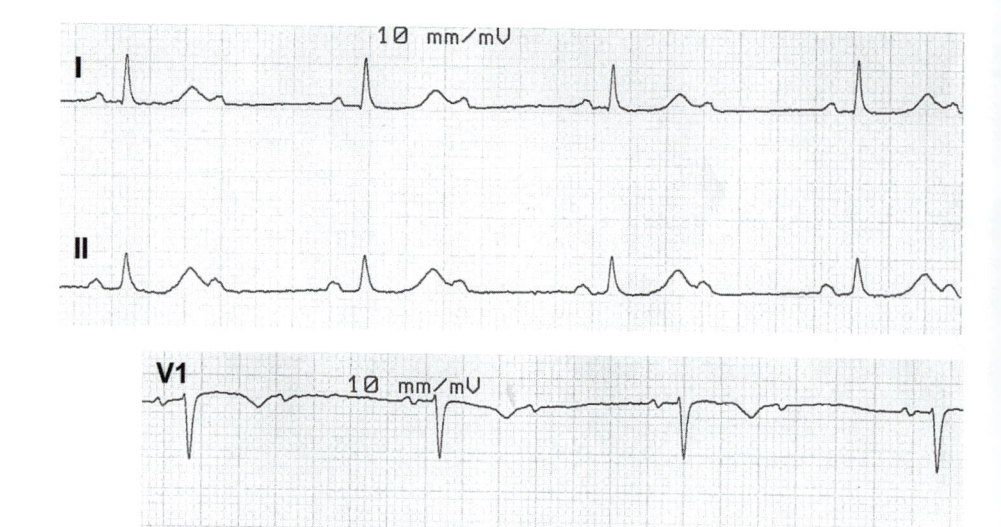

EKG 12.6
Sinusrhythmus, Frequenz 92/min, mit 2:1-AV- Block und ventrikulärer Frequenz von 46/min. Die übergeleiteten Schläge sind schmal (normale QRS).

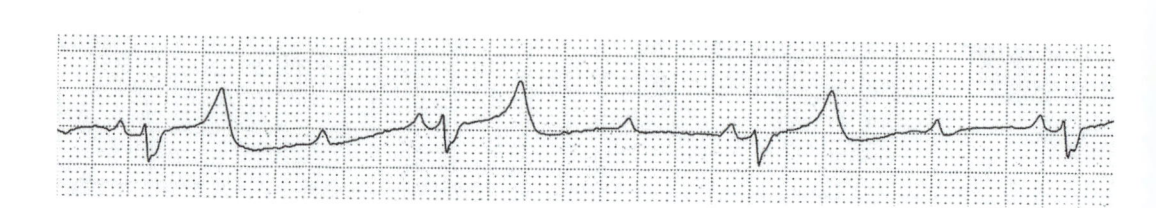

EKG 12.7
Sinusrhythmus, Frequenz 108/min, PQ normal bei den übergeleiteten Schlägen. RSB. AV-Block 2° 3:1, Kammerfrequenz 36/min. Eine P-Welle ist jeweils im Apex der T-Welle verborgen. Das EKG wechselte zwischen 2:1-, 3:1- und komplettem AV-Block innerhalb einer Minute (hier nicht gezeigt).

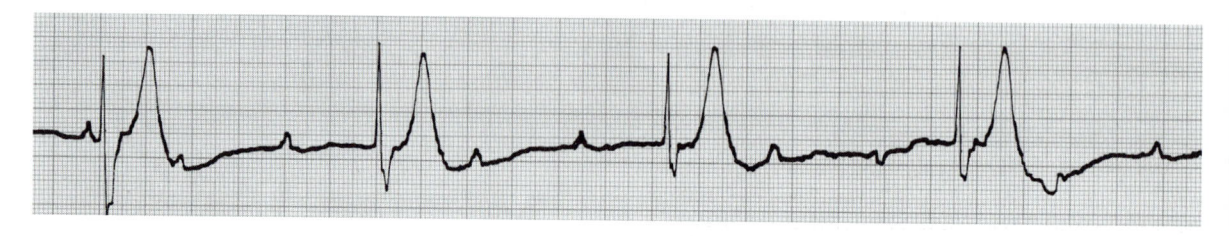

EKG 12.8
Sinusrhythmus (der Vorhöfe), Frequenz 75/min. Kompletter AV-Block mit breiten QRS, Frequenz des ventrikulären Ersatzrhythmus 25/min.

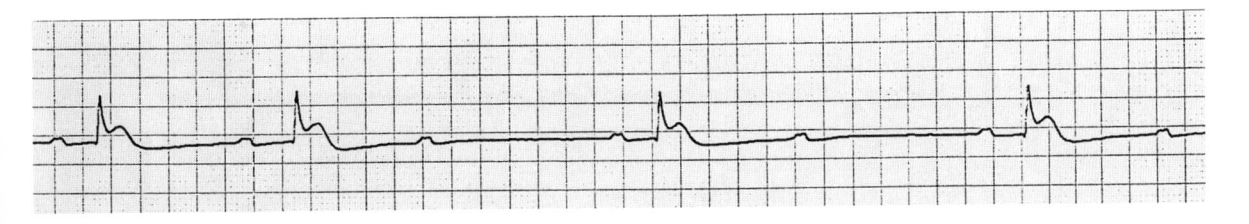

EKG 12.9
Patient mit akutem inferiorem Infarkt. EKG: AV-Block 2° Wenckebach, zu einem AV-Block 2° 2:1 mit einer Kammerfrequenz von 23/min progredierend.

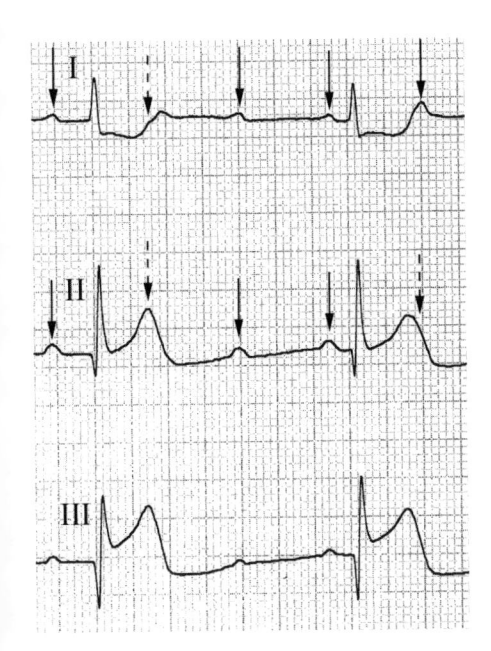

EKG 12.10
Kompletter AV-Block bei akutem inferiorem Infarkt (Ableitungen I, II, III). Sinusrhythmus der Vorhöfe, Frequenz 120/min (Pfeile: P-Wellen). AV-junktionaler Ersatzrhythmus, Frequenz 44/min.

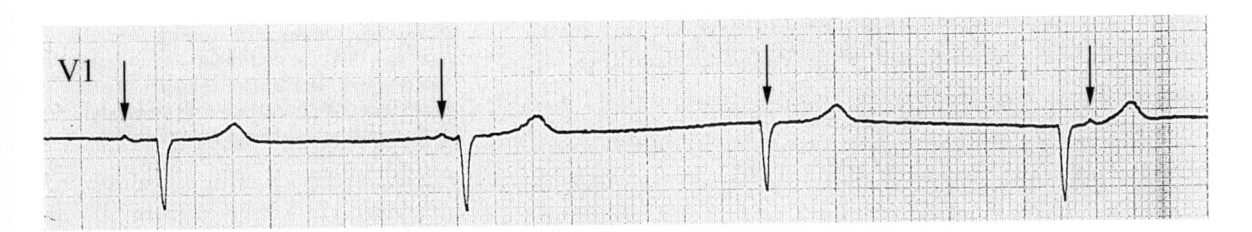

EKG 12.11
Bradykarde einfache AV-Dissoziation, Frequenz rund 37/min. Der erste Schlag ist ein Sinusschlag, die PQ-Zeit der zweiten P-Welle ist verkürzt, das dritte P ist im QRS verborgen, das letzte P erscheint kurz nach dem QRS (Pfeile = P-Wellen). Die drei letzten QRS sind AV-Knoten-Schläge.

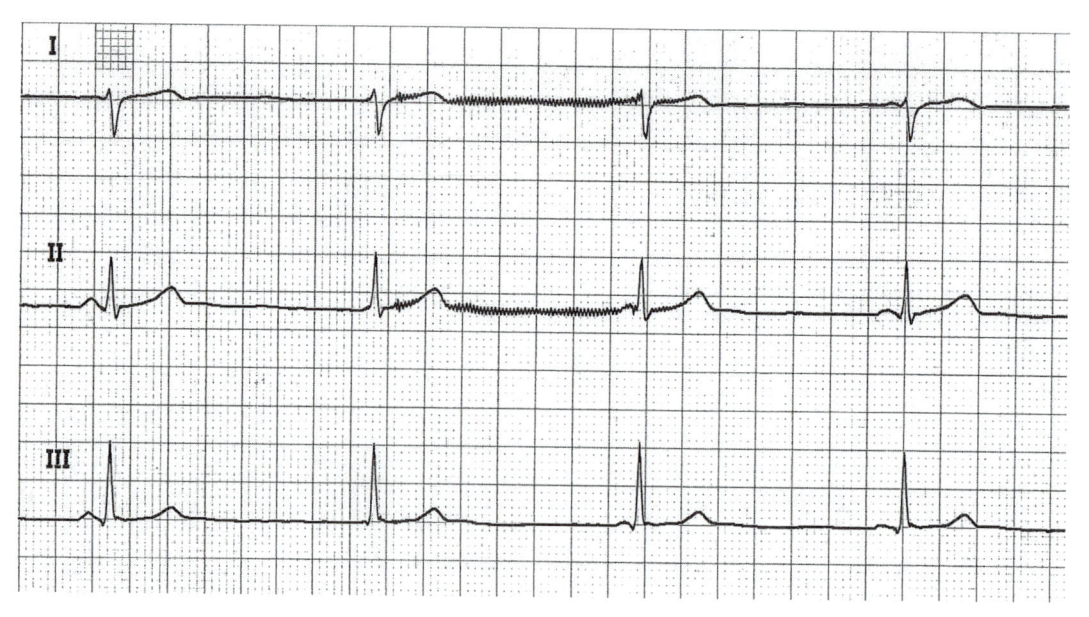

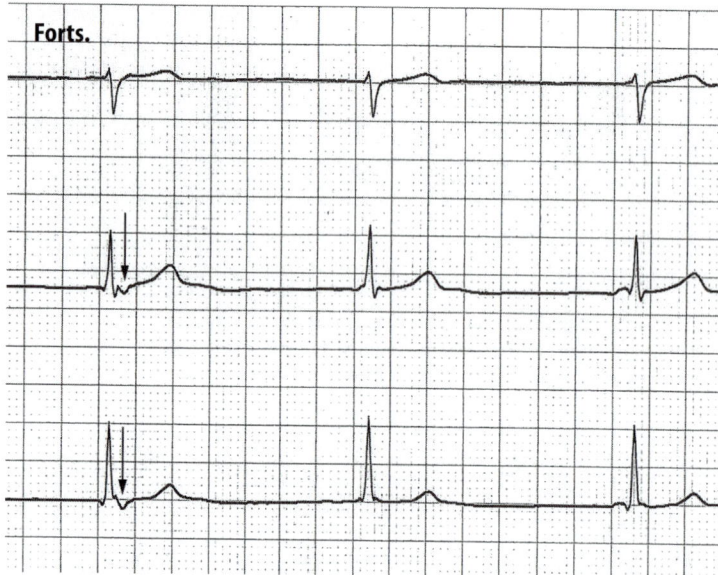

EKG 12.12
Isorhythmische AV-Dissoziation, Frequenz 46/min. Die P-Wellen erscheinen kurz vor oder nach dem QRS oder sind im QRS verborgen. Bei einem Schlag besteht wahrscheinlich eine VA-Überleitung (Pfeil). Beachte: kein atrialer Impuls ist übergeleitet – zu kurzes PQ-Intervall!

EKG 12.13
„Atypischer" Wenckebach. Das PQ-Intervall ist konstant 0,28 s. Nach der Pause beträgt das PQ für einen Schlag 0,25 s.

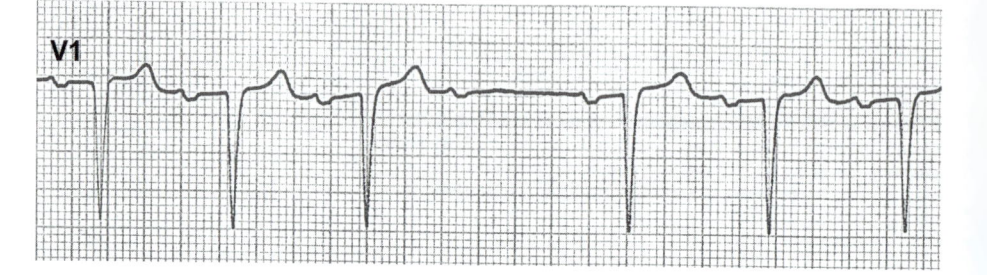

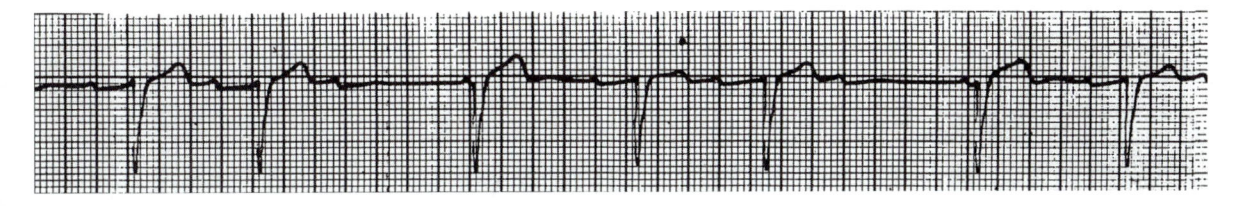

EKG 12.14
„Unterbrochene Wenckebach-Periode". Bevor die Wenckebach-Periode erneut startet, erscheint ein AV-junktionaler Ersatzschlag (dritter und sechster QRS-Komplex).

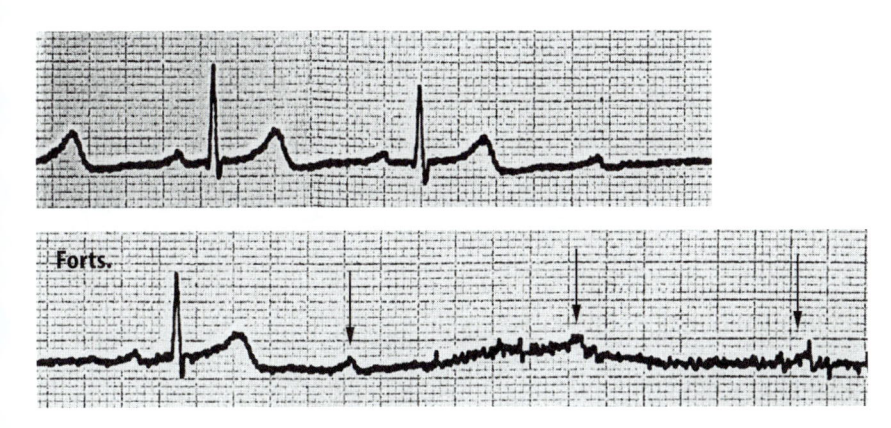

EKG 12.15
47J/w. Mehrere Episoden von Pseudo-Mobitz und ventrikulärer Asystolie bis zu 4,5 s, während der ersten 36 h in der Intensivstation nach Gallenblasenentfernung. Grund: Nausea und Erbrechen. Rhythmusstreifen: Sinusbradykardie 53/min, normale QRS-Dauer. Plötzlich 2:1-AV-Block während eines Zyklus, dann kompletter AV-Block ohne ventrikulären Ersatzrhythmus (Pfeile = P-Wellen). Die Arrhythmien verschwanden spontan, zusammen mit den Episoden von Nausea und Erbrechen. Ein Holter-EKG war normal. Wie in vergleichbaren Fällen hatte der Patient in den folgenden Jahren keine kardialen Beschwerden.

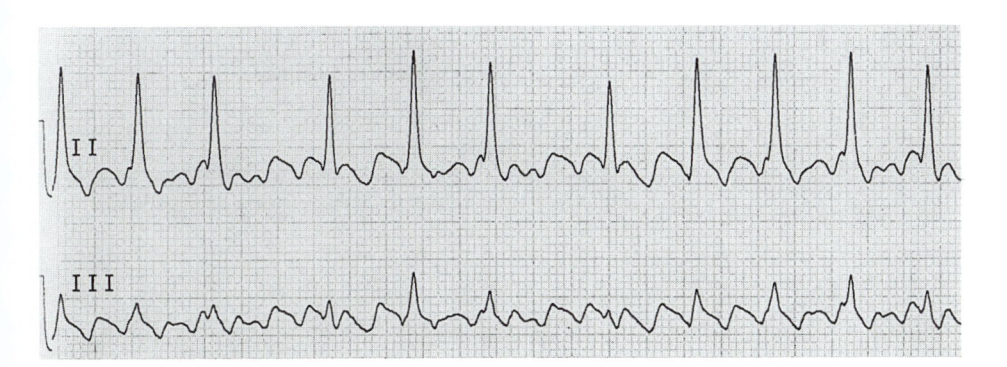

EKG 12.16
64J/m. KHK. Paroxysmales Vorhofflattern. EKG: Vorhofflattern mit unregelmäßiger AV-Überleitung. Die Distanz zwischen den Flatterwellen und den QRS-Komplexen variiert ständig. Erklärung: 2:1-AV-Block mit überlagertem Wenckebach-Phänomen.

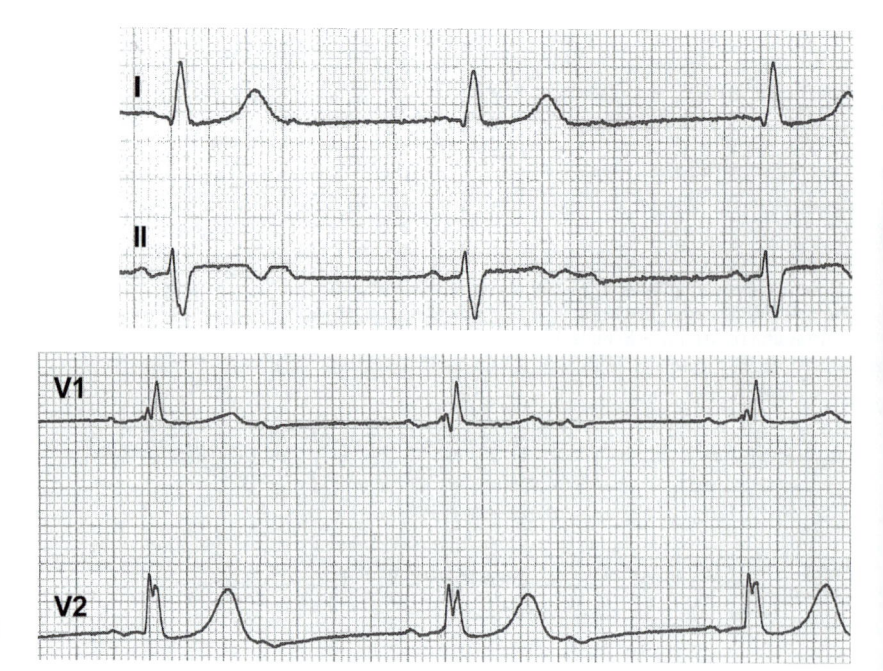

EKG 12.17a
86J/w. KHK. Mehrere Synkopen. AV-Block 2° 2:1. Sinusrhythmus, Frequenz 74/min, mit RSB und LAFB.

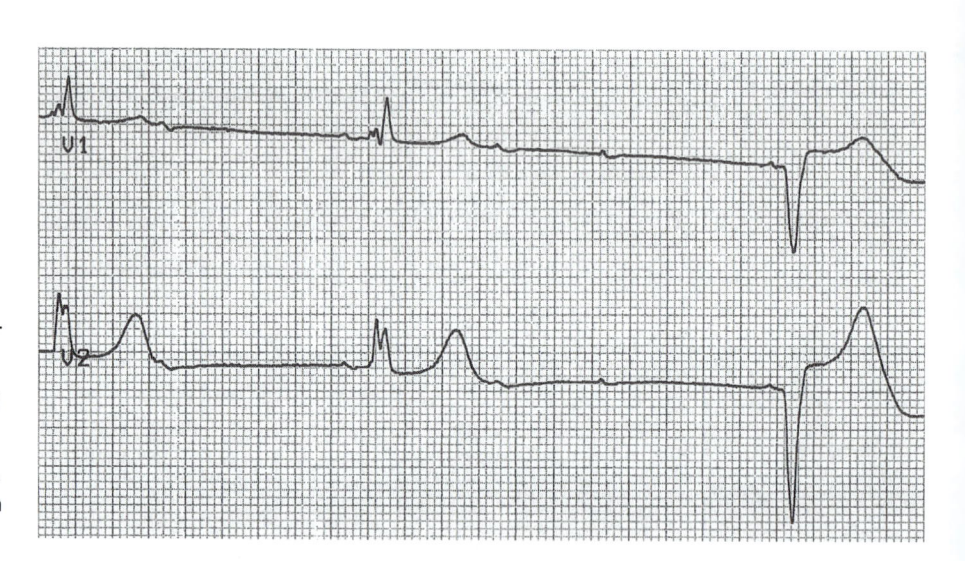

EKG 12.17b
Gleicher Patient. Unregelmäßige Sinusknotenaktion (zusätzlich SA Block). Das zweite QRS (und wahrscheinlich auch der erste Schlag, bei dem das P fehlt) ist übergeleitet. Dann sind zwei P-Wellen AV-blockiert. Der letzte Schlag ist ein ventrikulärer Ersatzschlag >>> Progression zum kompletten AV-Block.

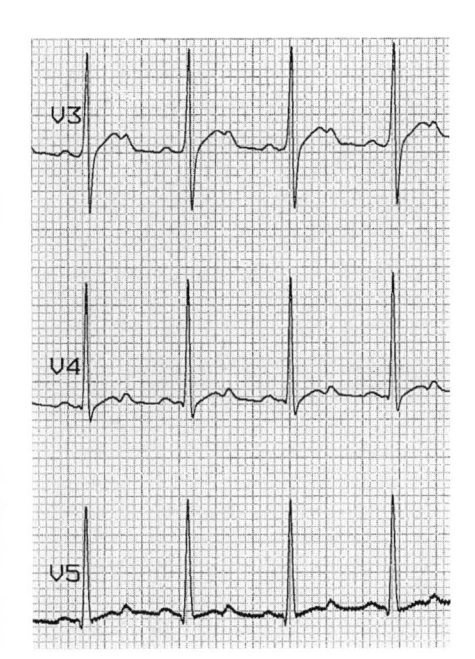

EKG 12.18
42J/m. Guillain-Barré-Syndrom. Ableitungen V_3 bis V_5. Auf den ersten Blick täuscht eine unspezifische Veränderung der Repolarisation einen 2:1-AV-Block vor. In anderen Ableitungen (hier nicht gezeigt) ist aber keine zweite P-Welle erkennbar, und die Distanz vom P zum Pseudo-P ist länger als jene vom Pseudo-P zum P.

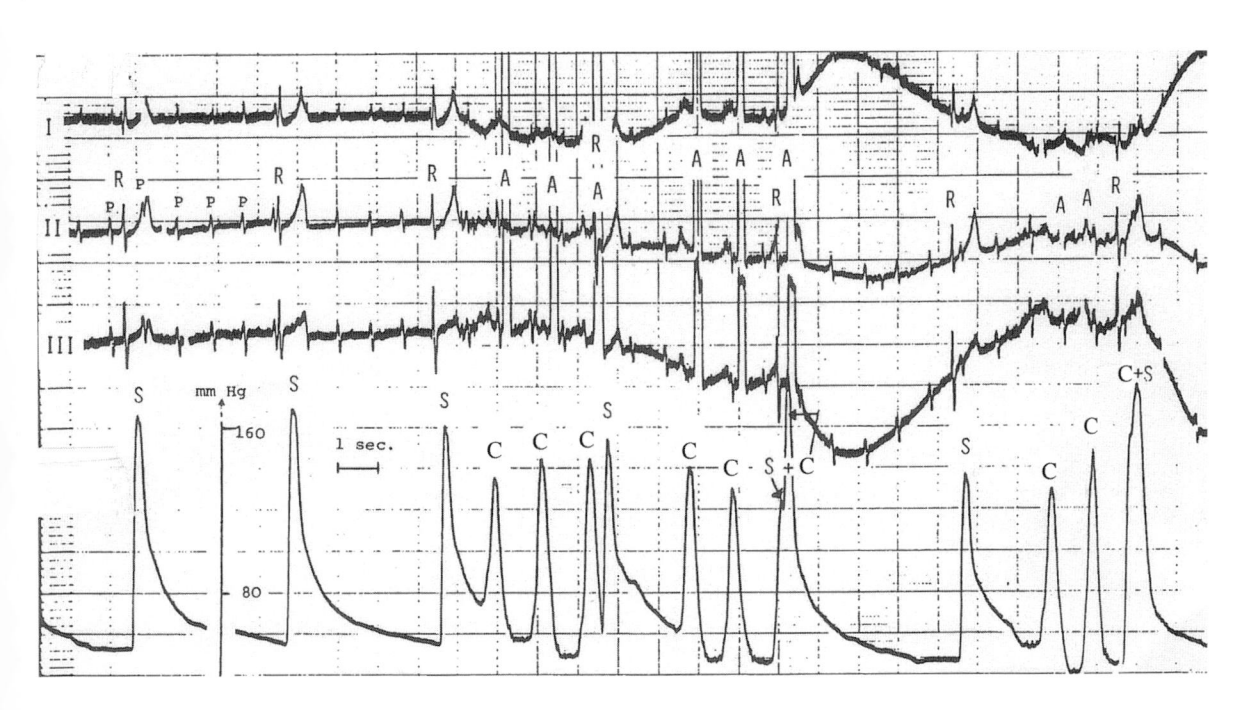

EKG 12.19
Fallbeispiel/Short Story 1. EKG-Ableitungen I, II und III, mit 10 mm/s geschrieben. Kompletter AV-Block mit einer Vorhoffrequenz von 66/min und einer Kammerfrequenz (siehe die R) von 16/min. Untere Kurve: arterieller Blutdruck. Beachte: Husten (C = coughing) induziert eindrückliche systolische Druckwellen (und Artefakte im EKG (A)). S = systolischer Druck, induziert durch den ventrikulären Ersatzrhythmus. C + S = Summation von C (Husten) und S.

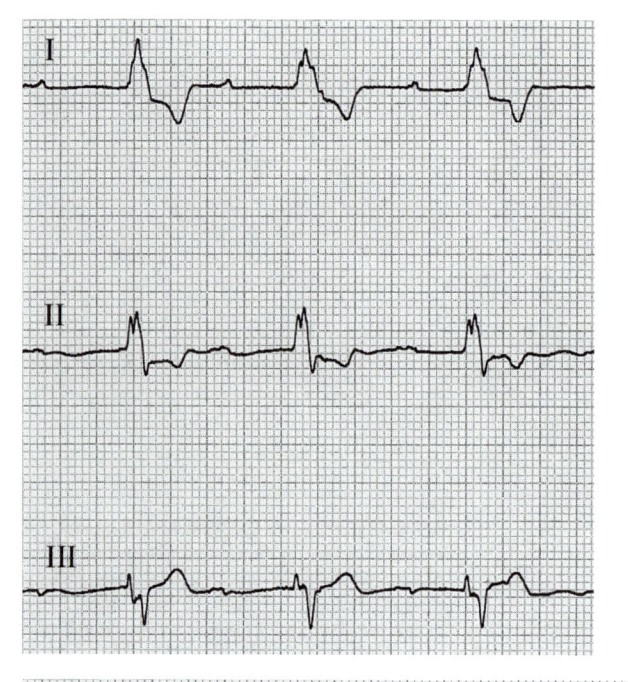

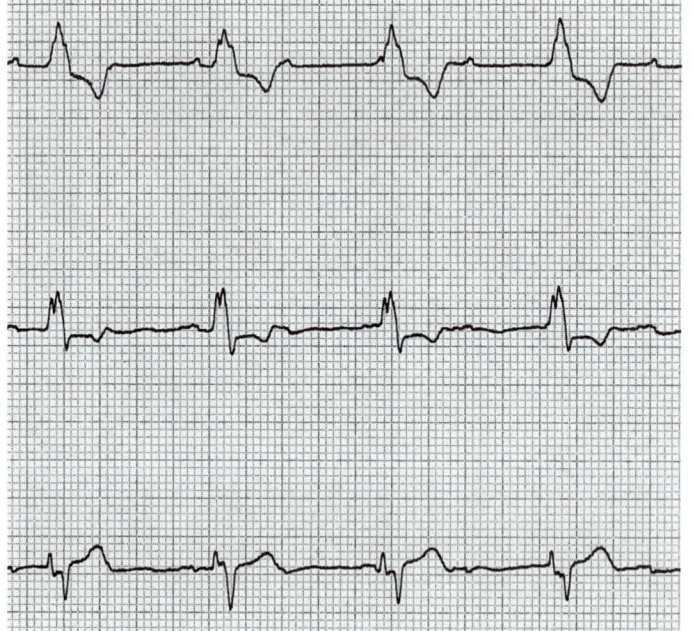

EKG 12.20
Kompletter suprahissärer AV-Block + LSB-Aberration. Kompletter AV-Block mit AV-junktionalem Ersatzrhythmus, Frequenz 66/min. Ein ventrikulärer Ersatzrhythmus kann durch die relativ hohe Frequenz und das typische LSB-Bild (V_1 bis V_6) ausgeschlossen werden.

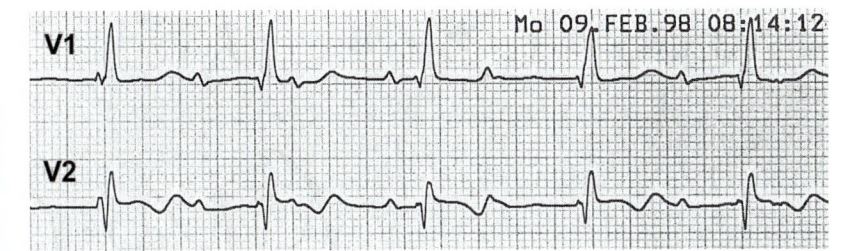

EKG 12.21
Kompletter suprahissärer AV-Block + RSB. Kompletter AV-Block mit AV-junktionalem Ersatzrhythmus (Frequenz 70/min) und RSB (siehe die typische rsR´-Konfiguration in V_1 und V_2).

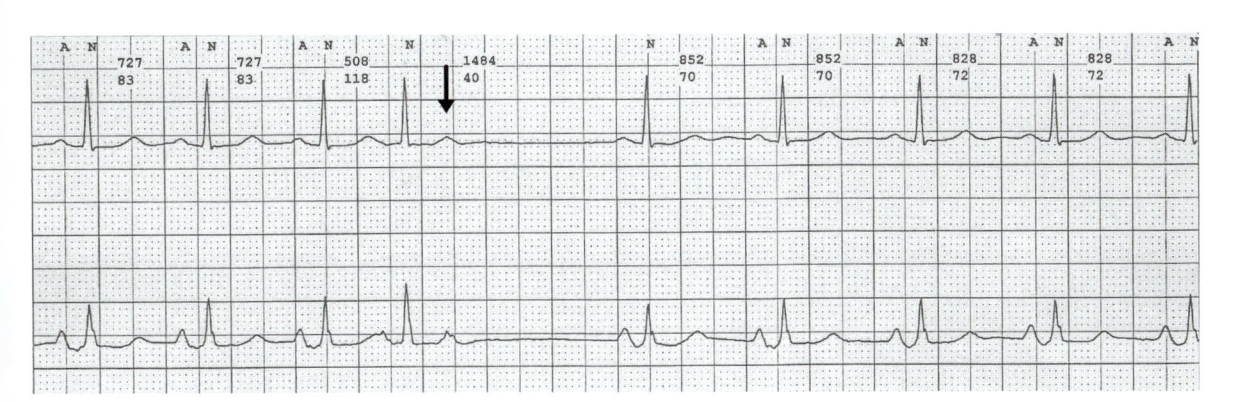

EKG 12.22
AV-blockierte Vorhofextrasystole. Der vierte Komplex ist eine Vorhofextrasystole, das fünfte P ist AV-blockiert (im oberen Holterstreifen schlecht, im unteren leicht erkennbar, Pfeil!).

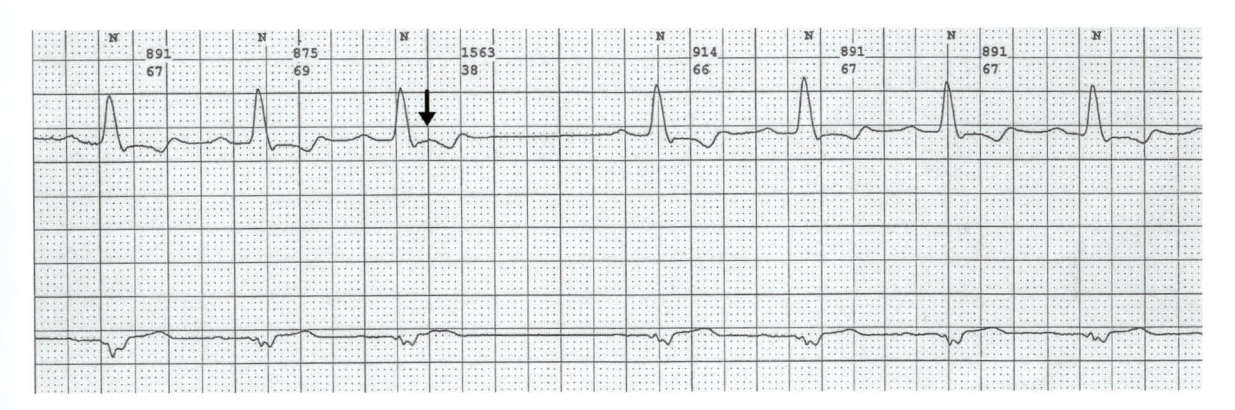

EKG 12.23
AV-blockierte Vorhofextrasystole. Ein AV-blockiertes P ist bei genauer Betrachtung in der T-Welle des dritten Zyklus vor der Pause zu sehen, Pfeil!).

EKG 12.24
Fallbeispiel/Short Story 2. AV-blockierte Vorhofextrasystolen in Bigeminie (Pfeile), in einer Bradykardie von 47/min resultierend. Die erste blockierte P-Welle ist teilweise in der T-Welle verborgen.

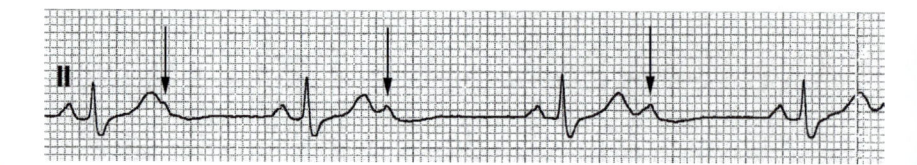

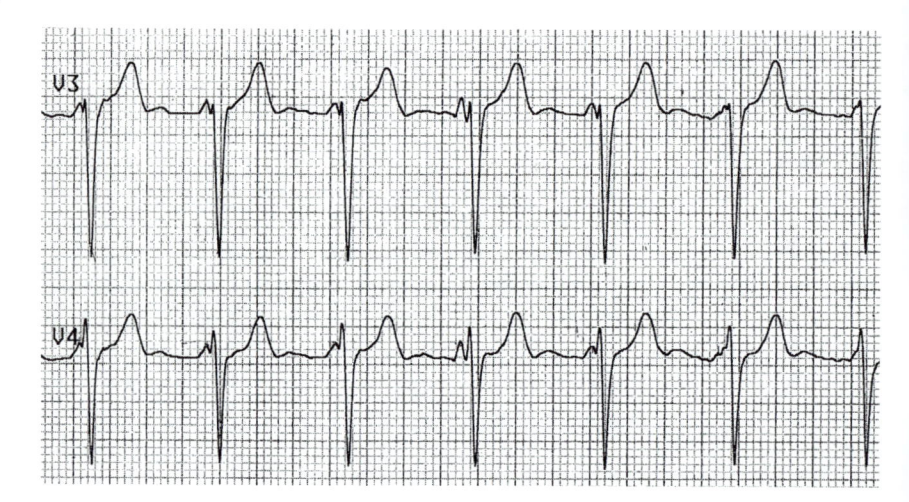

EKG 12.25a
56J/m. AV-Dissoziation in Ruhe (Frequenz 84/min).

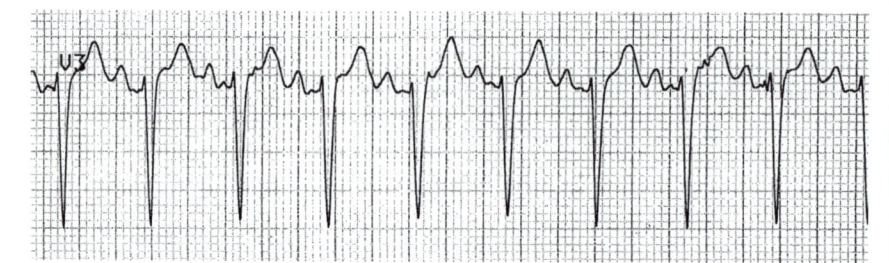

EKG 12.25b
Gleicher Patient. Sinustachykardie unter Belastung mit 7 MET.

Kapitel 13
Myokardinfarkt (MI)

Auf einen Blick

Neben den Arrhythmien stellt der Myokardinfarkt (MI) wegen seiner hohen Prävalenz und der Schwere der Krankheit das wichtigste Thema in der Elektrokardiographie dar.

Rund 40–50% der akuten und chronischen MI, inklusive viele Fälle von kombinierten Infarkten oder mit Rechtsschenkelblock (RSB), können im EKG an der *typischen* ST-Hebung und/oder an pathologischen Q-Zacken erkannt werden. Weitere 20% der MI sind feststellbar durch *komplexe* EKG-Bilder (mit Schenkelblock oder Faszikelblock) und durch *spezielle* EKG-Bilder (z.B. so genannte „Non-Q-Infarkte" oder „nichtsignifikante Q-Zacken").

Seit der Einführung der notfallmäßigen Koronardilatation (PTCA) und der Fibrinolyse ist die genaue Diagnose eines akuten MI wichtiger denn je geworden. Deshalb ist es notwendig, die atypischen Infarktbilder zu kennen und die Differentialdiagnose der Q-Zacke, der ST-Hebung und der T-Welle zu beachten.

Ätiologie

Über 90% der MI sind die Folge atheromatöser Koronararterien mit konsekutiver Thrombose, wobei letztere häufig durch Plaqueruptur ausgelöst wird. In vielen Fällen scheinen arterielle Spasmen zur Entstehung der Nekrose beizutragen. Ein MI kann auch als Begleiterkrankung, zum Beispiel bei einer Aortendissektion, bei Bindegewebserkrankungen, kardialem Trauma, Tumoren, Kokainabusus und anderem vorkommen. Kongenital bedingte MI (infolge Koronararterienanomalien) sind extrem selten.

EKG

Rund 70% der MI sind aufgrund klar definierter Kriterien im EKG erkennbar. Die übrigen 30% akuter und alter MI lassen sich im EKG nicht feststellen. Die Gründe dafür sind:

i. kleine Infarkte
ii. Infarkte bei Linksschenkelblock (LSB)
iii. multiple Infarkte, bei denen ein Infarktbild das andere maskiert
iv. und nicht zuletzt weil das EKG eine *indirekte Methode* ist.

Deshalb ist es eigentlich erstaunlich, dass sich so viele Infarkte im EKG feststellen lassen und zwar in vielen Fällen mit zuverlässiger Bestimmung der Lokalisation und des Stadiums. Häufig kann ein *klinischer Verlauf* eines MI beobachtet werden, der auch (wie bei der Perikarditis) dem *Verlauf der EKG-Veränderungen* entspricht.

1 ST-Vektoren, Q-Vektoren und T-Vektoren

Dank einer elektropathophysiologischen Regel – oder Dank eines Geschenk Gottes – erscheint das Infarktbild in jedem Stadium in den direkt abbildenden Ableitungen, ungeachtet der *vorbestehenden QRS-Konfiguration*, also ungeachtet dessen, ob es nun ein qR-, ein RS- oder ein anderer QRS-Komplex war. Diese Tatsache vereinfacht die Diagnose des „klassischen" akuten und alten MI sehr stark.

Der *Verletzungs- (Läsions-) ST-Vektor* zielt in die Region des Infarktes, was sich im EKG durch eine *ST-Hebung* äußert (Abb. 13.1a).

Der *Nekrose-QRS-Vektor* ist in die entgegengesetzte Richtung, also vom Infarktareal weg orientiert, wodurch eine *pathologische Q-Zacke oder QS-Zacke* resultiert (Abb. 13.1b).

Ähnlich ist der so genannte *Ischämie-Vektor* (bei „chronischer Ischämie") von der Infarktzone weg gerichtet, was sich in einer *negativen und symmetrischen T-Welle* zeigt (Abb. 13.1c). Zur Definition der verschiedenen Grade der Ischämie siehe Kapitel 1: Theoretische Grundlagen.

2 Stadien des Myokardinfarktes

Im Prinzip gibt es vier verschiedene Zugänge, um die Stadien eines Myokardinfarktes (akut/subakut/chronisch oder alt) zu beschreiben. Dabei werden folgende Aspekte berücksichtigt:

i. der elektropathophysiologische Verlauf *oder*
ii. die internationale Nomenklatur *oder*
iii. der histopathologische Verlauf *oder*
iv. die klinischen Befunde und die allgemeine klinische Erfahrung.

Die Quelle der allgemeinen Verwirrung besteht darin, dass die vier verschiedenen Zugänge zeitlich nicht zusammenfallen (Zu Details der verschiedenen Nomenklaturen siehe den Abschnitt „Im Detail" und Abb. 13.4)

Hinsichtlich des elektrophysiologischen Verlaufes können drei Stadien unterschieden werden, wobei jedes Stadium durch typische Veränderungen der Repolarisation und der Depolarisation gekennzeichnet sind.

2.1 Akutes Stadium

Markante ST-Hebung (in der Regel >3 mm, bis zu 12 mm). Diese repräsentiert eine *transmurale Läsion* (transmurale Verletzung).

2.2 Subakutes Stadium

Mäßige ST-Hebung plus Q-Zacken oder QS-Zacken. Diese Zeichen stehen für eine *leichtere Verletzung* und für *Nekrose*. Die T-Welle ist meistens negativ und symmetrisch als Ausdruck der *Ischämie*.

2.3 Chronisches Stadium (= alter Infarkt)

„Klassische" Q-Zacken (Dauer ≥0,04 s) oder *QS-Zacken* mit isoelektrischer ST-Strecke. Eine Q- oder eine QS-Zacke infolge Infarkts bedeutet *Nekrose*. Die T-Welle bleibt negativ oder hat sich normalisiert.

Abb. 13.1 ▶
ST-Vektor, QRS-Vektor und T-Vektor beim Myokardinfarkt
a. ST-Verletzungs-Vektor
b. QRS-Vektor bei Nekrose
c. T-Ischämie-Vektor

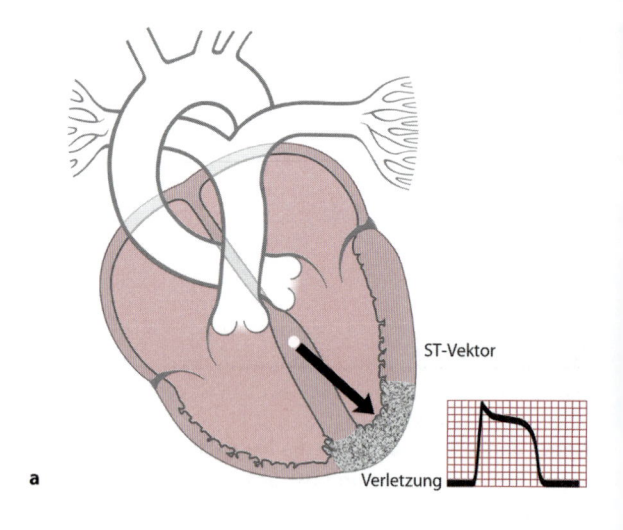

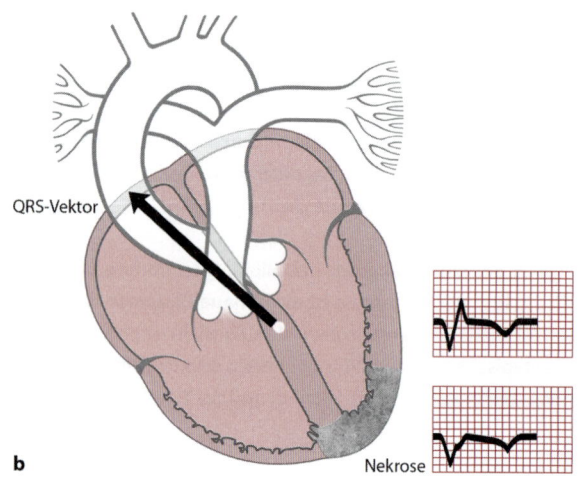

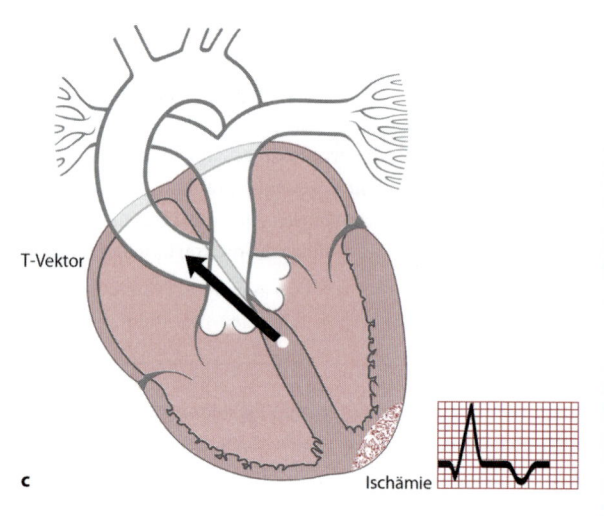

Beachte: Zur Beschreibung der EKG-Beispiele wird in diesem Buch die *internationale Nomenklatur* verwendet (die nicht zwischen akutem und subakutem MI unterscheidet). Aber es wird dort, wo es passend und möglich ist, das tatsächliche Alter des Infarktes erwähnt (in Stunden, Tagen, Monaten und Jahren).

3 Lokalisation des Q-Zacken-Infarktes

Entsprechend seiner Lokalisation manifestiert sich das Infarktbild in verschiedenen Ableitungen. Wenn man bedenkt, dass die 12 Ableitungen des Standard-EKGs die dreidimensionalen Vektoren abbilden, fällt es leicht, die Lokalisation zu bestimmen. Die direkte („optische") *Korrelation zwischen der Lokalisation des Infarktes und der abbildenden Ableitung* sowie auch die *häufigsten Lokalisationen der koronararteriellen Verschlüsse* für jede Infarktlokalisation sind in den Abb. 13.2a-13.2f dargestellt. In Abb. 13.3 ist die Nomenklatur der Koronararterien und ihrer Äste aufgeführt.

3.1 Anteroseptaler Infarkt

Siehe Abb. 13.2a. Da die Ableitungen V_2 und V_3 über dem interventrikulären Septum (und V_4 über dem Apex) angelegt werden, erzeugt ein anteroseptaler Infarkt sein typisches, dem jeweiligen Stadium entsprechendes Bild in diesen Ableitungen (plus in V_1).

Das EKG 13.1a, das EKG 13.2 und das EKG 13.3 zeigen einen akuten MI (das EKG 13.1b nach Thrombolyse); das EKG 13.4 entspricht einem anteroseptalen Infarkt, der den Apex einbezieht. Die Ableitungen I und aVL sind nicht beeinflusst, da sie die anterolateralen Regionen des linken Ventrikels widerspiegeln.

3.2 Ausgedehnter anteriorer (anterolateraler) Infarkt

Siehe Abb. 13.2b. Ein anterolateraler Infarkt betrifft das Septum, den Apex und die lateralen Anteile des linken Ventrikels (LV). Deshalb sieht man das Infarktbild nicht nur in den Ableitungen (V_1) V_2 bis V_4, sondern auch in Ableitung V_5 und oft in V_6. Bei diesem Infarkttyp tritt das Infarktbild auch in den Ableitungen I und aVL in Erscheinung (in aVL, wenn der hochlaterale Anteil des LV involviert ist). Die EKGs 13.5, 13.6a, 13.6b und 13.7 sind Beispiele eines akuten anterioren (anterolateralen) MI; die EKGs 13.8 und 13.9 stellen Beispiele eines alten anterolateralen Infarktes dar.

3.3 Lateraler Infarkt (isolierter MI der Lateralwand)

Siehe Abb. 13.2c. Dieser Infarkt kommt selten isoliert vor. Da die Ableitungen V_5 und V_6 direkt über der Lateralwand liegen, sieht man das typische Bild in diesen Ableitungen. Je nach Infarktgröße können die typischen Zeichen auch in den Ableitungen I und aVL vorhanden sein. Beim *hochlateralen Infarkt* stellt die Ableitung *aVL* die beste (und manchmal die einzige) Ableitung dar, die das direkte Infarktbild zeigt. Deshalb wird dieser Infarkttyp leicht übersehen.

Das EKG 13.10 zeigt einen akuten hochlateralen und posterioren MI mit einer ST-Hebung lediglich in Ableitung aVL und ausgeprägten „Spiegelbildern" in den anderen Ableitungen. Im EKG 13.11 ist ein 4 Tage alter hochlateraler MI mit pathologischen Q-Zacken in aVL und symmetrisch negativen T-Wellen auch in V_5/V_6 dargestellt (in V_5/V_6 finden sich keine pathologischen Q-Zacken).

3.4 Inferiorer Infarkt

Siehe Abb. 13.2d. Entsprechend dem Einthoven-Dreieck spiegeln die Ableitungen III (bei +120°), aVF (bei +90°) und II (bei +60°) direkt die inferior orientierten Vektoren wider. Deshalb erkennt man das Bild des inferioren Infarktes in diesen Ableitungen. In der Praxis sieht man die Veränderungen am besten in den Ableitungen aVF und III, weniger deutlich in Ableitung II. Eine auch in Ableitung II sichtbare Q-Zacke spricht für die Diagnose eines inferioren Infarktes, während bei der Lungenembolie eine Q-Zacke in II fehlt.

Die EKGs 13.12 und 13.13 zeigen einen akuten inferioren MI. Bei einer beträchtlichen Anzahl der Fälle geht ein akuter inferiorer Infarkt mit einem „rechtsventrikulären Infarkt" einher (siehe Abschnitt 3.6 weiter unten). Die EKGs 13.14 und 13.15 stellen einen alten inferioren MI dar.

3.5 Posteriorer („echter posteriorer") Infarkt

Siehe Abb. 13.2e. Aus einem speziellen Grund ist dieses Infarktbild schwierig zu verstehen. Entsprechend der Definition der pathologischen Q-Zacke ist das Bild dieses Infarktes kein Q-Zacken-Infarkt, wenn man nur die 12 Standard-Ableitungen des EKGs berücksichtigt. Wir sehen nämlich nur das *Spiegelbild* des Infarktmusters in einigen dieser 12 Standard-Ableitungen. Nur die zusätzlichen posterioren Ableitungen (V_7, V_8 und V_9) liefern das direkte Bild des Infarktes. Das Spiegelbild

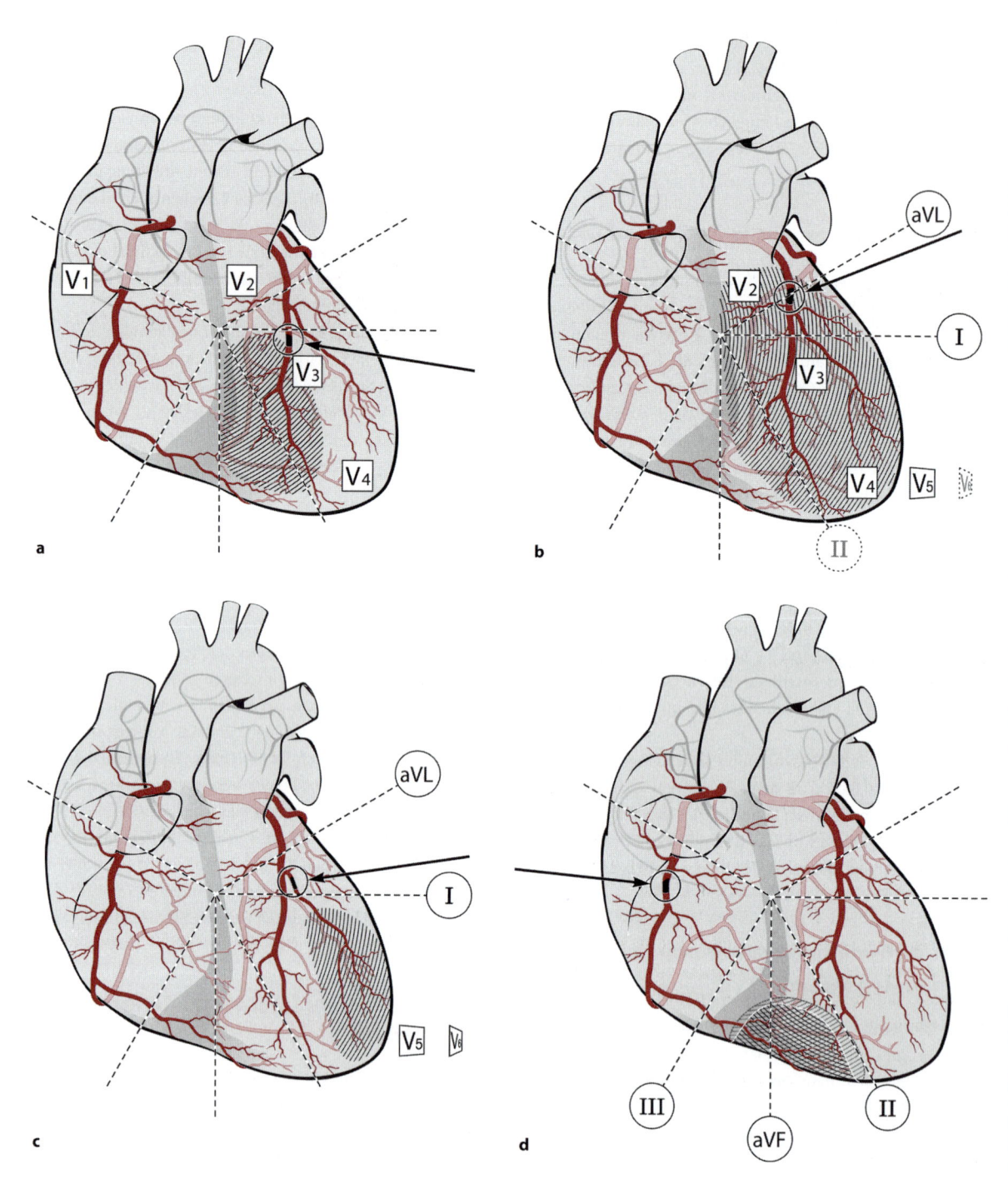

Abb. 13.2a–d
Korrelation zwischen der Lokalisation des Infarktes und dem Verschluss der Koronararterie (Pfeil), dazu die wichtigen EKG-Ableitungen
a. Anteroseptaler Infarkt
b. Ausgedehnter anteriorer Infarkt (anterolateraler Infarkt)
c. Isolierter lateraler Infarkt
d. Inferiorer Infarkt

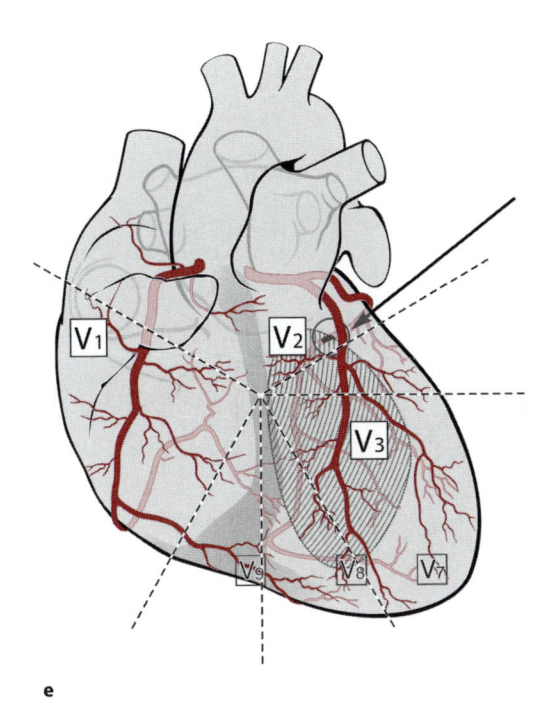

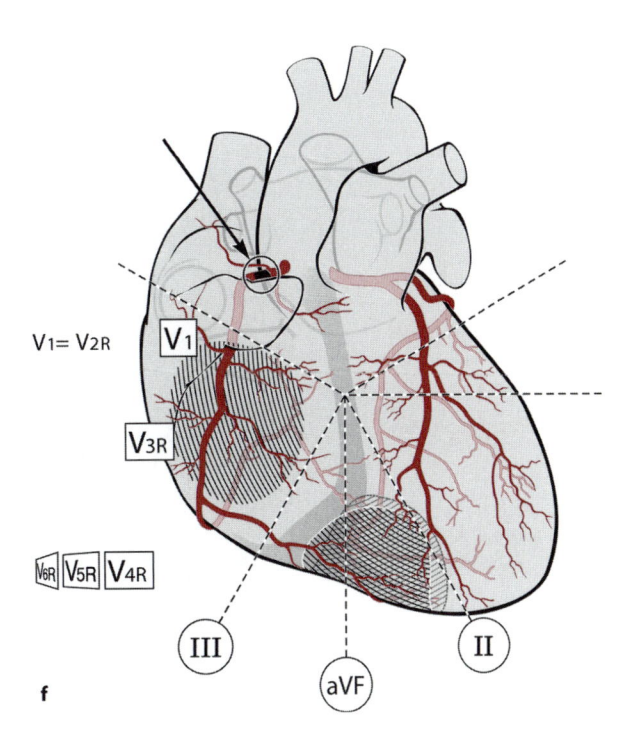

Abb. 13.2e–f
Korrelation zwischen der Lokalisation des Infarktes und dem Verschluss der Koronararterie (Pfeil), dazu die wichtigen EKG-Ableitungen

e. Posteriorer Infarkt
f. Rechtsventrikulärer „Infarkt" (kombiniert mit inferiorem Infarkt)

ist in den anterioren (anteroseptalen) Ableitungen V_2 und V_3 (und manchmal in V_1) zu erkennen und besteht je nach Infarktstadium aus einer *ST-Senkung* (anstelle einer ST-Hebung) und/oder einer *großen und breiten R-Zacke* (anstelle einer breiten Q-Zacke). Oft wird beim Fehlen von pathologischen Q-Zacken und/oder ST-Hebungen in den 12 Standardableitungen die Möglichkeit eines Infarktes nicht in Betracht gezogen. Deswegen sollte beim Vorliegen folgender Veränderungen in den *Ableitungen V_1 bis V_3* die Diagnose eines posterioren Infarktes immer mit Hilfe der Ableitungen V_7 bis V_9 bestätigt oder ausgeschlossen werden:

i. einzelne R-Zacke und/oder Rs-Komplex mit einer R-Dauer von ≥0,04 s
ii. isolierte ST-Senkung
iii. Kombination von (i) und (ii).

Die EKGs 13.16 und 13.17 zeigen einen akuten posterioren MI, das EKG 13.18 einen alten posterioren MI.

Ein Rs-Komplex mit einer relativ hohen und breiten R-Zacke (≥0,40 s) in den Ableitungen V_1 bis V_3 kommt nicht selten bei gesunden – besonders jungen – Menschen vor, während es eine isolierte ST-Senkung in diesen Ableitungen in sonst normalen EKGs nicht gibt und somit ein solcher Befund für einen akuten posterioren MI spricht. In Zweifelsfällen und je nach den klinischen Zeichen sollte ein Echokardiogramm oder sogar eine Koronarangiographie in Erwägung gezogen werden.

3.6 Rechtsventrikulärer Infarkt

Siehe Abb. 13.2f. Ein isolierter rechtsventrikulärer Infarkt ist extrem selten. Jedoch kann ein *akuter inferiorer Infarkt* (und kein anderer Infarkttyp) mit einem *akuten rechtsventrikulären (RV) Infarkt* in einem auffallend hohen Prozentsatz von etwa 40% kombiniert sein, meistens bei proximalem Verschluss der rechten Koronararterie. Im Gegensatz zum posterioren Infarkt bewirkt ein rechtsventrikulärer Infarkt in keiner der Standardableitungen ein Spiegelbild. Das direkte Infarktbild ist nur in

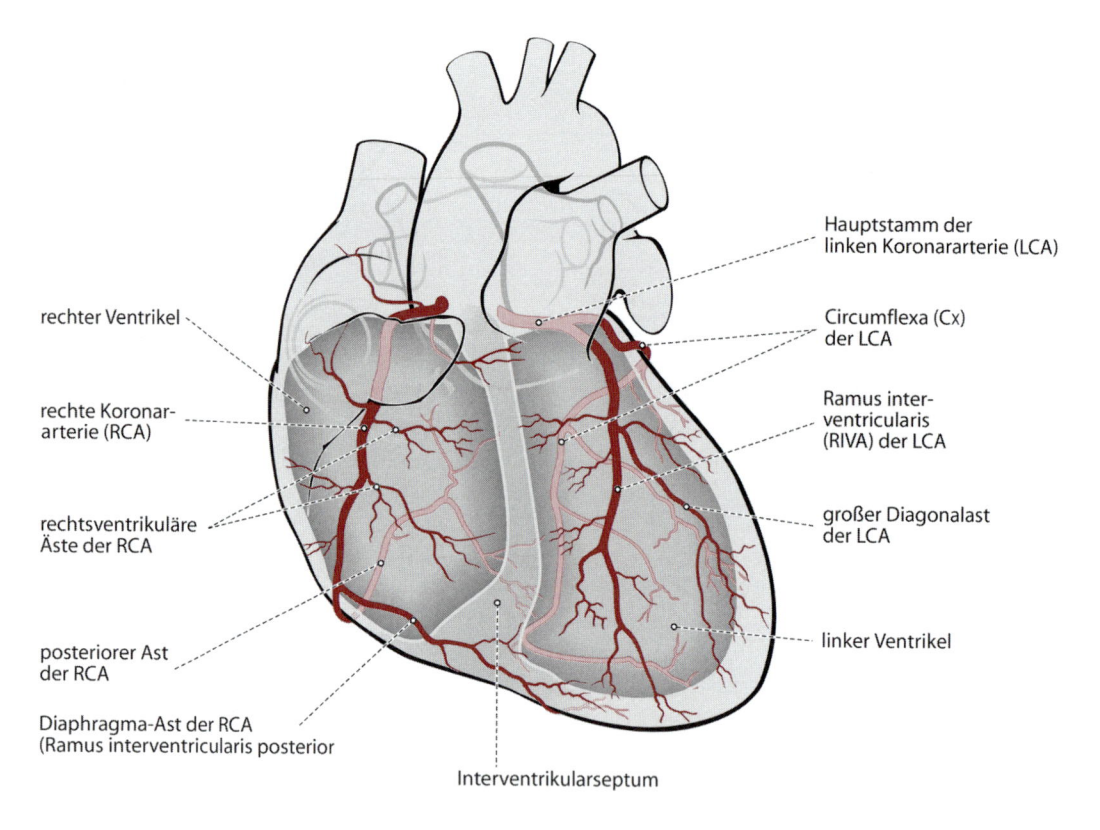

Abb. 13.3
Anatomie der Koronararterien

den zusätzlichen *rechtsventrikulären Ableitungen* V_{3R}, V_{4R}, V_{5R} und manchmal V_{6R} erkennbar. Ein akuter inferiorer MI, der mit einem akuten rechtsventrikulären Infarkt kombiniert ist, geht häufig mit einem atrioventrikulären (AV-) Block einher, wobei bei diesem alle Schweregrade möglich sind (EKG 13.19a).

Die EKGs 13.19b-c und 13.20 zeigen einen „rechtsventrikulären Infarkt" bei einem akuten inferioren MI.

Als strenge Regel gilt, dass die rechtsventrikulären Ableitungen V_{3R} bis V_{6R} bei einem akuten inferioren Infarkt bei jedem Patienten so rasch als möglich angelegt werden *müssen*. Denn die medizinische Behandlung ist beim Vorliegen eines rechtsventrikulären Infarktes verschieden. Außerdem verschwinden die typischen EKG-Zeichen für einen rechtsventrikulären Infarkt bei 50% der Fälle 48 h nach den ersten Symptomen. Eine Woche nach einem rechtsventrikulären (und inferioren linksventrikulären) Infarkt sind die typischen Zeichen des RV-Infarktes meistens im EKG nicht mehr festzu-

stellen, und die rechtsventrikuläre Kontraktion hat sich meistens wieder normalisiert. Das zeigt, dass der „RV-Infarkt" kein wirklicher Infarkt ist, sondern eine schwere, aber reversible Ischämie des RV darstellt, die einem „überwinternden Myokard" (*„hibernating myocardium"*) entspricht. Dennoch wird der Begriff „RV-Infarkt" immer noch allgemein verwendet.

Bei weitem die beste – oft lebensrettende – therapeutische Intervention des akuten inferioren MI besteht in der *unverzüglichen PTCA*. Die zweitbeste ist die Thrombolyse.

4 Differentialdiagnose des „klassischen" Infarktbildes (pathologische Q-Zacken, ST-Hebung, abnorme T-Wellen)

Siehe Tabelle 13.1. Die Differentialdiagnose der formal *pathologischen Q-Zacken* ist umfassend und beinhaltet zum Beispiel die hypertrophe obstruktive Kardiomyopathie, die Lungenembolie, normale Varianten (Q_{III}!) sowie eine Q-Zacke in Ableitung I als Artefakt infolge falscher Polung der Extremitätenableitungen (ausführlich dargestellt in Kapitel 14: Differentialdiagnose der pathologischen Q-Zacken).

Eine *ST-Hebung* wird beobachtet bei Perikarditis (ST <3mm, konkav, *ohne* pathologische Q-Zacken), als Spiegelbild der ST-Senkung infolge linksventrikulärer (LV) Überlastung oder infolge Linksschenkelblock, bei „früher Repolarisation", beim Brugada-Syndrom und in anderen Situationen. Eine ST-Hebung von mehreren Millimetern kann auch als normale Variante in den Ableitungen V_2 und V_3 vorhanden sein (EKG 13.21). Bei der *Prinzmetal-Angina* (mit oder ohne Thoraxschmerzen) kehrt die erhöhte ST-Strecke meistens innerhalb von wenigen Minuten, bis zu 20 min, zur isoelektrischen Linie zurück. Oft können solche Episoden reversibler ST-Hebung nur in einem ambulanten EKG entdeckt werden. Natürlich sind bei solchen Patienten weitere Abklärungen (mit Koronarangiographie) angezeigt, da gewöhnlich signifikante Koronarstenosen bestehen.

Das so genannte *Non-Q-Infarktbild* ist charakterisiert durch *negative, symmetrische T-Wellen* (etwa 2–7 mm) in mehreren präkordialen Ableitungen und in I, II und/oder aVL (EKG 13.22) oder in den Ableitungen III und aVF. Die Differentialdiagnose der negativen und symmetrischen T-Wellen ist *vielfältig* und beinhaltet *Ischämie ohne Nekrose*, subakute oder chronische Perikarditis, das so genannte „Syndrom X" und viele andere Zustände (Tabelle 13.1).

Hohe, positive und symmetrische oder symmetroide T-Wellen werden nicht nur gelegentlich im sehr frühen (perakuten) Stadium des MI beobachtet, sondern auch bei Hyperkaliämie und bei normalen Personen mit Sinusbradykardie (in den Ableitungen V_2/V_3).

Für die Diagnose eines MI ist es außerordentlich wichtig, die Anamnese, die Symptome, die klinischen Befunde und bei Verdacht auf akuten oder subakuten Infarkt die Laborbefunde einzubeziehen, besonders die Creatinkinase (CK), die Myokardfraktion der CK (CK-MB), das Troponin und das Myoglobin. Das Vorliegen von mehreren Risikofaktoren für eine koronare Herzkrankheit erhöht die Wahrscheinlichkeit eines Infarktes beträchtlich (Bayes-Theorem).

5 Komplexe Infarktbilder

Der Begriff „komplexe Infarktbilder" wird verwendet für einen Infarkt in Kombination mit den klassischen *intraventrikulären Reizleitungsstörungen*: Linksschenkelblock (LSB), Rechtsschenkelblock (RSB), linksanteriorer Faszikelblock (LAFB), linksposteriorer Faszikelblock (LPFB) und bilaterale Blöcke.

Tabelle 13.1
Differentialdiagnose des akuten und alten Myokardinfarktes im EKG

Akuter Infarkt	Alter Infarkt	Klassischer Non-Q-Infarkt
ST ↑ ohne Q	Pathologische Q, isoelektrisches ST	Nur T-Inversion
Prinzmetal-Angina	Normale Varianten:„Q_{III}"; QS in V_2/V_3	Ischämie ohne Infarkt
Frühe Repolarisation	LVH: „Q_{III}"	Ventrikuläre Überlastung
Perikarditis	Falsche Polung	Normale Varianten
Spiegelbild der LV-Überlastung	Präexzitation (WPW)	Syndrom X
Seltenes wie etwa Brugada-Syndrom	LSB	Perikarditis (Stadien 3 und 4)
Pneumothorax	HOCM	Myokarditis
	Situs inversus	Anämie
	Andere seltene Bedingungen*	Pankreatitis
		Trichterbrust
		Aufrechte Position
		Medikamente
		Viele andere seltene Bedingungen **

HOCM = hypertrophe obstruktive Kardiomyopathie; LSB = Linksschenkelblock; LVH = linksventrikuläre Hypertrophie; WPW = Wolff-Parkinson-White-Syndrom.
* siehe Kapitel 14: Differentialdiagnose der pathologischen Q-Zacken.
** siehe Kapitel 17: Veränderungen der Repolarisation.

Ein *alter* Infarkt, der mit einem LSB verbunden ist, kann zuverlässig diagnostiziert werden, wenn gewisse Kriterien (hohe Spezifität) vorhanden sind:

i. Q-Zacke in mindestens zwei der Ableitungen I, aVL, V_5, V_6
ii. Abnahme der R-Zackenamplitude von V_1 bis V_4
iii. Knotung der S-Zacke in V_3 bis V_5, das „Cabrera-Zeichen"

Beim *Fehlen* dieser Zeichen kann ein alter MI aber nicht ausgeschlossen werden (niedrige Sensitivität). Ein *akuter* MI *mit LSB* lässt sich bei ungewöhnlichem Verhalten der Repolarisation vermuten oder gar diagnostizieren, zum Beispiel bei einer ST-Hebung anstelle der LSB-bedingten ST-Senkung (Details über MI und LSB werden im Abschnitt „EKG Spezial" weiter unten besprochen).

Im Gegensatz zum LSB ist bei einem RSB in der Regel sowohl ein alter inferiorer wie auch ein alter anteriorer Infarkt leicht zu identifizieren. Es sind identische Q-Zacken (wie beim Fehlen eines RSB) vorhanden, da die Nekrose die ersten rund 40–60 ms des QRS-Komplexes beeinflusst, während der RSB Veränderungen der letzten 50–60 ms des QRS bewirkt (EKG 13.23). Paradoxerweise wird ein *akuter* MI beim *RSB* manchmal übersehen. Die Diagnose kann aber (wie beim LSB) aufgrund unüblicher ST-Veränderungen, die nicht durch den RSB bedingt sind, vermutet werden.

Ein LAFB kann einen alten anteroseptalen Infarkt imitieren oder maskieren und einen inferioren Infarkt maskieren. Letzteres ist sehr selten. Ein ausgedehnter anteriorer Infarkt kann trotz eines LAFB erkannt werden.

Ein LPFB stellt eine besondere Situation dar. In der Praxis kommt diese seltene Reizleitungsstörung nur (genauer: bei 95% der Fälle) beim inferioren MI vor, wobei der Infarkt oft völlig maskiert wird. Das LPFB-Muster ähnelt dem normalen EKG, die typischen Veränderungen sind subtil. Das EKG 13.24 zeigt einen LPFB, der vollständig einen alten inferioren MI maskiert, und das EKG 13.25 stellt ein ähnliches Muster bei einem jungen gesunden Menschen dar. Bei Patienten im Alter von >40 Jahren mit einer $ÅQRS_F$ von rund +60° und mit oder ohne verdächtige Q-Zacken in den Ableitungen III und aVF muss die Diagnose eines inferioren Infarktes mit LPFB in Betracht gezogen werden – besonders bei Patienten mit Risikofaktoren für eine KHK. Zu Details über den LPFB siehe Abschnitt 6 im Kapitel 9: Faszikelblöcke.

6 Spezielle Infarktbilder

Im Grunde genommen sind die *speziellen Infarktbilder* identisch mit den *Non-Q-Infarkten*. Man beachte, dass diese Definition darauf beruht, dass eine breite Q-Zacke mit einer Dauer von ≥0,04 s fehlt. Deshalb sind die MI-Bilder mit einer Q-Zacke von <0,04 s in den „Non-Q"-Bildern eingeschlossen.

Die speziellen Infarktbilder beinhalten:

i. Bilder *ohne* Q-Zacken: a) symmetrisch negative T-Wellen (klassischer Non-Q-Infarkt); b) ST-Senkung von >3 mm.
ii. Bilder mit *Reduktion* der R-Zackenamplitude und *mit* Q-Zacken in den klassischen Ableitungen (zum Beispiel in aVF und III beim inferioren Infarkt) mit einer Dauer von <0,04 s.
iii. *Neue und/oder kleine* Q-Zacken (<0,04 s) in Ableitungen, in denen sie nicht vorhanden sein sollten.
iv. Ein RSR´-Muster in den Ableitungen I und aVL und/oder in ≥2 präkordialen Ableitungen von V_2 bis V_6.

Bei den Situationen ii–iv kann die Präsenz von symmetrisch negativen T-Wellen in den entsprechenden Ableitungen für die Diagnose hilfreich sein.

Das so genannte *Non-Q-Infarktbild* stellt das wichtigste und häufigste Muster dar. Es ist gekennzeichnet (auch im akuten Stadium!) durch *symmetrische, negative T-Wellen* in den Ableitungen V_1 bis V_5 (V_6) und oft durch normale oder nur leicht reduzierte R-Zacken in I und aVL (EKG 13.26). Ein Non-Q-Infarktbild in den Ableitungen III und aVF kommt selten vor. Im akuten Stadium kann dann eine minimale ST-Hebung mit nach oben konvexer Konfiguration vorhanden sein. Ein Non-Q-Infarkt kann transmural oder nichttransmural sein.

Bei Patienten mit einem Non-Q-Infarkt kommt es in rund 30% in den folgenden 6 Monaten zu einem Q-Zacken-Infarkt. Deshalb ist eine frühe Koronarangiographie obligatorisch, um die Diagnose zu bestätigen und um eine allenfalls notwendige PTCA oder aortokoronare Bypassoperation (AKB) durchführen zu können.

Manchmal finden wir ein „Gemisch" eines Non-Q-Infarktes mit einem Q-Zacken-Infarkt. Die vorherrschenden typischen, tiefen und symmetrischen und negativen T-Wellen gehen mit pathologischen Q-Zacken in einer oder mehreren Ableitungen einher (EKG 13.27). Dieses Bild ist aber laut Definition ein Q-Zacken-Infarkt. Im EKG 13.28 enthüllt eine späte ventrikuläre Extrasystole (VES) pathologische Q-Zacken in den präkordialen Ableitungen – aber dies ist kein zuverlässiges Zeichen. Die

Morphologie der ventrikulären Extrasystolen selbst kann ebenfalls einen Q-Zacken-Infarkt imitieren. tieren sollten; diese Regel ist besonders für die Interpretation von Fällen mit Verdacht auf MI gültig.

Schlussfolgerung

Als allgemeine Regel gilt, dass nur gut ausgebildete EKG-Leser (die auch gute Kliniker sind) EKGs und Arrhythmien interpre-

Im Detail

Für einen EKG-Leser genügt es nicht, lediglich ein klassisches *Q-Zacken-Bild* eines alten inferioren oder anterioren MI identifizieren zu können. Die Patienten sind nicht daran interessiert, ob ihr Infarkt auf den ersten Blick im EKG festgestellt werden kann oder ob er schwierig zu diagnostizieren ist (z.B. im Falle eines Spiegelbildes der Infarktzeichen oder beim Vorliegen eines intraventrikulären Reizleitungsdefektes). Was ist Ihre Meinung? Wenn eine nahe Verwandte oder ein Freund von Ihnen einen Infarkt erlitt, der im EKG schwierig festzustellen war, würden Sie es dann akzeptieren, dass der verantwortliche EKG-Leser nicht imstande war, die korrekte Diagnose zu stellen oder wenigstens zu vermuten, um die nötigen therapeutischen Maßnahmen einleiten zu können? Oder wären Sie glücklich, wenn der Patient einer Fibrinolyse oder einer notfallmäßigen Koronarangiographie unterzogen würde und dies lediglich aufgrund eines harmlosen Thoraxschmerzes und von ST-Hebungen, die einer normalen Variante des EKGs entsprechen (wie etwa einer ST-Hebung von 2–3 mm in den Ableitungen V_2/V_3)? Noch schlimmer ist die Tatsache, dass ein nicht diagnostizierter akuter MI oft schwere Konsequenzen hat und bei vielen Patienten zum Tod führt.

7 Ätiologie und Prävalenz

7.1 Arteriosklerotische koronare Herzkrankheit (häufig)

Meistens entwickelt sich ein MI bei Patienten mit atheromatösen Koronararterien. Die pathogenetischen Mechanismen werden bei Fischer et al. [1] und Gutstein und Fuster [2] beschrieben.

Ein *Spasmus einer Koronararterie* ist der zugrunde liegende Mechanismus für die Prinzmetal-Angina [3]. Ein koronarer Spasmus ist ein wichtiger zusätzlicher pathophysiologischer Faktor bei der Entstehung eines MI. Die Risikofaktoren dafür beinhalten Kontrazeptiva und Nikotinabusus (besonders in Kombination) und Kokainabusus. Koronarspasmen und späte Auflösung von thrombotischem Material sind die wahrscheinlichsten Ursachen für einen Infarkt bei Patienten mit normalen Koronararterien.

Dies gilt auch für Fälle mit akutem Infarkt während der Schwangerschaft oder innerhalb der ersten drei Monate nach einer Geburt, einem seltenen, aber oft fehldiagnostizierten Ereignis mit einer hohen Mortalität von 20–38%(!). Bei diesen Frauen, meist im Alter von 30 bis 40 Jahren, wurde auch eine Dissektion der Koronararterien beschrieben [17]. Die EKGs 13.29, 13.30a-b und 13.31 zeigen Fälle mit ST-Hebungen, die durch Spasmen induziert und reversibel waren. Wenn der Spasmus die rechte Koronararterie (RCA) betrifft, kann ein intermittierender atrioventrikulärer (AV-) Block 2° oder 3° beobachtet werden.

7.2 Kongenitale koronare Herzkrankheit (selten)

Eine *koronararterielle Fistel* ist eine abnorme Verbindung zwischen einer normalen Koronararterie und dem rechten Herzen oder der Pulmonalarterie, was oft ein typisches systolodiastolisches Geräusch erzeugt. Die Konsequenzen aus dem Links-Rechts-Shunt und dem koronaren Steal-Effekt sind Herzinsuffizienz, Angina pectoris und sehr selten ein Herzinfarkt, der im Alter von über 20 Jahren auftritt.

Ein Ursprung der linken Koronararterie aus der Pulmonalarterie (Bland-White-Garland-Syndrom [6]) ist etwas ganz Spezielles mit schlechter Prognose; die Folgen sind MI bei Neugeborenen, Arrhythmien und plötzlicher Tod. Ein außergewöhnlicher Fall einer Patientin, die das Erwachsenenalter erreichte, wird im Folgenden dargestellt.

Fallbeispiel/Short Story 1

Im Jahre 1976 erlitt eine 41-jährige Frau, die keine kardiale Anamnese hatte und die täglich zur Arbeit fuhr, eine Synkope und wurde daraufhin klinisch untersucht. Das Herz war leicht vergrößert, und es wurde eine mäßige Mitralinsuffizienz mit einem systolischen 2/6 Geräusch über dem Apex diagnostiziert. Die abnormen Q-Zacken in den präkordialen Ableitungen wurden als septale ventrikuläre Hypertrophie fehlinterpretiert (leider ging das EKG verloren); die Synkope wurde als vagovasalen Ursprungs fehldiagnostiziert. Einige Monate später erlitt die Patientin während des Einkaufens erneut eine schwere Synkope mit Herzstillstand und Atemstillstand. Sie wurde durch einen zufällig vorbeigehenden pädiatrischen Kardiologen reanimiert und ins Spital eingeliefert, wo ein Kammerflimmern mittels eines externen Elektroschocks behandelt wurde. Die Koronarangiographie ergab einen abnormen Ursprung der linken Koronararterie aus der Pulmonalarterie, eine große akinetische Zone anterolateral und eine reduzierte Auswurffraktion (AF) von 40%. Bei der Operation wurde die linke Koronararterie an ihrer Abgangsstelle aus der Pulmonalarterie verschlossen, und es wurde ein aortokoronarer venöser Bypass zur linken Koronararterie angelegt. Einige Monate später kehrte die Patientin mit einer verbesserten Auswurffraktion (50%) und nur leichter Mitralinsuffizienz an ihre Arbeit zurück. Im EKG waren in den präkordialen Ableitungen R-Zacken erschienen (auch dieses EKG ging leider verloren). Vierzehn Jahre später ging es der Patientin immer noch gut, und es bestand keine Herzinsuffizienz (später wurde die Patientin aus den Augen verloren).

Ein *abnormer Verlauf* der linken oder rechten Koronararterie zwischen der Aorta und der Pulmonalarterie ist durch einen aberrierenden Ursprung der Koronararterie aus dem kontralateralen aortalen Sinus bedingt. Die Folge kann ein MI oder ein plötzlicher Tod sein [7].

Anomalien von Koronararterien können in verschiedenen Formen mit *kongenitalen* Herzkrankheiten einhergehen [8,9].

Ein *myokardiales "bridging"*, das zur Verengung des proximalen oder mittleren Teils des Ramus interventricularis anterior (RIVA) (selten der Circumflexa (Cx)) führt, kann zu Angina pectoris und ausnahmsweise zu einem Infarkt führen [10]. Bei Kindern mit hypertropher Kardiomyopathie kann dies einen Risikofaktor für einen plötzlichen Tod darstellen [11].

7.3 Andere Ätiologien der koronaren Herzkrankheit (selten)

Alle der folgenden Ursachen sind ausgesprochen selten im Vergleich mit der üblichen Ursache der koronaren Herzkrankheit (atheromatöse Veränderungen der Koronararterien mit konsekutiver Thrombose).

Erkrankungen der *Aorta* schließen die Dissektion, die Takayasu-Arteriitis und Syphilis ein. Eine Aortendissektion vom Typ A provoziert manchmal einen MI infolge einer Dissektion der Koronararterie oder infolge deren Verschlusses durch ein Hämatom. In einer Studie an 89 Patienten fanden Hirata et al. [12] akute ST-T-Veränderungen in über 50% beim Dissektionstyp A und in 20% beim Typ B. Die Autoren schreiben die EKG-Anomalien dem Einbezug der Koronarostien in die Dissektion, einem Schock infolge Tamponade und vorbestehender koronarer Herzkrankheit zu. Die übrigen erwähnten Ursachen sind extrem selten.

Eine weitere seltene Ursache ist eine *Koronarembolie* bei Patienten mit bakterieller Endokarditis, Klappenprothesen, linksatrialem Myxom oder mit muralen Thromben bei einem LV-Aneurysma oder bei dilatierender Kardiomyopathie.

MI *während oder kurz nach* therapeutischen Interventionen kommen bei der aortokoronaren Bypassoperation (AKB) und bei Koronardilatation (PTCA) vor. Infarkte bei Patienten mit einer AKB sind häufiger als erwartet und variieren zwischen 10% und 20% [13,14]. Allerdings handelt es sich selten um einen großen Infarkt.

Fallbeispiel/Short Story 2

[Bericht mit freundlicher Genehmigung des Patienten]

Ein 59-jähriger Mann namens *Frischherz* litt unter einer Angina pectoris infolge einer schweren Drei-Gefäß-Erkrankung mit normaler LV-Auswurffraktion (AF) von 72%. Zudem bestand eine leichte valvuläre Aortenstenose. Das EKG (13.32a) zeigte eine LV-Hypertrophie mit Veränderungen der Repolarisation. Im September 1990 wurde eine fünffache aortokoronare Bypassoperation durchgeführt. Unmittelbar danach wurde eine ST-Hebung in den inferioren und lateralen Ableitungen festgestellt; bei der unverzüglich durchgeführten Reoperation waren aber keine Anomalien im Bereich der Bypass zu entdecken. Dennoch kam es zu einem großen inferolateralen Infarkt mit atypischen EKG-Zeichen (EKG 13.32b) und mit einer Reduktion der AF auf 45%. Während der folgenden Jahre entwickelte sich eine progressive Herzinsuffizienz infolge einer rasch fortschreitenden Aortenstenose mit einer Aortenklappenöffnungsfläche von 0,9 cm² und einer schweren Progression der koronaren Herzkrankheit, wobei sich bei der Koronarangiographie mindestens vier der fünf Bypässe als offen erwiesen. Im Jahre 1997 betrug die AF noch 25%. Während des Winters 1997/98 entwickelte sich ein Endstadium der Herzinsuffizienz, und im Mai 1998 wurde die Herztransplantation durchgeführt. Abgesehen von einer intermittierenden Niereninsuffizienz war der Verlauf komplikationslos. Vier Jahre nach der Operation ist jedermann glücklich mit Herrn Frischherz – mit seinem frischen Herzen und seinem nahezu normalen EKG (EKG 13.32c).

Rossiter et al. [15] fanden bei kombinierten Klappen- und Bypassoperationen eine Häufigkeit eines perioperativen Infarktes von 21% bei Aortenklappenersatz plus AKB und von 5% bei Mitralklappenersatz plus AKB. Verbesserungen in der chirurgischen Technik haben die Mortalität und die Häufigkeit perioperativer Infarkte beträchtlich gesenkt [16]. Außerdem verkürzt die Technik der AKB ohne Verwendung eines extrakorporalen Kreislaufes die Operationszeit, wodurch die Häufigkeit perioperativer Infarkte minimiert werden kann.

Das Risiko eines akuten Infarktes *während* oder kurz *nach* PTCA ist viel geringer und liegt bei etwa 1,6% [18]. Patienten, die einer PTCA unterzogen werden, haben im Allgemeinen eine leichtere KHK und eine bessere LV-Funktion als Patienten, bei denen eine Bypassoperation nötig ist. Außerdem kann der interventionelle Kardiologe einen koronaren Verschluss oder Spasmus unverzüglich sichtbar machen und durch eine prompte Intervention einen Infarkt verhindern.

Kokain ist in einigen Ländern zu einer der häufigsten Ursachen für einen akuten MI bei jungen Personen geworden. Bei intravenöser Verabreichung führt Kokain innerhalb von Minuten zu einer Vasokonstriktion mit arterieller Hypertonie; wird es gsnifft, geschieht dies innerhalb einer Stunde. Koronarspasmen können die Thrombusbildung *und* die Plaqueruptur fördern. Bei einigen Patienten wurde eine ungewöhnliche Progression einer koronaren Herzkrankheit beobachtet. Akute MI (meist innerhalb von einer Stunde nach Kokaineinnahme auftretend) wurden sowohl bei normalen als auch bei stenotischen Koronararterien festgestellt [19,20].

Andere *seltene Ursachen* eines MI sind Bindegewebserkrankungen (Lupus erythematodes, Periarthritis nodosa, rheumatische Arthritis), Amyloidose, neurologische Störungen (Friedreich-Ataxie, progressive Muskeldystrophie), penetrierendes oder nicht penetrierendes Herztrauma, primäre oder metastatische Herztumoren, Homocystinurie und Kontrazeptiva (speziell in Kombination mit Nikotinabusus). Es wurden auch einige Fälle von Infarkt nach Kohlenmonoxydvergiftung und nach Bienenstichen beschrieben [21]. Cerebrale Blutungen und schwerer Schock können zu einem subendokardialen Infarkt führen [22].

EKG Spezial

8 Nomenklatur der Infarktstadien

Wie in früheren Abschnitten erwähnt, gibt es bei der Beschreibung der Infarktstadien vier verschiedene Zugänge, die *zeitlich nicht zusammenfallen* und die einige Verwirrung schaffen. Jeder Zugang berücksichtigt verschiedene Aspekte des MI (Abb. 13.4)

8.1 Elektropathophysiologischer Verlauf

Diese EKG-Beschreibung bezieht sich auf den *elektropathophysiologischen Verlauf* des MI. Das akute Stadium (nur ST-Hebung) dauert einige Stunden, das subakute (ST-Hebung plus pathologische Q- oder QS-Zacken) dauert mehrere Tage (bis zu einer Woche), gefolgt vom chronischen Stadium (nur pathologische Q/QS ohne ST-Hebung). So kann etwa ein 5 Tage alter Infarkt allein aufgrund des EKGs nicht von einem mehrere Jahre alten Infarkt unterschieden werden. Das Verhalten der T-Wellen ist nicht zuverlässig.

8.2 Internationale Terminologie

EKG-Beschreibungen können auch der *internationalen Terminologie* folgen. Diese Nomenklatur *unterscheidet nicht* zwischen einem akuten und einem subakuten Stadium (im Sinne der oben erwähnten elektropathophysiologischen Beschreibung). So wird jedes Infarktstadium mit ST-Hebung – mit oder

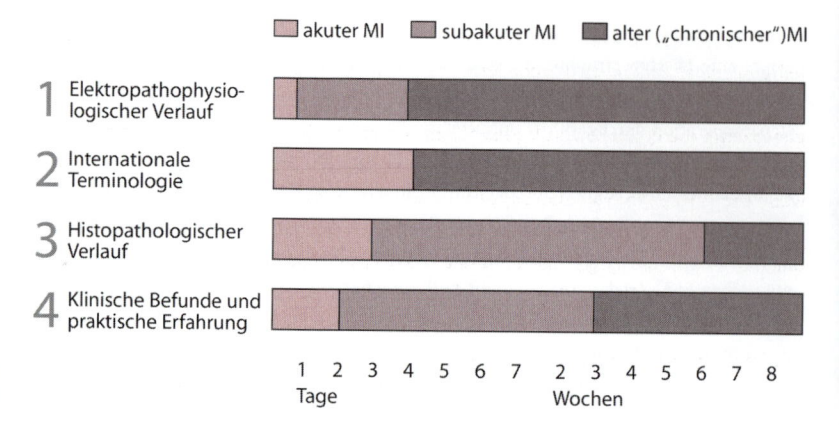

Abb. 13.4
Die vier verschiedenen Beschreibungen der Infarktstadien und ihre zeitliche Beziehung

ohne pathologische Q/QS – als „akut" bezeichnet. Der Begriff „subakut" wird verwendet, wenn die ST-Strecke zur isoelektrischen Linie zurückgekehrt ist. Die Konsequenz daraus ist, dass das subakute vom chronischen Stadium nicht aufgrund des EKGs allein unterschieden werden kann. T-Veränderungen können bei der Unterscheidung der beiden Stadien helfen oder auch nicht.

8.3 Histopathologischer Verlauf

Diese Beschreibung der Infarktstadien stützt sich auf den *histopathologischen Verlauf*, ohne auf die EKG-Veränderungen Rücksicht zu nehmen. Das akute Stadium dauert Tage, das subakute Stadium rund sechs Wochen bis zur *histopathologischen Heilung* des Infarktes (fibrotische Narbe). Danach wird der Infarkt als „alt" bezeichnet.

8.4 Klinische Befunde und praktische Erfahrung

Die Einschätzung der Infarktstadien kann sich auf *klinische Befunde* und *praktische Erfahrung* stützen. Das akute Stadium dauert wenige Tage und das subakute 2–3 Wochen. Nach dieser Zeit wird dem Patienten in der Regel wieder zu arbeiten erlaubt. Jedoch wird allgemein anerkannt, dass größere operative Eingriffe erst 6 Wochen nach Beginn des MI (nach Abheilung des Infarktes) vorgenommen werden sollten.
Abb. 13.4 illustriert die vier verschiedenen Zugänge zu den Infarktstadien *in Bezug auf die Zeit*. Es muss erwähnt werden, dass die EKG-Stadien eines Infarktes je nach dem *individuellen Verlauf* und der *Therapie* beträchtlich variieren. Eine Fibrino-

lyse oder eine notfallmäßige PTCA verkürzt meistens das akute Stadium.
Wie oben erwähnt wird in diesem Buch die *internationale Nomenklatur* zur Beschreibung der EKG-Beispiele verwendet. Dieser Zugang unterscheidet aber nicht zwischen subakutem und akutem Infarkt (wie es die *elektropathophysiologische* Nomenklatur tut).
Die akuten *und* die subakuten Stadien werden unter dem Begriff „akutes Stadium" zusammengefasst und sind durch eine ST-Hebung mit oder ohne Q-Zacken charakterisiert. Um Verwirrungen zu vermeiden, geben wir bei den EKG-Beispielen – sofern möglich – das echte Alter des Infarktes in Stunden, Tagen, Wochen, Monaten oder Jahren an.

9 Kombination von Infarktbildern

Wir unterscheiden zwischen der Kombination von Infarkten zweier (oder dreier) benachbarter Myokardareale und der Kombination von Infarkten in separierten oder gegenüberliegenden Arealen.

9.1 Infarkte von benachbarten Arealen

Die fünf im vorangegangenen Abschnitt erwähnten Lokalisationen des linksventrikulären MI sind willkürlich abgegrenzt. Oft ist die benachbarte Region auch durch den Infarkt involviert. So ist ein *anterolateraler* Infarkt tatsächlich eine Kombination zweier *benachbarter* infarzierter Areale, einerseits des anteroseptalen und andererseits des anterolateralen Areals. Eine weitere häufige Kombination findet sich beim *posterolateralen* MI.

In einigen Fällen mit posteriorem MI kann eine laterale Beteiligung vorhanden, aber schwierig zu identifizieren sein. Wenn die R-Zacke von Ableitung V_4 bis V_6 abnimmt und gleichzeitig die Q-Zacke von V_4 bis V_6 zunimmt, ist eine partielle Beteiligung der lateralen Wand vorhanden, besonders wenn die T-Welle in V_6 (und V_5) negativ ist (EKG 13.33).

Ein *inferoposteriorer* MI stellt eine häufige Kombination dar (EKG 13.34 und 13.35). *Inferolaterale* (EKG 13.36) und *inferoposterolaterale* MI sind ebenfalls nicht selten. Bei der inferoposterioren Kombination lassen sich ein Q oder QS oder eine minimale initiale R-Zacke in den inferioren Ableitungen finden (EKGs 13.37–13.39). Bei all diesen Fällen beruht die Diagnose auf der Präsenz der typischen Veränderungen in den entsprechenden Ableitungen. Oft ist eine Lokalisation dominant und bei der anderen zeigen sich die Veränderungen nur als Grenzbefund (EKG 13.40). In der Regel wird der Typ der kombinierten Lokalisation wie der inferoposteriore und der inferoposterolaterale Infarkt durch den Verschluss *eines* großen Astes der linken Koronararterie (meistens der Cx) oder der dominierenden rechten Koronararterie verursacht.

9.2 Infarkte mit separierter oder gegenüberliegender Lokalisation

Der typische „doppelte Infarkt", der zwei *separierte* Areale des linken Ventrikels befällt, ist die Kombination eines *anteroseptalen und inferioren* MI. Wiederum wird die Diagnose durch die Veränderungen in den verschiedenen entsprechenden Ableitungen erhoben (EKGs 13.41–13.44). Bei diesem Infarkttyp kann der Verschluss der rechten Koronararterie und ebenfalls eines Astes der linken Koronararterie vermutet werden.

Bei relativ seltenen Fällen können sich die MI-Bilder gegenüberliegender Lokalisation gegenseitig *maskieren* (EKG 13.45). Bei solchen Patienten wird die schwer eingeschränkte LV-Funktion oft irrtümlicherweise einer „dilatierenden Kardiomyopathie unklarer Ätiologie" zugeschrieben, während in Wirklichkeit eine schwere koronare Herzkrankheit mit multiplen Infarkten vorliegt. Eine Unterscheidung zwischen den beiden Zuständen kann auch im Echokardiogramm schwierig sein. Auch bei der Kombination eines *posterioren* mit einem *anteroseptalen* (oder anteroapikalen) Infarkt kann die Diagnose schwierig oder gar unmöglich sein, da die EKG-Veränderungen der beiden Infarkte sich gegenseitig teilweise oder vollständig auslöschen. Manchmal lässt sich die Diagnose (im Kontext mit den klinischen Befunden) vermuten und zwar aufgrund von relativ hohen R-Zacken in V_1 bis V_3, denen eine Q-Zacke vorausgeht (EKG 13.59, mit zusätzlichem RSB).

Das EKG 13.46 demonstriert, dass die EKG-Diagnose eines MI manchmal sehr schwierig ausfallen kann. Dieses EKG eines Patienten zwei Tage nach einer AKB lässt auf den ersten Blick einen akuten anterioren MI vermuten (siehe Ableitung V_5 und V_6, wo die gehobene ST-Strecke direkt von der R-Zacke abgeht). Doch sprechen der frontale ST-Vektor von +75° und andere Zeichen für die Diagnose einer akuten Perikarditis. Außerdem ergab die Koronarangiographie offene Bypässe und eine unveränderte LV-Funktion.

Ein weiterer Typ eines kombinierten MI separierter Areale ist der akute inferiore Infarkt des *linken Ventrikels* zusammen mit einem akuten Infarkt des *rechten Ventrikels* (EKG 13.47); dieser Typ ist meistens auf einen proximalen Verschluss der rechten Koronararterie zurückzuführen. Es ist eine Kombination, die viel häufiger vorkommt als vor 10 Jahren angenommen wurde; sie wird in 30–50% (!) der Patienten mit akutem inferiorem MI gefunden [23–25]. Die Erfassung eines rechtsventrikulären Infarktes (mit Hilfe der Ableitungen V_{3R} bis V_{6R}) ist aus therapeutischen Gründen von Bedeutung. Vasodilatatoren müssen vermieden und reichliche Flüssigkeitszufuhr muss garantiert sein. Schwere Komplikationen wie AV-Block, rezidivierendes Kammerflimmern und Schock sind häufiger als bei anderen Typen des akuten MI. Während die Spitalmortalität dieser Infarktkombination *ohne* frühe Revaskularisationsmaßnahmen außerordentlich hoch ist (rund 16%), ist die Langzeitprognose die Gleiche wie bei Patienten mit inferiorem Infarkt *ohne* RV-Infarkt. Die Erklärung dafür ist einfach: In den meisten Fällen stellt ein RV-„Infarkt" *nicht* einen eigentlichen Infarkt dar, sondern entspricht einem „hybernating myocardium". Tatsächlich sind nach 48 h in >50% nicht nur die ST-Hebung, sondern auch die pathologischen Q-Zacken in den rechtspräkordialen Ableitungen verschwunden. Man nimmt an, dass die Gründe für die rasche Erholung in einem niedrigeren Sauerstoffbedarf der dünnen Wand des rechten Ventrikels, in einer direkten Perfusion (durch venöses Blut!) aus dem Ventrikel und in einem besonderen Verhalten der Kollateralgefäße („ischemic preconditition") liegen [25]. Die Spitalmortalität konnte durch frühe Reperfusion der rechten Koronararterie *drastisch gesenkt* werden, indem dies eine rasche Erholung des „hibernating myocardium" des rechten Ventrikels (und teilweise auch des inferioren LV-Myokards) ermöglichte. Bowers et al. [25] berichteten, dass von 40 erfolgreich reperfundierten Patienten 39 (98%) nach einem Monat keine rechtsventrikuläre Herzinsuffizienz aufwiesen. Ein solches ausgezeichnetes Resultat lässt sich aber nur in einem modernen Spital mit einer invasiven kardiologischen Ausrüstung erwarten.

10 Komplexe Infarktbilder

Der Terminus „komplexe Infarktbilder" wird verwendet bei MI, die mit einem Schenkelblock (RSB oder LSB), einem Faszikelblock oder einem bilateralen Block einhergehen. Ein Schenkelblock infolge eines MI erhöht die Mortalität erheblich, auch beim inferioren Infarkt [26].

10.1 Infarkt mit Rechtsschenkelblock

Die pathologische Q-Zacke ist beim Vorliegen eines RSB ebenso gut wie beim Fehlen eines RSB erkennbar, da die initiale Depolarisation des linken Ventrikels nicht oder nur mäßig durch den RSB beeinflusst wird. Es kann lediglich wegen der Vergrößerung des septalen Vektors zu großen primären R-Zacken in V_2 und V_3 kommen, was möglicherweise als Spiegelbild eines posterioren Infarktes fehlgedeutet wird. Die EKGs 13.48–13.52 zeigen verschiedene Lokalisationen von MI; im EKG 13.53 ist eine Kombination eines alten anteroseptalen mit einem inferioren Infarkt dargestellt.

Ein *akuter* MI kann beim RSB in vielen Fällen leicht diagnostiziert werden. Bei einem akuten anteroseptalen Infarkt ist es möglich, dass die ST-Hebung in V_1 bis V_3 mindestens teilweise durch die ST-Senkung des RSB aufgehoben wird. Deutliche ST-Hebungen (Q-Zacken) in den Ableitungen V_1/V_2 zeigen aber oft eindeutig einen anteroseptalen Infarkt an (EKGs 13.54 und 13.55). Entsprechende Veränderungen in den inferioren Ableitungen erlauben die Diagnose eines akuten inferioren MI. Die EKGs 13.56a-b (Auftreten eines RSB nach Latenzzeit) und 13.57–13.59 zeigen verschieden lokalisierte MI mit RSB).

In der Praxis wird ein MI-Bild beim Vorliegen eines RSB manchmal übersehen, weil der EKG-Leser durch das RSB-Muster so beeindruckt ist, dass er den Q-Zacken und der ST-Strecke keine weitere Beachtung schenkt.

10.2 Infarkt mit Linksschenkelblock

Beim Vorliegen eines LSB ist die Diagnose eines *alten* MI oft schwierig oder gar unmöglich. Dies kann durch zwei Tatsachen erklärt werden. Erstens erzeugt ein LSB einen abnormen QRS-Vektor, der hauptsächlich von rechts nach links und mehr oder weniger nach hinten und oben gerichtet ist und dadurch eine schwere Deformation des QRS-Bildes bewirkt. Dieser abnorme QRS-Vektor verhindert das Erscheinen eines typischen Nekrose-Musters. Zweitens kann ein durch den LSB bedingter QS-Komplex einen Infarkt vortäuschen. Ein rS-Komplex (manchmal mit einer sehr kleinen initialen Q-Zacke) ist häufig in den Ableitungen V_1 bis V_4 und sollte nicht als anteroseptaler/anteriorer MI interpretiert werden. Ein QS-Komplex in V_1 bis V_3 oder V_4 findet sich beim LSB sowohl mit als auch ohne MI. In ähnlicher Weise kann ein QS-Komplex in den Ableitungen III und aVF einerseits einen inferioren Infarkt imitieren und andererseits durch einen solchen verursacht sein. In beiden Fällen sind die T-Wellen im Allgemeinen positiv und asymmetrisch.

EKG-Zeichen, die beim Vorliegen eines LSB für einen alten MI sprechen, sind in Tabelle 13.2. aufgeführt.

i. Ein *QR-Komplex* (mit einer Q-Zacke meistens <0,04 s) in mindestens zwei der Ableitungen I, aVL, V_5, V_6 ist beim Vorliegen eines LSB in rund 90% spezifisch für einen alten anterioren MI. Die Sensitivität ist niedrig.

Tabelle 13.2
Spezifität und Sensitivität von EKG-Zeichen, die einen alten Myokardinfarkt bei LSB suggerieren

	Spezifität(%)*	Sensitivität(%)*
Q (meistens <0.04 s) in ≥2 der Abl. I, aVL, V_5, V_6	80–100	5–20
rsR´ in ≥2 der Abl. I, aVL, V_5, V_6	80–100	8–24
Abnahme der R-Zacke von V_1 (V_2) zu V_4	70–90	5–30
Geknotete S-Zacke (Cabrera-Zeichen) in V_3 bis V_5	60–90	8–32
Q in III und aVF (ohne überdrehte Linkslage)	30–70	30?
Geknotete R-Zacke in I, aVL, V_5, V_6 (Chapman-Zeichen)	22–62	20–26
Geknotete R-Zacke in ≥2 inferioren Ableitungen	34–74	10–32
Multiple Knotung in (>4?) Extrem.- und präk.Abl.	?	?
QS in Abl.V_1 bis V_4	rund 50	20–40

*Werte basieren auf der Literatur.

ii. Ein *rsR´-Komplex* in den Ableitungen I (aVL) und in einigen präkordialen Ableitungen spricht meistens für einen ausgedehnten alten anterioren MI. Niedrige Sensitivität.

iii. Eine Abnahme der *R-Zacken-Amplitude* von $(V_1) V_2$ bis V_4 ist typisch für einen alten anterioren MI (theoretisch mit Beteiligung des posterioren Septums). Niedrige Sensitivität.

iv. Das *Cabrera-Zeichen* (geknoteter/gekerbter Aufwärtsschenkel des S in den Ableitungen V_3 bis V_5 [27]) zeigt in 60–70% einen alten anterioren MI an. Niedrige Sensitivität.

Die obigen vier EKG-Muster (i-iv) weisen eine akzeptable bis ausgezeichnete Spezifität, aber eine niedrige Sensitivität auf. Liegen mehr als drei dieser Zeichen vor, ist der Infarkt meistens von mittlerem bis ausgedehntem Ausmaß, da das LSB-Bild nur durch einen massiven Verlust von LV-Vektoren wesentlich verändert werden kann.

v. Eine *Q-Zacke* (meistens von ≥0,03 s) in den Ableitungen III und aVF kann einen inferioren Infarkt anzeigen. Doch kann eine Q-Zacke oder sogar eine QS-Konfiguration in diesen Ableitungen bei einer überdrehten Linkslage ohne MI vorkommen.

vi. Ein *Chapman-Zeichen* (geknoteter/gekerbter Aufwärtsschenkel des R in den Ableitungen I, aVL (und V_5 oder V_6) deutet auf einen anterioren MI hin. Unzuverlässig.

vii. Eine *geknotete R-Zacke* in den inferioren Ableitungen ist ein mögliches Zeichen für einen inferioren Infarkt.

viii. *Multiple Knotungen/Kerbungen des QRS* in mehreren Ableitungen werden besonders beim anterioren MI beobachtet.

ix. Ein *QS-Komplex* in V_1 bis V_4 wird gelegentlich ohne MI gesehen. In der Kombination mit einem (anterioren) MI sind oft andere Zeichen wie das Cabrera-Zeichen oder eine Q-Zacke in ≥2 der Ableitungen I, aVL, V_5, V_6 vorhanden.

Die Zeichen (v–ix) haben eine ungenügende Sensitivität und eine niedrige Spezifität.

In der Studie von Hands et al. [28], hatten 24 von 35 Patienten mit LSB einen alten und/oder einen akuten MI, 12 hatten keinen Infarkt. Die Autoren fanden eine ausgezeichnete Spezifität von 90–100% bei einer niedrigen Sensitivität von 5–30% für die folgenden Zeichen:

i. Q-Zacke in ≥ zwei der Ableitungen I, aVL, V_5, V_6
ii. Abnahme der R-Zacke von V_1 bis V_4
iii. späte Knotung der S-Zacke in V_3 bis V_5 (Cabrera-Zeichen)
iv. geknotete R-Zacke in ≥ zwei der inferioren Ableitungen
v. Q-Zacke in III (überdrehte Linkslage ausgeschlossen)
vi. QS in V_1 bis V_4.

Der Wert der Resultate wird durch die sehr kleine Anzahl von Patienten eingeschränkt, die zudem einen alten und/oder einen akuten MI hatten. Weiner et al. [29] zeigten die Überlegenheit des Vektorkardiogramms über das EKG mit Spezifitäten von 85,7% gegenüber 80,9% und Sensitivitäten von 71,8% gegenüber 53,1%. Wackers [30] unterstrich die Bedeutung von *seriellen* EKGs zur Diagnose des akuten und des alten MI beim Vorliegen eines LSB.

Die EKGs 13.60–13.64 stellen Bilder eines alten MI beim LSB dar. Der Leser wird feststellen, dass bei einigen EKGs *mehrere* Zeichen für einen MI sprechen.

Es sollte erwähnt werden, dass alle diese Muster (mit Ausnahme von i.: Q-Zacken in I, aVL, V_5/V_6) auch bei nichtkoronaren Herzkrankheiten vorkommen können, bei denen ein schwer geschädigter linker Ventrikel besteht, insbesondere bei schwerer hypertropher und dilatierender LV-Kardiomyopathie. Jedoch ist die koronare Herzkrankheit die weitaus häufigste Ursache für diese „abnormalen" LSB-Bilder.

Beim *akuten* MI ist die Diagnose ebenfalls schwierig. Je nach Ableitung wird die ST-Hebung beim akuten Infarkt entweder teilweise durch die LSB-bedingte ST-Senkung *aufgehoben* oder sie wird durch die LSB-bedingte ST-Hebung *überlagert*.

Die Konsequenz daraus ist, dass ein *akuter Infarkt* beim Vorliegen eines LSB in Gegenwart folgender Zeichen diagnostiziert und lokalisiert werden kann [31]:

i. ST-Senkung (Spiegelbild der posterioren ST-Hebung) in den Ableitungen V_2/V_3: akuter MI.
ii. ST-Hebung in den Ableitungen, in denen ein LSB allein eine ST-Senkung aufweisen würde. Beispiele: ST-Hebungen in I und/oder aVL, V_4 bis V_6: akuter anteriorer MI; ST-Hebung in III, aVF (II): akuter inferiorer MI (EKG 13.65).
iii. Auffallende ST-Hebung in V_2 bis V_3 von >5 mm: akuter anteriorer Infarkt (EKG 13.66a-b).

Auf der Basis dieser Kriterien ist es möglich, einen akuten anterioren oder inferioren MI in vielen Fällen zu diagnostizieren, wenn das EKG innerhalb der ersten Stunden nach dem Beginn der Symptome registriert wird. In einer kürzlich erschienenen Studie von Madias et al. [32] wurden von 4193 Patienten mit akutem MI 124 mit einem LSB gefunden. Die

Autoren deuten darauf hin – und unsere eigene Erfahrung unterstützt dies auch –, dass eine ST-Hebung in V_2/V_3 etwas weniger spezifisch ist (besonders bei schwerer LVH) als die oben in (i) und (ii) erwähnten ST-Veränderungen.

10.2.1 Infarkt bei Schrittmacher-Patienten

Bei wenigen Schrittmacherempfängern wird die Elektrode epikardial auf dem linken Ventrikel implantiert. Der QRS-Komplex zeigt deshalb ein atypisches RSB-Muster. Als Folge davon ist im EKG im Allgemeinen ein akuter und ein alter MI zu erkennen.

Bei den meisten Fällen wird die Elektrode jedoch intravenös in den rechten Ventrikel implantiert, weswegen im EKG ein *atypisches* LSB-Muster erscheint. Je nach der Lage der Elektrodenspitze finden sich in der frontalen Ebene verschiedene QRS-Achsen. Eine einzelne breite R-Zacke in den Ableitungen I und aVL und ein QS-Typ in III, aVF und II ist aber der häufigste Befund. Im Gegensatz zum gewöhnlichen LSB vermissen wir meistens einen positiven Ausschlag in V_5 und V_6, was einen Verlust von QRS-Vektoren imitiert. In Ableitung V_1 ist ein vollständig atypisches Muster mit einem Qr-Komplex (ohne MI) möglich. Insgesamt ist die Diagnose eines akuten und eines alten MI bei einer rechtsventrikulären Stimulation oft sehr schwierig oder gar unmöglich (EKG 13.67). Ein ausgedehnter anteriorer MI zeigt sich beim LSB möglicherweise durch eine signifikante Knotung an.

10.3 Infarkt bei linksanteriorem Faszikelblock

Ein linksanteriorer Faszikelblock (LAFB) kann einen *alten* Infarkt maskieren oder in seltenen Fällen imitieren. Die typischen Q- oder QS-Komplexe und die üblichen negativen T-Wellen beim inferioren Infarkt werden durch den LAFB vollständig maskiert. Die Verbindung eines LAFB mit einem inferioren Infarkt ist aber sehr selten.

Gelegentlich werden auch anteriore Infarkte von mäßiger Größe durch einen LAFB maskiert. Anteroseptal/apikale und ausgedehnte anteriore Infarkte sind im Allgemeinen erkennbar (EKGs 13.68–13.72). Eine Variante des LAFB (in 5–10%) mit kleiner q-Zacke (qrS-Komplex) in Ableitung V_2 (und V_3) imitiert eine kleine anteroseptale Nekrose [33,34]. Die Diagnose eines *akuten* Infarktes wird in der Regel nicht beeinträchtigt (EKGs 13.73–13.75b (Verlauf)). Koronarangiographische Befunde bei Patienten mit oder ohne LAFB unterscheiden sich nicht wesentlich [35].

10.4 Infarkt bei linksposteriorem Faszikelblock

Der LPFB stellt ein spezielles Thema dar (Kapitel 9: Faszikelblöcke). Einerseits sind >6% der alten inferioren Infarkte mit einem LPFB kombiniert. Andererseits geht ein LPFB in >90% mit einem alten inferioren MI einher [36]. Deshalb erlaubt in den meisten Fällen ein LPFB-Bild allein die Diagnose eines alten inferioren MI, obwohl der LPFB das gewöhnliche Bild des inferioren Infarktes teilweise oder vollständig verhüllt. Die EKGs 13.76 und 13.77 zeigen typische Beispiele eines LPFB, bei denen der ausgedehnte inferiore Infarkt maskiert ist. Im EKG 13.78 ist ein LPFB mit einem alten inferioren MI und einem akuten anteroseptalen MI dargestellt.

Das Vorliegen eines LPFB zeigt nicht nur in den meisten Fällen einen inferioren MI, sondern in der Regel auch eine schwere Zwei-bis-Drei-Gefäß-Erkrankung an [36]. Deshalb stellt ein LPFB eine berechtigte Indikation zur Koronarangiographie dar. In Anbetracht der oben erwähnten Tatsachen ist die Kenntnis der *genauen* und *subtilen* diagnostischen EKG-Kriterien des LPFB wichtig (Kapitel 9: Faszikelblöcke). Bei einem über 40-jährigen Patienten ohne RV-Hypertrophie und einem frontalen QRS-Vektor von rund +60° mit präterminaler Kerbung der R-Zacke in den Ableitungen III und/oder V_6 sollte ein LPFB in Erwägung gezogen werden (ungeachtet dessen, ob in den inferioren Ableitungen eine Q-Zacke vorhanden ist oder nicht). In Zweifelsfällen ist ein Echokardiogramm oder eine Koronarangiographie für die Diagnose ausschlaggebend.

10.5 Infarkt bei bilateralem Block

10.5.1 Infarkt bei RSB plus LAFB

Bei diesem *häufigen* Typ des bilateralen Blocks wird das EKG-Bild abgesehen von den Ableitungen V_1 (V_2) vorwiegend durch den LAFB bestimmt. Als Folge davon kann ein inferiorer und ein kleiner anteriorer Infarkt maskiert werden. In vielen Fällen kann aber ein anteriorer MI durch pathologische Q-Zacken, oft kombiniert mit der Reduktion der R-Amplitude und/oder geknotetem QRS, in den benachbarten Ableitungen festgestellt werden (EKGs 13.79–13.81). Auf gleiche Weise lässt sich ein Non-Q-Infarkt vermuten (EKG 13.82). Nach unserer Erfahrung verhindert ein LAFB teilweise die Entwicklung einer T-Negativität in den präkordialen Ableitungen.

10.5.2 Infarkt bei RSB plus LPFB

Ein isolierter LPFB wie auch ein LPFB in Kombination mit einem RSB maskiert in der Regel teilweise oder vollständig einen alten inferioren MI. Die Diagnose kann nur beim Vorliegen von suspekten Q-Zacken in den inferioren Ableitungen vermutet werden. Dies ist beim EKG 13.83 nicht der Fall. Die Differentialdiagnose dieses *seltenen* Typs eines bilateralen Blocks mit oder ohne inferioren Infarkt ist ein RSB mit rechtsventrikulärer Hypertrophie (Kapitel 11: Bilaterale Blöcke).

11 Spezielle Infarktbilder

Die speziellen Infarktbilder lassen sich in folgende Typen einteilen:

i. „klassischer" Non-Q-Infarkt (mit negativen symmetrischen T-Wellen);
ii. Infarkt mit ST-Senkung ≥3 mm;
iii. Infarkt mit „nichtsignifikanten" Q-Zacken (<0,04 s) mit *gewöhnlicher* Lokalisation;
iv. Infarkt mit „nichtsignifikanten" Q-Zacken (<0,04 s) mit ungewöhnlicher Lokalisation (oft mit „Knotung des QRS" verbunden);
v. Infarkt mit RSR´-Typ in den präkordialen (und Extremitäten-) Ableitungen;
vi. Infarkt mit alleiniger Reduktion der R-Zacken-Amplitude (oft kombiniert mit „Knotung des QRS");
vii. Vorhofinfarkt (eine spezielle Form der speziellen Infarktbilder).

11.1 Der so genannte Non-Q-Infarkt

Obwohl es noch andere Typen des Non-Q-Infarktes gibt, wird dieser Begriff im Allgemeinen für den so genannten Non-Q-Infarkt reserviert, der charakterisiert ist durch ausgeprägte und relativ tiefe, negative (symmetrische) T-Wellen in den präkordialen Ableitungen (V_1) V_2 bis V_5 (V_6) und oft auch in den Ableitungen I (II) und aVL. Ein inferiorer Non-Q-Infarkt (mit symmetrisch negativen T-Wellen in III und aVF) ist seltener. Das Bild wird im akuten Stadium eines Infarktes gesehen und kann über Wochen oder Monate dauern. Die R-Amplitude ist oft im Vergleich mit einem vorausgehenden EKG *leicht reduziert*. Im akuten Stadium ist eine mäßige (1–2 mm), nach oben konvexe ST-Hebung oder ST-Senkung möglich (EKG 13.84).

Auf der Basis einer frühen Studie von Prinzmetal et al. [37] wurde allgemein angenommen, dass ein Non-Q-Infarkt nichttransmural ist. Viele Jahre später wurde dieses Konzept durch andere Autoren in Zweifel gezogen: ein Non-Q-Infarkt kann *transmural* oder *nicht-transmural* sein. Interessanterweise hatte Prinzmetal seine eigene Hypothese drei Jahre nach der ersten Publikation selbst zurückgezogen [38]. Dieser Typ des Non-Q-Infarktes ist bei weitem das *häufigste* aller unüblichen Infarktbilder. De Zwaan et al. [39] beobachteten *negative symmetrische* und auch *biphasische, terminal negative* T-Wellen bei 180 von 1260 Patienten mit unstabiler Angina infolge einer schweren Stenose des proximalen Ramus interventricularis anterior (RIVA). Die meisten dieser Patienten zeigten Abnormitäten der systolischen oder diastolischen Kammerfunktion, die von den Autoren eher als „hibernating myocardium" denn als Infarkt interpretiert wurden.

Das folgende Fallbeispiel beschreibt einen außergewöhnlichen Verlauf eines Non-Q-Infarktes nach chirurgischer Revaskularisation.

Fallbeispiel/Short Story 3

Im Jahre 1984 wurde ein 42-jähriger Mann zur Herzkatheterisierung eingewiesen mit der klinischen Diagnose einer schweren Aortenklappenstenose und eines symptomatischen Non-Q-Infarktes. Das EKG zeigte eine LV-Hypertrophie und tiefe symmetrische T-Wellen anterolateral (EKG 13.85a). Beide Diagnosen wurden bestätigt. Neben einem Gradienten von 70 mmHg an der Aortenklappe fand sich eine schwere Stenose des RIVA mit einem riesigen Aneurysma der anterioren Wand des linken Ventrikels (Auswurffraktion 45%). Es wurden ein Aortenklappenersatz und eine AKB zum RIVA durchgeführt. Drei Wochen nach der Operation klagte der Patient über atypische Brustschmerzen. Eine Technetium/Thallium-Szintigraphie ergab keine Ischämie und – zu jedermanns Überraschung – eine normalisierte LV-Funktion. Das Aneurysma war demnach nicht durch eine fibrotische Narbe, sondern durch ein „hibernating myocardium" verursacht worden. Zwanzig Jahre nach der Operation geht es dem Patienten immer noch gut; das EKG zeigt eine Rückbildung der LVH und leichte Veränderungen der Repolarisation (EKG 13.85b).

Schlussfolgerung: Eine chirurgische (oder interventionelle) Revaskularisation kann in günstigen Fällen zu einer eindrücklichen Wiedererlangung der LV-Funktion infolge Erholung eines „hibernating myocardiums" führen. Dieses Phänomen wurde erstmals von Chatterjee et al. [40] bei Patienten nach AKB beschrieben und kann auch bei Patienten mit einem Q-Zacken-Infarkt beobachtet werden.

Differentialdiagnose: Es gibt eine lange Reihe von Krankheiten, die vom Non-Q-Infarkt abgegrenzt werden müssen, wie spätes Stadium der Perikarditis, cerebrale Blutungen, schwere Anämie/Schock, so genanntes Syndrom X [40] und akute Pankreatitis (siehe Tabelle 13.1). Die Kenntnis der *anderen Typen spezieller Infarktbilder* ist ebenfalls wichtig. Einige EKG-Muster wurden erst in den vergangenen Jahrzehnten mit der zunehmenden Anzahl durchgeführter Koronarangiographien besser erkannt. Diese EKGs spiegeln die wahre Infarktgröße sogar noch schlechter wider als die Q-Zacken-Bilder. Viele Patienten mit unüblichen Infarktbildern benötigen weitere Abklärungen, und alle sollten wie Patienten mit „üblichen" Infarktbildern untersucht und behandelt werden. Die meisten der weiter unten gezeigten EKG-Beispiele stammen aus einer 8-monatigen Periode aus unserem 1000-Betten-Universitätsspital. So sind diese Bilder also nicht so selten, wie man glauben könnte. Die meisten Infarkte wurden durch Koronarangiographie und LV-Angiographie bestätigt.

11.2 Infarkt mit ST-Senkung ≥3 mm

Dieser Typ wird definiert durch eine ST-Senkung von ≥3mm in Ruhe in mindestens einer präkordialen Ableitung (meistens V_3 bis V_5); er ist relativ selten (EKG 13.86)

11.3 Infarkt mit „nichtsignifkanter" Q-Zacke bei üblicher Lokalisation

Fallbeispiel/Short Story 4

Im März 2000 berichtete ein 54-jähriger Kollege dem Autor über einen leichten „ziehenden" Schmerz im Bereich des linken großen Pectoralis-Muskels, der seit einer Woche nach einem Hantel-Training aufgetreten war. Er litt auch unter einem allgemeinen Unwohlsein. Risikofaktoren für eine koronare Herzkrankheit verneinte er. Sein Blutdruck betrug in Ruhe 170/100. Das EKG zeigte ein „unübliches" Infarktmuster mit inferoposteriorer Lokalisation ohne signifikante Q-Zacken in den inferioren Ableitungen, aber mit verdächtigen symmetrischen negativen T-Wellen in diesen Ableitungen (EKG 13.87a). Der Hausarzt sandte unverzüglich per Fax ein EKG, das 3 Jahre zuvor anlässlich einer Routineuntersuchung angefertigt wurde und das vollständig normal war (EKG 13.87b). Der Belastungstest ergab eine ausgezeichnete Arbeitskapazität (Herzfrequenz 160/min bei 17 MET (maximaler Belastungstest)). Aber es konnte dabei der seltsame „muskuläre" Schmerz ausgelöst werden. Die Herzenzyme waren normal. Die am nächsten Tag durchgeführte Koronarangiographie zeigte einen vollständigen Verschluss der großen Circumflexa mit einigen Kollateralen, und die LV-Angiographie ergab eine kleinere umschriebene inferoposteriore Hypokinesie bei einer normalen AF von 70%. Die übrigen Koronararterien erwiesen sich als normal. Darauf wurde mit gutem Resultat die Rekanalisation mit Stenteinlage durchgeführt. Bei dem am folgenden Tag wiederholten Belastungstest trat kein Schmerz auf. In der Folge wurden die Risikofaktoren, nämlich eine mäßige Hypertonie, eine Hypercholesterinämie und eine mäßige Adipositas behandelt. Bei diesem Fall enthüllte überraschenderweise das „spezielle Infarktbild" den Infarkt besser als die LV-Angiographie.

Das EKG 13.88a zeigt ein atypisches Muster eines alten inferioren MI (ohne pathologische Q-Zacken) mit geknotetem QRS in den Extremitätenableitungen und in V_6 (laterale Beteiligung möglich). Fünf Monate später war im EKG (EKG 13.88b) ein typisches Bild eines Q-Zacken-Infarktes zu sehen.

11.4 Infarkt mit „nichtsignifikanter" Q-Zacke bei unüblicher Lokalisation

Dieses Infarktbild ist oft mit einer gewissen Reduktion der R-Amplitude und einem geknoteten QRS-Komplex verbunden. Symmetrisch negative T-Wellen können ebenfalls die Diagnose unterstützen (EKGs 13.89–13.91).

11.5 Infarkt mit RSR´-Typ in den präkordialen (und inferioren) Ableitungen

Die EKGs 13.92–13.95 demonstrieren Fälle mit diesem „unüblichen" Infarktbild. Natürlich muss ein inkompletter RSB ausgeschlossen werden (rSr´ in V_1, terminale R-Zacke in aVR).

Das MI-Bild mit rsR´ in I und/oder aVL und V_6 oder V_5/V_6 ist *besonders wichtig*, weil es oft mit einem ausgedehnten anterolateralen Infarkt mit daraus folgender stark reduzierter LV-Funktion einhergeht (EKG 13.96–13.99). Der Umstand, dass eine schwere Zwei-bis-Drei-Gefäß-Erkrankung und hypokinetische und akinetische Zonen verschiedener Lokalisation überwiegen, unterstützt den Verdacht, dass einige dieser Infarktbilder durch Überlagerung der Bilder von zwei oder mehr Infarkten mit gegenüberliegender Lokalisation entstehen.

Varriale und Chryssos [42] beschrieben 26 Patienten (11 Frauen, 15 Männer, Durchschnittsalter 66 Jahre), die innerhalb von 2,5 Jahren eingewiesen wurden und bei dokumentiertem altem MI ein RSR´-Muster im EKG aufwiesen. Bei 13 Patienten war dieses Muster in V_3 bis V_6, bei 9 Patienten in II/aVF/III und bei 4 Patienten sowohl in den anterioren wie in den inferioren Ableitungen vorhanden. Die QRS-Dauer betrug 0,11–0,16 s (-0,18 s); RSB und LSB wurden mittels Vektorkardiographie ausgeschlossen. Ein RSR´-Typ wurde bei einem Patienten in einer Ableitung und bei den übrigen 16 Patienten in zwei oder mehr Ableitungen beobachtet. Außerdem fanden sich bei 12 Patienten pathologische Q-Zacken. Der RSR´-Typ ging meistens mit einer stark eingeschränkten LV-Funktion (10–58%, durchschnittlich 26,3%) und bei 18 von 26 Patienten mit einer Herzinsuffizienz einher. In der Folge starben 10 Patienten innerhalb von 3 Jahren.

Übrigens hatte Grant [43] schon im Jahr 1957 ähnliche Infarktbilder beschrieben, die damals *„periinfarction block"* genannt wurden. Da einige Peri-Infarkt-Block-Bilder später als linksfaszikuläre Blöcke (Hemiblöcke) erkannt wurden, wurde dieser Begriff fallengelassen. Jedoch repräsentiert das RSR´-Muster infolge eines alten MI im Grunde genommen einen Peri-Infarkt-Block, verursacht durch eine terminale Reizleitungsverzögerung des fraktionierten lebensfähigen Myokardgewebes rund um die Infarktnarbe herum [42].

Nach unserer Meinung kann ein isolierter RSR´-Typ in den inferioren Ableitungen irreführend sein und einer normalen Variante, zum Beispiel einem inkompletten RSB, entsprechen. Ein geknotetes QRS in anderen Ableitungen oder pathologische negative T-Wellen sprechen für die Diagnose eines alten MI; dies gilt auch für pathologische Q-Zacken in anderen Ableitungen. Das RSR´- (rsR´-) Muster lässt sich bei MI-Bildern in den Ableitungen I, aVL und/oder V_5/V_6 auch beobachten, wenn ein LSB vorliegt (siehe Abschnitt 10.2 weiter oben).

11.6 Infarkt mit reiner oder vorherrschender Reduktion der R-Zacken-Amplitude

Unter diesen Bedingungen ist die Diagnose eines MI sehr oft unsicher oder unmöglich. Dennoch kann sie in einigen Fällen, insbesondere bei geknotetem QRS vermutet werden (EKGs 13.100 und 13.101).

Zusammenfassend kann gesagt werden, dass die in den obigen Punkten 11.3–11.5 beschriebenen „speziellen" Infarktbilder für einen erfahrenen EKG-Leser, der das EKG mit angiographischen Befunden vergleicht, *typisch atypische*(!) Infarktbilder darstellen. Allerdings ist es so, dass viele EKG-Leser keine Erfahrung in invasiver Kardiologie haben und – was schlimmer ist – einige invasive Kardiologen an der Elektrokardiographie nicht genügend interessiert sind.

Einerseits können formal *offensichtlich* pathologische Q-Zacken, so genannte signifikante ST-Hebungen und negative (auch symmetrische) T-Wellen bei normalen Personen infolge Artefakten (falsche Polung der Extremitätenableitungen) oder anderer Bedingungen und weit von einem MI entfernten Krankheiten gefunden werden. Andererseits gibt es EKG-Muster mit *leichten* speziellen Veränderungen, die eine wahrscheinliche und manchmal sogar eine definitive Diagnose eines Infarktes erlauben. Es leuchtet ein, dass sich ein Vergleich mit einem früheren EKG in solchen Fällen als sehr hilfreich erweisen kann.

Man erinnere sich daran, dass nicht jedes Infarktbild so typisch ist wie dasjenige im EKG 13.102, das das Bild eines akuten MI zeigt, der mehr oder weniger alle Wände des linken Ventrikels (und wahrscheinlich auch den rechten Ventrikel) erfasst.

Zum Schluss der EKG-Beispiele: Das EKG 13.103 zeigt ein *klassisches Nicht-Infarkt-Bild*(!) – ein vollständig normales EKG. Der Patient litt aber unter einer leichten Angina pectoris während Belastung, und im Belastungstest fand sich ein Grenzbefund. Die Koronarangiographie ergab einen Verschluss des RIVA mit guter Kollateralisierung von der rechten Koronararterie und der Circumflexa her. Die LV-Auswurffraktion betrug 75%. Ein Versuch, den RIVA zu rekanalisieren, schlug fehl, und der Patient wurde mit Medikamenten behandelt. – Dieser Fall erinnert uns daran, dass ein normales EKG in Ruhe eine schwere KHK nicht ausschließt.

11.7 Atrialer Infarkt (Vorhofinfarkt)

Das Bild eines *atrialen Infarktes* stellt ein spezielles Thema spezieller Infarkte dar, weil der atriale Muskel beteiligt ist. Die wahre Prävalenz des Vorhofsinfarktes ist unbekannt. Gardin und Singer [44] fanden ihn in 1%, während in einem Buch über Vorhof-Elektrokardiogramme von Zimmerman et al. [45] eine Häufigkeit von 17% angegeben wird. Der Grund für diese Diskrepanz liegt wahrscheinlich im unterschiedlichen Gebrauch der üblichen Kriterien, die da sind: a) Hebung der Strecke zwischen dem Ende der P-Welle und dem Beginn des QRS-Komplexes („PQ-Hebung"), welche nach der Meinung von Gardin und Singer das zuverlässigste Zeichen ist; b) Senkung dieser Strecke; und c) geknotete P-Wellen. Es ist offensichtlich, dass die Kriterien ziemlich vage sind. Ein Vorhofinfarkt kann für Vorhof-Rhythmusstörungen verantwortlich sein, was aber gesamthaft gesehen klinisch nicht von Bedeutung ist. Überdies stellen einige publizierte EKGs von „Vorhofinfarkten" eher harmlose atriale Repolarisationsstörungen oder Vorhofarrhythmien dar als wirkliche Infarkte (siehe EKG (B) auf Seite 1346 bei [44], wo ein Vorhofflattern besteht). Eine *PQ-Senkung* ist bei einem akuten MI häufiger mit einer infarktbedingten Perikarditis als mit einem Vorhofinfarkt verbunden. Nagahama et al. [46] stellten bei 304 Patienten mit akutem anteriorem MI fest, dass eine PQ-Senkung (nur bei einer Minderheit der Patienten mit zusätzlicher Perikarditis bestehend) mit einer größeren Infarktausdehnung und mit einer signifikant höheren Spitalmortalität einhergeht.

12 Differentialdiagnose der „klassischen" Q-Zacken-Infarktbilder

Die Differentialdiagnose der „klassischen" Infarktbilder ist in Tabelle 13.1 aufgeführt. Betreffend *akute MI* versus *akute Perikarditis* gilt allgemein, dass beim akuten MI die ST-Hebung von der R-Zacke abgeht, während sie bei der akuten Perikarditis ihren Ursprung aus der S-Zacke nimmt. Einerseits kann aber die ST-Strecke in den präkordialen Ableitungen V_1 bis V_3 (mit vorbestehender tiefer S-Zacke) auch beim akuten MI von der S-Zacke abgehen. Andererseits kann die ST-Strecke bei der akuten Perikarditis in den Ableitungen V_5/V_6 der R-Zacke entspringen, sofern keine vorbestehende S-Zacke vorliegt. Das wichtigste diagnostische Kriterium für eine akute Perikarditis ist allerdings das Verhalten des frontalen ST-Vektors, der seine Richtung zwischen +30° und +70° einnimmt (siehe Kapitel 15: Akute und chronische Perikarditis).

Die Differentialdiagnose der *pathologischen Q-Zacken* wird eingehend im Kapitel 14 diskutiert.

13 Lokalisation des Infarktes und Lokalisation des koronaren Verschlusses

Die Korrelation zwischen der Infarktlokalisation und dem Sitz der koronaren Läsion ist nicht zuverlässig. Die Gründe dafür liegen in den anatomischen Variationen der Koronararterien (z.B. Dominanz eines Hauptgefäßes oder eines großen Astes), in der Ausprägung der Kollateralgefäße, in der Position des Herzens und anderem. Jedoch ist eine gewisse Beziehung zwischen der Lokalisation des Infarktes und dem Sitz des Koronararterienverschlusses ziemlich häufig (Abb. 13.2a-f). Ebenso sind die üblichen EKG-Bezeichnungen für die Infarktlage nicht genau. Für den praktischen Gebrauch eignen sich die traditionellen Begriffe „inferiorer MI", „posteriorer MI", „anteroseptaler MI", „ausgedehnter anteriorer MI" etc. auch heute noch.

14 Schätzung der Infarktgröße

Nur in rund 60% der *alten* Q-Zacken-Infarkte lässt sich die Größe durch Anwendung folgender Regel leidlich gut schätzen: *je mehr Ableitungen eine Q-Zacke aufweisen und je größer die Q-Zacken (QS) sind, desto größer ist das infarzierte Gebiet (und umgekehrt)*. Dies gilt besonders für den anterioren Infarkt. Jedoch findet man in rund 40% der Fälle keine solche Beziehung. Zum Beispiel kann ein EKG mit QS-Zacken in V_1 bis V_4 und einem Qr-Komplex in V_5 auch einem umschriebenen apikoseptalen Aneurysma mit mäßiger Reduktion der LV-Auswurffraktion entsprechen. Im Gegensatz dazu ist es möglich, dass ein großer anterolateraler Infarkt mit stark eingeschränkter LV-Funktion einen QS-Komplex nur in V_1 bis V_3 aufweist ohne pathologische Q-Zacken in den anderen präkordialen Ableitungen oder in I und aVL. Die Gründe für diese Diskrepanz sind nicht bekannt. Jedoch zeigt sie einmal mehr die Grenzen des EKGs als einer indirekten Methode.

Da die LV-Funktion für die Prognose sehr wichtig ist, sollte die Infarktgröße nicht aufgrund des EKGs *geschätzt*, sondern mit einer direkten Methode (z.B. mit einem Echokardiogramm) *gemessen* werden.

Bei dem Bild eines *akuten* Infarktes kann das definitive Ausmaß der Nekrose meistens nicht vorausgesagt werden. In der Regel zeigen mehr Ableitungen die Zeichen der Verletzung (ST-Hebung) als danach die Zeichen der Nekrose (Q/QS-Zacken). Die definitive Infarktgröße hängt von vielen Variablen ab. Das Verhalten der Läsionszone rund um die zentrale Nekrose herum wird positiv durch die Kollateralen und negativ durch die Anlagerung von zusätzlichem thrombotischem Material in der Koronararterie beeinflusst. Die Infarktgröße lässt sich deshalb durch eine frühe PTCA und Thrombolyse reduzieren.

Frage: Wenn das EKG bei der Definition der Größe und der präzisen Lokalisation des MI unzuverlässig ist, warum sollte die „exakte" Beschreibung des Infarkttyps notwendig sein? (Keine schlechte Frage…)

Antwort: Eine detaillierte Analyse des EKGs schärft das Auge des EKG-Lesers für die Entdeckung atypischer und leichter Veränderungen von klinischer Bedeutung (z.B. posteriorer Infarkt, „komplexe" und „spezielle" Infarktbilder).

15 Elektropathophysiologie

Die Beschreibung der Infarktstadien in Beziehung zum elektropathophysiologischen Verlauf entspricht ziemlich gut dem wirklichen Myokardschaden.

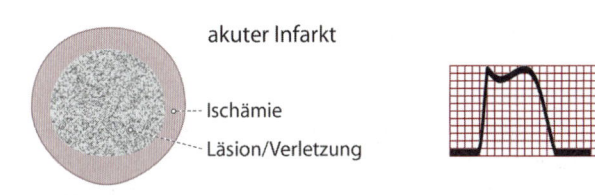

Abb. 13.5a
Akuter Infarkt: Korrelation zwischen dem EKG und dem Stadium der Myokardischämie. Monophasische ST-Deformation/"transmurale" Läsion = Läsion/Verletzung

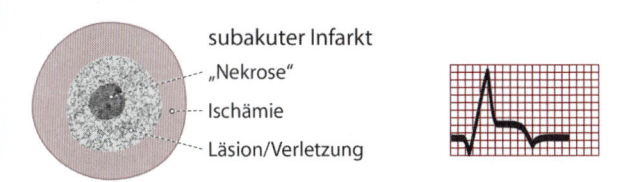

Abb. 13.5b
Subakuter Infarkt: Korrelation zwischen dem EKG und dem Stadium der Myokardischämie (ST-Hebung = Läsion, pathologische Q-Zacke = Nekrose, negative T-Welle = Ischämie)

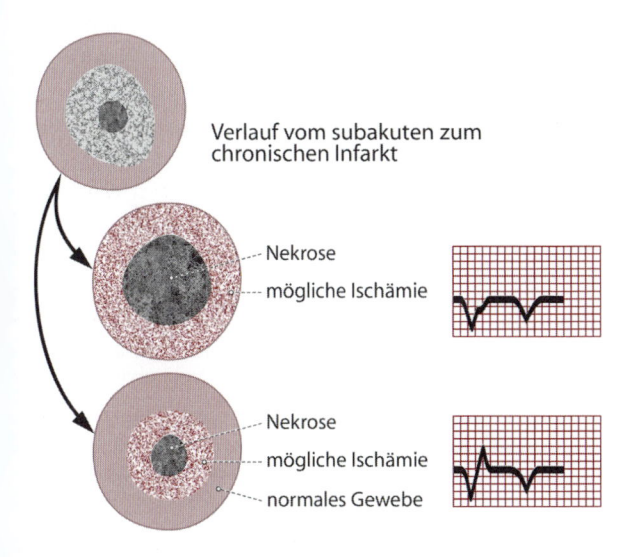

Abb. 13.5c
Verlauf vom subakuten zum chronischen Infarktstadium

15.1 Akutes Stadium

Ein thrombotischer Verschluss einer Koronararterie führt zu Ischämie mit einer zentralen Zone stärkerer Ischämie (Läsion/Verletzung). Das EKG zeigt eine transmurale Läsion oder eine so genannte „monophasische Deformation"; die R-Zacke, die ST-Strecke und die T-Wellen sind zu einem *einzigen positiven Ausschlag* zusammengeschlossen (Abb. 13.5a).

15.2 Subakutes Stadium

In der zentralen Zone entwickelt sich eine *Nekrose*, was sich im EKG durch das Erscheinen einer Q-Zacke äußert. Die nekrotische Zone ist von einer Läsionszone umgeben (leichtere ST-Hebung im EKG), die ihrerseits von einer ischämischen Zone umschlossen wird, was sich im EKG als beginnende T-Negativität zeigt (Abb. 13.5b)

15.3 Chronisches Stadium (alter Infarkt)

Die Läsions- (oder Verletzungs-) Zone ist für den Verlauf des Infarktes von großer Bedeutung. Abb. 13.5c zeigt zwei Möglichkeiten im Verlauf vom subakuten zum chronischen Stadium: Entweder (selten) entwickelt sich die ganze Läsionszone zu einer Nekrose, wodurch die Infarktgröße zunimmt (Abb. 13.5c, kurzer Pfeil) und im EKG breite Q- oder QS-Zacken auftreten; oder (häufig) die Läsionszone erholt sich teilweise und begrenzt so die Infarktgröße (Abb. 13.5c, langer Pfeil); im EKG finden wir weniger breite Q-Zacken. Beim alten Infarkt ist die ST-Strecke zur isoelektrischen Linie zurückgekehrt, und die T-Welle ist in der Regel symmetrisch und negativ. Oft normalisiert sich die T-Welle nach Wochen oder Monaten.

Eine transmurale Läsion ist ein potentiell reversibles Stadium. Zu einer vollständigen Erholung kommt es regelmäßig bei der Prinzmetal-Angina, die durch einen Spasmus eines Koronararterienastes verursacht wird. Beim MI wird die Rückbildung einer Läsion zu Ischämie oder zu normalem Myokard durch Kollateralen und durch therapeutische Maßnahmen wie Fibrinolyse oder PTCA gefördert. Dieses Phänomen wird Erholung von einem „hibernating myocardium" genannt: Eine Zone, die vorher nicht mehr kontraktionsfähig war, gewinnt ihre Vitalität zurück. Tatsächlich können sich sogar Zonen mit extrem ischämischem Myokard (im EKG charakterisiert durch einen Teil der pathologischen Q-Zacke) wieder erholen. Dies erklärt die allgemeine Beobachtung, dass die Größe und die Dauer der Q-Zacken in den ersten Wochen oder Monaten nach einem akuten Infarkt im Allgemeinen abnehmen. Eine *pathologische Q-Zacke im strengen Sinn* repräsentiert ein *nicht depolarisierbares* Myokard und *nicht* eine Nekrose. Die Folge davon ist, dass in sehr seltenen Fällen die Q-Zacken vollständig reversibel sein können.

Es muss betont werden, dass die Bemerkungen zu der Korrelation zwischen Infarktgröße und QRS-Konfiguration „didaktischer" Natur sind. In der Praxis findet man manchmal eine gute Korrelation, in vielen Fällen jedoch ist die Korrelation schlecht oder sie fehlt sogar. Dies gilt auch für den Non-Q-Infarkt.

16 Komplikationen des akuten Myokardinfarktes

Ein kurzer Überblick über dieses Thema scheint für ein Buch über EKGs angezeigt zu sein.

16.1 Arrhythmien und Reizleitungsdefekte

Arrhythmien stellen die *häufigsten direkten Komplikationen* des akuten MI dar. In Frage kommen ventrikuläre Extrasystolen, monomorphe Kammertachykardie (KT) und Kammerflimmern, außerdem AV-Blockierungen 2° und 3° und gelegentlich Kammertachykardie vom Typ „torsade de pointes".

Beim inferioren Infarkt, besonders in Kombination mit einem RV-Infarkt, entwickelt sich in rund 12% ein suprahissärer kompletter AV-Block, der sich in der Regel innerhalb von Tagen spontan über einen AV-Block 2° und 1° zu normaler AV-Reizleitung zurückbildet. Ein definitiver Schrittmacher ist selten notwendig. Ein kompletter infrahissärer AV-Block, der selten vorkommt, ist Ausdruck eines schweren Schadens des linken Ventrikels und wird bei ausgedehntem anteriorem Infarkt beobachtet. Das Auftreten eines neuen RSB, LSB oder bilateralen Blocks findet man im Verlauf eines akuten Infarktes in 0,5–8% [26, 28–30, 48, 49]; wobei der RSB häufiger ist als der LSB. Ein neuer LAFB ist ungewöhnlich selten und tritt in <5% der Fälle auf. Scheinman und Brenman [49] fanden 20 Fälle mit einem LAFB bei 480 Patienten mit einem akuten MI, doch war der LAFB bei 19 Patienten schon vor dem MI vorhanden gewesen. In der Publikation von Bosch et al. [35] wurde die Anzahl der LAFB infolge akutem MI (28 Fälle mit LAFB von 141 Patienten) nicht klar bestimmt.

16.2 Nichtarrhythmische Komplikationen

Ein *ventrikuläres Aneurysma* ist bei anterioren Infarkten ziemlich häufig. Eine Studie an 80 Patienten ergab, dass eine persistierende ST-Hebung von mehr als 1 mm in mehr als drei anterolateralen Ableitungen beim anterioren Q-Zackeninfarkt ein zuverlässiges Zeichen für ein Aneurysma darstellt [47]. Nach unserer Erfahrung fehlt aber die ST-Hebung bei vielen Aneurysmen der anterioren LV-Wand. Aus unbekannten Gründen (vielleicht wegen des Fehlens des „Proximitätseffektes" in den Extremitätenableitungen) ist ein inferiores Aneurysma nur ausnahmsweise an einer persistierenden ST-Hebung in den Ableitungen aVF, III (und II) erkennbar.

Zur Erkennung einer *Ruptur der freien LV-Wand* und einer *Septumperforation* existieren keine zuverlässigen EKG-Zeichen.

In einigen Fällen kann eine „sekundäre" ST-Hebung eine drohende Wandruptur ankündigen [50]. Eine ST-Hebung in Ableitung aVL beim Eintritts-EKG (innerhalb 6 Stunden nach Beginn der Thoraxschmerzen) sagt möglicherweise eine Ruptur der freien Wand voraus [51]. Doch ist die Korrelation ziemlich schwach. In den Serien von Yoshino et al. [51] fand sich nur bei vier der sieben Patienten mit Wandruptur eine ST-Hebung in aVL >0,1 mm, während 51 Patienten *ohne* Ruptur dieselbe EKG-Veränderung aufwiesen.

Die Diagnose der häufigen *nichtarrhythmischen Komplikationen* des MI wie Schock, akute Mitralinsuffizienz infolge Ruptur des subvalvulären Gewebes und Ventrikelseptumdefekt wird gestellt aufgrund der typischen klinischen Befunde [52,53] und mit Hilfe des Echo/Doppler, des Swan-Ganz-Katheters (Bestimmung der RV-Sauerstoffsättigung im Fall einer Septumperforation) oder der konventionellen Herzkatheterisierung.

Für weitere Informationen über das EKG beim Myokardinfarkt (und bei instabiler Angina pectoris) siehe das kürzlich publizierte Buch von Wellens et al. [54].

Literatur

1. Fischer A, Gutstein DE, Fuster V. Thrombosis and coagulation abnormalities in the acute coronary syndromes. Cardiol Clin 1999;17:283–94
2. Gutstein DE, Fuster V. Pathophysiologic and clinical significance of atherosclerotic plaque rupture. Cardiovasc Res 1999;41:323–33
3. Prinzmetal M, Kennamer R, Corday E, et-al. Angina pectoris. I. A variant form of angina pectoris. Am J Med 1959;27:375–88
4. Maseri A. Coronary vasoconstriction: visible and invisible. N Engl J Med 1991;325:1579–80
5. Yasue H, Ogawa H, Okumura K. Coronary artery spasm in the genesis of myocardial ischemia. Am J Cardiol 1989;63:29E–32E
6. Bland EF, White PD, Garland J. Congenital anomalies of the coronary arteries: report of an unusual case associated with cardiac hypertrophy. Am Heart J 1933;8:787
7. Liberthson RR, Dinsmore RE, Fallow JT. Aberrant coronary artery origin from the aorta. Report of 18 patients, review of literature and delineation of natural history and management, Circulation 1979;59:748–54
8. Felmeden D, Singh SP, Lip GY. Anomalous coronary arteries of aortic origin. Int J Clin Pract 2000;54:390–4
9. Johnston TA, Dyer K, Armstrong BA, Bengur AR. Anomalous origin of the left coronary artery in tetralogy of Fallot associated with abnormal mitral valve pathology. Pediatr Cardiol 1999;20:438–40
10. Tauth J, Sullebarger T. MI associated with myocardial bridging: case history and review of the literature. Catheter Cardiovasc Diagn 1997;40:364–7

11. Yetman AT, McCrindle BW, MacDonald C, et-al. Myocardial bridging in children with hypertrophic cardiomyopathy – a risk factor for sudden death. New Engl J Med 1999;341:288–90
12. Hirata K, Kyushima M, Asoto H. Electrocardiographic abnormalities in patients with acute aortic dissection. Am J Cardiol 1995;76:1207–12
13. Bonchek LI: How should we manage suspected perioperative infarction after coronary bypass surgery? Am J Cardiol 2001;87:761–2
14. Brasch AV, Khan SS, Denton TA, et-al. Twenty-years follow-up of patients with new perioperative Q-waves after coronary artery bypass grafting. Am J Cardiol 2000;86:677–9
15. Rossiter SJ, Hultgren HN, Kosek JC, et-al. Myocardial damage in combined valvular and coronary bypass surgery. Circulation 1975;52(Suppl 2):119–25
16. Nunley DL, Grunkemeier GL, Starr A. Aortic valve replacement with coronary bypass grafting. Significant determinants of ten-year survival. J Thor Cadiovasc Surg 1983;85:705–11
17. Roth A, Elkayam U. Acute myocardial infarction associated with pregnancy. Ann Intern Med 1996;125:751–62
18. Lincoff AM, Popma JJ, Ellis SG, et-al. Abrupt vessel closure complicating coronary angioplasty. Clinical, angiographic and therapeutic profile. J Am Coll Cardiol 1992;19:926–35
19. Mittleman MA, Mintzer D, Maclure M, et-al. Triggering of MI by cocaine. Circulation 1999;99:2737–41
20. Hollander JE. The management of cocaine-associated MI. N Engl J Med 1995;333:1237–41
21. Sanghvi S, Vyas V, Hakim A, et-al. Reversible transmural inferior wall ischemia after honeybee sting. Indian Heart J 1997;49:79–80
22. Harries AD. Subarachnoid heamorrhage and the electrocardiogram – a review. Postgrad Med J 1981;57:293–6
23. Zehender M, Kasper W, Kauder E, et-al. Right ventricular infarction as an independent predictor of prognosis after acute inferior MI. N Engl J Med 1993;328:981–8
24. Wellens HJJ. Editorial: Right ventricular infarction. N Engl J Med 1993;38:1036–8
25. Bowers TR, O'Neill WW, Grines C, et-al. Effect of reperfusion on biventricular function and survival after right ventricular infarction. N Engl J Med 1998;338:933–40
26. Hod D, Goldbourt U, Behar S. Bundle-branch block in acute Q-wave inferior wall MI. A high risk subgroup of inferior MI patients. The SPRINT study group (Secondary Prevention Reinfarction Israeli Nifedipine Trial). Eur Heart J 1995;16:471–7
27. Cabrera E, Friedland C. LA onda de activacion ventricular en el bloqueó de rama izquierda con infarto: un nuevo signo electrocardiografico. Arch Inst Cardiol Mex 1953;23:441–60
28. Hands ME, Cook EF, Stone PH, et-al. The LIS Study Group. Electrocardiographic diagnosis of MI in the presence of complete left bundle-branch block. Am Heart J 1988;116:23–31
29. Weiner R, Makam S, Gooch AS. Identification of MI in the presence of left bundle-branch block: correlation of electrocardiography, vectorcardiography, and angiography. Am Osteopath Assoc 1983;83:119–24
30. Wackers FJ. The diagnosis of MI in the presence of left bundle-branch block. Cardiol Clin 1987;5:393–401
31. Sgarbossa EB, Pinski SL, Barbagelata A, et-al. Electrocardiographic diagnosis of evolving acute MI in the presence of left bundle-branch block. N Engl J Med 1996;334:481–7
32. Madias JE, Sinha A, Asthiani R, et-al. A critique of the new ST-segment criteria for the diagnosis of acute MI in patients with left-bundle-branch block. Clin Cardiol 2001;24:652–5
33. Rosenbaum MB, Elizari-MV, Lazzari JO. The hemiblocks. Oldsmar, FL: Tampa Tracings 1970
34. Gertsch M, Bernoulli D. Fascicular block patterns – Observations on differential diagnosis. In: B Lüderitz (ed) Cardiac pacing. Berlin: Springer Verlag 1976, pp 111–8
35. Bosch X, Theroux P, Roy D, et-al. Coronary angiographic significance of left anterior fascicular block during acute MI. J Am Coll Cardiol 1985;5:9–15
36. Godat FJ, Gertsch M. Isolated left posterior fascicular block: a reliable marker for inferior MI and associated severe coronary artery disease. Clin Cardiol 1993;16:220–6
37. Prinzmetal M, Shaw CM, Maxwell MH Jr, et-al. Studies on the mechanism of ventricular activity. The depolarization complex in pure subendocardial infarction – role of the subendocardial region in the normal electrocardiogram. Am J Med 1954;16:469–88
38. Pipberger H, Schwartz L, Massumi RA, Weiner SM, Prinzmetal M. Studies on the mechanism of ventricular activity. XXI. The origin of the depolarization complex with clinical applications. Am Heart J 1957;54:511–29
39. De Zwaan C, Bär FW, Jannsen JHA, et-al. Angiographic and clinical characteristics of patients with unstable angina showing an ECG pattern indicating critical narrowing of the proximal LAD coronary artery. Am Heart J 1989;117:657–65
40. Chatterjee K, Swan HJ, Parmley WW, et-al. Depression of left ventricular function due to acute myocardial ischemia and its reversal after aortocoronary saphenous-vein bypass. N Engl J Med 1972;286;1117–22
41. Maseri A, Crea F, Cianflone D. Myocardial ischemia caused by distal coronary vasoconstriction. Am J Cardiol 1992;70:1602–5
42. Varriale P, Chryssos BE. The RSR´ complex not related to right bundle-branch block: Diagnostic value as a sign of MI scar. Am Heart J 1992;123:369–76
43. Grant RP. Clinical electrocardiography. New York: McGraw Hill 1957, pp 176–181
44. Gardin JM, Singer DH. Atrial infarction. Importance, diagnosis, and localization. Arch Intern Med 1981;141:1345–8
45. Zimmerman HA, Bersano E, Dicosky C. The auricular electrocardiogram. Springfield, IL: Charles C Thomas, 1968
46. Nagahama Y, Sugiura T, Takehana K, et-al. Clinical significance of ST-segment depression in acute Q-wave anterior wall MI. J Am Coll Cardiol 1994;23:885–90
47. Dubnow MH, Burchell HB, Titus JL. Postinfarction ventricular aneurysm. A clinicomorphologic and electrocardiographic study of 80 cases. Am Heart J 1965;70:753–60
48. Okabe M, Fukuda K, Nakashima Y, et-al. A quantitative histopathological study of right bundle-branch block complicating acute anteroseptal MI. Br Heart J 1991;65:317–21
49. Scheinman M, Brenman BA. Clinical and anatomic implications of intraventricular blocks in acute MI. Circulation 1972; 46:753–60
50. Hurst JW. Abnormalities of the S–T segment – Part II. Clin Cardiol 1997;20:595–600
51. Yoshino H, Yotsukura M, Yano K, et-al. Cardiac rupture and admission electrocardiography in acute anterior MI: implication of ST-elevation in aVL. J Electrocardiol 2000;33:49–54
52. Prieta A, Eisenberg J, Thakur RK. Nonarrhythmic complications of acute MI. Emerg Clin Med North Am 2001;19:397–415
53. Mixon TA, Tak T, Lawrence ME. Cardiac tamponade complicating MI in the era of thrombolytics and platelet IIb/IIIa: case report and literature review. Am J Geriatr Cardiol 2001;10:133–8
54. Wellens HJJ, Gorgels AM, Dovendans PA. The ECG in acute myocardial infarction and unstable angina. Kluwer Academic Publishers. Boston/Dordrecht/London 2002

Beachte bei den Texten zu den EKGs: „Koro" bedeutet LV-Angiographie plus Koronarangiographie. Eine PTCA kann mit oder ohne Stenteinlage gemacht worden sein (in den letzten Jahren wurde bei rund 75% der Fälle eine Stenteinlage durchgeführt).

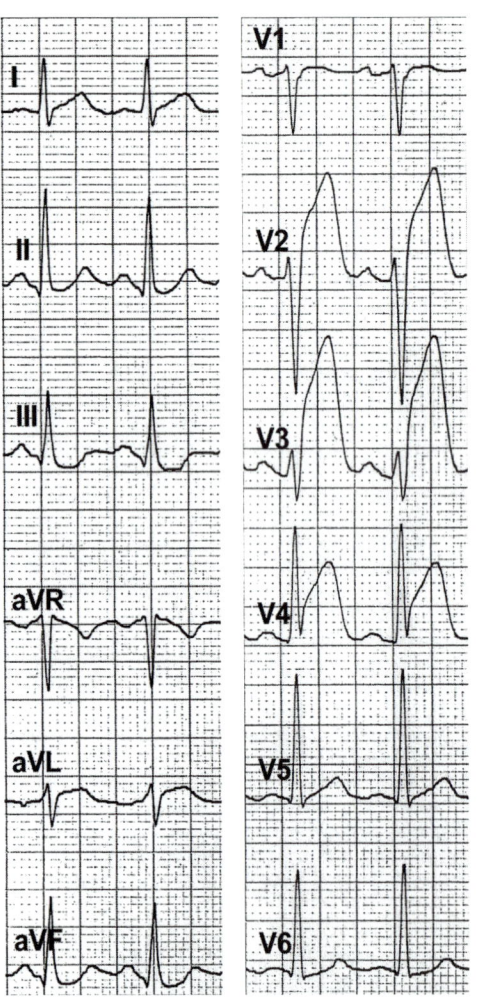

EKG 13.1a
64J/m. Akuter, 2 Stunden alter anteroseptaler MI. EKG: ST-Hebung bis zu 10 mm, in den meisten Ableitungen von der S-Zacke abgehend! Keine pathologische Q-Zacke. Echo: Auswurffraktion 65%, anteroapikale Hypokinesie.

EKG 13.1b
Gleicher Patient. EKG 4 Stunden später, nach Thrombolyse: ST-Strecke normal, T negativ in I, aVL und V_2 bis V_4 (V_5). Keine pathologischen Q-Zacken. Kein Koro.

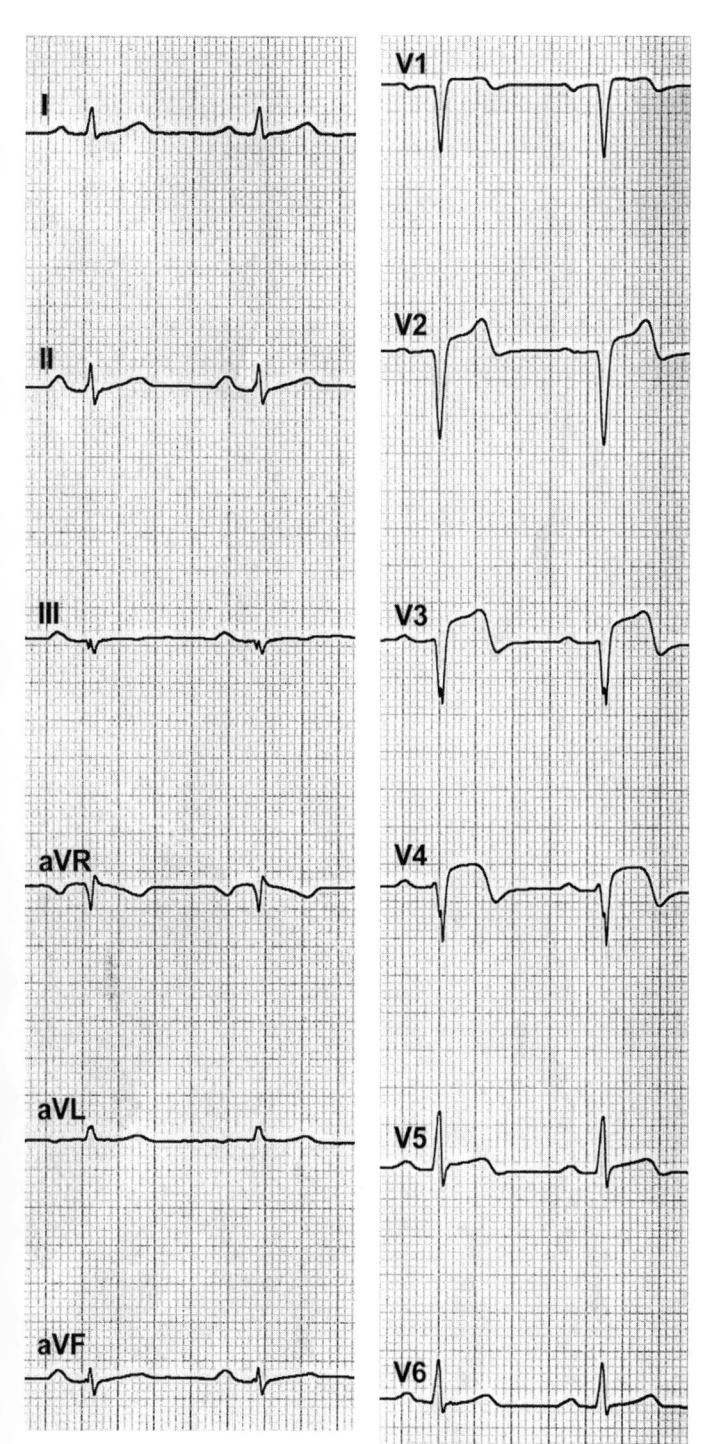

EKG 13.2
42J/m. 1 Tag alter akuter anteroseptaler MI. EKG: Kombination von QS in V_1/V_2 und minimaler R-Zacke in V_3/V_4 (mit Knotung) mit ST-Hebung in (V_1) V_2 bis V_5, und terminal negativer T-Welle in V_3/V_4. Koro: 99% Stenose des RIVA und des ersten Diagonalastes. Apikale Hypokinesie, AF 70%. PTCA.

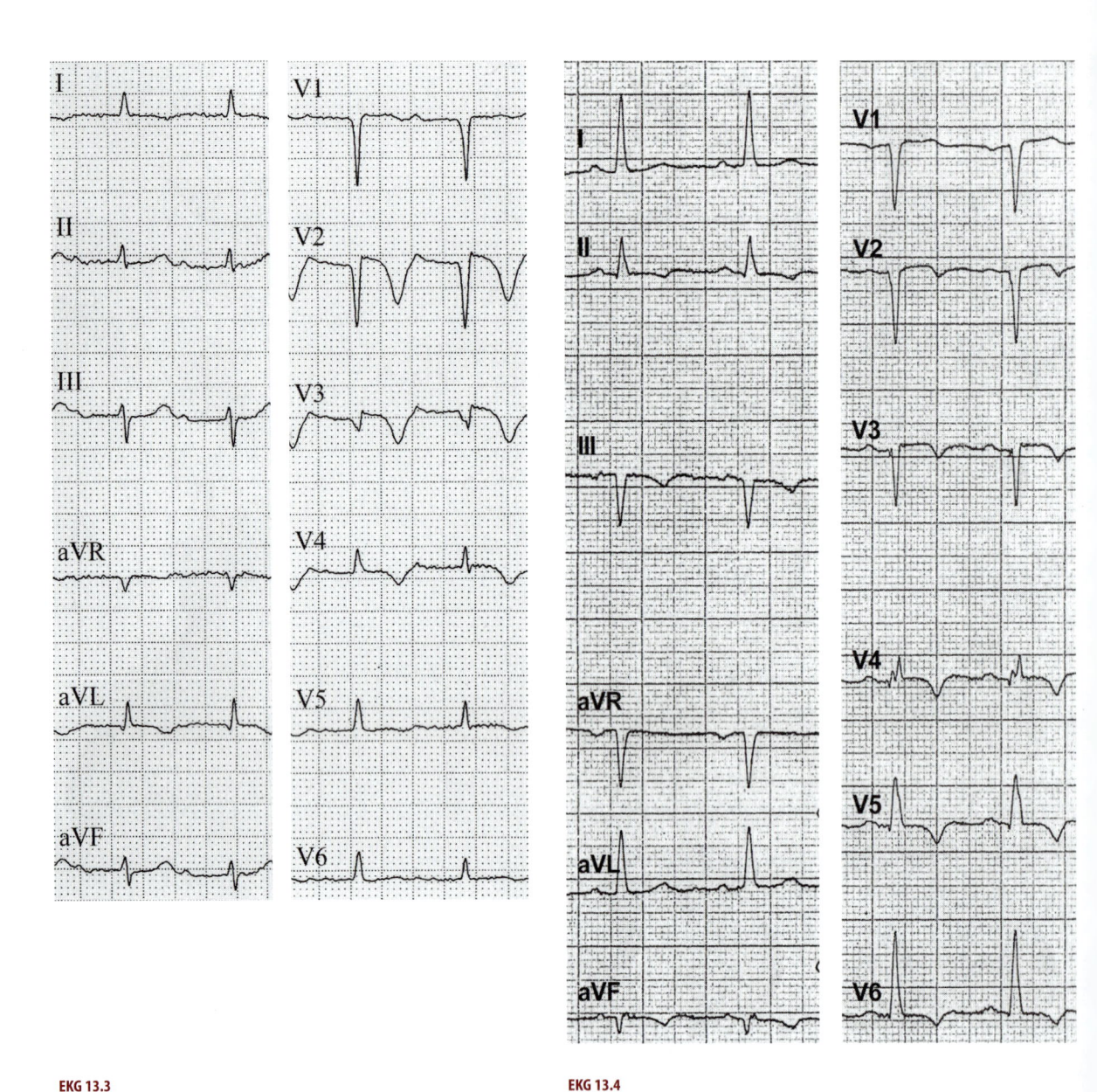

EKG 13.3
94 J/m. 2 Tage alter akuter anteroseptaler MI. EKG: Qr in V_2/V_3 (Knotung in V_4), mit leichter ST-Hebung. Negative und symmetrische T-Wellen in V_2 bis V_4 und aVL. Kein Koro (beachte das Alter!).

EKG 13.4
63 J/m. 1 Jahr alter anteroseptaler MI. EKG: QS in V_2, Qr in V_3, geknotetes QRS in V_4 (V_3). Minimale ST-Hebung in den anteroseptalen Ableitungen. Negative symmetrische T-Wellen in V_2 bis V_6 und in inferioren Extremitätenableitungen. Koro: 50% RIVA-Stenose (spontane Rekanalisation des RIVA). Anteroseptale Akinesie. LV-AF 60%.

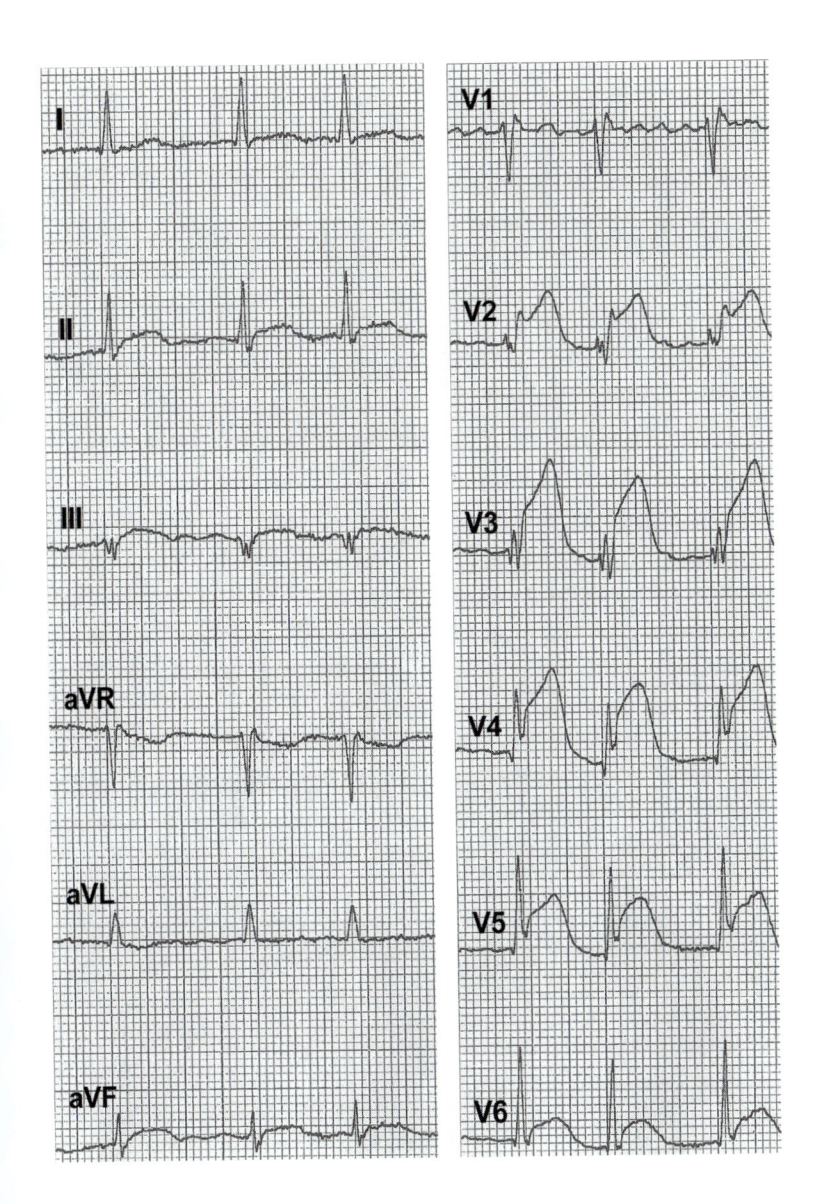

EKG 13.5

64J/m. Akuter 1 Stunde alter ausgedehnter anteriorer MI. EKG: Vorhofflimmern (inkompletter RSB). ST-Hebung bis zu 7 mm in den Ableitungen V_2 bis V_6, in V_2/V_3 von der S-Zacke abgehend, und hohe/breite T-Wellen. Geknotetes QRS in V_2/V_3. Keine pathologischen Q-Zacken. Koro: Verschluss des RIVA. Anteroapikale Hypokinesie, AF 50%. PTCA.

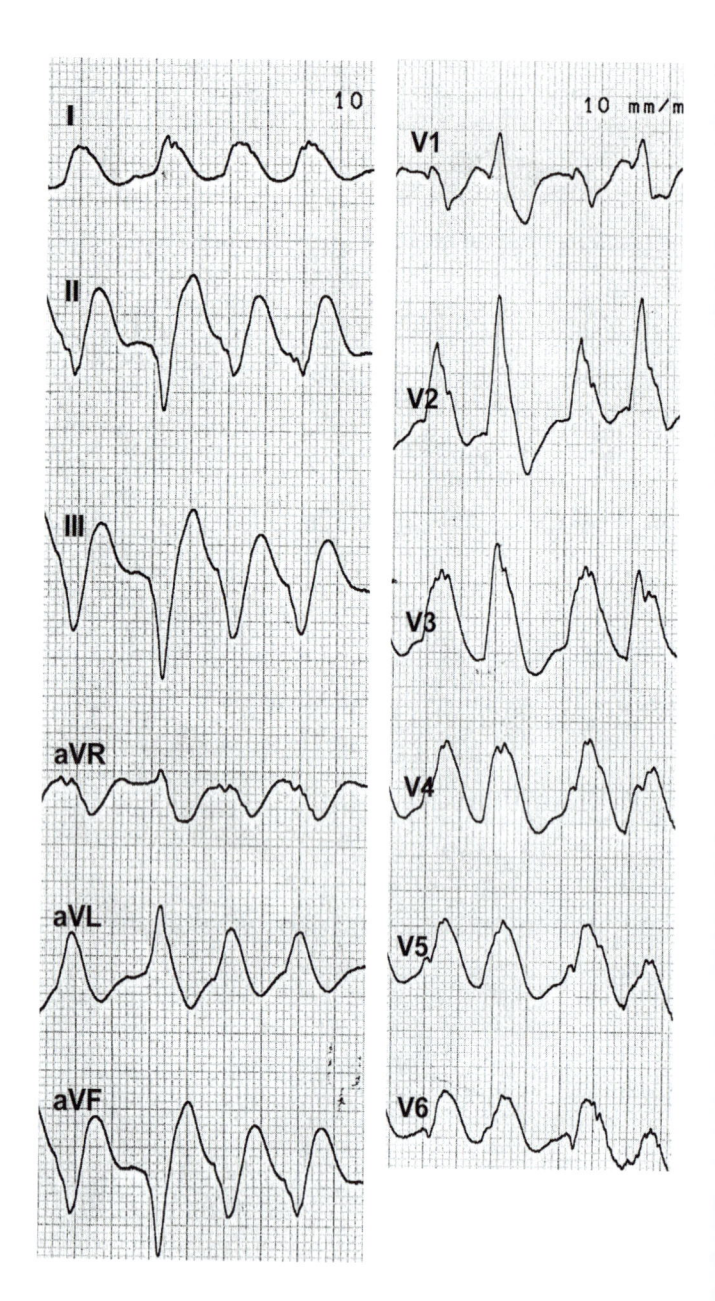

EKG 13.6a

45J/m. 3 Stunden alter akuter ausgedehnter anteriorer MI. Reanimation außerhalb des Spitals (Kammerflimmern). Kalium normal. EKG: wahrscheinlich Vorhofflattern mit wechselnder AV-Überleitung und intermittierend zusätzlicher Aberration. Bizarre Deformation des QRS und ST („monophasische Deformation") in den Ableitungen I, aVL, V$_2$ bis V$_6$. QS-Komplexe in II, aVF und III als Spiegelbild und nicht als Zeichen von Nekrose (Imitation eines LSB).

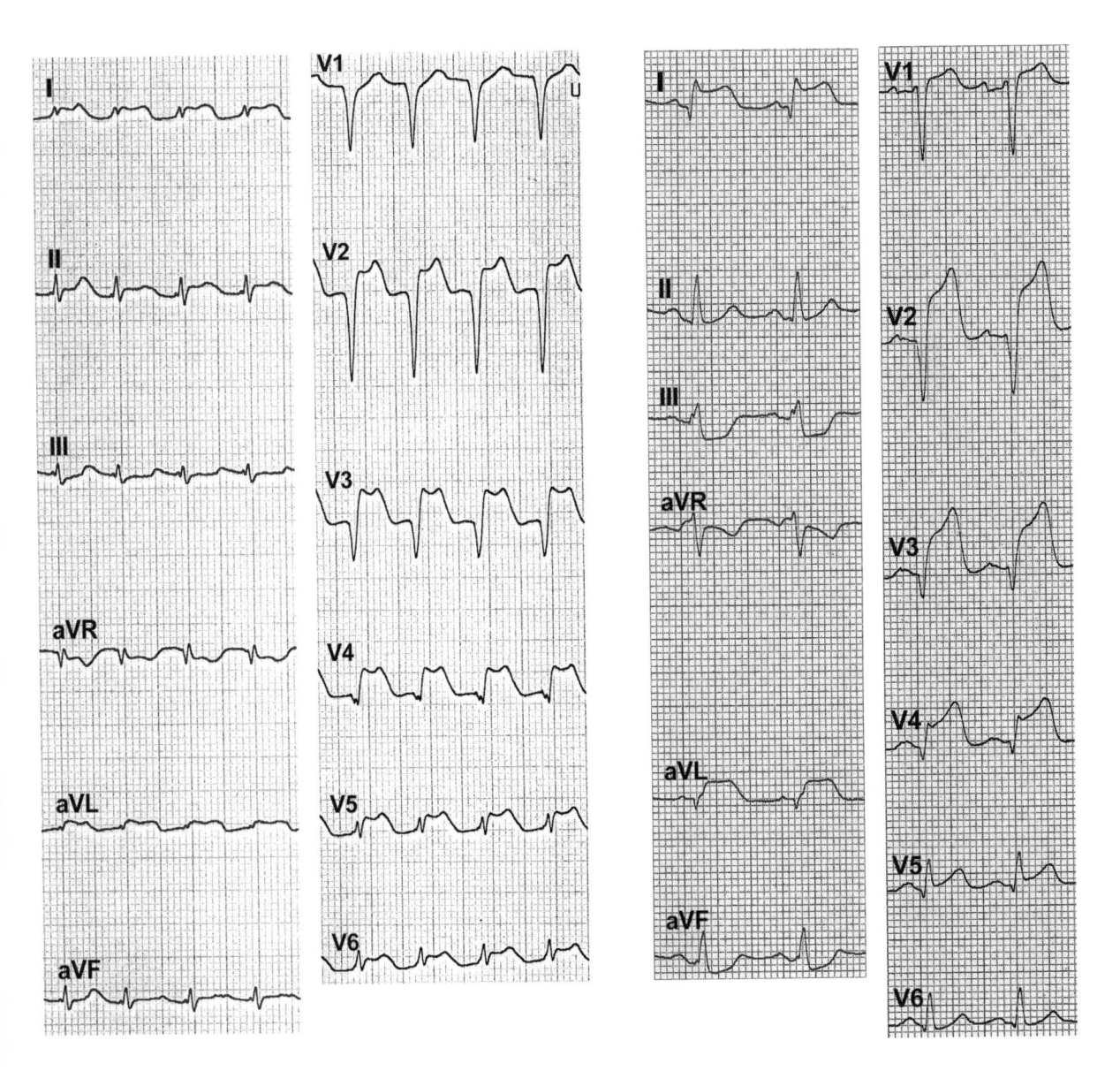

EKG 13.6b
Gleicher Patient. EKG 35 min später: wahrscheinlich Vorhofflattern Typ II mit 1:2 AV-Überleitung, ventrikuläre Frequenz 149/min. Periphere „low voltage". QS-Zacken in den Ableitungen V_1 bis V_3, pathologische Q in V_4. ST-Hebung bis zu 4 mm in I, II, aVL, V_2 bis V_6. Koro: 20 mm lange 60% proximale Stenose des RIVA. Anterolaterale Hypokinesie, AF 58%. Interpretation: Spontane Rekanalisation des RIVA. PTCA.

EKG 13.7
36J/m. Akuter 3 Stunden alter ausgedehnter anterolateraler MI. EKG: Sinustachykardie. QS (minimales r) in V_2/V_3, relativ tiefe und breite Q in V_4, I und aVL. ST-Hebung bis zu 5 mm in den entsprechenden Ableitungen. Koro: Verschluss des mittleren RIVA. Anterolaterale Hypokinesie, AF 40%. PTCA.

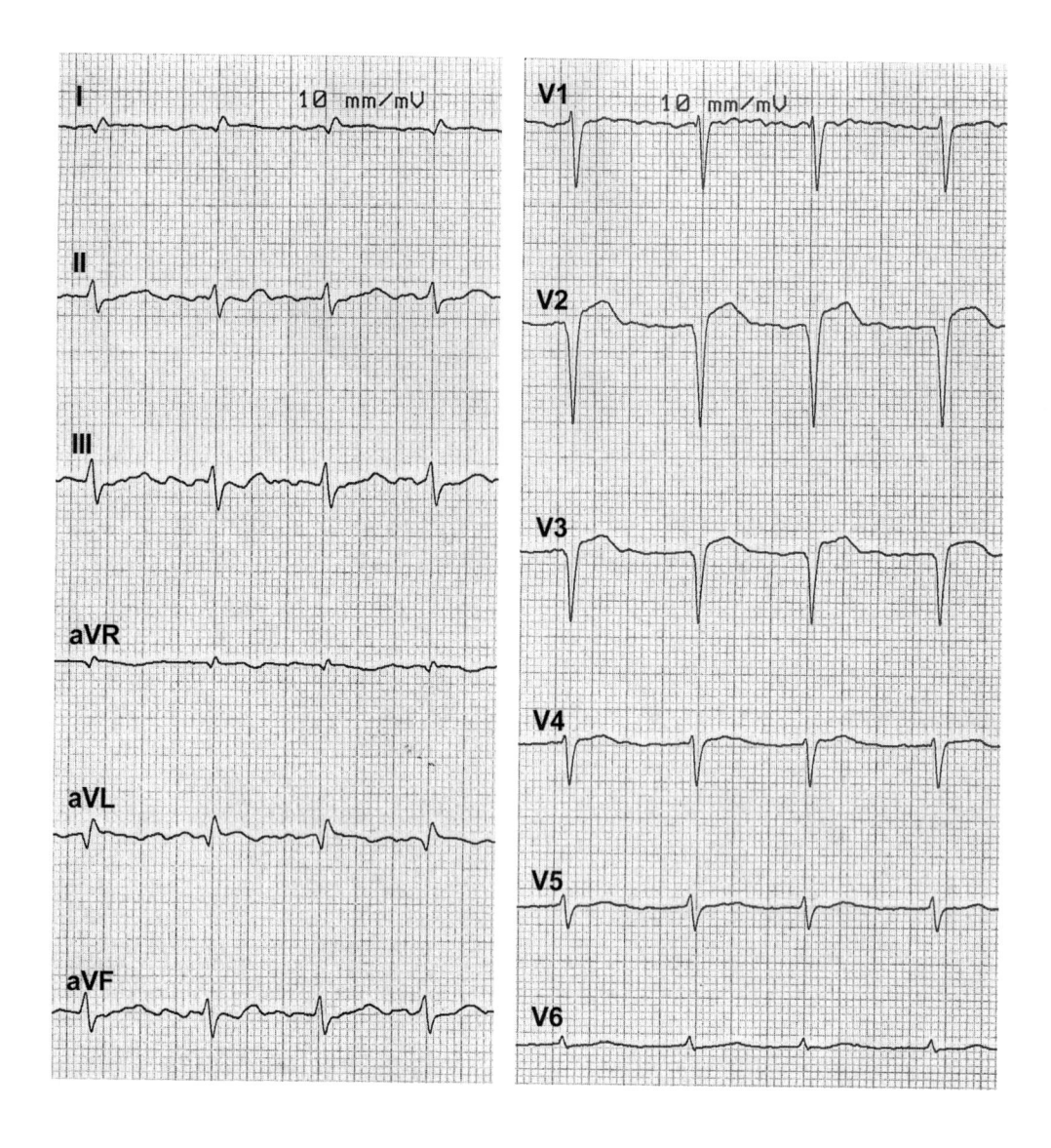

EKG 13.8
66J/m. 4 Wochen alter „akuter" anterolateraler MI. EKG: Vorhofflimmern. QS-Komplex in den Ableitungen V_2 bis V_3 und pathologische Q-Zacken in I und aVL. Reduktion der R-Amplitude in V_4 bis V_6. Leichte ST-Hebung in den Ableitungen V_2 bis V_3 (V_4, I, aVL). Koro: 90% Stenose des RIVA und der Cx. Anterolaterale Akinesie, diffuse Hypokinesie, AF 28%. PTCA von RIVA und Cx.

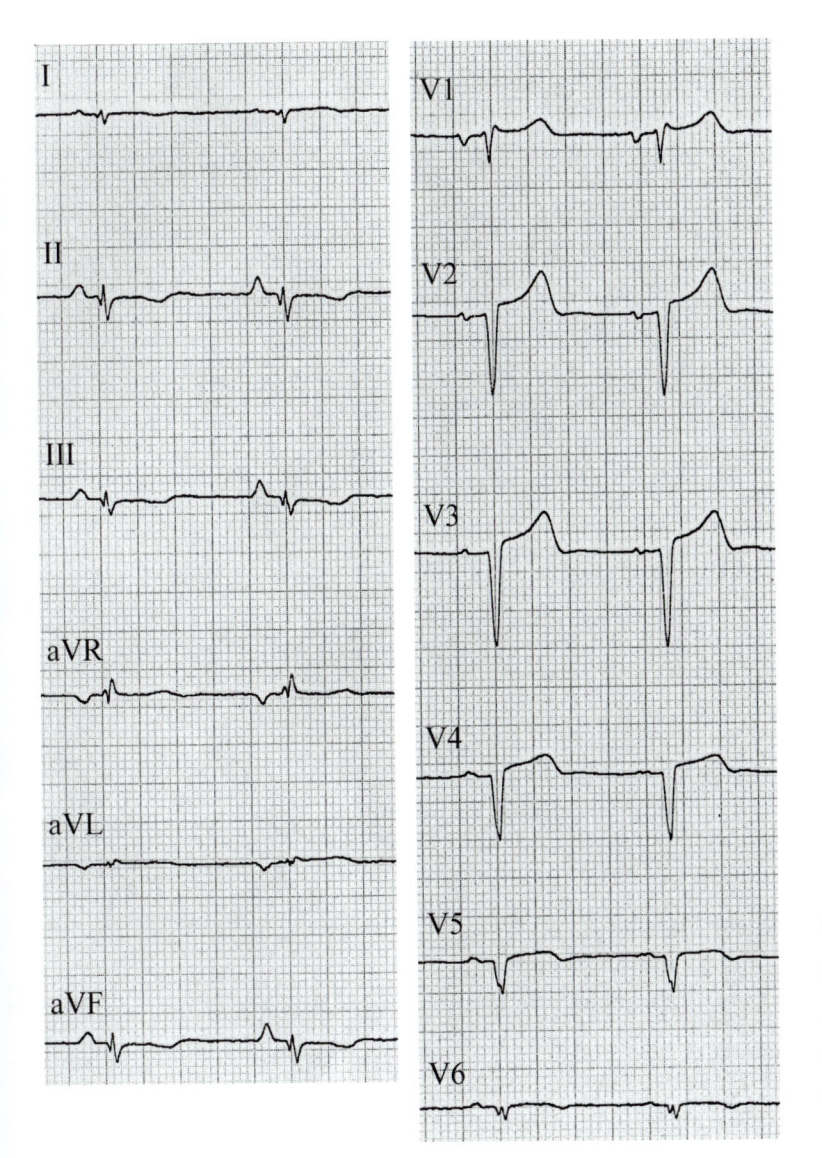

EKG 13.9

63 J/m. 15 Jahre alter anterolateraler MI mit Aneurysma. EKG: QS in den Ableitungen V_2 bis V_6. Periphere „low voltage". Nichtsignifikante Q-Zacken in I, II, aVF und III, rsr´ in aVL. Leichte ST-Hebung in (V_1) V_2 bis V_5. Negative T-Wellen in den inferioren Ableitungen (asymmetrisch) und in V_6 (symmetrisch). Echo: ausgedehntes anterolaterales Aneurysma, AF 45%.

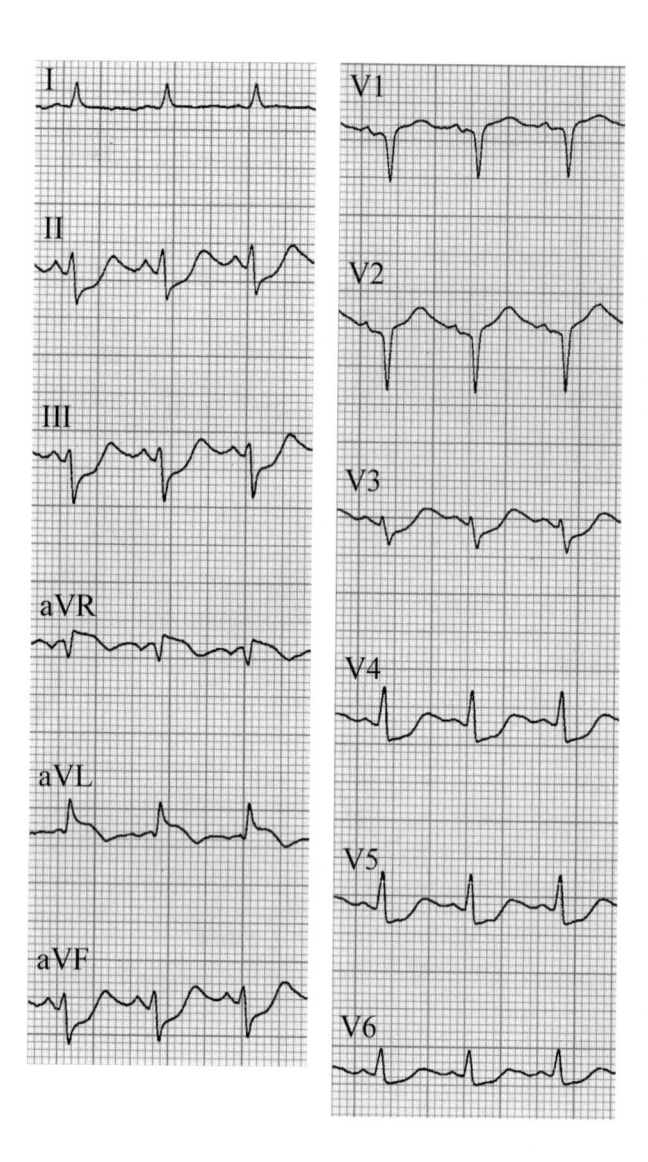

EKG 13.10
78J/w. Akuter 2 Tage alter hochlateraler/posteriorer MI infolge peri-interventioneller Dissektion der Cx. 8 Monate alter anteroseptaler MI. EKG: Sinustachykardie. LAFB. ST-Hebung nur in aVL (und aVR) mit „Spiegelbild"-ST-Senkung in II, aVF, III und V_3 bis V_6. QT-Intervall verlängert. Der alte anteroseptale MI kann wegen der QS in V_1/V_2 vermutet werden. Koro: verschlossener RIVA, verschlossene Cx. EF 60%.

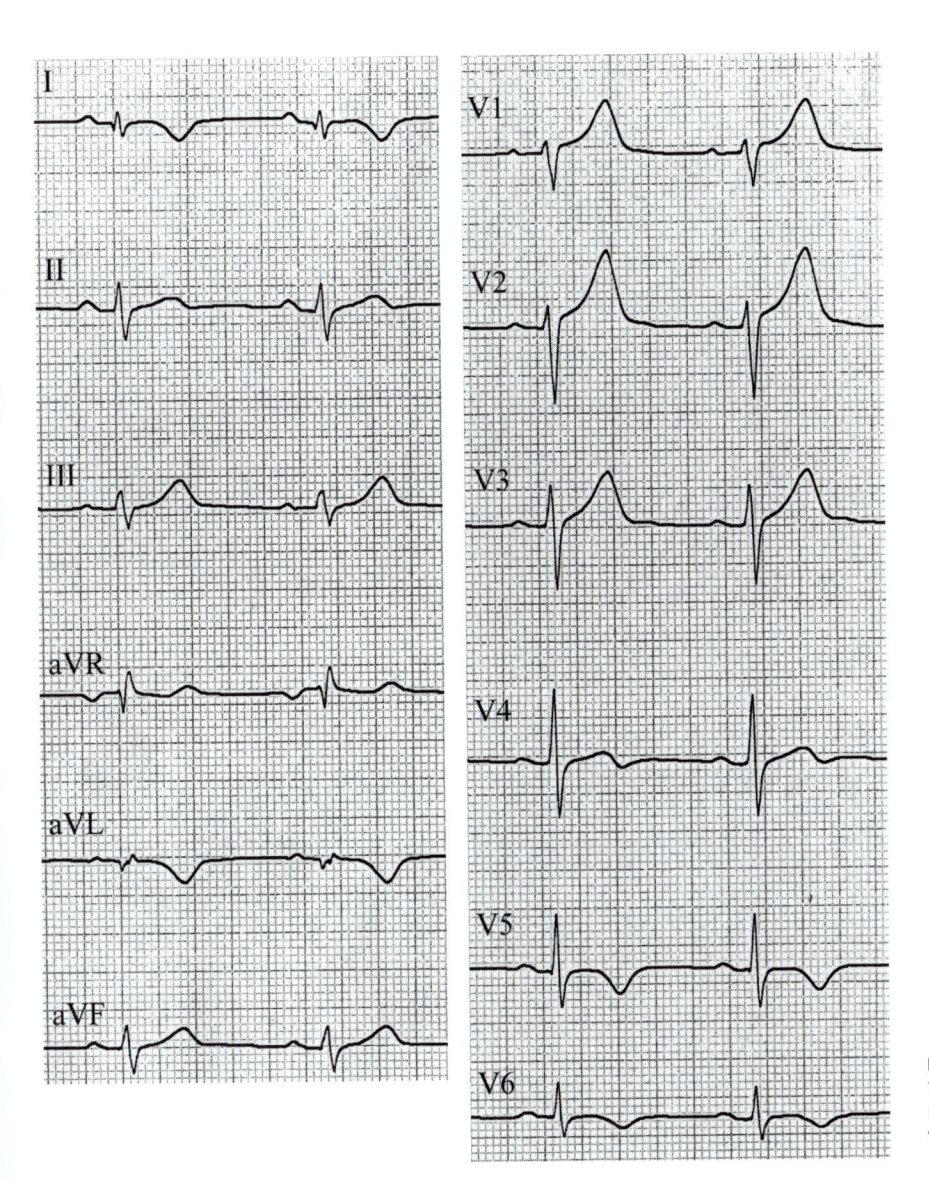

EKG 13.11
72 J/m. Alter hochlateraler MI.
EKG: Qr in aVL mit symmetrischen T-Wellen in aVL, I, V$_5$/V$_6$.

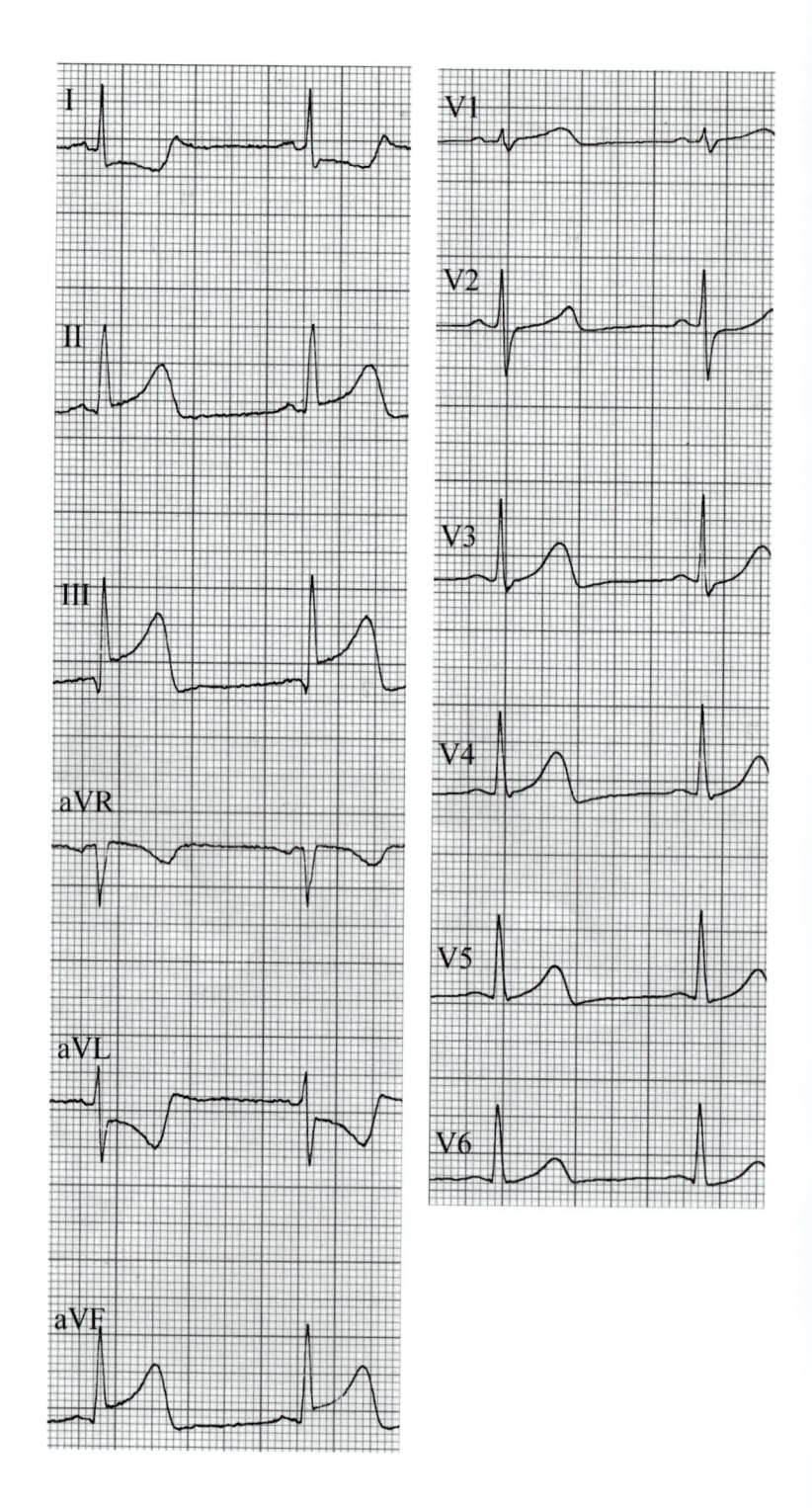

EKG 13.12
63J/w. Akuter inferiorer Infarkt, Brustschmerzen seit 2 Stunden. EKG: ST-Hebung in III/aVF(II), ST-Senkung in I/aVL als Spiegelbild. Koro: 90% RCA Stenose. AF 62%. PTCA.

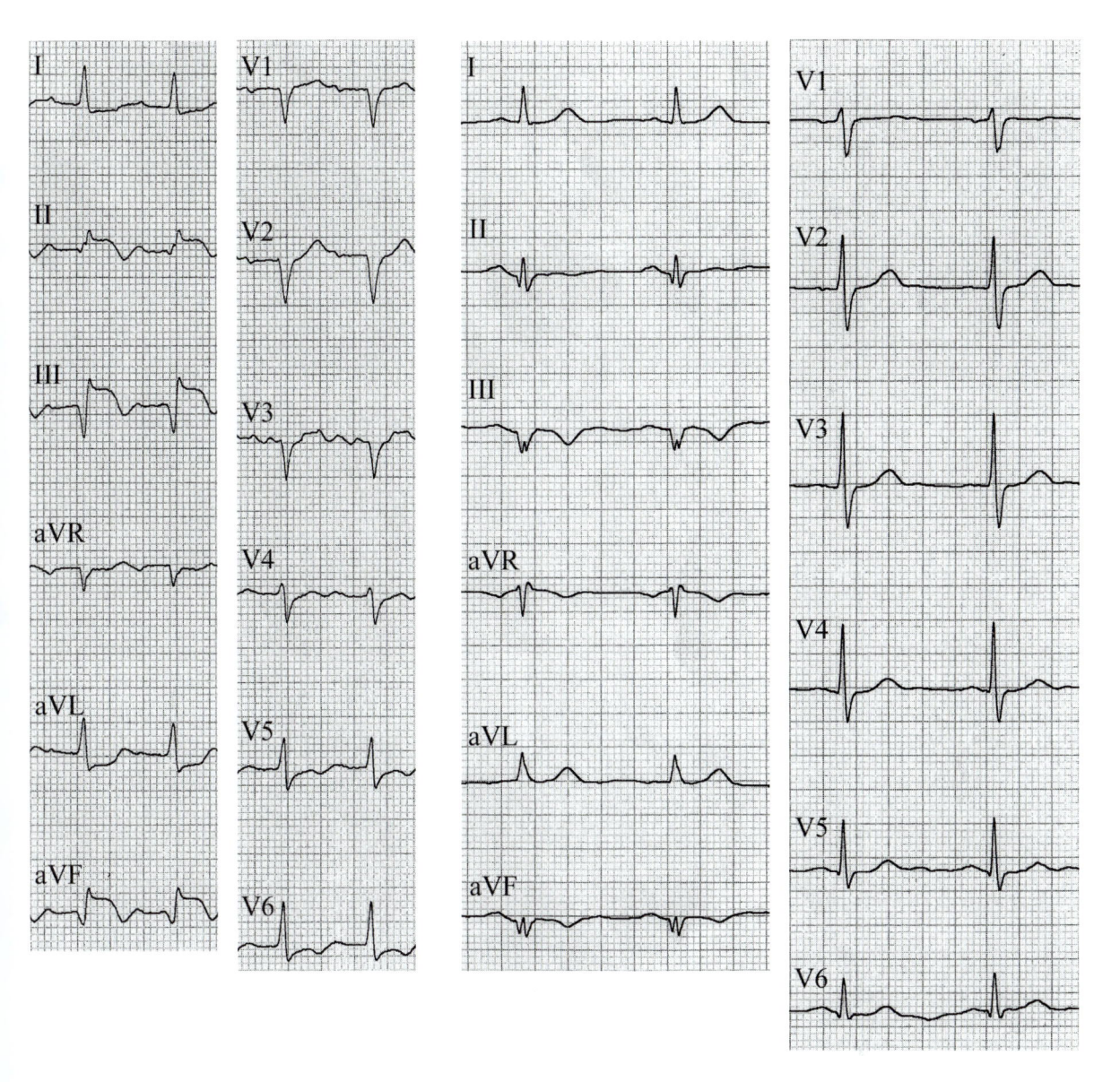

EKG 13.13
72 J/w. Akuter 24 Stunden alter inferiorer (und alter anteroseptaler?) MI. EKG: AV-Block 1°. Pathologische Q-Zacken, ST-Hebung und T-Inversion in den Ableitungen II, aVF und III. Schwache R-Progression in V_2 zu V_4. Negative T-Wellen in V_5 bis V_6. Koro: Drei-Gefäß-Krankheit, Verschluss von RCA und RIVA. Inferiore und anteriore Hypokinesie, AF 45%.

EKG 13.14
67 J/m. Alter inferiorer MI. EKG: nichtsignifikante Q in II und aVF (mit Reduktion der R-Zacke), QS in III. Negative symmetrische T-Wellen in III und aVF. Breite R-Zacken in V_1 bis V_3 könnten eine posteriore Beteiligung anzeigen. Koro: Drei-Gefäß-Erkrankung, inferiore Hypokinesie, AF normal.

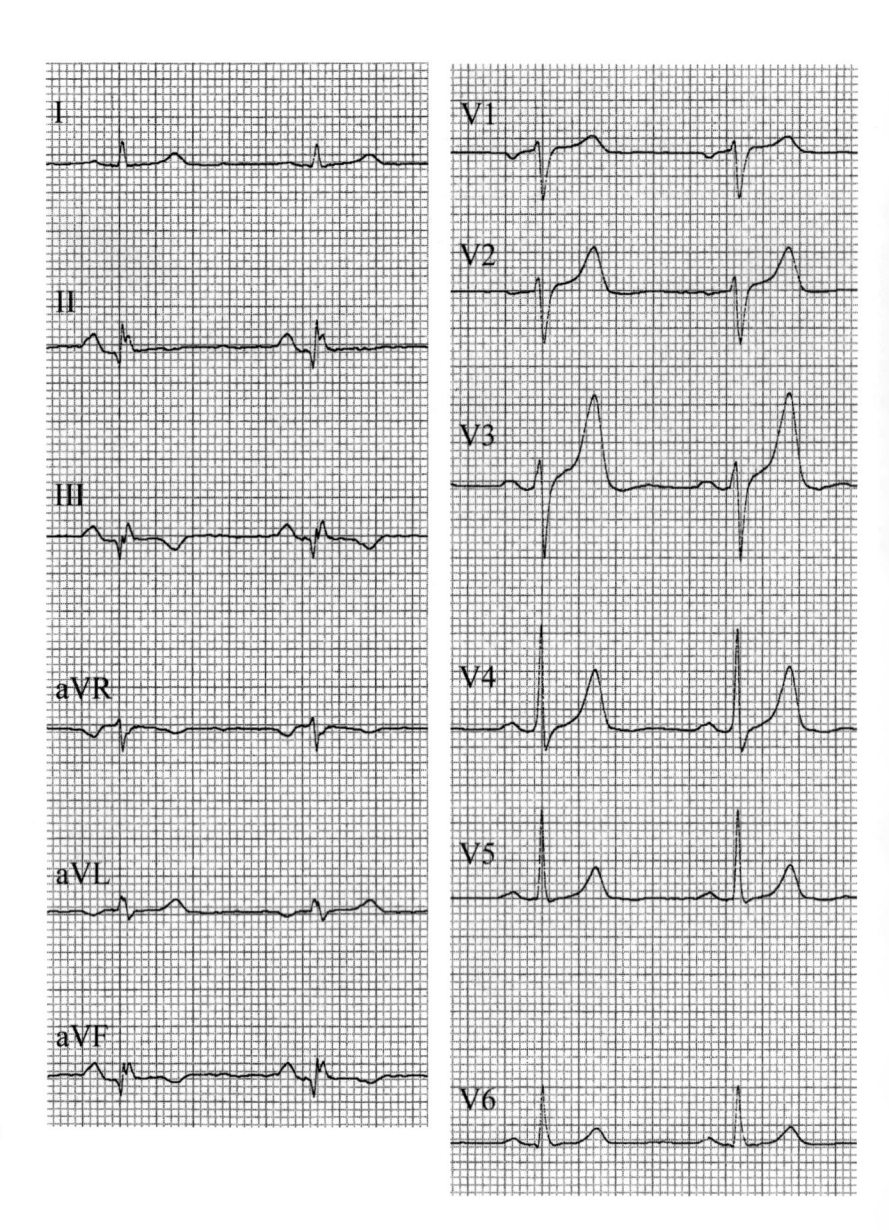

EKG 13.15
59J/m. 3 Jahre alter inferiorer MI.
EKG: Q in inferioren Ableitungen mit T-Inversion in III und aVF. Geknotetes QRS in inferioren und anderen Ableitungen. Koro: >50% Stenose der RCA und des RIVA. AF 45%.

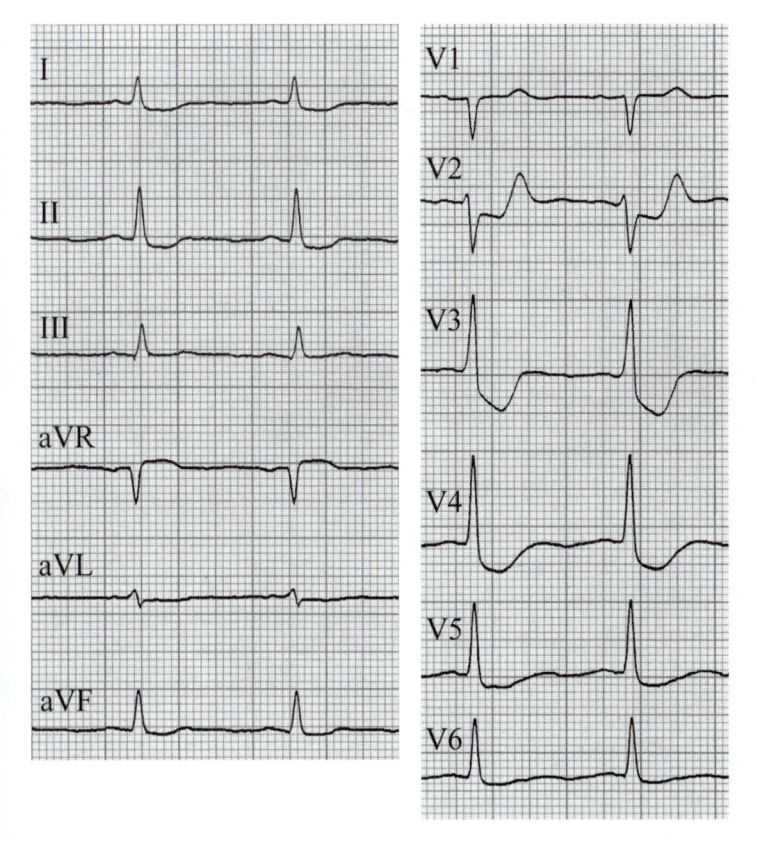

EKG 13.16
60J/m. Akuter 6 Stunden alter posteriorer MI. EKG (halbe Eichung): enorme ST-Senkung (Spiegelbild der posterioren ST-Hebung) besonders in V_2 bis V_6. Hohe und breite R in V_3. Koro: Drei-Gefäß-Erkrankung mit Verschluss der dominierenden Cx. AF 36%.

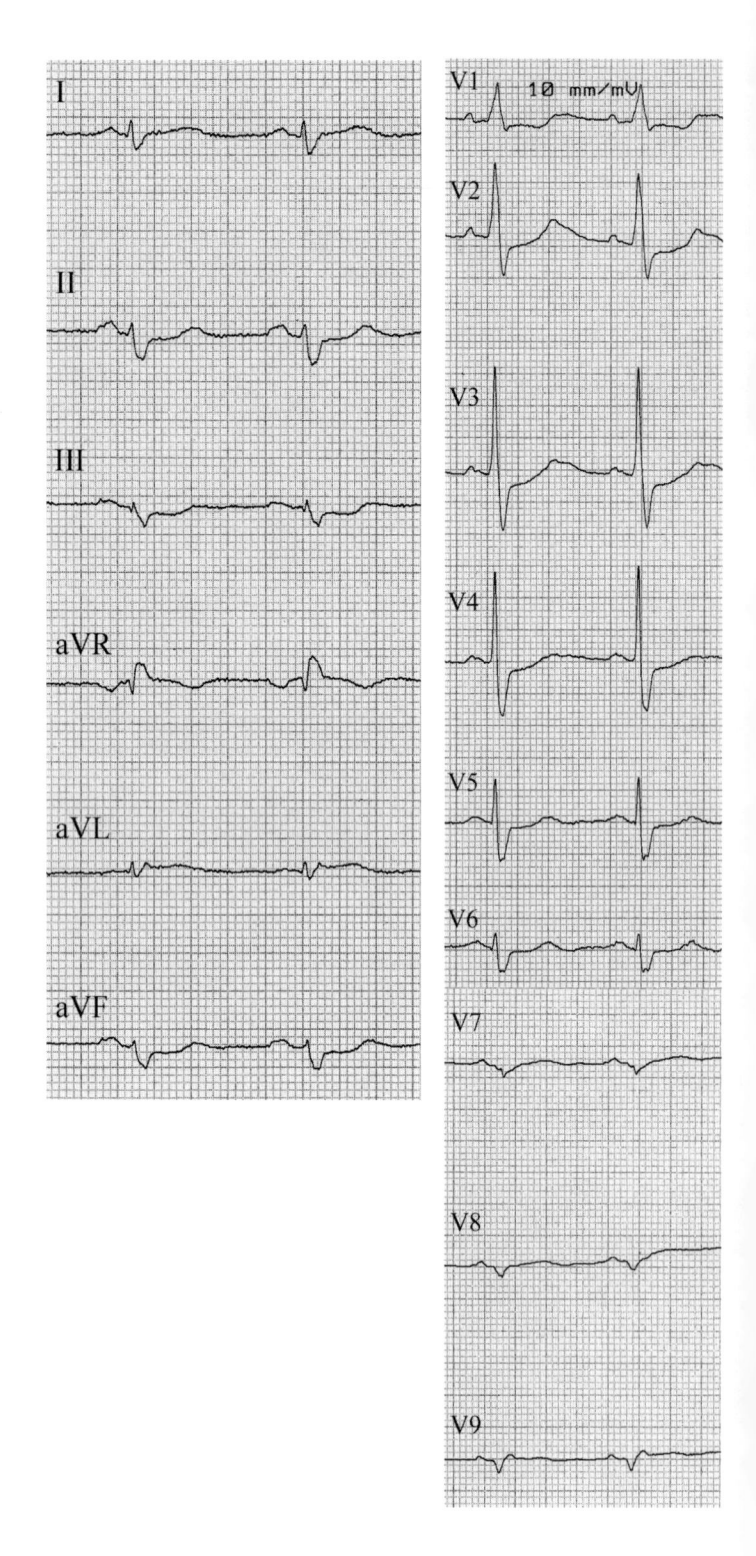

EKG 13.17
74J/m. Akuter 5 Tage alter posteriorer MI. EKG: hohe und breite R-Zacke in V$_1$ und V$_2$(V$_3$), leichte ST-Senkung in V$_1$ bis V$_5$, beide Veränderungen entsprechen dem Spiegelbild der Veränderungen in den posterioren Ableitungen. Beachte: QS in V$_7$/V$_8$, Qr in V$_9$.

EKG 13.18

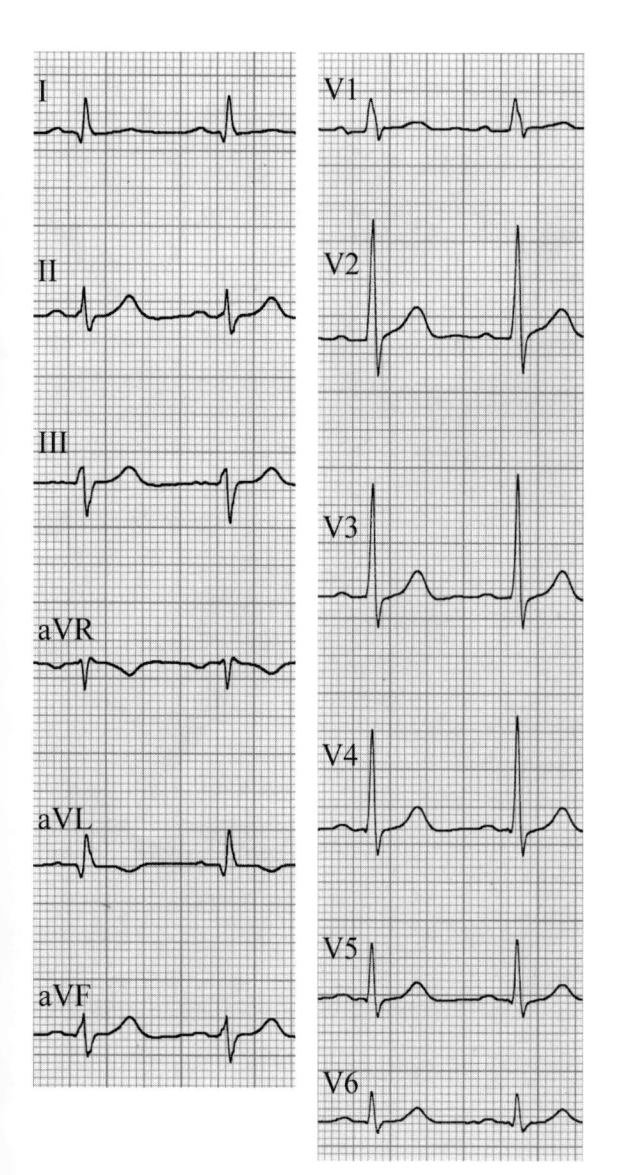

69J/m. 6 Jahre alter posteriorer MI (und 9 Monate alter lateraler MI). EKG: hohe und breite R-Zacke in V_1 und V_2. Leicht vergrößerte Q-Zacken in I und aVL, R-Zacken-Reduktion in den Ableitungen V_5/V_6 infolge des lateralen MI. Koro: Drei-Gefäß-Krankheit mit verschlossenem RIVA (!) und 70% Stenose der Cx. Inferiore, posteriore und laterale Hypokinesie. LV-AF 55%.

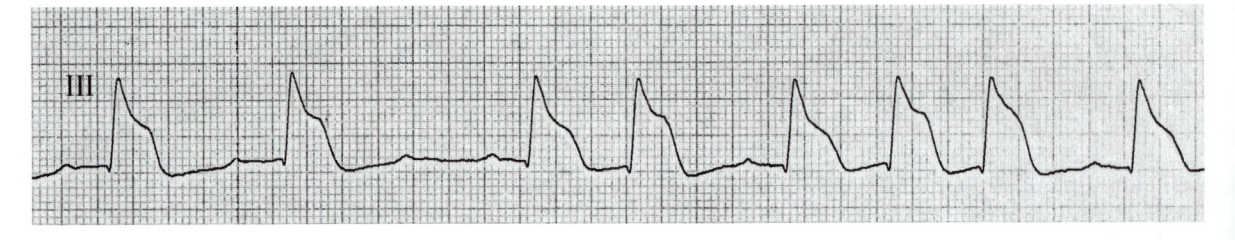

EKG 13.19a ▲
47J/m. Akuter 12 Stunden alter inferiorer MI mit Beteiligung des RV. Rhythmusstreifen. SR, AV-Block 2° (Wenckebach und „höheren Grades").

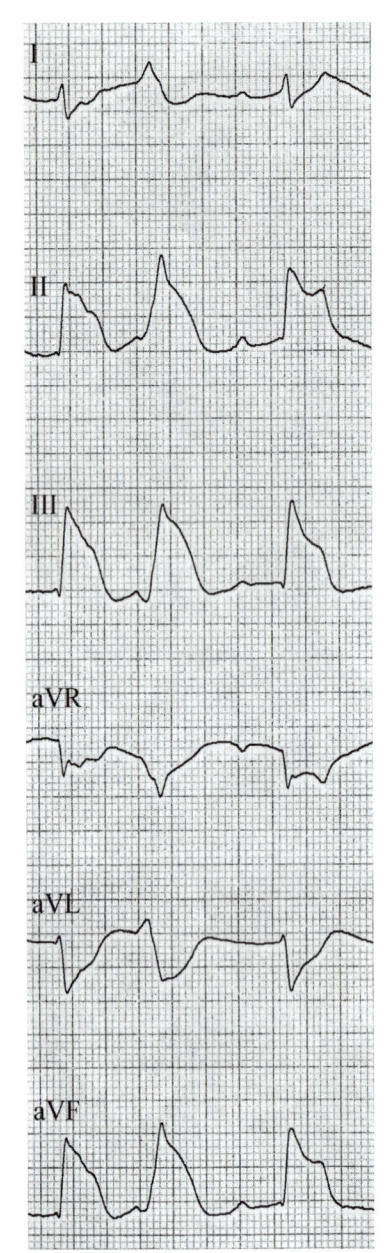

EKG 13.19b ▶
Gleicher Patient. Extremitätenableitungen: Bizarre ST-Hebung („monophasische Deformation") in den Ableitungen II, aVF and III.

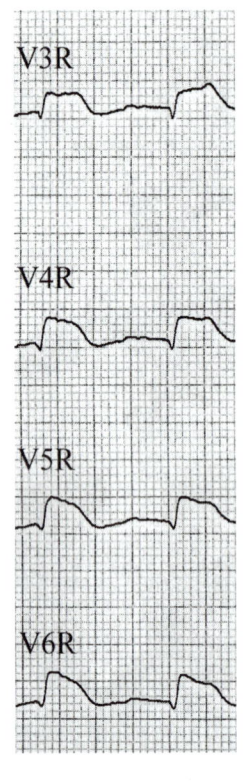

EKG 13.19c ▲
Gleicher Patient. Rechtspräkordiale Ableitungen: Kleine Q-Zacke und ausgeprägte ST-Hebung in Ableitungen V_{3R} bis V_{6R}. Der Patient lehnte jede Intervention ab und starb 3 Tage später im kardiogenen Schock. Wahrscheinlich dominierende RCA.

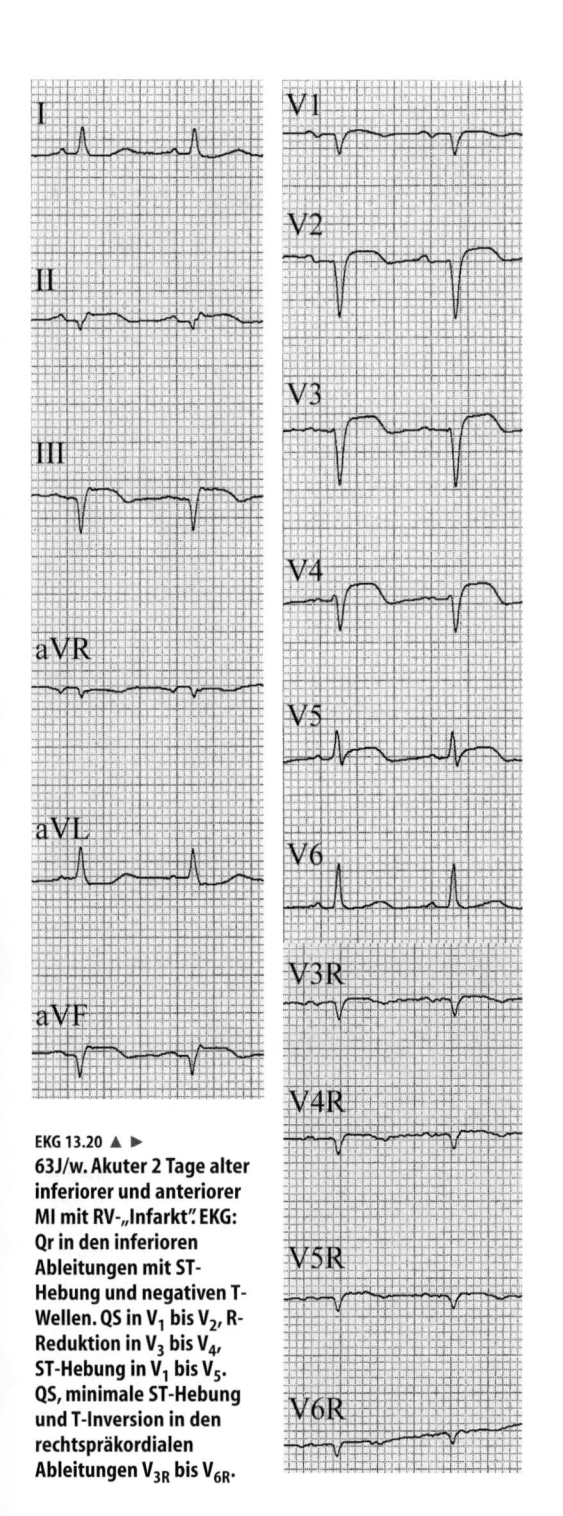

EKG 13.20
63J/w. Akuter 2 Tage alter inferiorer und anteriorer MI mit RV-„Infarkt". EKG: Qr in den inferioren Ableitungen mit ST-Hebung und negativen T-Wellen. QS in V_1 bis V_2, R-Reduktion in V_3 bis V_4, ST-Hebung in V_1 bis V_5. QS, minimale ST-Hebung und T-Inversion in den rechtspräkordialen Ableitungen V_{3R} bis V_{6R}.

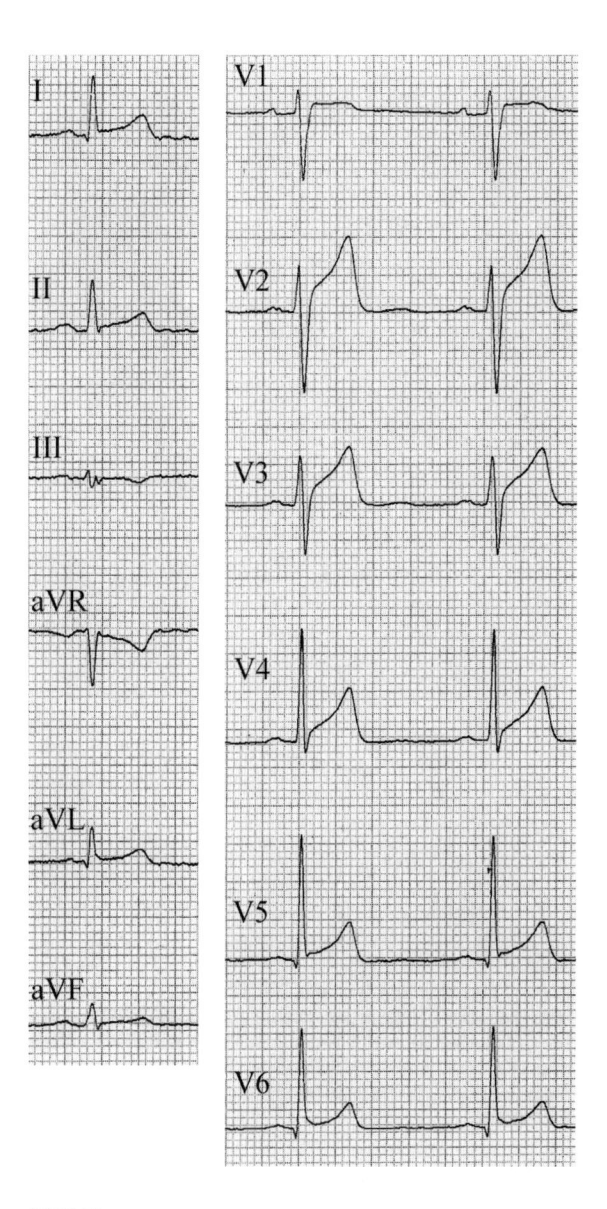

EKG 13.21
56J/m. Keine Herzkrankheit. EKG: ST-Hebung (bis zu 4 mm) in den Ableitungen V_1 bis V_5 (V_6) und minimal in den Ableitungen I, II, aVL. Normale Variante.

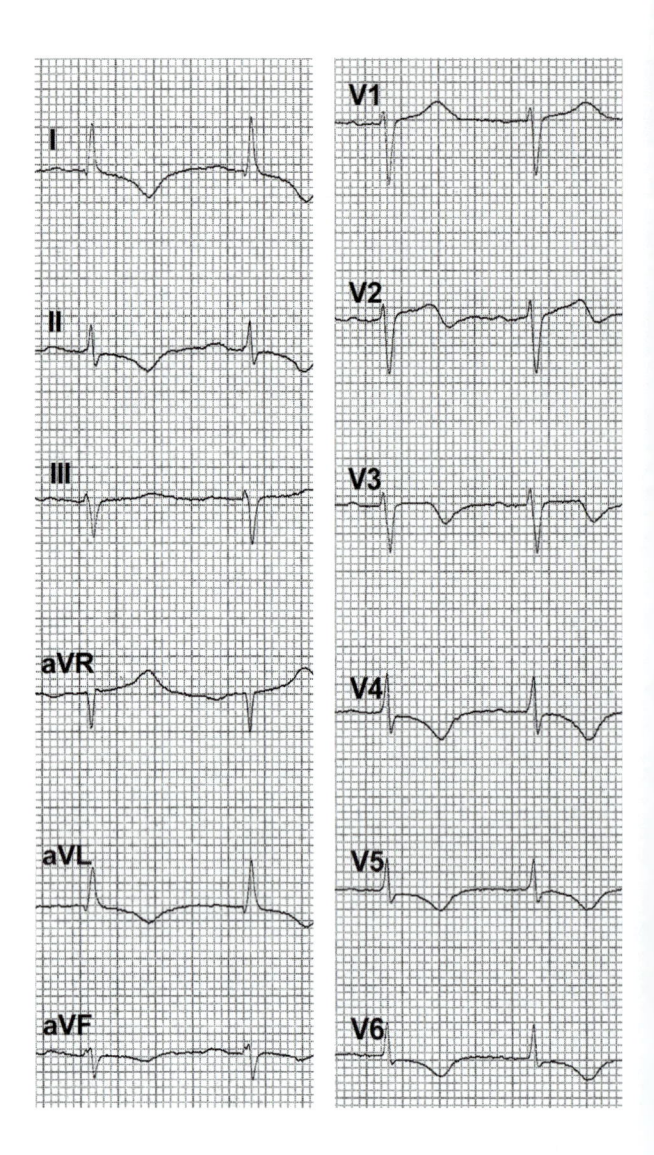

EKG 13.22
72J/w. 2 Tage alter Non-Q-Infarkt. EKG: SR, AV-Block 1°. Symmetrisch negative T-Welle in den Ableitungen I, II, aVL (aVF) und V_3 bis V_6. Keine signifikante Q-Zacken, aber leicht reduzierte R-Zacken in V_4 bis V_6. Koro: 60% Stenose des RIVA, anterolaterale Akinesie, AF 40%. Interpretation: spontane Rekanalisation des RIVA. PTCA.

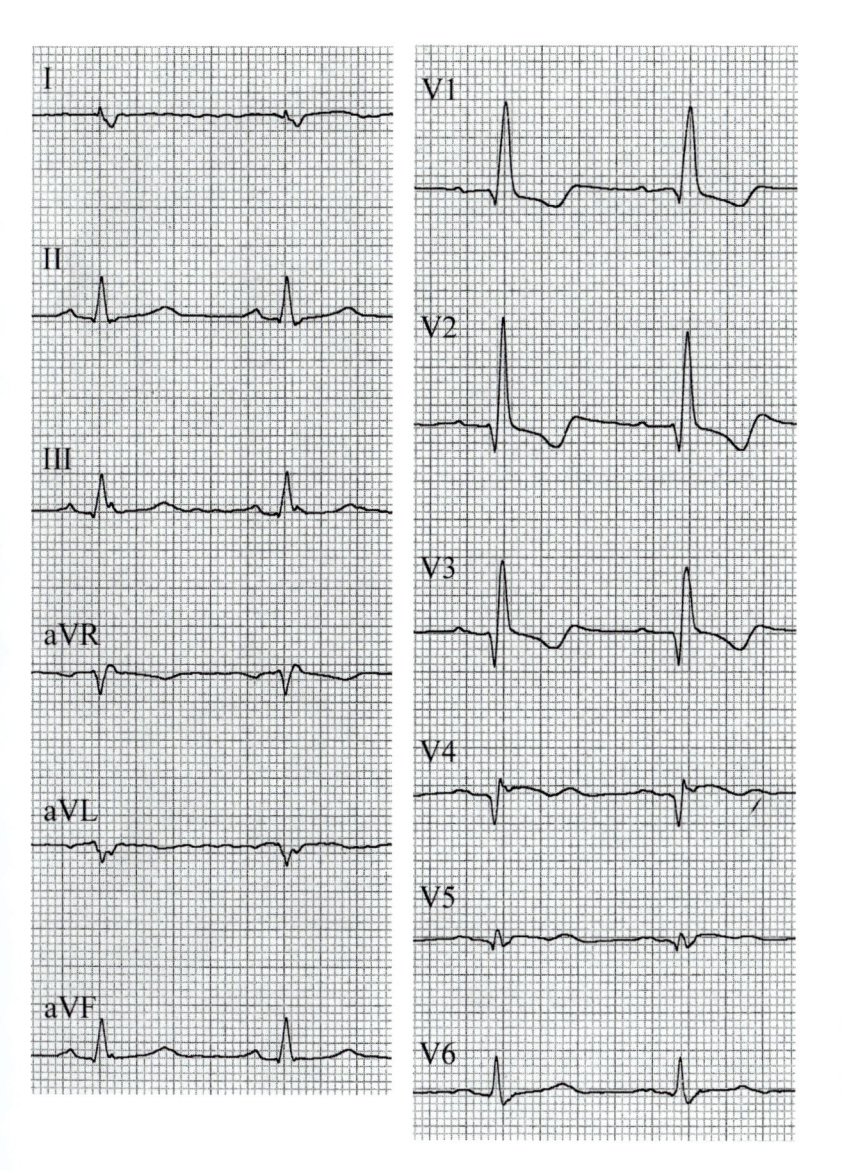

EKG 13.23
70J/m. Alter ausgedehnter anteriorer MI.
EKG: RSB mit pathologischen Q-Zacken in
V_1 bis V_4 (V_5) und T-Inversion in den entsprechenden Ableitungen.

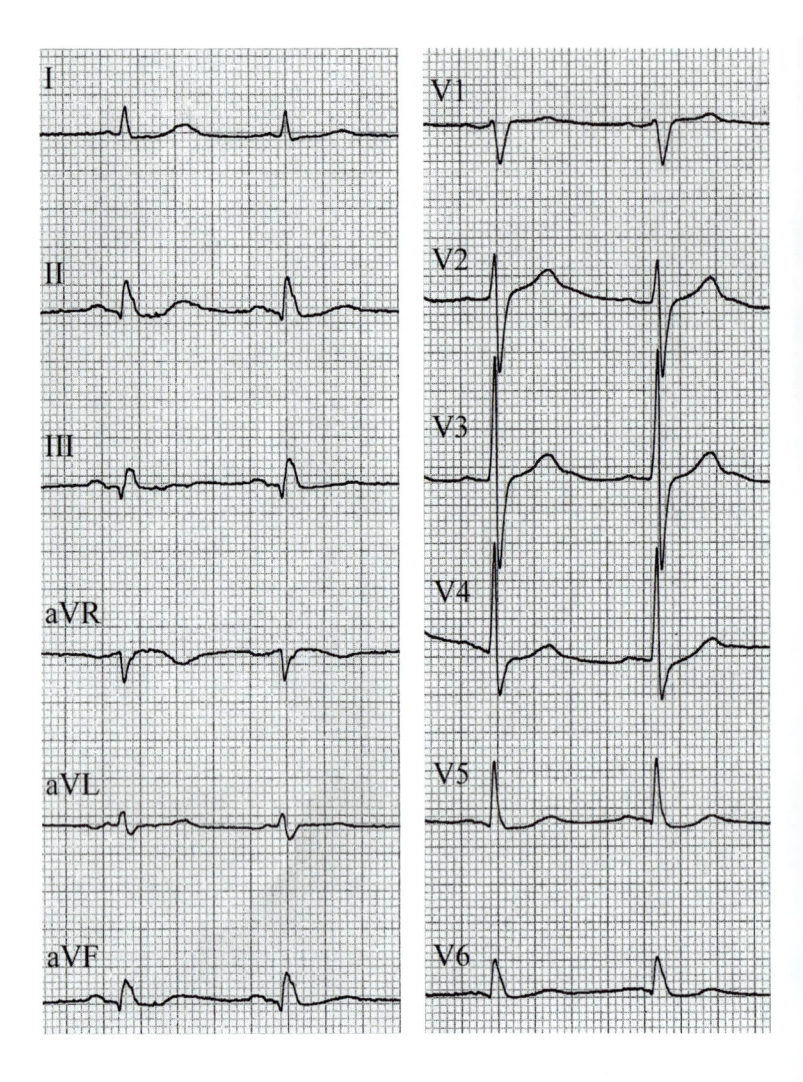

EKG 13.24
81J/m. Alter inferiorer MI, maskiert durch LPFB. EKG: ÅQRS$_F$ rund +60°. Nicht-pathologische Q-Zacken in II, aVF and III. Gekerbter Abwärtsschenkel des R in V$_5$/V$_6$. Fehlende S-Zacke in V$_5$/V$_6$. Koro: Drei-Gefäß-Krankheit, Verschluss der RCA, AF 50%, inferolaterale Hypokinesie.

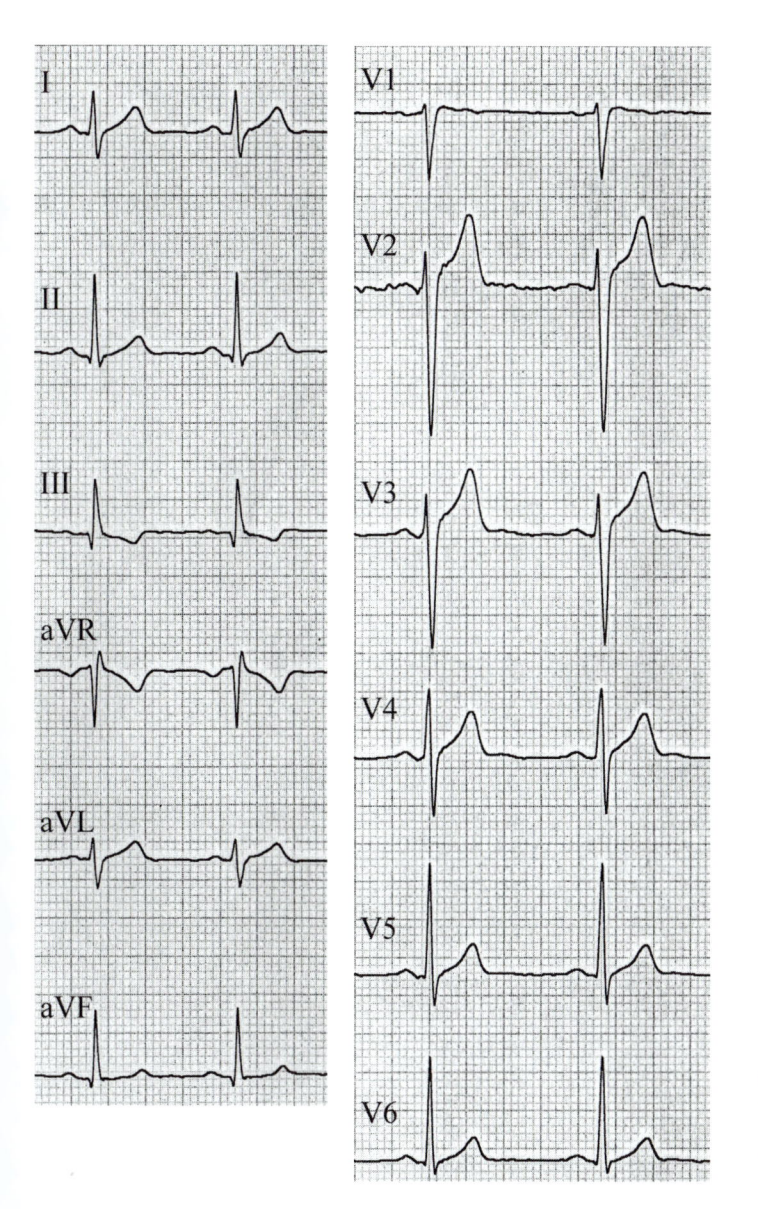

EKG 13.25
27J/m. Normale Variante. Keine koronare Herzkrankheit. EKG: ÂQRS_F +80°. Kleine Q-Zacken in den inferioren Ableitungen. Kein gekerbter Abwärtsschenkel des R in V_6.

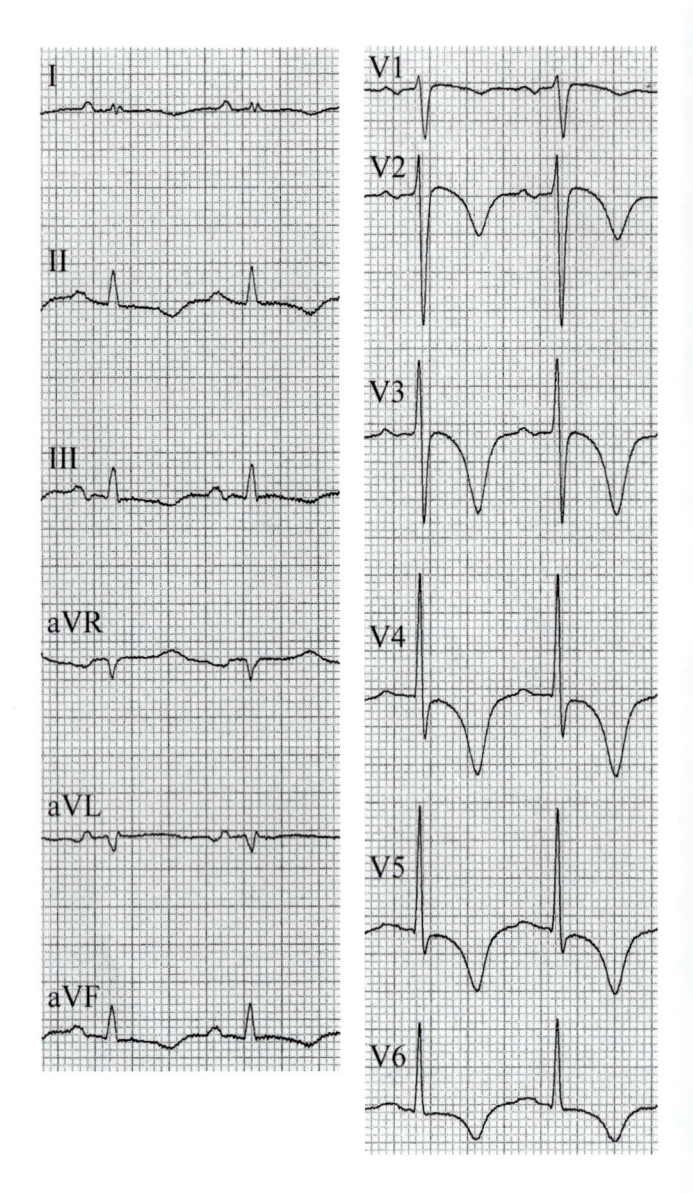

EKG 13.26
69J/m. Akuter 16 Stunden alter Non-Q-MI. EKG: keine pathologischen Q-Zacken, aber tief negative T-Wellen in allen präkordialen und Extremitätenableitungen mit Ausnahme von aVL (aVR). Koro: 90% Stenose des dominierenden RIVA. Anteriore Hypokinesie bis Akinesie. AF 50%. PTCA.

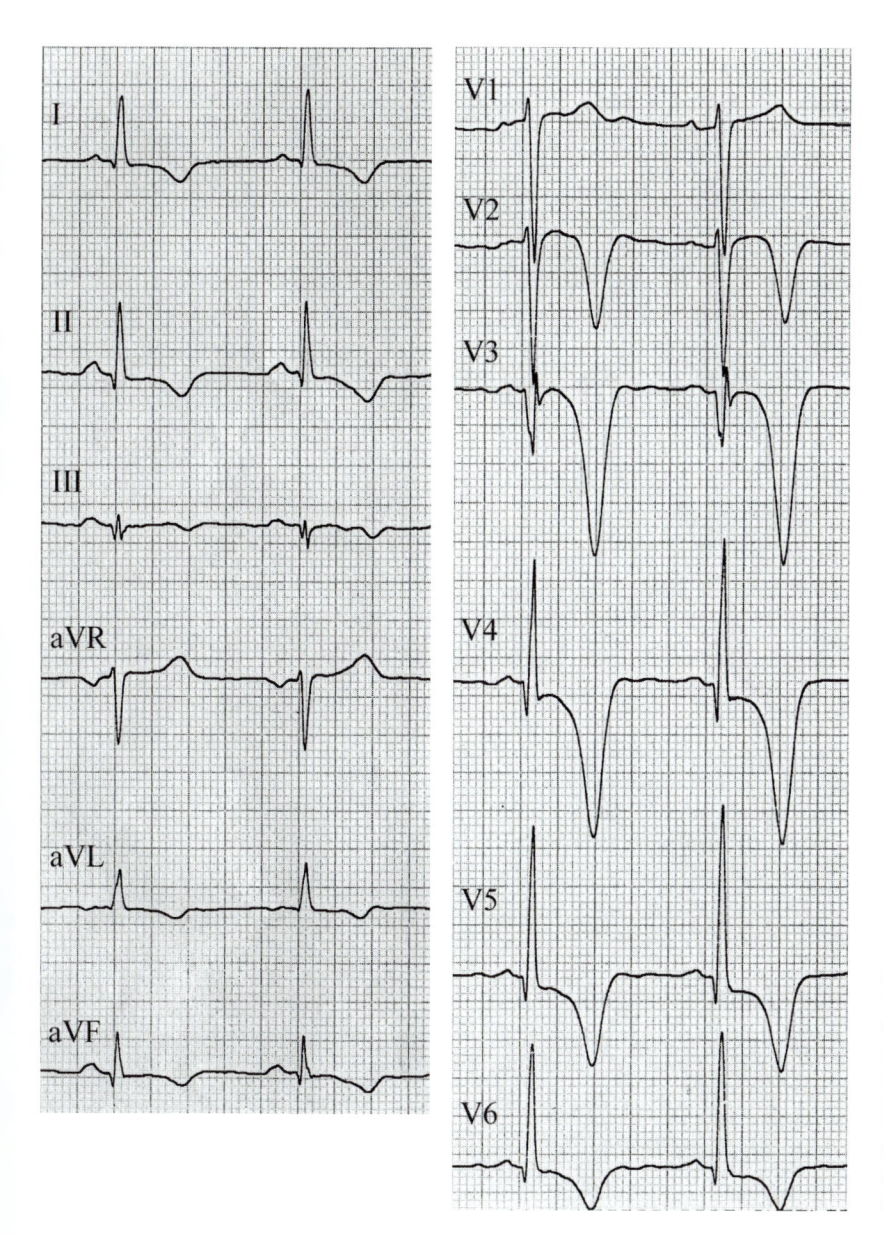

EKG 13.27
70J/m. Akuter 1 Tag alter Q-Zacken- oder Non-Q-MI? EKG:1) Sehr tiefe symmetrische T-Wellen in den Ableitungen V_2 bis V_6 (und in aVL, I, II, aVF). 2) Aber pathologische Q-Zacke in V_3 und verdächtige Q-Zacken in V_4/V_6 und inferior. Koro: verschlossener RIVA, 50% Stenose der RCA. Ausgedehnte anterolaterale Akinesie. AF 30%.

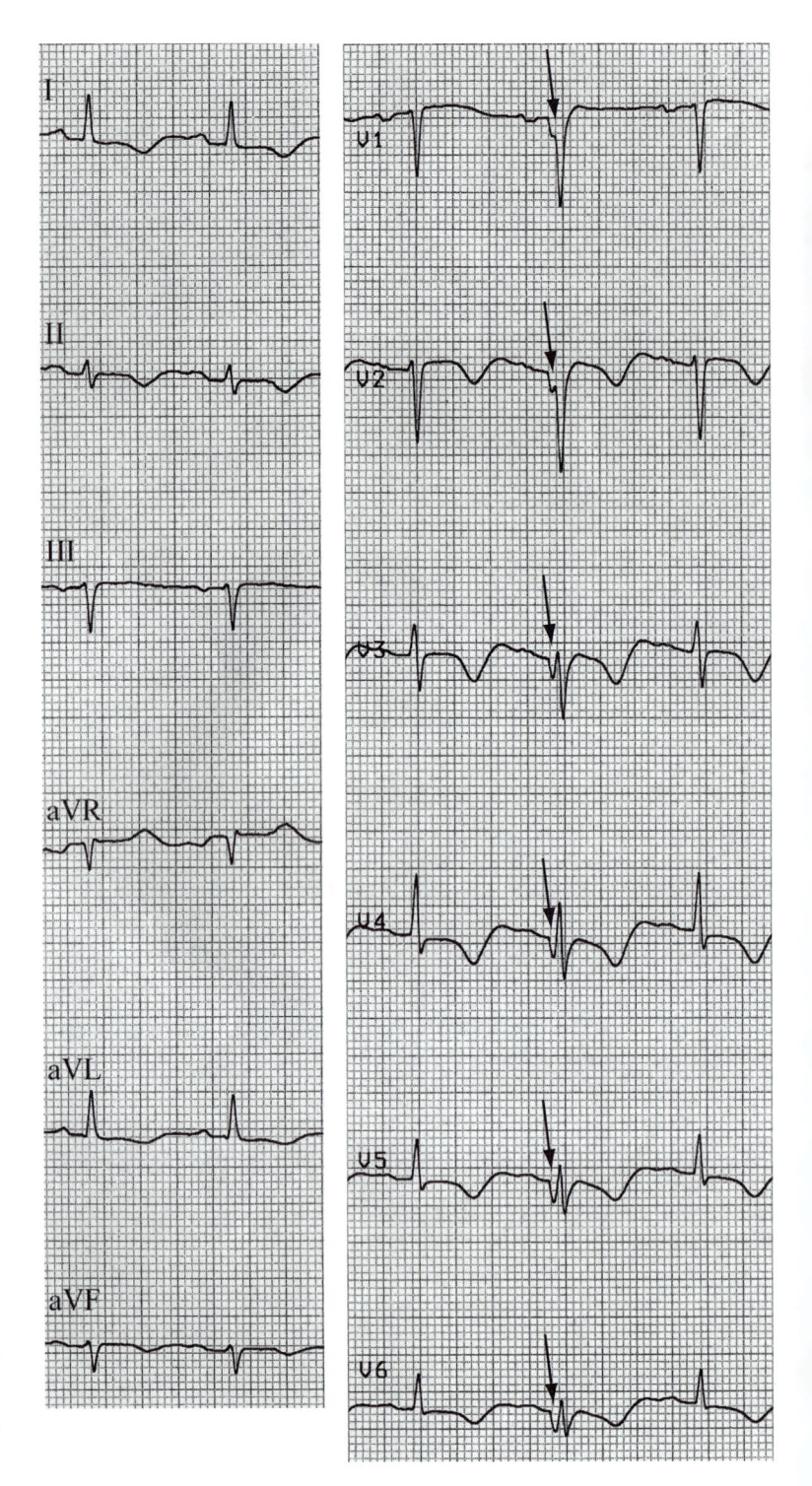

EKG 13.28
67 J/w. Alter Non-Q-MI. EKG: negative symmetrische oder symmetroide T-Wellen in V$_2$ bis V$_6$ und in aVL, I, II, aVF. Keine Q-Zacken bei SR, aber eine späte VES (beachte das kürzere PQ-Intervall beim zweiten Schlag) zeigt ein QS in V$_2$ und pathologische Q-Zacken in V$_3$ bis V$_6$ (Pfeil). Der Patient lehnte eine Koro ab.

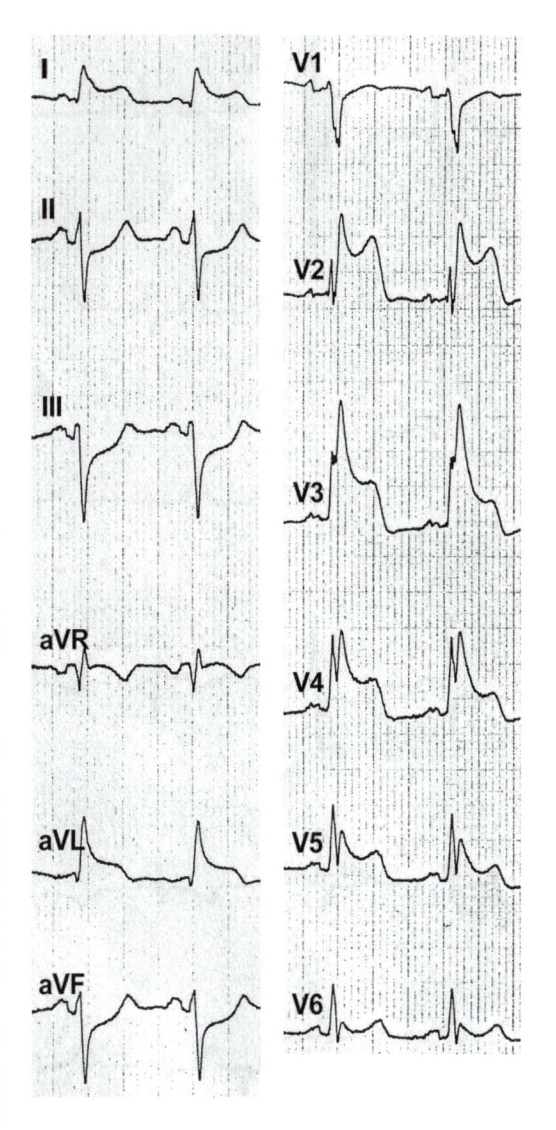

EKG 13.29
42J/m. Schwere Angina-Attacken in Ruhe (Prinzmetal-Angina). EKG: paroxysmale ausgeprägte ST-Hebung in Ableitungen I, aVL und V_2 bis V_5, reversibel. Koro: subtotale proximale Stenose des RIVA, normale AF.

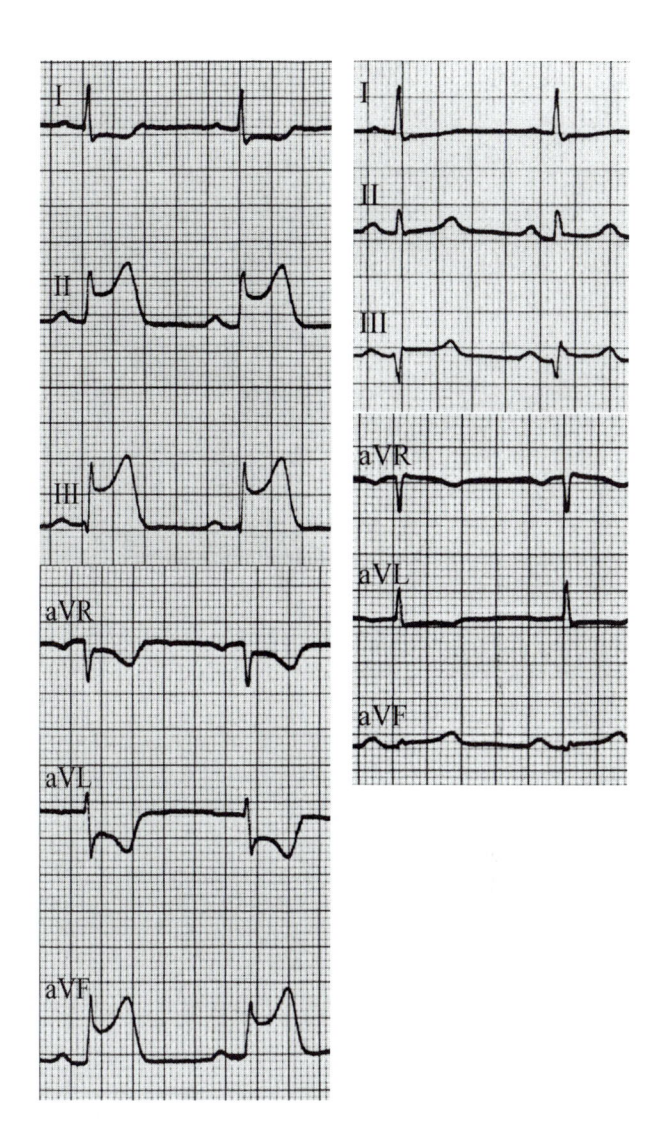

EKG 13.30a
48J/m. Schwere Angina-Attacken in Ruhe (Prinzmetal-Angina). Extremitätenableitungen: eindrückliche ST-Hebung in den inferioren Ableitungen (und V_6; nicht gezeigt).

EKG 13.30b
Gleicher Patient. ST-Hebung beinahe reversibel innerhalb von 10 min. Koro: 90% RCA Stenose. PTCA.

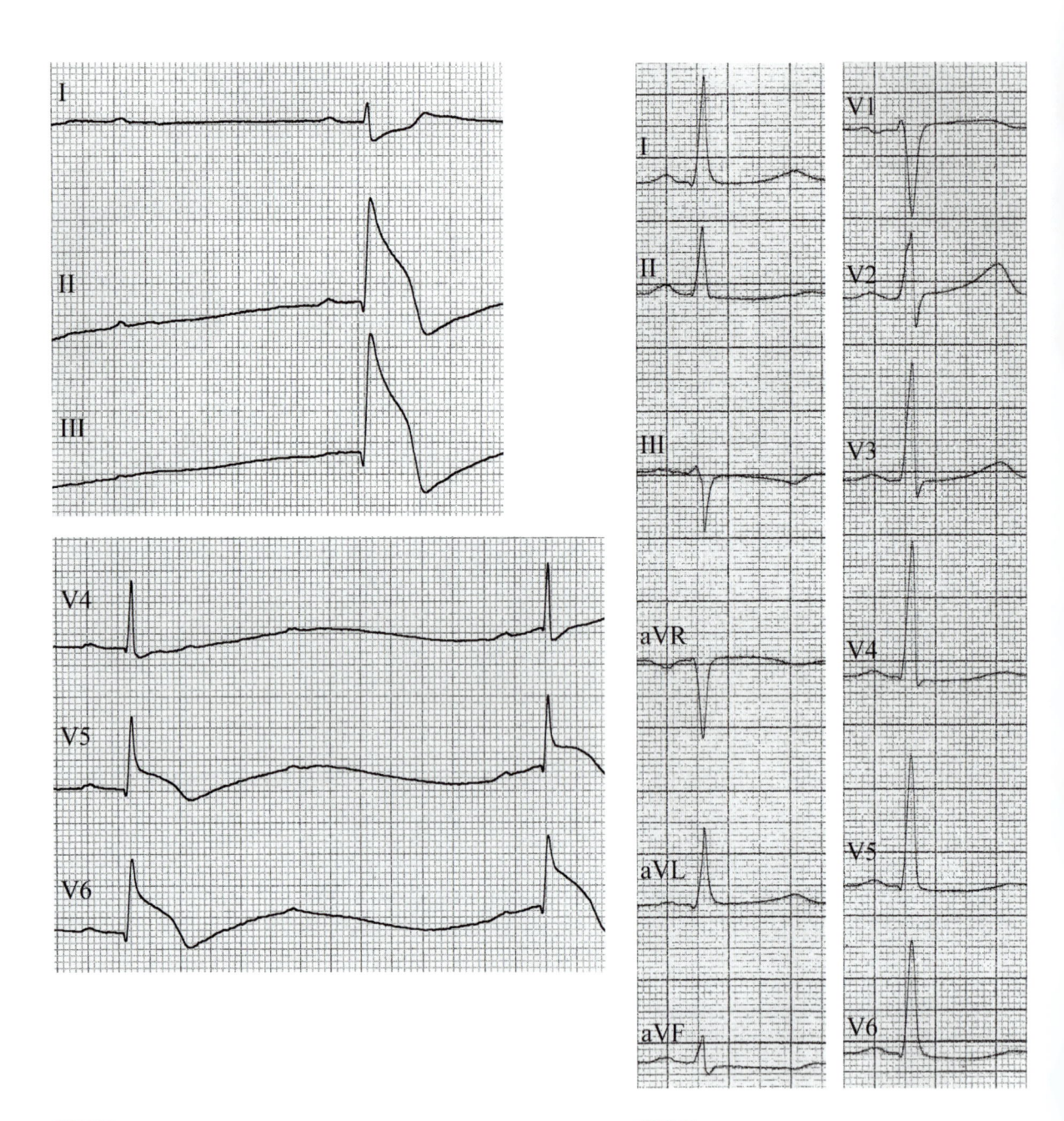

EKG 13.31
55 J/m. Angina in Ruhe während EKG-Aufzeichnung (Ableitungen I, II, III und V$_4$ bis V$_6$). Sinusbradykardie, auffallende ST-Hebung in den inferolateralen Ableitungen und intermittierender 2:1-AV-Block (Kammerfrequenz 25/min). Koro: Koronare Zwei-Gefäß-Erkrankung, zwei schwere RCA-Stenosen mit Spasmus und einem ähnlichen EKG während PTCA.

EKG 13.32a
Fallbeispiel/Short Story 2. 59 J/m. EKG vor AKB: mit Ausnahme einer möglichen LVH und unspezifischen Veränderungen der Repolarisation im Normbereich.

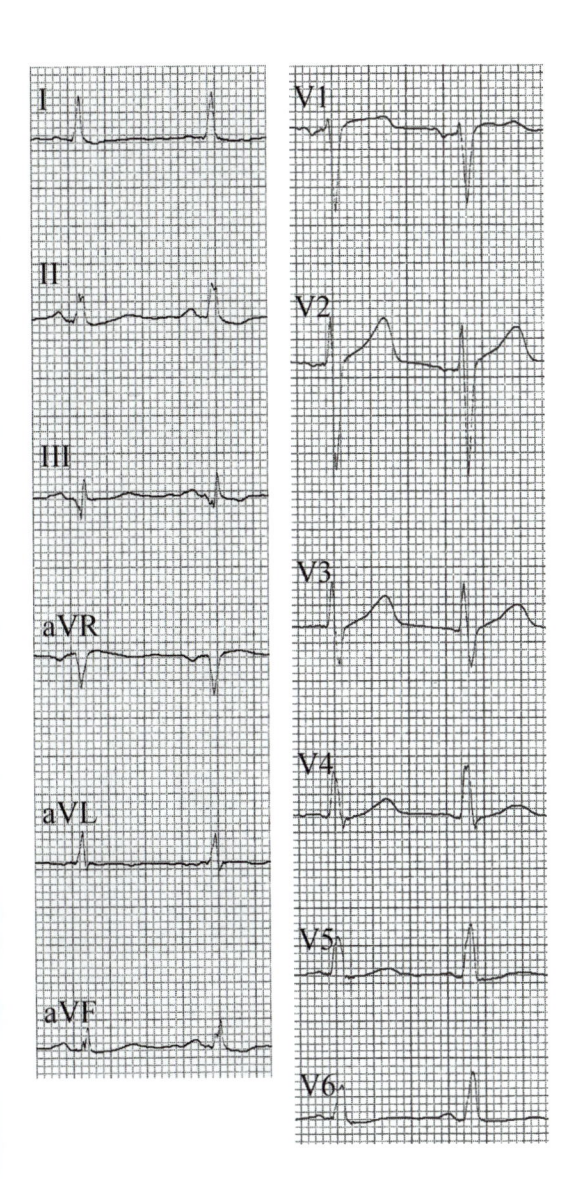

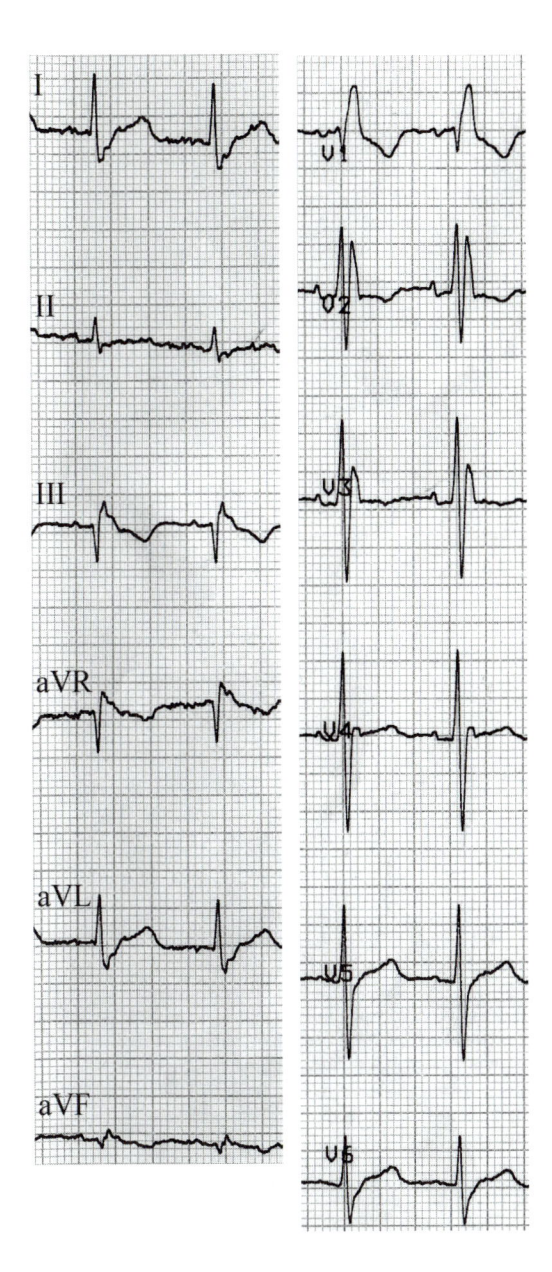

EKG 13.32b
Gleicher Patient. EKG nach AKB: der ausgedehnte inferolaterale MI ist im EKG nicht sichtbar. Im Vergleich zum EKG 13.32a kann nur eine pathologische Q-Zacke in Ableitung III und eine reduzierte R-Amplitude in V_5/V_6 gesehen werden.

EKG 13.32c
Gleicher Patient. EKG nach Herztransplantation: mit Ausnahme des RSB im Normbereich. Echo: im Normbereich.

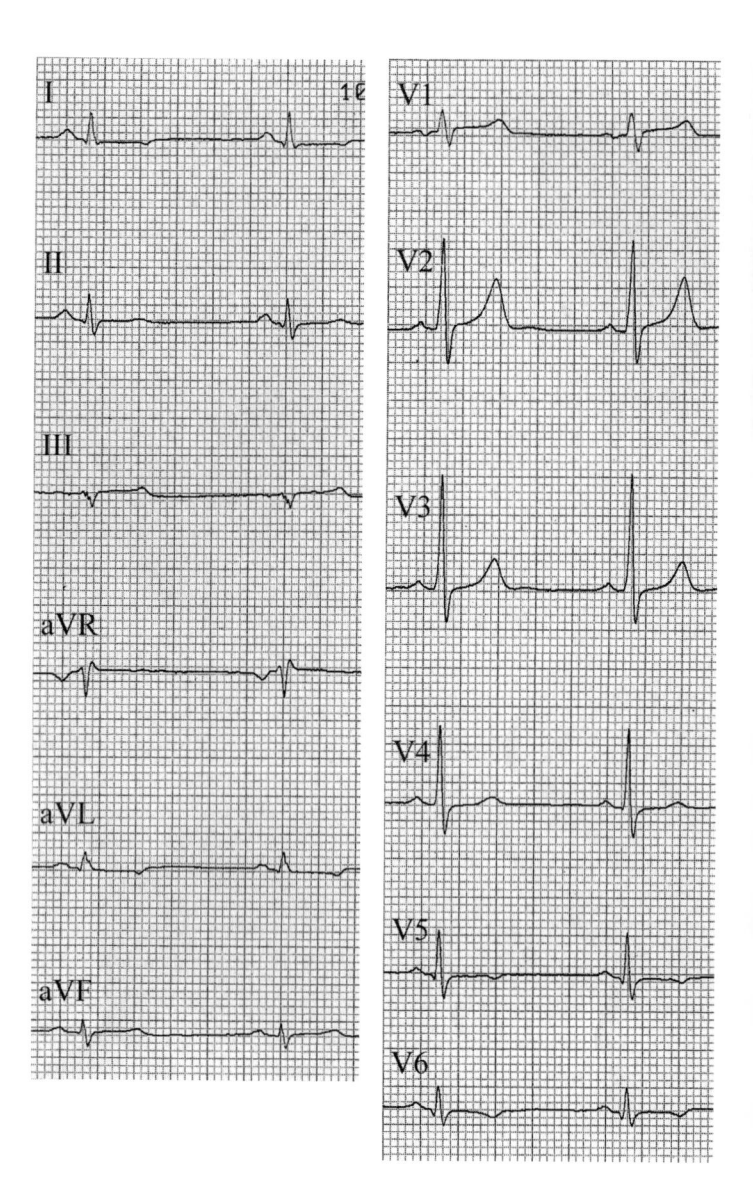

EKG 13.33
36J/m. 7 Tage alter posteriorer MI mit lateraler Beteiligung. EKG: hohe R-Zacken in V_1 bis V_3 (≥0,04 s), symmetrische T-Wellen: Spiegelbild des posterioren MI. Abnahme der R-Amplitude und Zunahme der Q-Amplitude von V_5 bis V_6, negative T-Wellen in V_5/V_6. Koro: Verschluss der Cx, posterolaterale Hypokinesie, AF 50%.

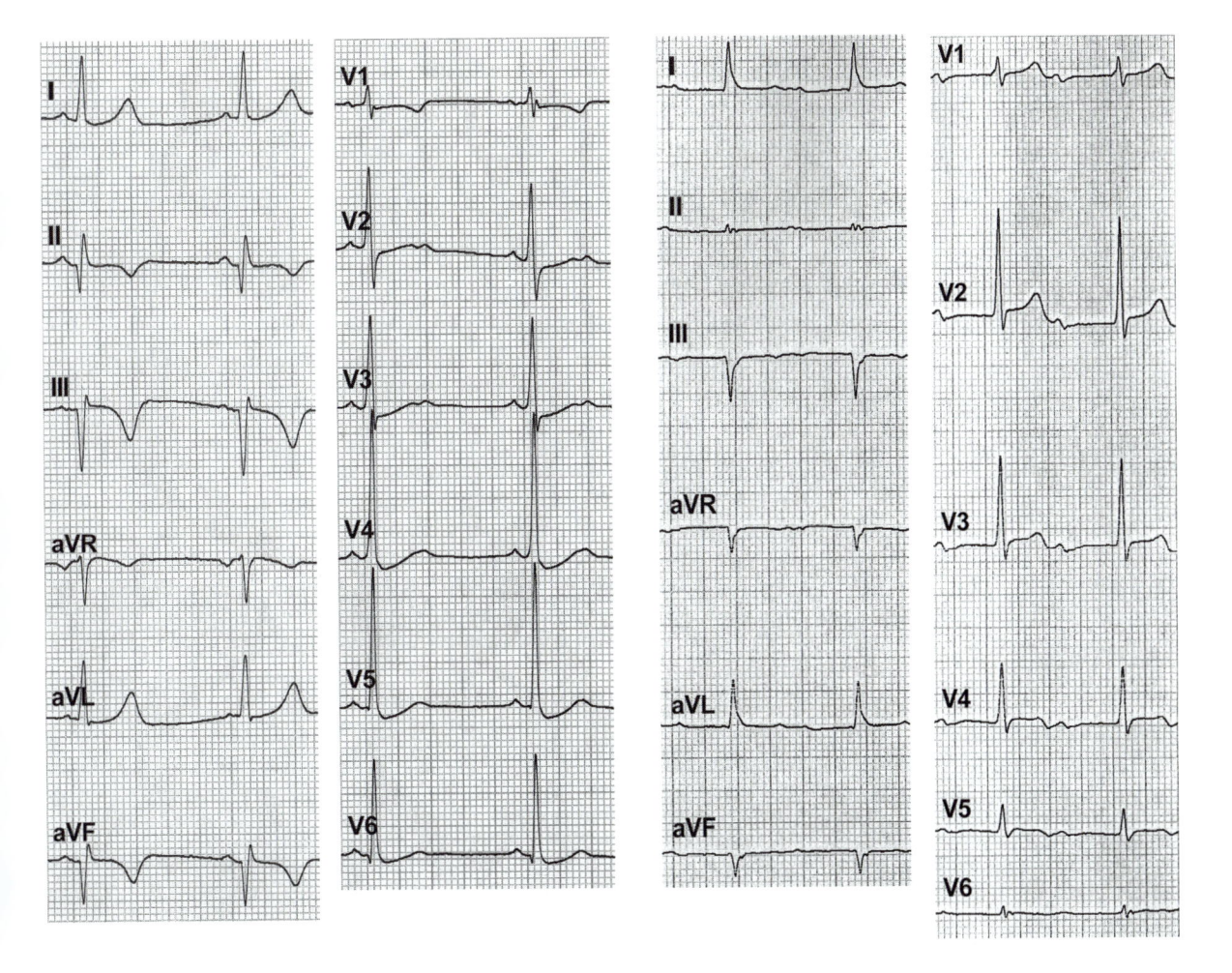

EKG 13.34
57 J/m. 2 Tage alter inferoposteriorer MI. EKG: breite Q-Zacken in den inferioren Ableitungen, breite R-Zacken in V_1 bis V_3 (R > S in V_1). Leichte ST-Hebung in III, ST-Senkung in V_1 bis V_6. Symmetrisch negative T-Wellen in III/aVF/II. Koro: Drei-Gefäß-Krankheit, verschlossene RCA. Inferiore Akinesie, posteriore Hypokinesie. AF 55%.

EKG 13.35
70 J/m. 6 Jahre alter posteriorer MI, 2 Jahre alter inferiorer MI. EKG: AV-Block 1° (PQ 0,38 s). Breite R-Zacke in V_1 bis V_3. QS in III/aVF. Kleines geknotetes QRS in V_6: laterale Beteiligung? Leichte ST-Hebung in V_1 bis V_6, zusammen mit verminderter R-Amplitude infolge Perikarderguss unklarer Ätiologie. Koro: Schwere Drei-Gefäß-Krankheit mit Verschluss von Cx und RCA. Inferoposteriore Hypokinesie, AF 62%(!).

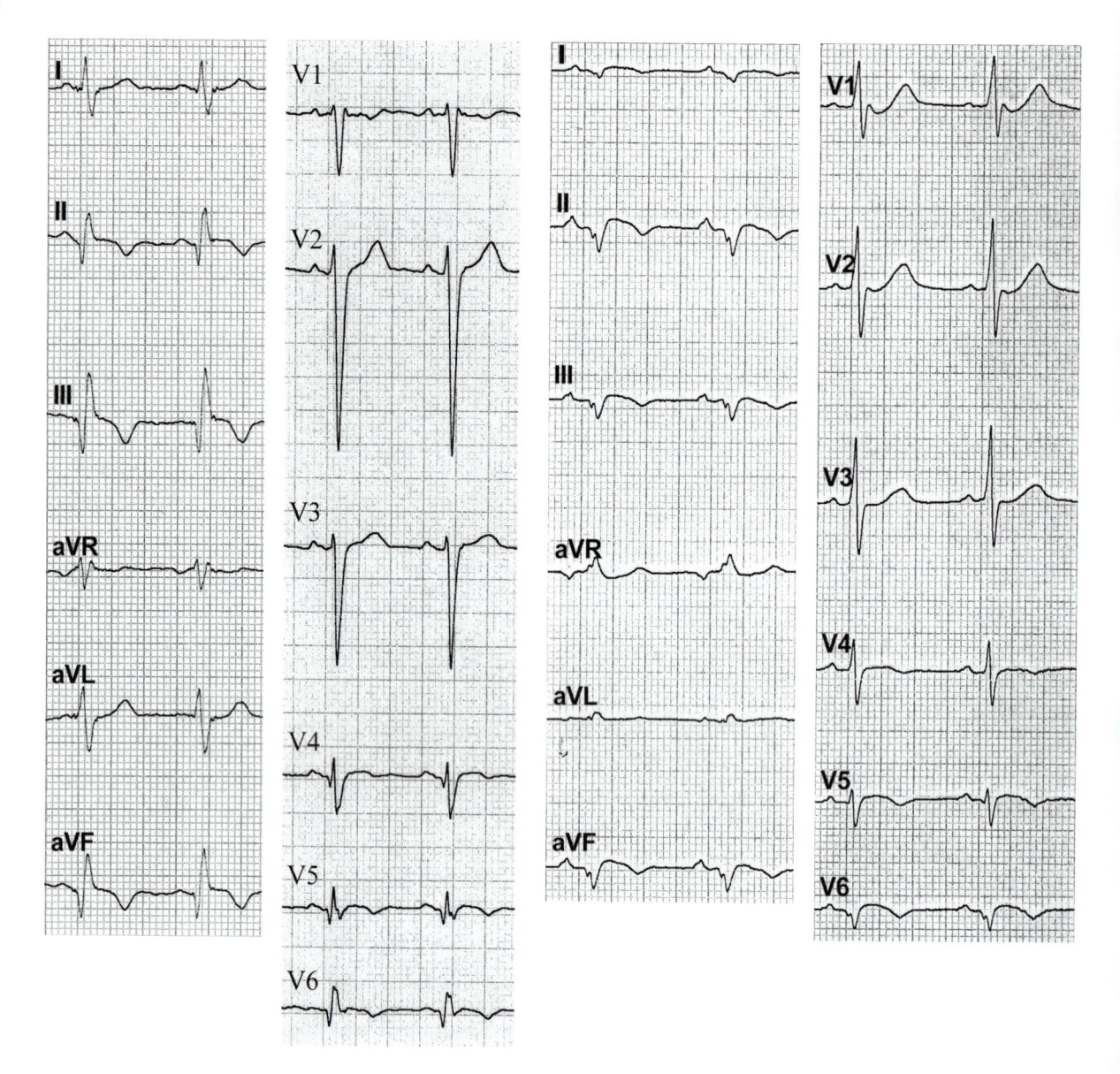

EKG 13.36
60J/m. 5 Tage alter inferolateraler MI. EKG: Q-Zacken in inferioren und lateralen Ableitungen, mit symmetrisch negativen T-Wellen (rSr´ in V_1: inkompletter RSB). Koro: Drei-Gefäß-Erkrankung, verschlossene RCA. Inferolaterale Akinesie, AF 48%.

EKG 13.37
73J/m. 9 Tage alter inferoposterolateraler MI. EKG: SR mit einem ungewohnten frontalen QRS-Vektor: QS in I, II, aVF und III. QS auch in V_6. qrS in V_5. Hohe R-Zacken in $V_1/V_2(V_3)$. Leichte ST-Hebung und negative T-Wellen in den Ableitungen mit QS und in V_5. Im EKG wird die Infarktgröße überschätzt. Koro: verschlossene Cx, AF 55% (!).

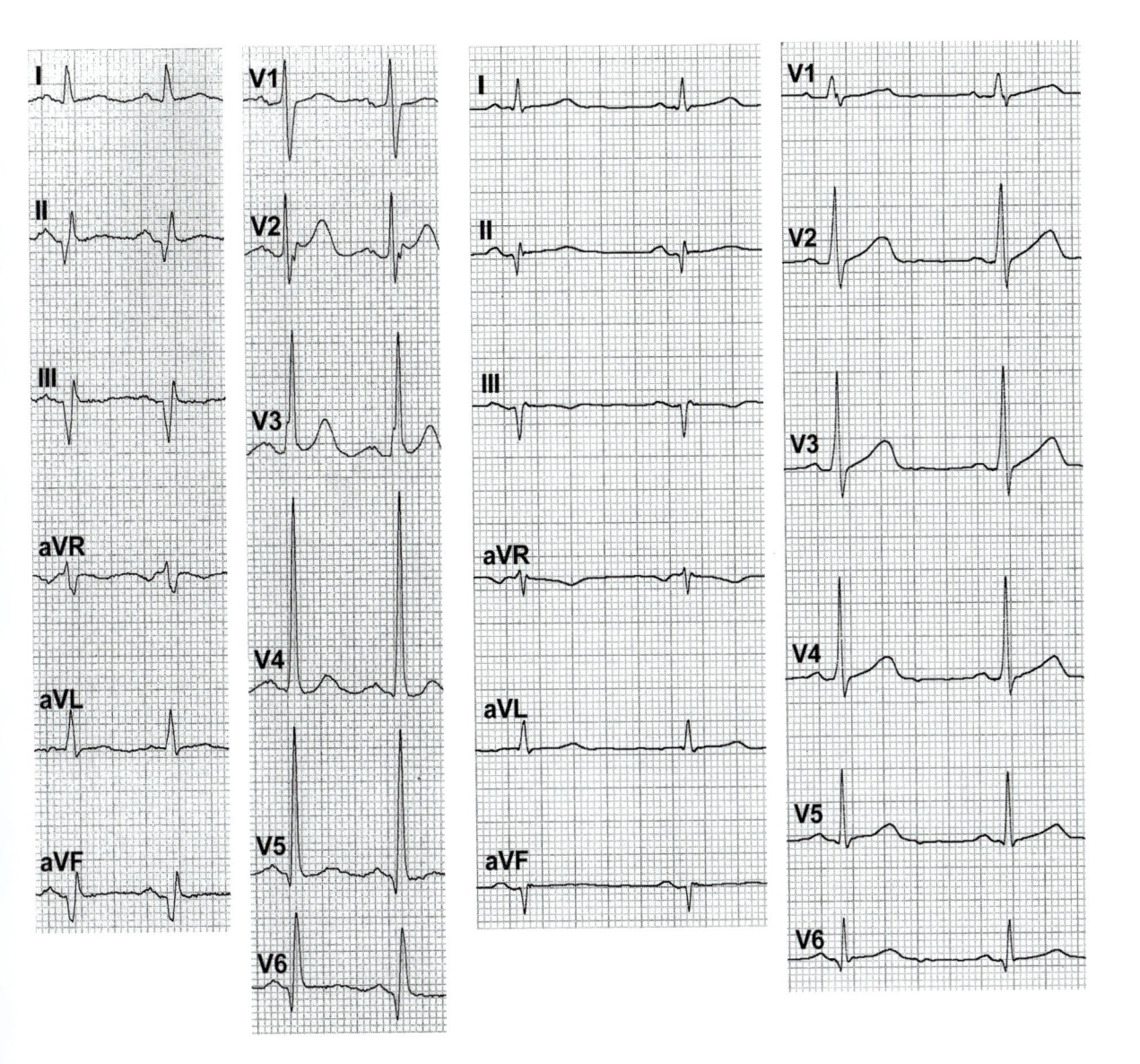

EKG 13.38
66 J/m. Einige Jahre alter inferoposteriorer MI mit lateraler Beteiligung. LVH. EKG: Q in II, aVF, III, V$_6$. Hohe R-Zacken in V$_2$/V$_3$(V$_1$). LVH.

EKG 13.39
53 J/m. Ein Monat alter inferoposteriorer MI. EKG: Q in II, aVF. rS in III. Hohe R-Zacken in V$_1$ bis V$_3$. Zunehmende Q und abnehmend R von V$_5$ bis V$_6$ können eine laterale Beteiligung anzeigen. Koro: Ein-Gefäß-Krankheit, verschlossene Cx. AF 62%.

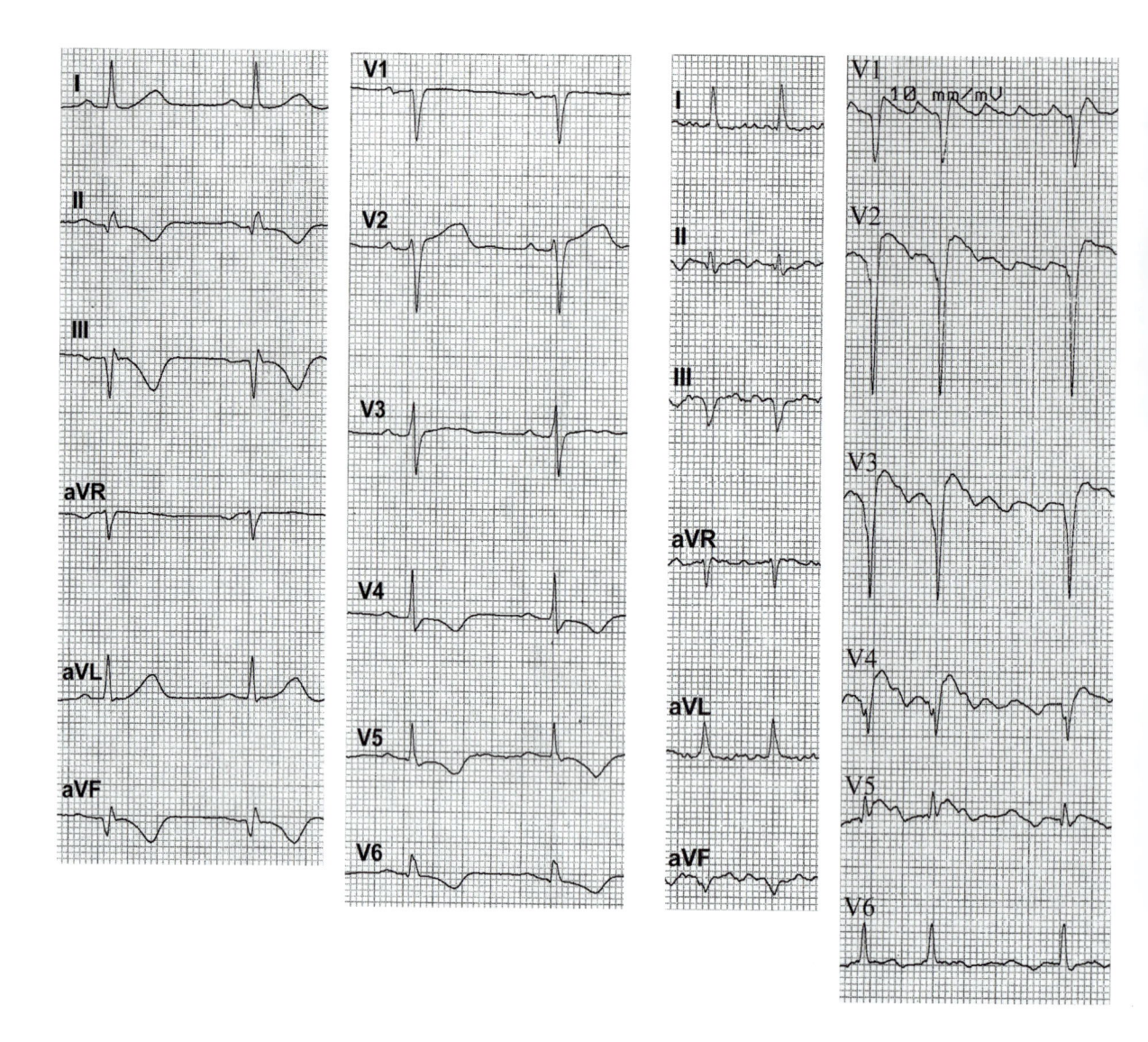

EKG 13.40
52J/m. 2 Monate alter inferiorer MI. EKG: Q in aVF, III (II) mit negativen T-Wellen. Ischämische T-Wellen auch in den lateralen Ableitungen. Reduzierte R in V_6 können eine laterale Beteiligung anzeigen. Koro: verschlossene RCA, AF 39%(!).

EKG 13.41
63J/m. 6 Jahre alter inferiorer und 3 Tage alter anteriorer MI. EKG: Vorhofflattern Typ 1 mit unregelmäßiger AV-Überleitung. QS in III/aVF. QS in V_1 bis V_4, ST-Hebung in V_2 bis V_5. Koro: Drei-Gefäß-Erkrankung, inferiore Hypokinesie bis Akinesie, anteriore Akinesie, AF 45%.

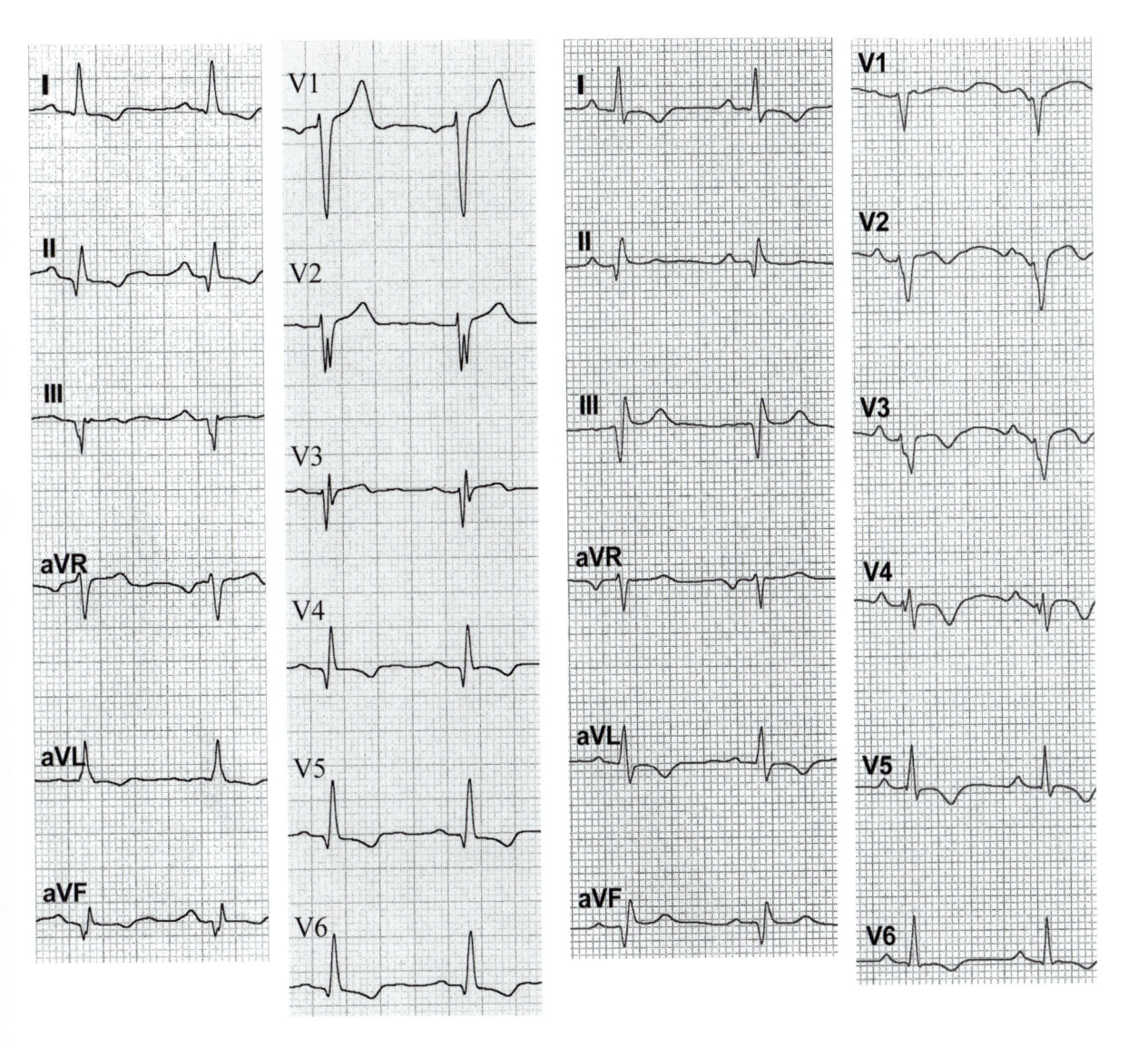

EKG 13.42
64 J/m. 6 Jahre alter inferiorer MI, 3 Monate alter anteriorer MI.
EKG: Q-Zacken in III, aVF (II). Geknotetes QRS in V_2/V_3, Q (0,04 s) in V_4 (V_5). Negative T in V_4 bis V_6 (V_3) und einigen Extremitätenableitungen. Koro: Zwei-Gefäß-Krankheit, inferiore und anteriore Akinesie, AF 35%.

EKG 13.43
59J/m. 3 Jahre alter inferiorer MI, 17 Tage alter anteriorer MI. EKG: Q in III, aVF, II mit positiven T. Schwache R-Progression in V_2 bis V_4, geknotetes QRS in V_2 bis V_4. Negative T in V_2 bis V_6, I und aVL. Koro: Zwei-Gefäß-Krankheit, inferiore Akinesie, anteriore Hypokinesie. AF 43%. Nach Definition ist der anteriore MI ein Non-Q-Infarkt, aber zusätzlich durch den rsR´-(S-) Komplex in V_4 (V_5) diagnostizierbar; siehe Abschnitt „Spezielle Infarktbilder".

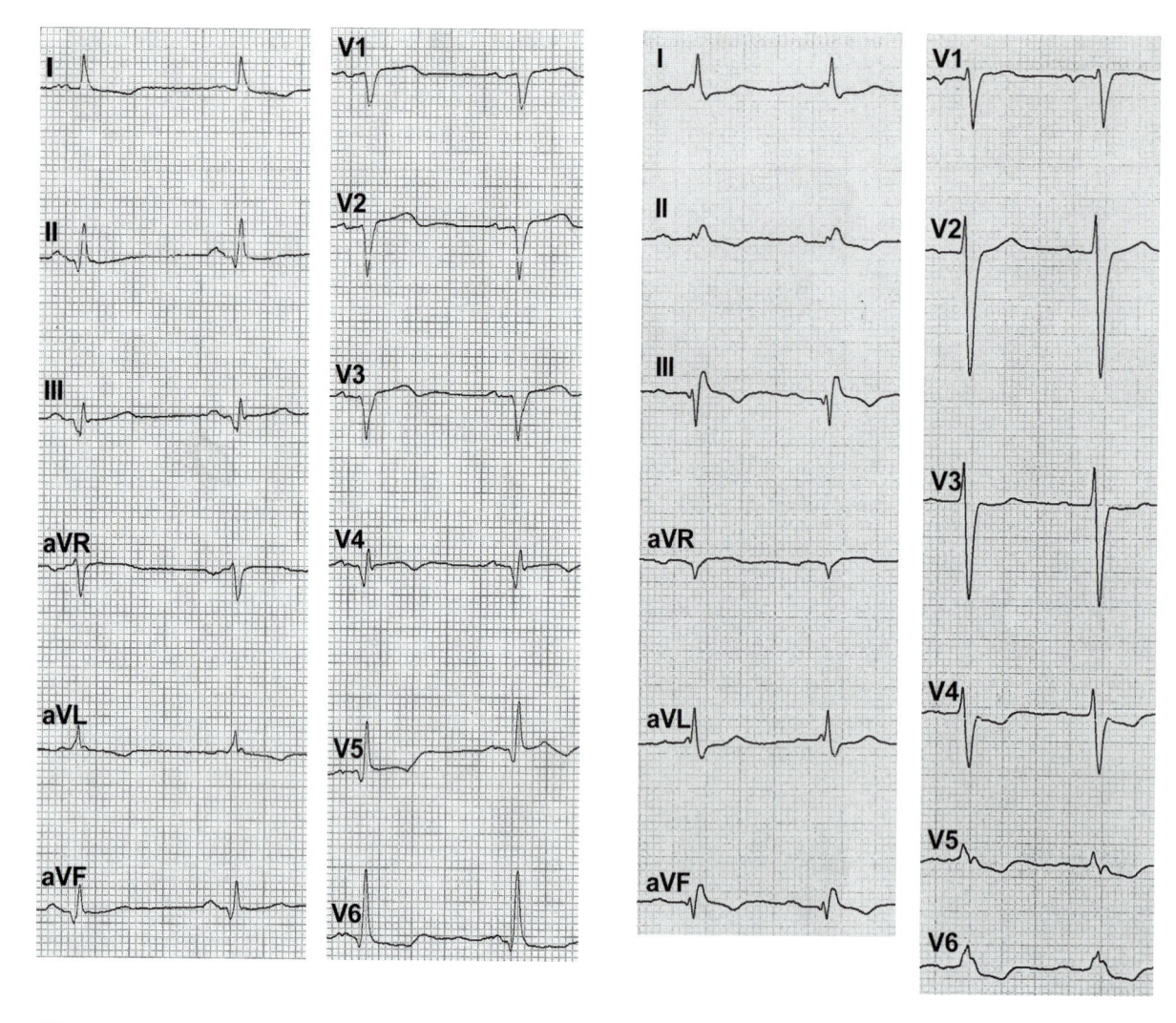

EKG 13.44
85J/m. Vor mehreren Jahren zwei MI (anterior und inferior). Keine Angina, Herzinsuffizienz. EKG: Q in III, aVF (II). QS in V_2/V_3 (V_1), Q in $V_4(V_5)$. T negativ in V_4 bis V_6, terminal negatives T in V_3. Echo: Stark verminderte AF.

EKG 13.45
73J/m. Mehrere Infarkte in der Anamnese. EKG: Die Infarkte maskieren sich gegenseitig, aber signifikante intraventrikuläre Reizleitungsstörungen in allen Extremitätenableitungen und V_5/V_6 sind vorhanden (in V_6 einen LSB imitierend). Abnehmende R-Zacke von V_2 bis V_4/V_5. Beachte die negativen (symmetrischen) T-Wellen inferior und in den Ableitungen V_4 bis V_6. Koro: schwere Drei-Gefäß-Krankheit. AF 20%.

EKG 13.46

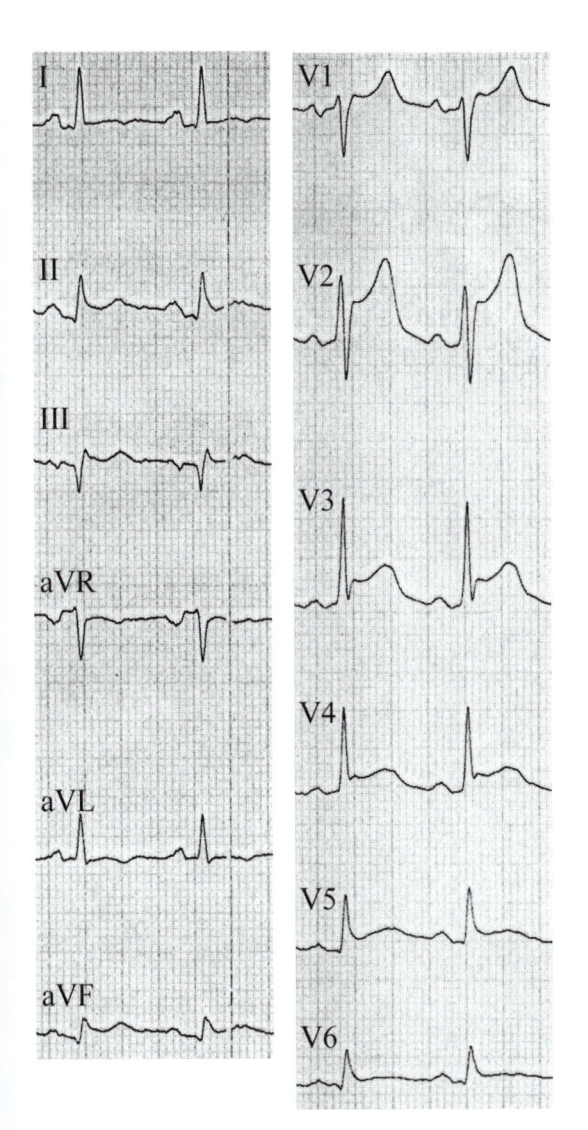

68J/m. 4 Monate alter inferiorer MI. Koro: Drei-Gefäß-Erkrankung, inferiore Hypokinesie. AF 70%. Zwei Tage nach der AKB starke Thoraxschmerzen, perikarditisches Reiben. Re-Koro: alle vier Bypässe offen. EKG: PQ-Senkung in III/aVF, V_5/V_6. Leichte ST-Hebung in I, II *und* aVF. Mittlerer frontaler ST-Vektor +75°. ST-Hebung in den präkordialen Ableitungen (5 mm in V_2), in V_5/V_6 (V_4), direkt von der R-Zacke abgehend (!). Diagnose: akute Perikarditis (Dressler-Syndrom?).

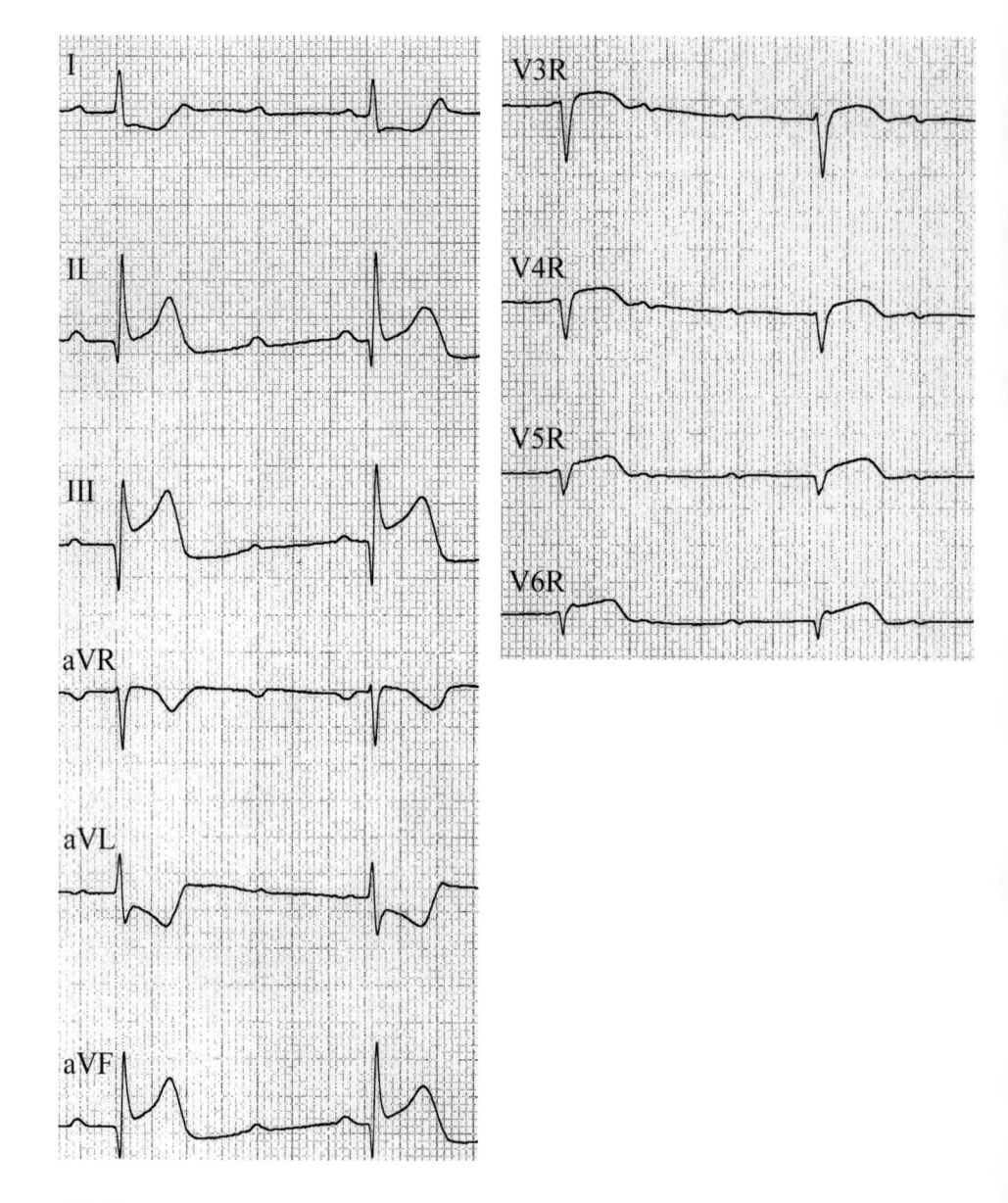

EKG 13.47
52J/w. 13 Stunden alter akuter inferiorer MI. AF 62%. EKG (nur Extremitätenableitungen): kompletter AV-Block, AV-junktionaler Ersatzrhythmus. 0,03 s breite, aber tiefe Q-Zacken in II, aVF, III, mit leichter ST-Hebung. Die rechtspräkordialen Ableitungen (V_{3R} bis V_{6R}) zeigen einen RV-„Infarkt". Koro: Ein-Gefäß-Erkrankung, verschlossene RCA. PTCA.

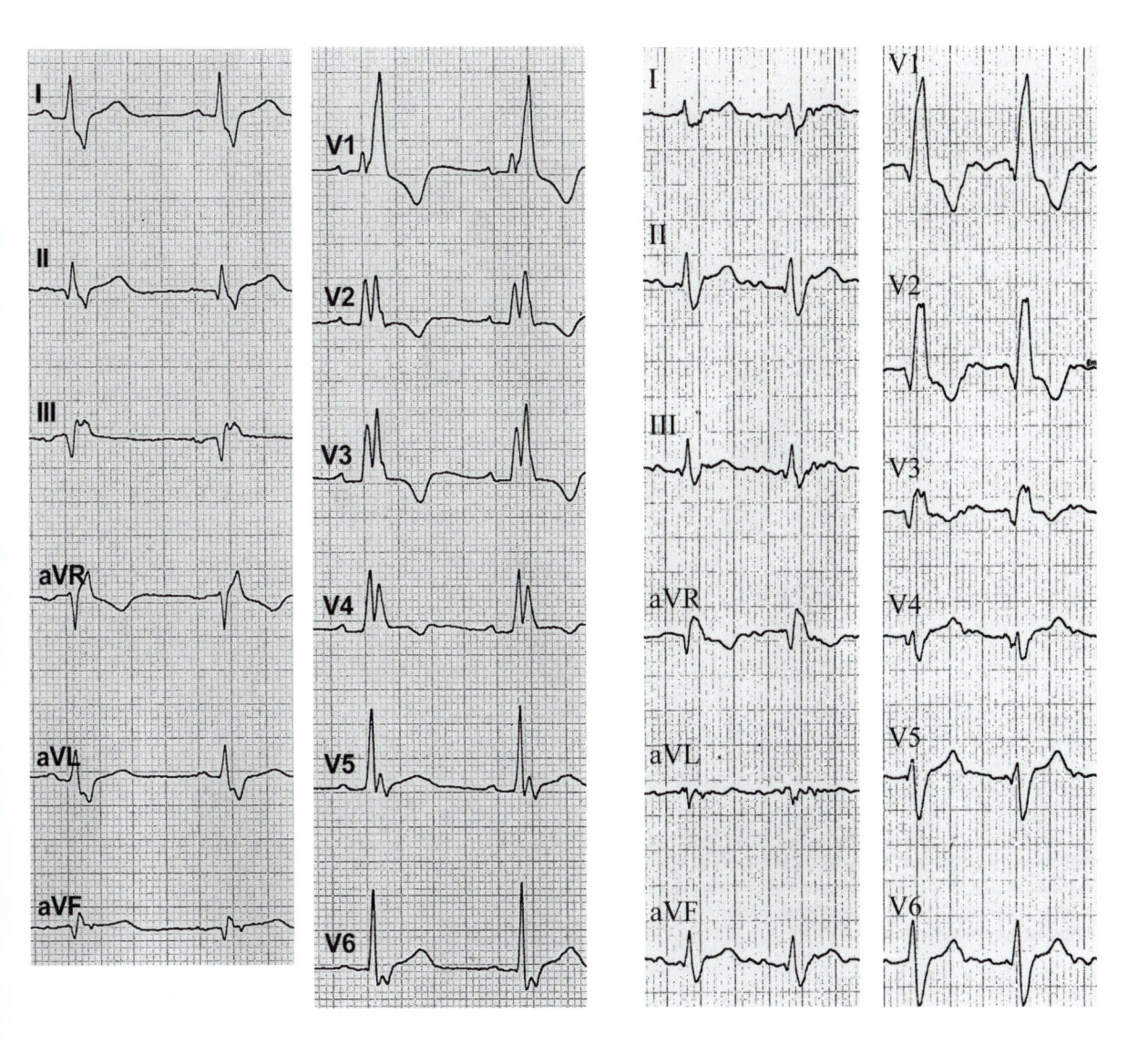

EKG 13.48
58J/m. Bronchialkarzinom, alter inferoposteriorer MI. EKG: SR, RSB. Q-Zacken inferior (nur in III ≥40 ms), mit T-Negativität. Hohe „primäre" R-Zacken in V_2/V_3 infolge RSB oder posteriorer Beteiligung. Koro: schwere Drei-Gefäß-Erkrankung, verschlossene RCA, inferoposteriore Hypokinesie, AF 55%.

EKG 13.49
78J/m. 3 Monate alter anteriorer MI. EKG: SR, RSB. Pathologische Q-Zacken in V_3/V_4 (rSR´ in V_1/V_2?). Vertikale (LV) ÅQRS$_F$ möglicherweise infolge des Verlustes auch der lateralen Potentiale.

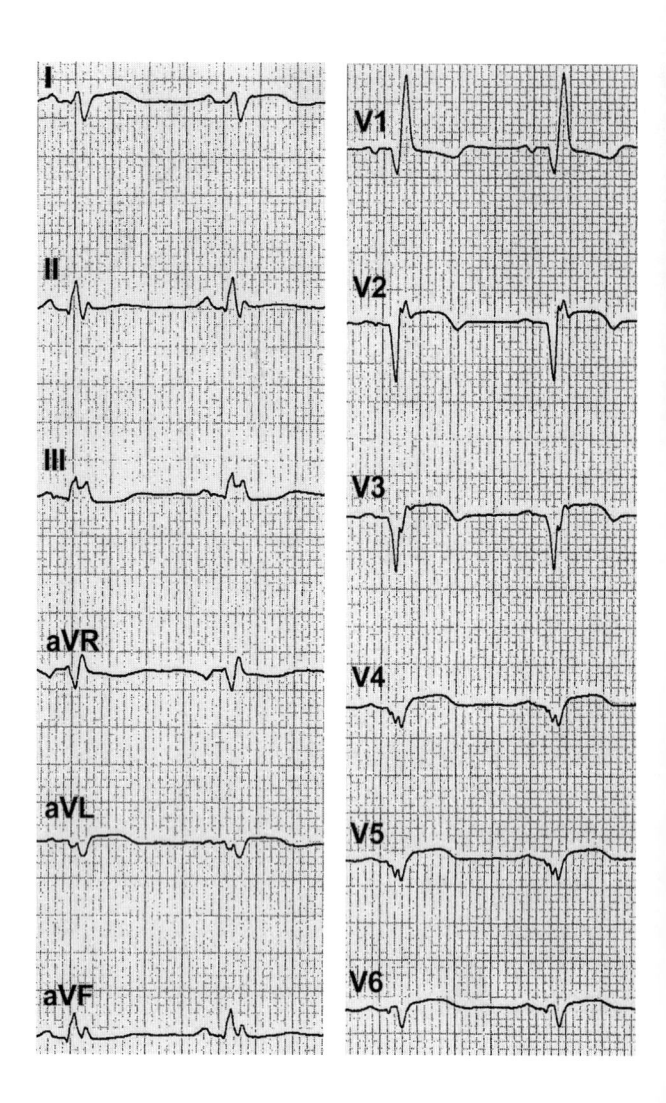

EKG 13.50
62J/m. 10 Tage alter ausgedehnter anteriorer MI. EKG: SR, RSB. Pathologische Q-Zacken V₁ bis V₃, QS-Zacken V₄ bis V₅ (qrS in V₆) und aVL. ST-Hebung in V₂ bis V₆ und I/aVL: Aneurysma oder „akutes" Stadium. Koro: Schwere Drei-Gefäß-Erkrankung, anterolaterale Akinesie, AF 40%.

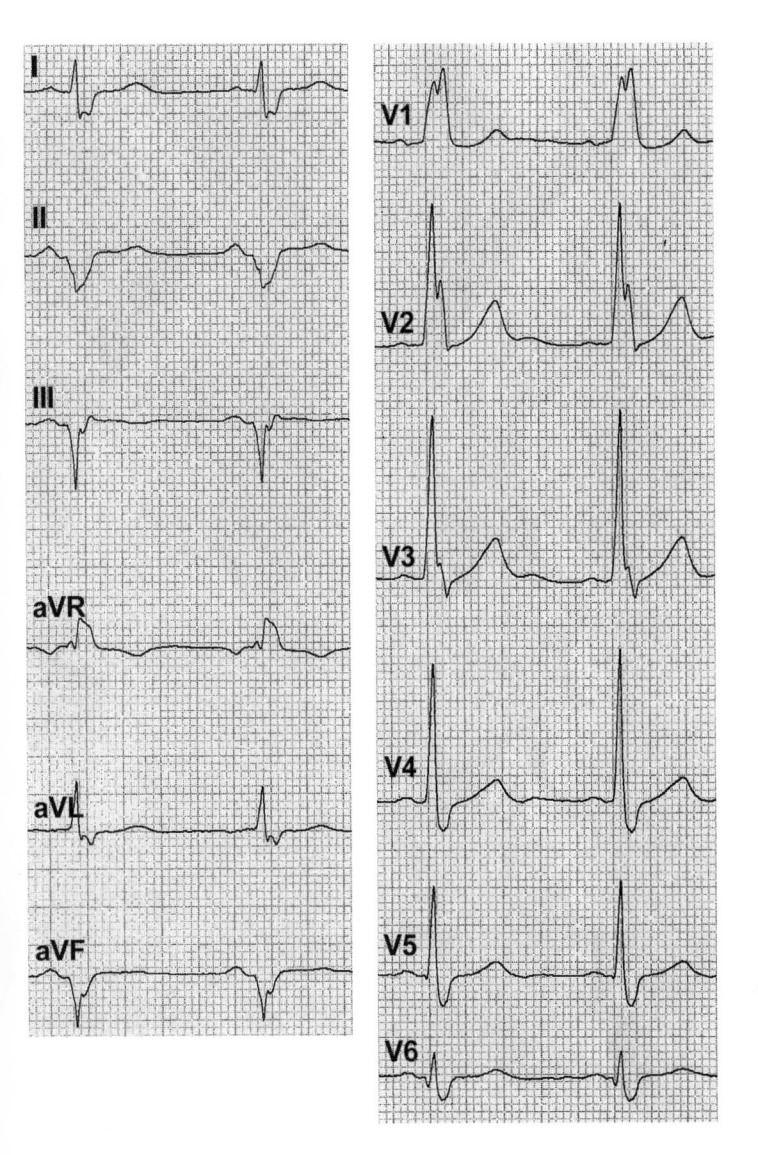

EKG 13.51
64J/m. Ein Jahr alter inferoposteriorer MI. EKG: SR, RSB, breite Q/QS inferior, sehr hoher erster Teil des QRS in V_1 bis V_3 infolge zusätzlichem posteriorem MI. Q und kleine R in V_6: mögliche laterale Beteiligung. Koro: Ein-Gefäß-Krankheit, verschlossene große RCA, inferoposteriore Akinesie, AF 43%.

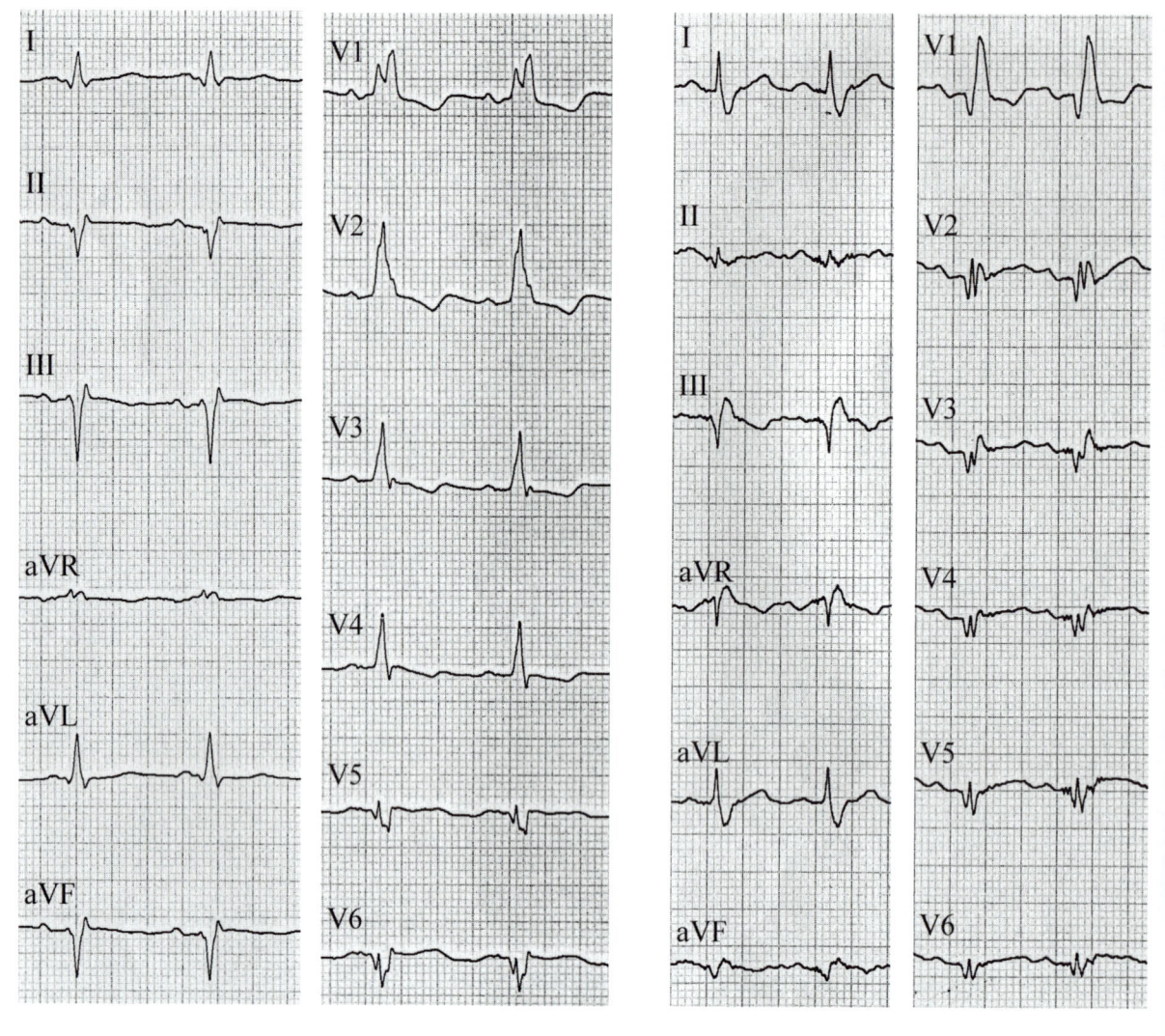

EKG 13.52
73J/m. KHK. EKG: Alter posterolateraler MI. RSB. SR, pathologische Q-Zacke in II (rS in aVF/III), hoher erster Teil des R in V_1/V_2, geknotete breite Q-Zacke in V_6 mit kleiner terminaler R-Zacke. Echo: stark eingeschränkte LV-Funktion.

EKG 13.53
74J/w. 1 Jahr alter inferiorer und 6 Jahre alter anteriorer MI. EKG: inferiorer und ausgedehnter anterolateraler MI. RSB. Q in inferioren Extremitätenableitungen und V_1 bis V_6, lateral mit kleinen R-Zacken. QRS-Knotung in V_2 bis V_5. Die persistierende ST-Hebung in V_2 bis V_6 zeigt ein Aneurysma an. Koro: schwere Drei-Gefäß-Erkrankung, inferiore Akinesie, anterolaterale Dyskinesie, AF 35%.

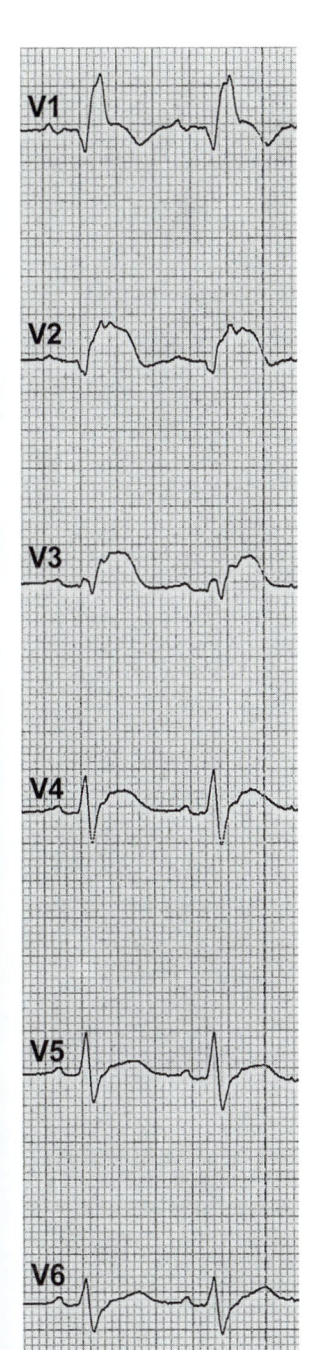

◀ EKG 13.54

84J/m. Mehrere Stunden alter akuter anteroseptaler MI. EKG (nur präkordiale Ableitungen): SR, RSB. Auffallende ST-Hebung in (V₁) V₂ bis V₄ (V₅); pathologische Q-Zacken in V₁/V₂. Die ST-Hebung in V₁ ist beim Vorliegen eines RSB auch pathologisch.

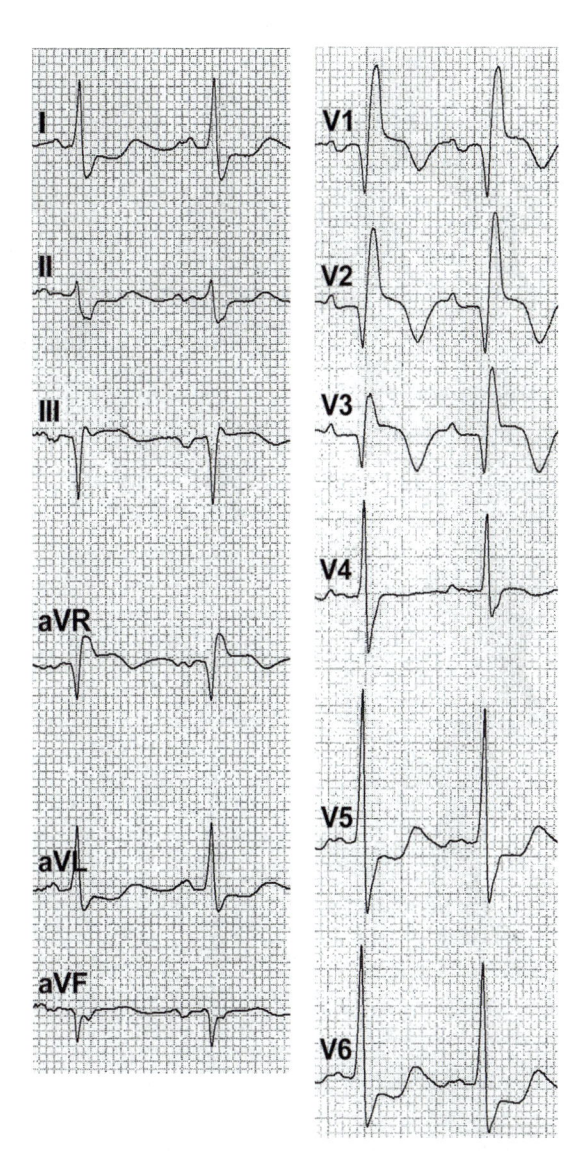

EKG 13.55 ▲

72J/m. KHK, 4 Tage alter anteroseptaler MI, schwere Aortenstenose. EKG: RSB. Pathologische Q-Zacken und ST-Hebung in V₁ bis V₃. Minimale R-Zacken in III, aVF. Hohe R-Zacken in V₄ bis V₅ infolge LVH. Koro: Ein-Gefäß-Krankheit, verschlossener RIVA, AF 20%(!).

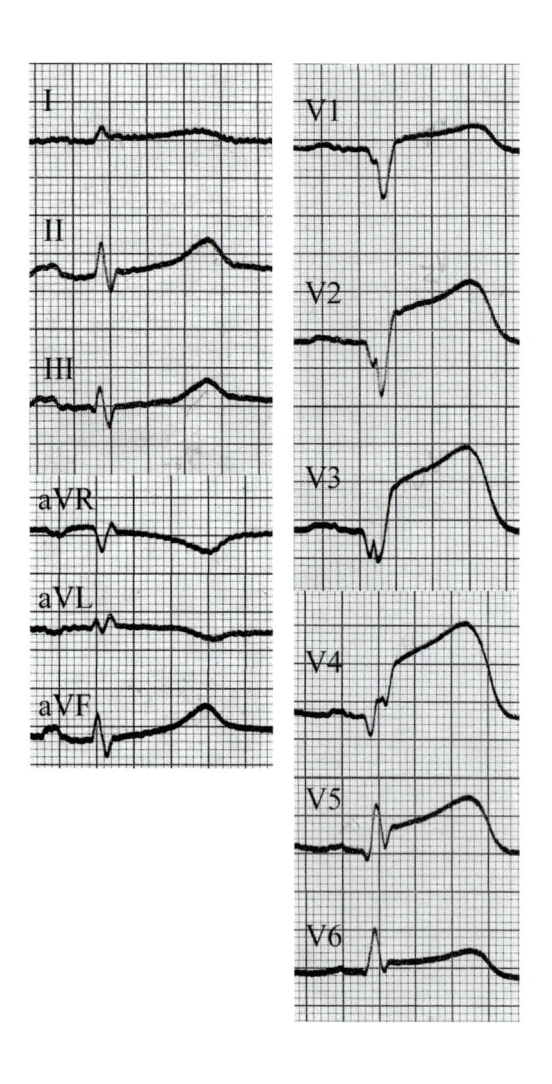

EKG 13.56a
59J/m. 1 Tag alter akuter ausgedehnter anterolateraler MI. EKG (50 mm/s!): MI mit QS in V$_1$ bis V$_3$, pathologisches Q in V$_4$. Auffallende ST-Hebung V$_2$ bis V$_5$ (V$_6$).

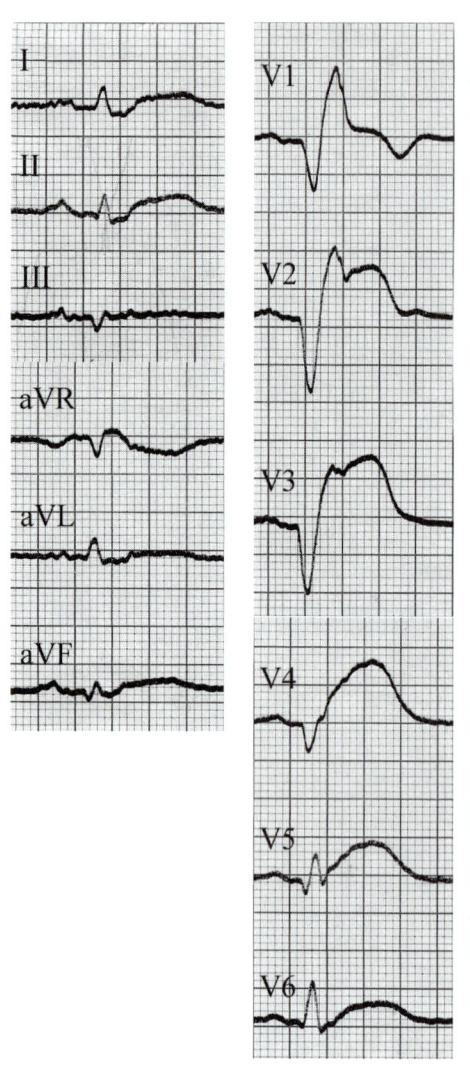

EKG 13.56b
Gleicher Patient. Das EKG (50 mm/s!) 4 Tage später zeigt einen Reinfarkt in der gleichen Region. Beachte auch den RSB. Keine Koro (EKGs aus dem Jahr 1974).

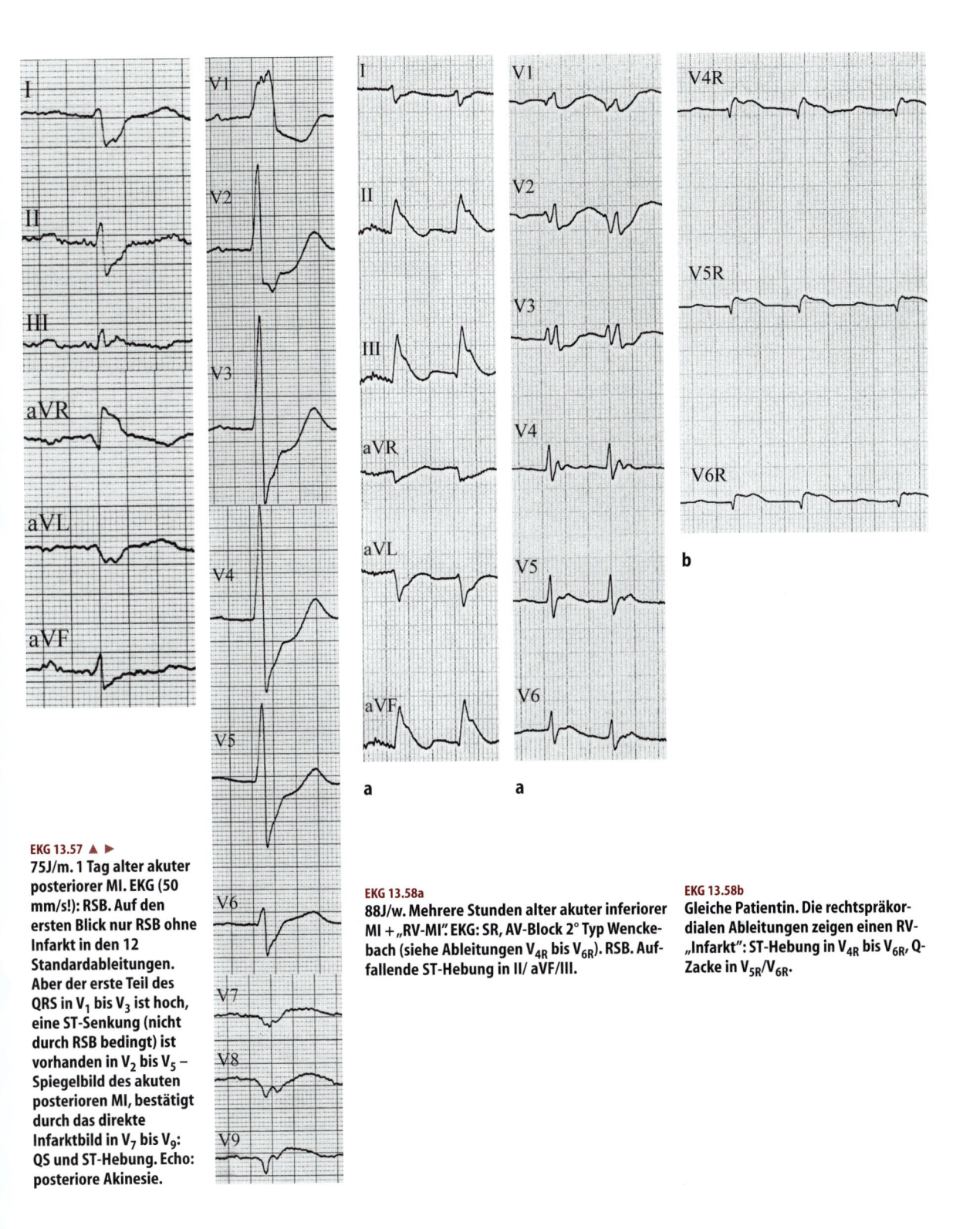

EKG 13.57
75J/m. 1 Tag alter akuter posteriorer MI. EKG (50 mm/s!): RSB. Auf den ersten Blick nur RSB ohne Infarkt in den 12 Standardableitungen. Aber der erste Teil des QRS in V_1 bis V_3 ist hoch, eine ST-Senkung (nicht durch RSB bedingt) ist vorhanden in V_2 bis V_5 – Spiegelbild des akuten posterioren MI, bestätigt durch das direkte Infarktbild in V_7 bis V_9: QS und ST-Hebung. Echo: posteriore Akinesie.

EKG 13.58a
88J/w. Mehrere Stunden alter akuter inferiorer MI + „RV-MI". EKG: SR, AV-Block 2° Typ Wenckebach (siehe Ableitungen V_{4R} bis V_{6R}). RSB. Auffallende ST-Hebung in II/ aVF/III.

EKG 13.58b
Gleiche Patientin. Die rechtspräkordialen Ableitungen zeigen einen RV-„Infarkt": ST-Hebung in V_{4R} bis V_{6R}, Q-Zacke in V_{5R}/V_{6R}.

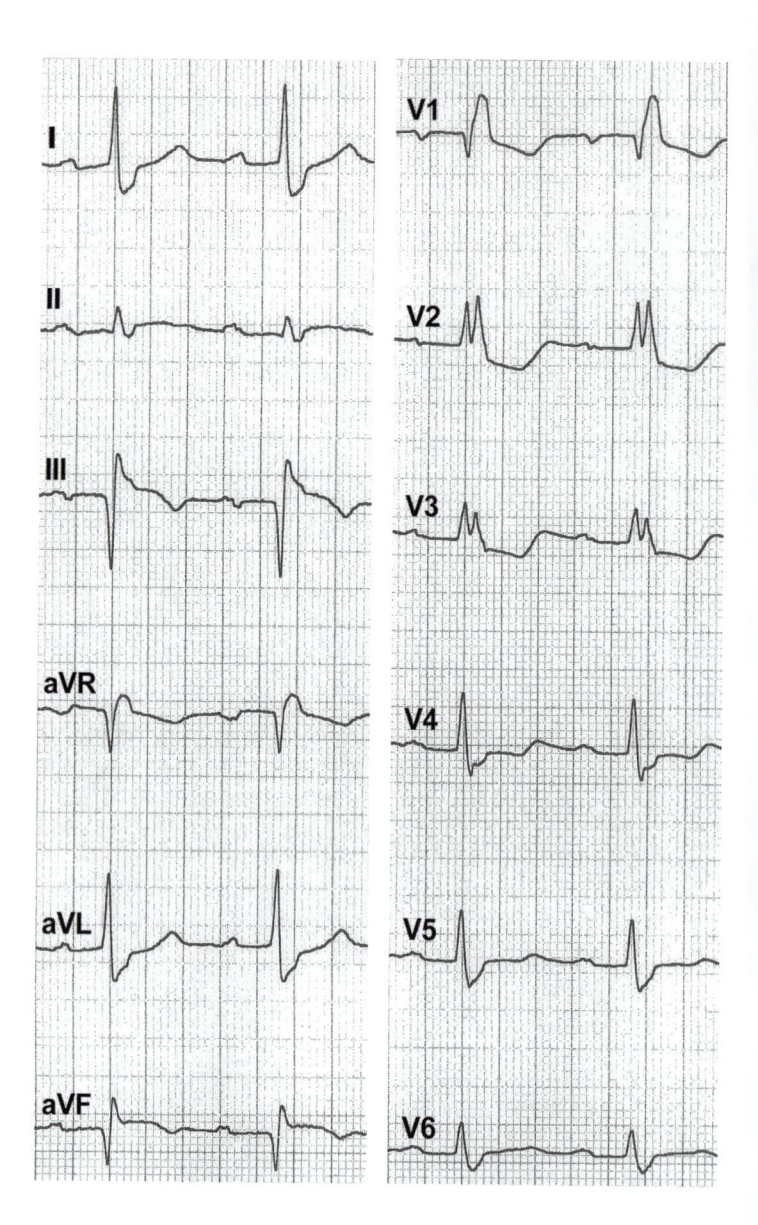

EKG 13.59
63 J/m. 2 Tage alter akuter inferoposteriorer Infarkt. Alter anteroseptaler MI. EKG: SR. AV-Block 1°. RSB. Q-Zacken in aVF/III, hoher erster Teil des QRS in V_2/V_3. Leichte ST-Hebung in den inferioren Extremitätenableitungen (und V_5/V_6); ST-Senkung in V_1 bis V_3 (Spiegelbild). Beim Vorliegen eines posterioren Infarktes: Q-Zacke in V_1(!) als mögliches Zeichen eines alten anterioren MI. Koro: verschlossene RCA, 70% Cx-Stenose, 50% RIVA-Stenose. AF 45%. Inferoposteriore Akinesie, septale Hypokinesie.

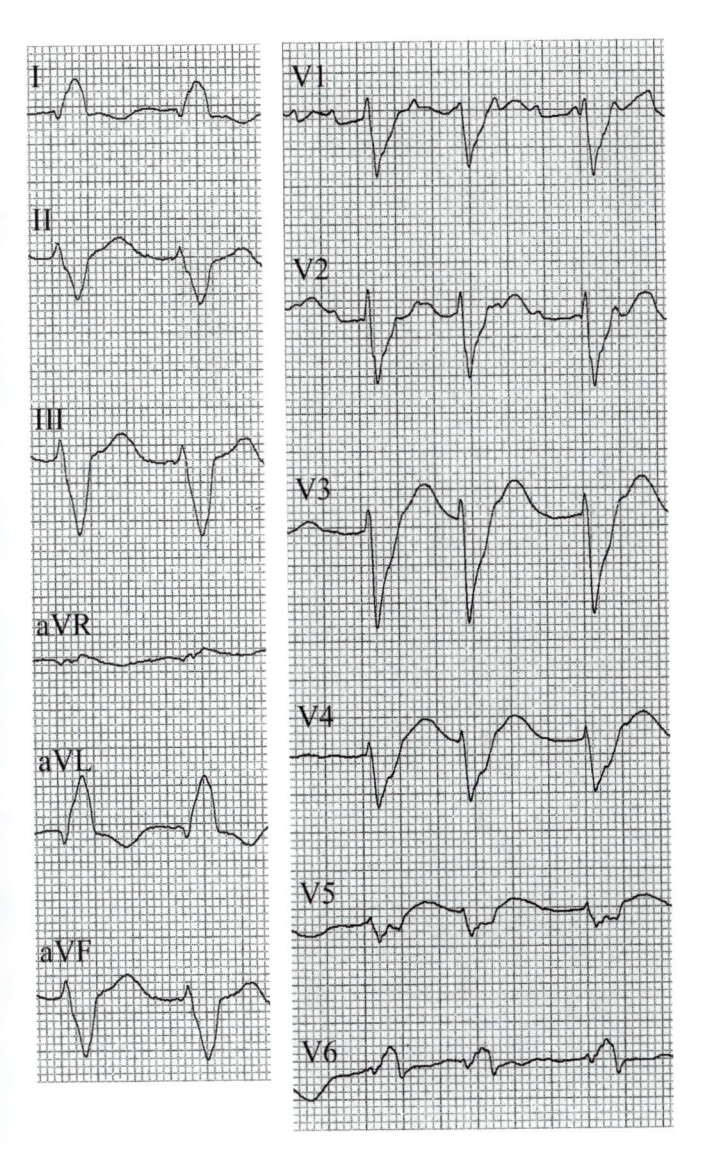

EKG 13.60
70J/w. 21(!) Jahre alter anteriorer MI. Koro vor fünf Jahren: verschlossener RIVA, LV-AF 25%. EKG: Vorhofflattern mit unregelmäßiger Überleitung. LSB. Pathologische Q-Zacken (bei LSB) in I/aVL, reduzierte R in V_5, rsR´s´ in V_6. Abnehmende R-Zacke von V_2 bis V_5. Aktuelles Echo: AF rund 35%.

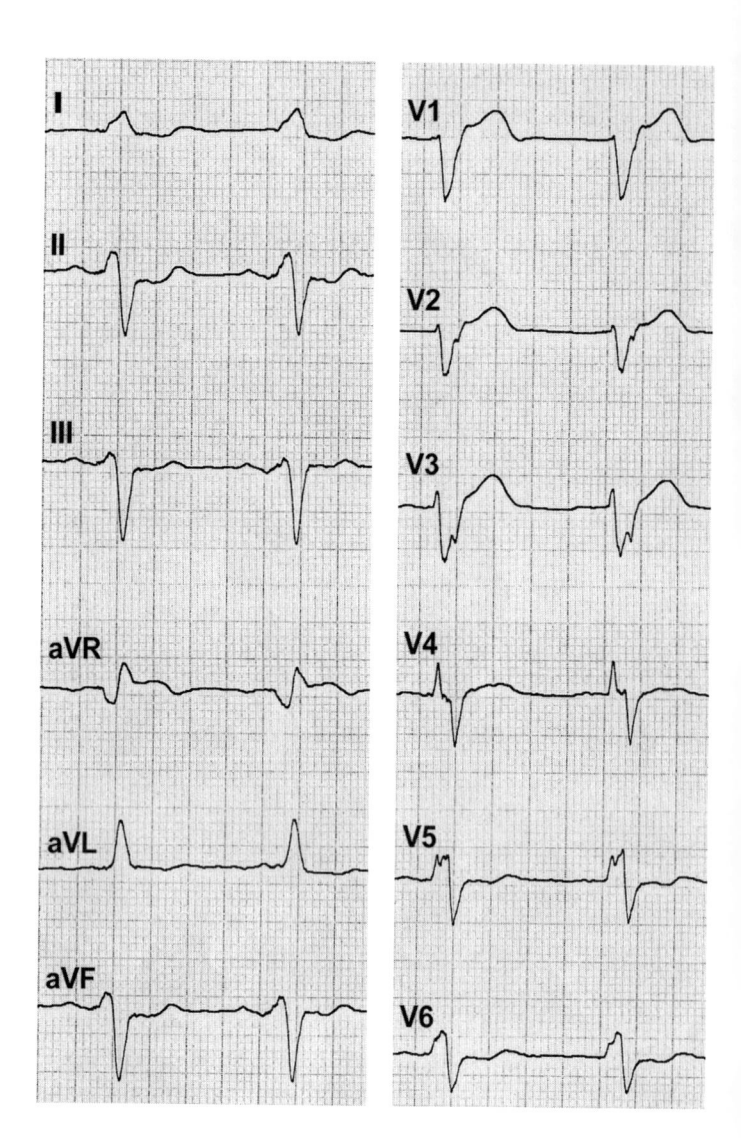

EKG 13.61
75J/m. 18 Jahre alter ausgedehnter anteriorer MI. EKG: SR, LSB. Pathologische Knotung in fünf präkordialen Ableitungen (V_2 bis V_6), deutet auf einen anterioren MI hin. Cabrera-Zeichen in V_2/V_3 (geknotete Aufwärtsschenkel des S). Inferiorer MI nicht diagnostizierbar. Echo: apikale Dyskinesie, laterale und inferiore Akinesie, AF 25%.

EKG 13.62

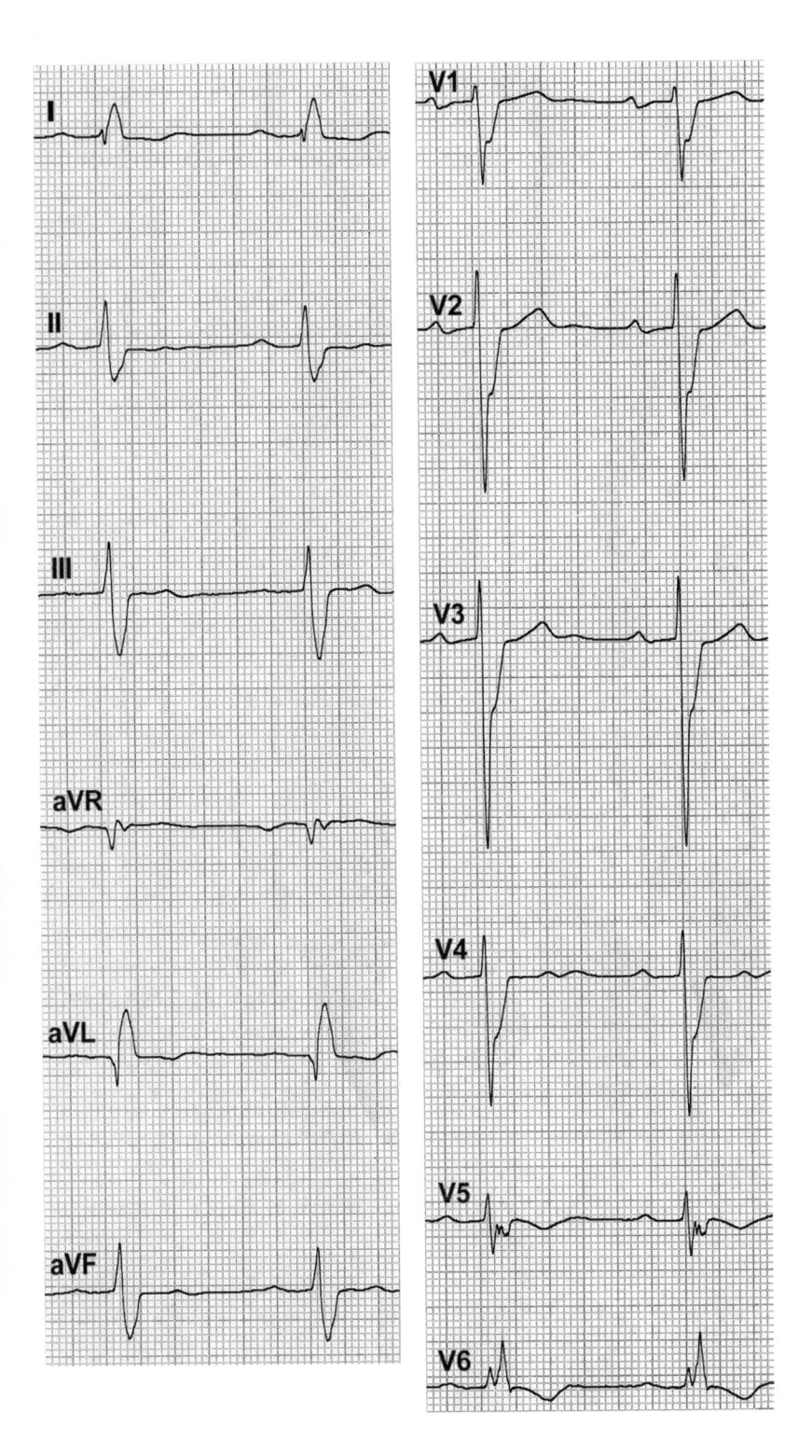

67J/m. Anteriorer, lateraler und infero-posteriorer MI vor 20, 5 und 4 Jahren. EKG: SR, AV-Block 1°. LSB. Q in aVL, rsR´ in I, geknotetes QRS in V_5/V_6; Cabrera-Zeichen in V_1 bis V_4. Hohe R-Zacke in V_2/V_3, abnehmend bis V_5. Koro: Schwere Drei-Gefäß-Krankheit, AF 25%.

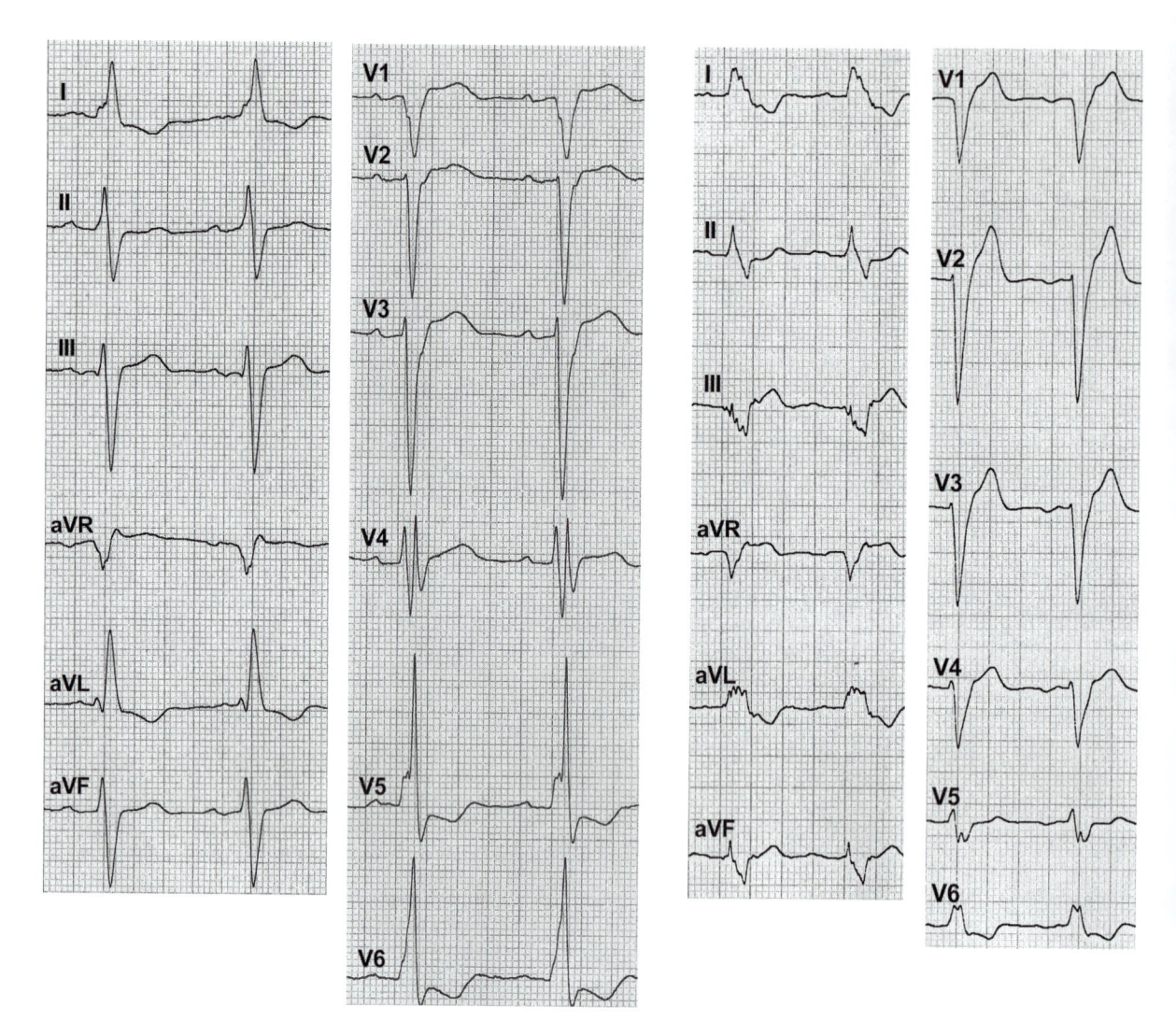

EKG 13.63
72J/w. 1 Jahr alter anteriorer MI, 6 Monate alter inferiorer MI. EKG: SR, AV-Block 1°, LSB. Gekerbter Aufwärtsschenkel des R in I, rsR´ in aVL, Cabrera-Zeichen in V_2/V_3, geknotetes QRS in $V_4/V_5/(V_6)$. Inferiorer MI nicht diagnostizierbar. Koro: Zwei-Gefäß-Krankheit, 90% RIVA-Stenose, verschlossene RCA. Inferiore Akinesie, anteriore Dyskinesie, AF 25%.

EKG 13.64
85J/m. Mindestens zwei MI vor einigen Jahren. AKB vor 13 Jahren. EKG: SR (Artefakt: Pseudo-P in V_3 bis V_6), LSB, in den präkordialen Ableitungen ähnlich/gleich wie ein „unkomplizierter" LSB. Geknotete QRS in allen Extremitätenableitungen, besonders in I/III/aVL. Koro: Schwerste Drei-Gefäß-Erkrankung (alle Gefäße verschlossen, drei von fünf Bypässen offen). Inferiore Akinesie, anteriore Hypokinesie. AF 40%.

EKG 13.65

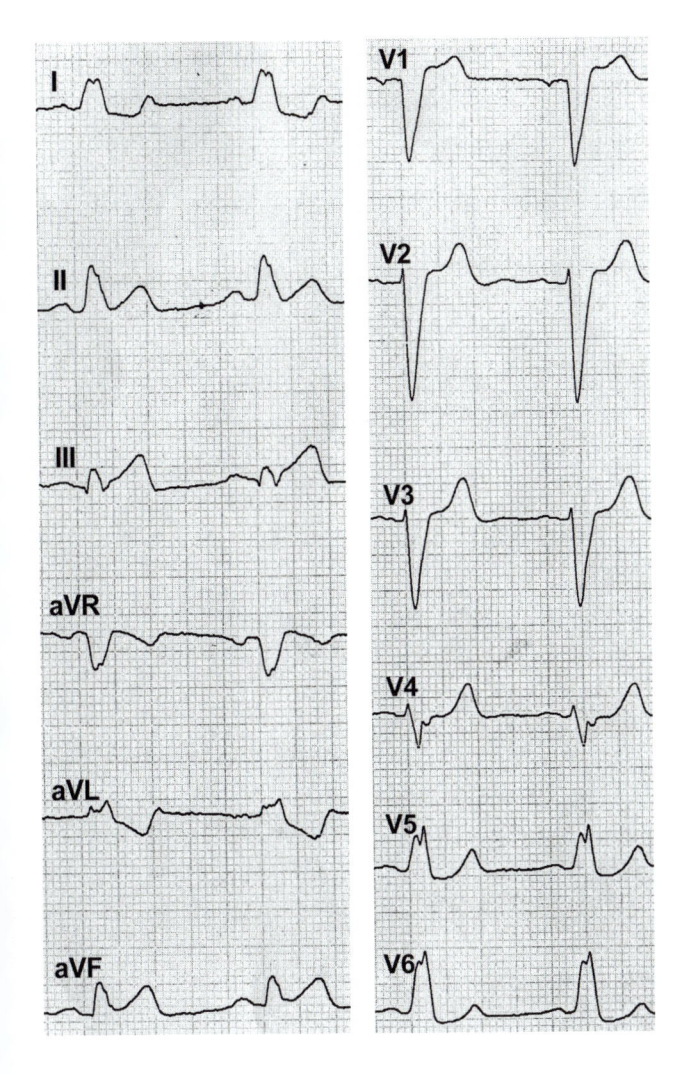

57 J/m. Akute Brustschmerzen von 2 h Dauer. EKG: Typischer LSB. Leichte, aber pathologische (konkordante) ST-Hebung in den Ableitungen aVF und III, verdächtig auf einen akuten inferioren Infarkt. Koro: zwei 90% Stenosen der RCA, inferiore Hypokinesie. Die inferiore Läsion war nach der PTCA reversibel.

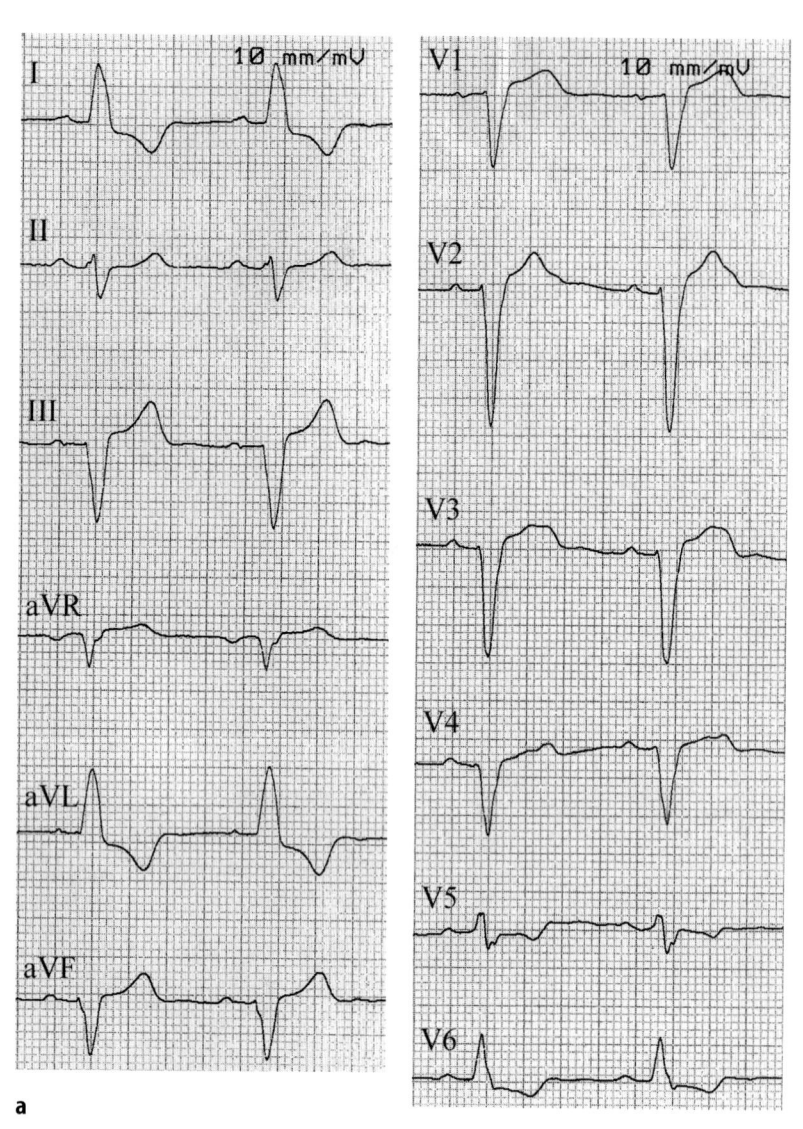

EKG 13.66a
68J/m. EKG vor AMI: SR, LSB (inkomplett?) ohne weitere Abnormitäten.

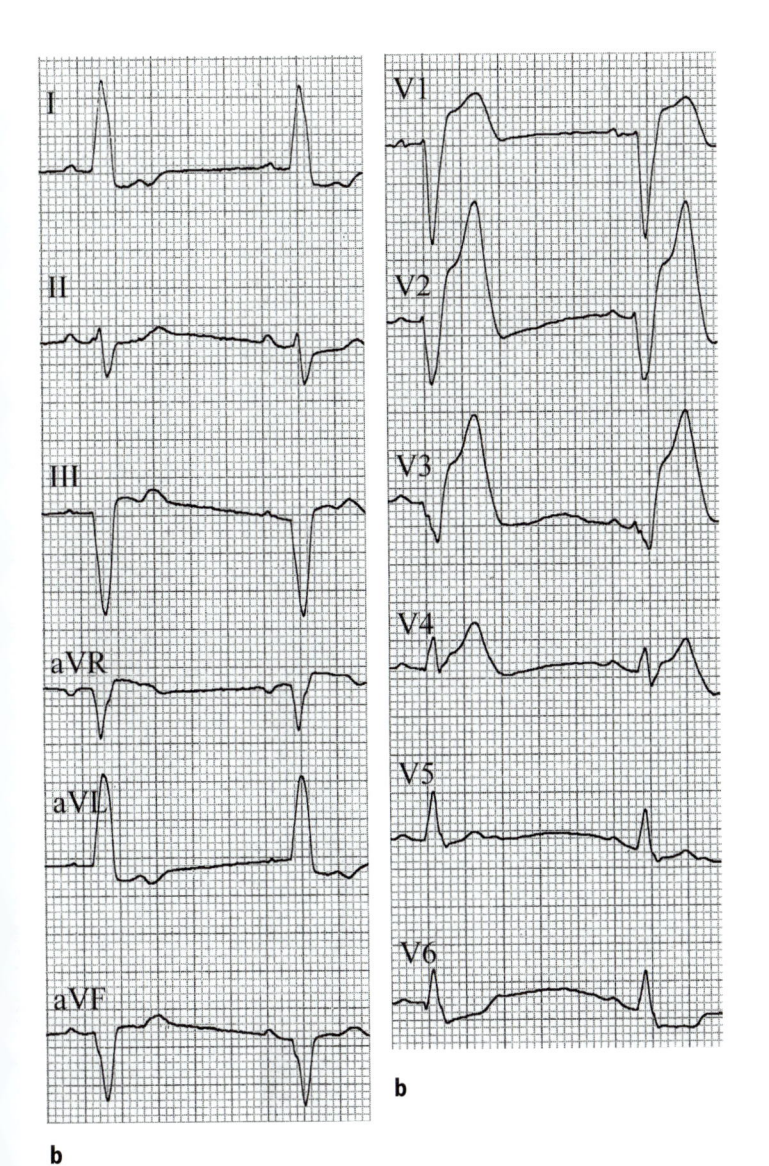

EKG 13.66b
Gleicher Patient. EKG (8 h nach MI): SR, LSB. ST-Hebung bis 8 mm in V$_2$/V$_3$ (V$_1$/V$_4$). Riesige T in V$_2$/V$_3$. Keine signifikanten weiteren QRS-Anomalien. Koro: Verschluss von RIVA und Cx. Anterolaterale Akinesie, posteriore Hypokinesie. AF 35%.

EKG 13.67

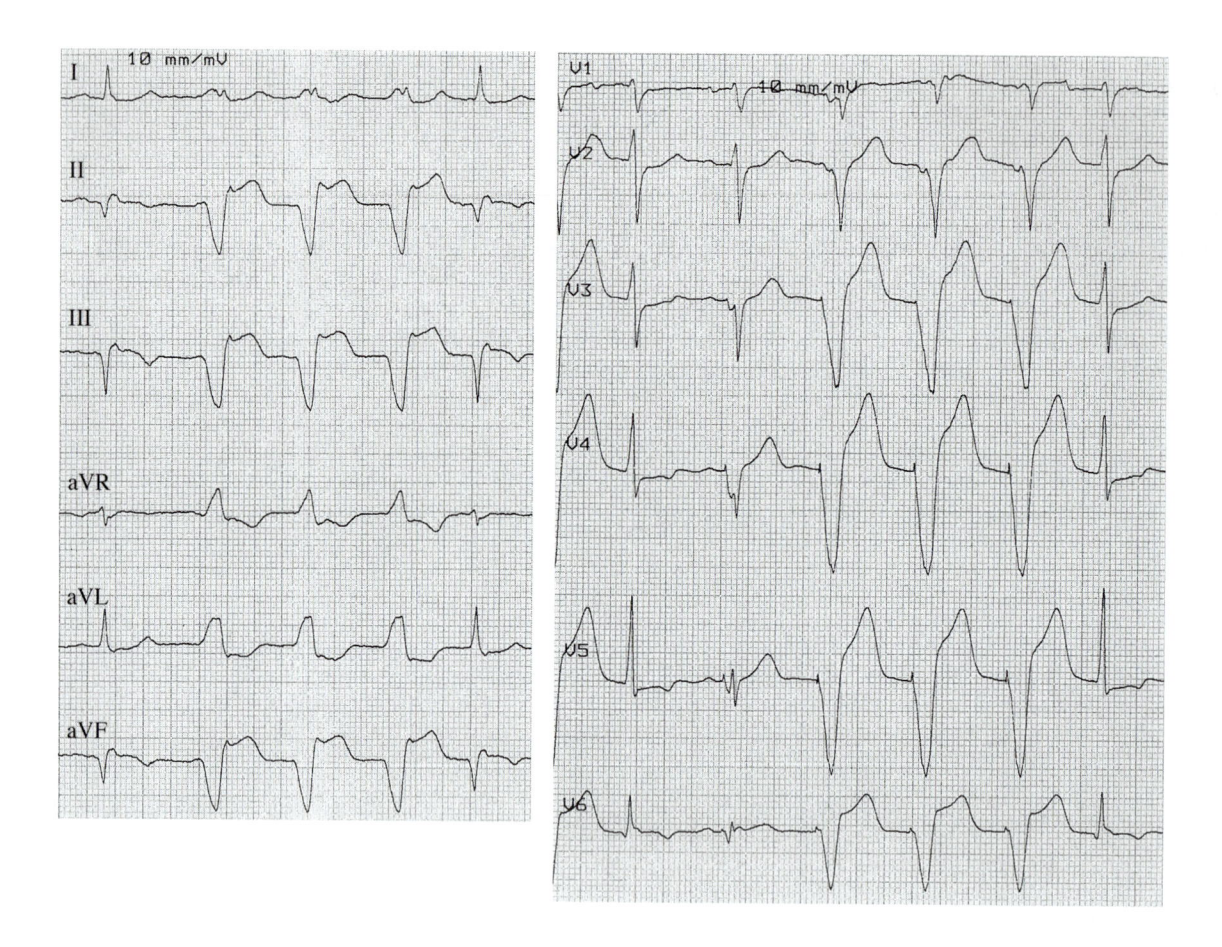

75J/m. Alter inferiorer MI mit Aneurysma. Bei SR zeigen die Ableitungen II, aVF und III einen alten inferioren MI (ST-Hebung infolge Aneurysma), während beim Schrittmacher-Rhythmus das übliche Bild des LSB mit QS-Komplexen in diesen Ableitungen zu sehen ist. Das LSB-Bild in den präkordialen Ableitungen ist üblich für stimulierte Schläge (QS-Komplex in allen Ableitungen). Die nicht stimulierten QRS sind normal. Der zweite präkordiale QRS-Komplex imitiert einen Verlust der anterioren Potentiale, ist aber ein Fusionsschlag eines spontanen mit einem stimulierten Schlag.

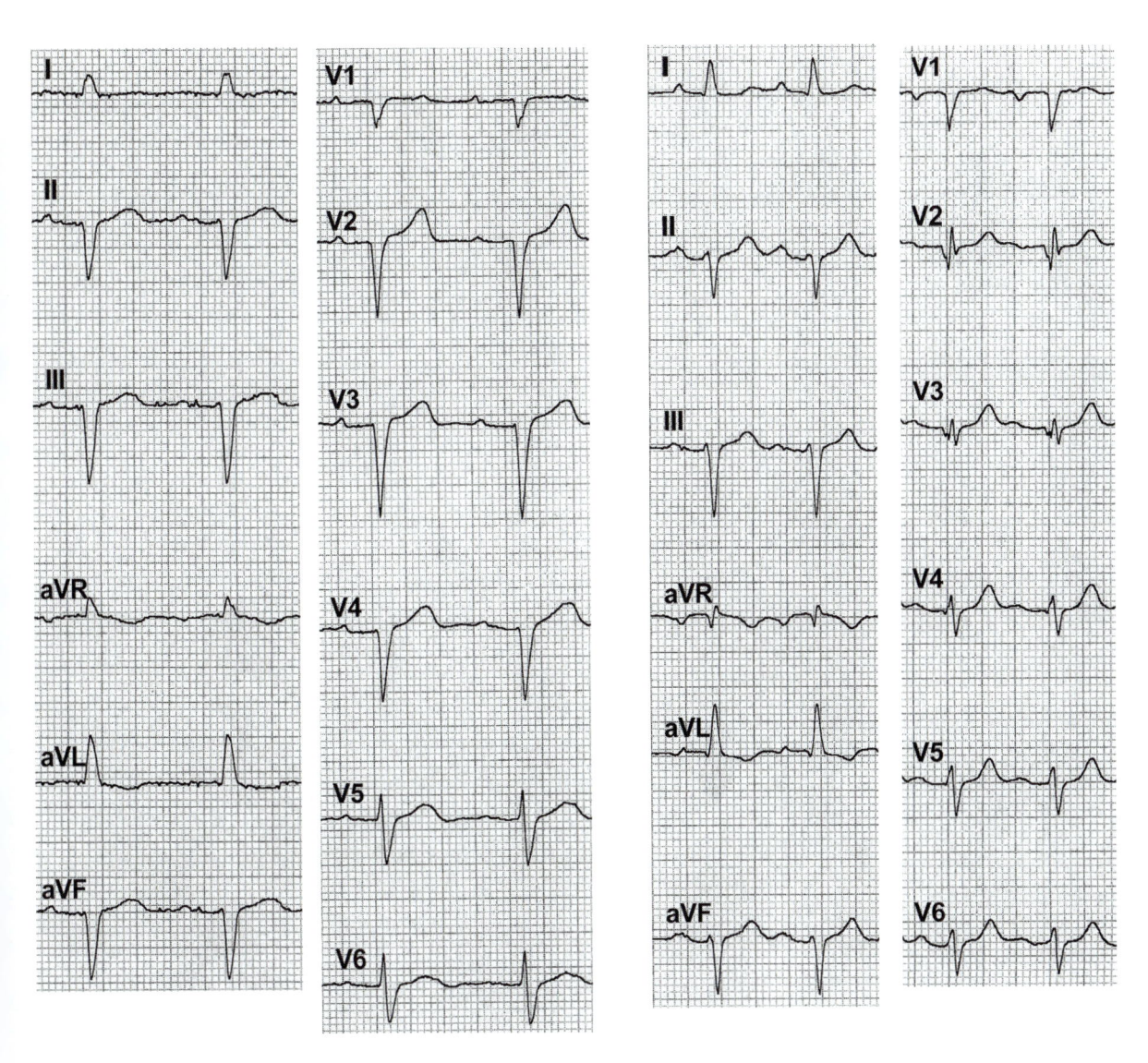

EKG 13.68
81J/w. Alter anteriorer MI, teilweise maskiert durch einen LAFB. EKG: LAFB, AV-Block 1°. Fehlen der „sanften" Übergangszone wie üblich beim LAFB, aber abrupter Wechsel von einer minimalen R-Zacke (bis V$_4$) zu einer R-Zacke von 3–4 mm in V$_5$. Echo: anteriore Akinesie, AF 30%.

EKG 13.69
71J/m. Alter anteroseptaler MI. EKG: LAFB, AV-Block 1°. Pathologische Q-Zacken in V$_2$/V$_3$ (V$_4$). Keine T-Wellen-Abnormität. Beachte: Bei einer Variante des LAFB sind die Q-Zacken in den anteroseptalen Ableitungen klein.

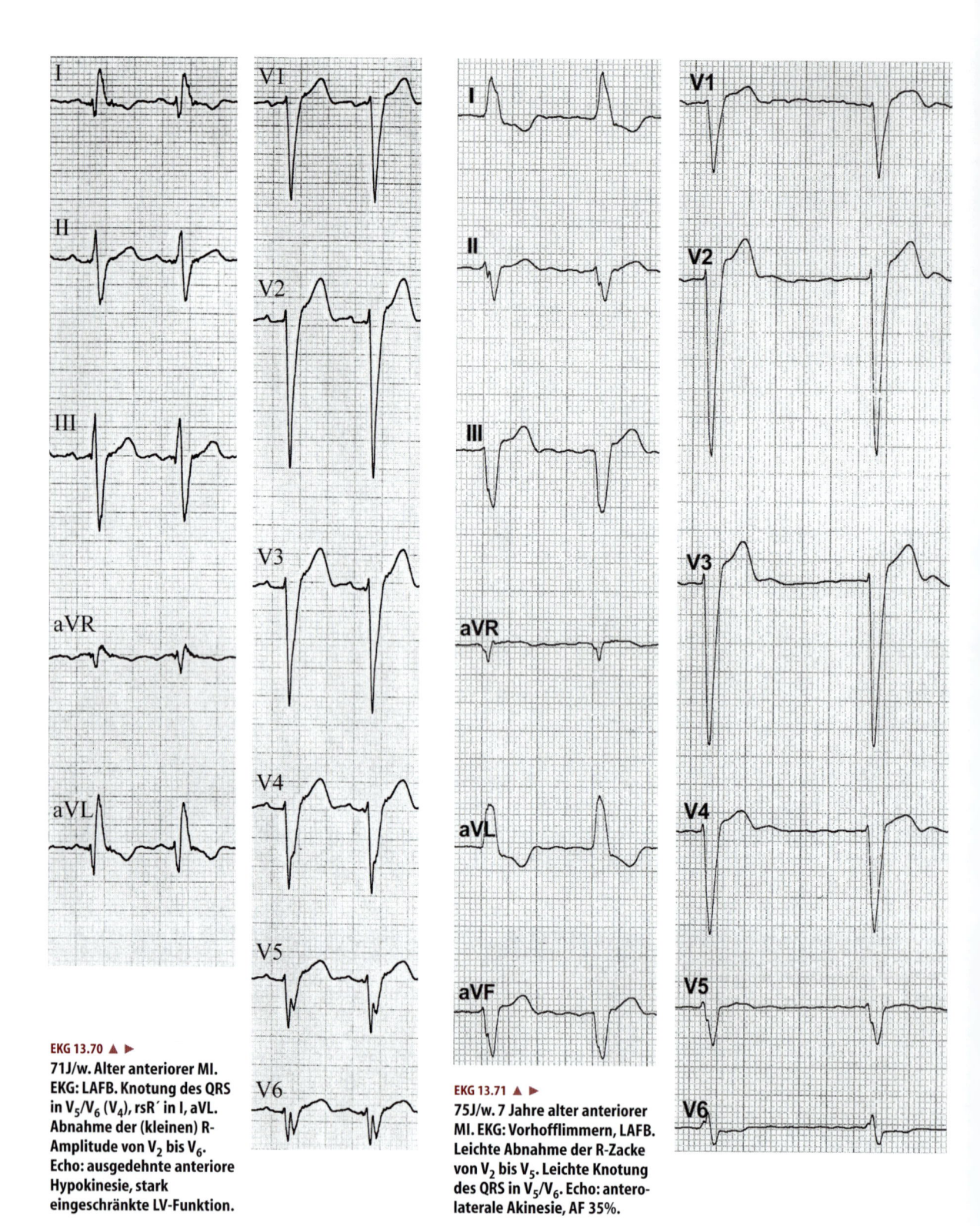

EKG 13.70 ▲ ▶
71J/w. Alter anteriorer MI. EKG: LAFB. Knotung des QRS in V_5/V_6 (V_4), rsR´ in I, aVL. Abnahme der (kleinen) R-Amplitude von V_2 bis V_6. Echo: ausgedehnte anteriore Hypokinesie, stark eingeschränkte LV-Funktion.

EKG 13.71 ▲ ▶
75J/w. 7 Jahre alter anteriorer MI. EKG: Vorhofflimmern, LAFB. Leichte Abnahme der R-Zacke von V_2 bis V_5. Leichte Knotung des QRS in V_5/V_6. Echo: antero-laterale Akinesie, AF 35%.

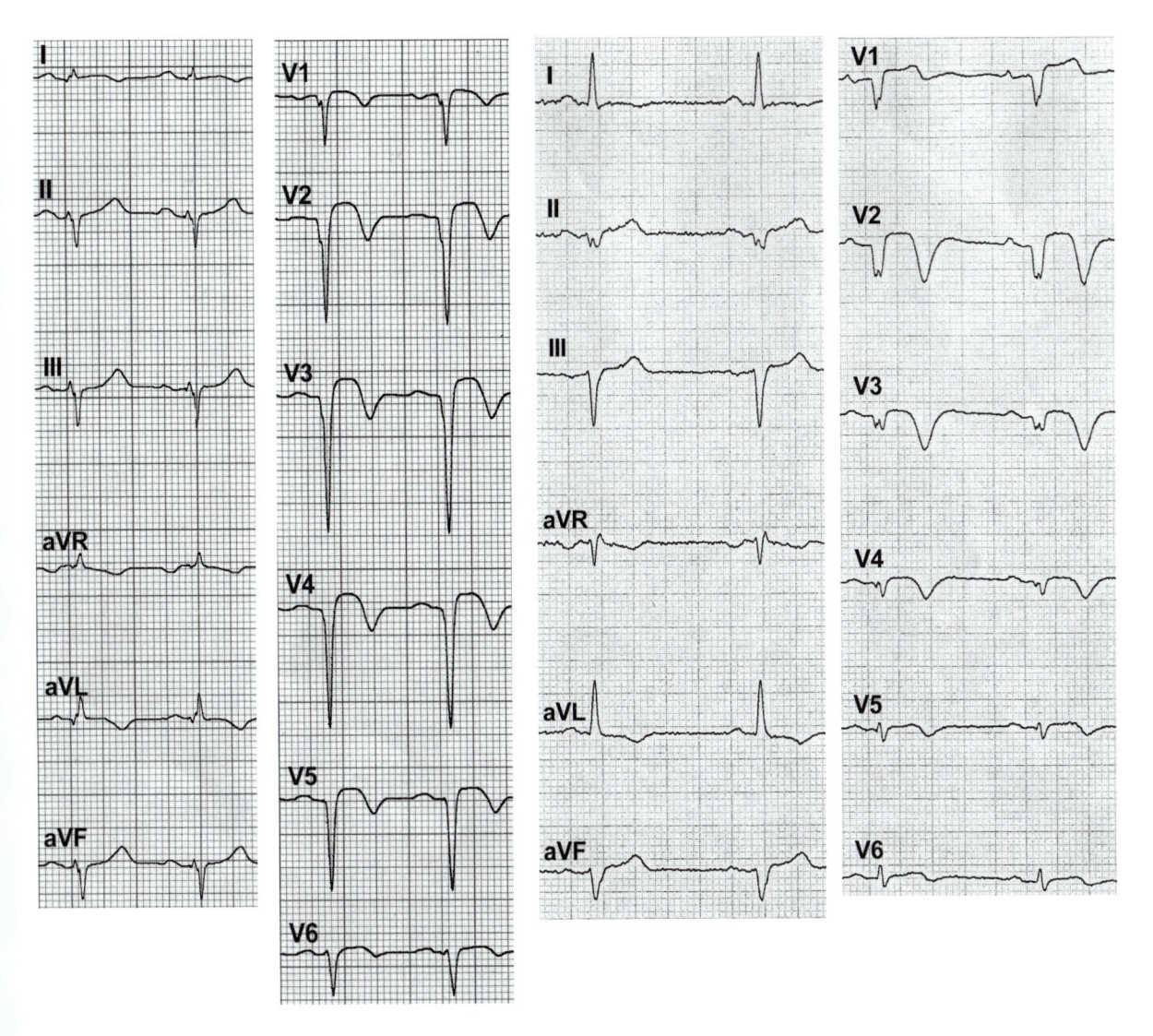

EKG 13.72
60J/m. 6 Wochen alter „akuter" anteriorer MI. EKG: LAFB, QS in V$_1$/V$_2$ mit initialer Knotung, nur minimale R-Zacken in V$_3$ bis V$_6$, ST-Hebung und T-Negativität in (V$_1$) V$_2$ bis V$_6$ (und I, aVL). Koro: Zwei-Gefäß-Krankheit, 90% Stenose des RIVA, anteriore Hypokinesie bis Akinesie, AF 55%.

EKG 13.73
43J/m. 3 Wochen alter „akuter" anteriorer MI. EKG: LAFB, QS (mit Knotung) in V$_1$ bis V$_4$, leichte ST-Hebung und T-Negativität in V$_1$ bis V$_6$. Koro: Zwei-Gefäß-Krankheit, verschlossener RIVA. Anteriore Akinesie, AF 49%.

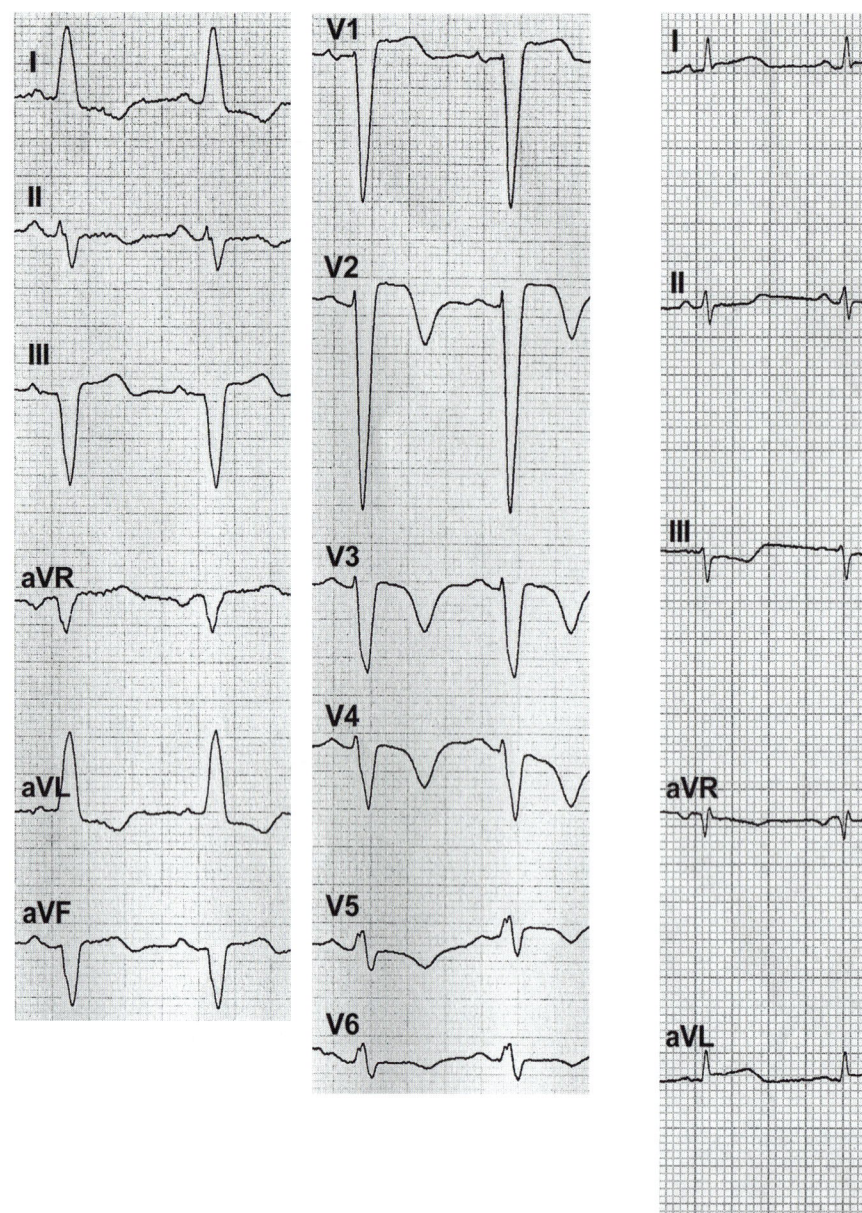

EKG 13.74
72J/w. 4 Tage alter akuter anteriorer Infarkt. EKG: LAFB, anteriorer Non-Q-Infarkt, aber mit wahrscheinlicher Reduktion des R in V_3/V_4 und R-Knotung in V_5/V_6. Leichte ST-Hebung in V_1/V_2, tiefe negative T-Wellen in V_2 bis V_4 (V_5/V_6). Möglicherweise maskiert der LAFB einen Q-Zacken-Infarkt. Echo: anteriore Hypokinesie, AF rund 50%.

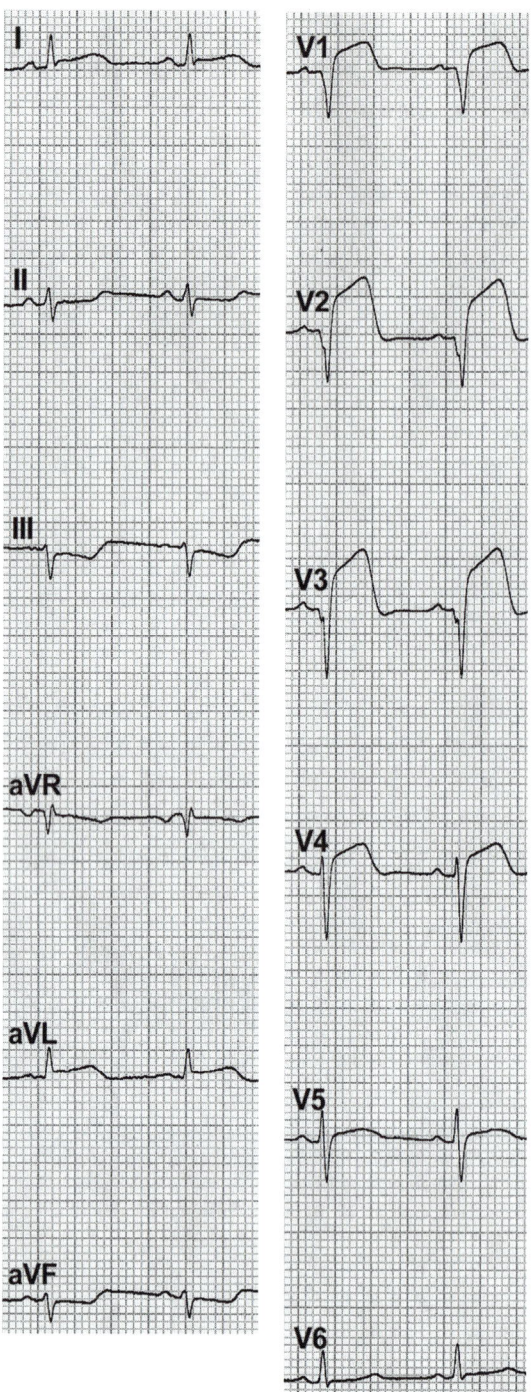

EKG 13.75a
72J/w. 3 Tage alter akuter anteriorer Infarkt. EKG: LAFB. QS in V_1 bis V_3 (Knotung in V_2/V_3), ST-Hebung in V_1 bis V_4 (V_5) und I/aVL. Echo: anteriore Akinesie, AF rund 48%.

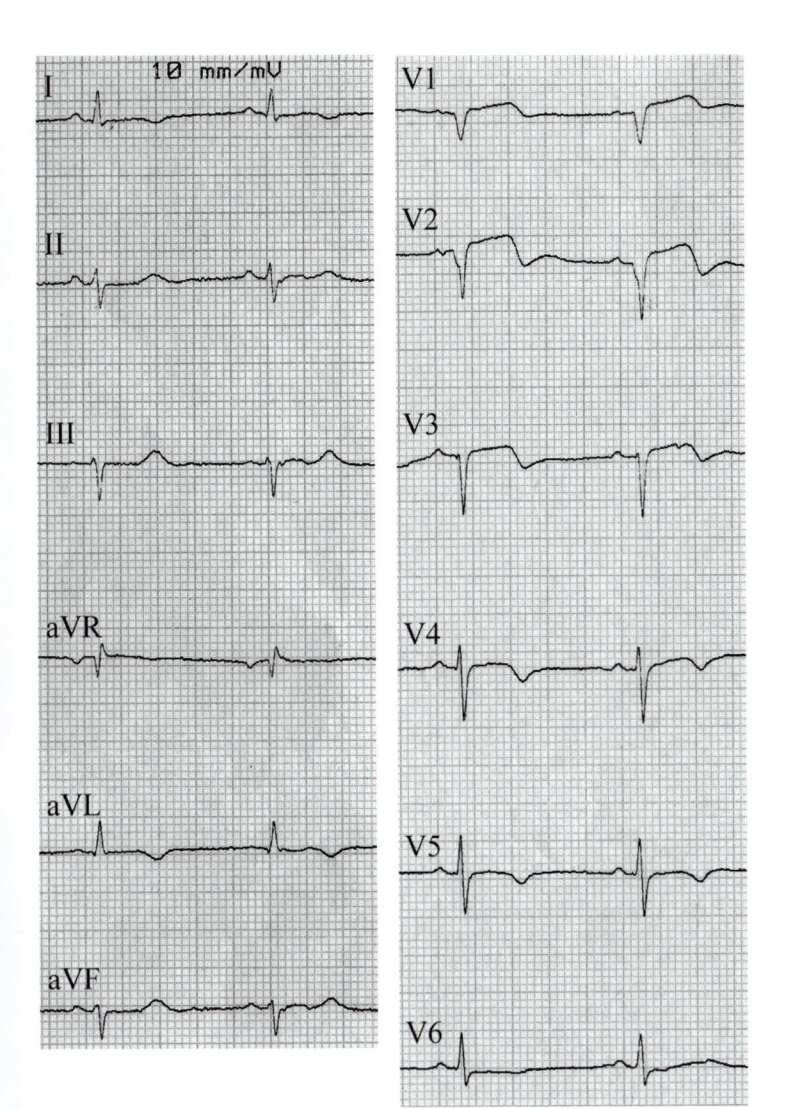

EKG 13.75b
Gleiche Patientin, EKG 2 Monate später: QS in V$_1$/V$_2$, minimale q in V$_3$/V$_4$. ST isoelektrisch, T negativ in V$_2$ bis V$_5$, I und aVL. Echo: Anteriore Hypokinesie, AF 58% (Erholung eines „hibernating myocardium").

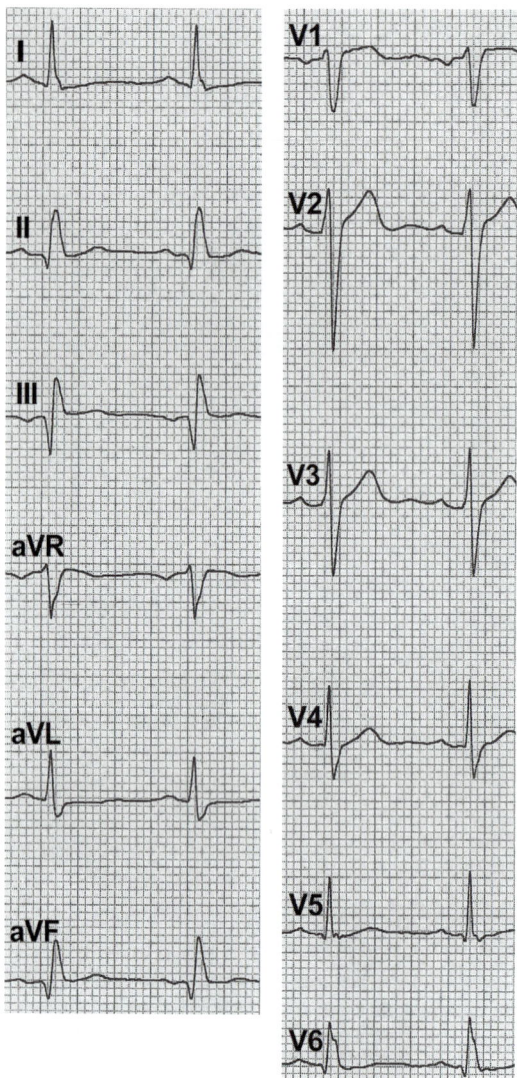

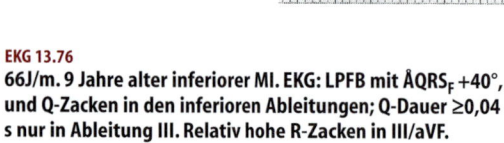

EKG 13.76
66J/m. 9 Jahre alter inferiorer MI. EKG: LPFB mit ÅQRS$_F$ +40°, und Q-Zacken in den inferioren Ableitungen; Q-Dauer ≥0,04 s nur in Ableitung III. Relativ hohe R-Zacken in III/aVF. Präterminal gekerbter Abwärtsschenkel des R in V$_6$. Koro: Drei-Gefäß-Erkrankung, ausgedehnte inferiore Akinesie, AF 45%.

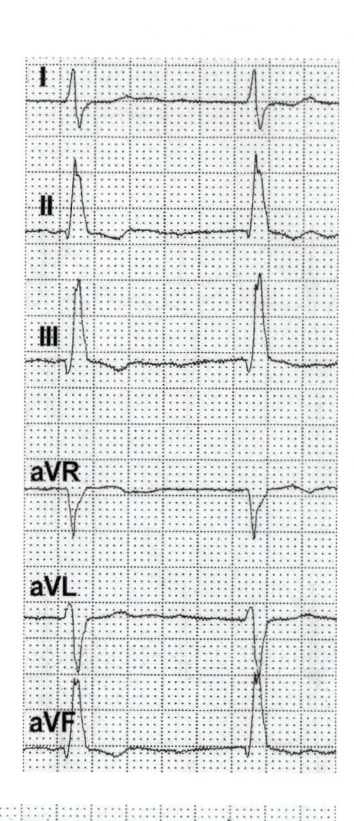

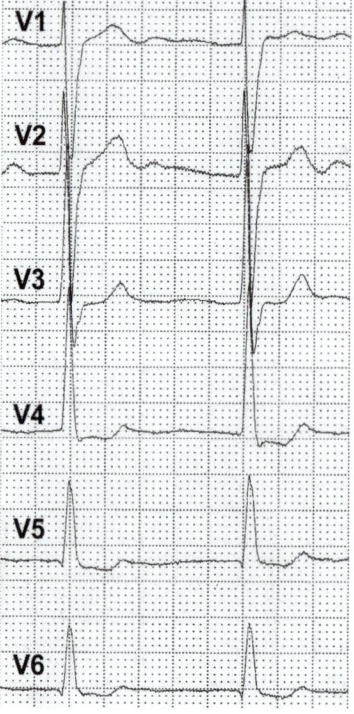

EKG 13.77 ▶
52J/w. Marfan-Syndrom. 8 Jahre alter inferiorer Infarkt. EKG: Vorhofflimmern. LPFB mit ÅQRS$_F$ +80°, maskiert den inferioren MI. Kleine Q-Zacken und hohe R-Zacken in den inferioren Ableitungen. Terminal gekerbter Abwärtsschenkel des R in V$_6$. Negative T-Wellen inferior. Koro: verschlossene RCA, normale LCA. Ausgedehnte inferiore Akinesie, AF 43%.

EKG 13.78

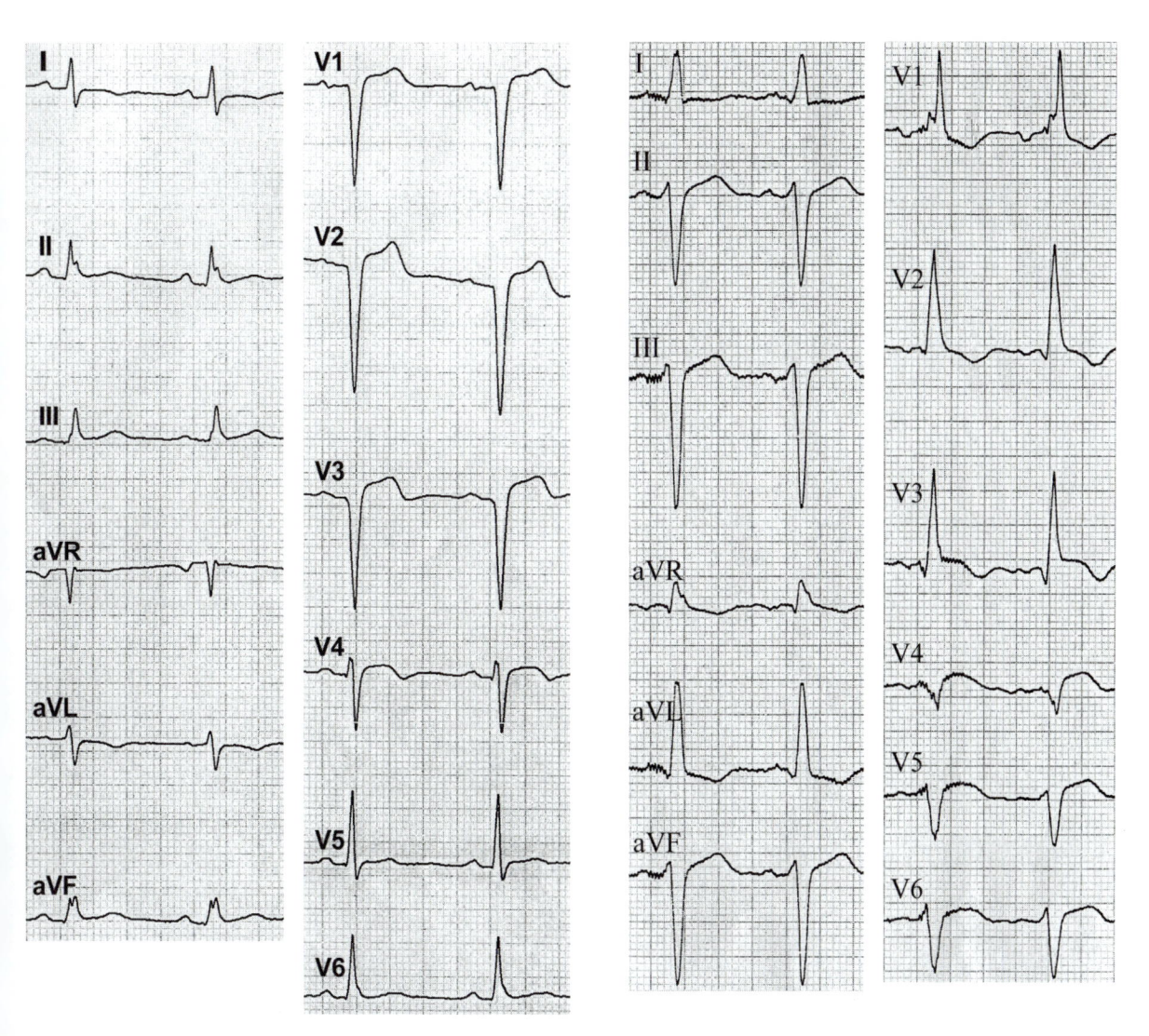

48J/m. Mehrere Jahre alter inferiorer MI, akuter 2 Tage alter anteroseptaler MI. EKG: LPFB. ÅQRS$_F$ +75°. Gekerbter Abwärtsschenkel des R in II, aVF, V$_6$. Keine Q-Zacke inferior! Zusätzlich Bild eines (akuten) anteroseptalen MI mit QS in V$_1$ bis V$_3$ und ST-Hebung in V$_1$ bis V$_4$. Die frontale QRS-Achse ist durch den LPFB und nicht durch einen ausgedehnten anterolateralen MI bedingt. Komplette Maskierung des inferioren MI durch den LPFB. Koro: Verschluss der RCA, 70 % Stenose des RIVA. Inferiore Akinesie, septoapikale Hypokinesie bis Akinesie, AF 45%.

EKG 13.79

77J/w. 2 Tage alter akuter anteriorer Infarkt. EKG: LAFB und RSB. Pathologische Q-Zacken in V$_2$,V$_3$. QS mit Kerbung in V$_4$. ST-Hebung in V$_2$ bis V$_4$ (V$_5$/V$_6$). Echo: ausgedehnte anteriore Akinesie, AF rund 40%.

EKG 13.80

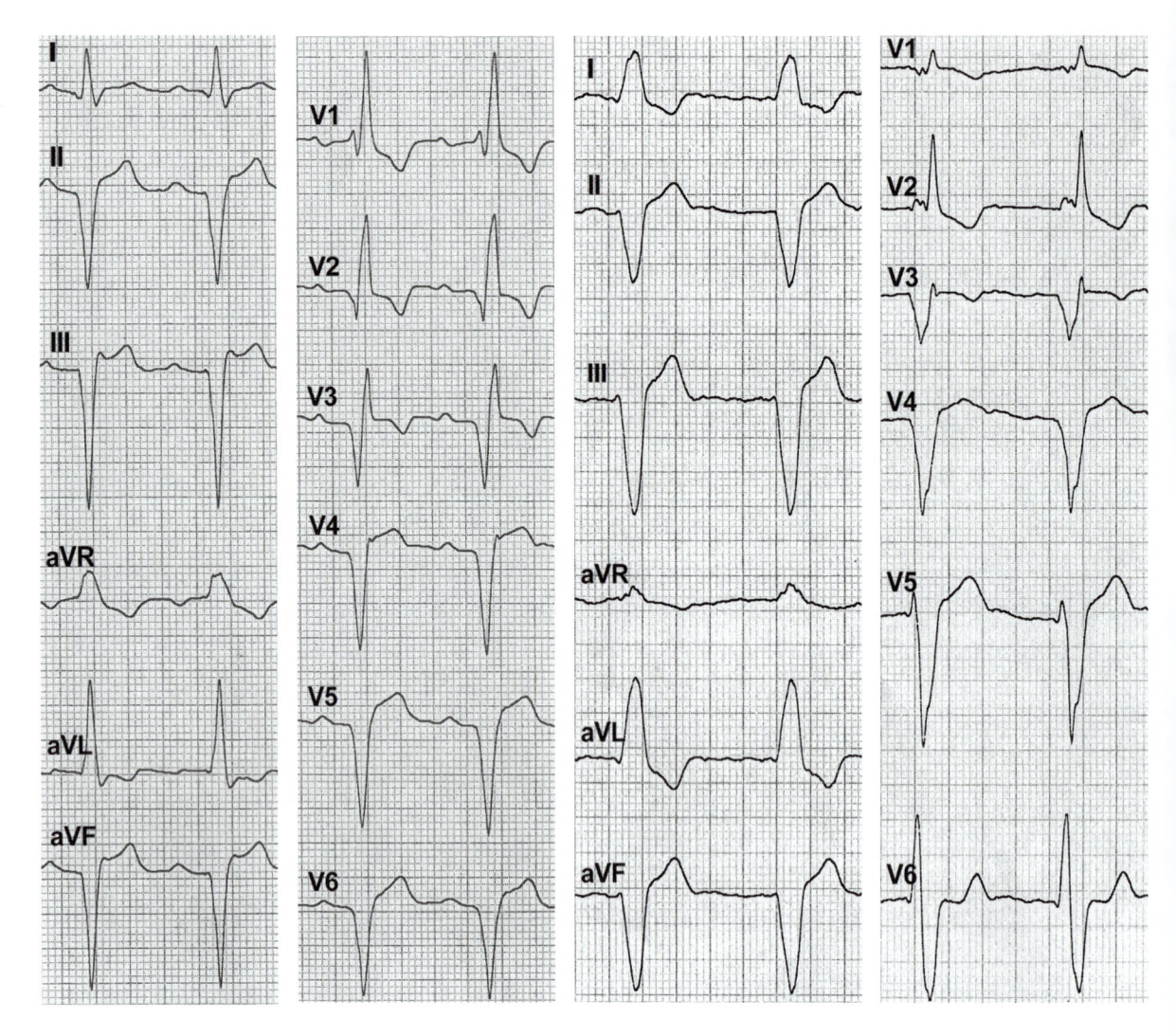

76J/m. Koronare und valvuläre Herzkrankheit (mäßige Aortenstenose). Anteriorer und inferiorer MI vor 1 und 2 Jahren. EKG: AV-Block 1°. RSB + möglicher LAFB. Pathologische Q-Zacken in V_2/V_3 und QS in V_4 bis V_6 sprechen für einen ausgedehnten anterolateralen MI. In diesem Fall spricht die ST-Hebung in V_3 bis V_6 nicht für einen kürzlichen MI, sondern für einen alten MI mit anterolateralem Aneurysma. Die QS-Zacken in den inferioren Ableitungen sind vereinbar mit einem alten inferioren MI (der nicht durch den LAFB maskiert ist). Koro: Drei-Gefäß-Krankheit. Verbesserung der AF von 30% zu 50% innerhalb eines Jahres ohne chirurgische Intervention oder PTCA.

EKG 13.81

84J/m. Koronare und valvuläre Herzkrankheit (Aortenklappenersatz vor 16 Jahren). 1 Woche alter anteriorer MI. EKG: Vorhofflimmern. LAFB + RSB. *Beachte:* die Ableitungen V_1 und V_2 wurden verwechselt! Pathologische Q-Zacken in (den wirklichen) V_2/V_3 und QS in V_4 (minimale Q-Zacken in V_5/V_6 sind beim LAFB nicht normal) sind typisch für den alten anterioren Infarkt. ST-Hebungen in (V_3) V_4 bis V_6 (und in den inferioren Ableitungen) sind wahrscheinlich durch die LVH bei LAFB (mit einem sehr breiten QRS) bedingt und nicht durch ein frischeres Infarktstadium. Echo: LV-AF 45%, LV-Masse-Index 270 g/m^2.

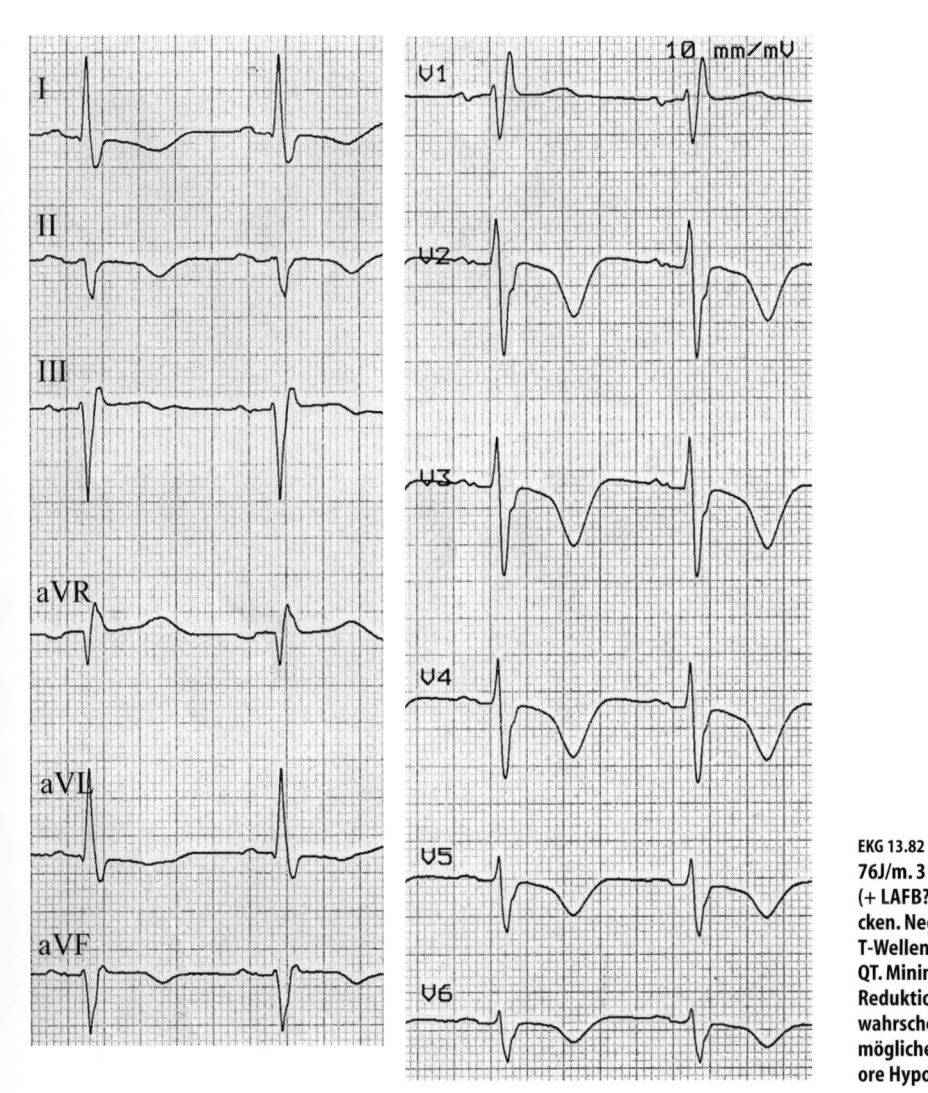

EKG 13.82
76J/m. 3 Tage alter Non-Q-MI. EKG: RSB (+ LAFB?). Keine pathologischen Q-Zacken. Negative, tiefe und symmetrische T-Wellen in V_2 bis V_6 (und II) mit langem QT. Minimale ST-Senkung in V_3 bis V_6. Reduktion der R-Zacken in V_4 bis V_6 wahrscheinlich durch den RSB (und den möglichen LAFB) bedingt. Echo: anteriore Hypokinesie, AF rund 50%.

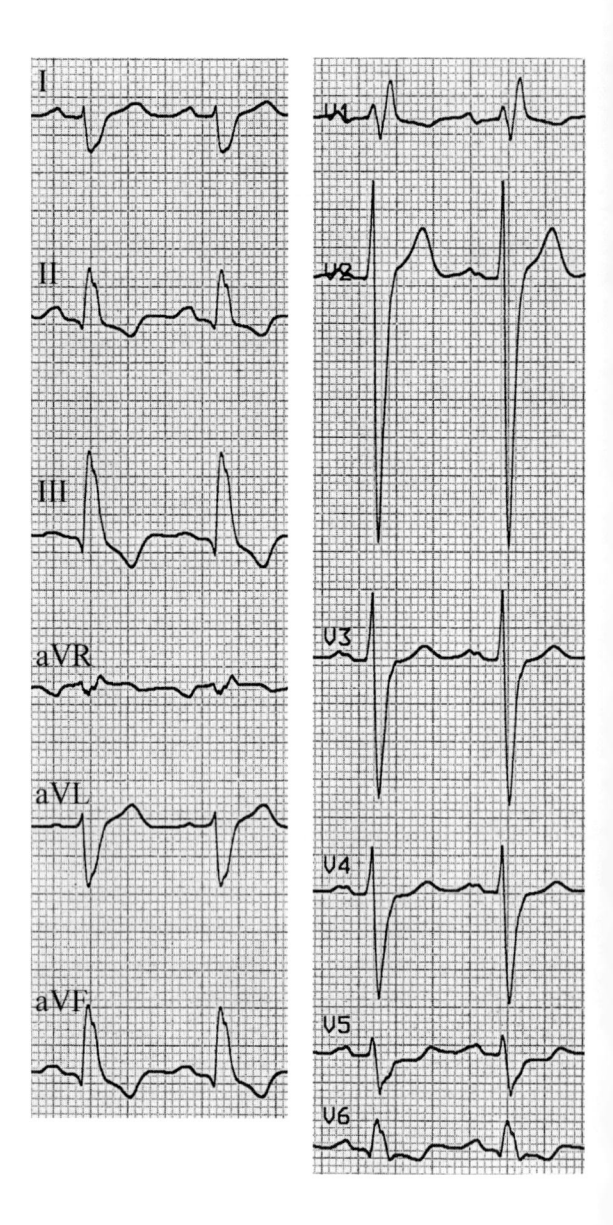

EKG 13.83
67J/m, Hypertensive und koronare Herzkrankheit, 3 Jahre alter inferiorer MI. EKG: RSB + LPFB. Der LPFB maskiert den inferioren MI. Nur kleine Q-Zacken in III, aVF. Beachte den gekerbten Abwärtsschenkel des R und die kleine S-Zacke in V$_6$ (beim Vorliegen eines RSB), beides typisch für den LPFB. Riesige S-Zacken in V$_2$ infolge LVH. Autopsie: alter inferiorer MI, LVH. RCA verschlossen, Stenose der übrigen Koronararterien.

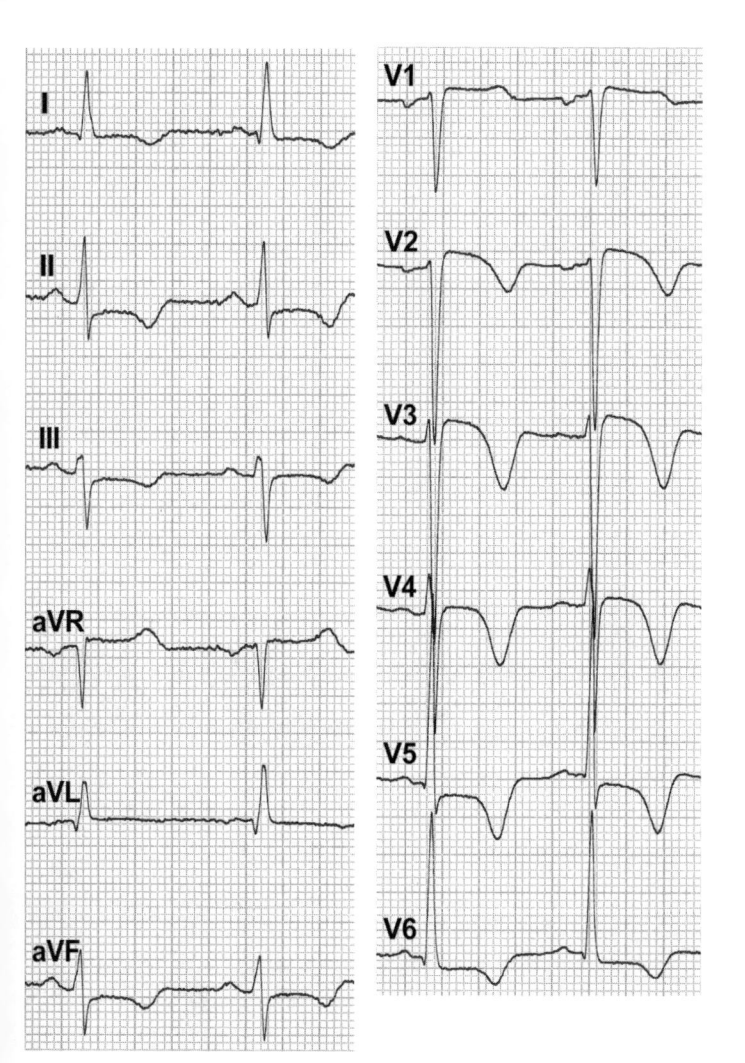

EKG 13.84
47 J/m. 6 Stunden alter, akuter Non-Q-MI. EKG: Normale Q-Zacken in I, aVL, V_5/V_6. Tiefe (symmetrische) negative T-Wellen in Ableitungen V_2 bis V_6 und in einigen Extremitätenableitungen. ST-Hebung in V_1 bis V_3, ST-Senkung inferolateral. Koro: Ein-Gefäß-Krankheit, 90% Stenose des RIVA. Anteriore Hypokinesie, AF 55%.

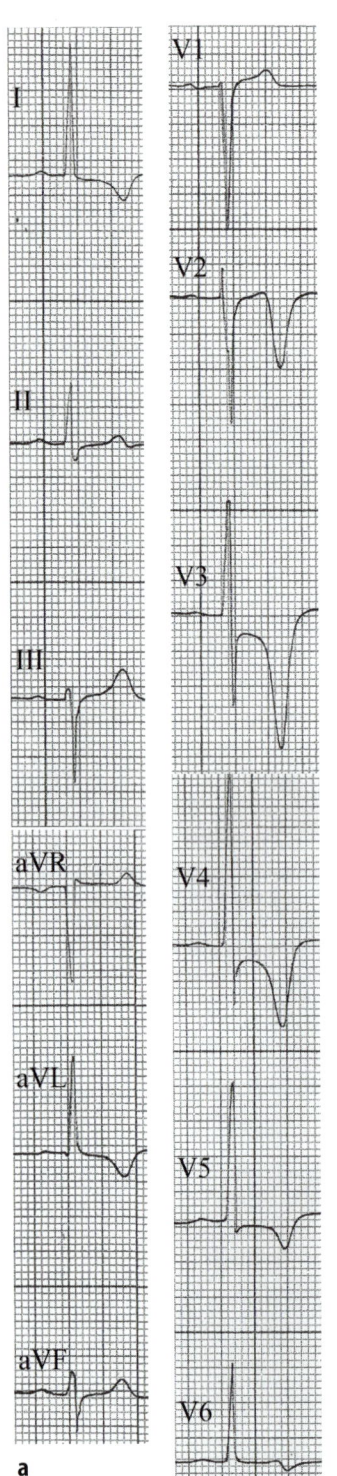

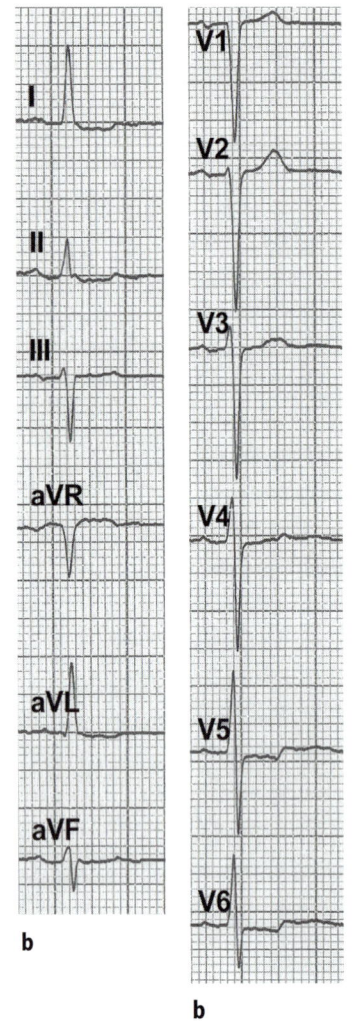

EKG 13.85b ▲
Gleicher Patient. 19 Jahre nach der Operation geht es dem Patienten gut, die LVH hat sich gebessert.

◀ **EKG 13.85a**
46J/m. Fallbeispiel/Short Story 3. Asymptomatische mäßige bis schwere Aortenstenose. Akuter 1–2 Tage alter MI. EKG: Offensichtliche LVH. ST-Senkung von 2 mm in V_3 bis V_4 (V_5) und tiefe symmetrische T-Wellen in V_2 bis V_4 (V_5, I/aVL). Das EKG ist sehr ähnlich dem bei hypertropher apikaler Kardiomyopathie. Koro: subtotale Stenose des RIVA, ausgedehnte anterolaterale Akinesie, als Aneurysma beschrieben. LV-AF 40%. Nach der AKB zum RIVA und nach Aortenklappenersatz *normalisierte* sich die LV-Funktion („hibernating myocardium"!) innerhalb von 3 Wochen.

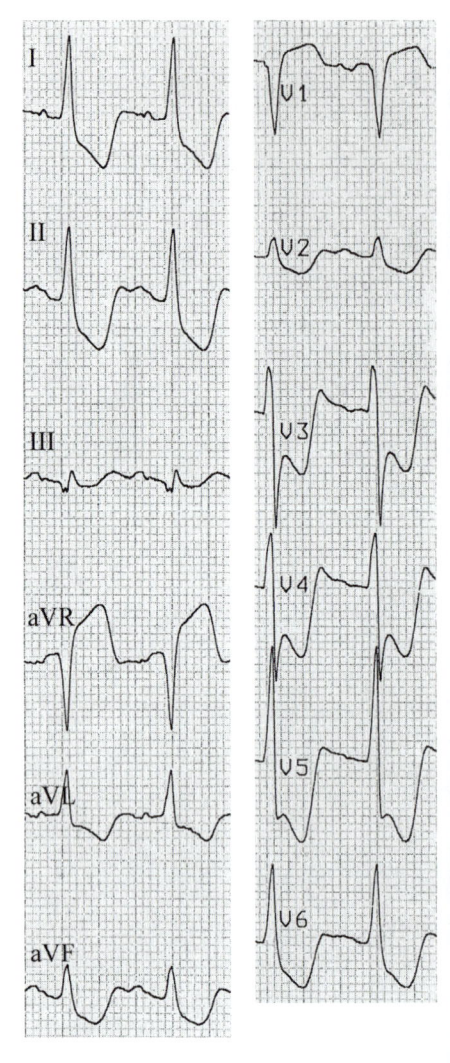

EKG 13.86 ▲
82J/w. Angina pectoris seit 2 Wochen. 6 h alter anteriorer MI. EKG: ausgeprägte ST-Senkung in den Ableitungen V_3 bis V_6 (7 mm in V_5) und in den Ableitungen I, II, aVF (aVL), mit negativen (oder biphasischen) T-Wellen. Keine Q-Zacke, ausgenommen in Ableitung III. Ungewöhnliche, rein positive QRS-Konfiguration in V_2. Koro: 80% Stammstenose, subtotale Stenose des mittleren RIVA und der Cx, verschlossene RCA. PTCA/Stenteinlage bei Stammstenose. Anterolaterale Akinesie, AF 34%. Normalisierung der Repolarisation innerhalb eines Tages (nicht abgebildet). Echo 3 Tage später: AF 50%.

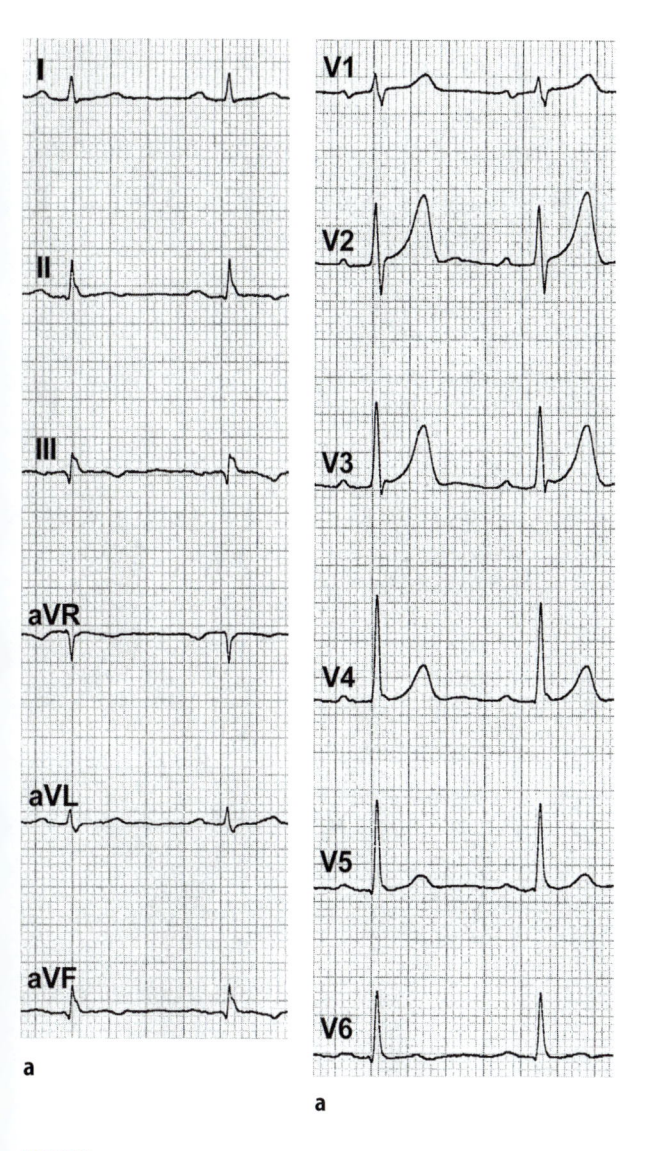

EKG 13.87a
57 J/m. Fallbeispiel/Short Story 4. EKG: Nichtsignifikante Q-Zacken (<0,04 s) in II, aVF, III, mit symmetrisch negativen T-Wellen. R-Zacken in V_1 bis V_3 ≥ 0,04 s mit hohen symmetrischen T-Wellen. Insgesamt spricht das EKG für einen alten posteroinferioren Infarkt.

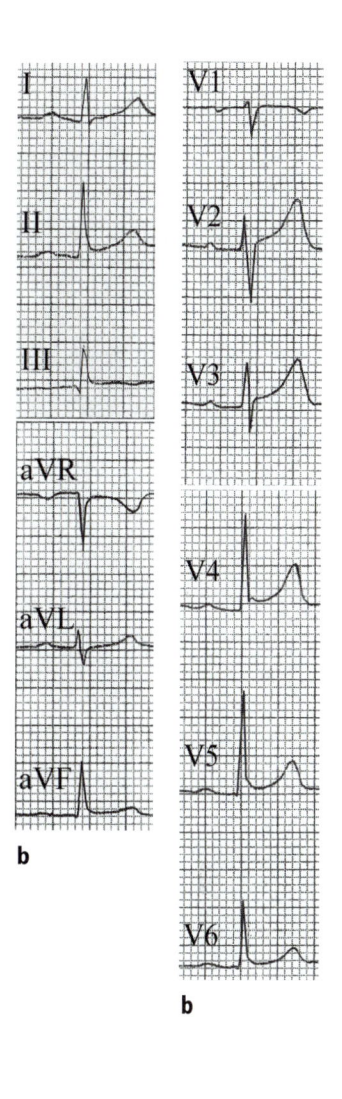

EKG 13.87b
Gleicher Patient. Normales EKG 3 Jahre vorher.

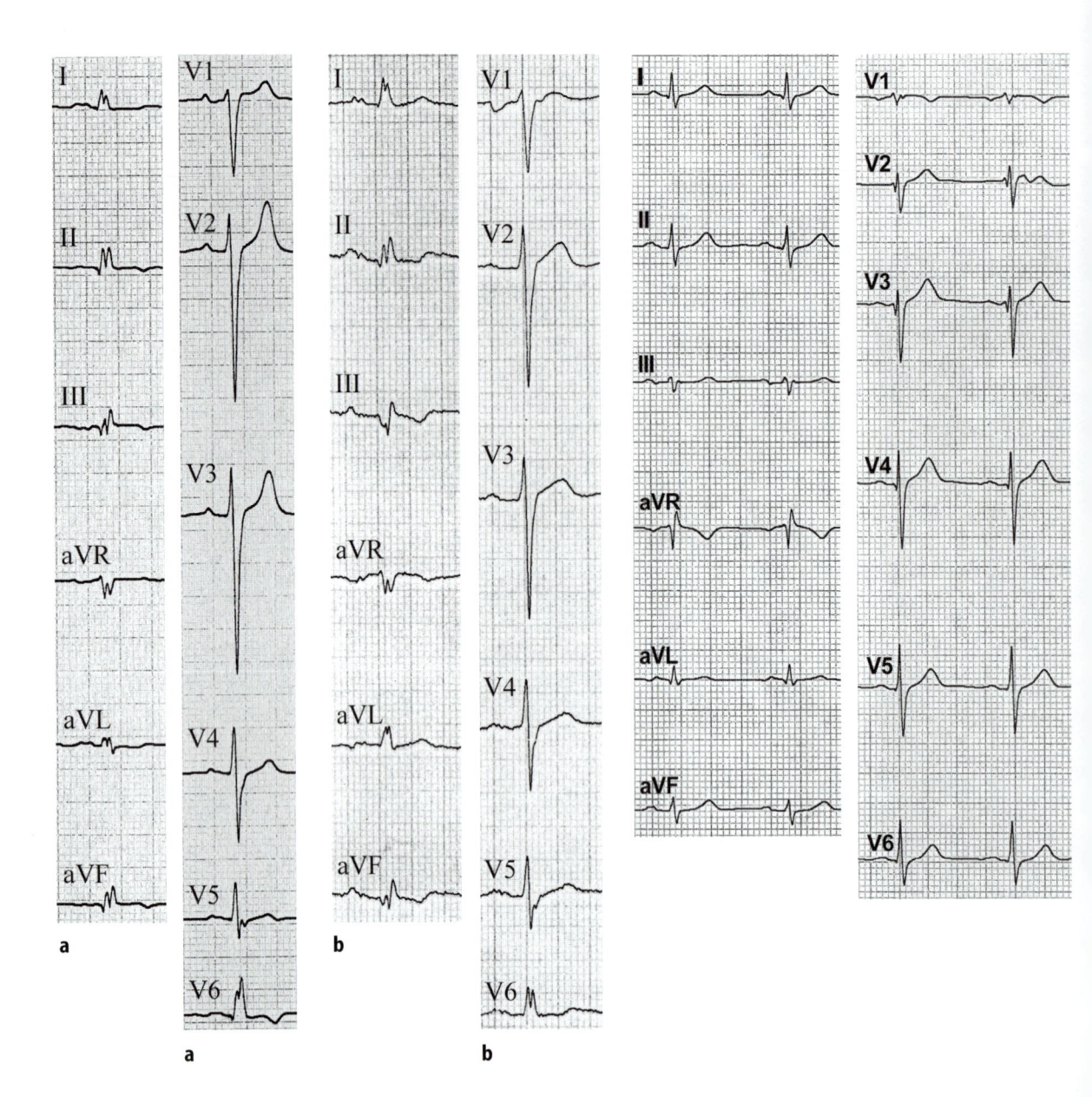

EKG 13.88a
85J/w. Alter (inferiorer) Infarkt unbekannten Datums. EKG: Periphere „low voltage". Geknotetes QRS in allen Extremitätenableitungen und in V_6. Nichtsignifikante Q-Zacken, negative symmetrische T-Wellen in II, aVF, III. Leichte ST-Hebung inferior. Echo: AF 40%.

EKG 13.88b
Gleiche Patientin. Das EKG 5 Monate später zeigt das typische Bild eines inferioren Infarktes.

EKG 13.89
48J/m. 2 Jahre alter (anteriorer) Infarkt. EKG: kleine pathologische Q-Zacken (respektive rsr´S´) in V_2/V_3 (V_4). Normale T-Wellen. Koro: subtotale proximale Stenose des RIVA. Leichte anteriore Hypokinesie, AF 60%.

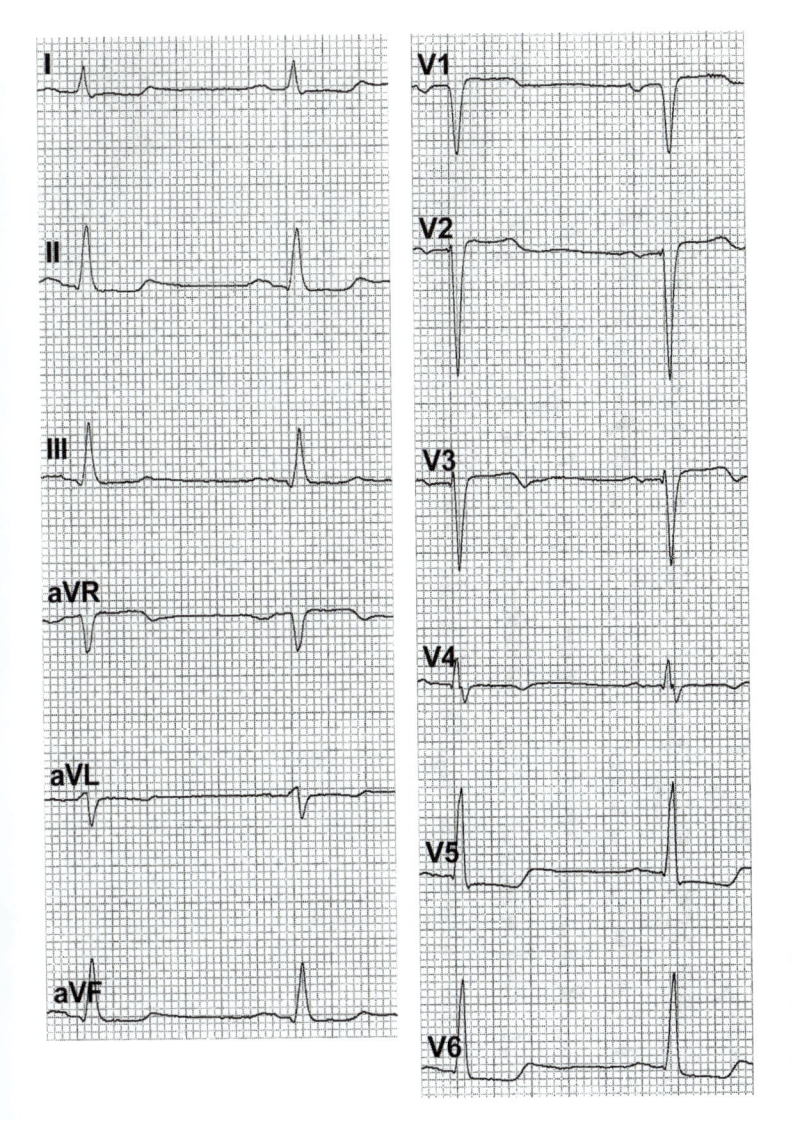

EKG 13.90
62J/m. 10 Tage alter (anteriorer) Infarkt. EKG: kleine pathologische Q-Zacken in V$_2$/V$_3$, leicht geknotetes QRS in V$_4$. Symmetrische negative T-Wellen in V$_3$/V$_4$ (tiefer in V$_3$). Koro: zwei 90% Stenosen des RIVA, anteriore Akinesie. AF 40%.

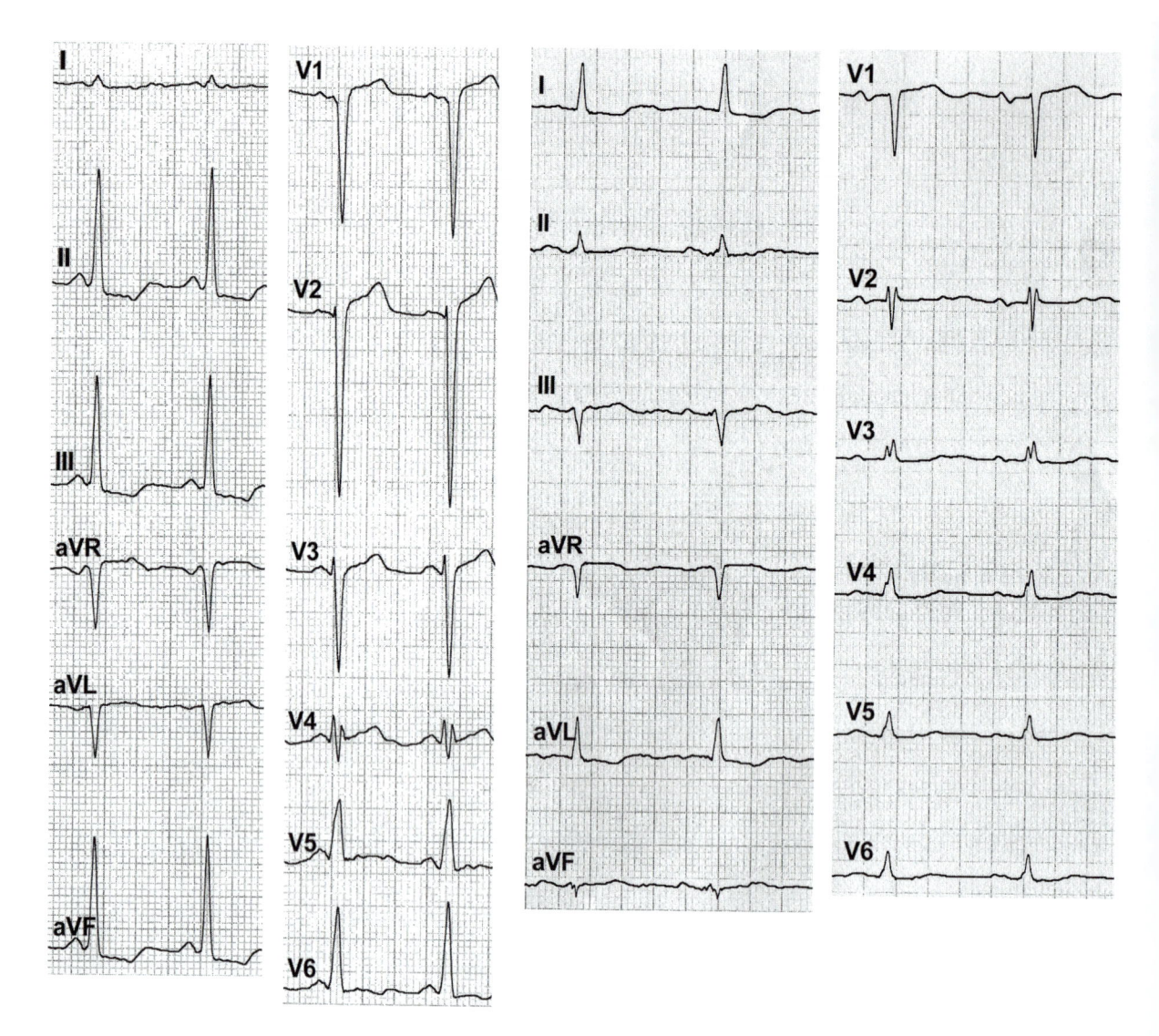

EKG 13.91
71J/w. 3 Jahre alter (anteriorer) MI. EKG: kleine Q-Zacken in V$_2$/V$_3$. (q)RSr´ in V$_4$. Gekerbter Aufwärtsschenkel des R in V$_5$ (V$_6$). Koro: 90% Stenose des RIVA, anteroapikale Akinesie, AF 52%.

EKG 13.92
71J/m. 8 Jahre alter anteriorer MI während AKB. EKG: kleine physiologische Q-Zacke in aVL. rSr´-Typ in V$_2$, geknotete R-Zacken in V$_3$ bis V$_6$, reduzierte R-Zacken in V$_4$ bis V$_6$. Aktuelle Koro: schwere Drei-Gefäß-Krankheit. Apikale Dyskinesie, laterale Hypokinesie. AF 45%.

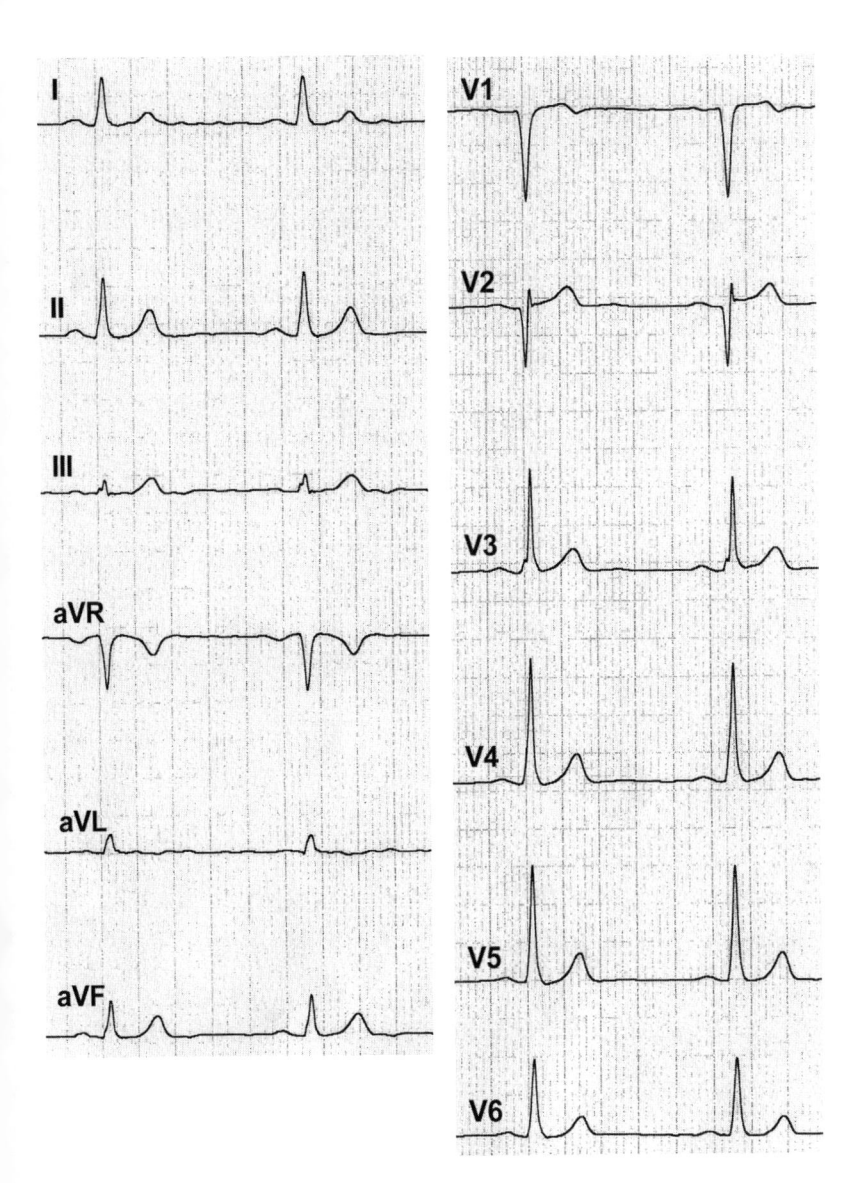

EKG 13.93

52J/m. 7 Jahre alter anteroseptaler MI. EKG: Qr in V_2, gekerbter Aufwärtsschenkel des R in V_3. Sonst EKG im Normbereich. Beachte: Ein QS-Komplex in V_1/V_2 kann eine seltene Normvariante sein, ein Qr-Typ in V_2 ist pathologisch. Die Diagnose eines „atypischen inkompletten RSB" wäre falsch, da kein r´ in V_1 und keine terminale R-Zacke in aVR besteht. Koro: proximale Stenose des RIVA. Anteroseptale Hypokinesie. AF 62%.

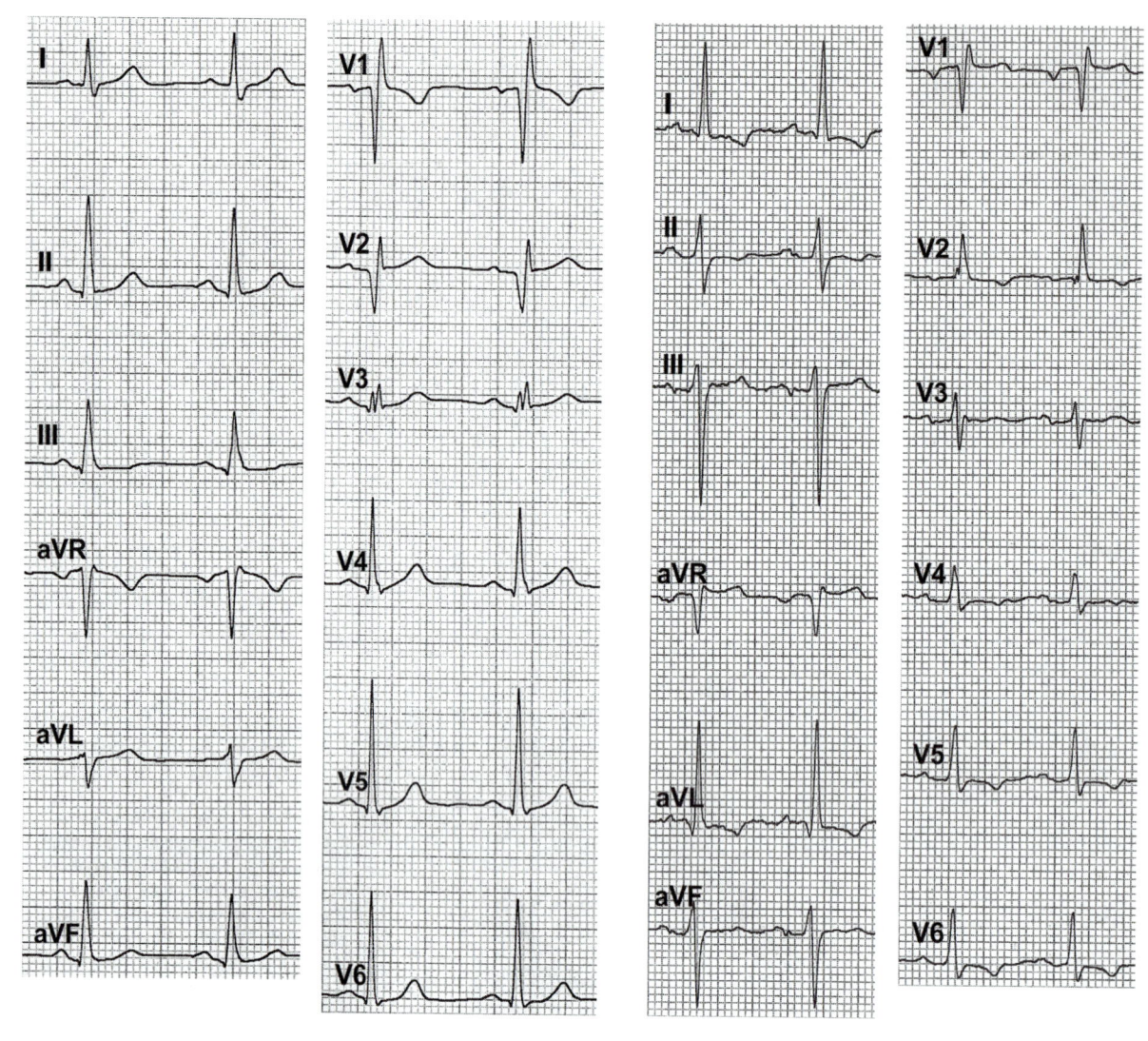

EKG 13.94
75J/w. 3 Jahre alter anteroseptaler MI während AKB. EKG: Qr (Q >0,04 s) in V$_1$/V$_2$ und qrsR´(s´) in V$_3$ sprechen für einen alten anteroseptalen MI. Das r´ in V$_2$/V$_3$ ist durch einen Peri-Infarkt-Block bedingt (siehe Text), wahrscheinlich auch das r´ in V$_1$ (siehe die nur kleine terminale R-Zacke in aVR). Echo: anteroseptale Akinesie, AF 62%.

EKG 13.95
76J/m. Schwere Drei-Gefäß-Krankheit, präoperative AF 68%. Perioperativ anteroseptaler Infarkt, intermittierend mit pathologischen anteroseptalen Q-Zacken und ST-Hebung. EKG: Qr in V$_1$, (q)R in V$_2$, RSr´ in V$_3$. Echo: anteriore Hypokinesie, AF rund 55%.

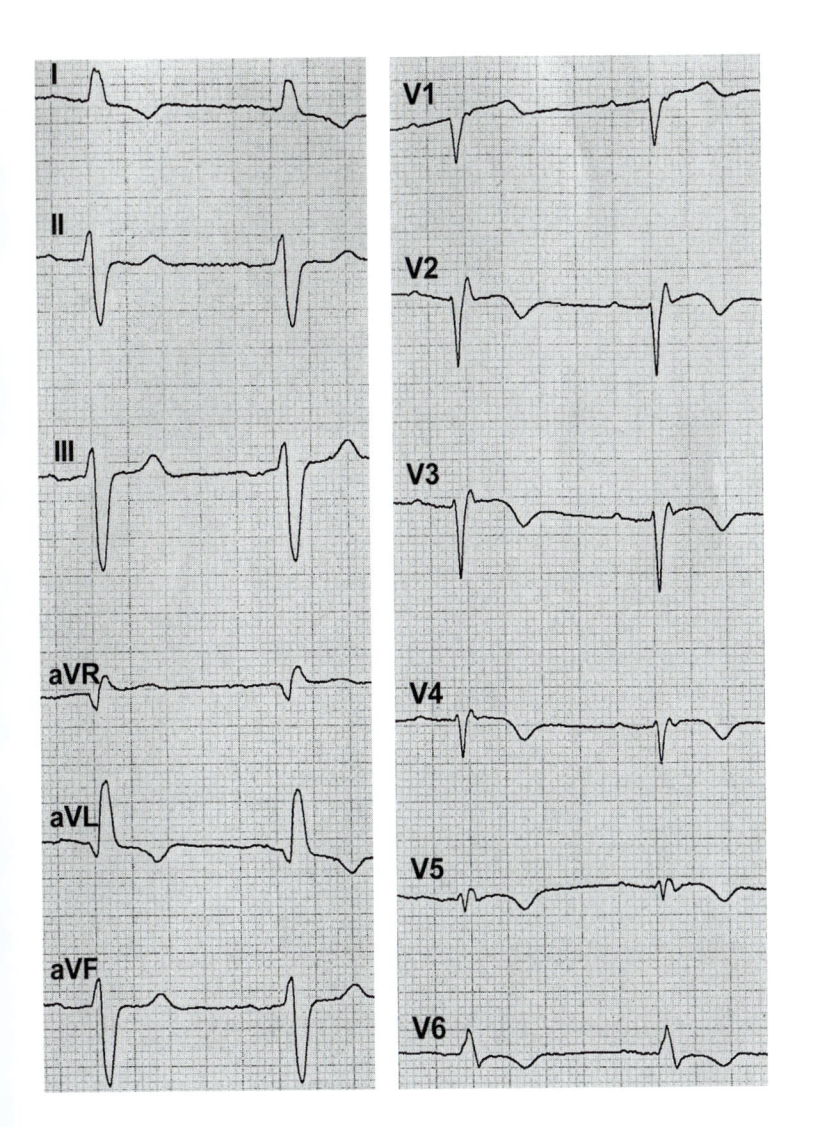

EKG 13.96
64J/m. 16 Jahre alter anteriorer MI. Anterolaterales Aneurysma. EKG: keine pathologischen Q-Zacken. LAFB, PQ 0,02 s. rSr´ in V$_2$ bis V$_5$ (rsr´s´ in V$_5$), mit reduzierter R-Amplitude in V$_4$ bis V$_5$ (V$_6$). Symmetrisch negative T-Wellen (leichte ST-Hebung in V$_2$ bis V$_4$ kompatibel mit Aneurysma?). Echo: ausgedehnte anterolaterale Akinesie, AF 30%.

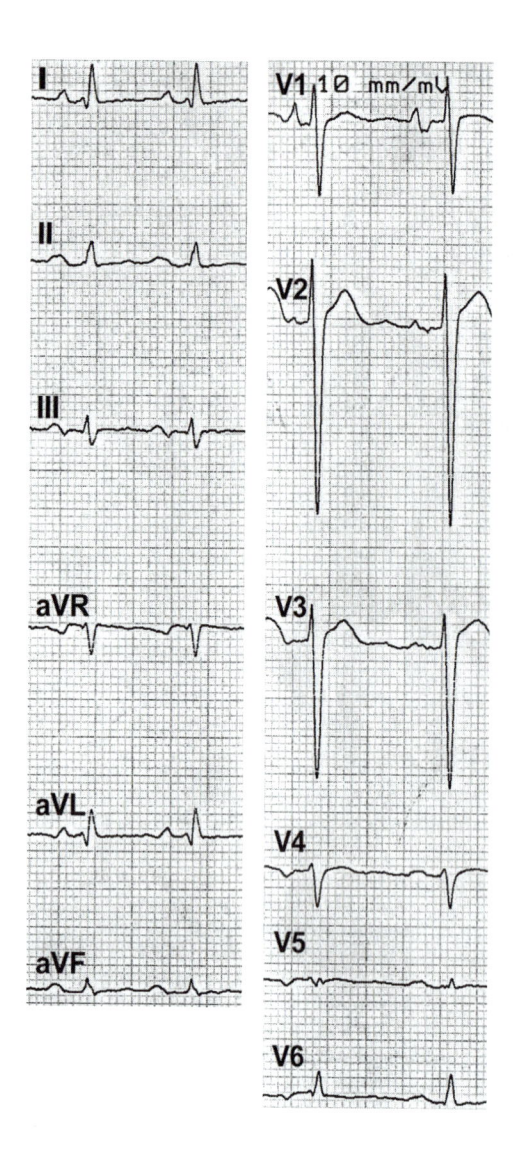

EKG 13.97
71J/w. 2 Monate alter apikolateraler (-posteriorer) MI. EKG: SR, erster Schlag in den präkordialen Ableitungen: Vorhofextrasystole. Keine pathologischen Q-Zacken. rSr′ in I, aVL. Relativ hohe R-Zacken in V_1, V_2. R-Reduktion von V_2 bis V_5, geknotetes QRS in V_5. Echo: apikolaterale Akinesie, AF 25%.

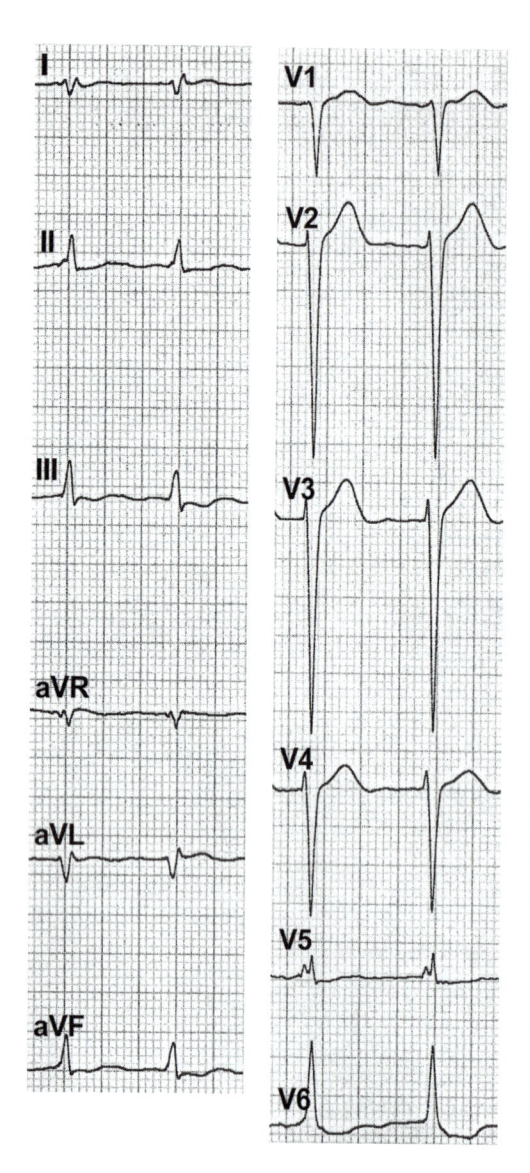

EKG 13.98
78J/w. 9 Jahre alter anteriorer Infarkt. EKG: Vorhofflimmern. ÅQRS$_F$ +95°. Keine pathologischen Q-Zacken, rSr′ in I, aVL. Keine R-Progression von V_2 bis V_4. Geknotete R-Zacke in V_5 (aber in der „verschobenen" Übergangszone). Vertikale frontale QRS-Achse wahrscheinlich durch den Verlust der anterolateralen Potentiale bedingt. Echo: anterolaterale Hypokinesie bis Akinesie, AF 34%. Differentialdiagnose aufgrund nur der präkordialen Ableitungen: RV- und/oder LV-Dilatation, mögliche LVH (tiefe S-Zacken in V_2/V_3 (V_4)).

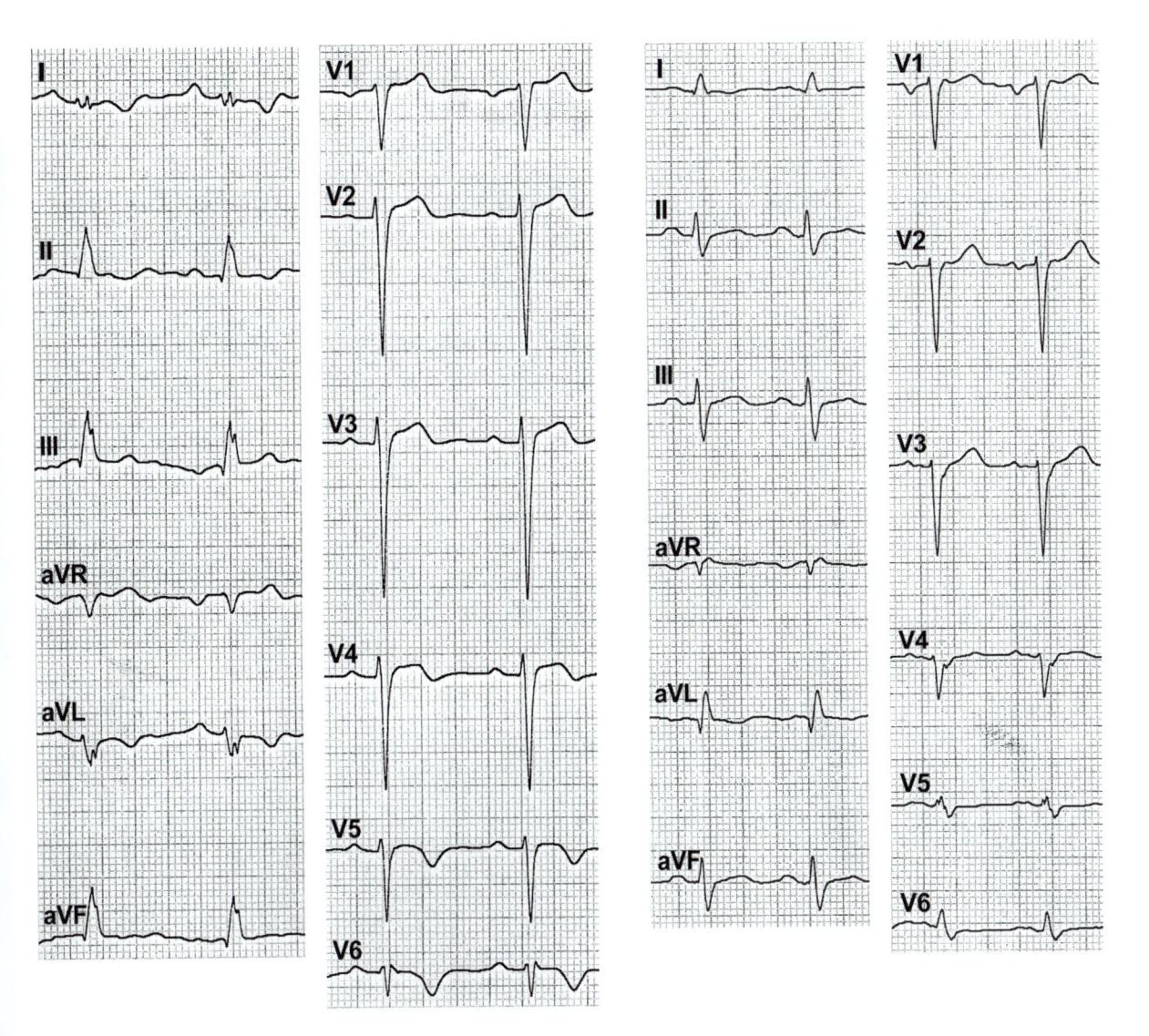

EKG 13.99
57 J/m. 9 Jahre alter anterolateraler Infarkt. EKG: Keine pathologischen Q-Zacken, rsr´s´ in I. Geknotetes QRS in den meisten Extremitätenableitungen. R-Reduktion von V_3 bis V_6, rSr´ in V_6. Symmetrische negative T-Wellen in V_5 und V_6 (I/aVL). Vertikale QRS-Achse durch Verlust der lateralen Potentiale bedingt. Koro: schwere Drei-Gefäß-Krankheit. AF 24%. Anterolaterale Akinesie.

EKG 13.100
56 J/m. 4 Monate alter anterolateraler Infarkt. EKG: keine pathologischen Q-Zacken (aber relativ breites Q in aVL). Abnahme der kleinen R-Zacke von V_2 bis V_4. Feine Knotung des S in V_4 (V_3), geknotete kleine R-Zacke in V_5. Keine T-Negativität. Koro: 90% proximale LCA- (Stamm-) Stenose. ausgedehnte anterolaterale Akinesie. AF 40%.

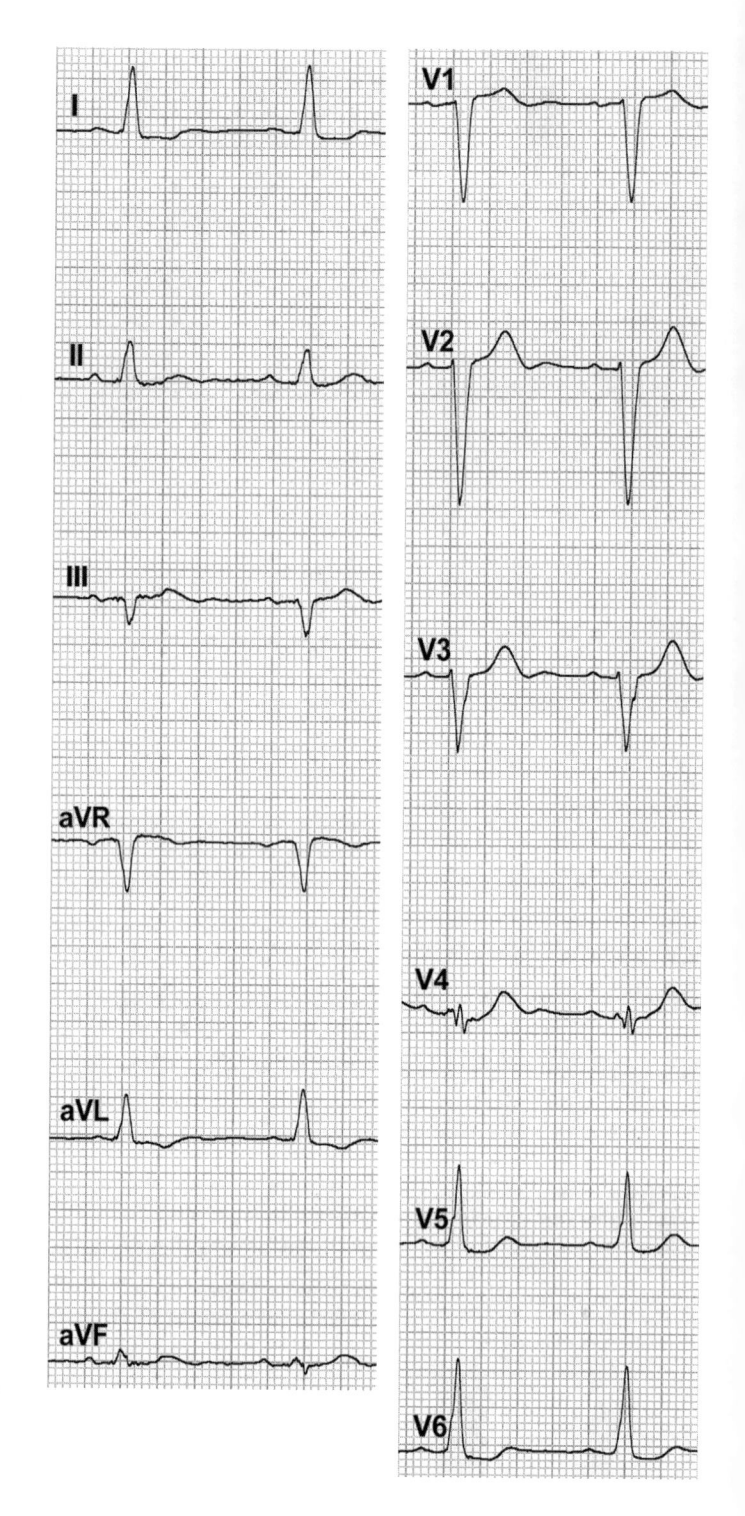

EKG 13.101
76J/w. Alter anteriorer Infarkt. EKG: normal in den Extremitätenableitungen. Fehlende Progression der R-Zacke von V_1 bis V_3, rsr´s´ in V_4. Minimale QRS-Knotung in V_3 und V_5. Echo: apikale Hypokinesie bis Akinesie, AF 60%.

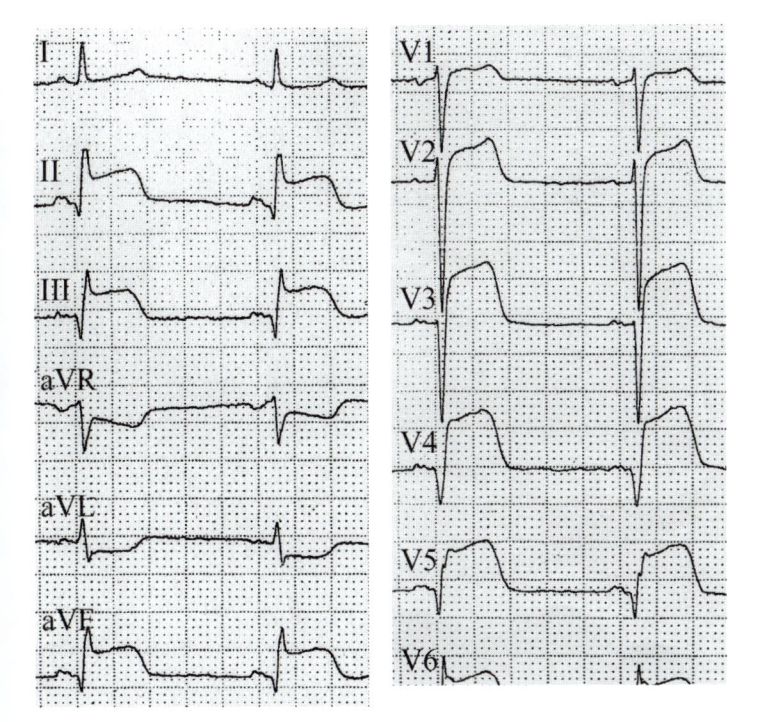

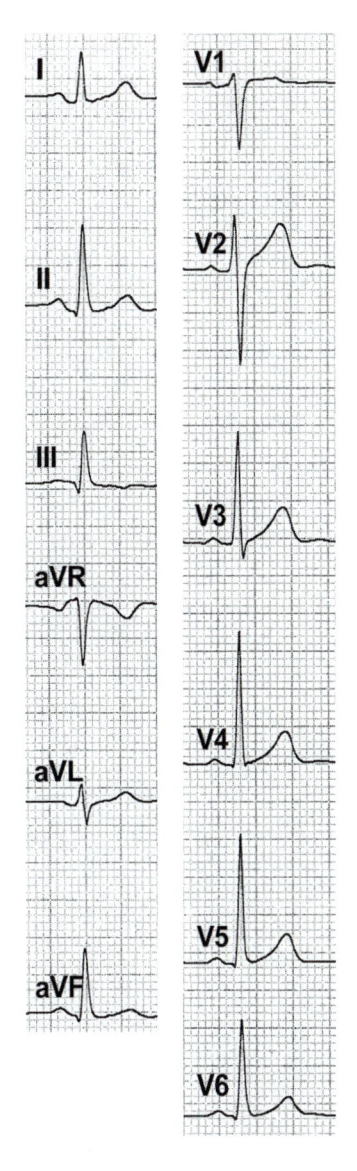

EKG 13.102
45J/w. Akuter ausgedehnter MI. EKG 20 min nach Beginn der Thoraxschmerzen registriert (Ableitung V_6 teilweise fehlend): Auffallende ST-Hebung inferior und in V_2 bis V_6, mit pathologischen Q-Zacken in III, aVF und V_4/V_5. Die Patientin starb 30 min später während der Verlegung auf die Intensivstation im kardiogenen Schock.

EKG 13.103
39J/m. Leichte Angina pectoris. Koro: komplette Obstruktion des mittleren Teils des RIVA. AF 80%. Gute Kollateralisierung vom ersten Diagonalast und der RCA her. EKG: Normal.

Kapitel 14
Differentialdiagnose der pathologischen Q-Zacken

Auf einen Blick

Die Q-Zacke (Q > R), die QS-Zacke (rein negativer QRS-Komplex) und die q-Zacke (Q < R) haben seit Jahrzehnten nicht nur die Kardiologen, sondern auch Ärzte in vielen anderen medizinischen Disziplinen beschäftigt. 1987 publizierte Goldberger [1] einen interessanten Artikel über normale und nicht infarktbedingte Q-Zacken. Eine Neubeurteilung dieses interessanten Themas scheint angezeigt zu sein – mit einigen neuen (und einigen alten) zusätzlichen Informationen.

EKG

Definition der normalen Q-Zacke

Die *normale Q-Zacke* ist immer eine *q-Zacke*, das heißt: sie ist kleiner als die folgende R-Zacke (EKG 14.1). Die normale q-Zacke rührt von der Depolarisation des interventrikulären Septums her. Ihre Dauer beträgt gewöhnlich wenige bis 15 ms und überschreitet nie 20–25 ms (ausgenommen die „normalen Varianten", siehe Abschnitt 2 weiter unten und Kapitel 3: Das normale EKG und seine normalen Varianten). Häufig ist in vielen Ableitungen keine q-Zacke vorhanden, weil die Projektion des septalen Vektors auf diese Ableitungen positiv ist und sich deshalb in den ersten 15 ms der R-Zacke manifestiert. Im *normalen* EKG zeigt sich in Ableitung *aVR* immer ein vorherrschend *negativer QRS-Komplex*. Die Ableitung aVR liegt in der frontalen Ebene bei –150° und zeigt ein *Spiegelbild* des üblichen QRS-Komplexes. Wir finden einen QR- oder sogar einen QS-Komplex (EKGs 14.2 und 14.3) oder eine rS- oder rSr´-Konfiguration.

Definition der (formal) pathologischen Q-Zacke

„Klassisch" wird die *pathologische Q-Zacke* (die einen alten Myokardinfarkt (MI) anzeigen soll) definiert als eine Q-Zacke mit einer Dauer von ≥0,04 s – *dies macht nicht viel Sinn.* Denn obgleich in der Praxis eine formal breite Q-Zacke für die Diagnose eines alten MI wichtig ist, kann ein Infarkt auch bei schmaleren Q-Zacken oder ohne Q-Zacken (Non-Q-Infarkt) vorhanden sein. Außerdem gibt es viele Zustände außerhalb des MI mit abnormen oder auffallenden Q-Zacken.

Einige Infarktbilder werden in Abschnitt 1 beschrieben. (Zu Details über Q-Zacken-Infarkte, komplexe und „ungewöhnliche" Bilder des MI und über Non-Q-Infarkte siehe Kapitel 13: Myokardinfarkt). Die Abschnitte 8–17 (im Abschnitt „Im Detail") behandeln die Differentialdiagnose der abnormalen Q-Zacken mehr oder weniger in der Reihenfolge ihrer Prävalenz, ungeachtet der Dauer der Q-Zacke und des QRS-Komplexes.

Man beachte bitte in diesem Kapitel, dass das Q GROSS GESCHRIEBEN wird, wenn die Q-Zacke größer als die R-Zacke ist, während das q klein geschrieben wird, wenn die q-Zacke kleiner als die R-Zacke ist. Bei unbestimmten Fällen oder bei allgemeiner Beschreibung wird die Großschreibung verwendet. Rein negative QRS-Komplexe werden (wie gewöhnlich) als QS beschrieben.

1 Myokardinfarkt

In der Regel geht ein zu Q-Zacken führender MI mit Thoraxschmerzen einher. Bei vielen Patienten lässt sich der Verlauf eines MI in der akuten Phase aufgrund von signifikanten ST-Hebungen im EKG und erhöhten Serumspiegeln der Creatinphosphokinase (CPK = CK) und ihrer myokardspezifischen Fraktion (CK-MB) und/oder des Troponins verfolgen. Hingegen können bei Patienten mit stillem (ohne Symptome durchgemachtem) Infarkt Q-Zacken – oder ihr Spiegelbild (beim echten posterioren Infarkt) – die einzigen Anzeichen einer erlittenen Myokardnekrose darstellen.

Es gibt eine Reihe von EKG-Kriterien, die *für einen Infarkt sprechen.*

1.1 Neue Q-Zacken

Das Erscheinen *neuer Q- oder q-Zacken* innerhalb kurzer Zeit ist ein sehr wichtiges (und oft vergessenes) Zeichen für einen Infarkt. Diese q-Zacken müssen nicht die üblichen Kriterien für einen Infarkt erfüllen, z.B. eine Dauer von mindestens 40 ms (siehe Fallbeispiel/Short Story 4 im Kapitel 13: Myokardinfarkt). Veränderungen der Repolarisation können die Diagnose unterstützen, wobei mindestens ein früheres EKG verfügbar sein muss. Oft erweist sich die Suche nach einem alten EKG als schwierig, wobei man nicht vergessen sollte, dass EKGs auch ohne medizinische Probleme registriert werden. Manchmal wird ein EKG durch einen Hausarzt anlässlich einer Routineuntersuchung für eine Lebensversicherung oder für den Militärdienst aufgezeichnet. In einigen Ländern sind für gewisse Berufe (z.B. für Piloten) EKGs obligatorisch.

1.2 ST-Hebung

Eine ST-Hebung von ≥2 mm in einigen Ableitungen ist typisch für einen akuten MI. Bei einem größeren anterolateralen Infarkt sind persistierende ST-Hebungen charakteristisch für ein Aneurysma. Gelegentlich kann eine mäßige ST-Hebung in V_3 bis V_5, kombiniert mit einem Grenzbefund einer q-Zacke, den einzigen Hinweis auf einen anterioren Infarkt darstellen. ST-Hebungen in den inferioren Ableitungen, die mit neuen Q-Zacken einhergehen, sind typisch für einen akuten inferioren MI. Minimale ST-Hebungen haben keine besondere Bedeutung, wenn die Q-Zacken nicht durch einen Infarkt, sondern etwa durch eine linksventrikuläre Hypertrophie bedingt sind. Man erinnere sich auch daran, dass ST-Hebungen in den Ableitungen V_2/V_3 (bis zu 3 mm) ohne pathologische q-Zacken als häufige normale Variante, besonders bei Sinusbradykardie, vorkommen.

1.3 Negative T-Wellen

Persistierende symmetrische negative (so genannte „koronare") T-Wellen können ein Hinweis auf einen Myokardinfarkt sein, auch wenn sie nur mit Grenzbefunden von q-Zacken einhergehen. Thoraxschmerzen und multiple Risikofaktoren für eine koronare Herzkrankheit (KHK) sprechen natürlich für die Diagnose eines Infarktes. Oft ist ein Echokardiogramm zur Feststellung hypokinetischer oder akinetischer Zonen hilfreich. Die EKGs 14.4 und 14.5 zeigen typische Bilder eines alten *inferioren MI* beziehungsweise eines alten *anterioren MI*.

2 Normale Varianten

Diese wurden ausführlich im Kapitel 3 („Das normale EKG und seine normalen Varianten") diskutiert.

2.1 Frontalebene

Eine Q-Zacke mit einer Dauer von mehr als 30 ms kann wegen Projektionen in der Ableitung III (EKG 14.6) und manchmal in Ableitung aVF beobachtet werden. Dabei kann die T-Welle positiv oder negativ sein, immer aber ist sie asymmetrisch. Eine breite Q-Zacke in Ableitung aVL infolge von Projektionen kommt selten vor, eine signifikante Q-Zacke in Ableitung II ist als normale Variante extrem rar.

2.2 Horizontalebene

Eine QS-Zacke in Ableitung V_1 und/oder V_2 (nie in V_3) kann infolge falscher Platzierung der Elektroden einen Interkostalraum zu hoch vorkommen, wird aber auch bei korrekter Platzierung der Elektroden gefunden (EKG 14.7). Bei einem Wechsel von liegender zu aufrechter Körperlage ist es möglich, dass die R-Amplitude in den präkordialen Ableitungen deutlich abnimmt (Rotation im Uhrzeigersinn). Das EKG 14.8b zeigt einen außergewöhnlichen Verlust der positiven QRS-Ausschläge (verglichen mit dem EKG 14.8a), der in QS-Zacken bis V_5 resultiert.

3 Linksventrikuläre Hypertrophie

i. Eine linksventrikuläre Hypertrophie kann ebenfalls verantwortlich sein für abnorme q- oder Q-Zacken (oder sogar QS-Zacken) in Ableitung III, seltener in aVF und sehr selten in II (EKG 14.9 und 14.10). Die T-Wellen sind in der Regel positiv und asymmetrisch. Andere EKG-Zeichen oder ein Echo bestätigen die Diagnose.

ii. Bei einigen Fällen von linksventrikulärer Hypertrophie, besonders bei Patienten mit Aorteninsuffizienz, können die q-Zacken in V_4 bis V_6 bis 3 mm messen; sie dauern aber nicht länger als 25 ms. Eine linksventrikuläre Hypertrophie ist bei diesen Fällen wegen der sehr hohen R-Zacken in diesen Ableitungen offensichtlich.

4 Falsche Polung der Ableitungen

Eine falsche Polung der Extremitätenableitungen bewirkt „pseudo-abnorme" Q-Zacken. Auffallend ist, dass die Elektroden der oberen Extremitäten besonders häufig verwechselt werden, besonders in Notfallsituationen. Die Verwechslung dieser Elektroden, die die Ableitung I betreffen, wird von manchen Ärzten nicht sofort erkannt. Wir finden in *Ableitung I* das *Spiegelbild* des üblichen *QRS-Komplexes*, oft mit „pathologischen" Q-Zacken und negativen T-Wellen, wodurch ein Infarkt vorgetäuscht wird; dabei besteht bei Sinusrhythmus aber immer eine negative P-Welle (EKG 14.11). Ein Blick auf die präkordialen Ableitungen zeigt, dass diese weder irgendwelche Zeichen eines Infarktes noch (in über 99% der Fälle) das typische Bild eines *Situs inversus* aufweisen. Bezüglich anderen falschen Polungen der Extremitätenableitungen siehe Kapitel 32: Seltene EKGs. In diesem Kapitel werden alle möglichen Elektrodenfehlplatzierungen aufgeführt und zwar für eine linke und für eine vertikale QRS-Achse.

5 Linksschenkelblock

Beim LSB besteht meistens eine überdrehte Linkslage und gelegentlich ein QS-Komplex in III (und aVF), meistens mit positiven und asymmetrischen T-Wellen. In V_1 bis V_4 kann ein QS-Komplex vorhanden sein, obwohl dieser viel seltener ist als ein rS-Komplex (meistens mit sehr kleinen r-Zacken). Die Diagnose des LSB wird aufgrund der QRS-Dauer von ≥140 ms und anderen typischen Zeichen erhoben (EKG 14.12 mit QS in V_1 bis V_3). Eine q-Zacke (qR-Komplex) in den Ableitungen I oder aVL oder V_5/V_6 ist äußerst selten. Wenn ein qR-Komplex in mindestens drei dieser Ableitungen zu sehen ist, ist ein alter Infarkt ziemlich sicher.

6 Präexzitation (Wolff-Parkinson-White-Syndrom)

Bei Patienten mit Präexzitation über ein posteroseptales Bündel sind die Deltawelle und die folgenden Anteile des QRS-Komplexes in den Ableitungen III und aVF in der Regel negativ, woraus sich ein QS-Komplex mit einer Dauer von 110 ms oder mehr ergibt. Die T-Wellen sind in beiden Ableitungen immer positiv und asymmetrisch. Untermauert wird die korrekte Diagnose durch das verkürzte PQ-Intervall und die veränderten QRS-Komplexe (einschließlich der Deltawelle) in den anderen Ableitungen (EKG 14.13).

7 Hypertrophe obstruktive Kardiomyopathie (HOCM)

Bei einigen Patienten mit hypertropher obstruktiver Kardiomyopathie (HOCM) begegnet man auffallenden Q-Zacken verschiedener Ausprägung.

i. Die q-Zacken sind in den Ableitungen I (aVL) und V_4 bis V_6 nur minimal verlängert (EKG-14.14).
ii. Die q- oder Q-Zacken haben in den gleichen Ableitungen eine Dauer von 40 ms oder mehr (EKG-14.15).
iii. Der QRS-Hauptvektor ist auf spektakuläre Art und Weise nach rechts, hinten und oben gerichtet, woraus sich negative QRS-Komplexe in allen Ableitungen außer in aVR (und aVL) in Form von Q- oder gar QS-Zacken ergeben (EKG 14.16). Bei diesen äußerst seltenen Fällen wird gelegentlich irrtümlicherweise die Diagnose eines Infarktes gestellt. Jedoch sind die T-Wellen positiv und asymmetrisch, also diskordant zu den negativen QRS-Komplexen. Die Patienten sind in der Regel jung und zeigen die typischen klinischen Befunde der HOCM.

Die abnormen Q-Zacken beim HOCM können durch die septale Hypertrophie erklärt werden. In Fällen mit ausgeprägter QS-Konfiguration findet sich zusätzlich auch eine hochgradige Reizleitungsstörung im ganzen linken Ventrikel, die durch die chaotisch angeordneten Muskelfasern verursacht wird.

Bei vielen Patienten mit HOCM fehlen abnorme q-Zacken. Das EKG zeigt dann eine „einfache linksventrikuläre Hypertrophie", einen LSB oder es kann sogar normal sein.

Im Detail

EKG Spezial

Bemerkung: Die häufigen Differentialdiagnosen sind im Abschnitt „Auf einen Blick" aufgeführt. Im Folgenden werden nur noch die seltenen Fälle diskutiert.

8 Korrigierte kongenitale Transposition der großen Gefäße

Bei dieser sehr seltenen kongenitalen Anomalie findet sich nicht nur eine Vertauschung der großen Gefäße (der Aorta und der Pulmonalarterie), sondern auch eine solche der Ventrikel. Die ventrikuläre Erregung beginnt beim septalen Endokard des rechts gelegenen linken Ventrikels. So ist der septale Vektor nicht wie üblich von links nach rechts, sondern mehr oder weniger von rechts nach links und nach hinten gerichtet. Dies führt zu einer so genannten „Inversion" der q-Zacken in den präkordialen Ableitungen. Wir finden eine q-Zacke in Ableitung V_1, aber keine q-Zacke in V_6 (EKG 14.17). Infolge der variablen Rotation des Herzens ist dieser Befund nur in rund 40% der Fälle zu beobachten. Preter et al. [2] dokumentierten dieses EKG-Zeichen aber in fünf von sieben Patienten mit dieser Anomalie.

9 Situs Inversus

Der Situs inversus stellt eine weitere äußerst seltene kongenitale Anomalie dar, bei welcher das Herz wie spiegelbildlich in den rechten Hemithorax verlagert ist. Oft ist dabei die kardiale Funktion normal. Im EKG führt die Inversion der Atrien zu denselben Veränderungen in der frontalen Ebene wie im Falle der falschen Polung der oberen Extremitätenelektroden – die Ableitung I erscheint mit umgekehrtem Bild. Als Folge davon erzeugt die Inversion der Ventrikel ein typisches Bild in den präkordialen Ableitungen. Im Gegensatz zur typischen Zunahme der R-Zacken und zur Abnahme der S-Zacken von V_3 bis V_6 beobachten wir abnehmende und kleine r-Zacken sowie große S-Zacken von V_3 bis V_6 (EKG 14.18). Das EKG kann „normalisiert" werden, wenn a) die oberen Extremitätenelektroden vertauscht werden und b) die präkordialen Elektroden auf der rechten Seite des Thorax in sonst üblicher Weise (spiegelbildlich) angelegt werden. Es wird gesagt, dass wirklich gute Ärzte die Diagnose schon vor dem Studium des EKGs stellen und zwar durch Palpation, Perkussion und Auskultation des Herzens. Mit einem Thorax-Röntgen (und einem Echokardiogramm) wird die Diagnose bestätigt.

10 Q-Zacken nach Pneumektomie

Bei einer Minderheit der Patienten führt die Dislokation und/oder Rotation des Herzens infolge einer Pneumektomie zu pathologischen Q-Zacken in den anterioren oder inferioren Ableitungen (siehe auch EKG 32.8 und 32.9 im Kapitel 32: Seltene EKGs).

11 Q-Zacken bei Pneumothorax

Der gleiche Grund (Dislokation und/oder Rotation des Herzens) kann beim linken Pneumothorax pathologische Q-Zacken in den präkordialen Ableitungen zur Folge haben [3].

12 Q-Zacken nach Perikardektomie

Wood et al. [4] publizierten einen Fall von „reversiblem MI" bei einem Patienten nach Perikardektomie. Das EKG zeigte auffallende Q- und QS-Komplexe in den Ableitungen V_1 bis V_3 und leichte ST-Hebungen in V_1 bis V_6. Die linksventrikuläre Auswurffraktion (AF) betrug 20–25%, wiederholte Bestimmungen der Creatinkinase und des Troponin I fielen normal aus. Der kardiale Schaden wurde einer „durch das operative Trauma ausgelösten Myokarditis" zugeschrieben. Sowohl das EKG wie die AF normalisierten sich innerhalb von 2 Wochen.

13 Q-Zacken bei Amyloidose des Herzens

Bei einer Amyloidose des Herzens wird in rund 30% der Fälle das EKG-Bild eines alten anterioren und/oder inferioren Infarktes mit signifikanten Q-Zacken oder QS-Komplexen angetroffen. Das EKG 14.19 lässt auffallende Q-Zacken in den Ableitungen V_2 bis V_6 erkennen. Bei einem Patienten mit verdickter linksventrikulärer Wand (Pseudohypertrophie) im Echo (ohne regionale Hypokinesie) und pathologischen Q-Zacken ohne Zeichen von linksventrikulärer Hypertrophie im EKG sollte eine Amyloidose des Herzens in Erwägung gezogen werden. Jedoch ist die Kombination einer verminderten QRS-

Voltage mit einer vergrößerten linksventrikulären Masse ein viel häufigerer Befund [5,6].

14 Pseudo-Q-Zacke infolge retrograder atrialer Erregung

Beim AV-junktionalen Rhythmus werden die Vorhöfe retrograd erregt, wodurch sich die Richtung des P-Vektors umkehrt und so das P negativ wird. Selten fällt die P-Welle unmittelbar vor dem QRS oder in dessen Anfang ein, was zu einer Imitation von Q-Zacken in den inferioren (und möglicherweise in den lateralen präkordialen) Ableitungen führt (EKG 14.20).

15 Eine Seltenheit: Q-Zacken bei muskulärer Dystrophie Steinert

Fallbeispiel/Short Story 1

Im August 2001 stellte der junge Assistenzarzt Doktor *Steiner* mit einem leichten Lächeln dem Autor ein ziemlich eindeutiges EKG vor (EKG 14.21); der Autor übersah unglücklicherweise dieses leichte Lächeln und stellte die Diagnose eines alten posterolateralen Infarktes. Doktor Steiner's Lächeln wurde breiter: Der Patient war 20 Jahre alt und hatte nie an Brustschmerzen gelitten. Sein Leiden war eine *muskuläre Dystrophie Steinert*.

Die periphere Muskeldystrophie vom Typ *Duchenne* geht oft mit einer hypertrophen (und dilatierenden) Kardiomyopathie einher. Die begleitende kardiale Dystrophie ist meist in der *posterioren und basalen* (lateralen) Region des linken Ventrikels akzentuiert, was in einer hypokinetischen Zone resultiert und als Folge zum Bild eines alten posterioren (-lateralen) Infarktes führt (EKG 14.21). Auch andere hereditäre neuromyopathische Krankheiten wie die muskuläre Dystrophie Steinert (EKG 14.21), die myotonische muskuläre Dystrophie und die Friedreich-Ataxie können mit einer Kardiomyopathie einhergehen und gelegentlich Bilder von alten MI im EKG aufweisen [7].

16 QR-Komplex in Ableitung V_1

Bei Patienten mit massiver Lungenembolie kann bei 10–14% [8,9] in der Ableitung V_1 ein QR-Komplex (anstelle des üblichen RSR´- (sRs´-)-Komplexes) beobachtet werden; ein solches Beispiel ist im EKG 14.22 dargestellt. Auch ein QS-Komplex ist in V_1 (und V_2) möglich, was durch eine ausgeprägte Rotation des Herzens erklärbar ist [1]. Ein QR-Komplex in V_1 wird auch bei der rechtsventrikulären Hypertrophie gefunden.

17 Q-Zacke in Ableitung V_1 bei rechtsatrialer Dilatation

Zum Schluss ein Juwel einer abnormen q-Zacke: bedingt durch eine atriale Dilatation beim Vorliegen eines Vorhofflimmerns; dies wird im EKG 14.23 gezeigt. Selten kann eine akute oder chronische *ausgeprägte Dilatation* des rechten Atriums der Grund für ein q bei einem *qR-Komplex* in Ableitung V_1 sein. Warum? Beim Hund spiegelt eine epikardial in der Mitte des (normalen) rechten Atriums platzierte Elektrode den septalen Vektor nicht – wie erwartet –mit einem positiven, sondern mit einem kleinen negativen Ausschlag wider [10]. Die Ableitung V_1 kann bei einem dilatierten rechten Atrium beim Menschen als eine „epikardiale rechtsatriale Elektrode" angesehen werden, und deshalb zeigt sie die gleiche Veränderung. Der QRS-Komplex wird durch ein dilatiertes rechtes Atrium hindurch registriert. Das R der qR-Zacke entspricht dem hypertrophen rechtsventrikulären Myokard oberhalb der Crista terminalis, das mit Verzögerung erregt wird. Sodi Pallares et al. [10] fanden einen qR-Komplex in Ableitung V_1 (und V_2, sehr selten bis V_4) bei Patienten mit schwerer Mitralstenose und Trikuspidalinsuffizienz, akuter Lungenembolie, Vorhofseptumdefekt und Tetralogie von Fallot – alles Zustände mit beträchtlich dilatiertem rechtem Atrium.

Das EKG 14.23 zeigt eine Q-Zacke in V_1, die durch eine starke rechtsatriale Dilatation bei einem Patienten mit schwerer Mitralstenose und Trikuspidalinsuffizienz bedingt ist. Die Q-Zacke verschwindet im Allgemeinen nach der Rückbildung der rechtsatrialen Dilatation infolge chirurgischer oder medikamentöser Behandlung.

Es ist faszinierend, dass in Ausnahmefällen eine *Veränderung des QRS-Komplexes* eine *Veränderung eines Atriums* anzeigen kann – und dies beim Vorliegen eines *Vorhofflimmerns* (EKG 14.23).

Literatur

1. Goldberger AL. Normal and noninfarct Q-wave. Cardiol Clin 1987;5:1357–66
2. Preter B, Gurtner HP, Fuchs WA, Weber JW. Zur korrigierten Transposition der großen Gefäße. Cardiologia 1965;46:163–72

3. Raev D. A case of spontaneous left-sided pneumothorax with ECG changes resembling acute myocardial infarction. Internat J Cardiol 1996;56:197–9
4. Wood DE, Crumbley AJ, Pereira NL. Reversible left ventricular dysfunction simulating a myocardial infarction after pericardectomy. Heart 2002;88:183–4
5. Carroll JD, Gaasch WH, McAdam KPWJ. Amyloid cardiomyopathy: characterization by a distinctive voltage/mass relation, Amer J Cardiol 1982;49:9–13.
6. Sivaram CA, Jugdutt BI, Amy RWM, Basualdo CA, et al. Amyloidosis of the heart. Combined use of two-dimensional echocardiography and electrocardiography noninvasive screening before biopsy. Clin Cardiol 1985;8:511–8
7. Neurologic disorders and heart disease. In: Braunwald E (ed). Heart Disease, fifth edn. Philadelphia: WB Saunders Company 1997;2:pp1865–77
8. Weber DM, Phillips JH Jr. A re-evaluation of electrocardiographic changes accompanying acute pulmonary embolism. Am J Med Sci 1966;251:381–98
9. Kucher N, Walpoth N, Wustmann K, et al. QR in V1 – an ECG sign associated with right ventricular strain and adverse clinical outcome in acute pulmonary embolism. Europ Heart J 2003;24:1113–9
10. Sodi Pallares D, Bisteni A, Herrmann GR. Some views of the significance of qR and QR type complexes in right precordial leads in the absence of myocardial infarction. Am Heart J 1952;43:716–34

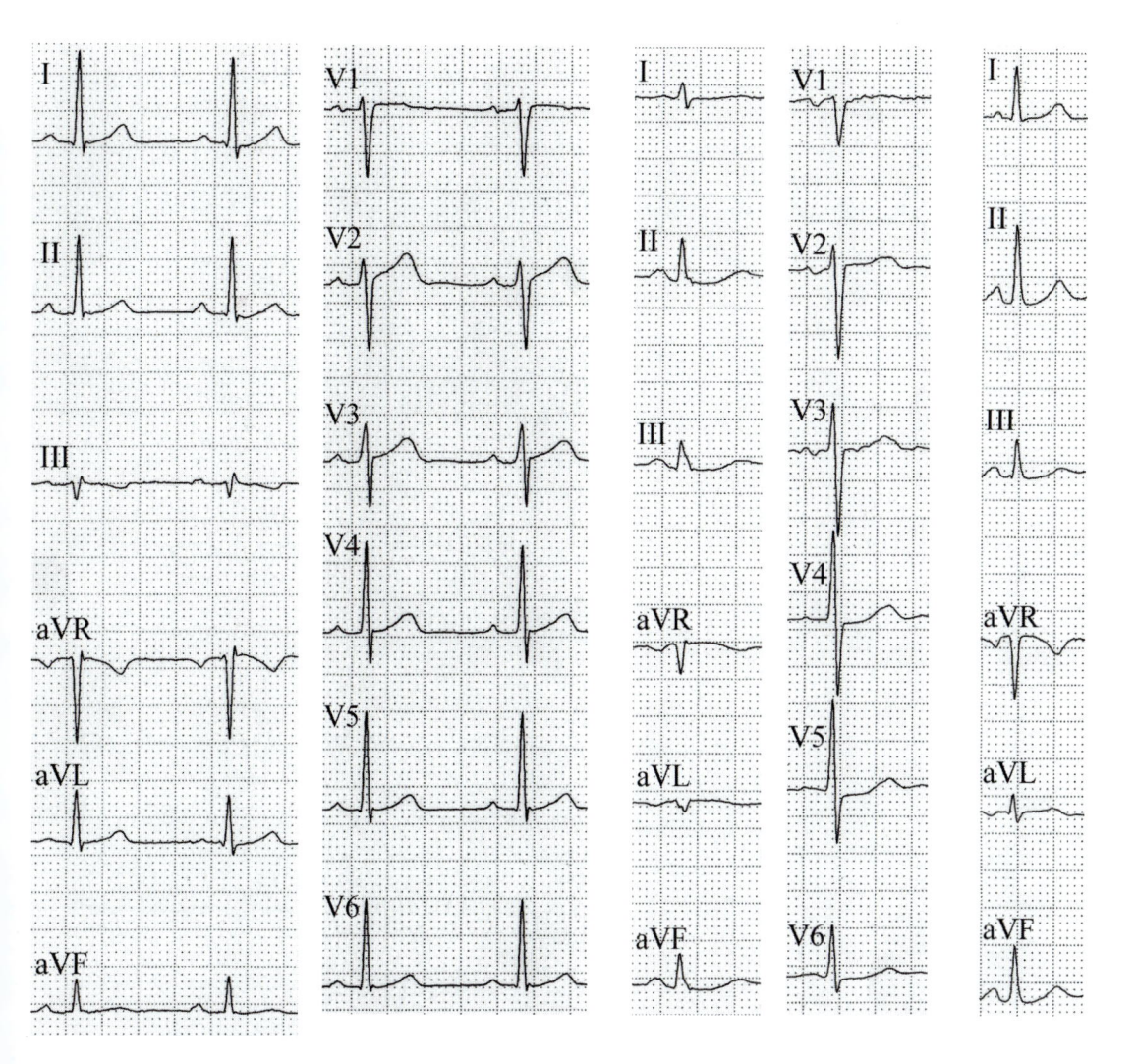

EKG 14.1
35/m. Lungenkarzinom. EKG: normal, mit kleinen Q-Zacken in Ableitungen I/II/ aVL und V_5/V_6.

EKG 14.2
Qr-Konfiguration in Ableitung aVR bei einem normalen EKG.

EKG 14.3
QS-Konfiguration in Ableitung aVR bei einem normalen EKG.

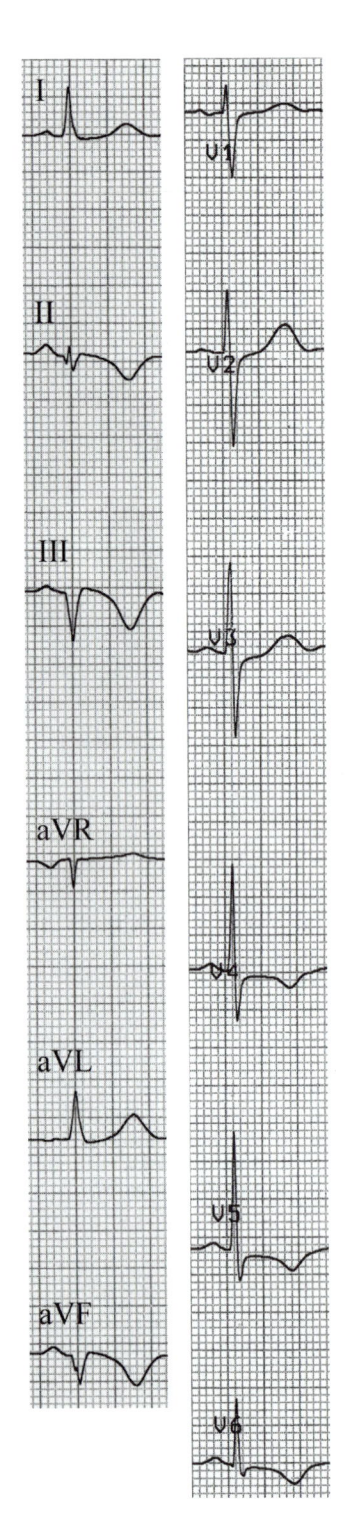

EKG 14.4
69J/w. 4 Tage alter inferiorer Infarkt. EKG: QS in Ableitungen III/aVF, qrs in Ableitung II, kombiniert mit tiefen symmetrischen negativen T-Wellen. Leichte ST-Senkung und negative T-Wellen in V_4 bis V_6. QT verlängert. Koro: große rechte Koronararterie (RCA) verschlossen. Koronardilatation (PTCA).

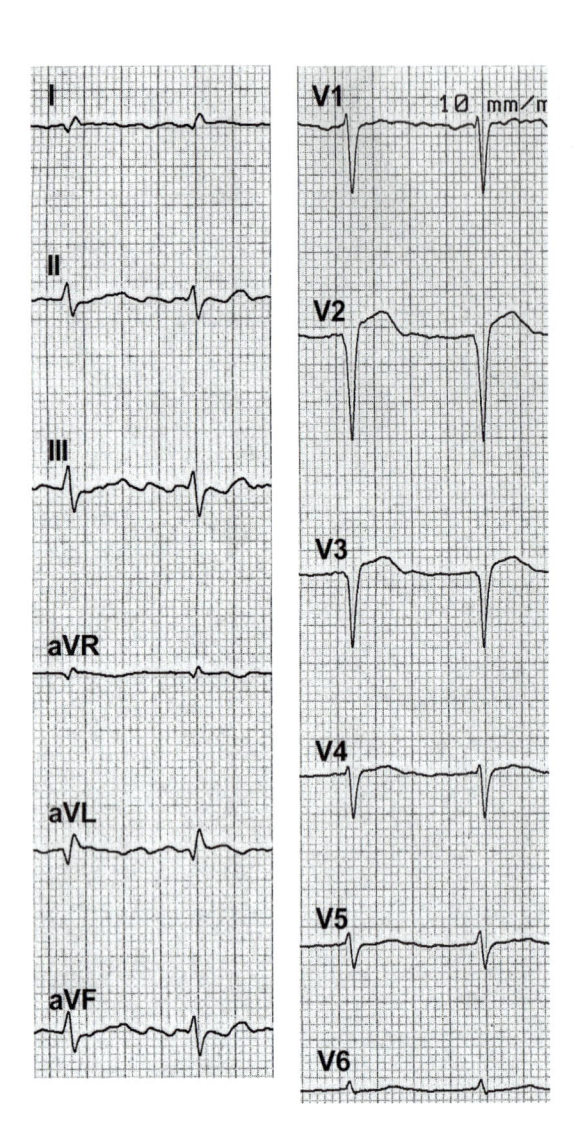

EKG 14.5
66J/m. 4 Wochen alter anterolateraler MI. EKG: Vorhofflimmern. QS-Komplex in Ableitungen V_2 bis V_3 und pathologische Q-Zacken in I und aVL. Reduktion der R-Amplitude in V_4 bis V_6. Leichte ST-Hebung in Ableitungen V_2 bis V_3 (V_4, I, aVL) infolge ausgedehnter anterolateraler Dyskinesie.

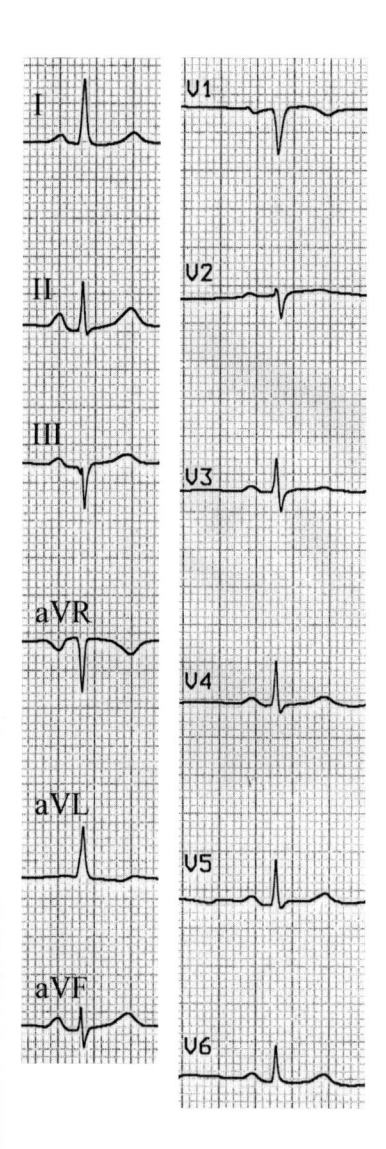

EKG 14.6
67J/w. Adipöser Patient (BMI 32), keine Herzkrankheit. EKG: QS- (mit initialem „Knoten") Komplex in Ableitung III, mit asymmetrischer bis symmetrischer positiver T-Welle. Seltenerweise kleine Amplitude des QRS in den präkordialen Ableitungen (Adipositas). Echo: normal.

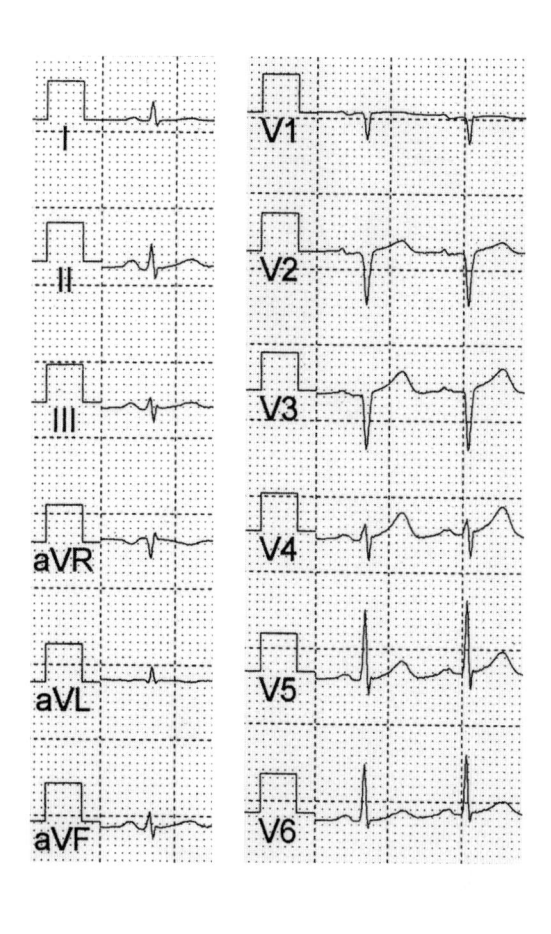

EKG 14.7
74J/m. Keine Herzkrankheit, keine Risikofaktoren für KHK. EKG (halbe Eichung): QS in V_1/V_2, minimale r-Zacke in V_3. Echo: normal.

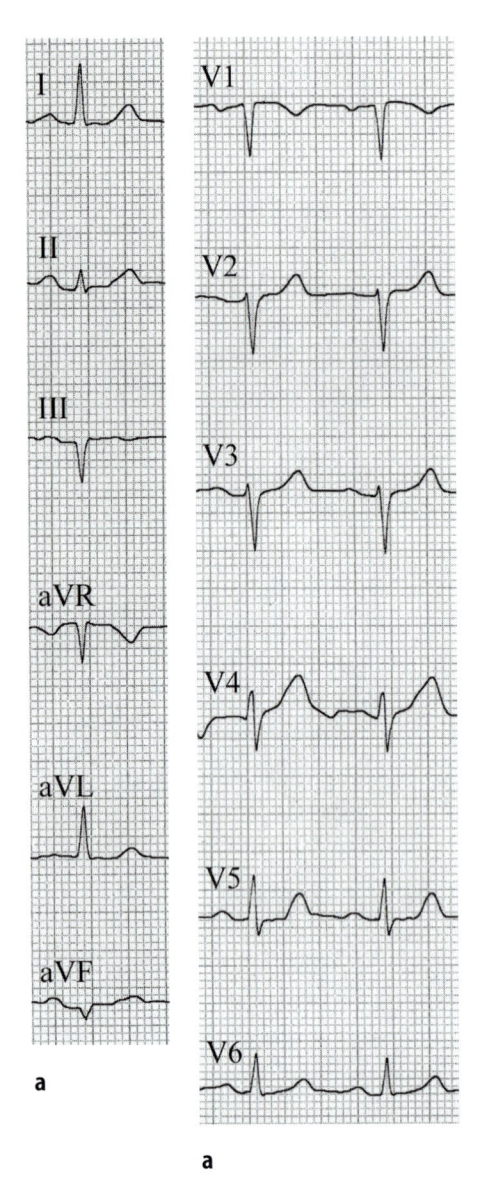

EKG 14.8a
68 J/w. Terminale Niereninsuffizienz. EKG (wie üblich in *liegender* Position): QRS mit Rotation im Uhrzeigersinn in den präkordialen Ableitungen (Artefakt in V$_4$: „P-Welle"). Zusätzlich QS in III/aVF.

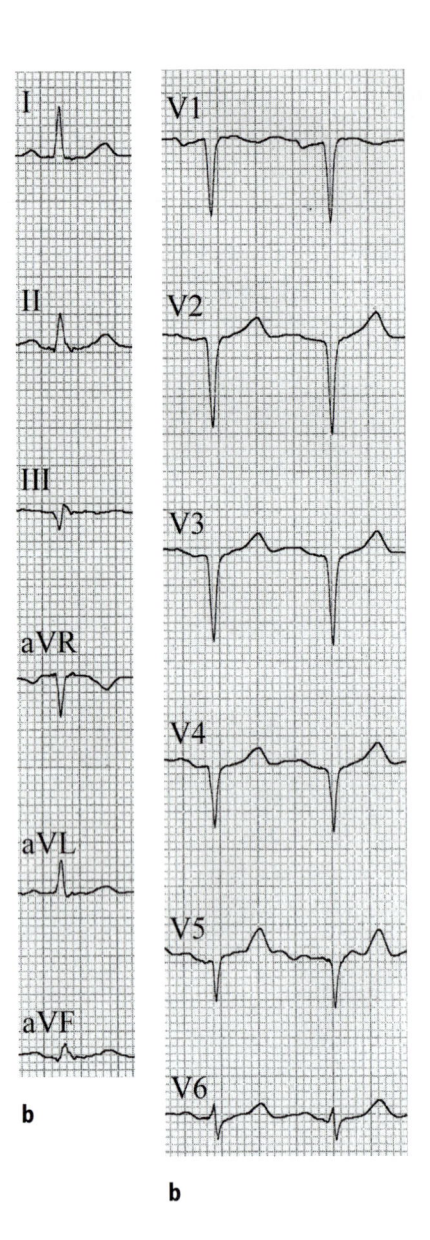

EKG 14.8b
Gleiche Patientin. EKG (*aufrechte* Position für Belastungstest): kompletter Verlust der r-Zacken (QS) von (V$_1$) V$_2$ bis V$_5$. qR in den inferioren Ableitungen.

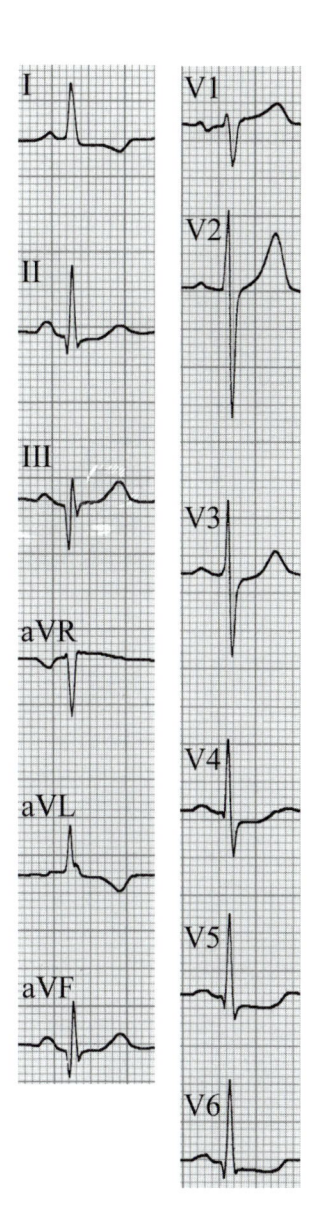

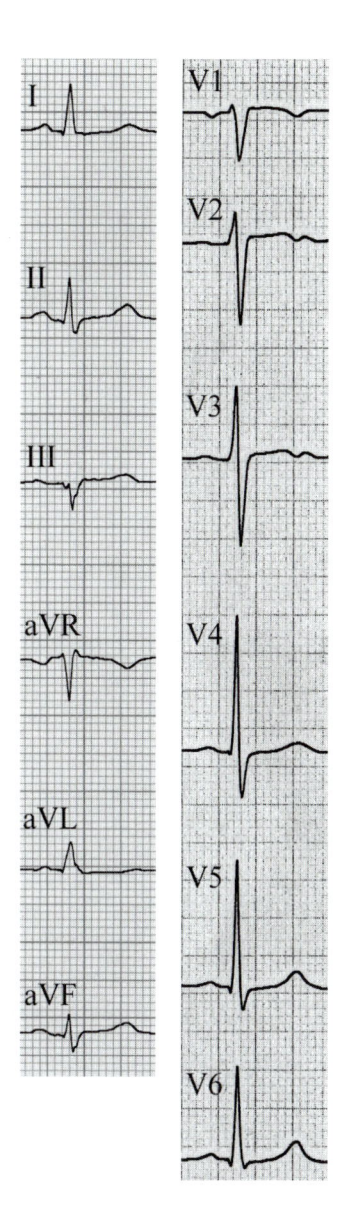

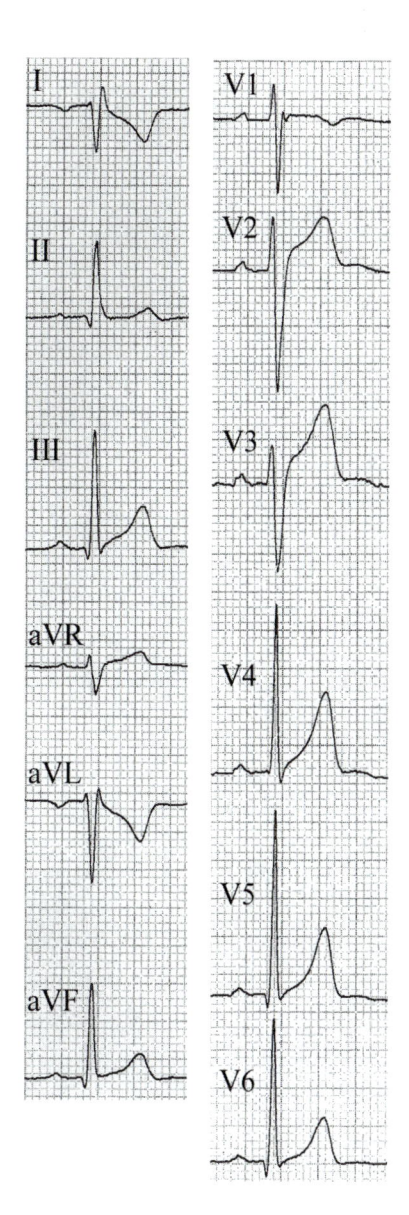

EKG 14.9
49J/w. Hypertonie. EKG: linksatriale Vergrößerung. Tiefe und 40 ms breite Q-Zacken in III/aVF. Keine klassischen Zeichen für linksventrikuläre Hypertrophie. Veränderung der Repolarisation („systolische Überlastung"). Echo: linksventrikuläre Hypertrophie (linksventrikuläre Masse 135 g/m²), linksventrikuläre Funktion normal, keine inferiore Hypokinesie.

EKG 14.10
52J/m. 3 Monate nach Aortenklappenersatz (schwere Aorteninsuffizienz). EKG: QS mit initialer „Knotung" in III. Kleines q in II/aVF. Im Gegensatz zum EKG vor 4 Monaten: keine Zeichen einer linksventrikulären Hypertrophie. Echo: Rückbildung der linksventrikulären Hypertrophie (linksventrikuläre Masse 165 g/m² bis 140 g/m²). Koro (4 Monate vorher): normale Koronararterien, LV-AF 50%.

EKG 14.11
Falsche Polung (obere Extremitätenelektroden vertauscht).

Kapitel 14 EKGs

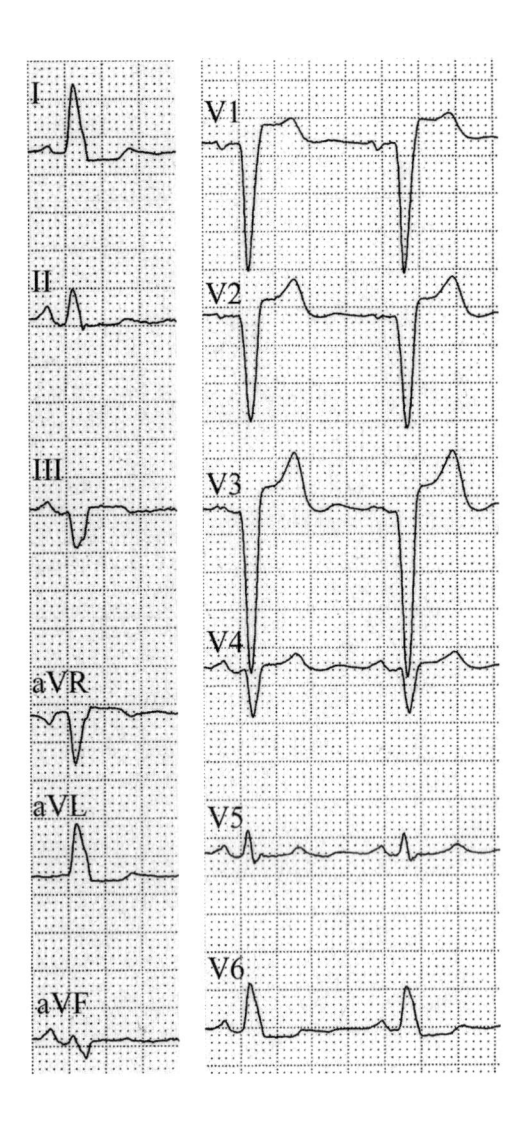

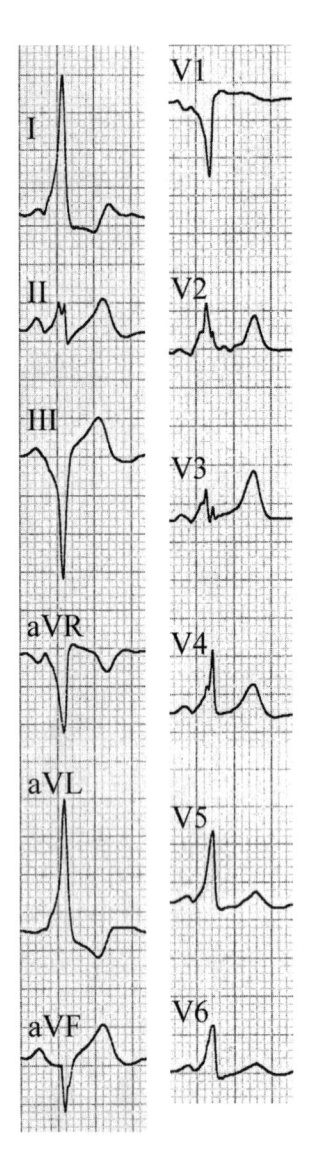

EKG 14.12
54J/w. Chirurgisches Problem. Kleines Herz. Echo normal. LSB unklarer Ätiologie (QRS 130 ms) mit QS in V_1 bis V_3 und kleinen r in V_4.

EKG 14.13
33J/m. EKG: QS in Ableitungen III und aVF. Beachte, dass das PQ-Intervall in aVF normal zu sein scheint. Grund: Die Deltawelle ist in dieser Ableitung isoelektrisch. Insgesamt ist das EKG sehr typisch für *Präexzitation*.

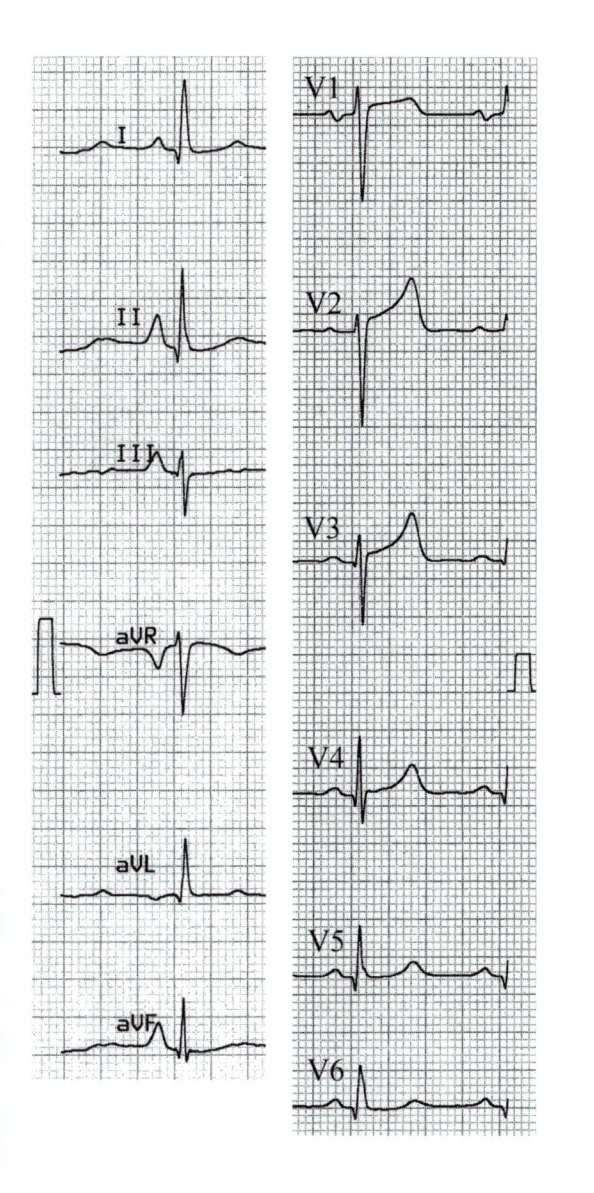

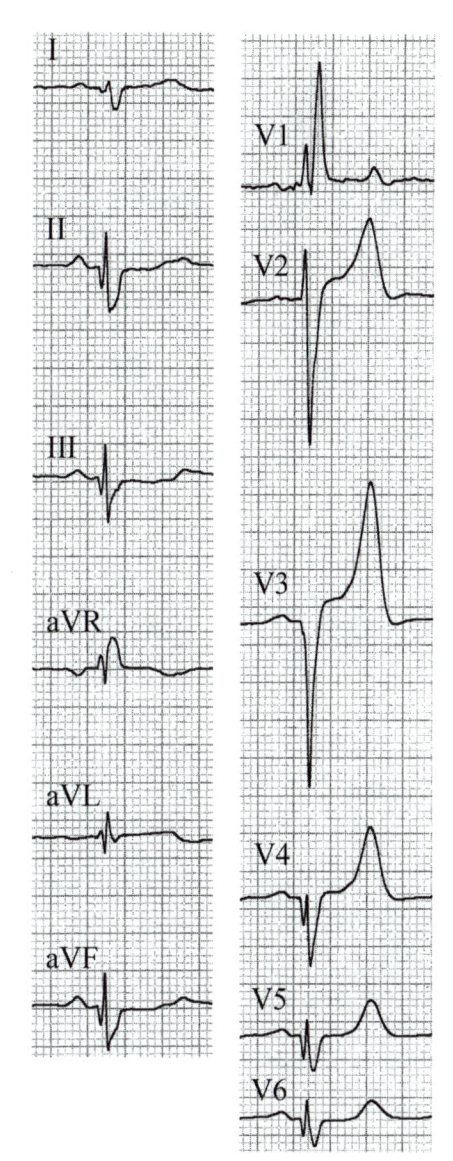

EKG 14.14
40J/m. HOCM (mittlerer systolischer Gradient 50 mmHg). EKG (*halbe Eichung* in den präkordialen Ableitungen!): atypische linksatriale Vergrößerung (P-pseudo-pulmonale). Deutliche Q-Zacken in V_4 bis V_6 (V_3). Sokolow-Index positiv (44 mm), ST-Hebung in V_1 bis V_4 (bis zu 4 mm).

EKG 14.15
30J/m. Schwere HOCM. EKG: tiefe Q-Zacken in II, aVF, III und V_4 bis V_6. QS-Komplex in V_3. Positive T-Wellen in diesen Ableitungen. RSB.

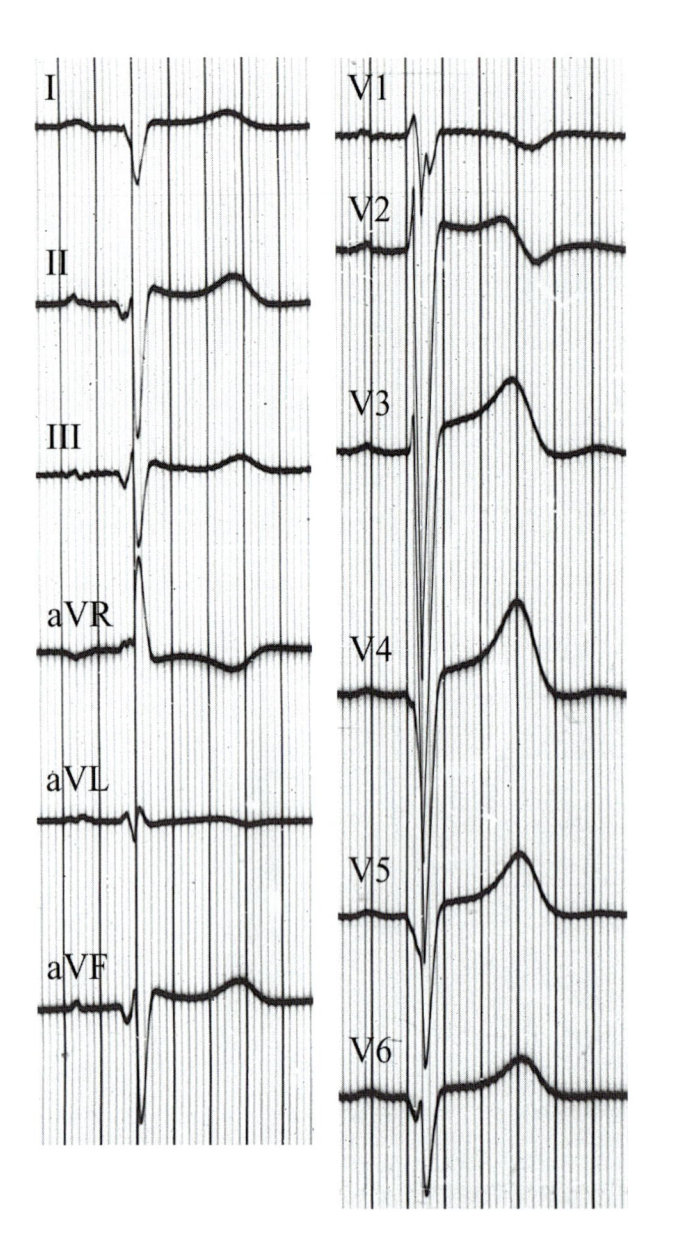

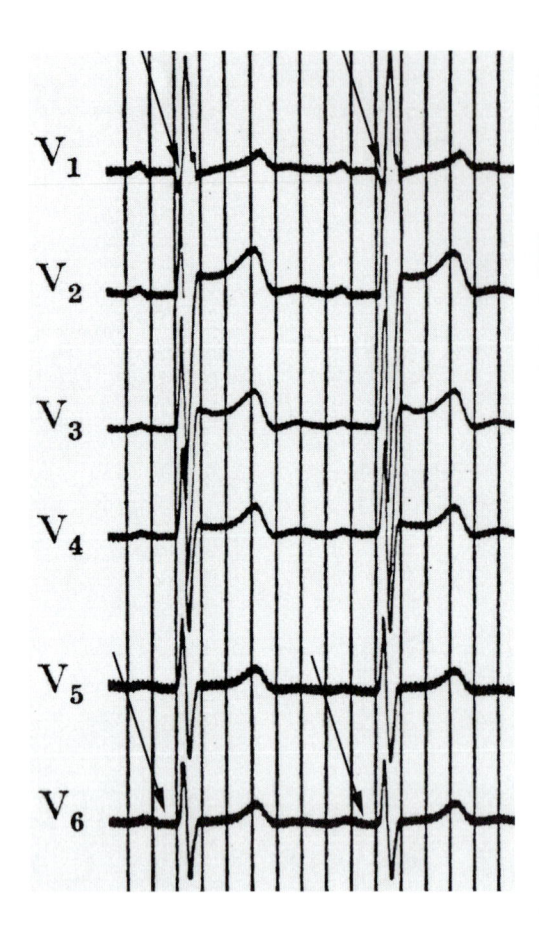

EKG 14.16
22J/m. Schwere HOCM. EKG (50 mm/s): Sinusrhythmus. Auffallender QRS-Vektor in den Extremitäten- und präkordialen Ableitungen. ÅQRS$_F$ rund -130°, mit einem positiven QRS-Komplex nur in Ableitung aVR (und aVL). Riesige S-Zacken in V_2/V_3. QS-Komplexe in Ableitungen I, II, V_4 bis V_6, wie bei ausgedehntem lateralem MI (aber positive diskordante T-Wellen).

EKG 14.17
22J/w. Kongenitale korrigierte Transposition der großen Gefäße mit Ventrikelseptumdefekt Grad IIIa (bewiesen durch Herzkatheterisierung und Angiographie). EKG (präkordiale Ableitungen, 50 mm/s): so genannte „Q-Inversion": q-Zacke in V_1 aber keine q-Zacke in V_6 (Pfeile).

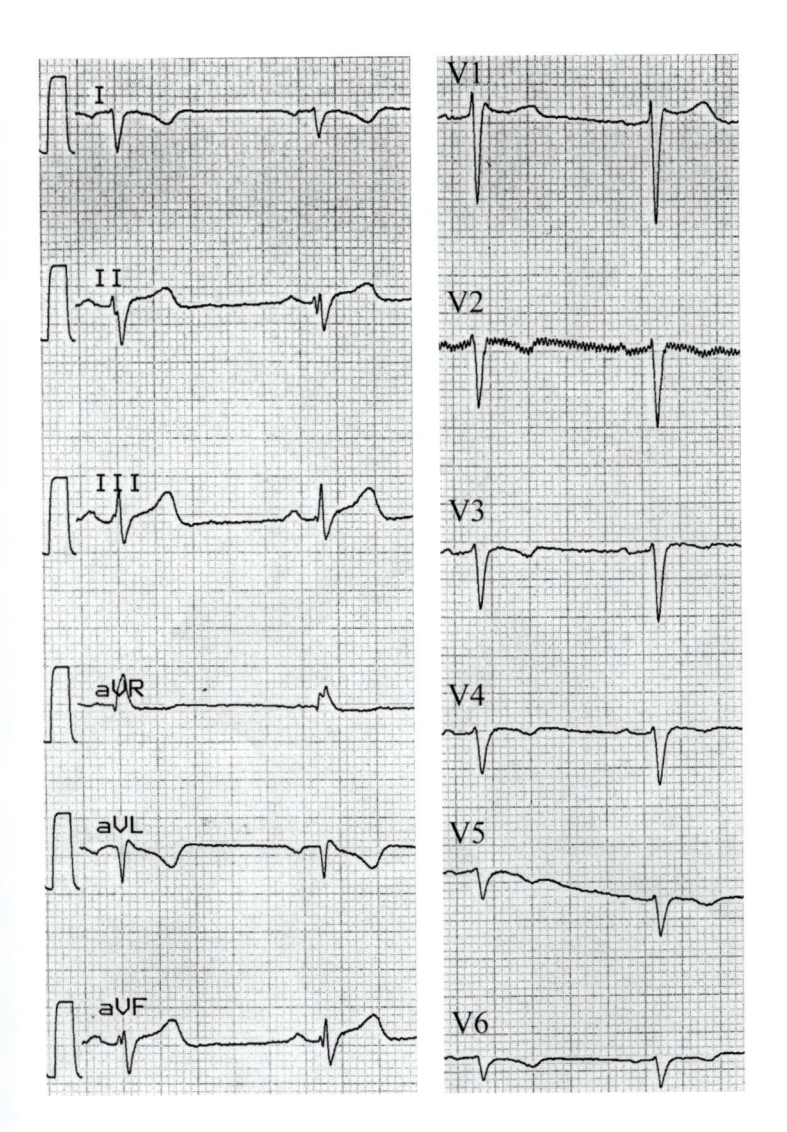

EKG 14.18
40J/m. Situs inversus. Die Anomalie wurde im Alter von 20 Jahren anlässlich einer Routineuntersuchung entdeckt. Der Patient hatte nie kardiale Symptome. EKG: Typische Inversion der P-Wellen und QRS-Komplexe in Ableitung I (ähnlich oder identisch wie bei falscher Polung der oberen Extremitätenelektroden). rS-Komplex in allen präkordialen Ableitungen mit abnehmender r-Amplitude von V_1 bis V_6. ST/T-Veränderungen.

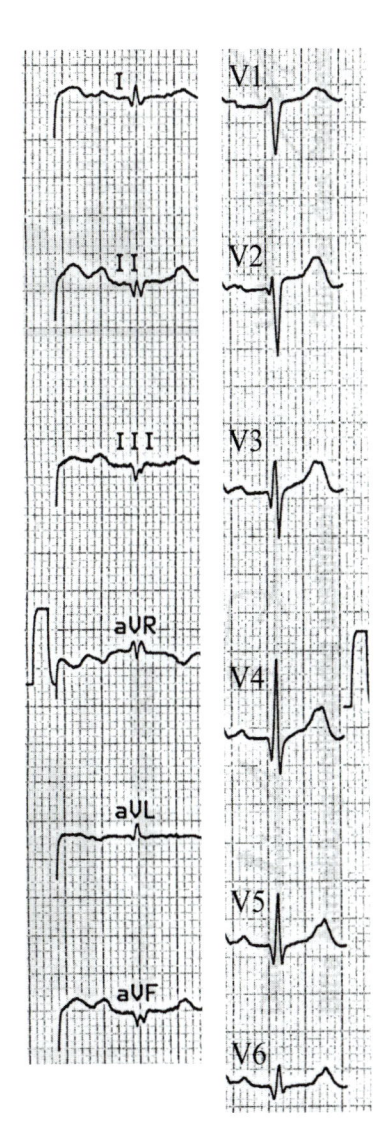

EKG 14.19
73J/m. Amyloidose des Herzens. EKG: Sinusrhythmus, 103/min. AV-Block 1°. Periphere „low voltage". ÅQRS$_F$ -90°. Prominente Q-Zacken in V_2 bis V_6.

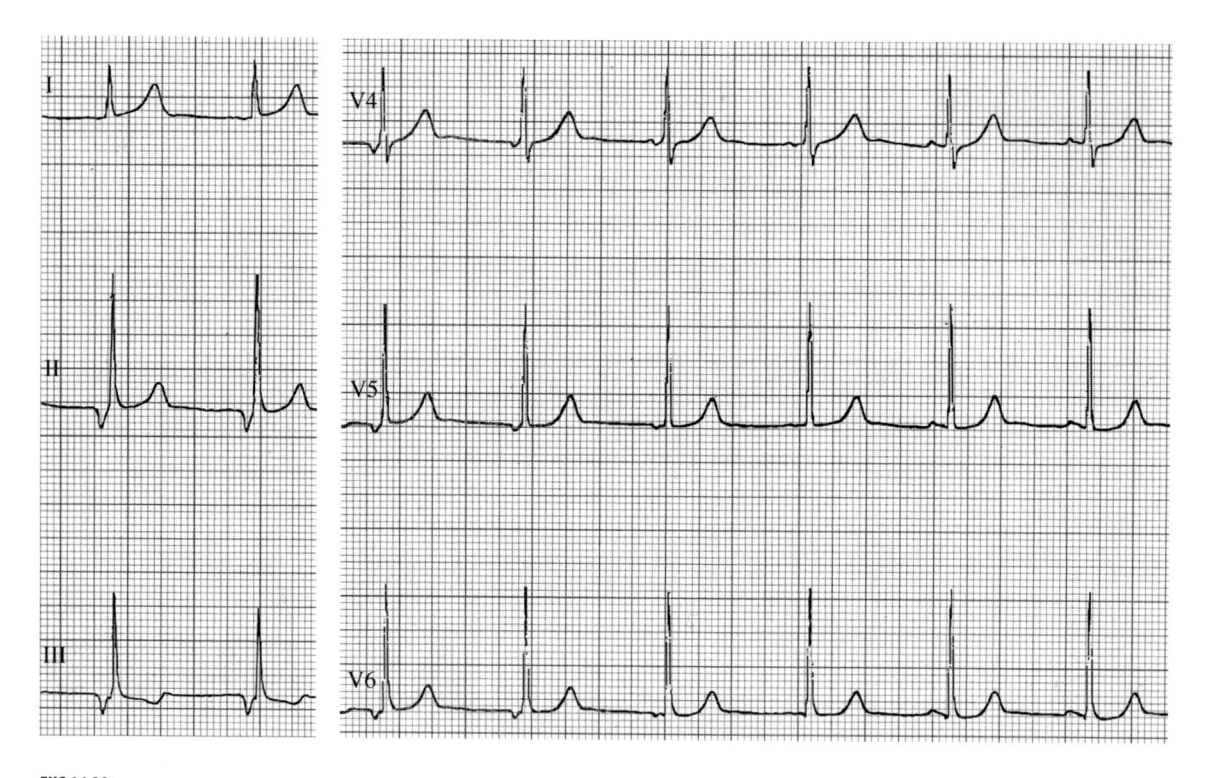

EKG 14.20
Pseudo-Q-Zacke bei AV-junktionalem Rhythmus. Der negative Ausschlag unmittelbar vor dem QRS-Komplex entspricht der negativen P-Welle und kann mit Q-Zacken verwechselt werden. Beachte, dass die Pseudo-Q-Zacken beim Wechsel zum Sinusrhythmus verschwinden (Ableitungen V_4 bis V_6).

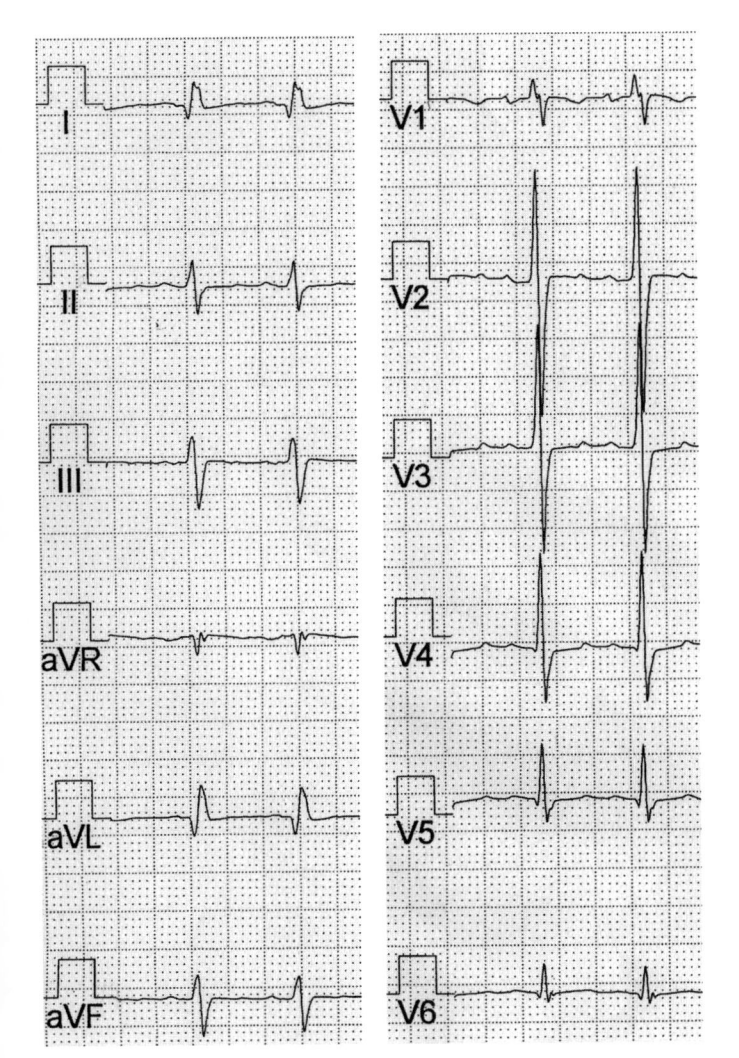

EKG 14.21
18J/m. Morbus Steinert. EKG (halbe Eichung (!) 1 mV = 5 mm): Sinusrhythmus, 117/min. ÅQRS$_F$ -15°. Tiefe und breite Q-Zacken in aVL und I (40 resp. 30 ms). Markante R-Zacke in V$_1$ (5 mm), sehr hohe R- (und S-) Zacken in V$_2$/V$_3$. Relativ kleine R-Zacke und 1,5 mm tiefe q-Zacke in V$_6$. *Interpretation:* die riesigen R- und S-Amplituden in V$_2$/V$_3$ (R + S = 68 mm/62 mm) zeigen eine biventrikuläre Hypertrophie an (positives Katz-Wachtel-Zeichen). Die pathologischen Q-Zacken (und hohen „spiegelbildlichen" R-Zacken) sind vereinbar mit der im Echo gefundenen posterolateralen Dyskinesie. Der linke Ventrikel (Masse 200 g/m^2) und der rechte Ventrikel waren hypertroph.

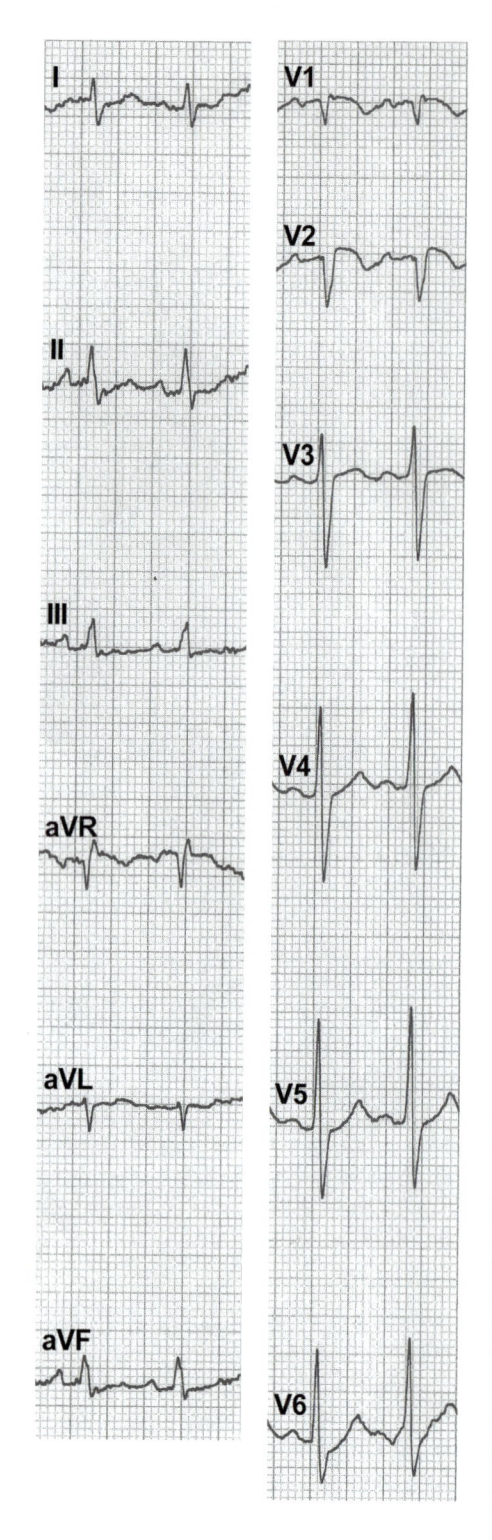

EKG 14.22
57J/w. Akute massive Lungenembolie (bewiesen durch Tomographie). EKG: Qr-Komplex in Ableitung V_1, QS-Komplex in V_2. Andere „typische" Zeichen für akute Lungenembolie: a) Sinusfrequenz 100/min; b) S_I/R_{III}; c) QRS mit Rotation im Uhrzeigersinn; d) negative T-Wellen in V_2/V_3 (V_1/V_4). Auch die ST-Hebung in V_1 wird oft zusammen mit dem QR-Typ gefunden.

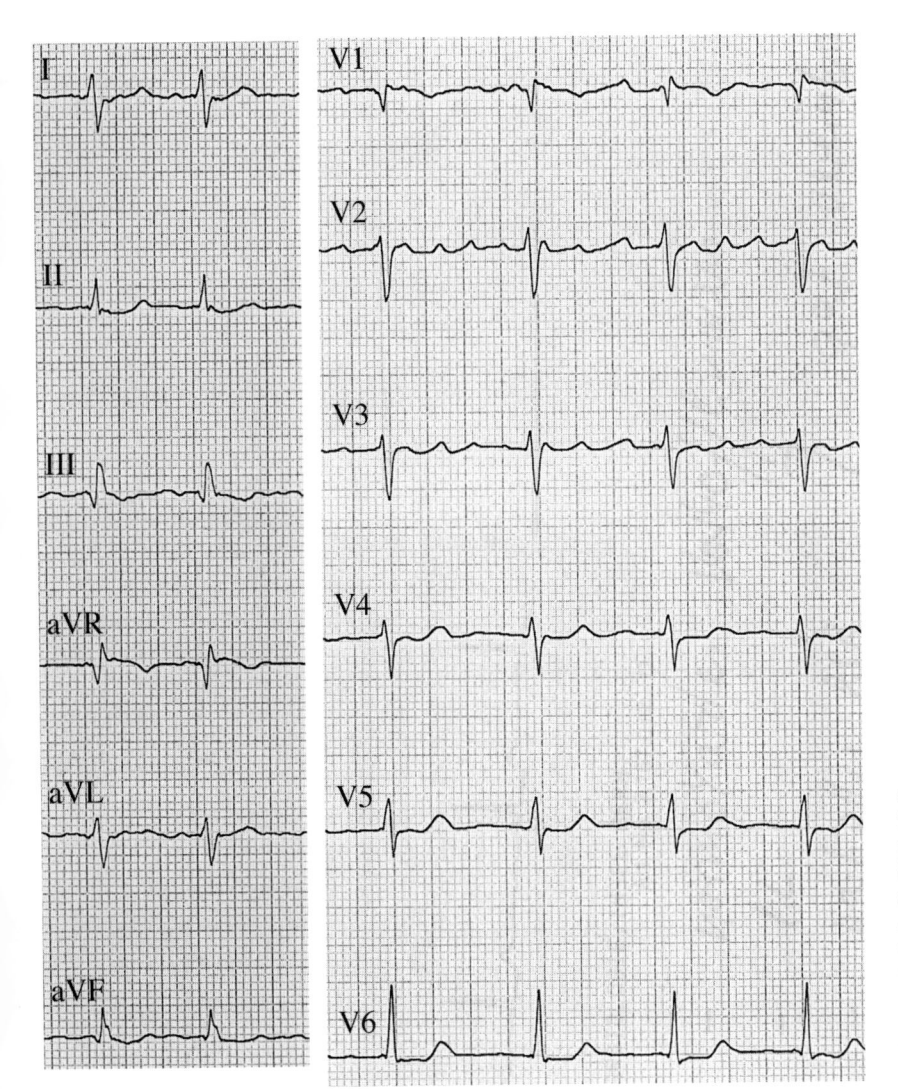

EKG 14.23
72 J/w. Schwere Mitralstenose mit pulmonaler Hypertonie, Rechtsherzinsuffizienz und Trikuspidalinsuffizienz. Mitralvalvulotomie vor 24 Jahren. EKG: Vorhofflimmern. Q-Zacke (Qr-Komplex) in V_1, infolge der rechtsatrialen Vergrößerung (zur Erklärung siehe Abschnitt 17). Die q-Zacke verschwand nach diuretischer Therapie und Rückbildung der Herzgröße.

Kapitel 15
Akute und chronische Perikarditis

Auf einen Blick

Im Vergleich mit dem Myokardinfakrt (MI) ist die Perikarditis eine seltene Erkrankung. Eine akute Perikarditis ist in der Regel viraler Ätiologie oder unbekannten Ursprungs. Das Hauptsymptom ist ein scharfer (gelegentlich dumpfer) Schmerz, der ziemlich plötzlich in der Herzregion auftritt und sich mit der Atmung und der Körperhaltung ändert. Er kann in den Hals und in die Region des Schulterblattes ausstrahlen. Die EKG-Veränderungen lassen sich in rund 90% der Fälle feststellen, sofern mehrere EKGs in Serie zur Verfügung stehen.

Ätiologie

Eine akute Perikarditis ist in der Regel unklaren Ursprungs (in diesem Fall als „idiopathische Perikarditis" bezeichnet) oder hat eine virale Ätiologie. Eine chronische Perikarditis geht mit vielen Zuständen einher. Eine Zusammenfassung der Ätiologien, eingeteilt in akute/subakute und subakute/chronische Perikarditis, ist in Tabelle 15.1 aufgeführt.

EKG

1   Akute Perikarditis

Bei der akuten Perikarditis können vier (oder fünf) Stadien (theoretisch) unterschieden werden. Beim gleichen Patienten sind nicht immer alle Stadien zu sehen.

i.   akutes, sehr frühes Stadium: PQ-Senkung, positive T-Welle
ii. akutes Stadium:: ST-Hebung (*plus* PQ-Senkung), positive T-Welle
iii. Intermediärstadium: ST und PQ isoelektrisch, flache T-Wellen
iv. subakutes Stadium: negative T-Wellen, ST und PQ isoelektrisch
v.   (postperikarditisches Stadium: normales EKG)

Die PQ-Senkung (eine leicht deszendierende Strecke zwischen dem Ende der P-Welle und dem Beginn des QRS-Komplexes) wird als isoliertes EKG-Zeichen im sehr frühen Stadium (Stadium 1) der Perikarditis nach unserer Erfahrung bestenfalls in rund 50% der Fälle beobachtet (EKG 15.1). Diese Veränderung ist bei einem akuten MI (AMI) äußerst selten. Die EKGs 15.2–15.3 zeigen die häufigere Kombination der PQ-Senkung mit einer ST-Hebung im Stadium 2 der Perikarditis.

Die *ST-Hebung* geht in der Regel nicht über 2,0 mm hinaus und kann in der Mehrheit der 12 Standardableitungen vorhanden sein mit Ausnahme der Ableitung aVR, wo das ST immer gesenkt ist, und der Ableitung V_1, wo eine ST-Senkung möglich ist. In den präkordialen Ableitungen kann die ST-Hebung mehr im mittleren Bereich (V_3 bis V_5) oder mehr lateral (V_5 bis V_6) akzentuiert sein. Im Gegensatz zum AMI (bei dem die ST-Hebung meistens vom Abwärtsschenkel des S abgeht und meistens höher ist) nimmt die ST-Strecke ihren Abgang in die mittleren präkordialen Ableitungen oft von der S-Zacke aus. In den Extremitätenableitungen und in den lateralen Ableitungen V_5/V_6 entspringt die ST-Hebung oft dem Abwärtsschenkel des R – gleich wie beim akuten Infarkt.

Der *frontale ST-Vektor* liegt zwischen +30° und +70°. Dadurch ist die ST-Strecke in den Ableitungen aVF, II *und* I erhöht, was beim AMI nie zu beobachten ist.

Im Gegensatz zum EKG-Bild des MI zeigt das EKG im Verlauf einer akuten Perikarditis weder reduzierte R-Zacken noch pathologische Q-Zacken.

Die *negativen T-Wellen* sind bei der subakuten Perikarditis (Stadium 4) in der Regel symmetrisch (wie bei Ischämie) und lassen sich am besten in den präkordialen Ableitungen feststellen. Sie können während Tagen oder mehrerer Wochen vorhanden sein.

Die T-Negativität kann nur korrekt interpretiert werden, wenn eine Serie von EKGs mindestens eines der typischen vorausgehenden EKG-Zeichen aufweist: ST-Hebung oder PQ-Senkung. Das EKG 15.5 zeigt ein „gemischtes" Bild des akuten und subakuten Stadiums mit ST-Hebung und beginnender T-Negativität.

Arrhythmien werden durch eine Perikarditis sehr selten ausgelöst (ausgenommen Sinustachykardie). Sollten Arrhythmien auftreten, muss nach einer zusätzlichen organischen Herzkrankheit gesucht werden. Dies kann eine begleitende Myokarditis (ziemlich selten bei viraler oder idiopathischer Perikarditis) oder eine Herzkrankheit anderer Genese sein.

2 Chronische Perikarditis

Für die chronischen Perikarderkrankungen gibt es keine spezifischen EKG-Zeichen. Ziemlich häufig ist eine T-Negativität. Ein massiver Perikarderguss kann zu einer peripheren „low voltage" führen. Bei der *Herztamponade* ist möglicherweise ein „elektrischer Alternans" vorhanden. Eine *konstriktive* Perikarditis und eine Herztamponade resultieren in einer diastolischen Dysfunktion des linken Ventrikels (LV) und/oder des rechten Ventrikels (RV).

Im Detail

Die idiopathische ist ebenso wie die virale akute Perikarditis eine Krankheit, die sich in der Regel außerhalb des Spitals abspielt. Ein junger Arzt in einer Allgemeinpraxis kann daher innerhalb weniger Jahre mehr Patienten mit einer Perikarditis antreffen, als er in all den Jahren seiner Spitalausbildung gesehen hat. Tatsächlich werden nur Patienten mit Komplikationen (z.B. großem Perikarderguss) oder mit einer Perikarditis anderer Ätiologie (z.B. bakteriell, Niereninsuffizienz, maligne Tumoren, Tuberkulose oder als Folge einer Herzoperation) im Spital behandelt.

3 Ätiologie und Prävalenz

Die Ätiologie der Perikarditis ist zwar meistens viral oder unbekannt. Doch sind die Ursachen trotzdem vielfältig (Tabelle 15.1.).

EKG Spezial

4 PQ-Senkung

Eine akute Perikarditis bewirkt eine transmurale „Verletzung" der Atrien, was zu einer Veränderung des STa-Vektors führt. Da die Vorhofwände dünn sind, ist der Vektor in die entgegengesetzte Richtung des P-Vektors gerichtet. Dies erzeugt eine Senkung der „PQ"-Strecke.

Diese leicht deszendierende Strecke zwischen dem Ende der P-Welle und dem Beginn des QRS-Komplexes ist sehr typisch für eine akute Perikarditis und wird in rund 50% der Fälle (siehe „Auf einen Blick") – häufiger in den frühesten Stadien der Perikarditis – gefunden [1,2]. Die PQ-Senkung ist in der Regel in den Ableitungen V_3 bis V_5 und manchmal in den frontalen Ableitungen zu sehen. Bei anderen Zuständen als der Perikarditis folgt die PQ-Senkung (einem vergrößerten „STa" entsprechend) auf hohe P-Wellen in den frontalen Ableitungen, zum Beispiel bei Individuen mit erhöhtem Sympathikotonus, bei dem das negative „STa" auch die frühe ventrikuläre Repolarisation beeinflusst, was eine ST-Senkung und nicht eine ST-Hebung ergibt.

5 ST-Hebung und ST-Vektor

Die ST-Hebung entspricht der Verletzung des subepikardialen Myokards und die T-Negativität einer Reaktion desselben Substrates, die zu gleichen oder ähnlichen EKG-Zeichen wie jene ischämischen Ursprungs führt. Die *Richtungen* der ST- und T-Vektoren sind bei der Perikarditis im Vergleich zum akuten und subakuten MI aber verschieden. Der ST-Vektor beim AMI

Tabelle 15.1
Ätiologie der Perikarditis

Akute/subakute Perikarditis

Häufig
- Idiopathisch
- Viral: Coxsackievirus A und B, Echovirus, Adenovirus
- Bakteriell: Staphylokokken, Streptokokken, Pneumokokken
- Myokardinfarkt [12]
- Herzoperation
- Thoraxtrauma

Selten
- Viral: Mononucleosis, Varizellen, Mumps-Virus, Hepatitis B, Epstein-Barr-Virus
- Bakteriell: Bacteroides fragilis, Bifidobacterium [13], Borrelia burgdorferi (Lyme disease), Brucella, Clostridium, Escherichia coli, Fusobacterium, Gramnegative Sepsis, Klebsiella, Meningokokken [14], Mycoplasma, Neisseria gonorrhoea, Neisseria meningitidis, Proteus, Pseudomonas, Salmonella
- Lungenembolie (in 4% der Fälle) [15]
- Pilze: Candida, Histoplasmose
- Andere Infektionen: Amoebiasis [16], Echinokokken, Leishmaniasis (Kala Azar) [17], Toxoplasmose
- Akutes rheumatisches Fieber
- Andere Bedingungen: Dissezierendes Aortenaneurysma, Bestrahlung, Schrittmacherimplantation [18]
- Medikamente: Procainamid, Phenytoin, Hydralazin, Phenylbutazon, Doxorubicin, Clozapin [19], Penicillin mit Eosinophilie.
- Eosinophilie [20,21]

Subakute/chronische Perikarditis und chronische Perikarderkrankungen

Häufig
- Urämie (behandelt oder unbehandelt)
- Neoplasien: Lunge, Mamma, Melanom, Leukämie, Hodgkin, Lymphom
- Tuberkulose
- Myxödem
- Verzögerte „Verletzung" („delayed injury"): Postperikardiotomie-Syndrom

Selten
- Infektionen: AIDS, Amoebiasis, Amyloidose, entzündliche Darmerkrankungen, Sarkoidose
- Bestrahlung
- Autoimmunkrankheiten: Dermatomyositis, Periarteritis nodosa, rheumatoide Arthritis, Sklerodermie, systemischer Lupus erythematosus
- Verzögerte „Verletzung" („delayed injury"): Postmyokardinfarkt-Syndrom Dressler-Syndrom)
- Primärtumoren: Mesotheliom, Sarkom
- Chyloperikard [22]
- Schrittmacherimplantation [23]

ist zur verletzten Region hin gerichtet (inferior oder anterior), während der (kleinere) ST-Vektor bei der akuten Perikarditis infolge der generalisierten Entzündung des Perikards oft eine mehr intermediäre Richtung aufweist. Dies führt zu dem charakteristischen Verhalten der ST-Hebung in den frontalen Ableitungen, die bei den beiden Krankheiten verschieden ist. Zusammen mit der unterschiedlichen Amplitude der ST-Hebung stellt der frontale ST-Vektor den wichtigsten Unterschied zwischen dem EKG bei akuter Perikarditis und dem bei AMI dar (siehe Abschnitt 6.1.3).

6 Differentialdiagnose der akuten Perikarditis versus akutem Myokardinfarkt

Erstaunlicherweise findet man aufgrund von *seriellen* EKGs in rund 90% der Patienten mit idiopathischer oder viraler Perikarditis im EKG Zeichen dieser Krankheit [1,3], während ein AMI nur in 60–70% im EKG diagnostiziert werden kann. Wichtige Unterschiede bezüglich Amplitude, Konfiguration und Lokalisation der ST-Strecke in den verschiedenen Ableitungen erlauben in den meisten Fällen eine korrekte Diagnose. Außerdem ist der EKG-Verlauf bei der Perikarditis und beim MI völlig verschieden.

6.1 ST-Hebung

6.1.1 Amplitude der ST-Hebung

Die ST-Hebung beträgt bei der akuten Perikarditis im Allgemeinen 1–2 mm und geht selten über 2,5 mm hinaus. Beim typischen Bild des AMI hingegen übersteigt die ST-Hebung oft 2,5 mm und kann über 10 mm erreichen.

6.1.2 Konfiguration der ST-Hebung

Aus vielen EKG-Büchern haben wir gelernt, dass bei der akuten Perikarditis die ST-Strecke meistens nach oben konkav ist und von der S-Zacke abgeht, während sie beim AMI in der Regel nach oben konvex ist und direkt dem Abwärtsschenkel der R-Zacke entspringt (so genannte monophasische Deformation). Diese Aussage ist *nicht* korrekt; beim anterioren AMI kann die ST-Hebung in den Ableitungen V_1 bis V_3 auch von der S-Zacke abgehen und bei der akuten Perikarditis entspringt die ST-Hebung in den Extremitätenableitungen und in V_5/V_6 oft der R-Zacke. Überdies ist die Differenzierung der ST-Konfiguration (konvex/konkav) nicht zuverlässig. Das Verhalten des frontalen ST-Vektors ist viel wichtiger.

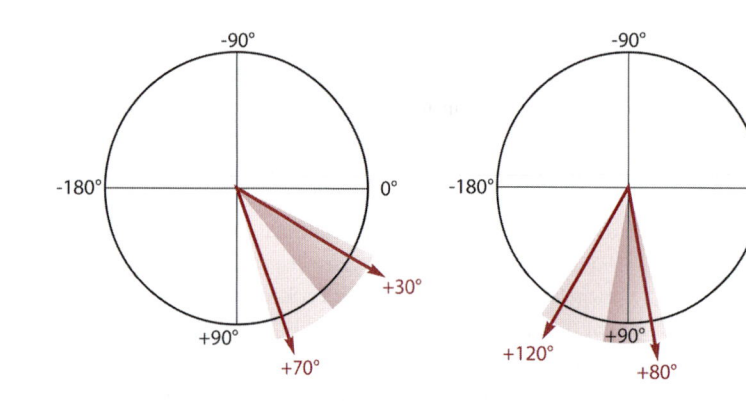

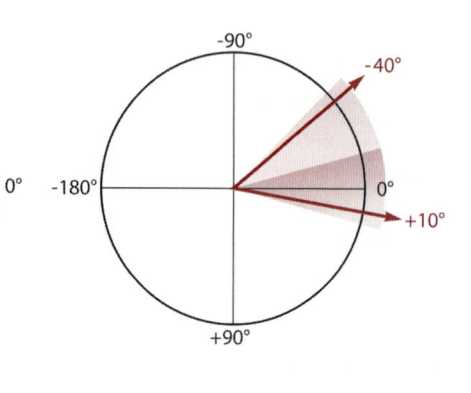

Abb. 15.1a
Frontaler ST-Vektor bei akuter Perikarditis

Abb. 15.1b
Frontaler ST-Vektor bei akutem inferiorem Myokardinfarkt

Abb. 15.1c
Frontaler ST-Vektor bei akutem anteriorem Myokardinfarkt

6.1.3 ST-Hebung in den frontalen EKG-Ableitungen und frontaler ST-Vektor

Der frontale ST-Vektor ist bei der akuten Perikarditis das beste Kriterium zur Unterscheidung von einem Infarktbild. Bei der akuten Perikarditis liegt der ST-Vektor zwischen +30° und +70° (Abb. 15.1a), beim akuten inferioren Infarkt zwischen +80° und +120° (Abb. 15.1b) und beim ausgedehnten akuten anterioren Infarkt zwischen −40° und +10° (Abb. 15.1c). Wir finden also bei der akuten Perikarditis eine ST-Hebung in den Ableitungen I, II *und* aVF, während in Ableitung aVR eine ST-Senkung vorliegt. Je nachdem, ob der ST-Vektor mehr nach rechts (bis zu +70°) oder mehr nach links (bis zu +30°) gerichtet ist, kann das ST in der Ableitung III oder in aVL isoelektrisch oder leicht erhöht sein. Das EKG 15.3 zeigt einen frontalen ST-Vektor von +30° mit ST-Hebung in den Ableitungen aVL, I, II und aVF, kombiniert mit nur leichter ST-Hebung in den präkordialen Ableitungen (und einer ST-Senkung in V_1).

Ein derartiger ST-Vektor ist bei einem AMI äußerst selten. Beim inferioren AMI finden wir die ST-Hebung in den Ableitungen aVF, III und oft II (in aVL hingegen eine ST-Senkung). Beim anterioren oder anterolateralen AMI zeigt sich die ST-Hebung in den Ableitungen aVL, I und manchmal II, aber nie in aVF oder III, wo das ST isoelektrisch oder gesenkt ist.

6.1.4 ST-Hebung in den horizontalen Ableitungen

Bei der akuten Perikarditis ist eine ST-Hebung in allen präkordialen Ableitungen möglich, mit Ausnahme der Ableitung V_1, in der das ST gesenkt sein kann (EKG 15.6). In den mittleren (V_3 bis V_4) oder in den lateralen Ableitungen (V_5 bis V_6) kann die ST-Hebung akzentuiert sein. Beim AMI hängt die Lokalisation der ST-Hebung vom Ausmaß des anterioren Infarktes ab (anteroseptal: V_1 bis V_3/V_4; anteroapikal: V_1 bis V_4, anterolateral: V_1 bis V_6; streng lateral: V_5 und V_6). Keiner der akuten anterioren MI-Bilder weist je eine ST-Senkung in Ableitung V_1 auf. Eine ST-Senkung in V_1 und V_2/V_3 ist üblich beim akuten streng posterioren Infarkt als Spiegelbild der ST-Hebung in den dorsalen Ableitungen V_7 bis V_9.

Eine plötzliche sekundäre ST-Hebung bei einem Patienten mit subakutem MI zeigt eine lokale Perikarditis (oder neue Ischämie) an oder kann ein Vorbote einer drohenden Myokardperforation sein [4]. ST-Hebungen in den rechtspräkordialen Ableitungen wurden als Folge einer akuten Perikarditis beschrieben [5]. Jedoch sollte in einem solchen Fall eine transmurale Verletzung (ein akuter rechtsventrikulärer MI) nicht übersehen werden. Ein RV-Infarkt tritt meistens nur in Verbindung mit einem inferioren LV-Infarkt auf.

6.2 Pathologische Q-Zacke

Im Gegensatz zum EKG-Ablauf beim MI gibt es bei der akuten Perikarditis keine oder nur eine minimale Reduktion der R-Zacke und kein Erscheinen von pathologischen Q-Zacken. Tritt eine Perikarditis als Komplikation eines akuten oder subakuten MI auf, kann die EKG-Interpretation schwierig werden.

6.3 PQ-Senkung

Eine PQ-Senkung ist bei einem AMI extrem selten; in diesem Fall bedeutet sie eine atriale Ischämie oder einen atrialen Infarkt.

6.4 T-Negativität

Negative T-Wellen entwickeln sich bei der Mehrheit der subakuten Perikarditis und sind in der Regel symmetrisch. Sie sind am besten in den präkordialen Ableitungen V_3 bis V_6 zu sehen, während sie beim MI in den Ableitungen mit den pathologischen Q-Zacken erscheinen. Außerdem tritt die T-Negativität bei der Perikarditis auf, *nachdem* die ST-Strecke zur isoelektrischen Linie zurückgekehrt ist (eine Ausnahme siehe im EKG 15.5), während beim Infarkt die T-Wellen noch bei bestehender ST-Hebung negativ werden.

7 Allgemeine Differentialdiagnose der ST-Hebung

Eine ST-Hebung kommt vor bei akuter Perikarditis, akutem und subakutem Infarkt, altem Infarkt mit Aneurysma, Prinzmetal-Angina, Spiegelbild der LV-systolischen Überlastung und bei normalen Varianten (einschließlich früher Repolarisation). Selten wird sie angetroffen bei Hyperkaliämie, Hyperkalzämie, zerebrovaskulären Ereignissen, Hypothermie, Pneumothorax und hypertropher obstruktiver Kardiomyopathie [6]. Ginzton und Laks [7] untersuchten 19 Patienten mit akuter Perikarditis und 20 gesunde Individuen mit ST-Hebung vom Typ „normale Variante" (einschließlich frühe Repolarisation). Sie stellten fest, dass ein ST/T-Amplituden-Verhältnis von ≥0,25 in Ableitung V_6 die Patienten mit Perikarditis identifizierte und die normalen Varianten ausschloss.

Eine stärkere ST-Hebung in den Ableitungen V_1/V_2 stellt eine inhärente Komponente des Brugada-Syndroms dar (siehe Kapitel 31: Spezielle Wellen, Zeichen und Phänomene des EKGs).

Fallbeispiel/Short Story 1

Im April 2001 traten bei einer 83-jährigen Frau Atemnot und persistierende, dumpfe Schmerzen in der Herzgegend auf. Bei der Hospitalisation zwei Tage später war sie in gutem (subfebrilem) Allgemeinzustand; ihr Blutdruck betrug 140/80 mmHg und der Puls 80/min. Das EKG (EKG 15.7) zeigte in den Ableitungen III, aVF, II und V_4 bis V_6 eine auffallende ST-Hebung von 2–2,5 mm, die in den inferolateralen Ableitungen von der R-Zacke abging (es bestand aber auch eine leichte ST-Hebung in Ableitung I!). Ein Echokardiogramm wurde nicht durchgeführt. Trotz nur grenzwertig erhöhter Serumspiegel von Creatinphosphokinase (CPK) und Troponin wurde die Diagnose eines AMI gestellt und die Thrombolyse eingeleitet. Die Dyspnoe verschlimmerte sich, und die Patientin wurde wegen eines Präschocks in ein anderes Spital verlegt. Ein Echokardiogramm zeigte einen großen Perikarderguss und normale Funktionen des LV und RV. Mittels einer Perikarddrainage wurden 400 ml Flüssigkeit (Hämatokrit 4%) sofort und 300 ml in den folgenden 24 h entleert. Die Patientin erholte sich, und das EKG kehrte zur Norm zurück (keine pathologischen Q-Zacken). Eine Koronarangiographie wurde nicht durchgeführt. Ein Jahr später ging es der Patientin weiterhin gut, die Ätiologie des Perikardergusses blieb aber im Dunkeln.

Schlussfolgerung: Das EKG war dem eines Infarktes auffallend ähnlich. Der frontale ST-Vektor betrug aber +65° (mit leichter ST-Hebung in Ableitung I), und es bestand eine leichte PQ-Senkung in den Ableitungen V_4 bis V_6 (Artefakt in V_3). Die Differentialdiagnose einer akuten Perikarditis hätte in Betracht gezogen werden sollen, besonders aufgrund der nur grenzwertig erhöhten Troponin- und CPK-Spiegel. Wäre das Echokardiogramm rechtzeitig durchgeführt worden, hätte die (in diesem Alter) potentiell gefährliche Thrombolyse, die infolge Blutung den Perikarderguss noch vergrößerte, vermieden werden können.

Ein kurzer, positiver und kleiner Ausschlag (etwa 1 mm) in der Region des J-Punktes (am Ende des QRS-Komplexes resp. Beginn der ST-Strecke, die erhöht ist) wird *Storchenbein-Zeichen* genannt. Die Abb. 15.2 zeigt den Grund für diese Bezeichnung. Drehen wir das EKG um 180°, so ähnelt es einem Storch, der auf einem Bein (der umgekehrten R-Zacke) steht, während das andere Bein (der kleine „J-Punkt-Ausschlag") zum Körper zurückgezogen ist. Dieses besondere Zeichen wird in den Ableitungen V_4 bis V_6 und gelegentlich inferior beobachtet und gilt als diagnostisches Zeichen für eine akute Perikarditis (EKG 15.8). In diesem EKG vermissen wir die PQ-Senkung, was möglicherweise die Folge des kurzen PQ-Intervalls ist. Die gesenkte PQ-Strecke könnte im QRS-Komplex verborgen sein.

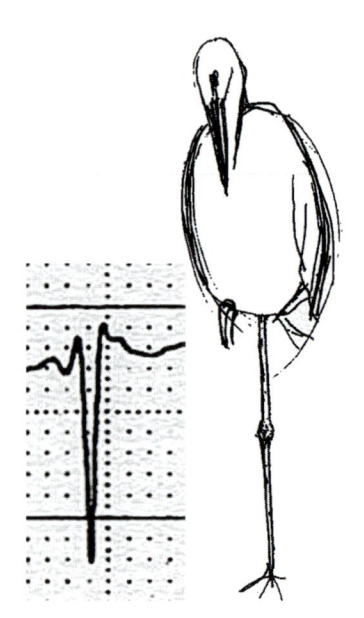

Abb. 15.2
Storchenbein-Zeichen (Zeichnung von Ursula Gertsch)

nem Arzt üblich ist, der zum Patienten wird) wurden nicht gemacht. Der erhöhte CPK-Wert wurde dem Ski-Langlauf zugeschrieben. Eine Koronarangiographie wurde nicht durchgeführt. Warum sollte man auch? – Der Patient hatte keine Risikofaktoren für eine koronare Herzkrankheit ... abgesehen von Stress.

Die EKGs 15.9 und 15.10 zeigen weitere Beispiele von akuter Perikarditis mit dem Storchenbein-Zeichen. Dieses wird in rund 30% der Fälle gefunden. Es kann in einigen Ableitungen auch als normale Variante, ohne ST-Hebung in den lateralen Ableitungen, vorkommen (EKG 15.11). Am wahrscheinlichsten ist das Storchenbein-Zeichen eine Variante der „Osborn-Welle" (siehe Kapitel 31: Spezielle Wellen, Zeichen und Phänomene des EKGs). Bei der „frühen Repolarisation" ist ein begleitendes, ähnliches Phänomen auch beim Beginn der ST-Hebung lokalisiert, die manchmal von der R-Zacke abgeht (EKG 15.12).

8 Arrhythmien

Eine Sinustachykardie stellt die einzige Arrhythmie dar, die bei der akuten Perikarditis auftritt [8,9]. Alle übrigen Arrhythmien, einschiesslich dem Vorhofflimmern, sind mit einer organischen Herzkrankheit verbunden, z.B. mit einer deutlichen myokardialen Beteiligung (Perimyokarditis), die selten bei der idiopathischen oder viralen Perikarditis vorkommt, oder mit Herzkrankheiten jeglicher Ätiologie. Spodick [10] macht die folgende Aussage: Wenn Ihr Patient mit einer Arrhythmie an einer Perikarditis leidet, suchen Sie sorgfältig nach einer Herzkrankheit.

9 Chronische Perikarditis

Für eine chronische Perikarditis existieren keine typischen EKG-Zeichen und zwar weder für die restriktive noch für die konstriktive Form. Eine leichte ST-Hebung, die jener bei der akuten Perikarditis ähnelt, kann vorkommen. In vielen Fällen finden sich negative T-Wellen (symmetrische oder asymmetrische) in den präkordialen und einigen frontalen Ableitungen. Eine konstriktive und eine restriktive Perikarditis führen zu diastolischer Herzinsuffizienz [11]. Im fortgeschrittenen Stadium der konstriktiven Perikarditis ist ein Vorhofflimmern nicht ungewöhnlich, und die frontale Achse kann vertikal sein. Ein großer Perikarderguss erzeugt oft eine periphere „low voltage". Diese Veränderungen werden bei der Herztamponade

Fallbeispiel/Short Story 2

Im Februar 2000 erhielt der Autor einen Telefonanruf eines engen Freundes, eines Professors für psychosomatische Medizin, der im Ski-Urlaub in einem kleinen Dorf weilte. Seit einigen Tagen hatte er sich irgendwie krank gefühlt und unter einem dumpfen retrosternalen Schmerz gelitten, der zeitweise in die Schulterblätter, den Hals und beide Ohren ausstrahlte. Der Schmerz intensivierte sich bei tiefer Atmung und beim Valsalva-Manöver. Trotz des Krankheitsgefühls unternahm er täglich einen Ski-Langlauf von rund 20 km. Auf den Rat des Autors suchte er den Dorfarzt auf, der ein EKG registrierte. Nach Meinung des Arztes konnte ein subakuter inferolateraler MI nicht ausgeschlossen werden (die CPK war mit 648 u/l (Normalwert bis 195) signifikant erhöht; der Troponinspiegel, dessen Resultat später von einem auswärtigen Labor eintraf, war normal). Aufgrund des per Fax übermittelten EKGs beruhigte der Autor beide Kollegen. Die mäßige ST-Hebung entsprang der S-Zacke, der frontale ST-Vektor betrug +50°, und es war ein Storchenbein-Zeichen vorhanden (EKG 15.8). Der weitere Verlauf war komplikationslos. Zwei Wochen später zeigte das Echokardiogramm einen kleinen Perikarderguss über dem RV, das EKG hatte sich normalisiert, und der Patient fühlte sich wieder wohl. Virologische Untersuchungen (wie das bei einie gesehen, wo die Herzsilhouette im Röntgenbild unverändert sein kann.

10 Herztamponade

Ein *elektrischer Alternans* wird manchmal bei Herztamponade beobachtet und kann in diesem Fall eine Notfallsituation anzeigen (EKG 15.13). Die Diagnose dieser lebensbedrohlichen Komplikation wird aber mit Hilfe der klinischen Befunde gestellt und mit dem Echokardiogramm bestätigt. In der Mehrheit der Fälle mit Herztamponade (besonders nach Herzoperationen und im Zusammenhang mit einer Antikoagulation) ist das Volumen der Flüssigkeit oder des Blutes im Perikard klein (150–400 ml), weswegen es im EKG sehr selten zu einer peripheren „low voltage" kommt.

11 Klinische Befunde bei akuter Perikarditis

Die klassischen Symptome der idiopathischen und viralen Perikarditis bestehen in allgemeinem Unwohlsein, Thoraxschmerz und gelegentlich Fieber. Häufig beginnt der Schmerz plötzlich; er ist ziemlich umschrieben in der Herzregion lokalisiert, links vom Sternalrand oder retrosternal, und sein Charakter ist scharf oder brennend. Akzentuiert wird er durch Atmung, liegende Position, Thoraxbewegung und durch Valsalva-Versuch, besonders wenn eine begleitende Pleuritis besteht. Vorwärtsbeugen des Oberkörpers bringt eine Schmerzentlastung. Der Schmerz kann aber auch dumpf oder drückend sein, und er kann in den Hals, in den Nacken oder in den Trapezius-Kamm ausstrahlen und so den Schmerz bei einem AMI imitieren. Ein Perikardreiben kann nur in rund der Hälfte der Fälle auskultiert werden. Es empfiehlt sich, den Patienten so oft wie möglich zu auskultieren, *nicht* über dem Apex, sondern in der Mitte des Sternums in Höhe des zweiten bis vierten Interkostalraums oder am linken Sternalrand – und während Inspiration und Exspiration.

(Die Literaturangaben 12–23 sind aufgeführt in Tabelle 15.1: Ätiologie der Perikarditis.)

Literatur

1. Spodick DH. Diagnostic electrocardiographic sequences in acute pericarditis: significance of PR segment and PR vector changes. Circulation 1973;48:575
2. Baljepally R, Spodick DH. PR-segment deviation as the initial electrocardiographic response in acute pericarditis. Am J Cardiol 1998;81:1505–6
3. Torija Martinez RN, Gonzalez Hermosilla JA. Acute nonspecific pericarditis. Arch Inst Cardiol Mex 1987;57:307–12
4. Hurst JW. Abnormalities of the S-T segment: Part II. Clin Cardiol 1997;20:595–600
5. Carson W. Maximal spatial ST vector of ST segment elevation in the right precordial leads on electrocardiogram due to acute pericarditis. Europ Heart J 1988;9:665–7
6. Khan IA, Ajatta FO, Ansari AW. Persistent ST segment elevation: a new ECG finding in hypertrophic cardiomyopathy. Am J Emerg Med 1999;17:296–9
7. Ginzton LE, Laks MM. The differential diagnosis of acute pericarditis from the normal variant: new electrocardiographic criteria. Circulation 1982;65:1004–9
8. Spodick DH. Arrhythmias during acute pericarditis: A prospective study of 100 consecutive cases. J Amer Med Assoc 1973;235:39–41
9. Spodick DH. Frequency of arrhythmias in patients with acute pericarditis determined by Holter monitoring. Amer J Cardiol 1984;53:842–5
10. Spodick DH. Significant arrhythmias during pericarditis are due to concomitant heart disease. JACC 1998;32:551 (reply by Danias on page 552)
11. Asher CR, Klein AA. Diastolic heart failure: restrictive cardiomyopathy, constrictive pericarditis and cardiac tamponade. Clinical and echocardiographic evaluation. Cardiol Rev 2002;10:218–29
12. Ajdinalp A, Wishniak A, van den Acker-Berman L. Pericarditis and pericardial effusion in acute ST-elevation myocardial infarction in the thrombolytic era. Isr Med Ass J 2002;4:181–3
13. Brook I. Pericarditis due to anaerobic bacteria. Cardiology 2002;97:55–8
14. Morgan DR, Spencer M, Crowe M, O'Keeffe DB. Primary (isolated) meningococcal pericarditis. Clin Cardiol 2002;25:305–7
15. Garty I, Mader R, Schonfeld S. Post pulmonary embolism pericarditis. A rare entity diagnosed by combined lung scanning and chest radiograph study. Clin Nucl Med 1994;19:519–21
16. Shamsuzzaman SM, Hashiguchi Y. Thoracic amebiasis. Clin Chest Med 2002;23:479–92
17. Mofredy A, Guerin JM, Leibinger F, Masmoudi R. Visceral leishmaniasis with pericarditis in a HIV-infected patient. Scand J Infect Dis 2002;34:151–3
18. Sivakumaran S, Irwin ME, Gulamhusein SS, Senaratne MP. Postpacemaker implant pericarditis: incidence and outcomes with active-fixation leads. Pacing Clin Electrophysiol 2002;25:833–7
19. Kay SE, Doery J, Sholl D. Clozapine associated pericarditis and elevated troponin I. Aust NZ J Psychiatr 2002;36:143–4
20. Li Q, Gupta D, Schroth G, et-al. Images in cardiovascular medicine. Eosinophilic pericarditis and myocarditis. Circulation 2002;105:3066
21. Van den Bosch JM, Wagenaar SS, Westermann CJ. Asthma, eosinophilic pleuropneumonia, and pericarditis without vasculitis. Thorax 1986;41:571–2
22. England RW, Grathwohl KW, Powell GE. Constrictive pericarditis presenting as chylous ascites. J Clin Gastroenterol 2002;35:104–5
23. Elinav E, Leibowitz D. Constrictive pericarditis complicating endovascular pacemaker implantation. Pacing Clin Electrophysiol 2002;25:376–7

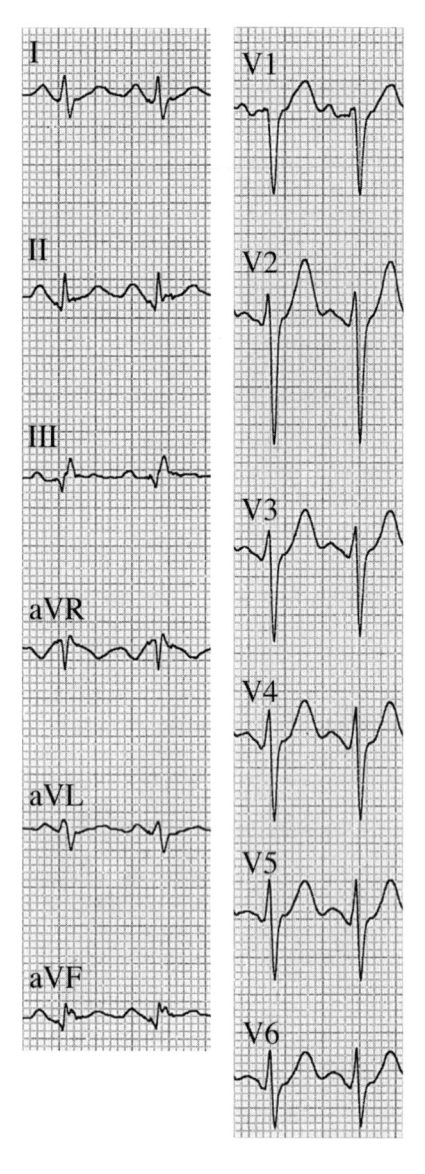

EKG 15.1
53 J/m. EKG 6 h nach Beginn von akuten Thoraxschmerzen. Frühes akutes Stadium der Perikarditis mit PQ-Senkung in I, II, aVF und V_1 bis V_6.

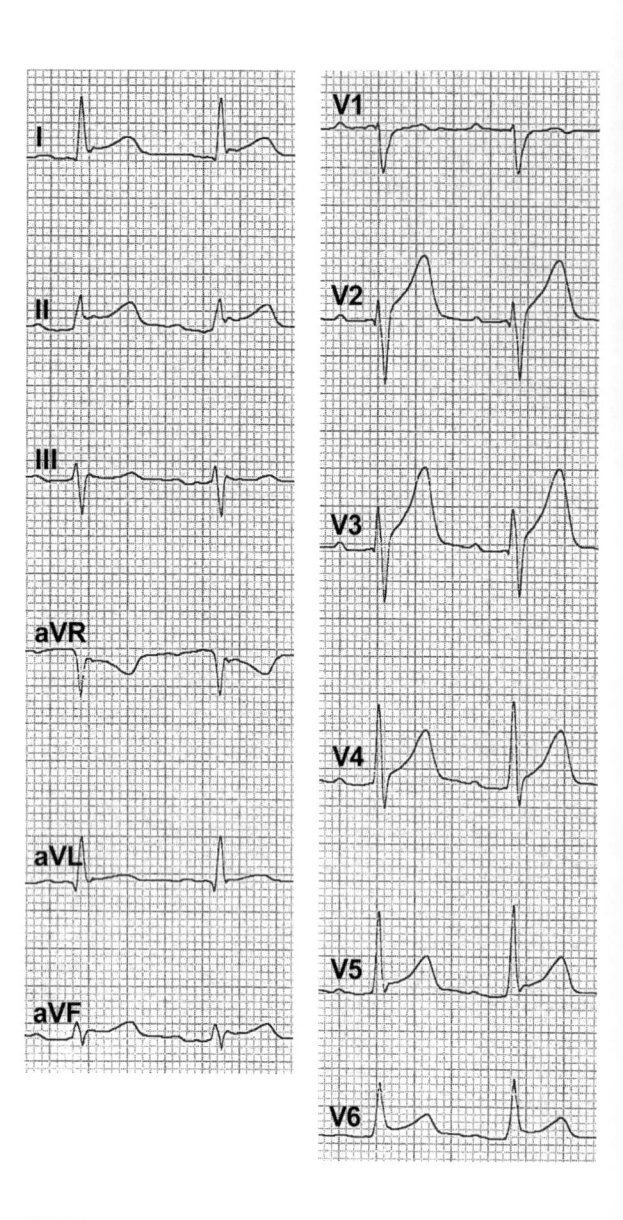

EKG 15.2
65 J/m. Akute idiopathische Perikarditis. EKG: ST-Hebung in Ableitungen I, II *und* aVF (frontaler ST-Vektor rund +50°) und in (V_2/V_3) V_4 bis V_6. PQ-Senkung in I, II, aVF, III und V_2 bis V_6. Beachte die kleinen Q-Zacken in V_2/V_3, eine normale Variante aufgrund des normalen Koro.

EKG 15.3

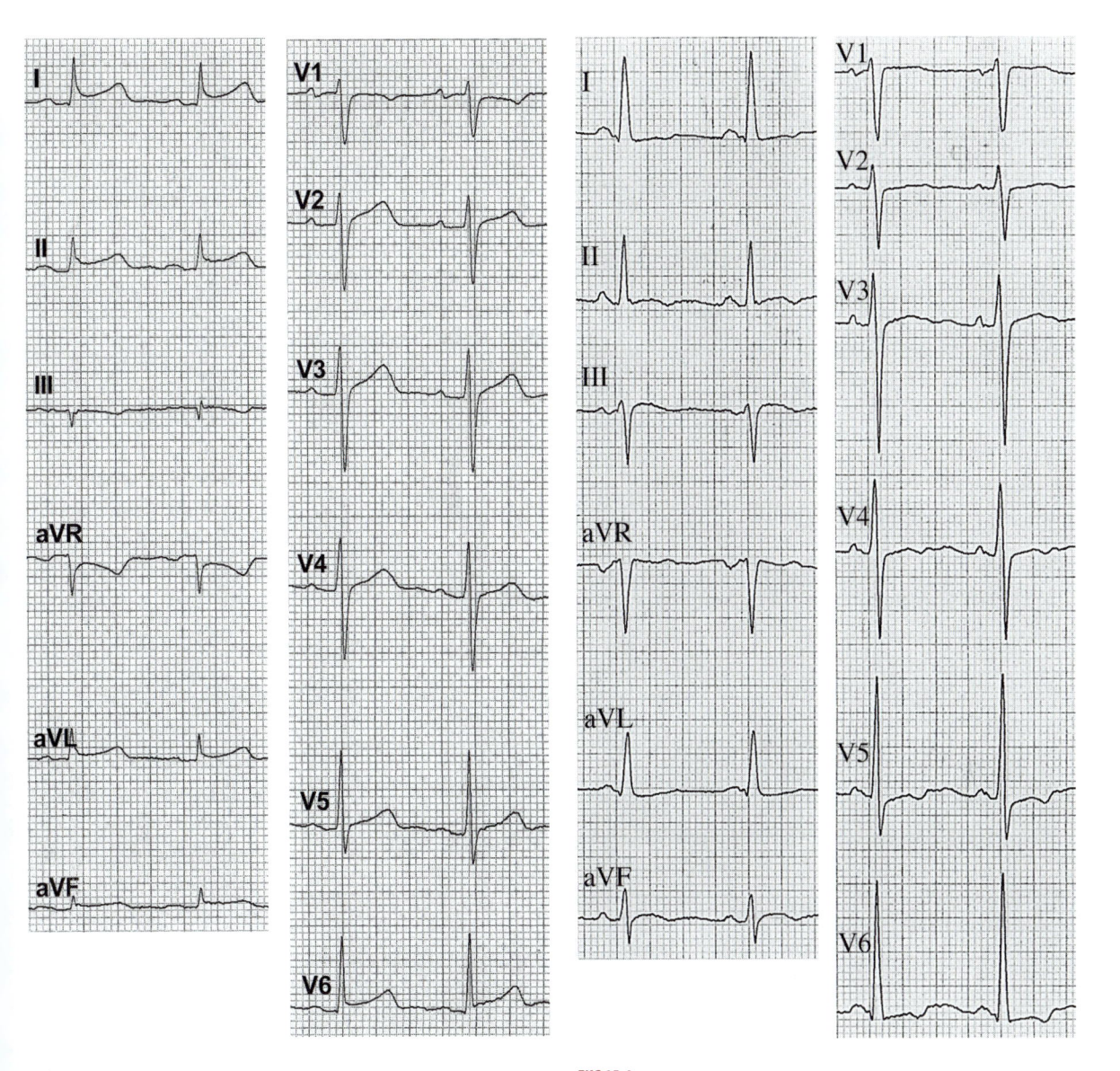

74 J/m. Lebertransplantation. Subakute Lungenembolie mit kleinem Pleura- und Perikarderguss. EKG: frontaler ST-Vektor +30°, ST-Hebung in aVL, I, II *und* aVF. Nur leichte ST-Hebung in (V$_2$/V$_3$/V$_4$) V$_5$/V$_6$. Beachte auch die PQ-Senkung in I, II, aVF und V$_3$ bis V$_6$.

EKG 15.4

60 J/w. Subakute virale Perikarditis. EKG: negative T-Wellen in II und V$_3$ bis V$_6$.

Kapitel 15 EKGs

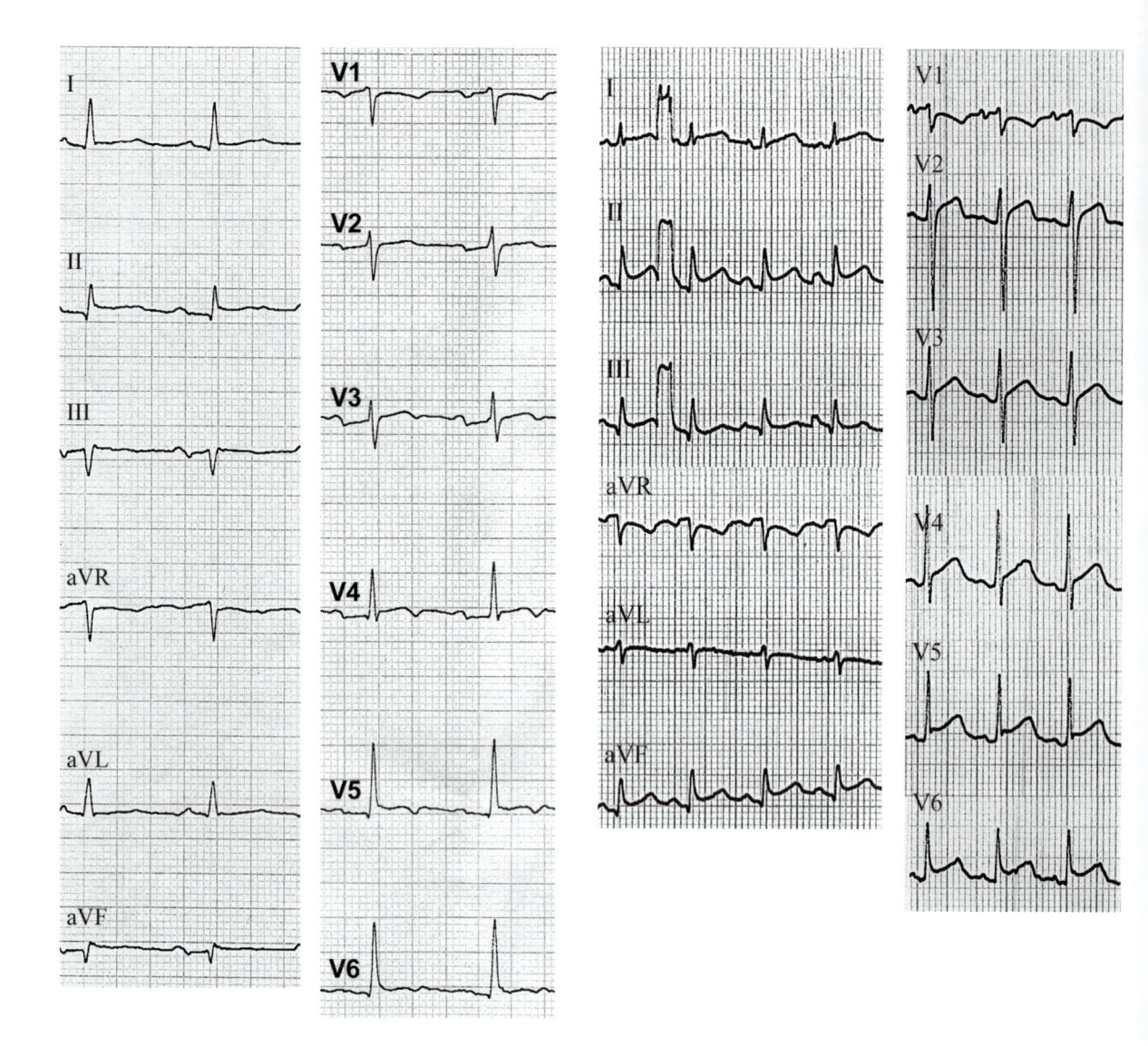

EKG 15.5
44J/m. Akute/subakute virale Perikarditis. EKG: leichte ST-Hebung in I, II *und* aVF, und in (V$_2$/V$_3$) V$_4$ bis V$_6$, mit beginnender „T-Negativität" in V$_3$ bis V$_5$ (V$_6$). Beachte: „negative T-Welle" *oberhalb* der isoelektrischen Linie. Leichte ST-Senkung in V$_1$.

EKG 15.6
28J/w. Akute virale Perikarditis. EKG: frontaler ST-Vektor +60°, mit ST-Hebung in I, II, aVF und V$_2$ bis V$_6$. *ST-Senkung* in V$_1$(!) Typische PQ-Senkung in II, aVF (I) und V$_2$ bis V$_6$.

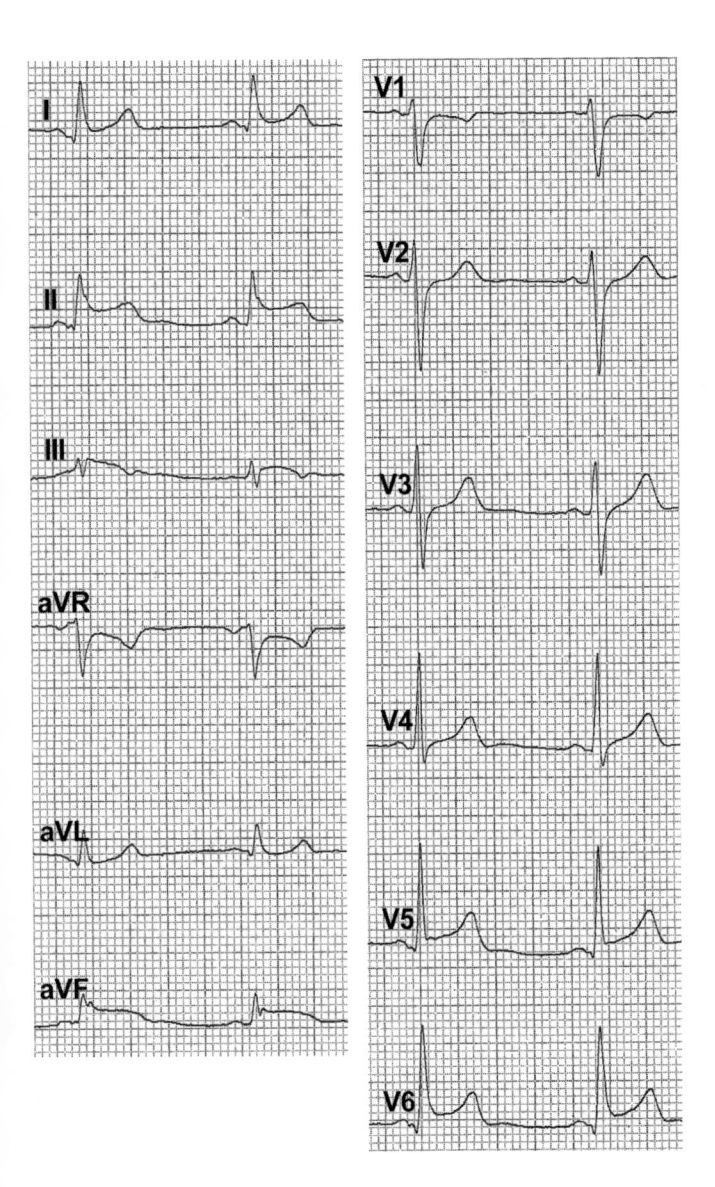

EKG 15.7
Fallbeispiel/Short Story 1. 83J/w. EKG: Akute Perikarditis, die einen inferioren AMI vortäuscht. Aber der frontale ST-Vektor beträgt +60°, mit ST-Hebung nicht nur in II, aVF und III, sondern zusätzlich in I (und in V_5/V_6). Leichte ST-Senkung in V_1. Keine PQ-Senkung, möglicherweise infolge des kurzen PQ-Intervalls (130 ms).

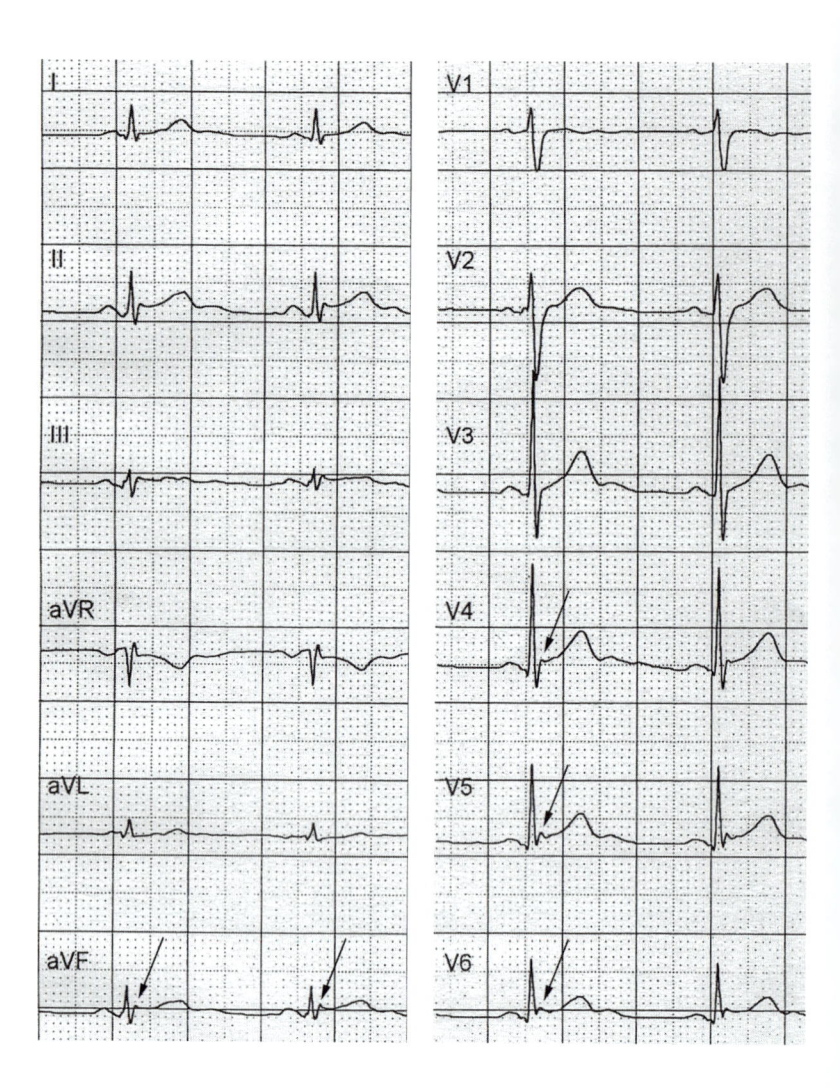

EKG 15.8
Fallbeispiel/Short Story 2. 62J/m. Idiopathische akute Perikarditis. EKG: frontaler ST-Vektor +50°. ST-Hebung in I, II, aVF, III und V$_4$ bis V$_6$ (V$_2$/V$_3$). Storchenbein-Zeichen in aVF und V$_4$ bis V$_6$ (Pfeil). Minimale PQ-Senkung in V$_4$/V$_5$ und in einigen Extremitätenableitungen (kurzes PQ-Intervall).

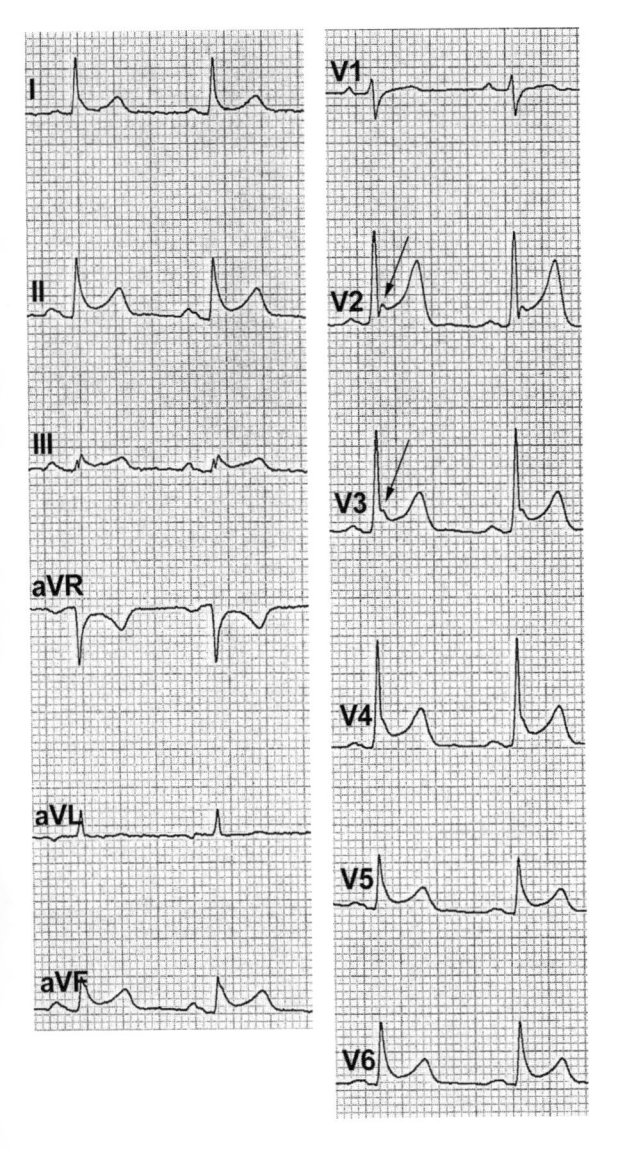

EKG 15.9 ▲

68 J/w. Akute idiopathische Perikarditis. EKG: frontaler ST-Vektor +60°. ST-Hebung in I, II, aVF, III und V$_2$ bis V$_6$. *Storchenbein*- Zeichen in V$_2$ (V$_3$), siehe Pfeile. Beachte, dass die ST-Hebung ausschließlich vom Abwärtsschenkel des R abgeht.

EKG 15.10 ▶

73 J/m. Perikarditis 3 Wochen nach ausgedehntem posteroinferiorem MI (Dressler-Syndrom). Hohe R-Zacken in V$_1$ bis V$_3$ als Spiegelbild des posterioren MI, nichtsignifikante Q-Zacken in II, aVF, III. Typisches Bild der akuten Perikarditis. Frontaler ST-Vektor +60°, mit ST-Hebung in I, II, aVF, III, und (V$_1$) V$_2$ bis V$_6$. Storchenbein-Zeichen in V$_2$ bis V$_5$ (Pfeil).

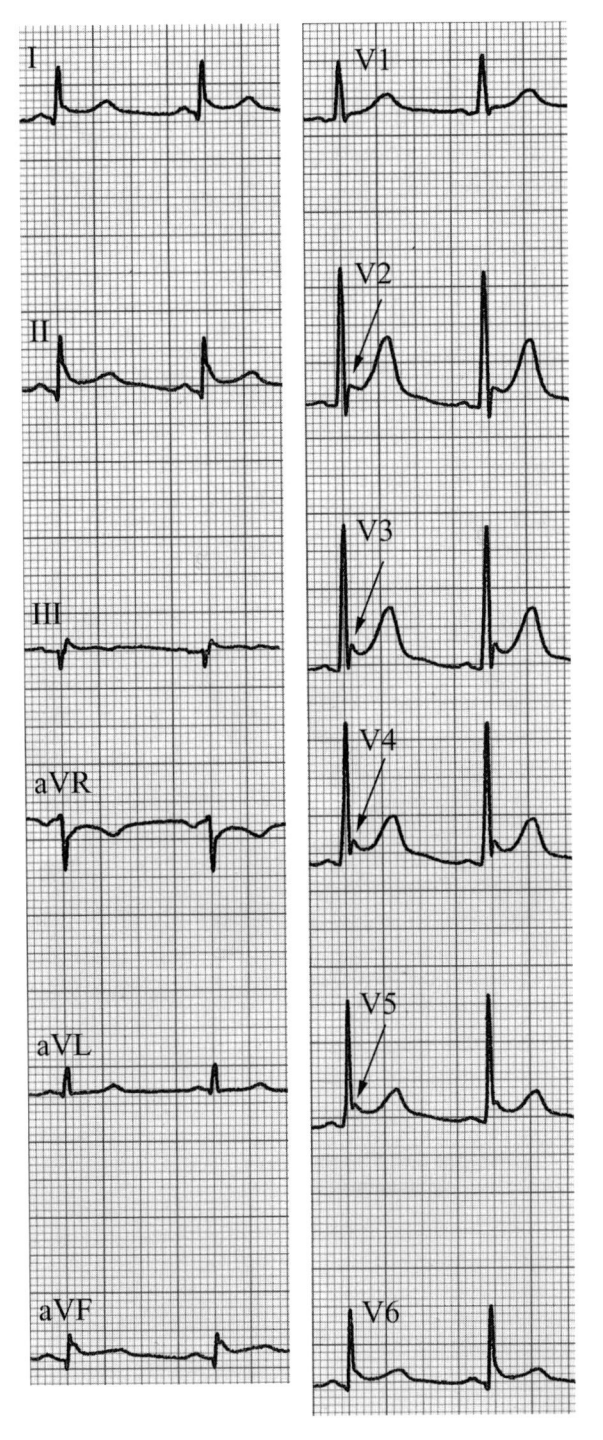

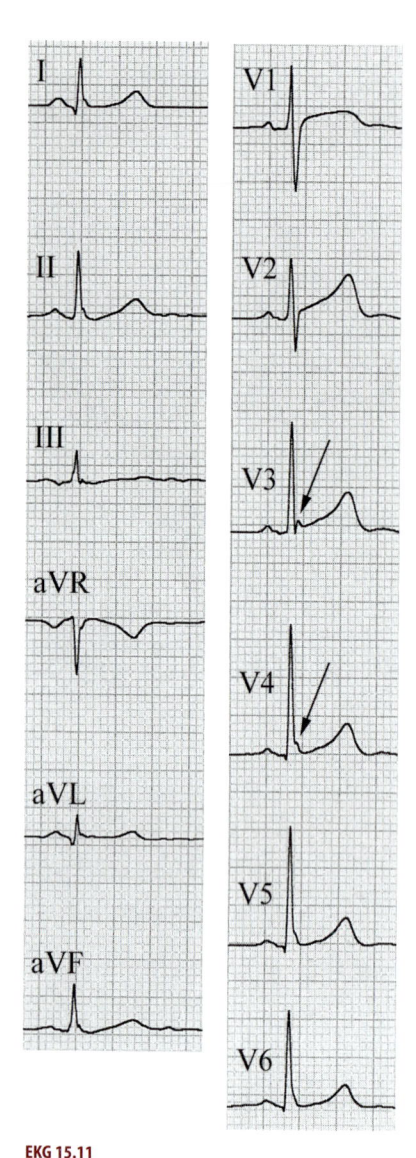

EKG 15.11
57 J/m. Normales Herz. Storchenbein-Zeichen in V₃ (V₄) als normale Variante (Pfeile).

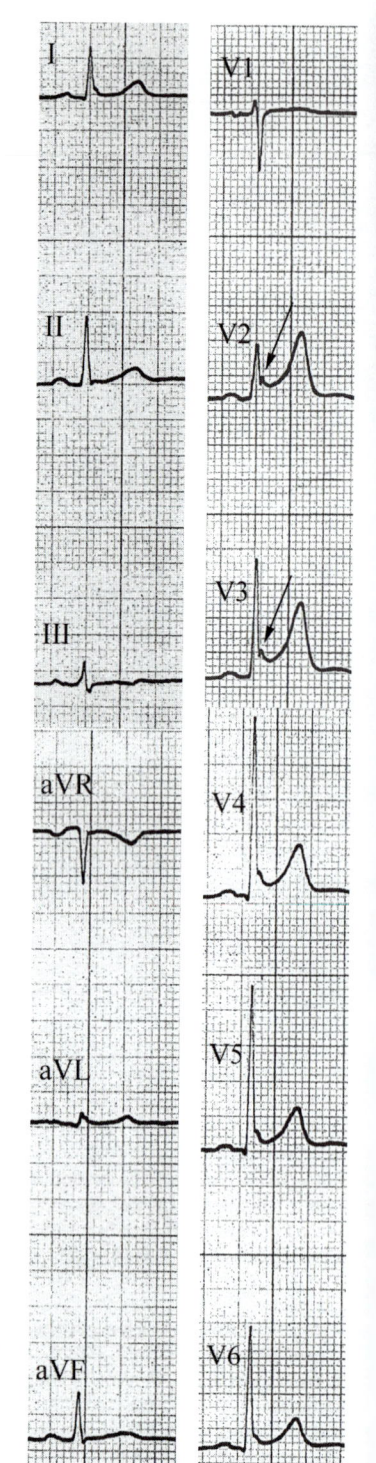

EKG 15.12
57 J/m. Normales Herz. Variante einer Osborn-Welle bei „früher Repolarisation". Die Osborn-Wellen gehen vom Abwärtsschenkel des R ab, siehe Ableitungen V₂/V₃ (V₄ bis V₆).

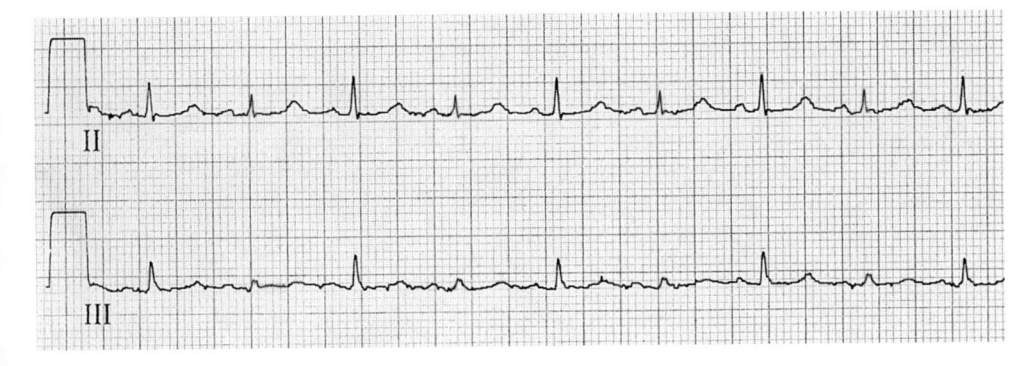

EKG 15.13
27 J/m. Herztamponade. Elektrischer Alternans des QRS-Komplexes.

Kapitel 16
Elektrolytstörungen

Auf einen Blick

Klinisch wichtige Abnormitäten der Elektrolyte betreffen das Kalium (K) mehr als das Kalzium (Ca). Ein pathologischer Spiegel des Natriums (Na) in der Zelle oder im Serum ist im EKG nicht erkennbar, und dies gilt auch für die Hypomagnesiämie, die oft mit einer Hypokaliämie kombiniert ist. Im Allgemeinen besteht eine enttäuschend niedrige Korrelation (10–30%) zwischen dem EKG und dem pathologischen Serumspiegel der Elektrolyte. Schwere oder gar extreme Elektrolytstörungen sind im EKG aber in bis zu 90% feststellbar. Typische EKG-Bilder oder Arrhythmien können einen ersten Hinweis auf schwere Elektrolytstörungen liefern. So kann zum Beispiel ein extrem breites QRS auf eine Hyperkaliämie und eine Kammertachykardie vom Typ „torsade de pointes" auf eine Hypokaliämie hinweisen.

In vielen Fällen von Elektrolytstörungen ist die Ätiologie im Voraus bekannt. Wenn nicht, kann eine detaillierte Checkliste, wie sie in Appendix 1 am Ende dieses Kapitels aufgeführt wird, für den Leser nützlich sein.

EKG

1 Hyperkaliämie

Jeder Arzt ist vertraut mit den typischen hohen und spitzen, so genannten „zeltförmigen" T-Wellen, die im Allgemeinen bei leichter oder mäßiger Hyperkaliämie vorhanden sind. Überraschenderweise ist das EKG-Bild der *schweren Hyperkaliämie* nicht so gut bekannt und manchmal wird es nicht korrekt interpretiert. Dieses EKG-Bild stellt aber eine Notfallsituation dar. Es ist charakterisiert durch *extrem breite QRS-Komplexe* bis 0,2 s oder sogar 0,26 s mit einem atypischen *Schenkelblock-Bild* (EKGs 16.1 und 16.2). Außerdem sieht man oft eine hohe T-Welle. Selten ist eine markante ST-Hebung vorhanden, die eine akute myokardiale Verletzung vortäuschen kann. Häufig ist die P-Welle nicht sichtbar, wodurch eine Kammertachykardie imitiert wird (EKG 16.1). Dabei besteht in Wirklichkeit ein Sinusrhythmus. Die durch das hohe Kalium bedingte „Intoxikation" (auch der beiden Vorhöfe) verhindert eine sichtbare atriale Depolarisation. Es können sich lebensbedrohliche Arrhythmien entwickeln, wie etwa eine Kammertachykardie und ein Kammerflimmern oder eine ventrikuläre Asystolie.

Die EKGs 16.3a-c zeigen die EKG-Bilder eines Patienten mit terminaler Niereninsuffizienz und schwerer Hyperkaliämie, die sich auf eine Hämodialyse rasch zurückbildete.

Bei der *mäßigen Hyperkaliämie* zeigt das EKG die wohlbekannten *hohen, spitzen* und *symmetrischen* („zeltförmigen") T-Wellen, die besonders in den mittleren oder lateralen präkordialen Ableitungen (EKG 16.4) und weniger in den frontalen Ableitungen sichtbar sind.

2 Hypokaliämie

Bei der *schweren Hypokaliämie* ist das EKG durch eine *Fusion der T-Welle mit einer prominenten U-Welle* charakterisiert (EKGs 16.5 und EKG 16.6). Das QT-Intervall kann nicht gemessen werden, da das Ende der T-Welle nicht identifizierbar ist. Die ST-Strecke kann gesenkt sein oder nicht (EKGs 16.5 und 16.6). EKG-Veränderungen, die jenen bei Hypokaliämie ähneln, werden bei Patienten unter Therapie mit Amiodaron beobachtet (16.7). Ähnlich wie das echte „lange QT-Syndrom" (Kapitel 26: Kammertachykardien) können auch andere Bedingungen mit TU-Fusion Episoden von polymorpher Kammertachykardie des Typs „torsade de pointes" begünstigen (siehe Fallbeispiel/Short Story 2). Diesem Typ von Kammertachykardie ist eine hohe Frequenz eigen (zwischen 160 und 300/min), er konvertiert aber in der Regel spontan zum Sinusrhythmus. Längere Episoden können hingegen zu einer Synkope führen und die Tachykardie kann in ein Kammerflimmern münden.

3 Hyperkalzämie

Bei der *mäßigen bis schweren* Hyperkalzämie ist das EKG durch ein *verkürztes* QT-Intervall gekennzeichnet, immer auf Kosten einer *verkürzten* oder *fehlenden* ST-Strecke (EKGs 16.8 und 16.9). Obgleich das EKG-Bild auffällig ist und ein Blick auf den EKG-Computerausdruck (der die QTc-Dauer angibt) oft die Diagnose liefert, wird die Hyperkalzämie sogar von erfahrenen EKG-Lesern oft übersehen. Dafür gibt es mehrere Gründe:

i.   das EKG-Bild ist selten
ii. das EKG sieht sonst *so normal* aus
iii. erfahrene EKG-Leser können überheblich sein (!).

Eine Hyperkalzämie kann gefunden werden bei Patienten mit primärem oder sekundärem Hyperparathyreoidismus, Tumoren mit oder ohne Metastasen, akuter und chronischer Niereninsuffizienz und anderen Störungen.

4 Hypokalzämie

Die Hypokalzämie ist ein seltener Befund. Im Gegensatz zur Hyperkalzämie findet sich im EKG eine *verlängerte ST-Strecke* mit dadurch *verlängertem QT-Intervall* (EKG 16.10). Eine isolierte Hypokalzämie ist bedingt durch Hypoalbuminämie und Störungen des Parathormon- und Vitamin-D-Metabolismus, allgemein bei Patienten mit chronischen Nierenkrankheiten.

Die *Kombination* von Hypokalzämie und Hyperkaliämie kommt meistens bei Patienten mit chronischer Niereninsuffizienz vor. Das EKG zeigt eine verlängerte ST-Strecke mit *QT-Verlängerung* und hohen und etwas *spitzen* T-Wellen (EKG 16.11).

5 Therapie der Kaliumstörungen

5.1 Schwere Hyperkaliämie

Ein schnelles Erkennen des EKG-Bildes bei schwerer Hyperkaliämie erlaubt eine rasche und einfache Therapie: 10 ml intravenöses Kalziumglukonat (langsam injiziert) normalisiert innerhalb von Minuten sowohl das zelluläre Membranpotential als auch das EKG. Die weitere Therapie richtet sich nach der zugrunde liegenden Krankheit, die gewöhnlich in einer Niereninsuffizienz oder einer Hyperglykämie besteht.

5.2 Schwere Hypokaliämie

Die Therapie besteht aus Kaliumsubstitution, die in der Regel mit Magnesiumsubstitution ergänzt wird. Die Hypomagnesiämie, die im EKG nicht feststellbar ist, begleitet oft die Hypokaliämie, besonders wenn das Kaliumdefizit durch Diuretika verursacht ist. Ein provisorischer Schrittmacher zur Verkürzung der QT-Zeit kann nützlich sein.

Im Detail

Das Aktionspotential der isolierten Herzmuskelzelle ist direkt in Beziehung zu – respektive erzeugt durch – Verschiebungen der Elektrolyte Natriumionen (Na^+), Kalziumionen (Ca^{2+}) und Kaliumionen (K^+). Nur eine Störung des Kaliums und/oder des Kalziums kann im EKG erkannt werden. Obwohl keine strenge Korrelation zwischen dem Serumspiegel dieser Elektrolyte und den EKG-Veränderungen besteht, lassen sich schwere Elektrolytstörungen oft im EKG erfassen.
Eine detaillierte Liste der Ätiologien der Elektrolytstörungen findet sich in Appendix 1 am Ende des Textes dieses Kapitels.

EKG Spezial

6 Hyperkaliämie

Hohe, symmetrische T-Wellen im EKG sind im Allgemeinen als ein mögliches Zeichen einer Hyperkaliämie bekannt. Erstaunlicherweise sind sich nicht alle Ärzte – einschließlich Kardiologen – darüber im Klaren, dass eine schwere Hyperkaliämie aufgrund einiger typischer Zeichen im EKG erkannt werden können.

Die EKGs 16.1, 16.2 und 16.3a zeigen typische Zeichen der *schweren Hyperkaliämie* mit einem extrem breiten QRS-Komplex, der 180 bis 260 ms messen kann, und einem schenkelblockähnlichen Muster, das weder die Kriterien eines typischen Rechtsschenkelblocks (RSB) noch jene eines Linksschenkelblocks (LSB) erfüllt. Im Allgemeinen sind die R-Zacken verkleinert und die S-Zacken vergrößert. Sehr selten findet sich eine ausgeprägte ST-Hebung (bis zu 8 mm!), die einen akuten Myokardinfarkt imitiert und die „dialysierbare Verletzung" („dialyzable injury") genannt wird. Die T-Welle ist deformiert, breit und scheint vom QRS abzugehen. Das QT-Intervall ist meistens verlängert.

Eine schwere Hyperkaliämie führt zu einer starken Verminderung der atrialen Vektoren, weshalb die atriale Depolarisation im EKG nicht mehr zu sehen ist. So wird ein Kammerrhythmus (meistens mit einer Frequenz von 70–130/min) vorgetäuscht, während in Wirklichkeit ein Sinusrhythmus besteht (EKGs 16.1, 16.2, 16.3a).

Ventrikuläre Arrhythmien sind nicht ungewöhnlich, insbesondere ventrikuläre Extrasystolen (VES) und Kammertachykardien, die in ein Kammerflimmern münden können.

Ein weiteres, weniger häufiges Zeichen der schweren Hyperkaliämie ist eine ausgeprägte Bradykardie infolge eines AV-Blocks 2° und 3° oder eines sinoatrialen (SA-) Blocks bis hin zu längeren Episoden mit Herzstillstand. Ein arrhythmogener Tod tritt aber häufiger durch ein Kammerflimmern als durch eine Asystolie auf. Gelegentlich sind die EKG-Merkmale wie beim folgenden Fallbeispiel kombiniert.

Fallbeispiel/Short Story 1 (oder 57 schreckliche Minuten für einen jungen Patienten und seine Ärzte)

Im Juli 1997 wurde bei einem 19-jährigen Patienten die Herztransplantation durchgeführt wegen eines Ivemark-Syndroms kombiniert mit Situs inversus und „single atrium and ventricle" nach totaler cavopulmonaler Verbindung. Ein irrtümlicherweise mit falscher Blutgruppe (B-0-Verwechslung) transplantiertes Herz hatte schwerwiegende Konsequenzen. Nachdem die ersten 36 postoperativen Stunden ohne größere Komplikationen verlaufen waren, kam es in der Folge zu einer Abnahme der Urinausscheidung (die erst retrospektiv entdeckt wurde); darauf folgte ein Blutdruckabfall von 120/70 mmHg auf 90/50 mmHg mit zunehmenden ventrikulären Extrasystolen. Das 40 min vorher aufgenommene EKG zeigte einen Sinusrhythmus, ein normales QRS und Salven von ventrikulären Extrasystolen (EKG 16.12a). Gerade als das Intensivteam erschien (ein Intensivmediziner, ein Kardiologe und ein Chirurg), trat eine plötzliche ventrikuläre Asystolie auf, die auf dem EKG-Monitor zu sehen war. Unverzüglich wurde die Herzmassage eingeleitet (EKG 12.b). Nach 13 min zeigte sich eine langsame „Kammertachykardie" mit einer Frequenz von 95/min mit auffallend breiten QRS (EKG 16.12c). Der Kardiologe fragte: Wie hoch ist der Serumkaliumspiegel? Antwort: Vor vier Stunden war er normal (3,8 mmol/l). Und jetzt? – Das Resultat ist unterwegs. (Ein sofortiger Anruf an das Labor). Der Kaliumspiegel in dem vor 40 min abgenommenen Blut betrug 7,6 mmol/l (!). Therapie: Epinephrin, Insulin und endlich (!) Kalziumglukonat. Weitere 7 min später zeigte das EKG eine Sinustachykardie mit enormer ST-Hebung („dialysierbare Verletzung") (EKG 16.12d). Da kein Puls palpabel und der arterielle Katheter verstopft waren, wurde die Herzmassage weitergeführt. In den Intervallen bestand ein Sinusrhythmus mit normal breitem QRS und weniger stark erhöhten ST; zusätzlich fanden sich Episoden von Kammertachykardie mit einer Frequenz von 260/min (EKG 16.12e). 15 min später hatte sich der über einen neuen Katheter gemessene Blutdruck normalisiert, und das EKG zeigte eine Sinustachykardie ohne weitere EKG-Anomalien (EKG 16.12f). Es wurde eine Hämodialyse eingeleitet. In der Folge hatte der Patient viele andere schwere Komplikationen, die nicht in Beziehung zu der Elektrolytstörung oder zu Arrhythmien standen [2]. Schlussendlich erholte er sich und wurde 8 Wochen nach der Herztransplantation aus dem Spital entlassen. Fünf Jahre später war er bei guter Gesundheit.

Schlussfolgerung: Es entwickelte sich innerhalb weniger Stunden eine progressive Niereninsuffizienz mit lebensbedrohlichen Konsequenzen. Das rasche Erfassen der auffallend breiten QRS auf dem EKG-Monitor hat möglicherweise dem Patienten das Leben gerettet.

Eine *mäßige Hyperkaliämie* ist durch hohe, spitze, so genannt „zeltförmige" T-Wellen mit schmaler Basis gekennzeichnet (EKG 16.3b, 16.4). Es muss erwähnt werden, dass solche T-Wellen auch bei schwerer Hyperkaliämie vorhanden sein können.

6.1 Differentialdiagnose der hohen und spitzen T-Wellen

Prominente T-Wellen, die eine Voltage von 0,8 mV übersteigen, werden auch bei gesunden Personen mit dominierendem Vagotonus, meist in Kombination mit einer Sinusbradykardie, gesehen. Die T-Wellen sind hoch und spitz (aber asymmetrisch und mit normal breiter Basis) in den Ableitungen V_2/V_3 (und V_4), aber in der Regel von normaler Amplitude in den Ableitungen V_5/V_6 (EKG 16.13).

Sehr hohe und spitze, beinahe symmetrische T-Wellen, besonders in den Ableitungen V_2 bis V_4, sind typisch für das früheste Stadium des akuten Myokardinfarktes. Diese Veränderung repräsentiert eine akute Ischämie der subendokardialen Schichten des linken Ventrikels und wird selten mit einem EKG erfasst, weil sie nur Minuten lang dauert. Im Allgemeinen besteht ein starker Thoraxschmerz, oder ein solcher entwickelt sich in kurzer Zeit zusammen mit dem Erscheinen einer ST-Hebung im EKG.

6.2 Prävalenz, klinische Befunde und Ätiologie der Hyperkaliämie

Die meisten Fälle schwerer Hyperkaliämie werden in den Notfallstationen der Spitäler gesehen, wobei die Patienten manchmal mit einer falschen Diagnose eingewiesen werden wegen multipler Symptome wie Nausea, Erbrechen, Schwächezustand, Schwindel, Para- oder Tetraparese, Synkope und selten Koma [3]. Von den acht beschriebenen Notfallpatienten (im Alter von 44–75 Jahren, durchschnittlich 64 Jahren) mit einem Serumkaliumspiegel von 7,1–11,2 mmol/l wiesen sieben eine Niereninsuffizienz auf, wobei bei allen Patienten Medikamente im Spiel waren. Sieben Fälle zeigten deutliche EKG-Zeichen einschließlich fehlende P-Wellen; fünf Patienten hatten extrem breite QRS-Komplexe. Alle außer einem Patienten (mit schwerer Herzinsuffizienz infolge valvulärer und koronarer Herzkrankheit) wurden erfolgreich behandelt.

Eine Hyperkaliämie ist bei hospitalisierten Patienten mit 1–10% ziemlich häufig. Acker et al. [4] beschrieben 242 Episoden von Hyperkaliämie bei Patienten, die in einer Abteilung für Nierenkrankheiten hospitalisiert waren und infolgedessen vorwiegend unter Niereninsuffizienz litten. Medikamente trugen in 63% und Hyperglykämie in 49% zur Entwicklung einer Hyperkaliämie bei. Nur wenige Patienten zeigten eine ziemlich schwere Hyperkaliämie, und von den 161 Episoden unter EKG-Monitor-Überwachung zeigten nur 6 Patienten (8%) einen verbreiterten QRS-Komplex und nur 26 (36%) spitze T-Wellen. Es traten keine ernsthaften Arrhythmien auf, und kein Patient starb an den Folgen der Hyperkaliämie. Die Korrelation zwischen dem Kaliumspiegel und dem EKG war ziemlich schwach, sehr wahrscheinlich wegen der niedrigen Anzahl von Patienten mit exzessiver Hyperkaliämie.

Eine Hyperkaliämie wird in erster Linie durch eine Niereninsuffizienz bewirkt und zwar in rund 60%. Andere Ursachen sind Hyperglykämie, metabolische Azidose (besonders Chlorazidose), rasche Tumorlyse, Hypoaldosteronismus, Fasten, Rhabdomyolyse und Ischämie der Extremitäten [5]. Viele Medikamente verschlimmern die Hyperkaliämie oder lösen sie aus [5]. Zu diesen Medikamenten gehören nichtsteroidale Antirheumatika (NSAR), Spironolacton, Amilorid und in seltenen Fällen ACE-Hemmer, Angiotensin-II-Rezeptorenblocker, Heparin, Betablocker, Alphablocker, Cyclosporin und Digoxin.

6.3 Therapie der schweren Hyperkaliämie

Nach der notfallmäßigen Behandlung mit 10 ml (0,22 mmol oder 89 mg) intravenösem Kalziumglukonat mit einer Wirkungsdauer von 30–60 min richtet sich die weitere Therapie nach der zugrunde liegenden Krankheit; die Therapie sollte durch erfahrene Ärzte durchgeführt werden. Sie werden entscheiden, ob Insulin, Katecholamine, andere Medikamente oder eine Hämodialyse indiziert sind. Bikarbonat hat wenig Wirkung [5], wird aber immer noch bei metabolischer Azidose verabreicht.

7 Hypokaliämie

Die Korrelation zwischen dem EKG und der Hypokaliämie ist etwas besser als für die Hyperkaliämie [6–8]. Eine Hypokaliämie führt zu Veränderungen der Repolarisation. Die typische Fusion der T- mit der U-Welle wird in der Regel bei Serumkaliumspiegeln unterhalb von 2,6 mmol/l gesehen und ist am besten in den mittleren präkordialen Ableitungen festzustellen (EKGs 16.5 und 16.6).

Wie schon erwähnt, kann bei der TU-Fusion das Ende der T-Welle nicht identifiziert werden. Das QT-Intervall muss geschätzt werden. Es wurde behauptet, dass die korrekte QT-Zeit oft in der Ableitung aVL bestimmt werden kann. Wir gehen mit dieser Meinung nicht einig, da das Ende der T- und der U-Welle in dieser Ableitung infolge von Projektionen isoelektrisch sein kann.

Fallbeispiel/Short Story 2

Im März 2000 erlitt eine 19-jährige Frau mit Bulimie und unregelmäßiger Einnahme von Diuretika innerhalb weniger Wochen mehrere Synkopen mit Bewusstseinsverlust von bis zu 10 min. Beim Spitaleintritt hatte die Patientin keine Beschwerden, und ihr Körpergewicht war normal(!). Das EKG zeigte eine Sinusbradykardie alternierend mit einer AV-Dissoziation bei einer Frequenz von 40–45/min (EKG 16.14a). Die QTc- (resp. die QTUc-) Zeit betrug 0,56 s, und es war eine etwas ungewöhnliche Fusion der T- mit der U-Welle zu sehen (EKG 16.14b). Der Kaliumspiegel belief sich auf 2,3 mmol/l (3,4–5,2) und der Magnesiumspiegel auf 0,71 mmol/l (0,7–1,0). Die Patientin wurde mit dem EKG-Monitor überwacht, und es wurde eine Kalium- (und Magnesium-) Substitution eingeleitet. Nach kurzer Zeit traten multiple (rund 30) Episoden von Kammertachykardie auf, die eine Frequenz bis >300/min aufwiesen und 4 bis maximal 22 s lang dauerten. Auf einigen EKG-Streifen wurden „torsade de pointes" identifiziert (EKGs 16.14c-d), auf anderen Streifen fand sich eine monomorphe Kammertachykardie mit dem Bild des Kammerflatterns (EKG 16.14e). Die Patientin bekam dabei manchmal Schwindel, verlor ihr Bewusstsein aber nur selten für mehrere Sekunden. Eine Defibrillation war nicht notwendig. Nach 4 h stoppten die Episoden mit Kammertachykardie. Am folgenden Tag war der Kaliumspiegel normal, das QTUc war immer noch verlängert, und die Episoden mit Bradykardie und AV-Dissoziation persistierten. Die Patientin erhielt Kalium peroral und wurde drei Tage später entlassen. Das EKG war normal (Sinusrhythmus mit Frequenz von 72/min, QTUc 0,46 s) und der Kaliumspiegel betrug 4,8 mmol/l. Es wurde eine psychiatrische Therapie in die Wege geleitet.

Schlussfolgerung: Eine schwere Hypokaliämie kann eine gefährliche Situation darstellen. Eine Hypomagnesiämie oder ein vorbestehendes verlängertes QT (z.B. infolge Medikamenten) kann die Entwicklung von Kammertachykardien vom Typ „torsade de pointes" begünstigen. Der behandelnde Arzt war sehr glücklich über den günstigen Verlauf bei dieser Patientin, nachdem bei ihr Episoden von Kammertachykardie mit Frequenzen bis 360/min aufgetreten waren (siehe EKG 16.14d).

In sehr seltenen Fällen von Hypokaliämie sieht man eine P-Welle mit hoher Amplitude in den inferioren Ableitungen, die eine rechtsatriale Vergrößerung imitiert („P-pseudo-pulmonale").

Eine mäßige Hypokaliämie bewirkt nur eine unspezifische leichte ST-Senkung, eine Abflachung der T-Welle und eine etwas erhöhte U-Welle ohne eine Fusion von T und U.

7.1 Pathophysiologie der Hyperkaliämie und Hypokaliämie

Kürzlich publizierten Halperin und Kamel [9] einen detaillierten Übersichtsartikel über die pathophysiologischen Mechanismen der Hyperkaliämie und Hypokaliämie.

8 Hyperkalzämie

Die wichtigsten Verschiebungen von Kalziumionen scheinen während der Phase 2 des Aktionspotentials einer einzelnen Herzmuskelzelle stattzufinden. Diese Phase 2 entspricht der ST-Strecke im EKG. Es erscheint logisch, dass Kalziumstörungen diese ST-Strecke beeinflussen. Die minimale Verminderung der QRS-Dauer, die durch eine Hyperkalzämie verursacht wird, ist im EKG nicht messbar.

Die Korrelation zwischen dem Serumkalziumspiegel und dem EKG ist gering [10]. Aber es ist spannend, zum Beispiel einen primären Hyperparathyreoidismus aufgrund eines EKGs vermuten zu können.

Das einzige wertvolle EKG-Merkmal bei der Hyperkalzämie ist das verkürzte QT-Intervall, das immer auf Kosten der ST-Strecke, die verkürzt oder fehlend ist, vermindert ist [11]. Dies kann leicht übersehen werden, beispielsweise eher im EKG 16.9 als im EKG 16.8. Im Zweifelsfall ist das QaT-Intervall (vom Beginn des Q bis zum Apex des T) das zuverlässigere Maß als die QT-Zeit.

Fallbeispiel/Short(est) Story 3

Vor einigen Jahren hatte der Autor die Gelegenheit, bei einem Patienten mit einem Linksschenkelblock (LSB) eine Hyperkalzämie zu diagnostizieren – eine seltene Kombination und eine nicht leichte Diagnose, da die ST-Strecke beim LSB in der Regel wegen des breiten QRS kurz zu sein scheint. Er verpasste sie...

Arrhythmien sind bei der Hyperkalzämie extrem selten. Ventrikuläre Arrhythmien in Verbindung mit plötzlichen Änderungen des Blutdrucks können während oder nach einer Operation von Parathyreoidea-Tumoren infolge abrupter Änderungen des intra- und extrazellulären Kalziumspiegels auftreten. Arrhythmien (z.B. SA-Block, Sinusstillstand, AV-Block 1° – 3° oder Kammertachykardie) sind bei rascher Injektion von Kalzium möglich, insbesondere bei voll digitalisierten Patienten. In früheren Publikationen sind letale Folgen beschrieben worden.

9 Hypokalzämie (isolierte oder zusammen mit Hyperkaliämie)

Eine isolierte Hyokalzämie kommt selten vor [12]. Eine Verlängerung des QaT-Intervalls ist spezifischer als eine solche des QT-Intervalls, das durch andere Faktoren wie etwa Medikamente beeinflusst sein kann. Außerdem kann die U-Welle von der T-Welle „absorbiert" sein. Aber weder das verlängerte QT-Intervall noch dieser Typ der TU-Fusion prädisponieren bei der Hypokalzämie zu Kammertachykardien vom Typ „torsade de pointes". Das lange QT beruht auf einer Verlängerung der Phase 2, während beim „langen QT-Syndrom" und bei der TU-Fusion bei Hypokaliämie die Phase 3 betroffen ist.

Im Allgemeinen ist die T-Welle normal, in einigen Fällen kann sie etwas spitz sein (ohne begleitende Hyperkaliämie). Aber meistens ist ein verlängertes QT in Kombination mit hohen und spitzen T-Wellen durch Hypokalzämie und Hyperkaliämie verursacht, besonders bei Patienten mit Niereninsuffizienz.

10 Hypomagnesiämie

Es ist allgemein bekannt, dass eine Hypomagnesiämie im EKG nicht feststellbar ist. Aufgrund ihrer häufigen Verbindung mit der Hypokaliämie sollte der Serummagnesiumspiegel in jedem Fall von Hypokaliämie bestimmt werden, ob nun EKG-Veränderungen vorliegen oder nicht.

11 Hypermagnesiämie

Bei Patienten, denen intravenös Magnesiumsulfat verabreicht wird, wurde eine Zunahme des PQ-Intervalls beschrieben, ebenso eine Bradykardie infolge eines AV-Blocks oder SA-Blocks [13,14]. Eine zu rasche Injektion von Magnesium kann eine kardiale Asystolie auslösen [15]. Über die therapeutische Wirkung von Magnesium bei Arrhythmien gehen die Meinungen auseinander [15,16].

Eine experimentelle Hypermagnesiämie bei Patienten mit normalem QT-Intervall bewirkt – über die Blockierung des langsamen Natriumkanals – eine leichte Verlängerung der intraatrialen und der AV-Knoten-Reizleitung. Während rascher ventrikulärer Stimulation trat eine leichtere Zunahme der QRS-Dauer auf, während eine Verkürzung des QT-Intervalls nicht beobachtet wurde [17,18].

12 Natriumstörungen

Hypernatriämie und Hyponatriämie lösen im EKG keine feststellbaren Veränderungen aus. Dies ist erstaunlich, weil die rasche Verschiebung von Natrium in die Zelle während der Phase 0 des Aktionspotentials (Depolarisation) der einzelnen Herzmuskelzelle die schnellsten und die augenfälligsten Veränderungen des Potentials erzeugen, nämlich jene, die dem initialen Teil des QRS-Komplexes entsprechen. Theoretisch würde man erwarten, dass die Amplitude und die Anstiegsgeschwindigkeit des QRS beeinflusst werden könnte.

13 Neue Klassifikation der antiarrhythmischen Medikamente

Im Laufe der letzten wenigen Jahrzehnte kam es zu einer beträchtlichen Zunahme unseres Wissens über zelluläre Elektrolytkanäle und die pathophysiologischen Mechanismen der Antiarrhythmika und anderer Medikamente. Aufgrund dieser Fortschritte wurde eine neue Klassifikation der Antiarrhythmika vorgeschlagen, die sich „Sicilian Gambit" nennt [19]. Diese sollte die ältere Klassifikation von Vaughan Williams [20,21] ersetzen. Nach Aussage von Garratt und Griffith [22] hat das neue Konzept bisher wenig Einfluss auf die tägliche Praxis gezeigt. Man kann aber hoffen, dass eine jüngere Publikation helfen wird, diesen faszinierenden neuen Zugang zu propagieren [23].

Literatur

1. Ohmae M, Rabkin SW. Hyperkalemia-induced bundle-branch block and complete heart block. Clin Cardiol 1981;4:43–6
2. Mohacsi P, Rieben R, Sigurdsson G, et al. Successful treatment of a B-type allograft into an O-type man with 3 year clinical follow-up. Transplantation 2001;72:1328–30
3. Tamm M, Ritz R, Truniger B. Der hyperkaliämische Notfall: Ursache, Diagnose und Therapie. Schweiz med Wschr 1990;120:1031–6
4. Acker CG, Johnson JP, Palevsky PM, Greenberg A. Hyperkalemia in hospitalized patients. Arch Intern Med 1998;158:917–24

5. Greenberg A. Hyperkalemia: Treatment options. Sem in Nephrol 1998;18:46–57
6. Dreifus LS, Pick A. A clinical correlative study of the electrocardiogram in electrolyte imbalance. Circulation 1956;14:815
7. Surawicz B. Relationship of electrocardiogram and electrolytes. Am Heart J 1967;73:814
8. Fletcher GF, Hurst JW, Schlant RC. Electrocardiographic changes in severe hypokalemia. A reappraisal. Am J Cardiol 1967;20:628–31
9. Halperin ML, Kamel KS. Potassium. Lancet 1998;352:135–40
10. Bronsky D, Dubin A, Kushner DS, et al. Calcium and the electrocardiogram. III. The relationship of the intervals of the electrocardiogram to the level of serum calcium. Am J Cardiol 1961;7:840
11. Bronsky D, Dubin A, Waldstein SS, et-al. Calcium and the electrocardiogram. I. The electrocardiographic manifestations of hyperparathyroidism and of marked hypercalcemia from various other etiologies. Amer J Cardiol 1961;7:833
12. Bronsky D, Dubin A, Waldstein SS et al. The electrocardiographic manifestations of hypoparathyroidism. Amer J Cardiol 1961;7:823
13. Miller JR, van Dellen TR. Electrocardiographic changes following the intravenous administration of magnesium sulfate. J Lab Clin Med 1941;26:1116
14. Smith PK. Pharmacologic actions of parenterally administered magnesium salts. Anesthesiology 1942;3:323
15. Brugada P. Magnesium: an antiarrhythmic drug, but only against very specific arrhythmias (Editorial). Eur Heart J 2000;21:1116
16. Stuehlinger HG. The wider use of magnesium (letter). Eur Heart J 2001;22:713–4
17. DiCarlo LA, Morady F, Buitleir M, et al. Effects of magnesium sulphate on cardiac conduction and refractoriness in humans. J Am Coll Cardiol 1986;7:1356–62
18. Kulick DL, Hong R, Ryzen E, et-al. Electrophysiologic effects of intravenous magnesium in patients with normal conduction system and no clinical evidence of cardiac disease. Am Heart J 1988;115:367–73
19. The Task Force of the Working Group on Arrhythmias of the European Society of Cardiology. The 'Sicilian Gambit'. Review. Europ Heart J 1991;12:1112–31
20. Vaughan Williams EM. A classification of antiarrhythmic actions reassessed after a decade of new drugs. J Clin Pharmacol 1984;24:129–47
21. Vaughan Williams EM. Significance of classifying antiarrhythmic actions since the cardiac arrhythmia suppression trial. J Clin Pharmacol 1991;31:123-35
22. Garratt CJ, Griffith MJ. The Sicilian gambit: an opening move that loses the game? Eur Heart J 1996;17(3):341–3
23. Anon. The search for novel antiarrhythmic strategies. Sicilian Gambit. Eur Heart J 1998;19:1178–96

Appendix 1: Detaillierte Auflistung der Ätiologie der Elektrolytstörungen

In vielen Fällen von Elektrolytstörungen ist die Ätiologie bekannt. Für andere Situationen mag eine Checkliste nützlich sein.

Hyperkaliämie

Erhöhte Aufnahme/ Freisetzung
Zytolyse (Hämolyse, Rhabdomyolyse)
Tumorlyse
Verbrennungen
Bluttransfusion

Verteilungsstörung
Azidose
Diabetische Ketoazidose
Hyperosmolarität

Verminderte Ausscheidung

1. Niereninsuffizienz
2. Verschiedenes
   Primärer Hypoaldosteronismus
   - Morbus Addison
   - Adrenogenitales Syndrom
   Sekundärer Hypoaldosteronismus
   - Diabetische Nephropathie
   - Systemischer Lupus erythematodes
   - Sichelzellanämie
   - Amyloidose
   - Medikamente (siehe Liste weiter unten)

Hypokaliämie

Verminderte Aufnahme
Anorexie

Verteilungsstörung
Alkalose (z.B. Erbrechen)
Katecholamine (stressinduziert, Medikamente siehe unten)
Anaboler Status (myeloproliferative Krankheiten)
Hypothermie

Erhöhte Ausscheidung

a) Extrarenal
Diarrhoe
Erbrechen
Villöses Adenom
Fisteln des unteren Gastrointestinaltraktes
Vipom (Verner-Morrison-Syndrom)
Schwitzen
Verbrennungen

b) Renal

1. Kalium verlierende Nephritis
2. Verschiedenes
   Primärer Hyperaldosteronismus
   - Conn-Syndrom
   - Nebennierenmark-Karzinom
   - Adrenocorticale Hyperplasie
   Sekundärer Hyperaldosteronismus
   - Renale Arterienstenose
   - Hypovolämie
   - Renin sezernierender Tumor
   - Maligne Hypertonie
   Nicht-Aldosteron-Mineralokortikoide
   - Lakritze
   - Kautabak
   - Cushing-Syndrom
   - Leberzirrhose
   Nicht-mineralokortikoide Ursachen
   - Akute Niereninsuffizienz
   - Hypomagnesiämie

Hyperkaliämie (Forts.)

Hereditär

Hyperkaliämische periodische Paralyse

Gordon-Syndrom

Pseudohypoaldosteronismus (Aldosteronresistenz)

Medikamente

Spironolacton

Triamteren

Amilorid

ACE-Hemmer/Angiotensin-1-Antagonisten

Nichtsteroidale Antirheumatika

Intravenöse Kaliumzufuhr

Heparin

Alpha-Stimulatoren

Betablocker

Succinylcholin

Arginin

Penizillin

Digitalis

Lithium

Cyclosporin

Trimethoprim

Somatostatin

Diazoxid

Zytostatika (Pentamidin und andere)

Toxine

Palytoxin

Tetrodotoxin

Fluoride

Kokain

Pseudohyperkaliämie

Hohe Thrombozyten- oder Leukozytenzahl

Enge Manschette

Muskeltraining

Hypokaliämie (Forts.)

Hereditär

Hypokaliämische periodische Paralyse

Liddle-Syndrom (Pseudohyperaldosteronismus)

Renale tubuläre Azidose Typ 1 + 2

Bartter-Syndrom

Fanconi-Syndrom

Gitel-Syndrom

Medikamente

Schleifendiuretika

Thiazide

Karboanhydrasehemmer

Insulin

Glucocorticoide

Aminoglycoside

Gentamicin

Amphotericin B

Laxantien

Cisplatin

Foscarnet-Natrium (Virostatikum)

Penizillin

$Beta_2$-Stimulatoren

Alphablocker

Vitamin B12 bei perniziöser Anämie

Kationen-Austauscher

Barium

Toxine

Koffein

Leim-Schnüffeln

Carbenoxolon

Pseudohypokaliämie

Akute myelolische Leukämie (Kaliumaufnahme durch abnorme Zellen)

Hyperkalzämie

Erhöhte Aufnahme

Milch-Alkali-Syndrom
Hypervitaminose D
Granulomatöse Krankheiten
- Sarkoidose
- Tuberkulose
- Wegener-Granulomatose
- Eosinophiles Granulom
- Histoplasmose
- Berylliose
- Silikon-Injektionen

Idiopathische Hyperkalzämie in Kindheit

Verteilungsstörung

Malignome
- Osteolytische Metastasen
- Paraneoplastische Syndrome

Hoher Knochenumsatz
- Immobilisation
- Hyperthyreose
- Akromegalie
- Phaeochromozytom
- Morbus Paget

Primärer Hyperparathyreoidismus
- Adenom
- Karzinom
- Hyperplasie
- Multiple endokrine Neoplasien (siehe unten)

Anderes
- Tertiärer Hyperparathyreoidismus
- Malabsorbtion
- Chronische Niereninsuffizienz
- Nach Nierentransplantation
- Morbus Addison

Hereditär

Familiäre hypokalzurische Hyperkalzämie
Multiple endokrine Neoplasien (1 + 2)
Morbus Jansen

Medikamente

Hypervitaminose D
Hypervitaminose A
Thiazide
Östrogene; Tamoxifen
Lithium
Aminophyllin

Intoxikation

Aluminium

Hyokalzämie

Verminderte Aufnahme

Sprue
Cholostase
Chronische Pankreatitis
Vitamin-D-Mangel
- Malabsorption (siehe oben)
- Sonnenlicht-Mangel
- Leberzirrhose
- Nephrotische Syndrome

Verteilungsstörung und erhöhter Verbrauch

Niereninsuffizienz
Hypoalbuminämie
Hypoparathyreoidismus
- Hereditäre Formen (siehe unten)
- Osteitis fibrosa nach Parathyreoidektomie
- Hämochromatose
- Hypomagnesiämie

Erhöhter Verbrauch
- Osteoplastische Metastasen
- „Hungry bones"-Syndrom
- Akute Pankreatitis

Hyperphosphatämie
- Rhabdomyolyse
- Tumorlyse

Schilddrüsenkarzinom mit Calcitoninproduktion

Hereditär

Idiopathische Hyperkalzurie
Vitamin-D-abhängige Rachitis (Typ I + II)
Hereditärer Hypoparathyreoidismus
Pseudohypoparathyreoidismus (PHP)
DiGeorge-Syndrom
Polyglandulärer Autoimmun-Typ-1-Mangel (bei finnischen Familien)
Autosomal dominante Hypokalzämie (ADH)

Medikamente

Schleifendiuretika
Laxantienabusus
Antikonvulsiva (Barbiturate, Diphenylhydantoin, Phenytoin)
Mithramycin
Calcitonin
Colchicin
Foscarnet-Natrium
Bluttransfusion (Citrat/EDTA)
Zytostatika

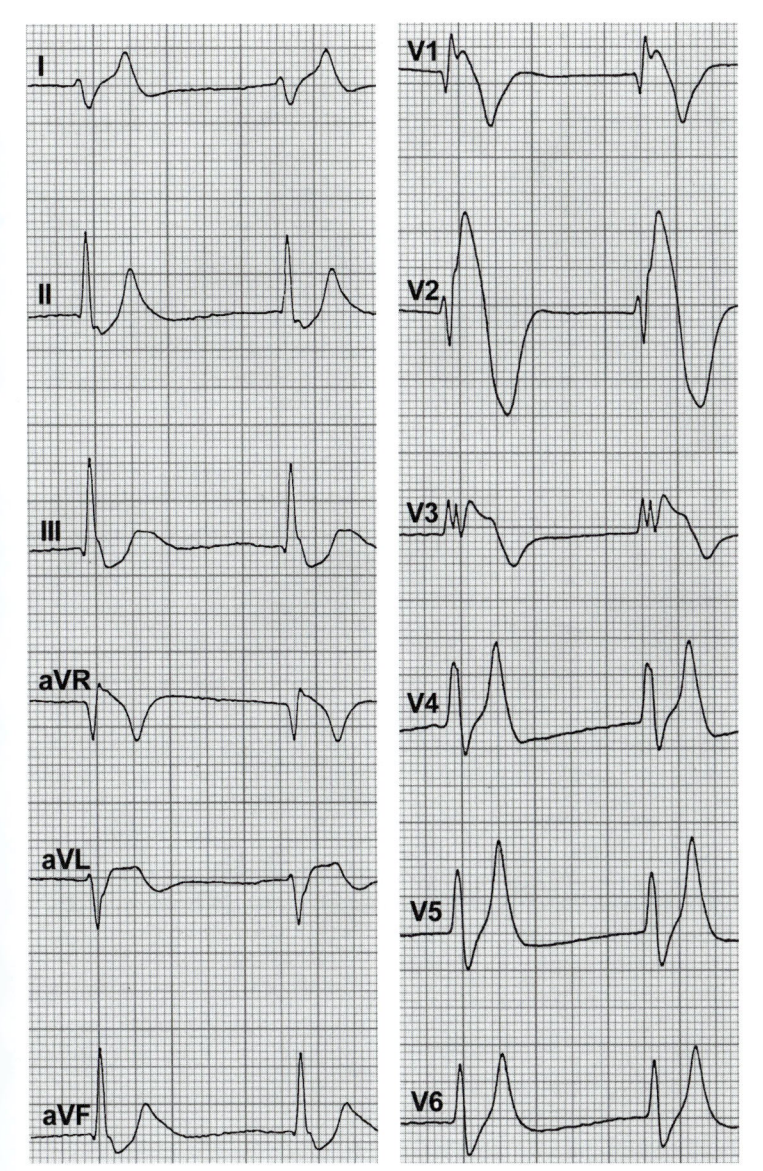

EKG 16.1
64J/w. Terminale Niereninsuffizienz. Hyperkaliämie. EKG: sehr wahrscheinlich Sinusrhythmus mit unsichtbaren P-Wellen, Frequenz 54/min. Atypisches RSB-Bild (QRS-Dauer 0,16 s). Auffallende ST-Hebung in den Ableitungen V_1 bis V_3 (I, aVR, aVL) als Zeichen der „dialysierbaren Verletzung". K^+ 8.7 mmol/l.

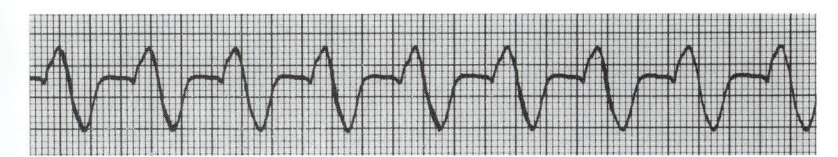

EKG 16.2
44J/w. Morbus Cushing nach Hypophysektomie, Hypertonie, Amiloridhaltiges Diuretikum. Hyperkaliämie. EKG: Monitorstreifen. Sehr wahrscheinlich Sinusrhythmus mit unsichtbaren P-Wellen, Frequenz 108/min. Atypisches LSB-Bild, QRS-Dauer rund 0,18 s. Es wird eine KT von mittlerer Frequenz vorgetäuscht. K^+ 9.4 mmol/l.

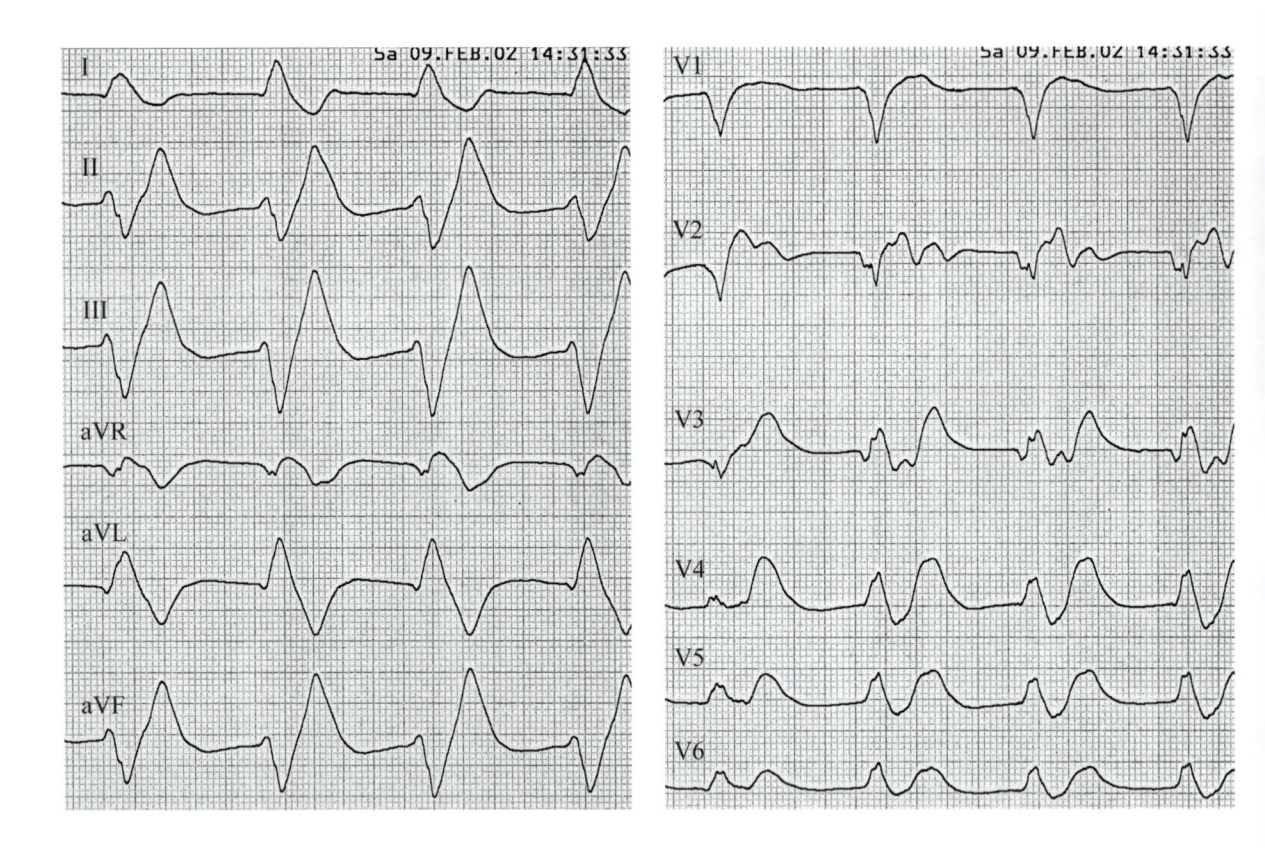

EKG 16.3a

60J/m. Terminale Niereninsuffizienz, Hämodialyse (HD) 3 mal wöchentlich seit 2 Jahren. Wegen seiner Geburtstagsfeier kam der Patient 2 h zu spät zur HD. Hyperkaliämie. EKG: wahrscheinlich Sinusrhythmus (ohne sichtbare P-Wellen), 58/min. Sehr breites LSB-ähnliches QRS (240 ms), bizarre breite T-Wellen, konkordant zum QRS in V_3 bis V_6. K^+ 8,97 mmol/l (Ca^{2+} 0,96 mmol/l). Therapie: unverzügliche HD.

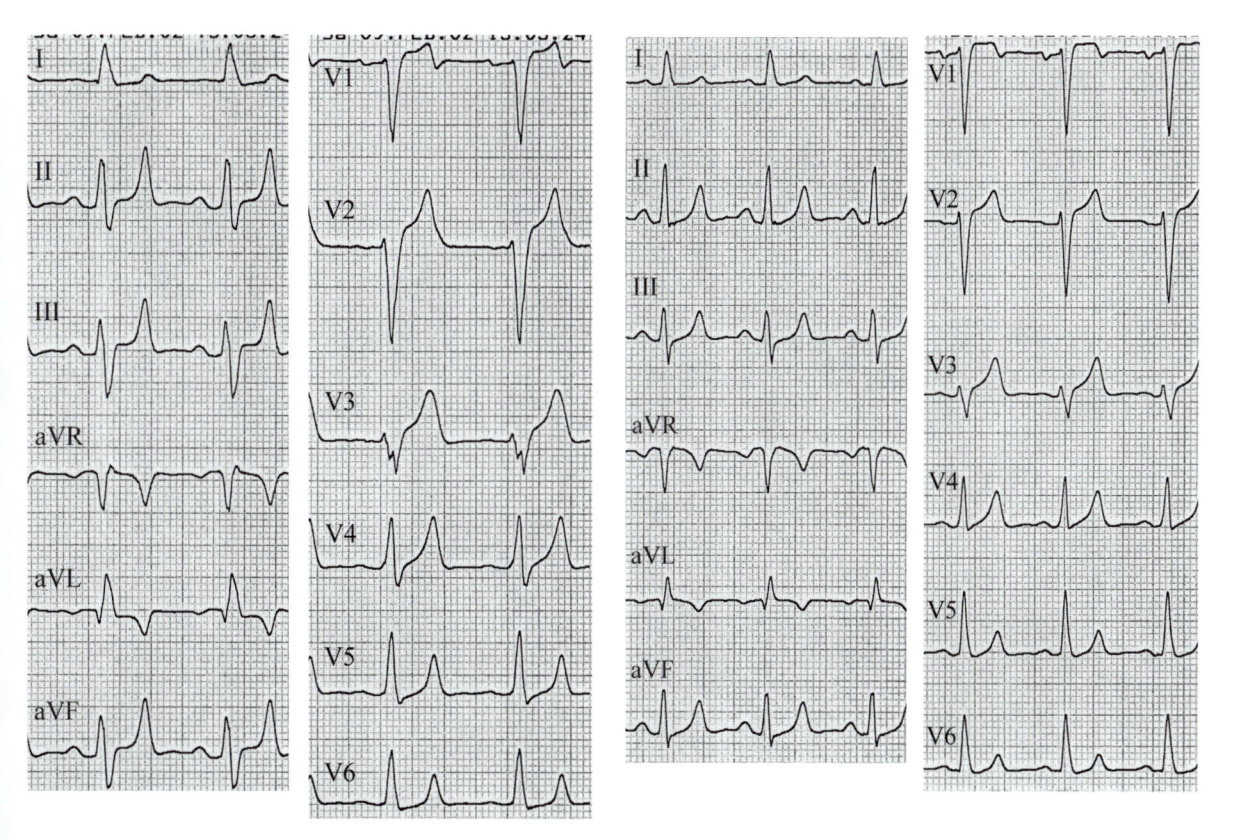

EKG 16.3b
Gleicher Patient. EKG nach 30 min HD: Sinusrhythmus, 78/min. Immer noch leicht verlängerte QRS-Dauer, spitze und hohe T-Wellen, besonders in den inferioren Ableitungen. K$^+$ 5,87 mmol/l (Ca^{2+} 1,13 mmol/l).

EKG 16.3c
Gleicher Patient. EKG nach 60 min HD: normal breite QRS, spitze T-Wellen in mehreren Ableitungen. K$^+$ 5,90 mmol/l (!) (Ca^{2+} 1,19 mmol/l).

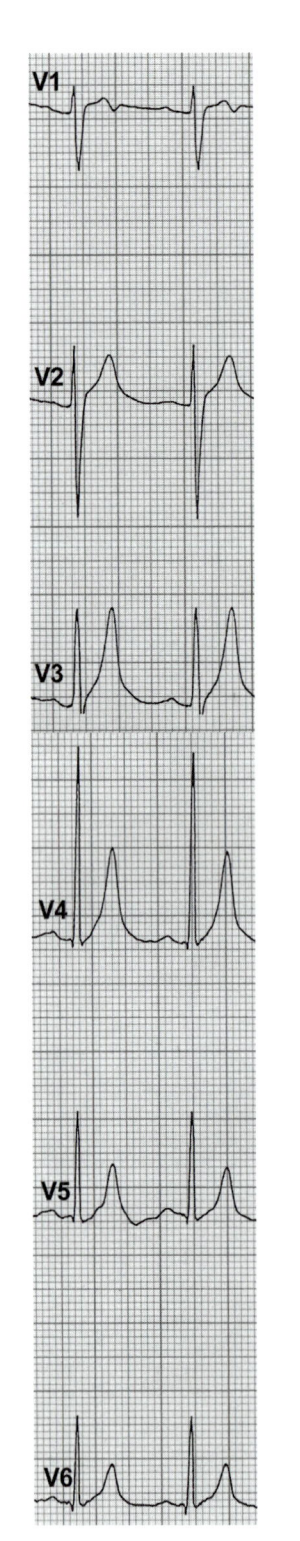

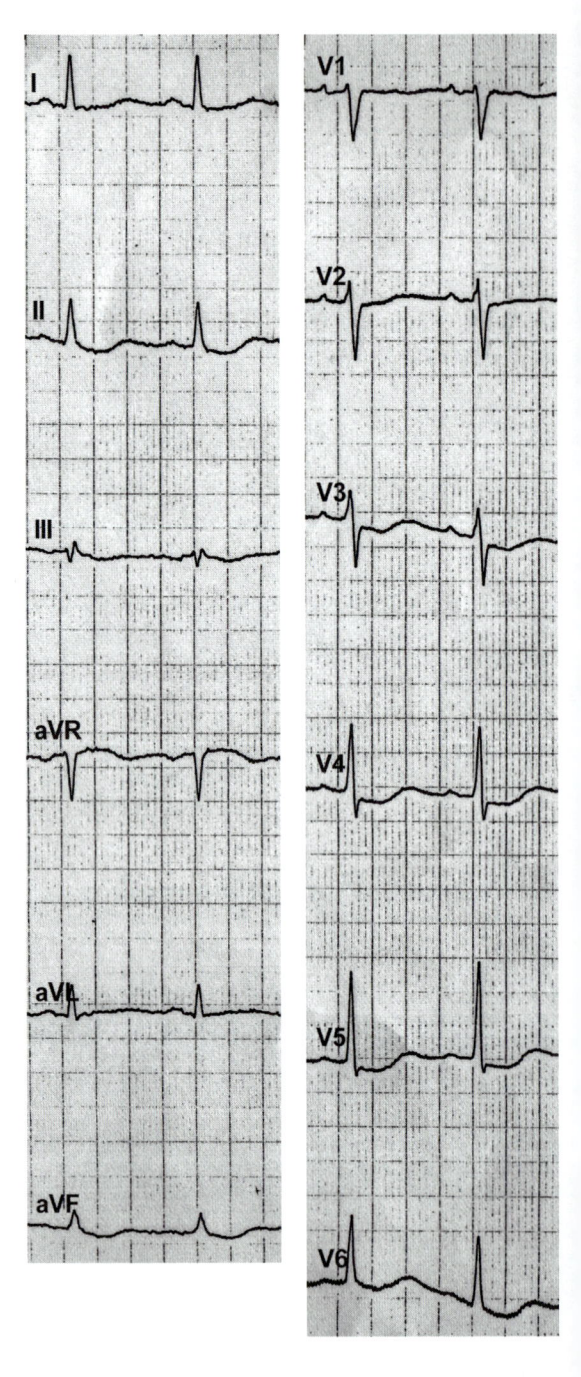

EKG 16.4
62J/m. 2 Tage nach Darmoperation. Hyperkaliämie. Sinusrhythmus, Frequenz 86/min. Normales QRS. Hohe und spitze T-Wellen in Ableitungen V_3 und V_4/V_5 (V_6). K^+ 5,8 mmol/l.

EKG 16.5
58J/m. Maligner neuroektodermaler Tumor. Hypokaliämie. EKG: Sinusrhythmus. Fusion der T- und U-Welle in allen Ableitungen. ST-Senkung in V_3 bis V_6 und II, aVF. K^+ 1,7 mmol/l.

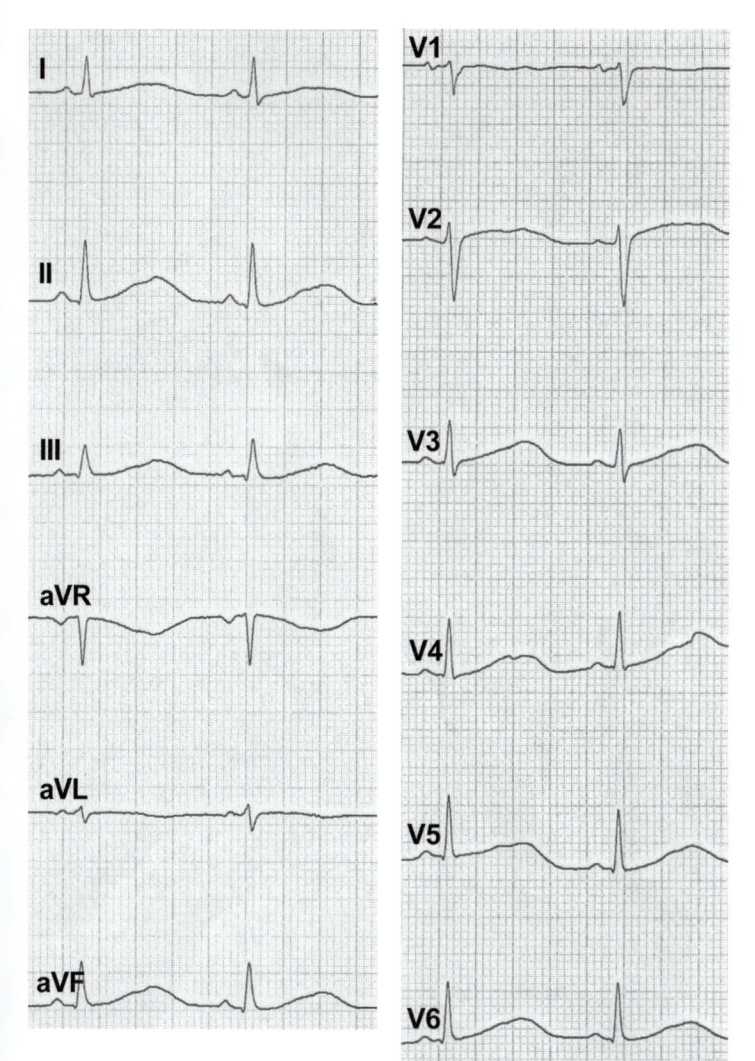

EKG 16.6
53J/w. Kurze Synkope, Antidepressiva und Furosemid. Hypokaliämie. EKG: Beinahe komplette TU-Fusion in allen Ableitungen. Keine ST-Senkung. K$^+$ 2,8 mmol/l. Holter-EKG: Kurze Episoden von KT vom Typ „torsade de pointes".

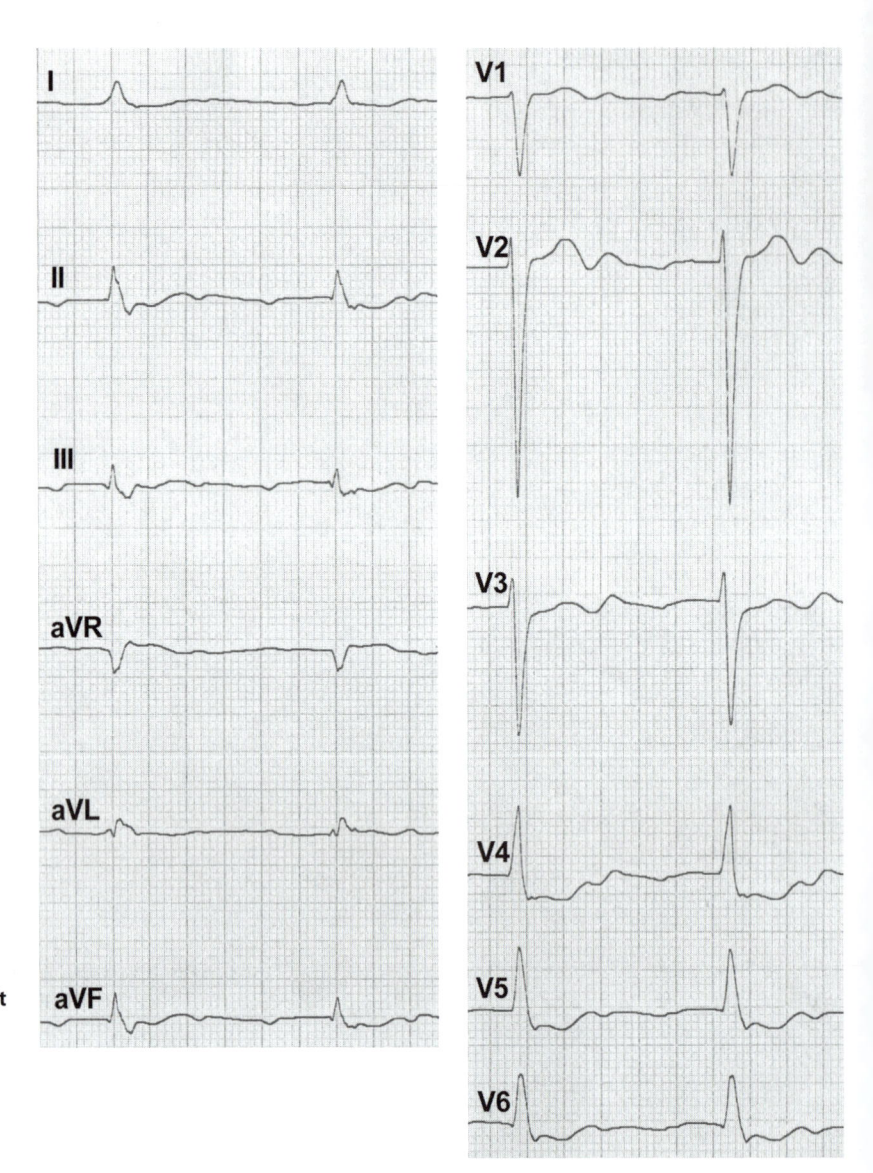

EKG 16.7
82J/m. Hypertonie, diuretische Therapie, Amiodaron. EKG: Vorhofflattern mit 3 : 1 AV-Block, Kammerfrequenz 53/min. Fusion von T und U mit prominenten U-Wellen in V_3 bis V_6. Signifikante ST-Senkung in V_4 bis V_6 (auch bedingt durch Überlastung?). K^+ normal. TU-Fusion infolge Amiodaron.

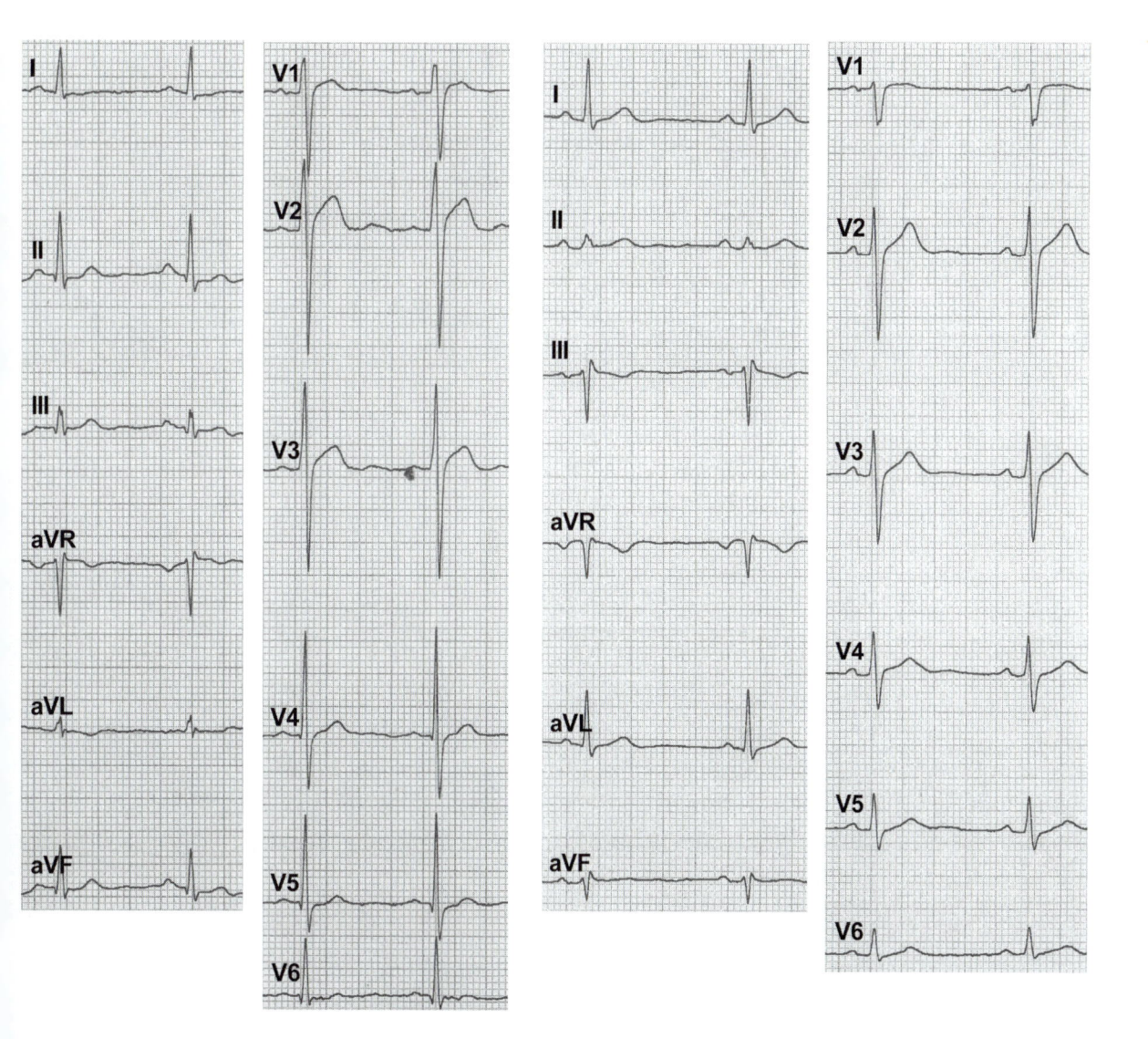

EKG 16.8
16 J/m. Osteosarkom. Hyperkalzämie. EKG: Sinusrhythmus, Frequenz 75/min. QT 308 ms, QTc 346 ms. Die T-Welle folgt unmittelbar dem QRS-Komplex. Ca^{2+} (ionisiert) 1,32 mmol/l (normal 1,13–1,30).

EKG 16.9
47 J/m. Primärer Hyperparathyreoidismus. Hyperkalzämie. EKG: Sinusrhythmus, Frequenz 62/min. Nur leicht verkürztes QT-Intervall (368 ms, QTc 376 ms), aber visuell „fehlende" ST-Strecke. Ca^{2+} 2,88 mmol/l (normal bis 2,5).

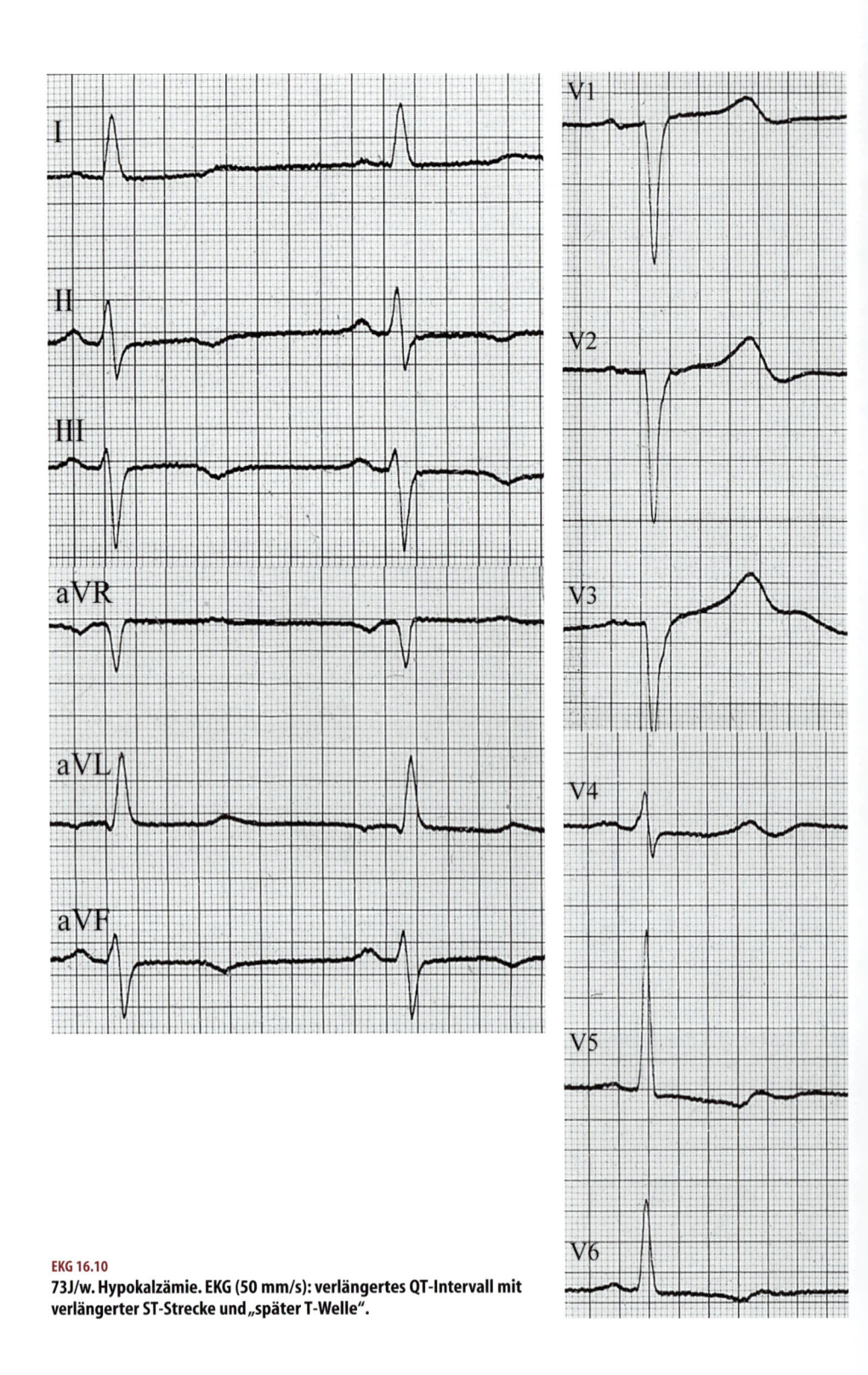

EKG 16.10
73J/w. Hypokalzämie. EKG (50 mm/s): verlängertes QT-Intervall mit verlängerter ST-Strecke und „später T-Welle".

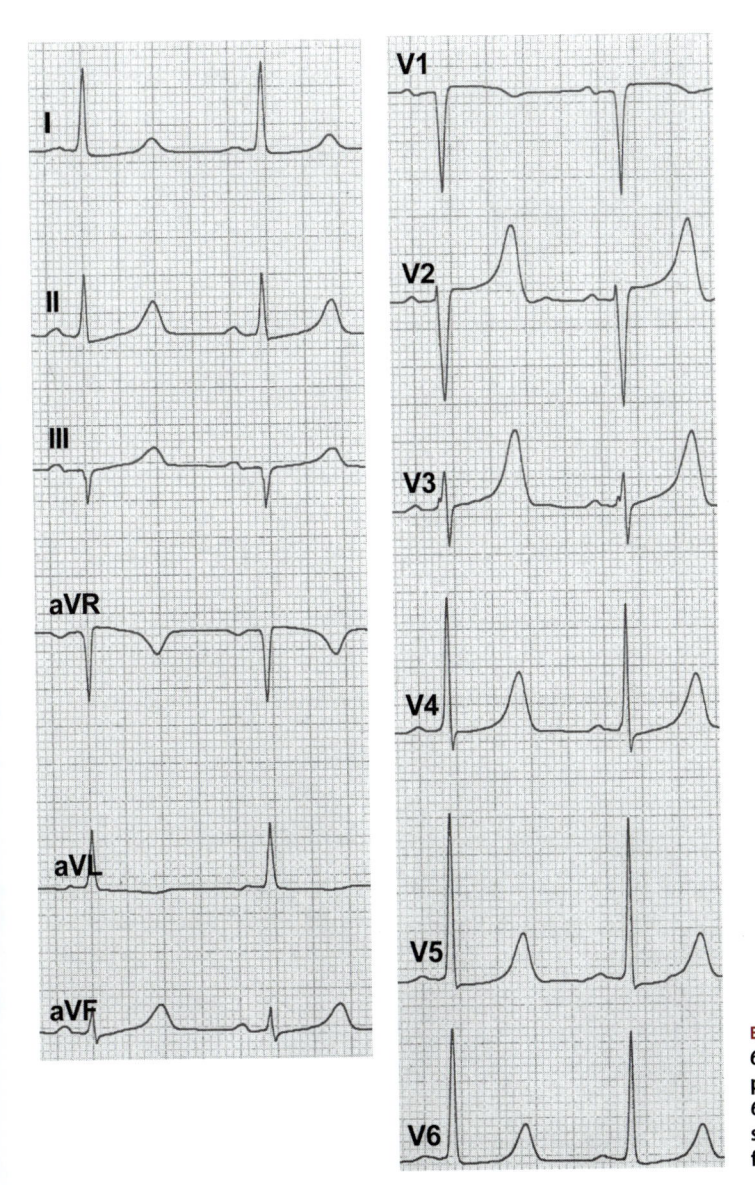

EKG 16.11
67J/w. Chronische Niereninsuffizienz. Hyperkaliämie plus Hypokalzämie. EKG: Sinusrhythmus, Frequenz 63/min. QT-Intervall 497 ms, QTc 510 ms. Hohe und spitze T-Wellen in V_2 bis V_6 (II, aVF). Keine U-Welle feststellbar. K^+ 6,2 mmol/l. Ca^{2+} 1,4 mmol/l.

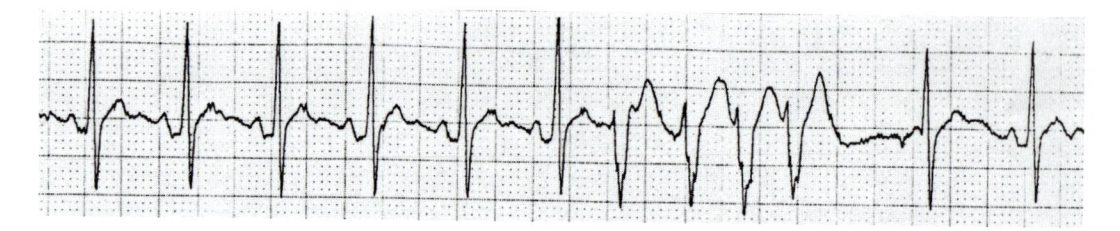

EKG 16.12a
Fallbeispiel/Short Story 1. Zeit 11:51. Monitorstreifen. Hyperkaliämie. Sinustachykardie, normal breites QRS. Kammertachykardie von vier Schlägen.

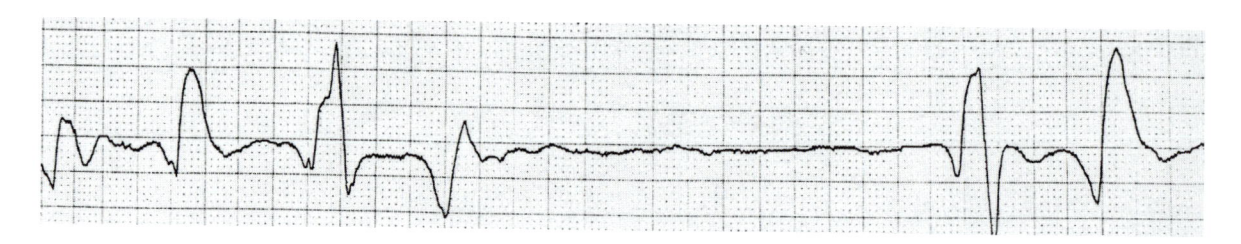

EKG 16.12b
Zeit 12:31. Ventrikuläre Asystolie. Die „QRS-Komplexe" sind Artefakte infolge der Herzmassage, eine Interferenz mit QRS-Komplexen ist möglich.

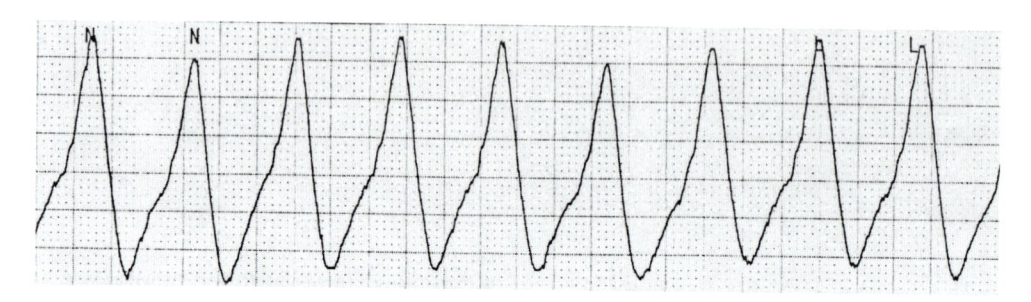

EKG 16.12c
Zeit 12:44. Regelmäßiger Rhythmus (Frequenz 107/min) mit enorm breitem QRS (>180 ms), schwierig von den T-Wellen unterscheidbar. Ein Sinusrhythmus mit unsichtbaren P-Wellen kann nicht ausgeschlossen werden.

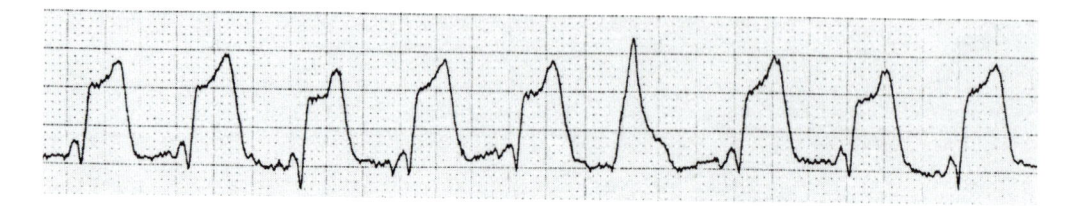

EKG 16.12d
Zeit 12:51. Supraventrikulärer Rhythmus (Sinusrhythmus) mit wahrscheinlich kleinen QRS und gewaltiger ST-Hebung, die einen akuten Infarkt vortäuscht („dialysierbare Verletzung").

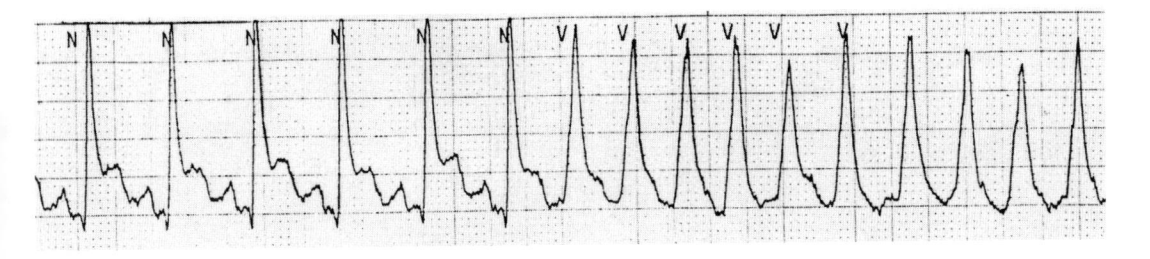

EKG 16.12e
Zeit 13:13. Sinusrhythmus mit normal breitem QRS, weniger stark erhöhte ST-Strecke. Unregelmäßige Kammertachykardie (mittlere Frequenz rund 210/min, maximale instantane Frequenz rund 260/min).

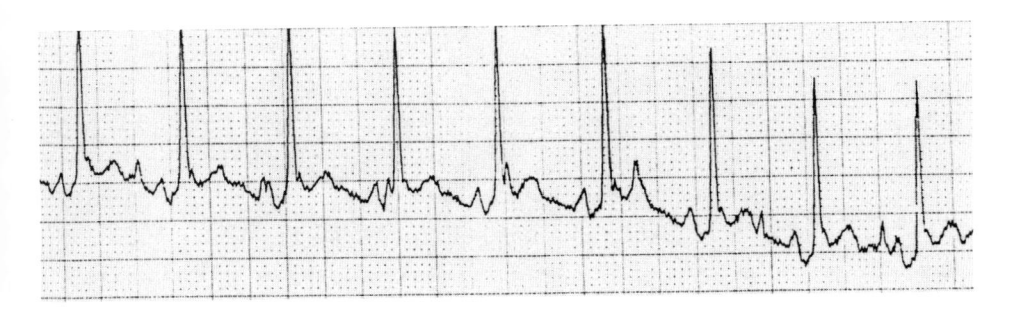

EKG 16.12f
Zeit 13:28. Sinustachykardie 105/min mit normalem QRS und normaler Repolarisation.

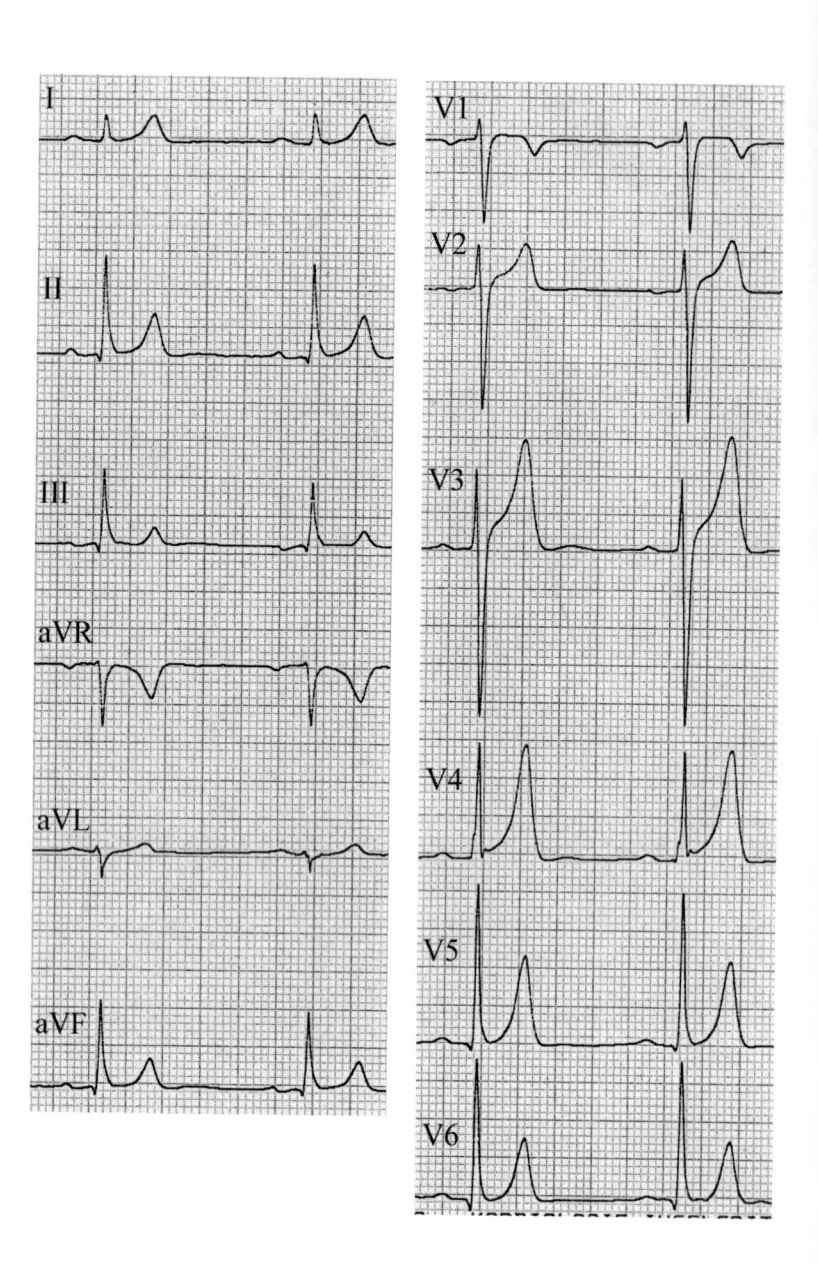

EKG 16.13
65 J/m. Normales Herz, normale Nierenfunktion. Normales Serum-K^+ und -Ca^{2+}. Sinusbradykardie 52/min. Hohe T-Wellen in Ableitungen V_2 bis V_6, mit normal breiter Basis der T-Wellen. Das EKG ist aber ziemlich verdächtig auf eine mäßige Hyperkaliämie!

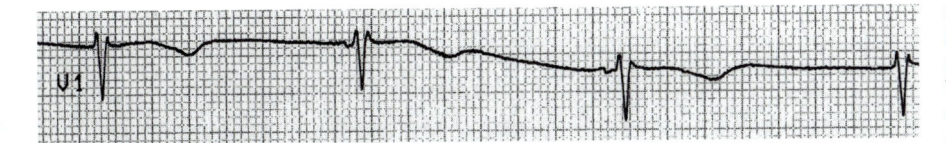

EKG 16.14a
Fallbeispiel/Short Story 2. Hypokaliämie. (Rhythmusstreifen V$_1$.) Bradykarde isorhythmische AV-Dissoziation mit Frequenz von 42/min.

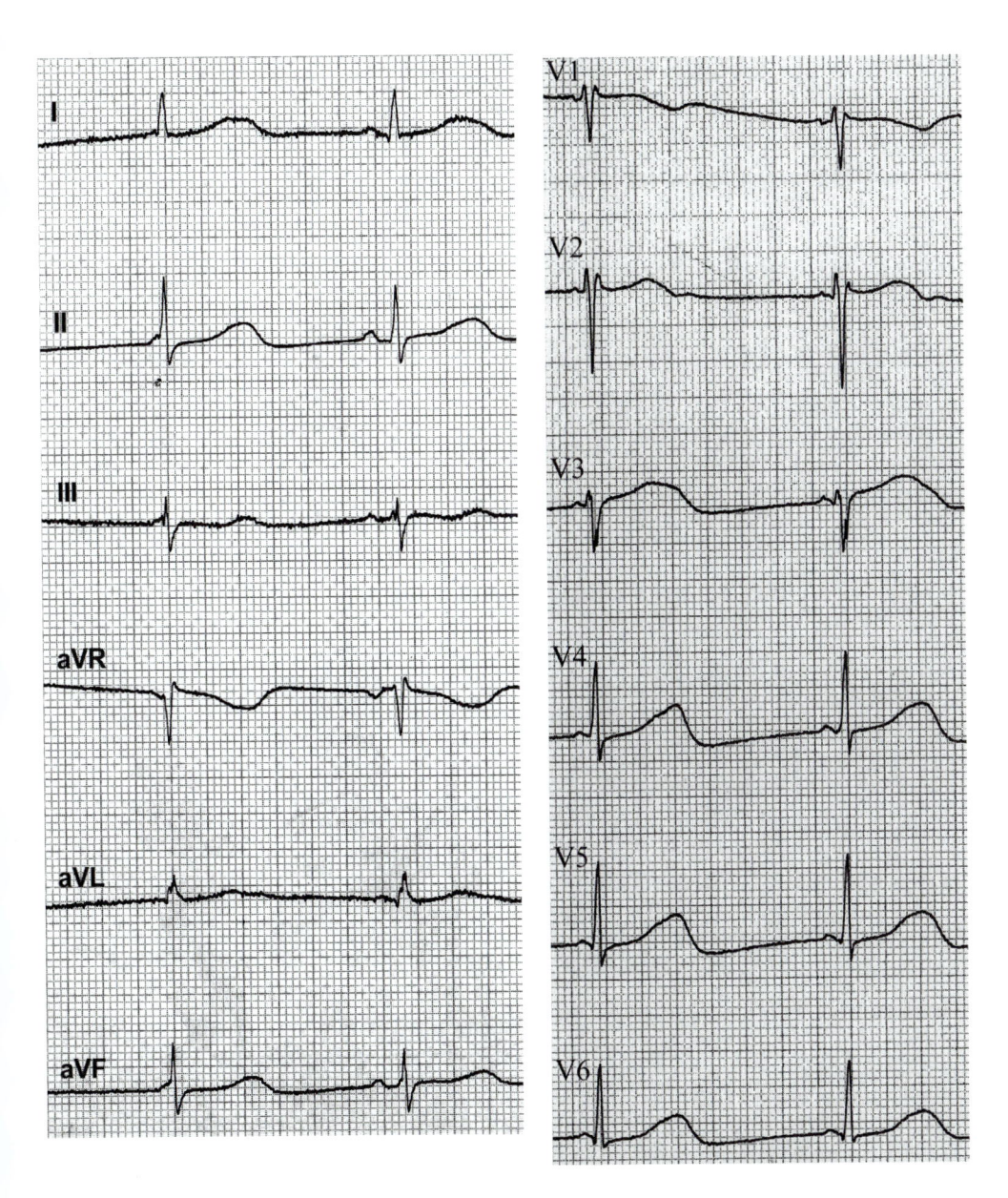

EKG 16.14b
Komplette Fusion der T- und U-Wellen. QT(U) 620 ms. QT(U)c 521 ms. Inkompletter RSB.

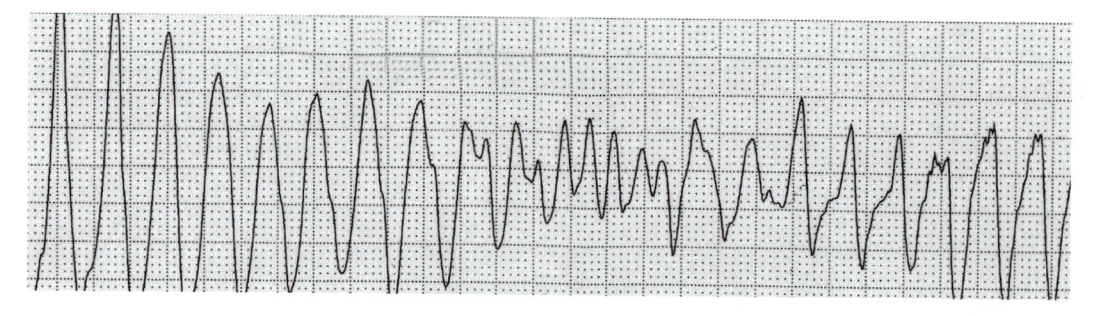

EKG 16.14c
(Rhythmusstreifen.) KT vom Typ „torsade de pointes", Frequenz bis >300/min.

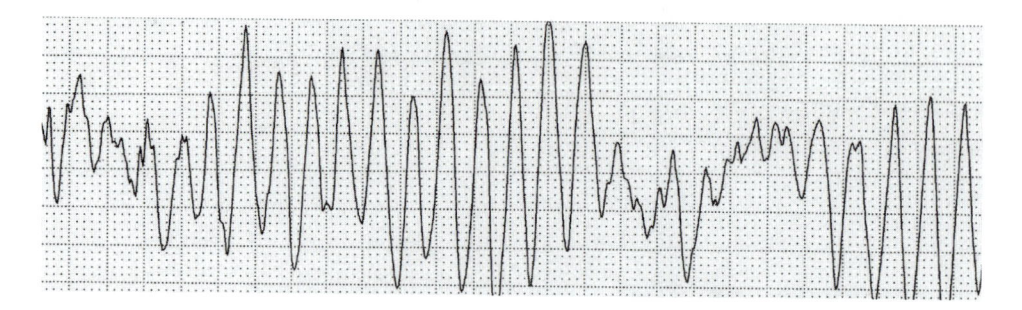

EKG 16.14d
(Rhythmusstreifen.) KT vom Typ „torsade de pointes", maximale instantane Frequenz rund 360/min.

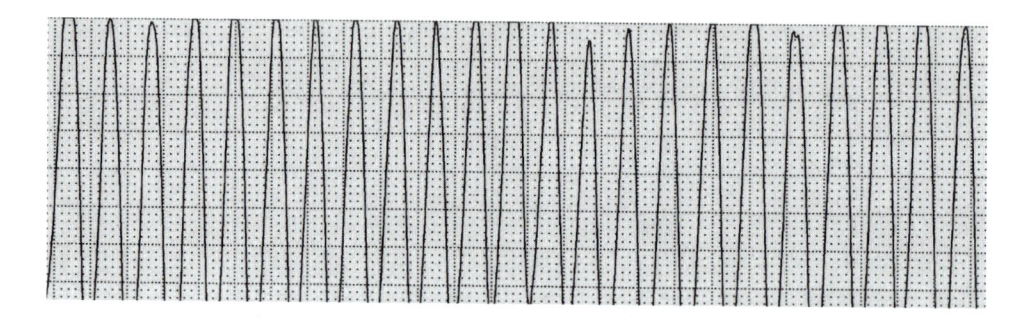

EKG 16.14e
(Rhythmusstreifen.) Beinahe regelmäßige KT mit der Morphologie eines Kammerflatterns, Frequenz rund 220/min.

Kapitel 17
Veränderungen der Repolarisation

Auf einen Blick

Dieses Kapitel ist sehr kurz. Warum? Pathologisch negative T-Wellen stellen zwar die häufigste isolierte Deformation der ventrikulären Repolarisation dar. Doch sind T-Veränderungen, die nicht mit pathologischen QRS-Komplexen einhergehen, sehr unspezifisch. Die Veränderungen der ST-Strecke sind seltener und etwas spezifischer.

EKG

1 ST-Strecke

1.1 ST-Hebung

Eine ST-Hebung in den *Extremitätenableitungen* bewirkt als Spiegelbild eine ST-Senkung in den gegenüberliegenden Ableitungen: So wird eine ST-Hebung in aVL zu einer ST-Senkung in aVF/III und eine ST-Hebung in III/aVF zu einer ST-Senkung in aVL. In den *präkordialen Ableitungen* sind die Spiegelbilder nicht so eindeutig und beschränken sich auf die Ableitungen V_1/V_2 versus V_5/V_6 (im Falle einer linksventrikulären Überlastung) und auf die zusätzlichen Ableitungen V_7 bis V_9 versus (V_1) V_2/V_3 (im Falle eines akuten posterioren Myokardinfarktes (MI)).

Die Differentialdiagnose der isolierten *ST-Hebung* ist relativ bescheiden (siehe Tabelle 17.1).

1.2 ST-Senkung

Die klinisch wichtigste ST-Senkung tritt während des *Belastungstests* (in den Ableitungen V_4 bis V_6) als Anzeichen einer *Ischämie* auf. Eine ST-Senkung in Ruhe ist bei reiner Ischämie relativ selten. Wie oben erwähnt, entspricht eine ST-Senkung in

Tabelle 17.1
Differentialdiagnose der ST-Hebung

Ursache	Typische Zeichen
Akuter MI*	• ST von der R-Zacke abgehend*** • Amplitude 2–10 mm • Frontaler ST-Vektor bei inferiorem AMI +80° bis 120°; beim anterioren AMI rund -40° bis +10° • Verlauf: zum Q-Zacken-Infarkt
Prinzmetal-Angina	• Morphologie und Amplitude wie beim AMI • Reversibel innerhalb 15–20 min
Frühe Repolarisation**	• ST von R-(oder S-) Zacke abgehend • Amplitude 1–5 mm • Kein Verlauf; gesunde, oft junge Personen
Vagotonie**	• Amplitude bis zu 4 mm in Ableitungen V_2/V_3 • Meistens bei Sinusbradykardie
Perikarditis Stadium 2*	• ST meistens von S-Zacke abgehend*** • Amplitude <2 mm • Frontaler ST-Vektor +30° bis +70° (ST-Hebung in I *und* aVF!) • Verlauf; keine *pathologische Q-Zacke!*
Spiegelbild LV-Überlastung	• Amplitude bis zu 4 mm in Ableitungen V_2/V_3 • Hohe Amplitude, meistens in Verbindung mit LVH
Brugada-Syndrom	• Amplitude bis zu 3 mm in V_2, weniger in V_1/V_3 • Kombiniert mit dem Bild des inkompletten RSB • Unterdrückt durch Klasse-I-Antiarrhythmika
Andere seltene Ursachen	

AMI = akuter Myokardinfarkt; LVH = linksventrikuläre Hypertrophie; RSB = Rechtsschenkelblock.
*Siehe Kapitel 13: Myokardinfarkt, und Kapitel 15: Perikarditis.
**Siehe Kapitel 3: Das normale EKG und seine normalen Varianten.
***Eine vereinfachte „Regel" besagt, dass beim *akuten MI* die erhöhte ST-Strecke von der *R-Zacke* abgeht, während sie bei der *akuten Perikarditis* (Stadium 2) von der *S-Zacke* abgeht. Diese „Regel" führt zu einiger Verwirrung, weil sie nur in 90% der AMI und in 80% der Fälle mit Perikarditis gilt.

den Ableitungen $V_2/V_3(V_1)$ dem Spiegelbild des *akuten posterioren* Myokardinfarktes und nie einer isolierten „anteroseptalen Ischämie", die im EKG nicht identifiziert werden kann.

Im Ruhe-EKG ist eine ST-Senkung in den Ableitungen V_5/V_6 (und I, aVL), die mit asymmetrischen T-Wellen in denselben Ableitungen verbunden ist, im Allgemeinen durch eine LV-Überlastung mit oder ohne LV-Hypertrophie (LVH) bedingt. In diesem Fall beobachten wir oft in den Ableitungen V_1/V_2 ein entsprechendes Spiegelbild.

Digitalis führt oft zu einer leichten ST-Senkung von rund 1 mm mit einer typischen muldenförmigen Konfiguration. Eine leichte ST-Senkung (bis 1 mm) wird bei vielen Situationen gefunden und ist deshalb unspezifisch.

2 T-Welle

2.1 T-Negativität (T-Inversion)

Negative asymmetrische T-Wellen sind oft ein *normaler Befund* in mehreren Extremitätenableitungen. Die T-Negativität steht dann in Beziehung zur frontalen QRS-Achse ($ÅQRS_F$): Vertikale $ÅQRS_F$: T-Negativität in III, aVF(II); linke $ÅQRS_F$: T-Negativität in aVL. Eine negative T-Welle in *Ableitung I* ist meistens *pathologisch*. In den präkordialen Ableitungen findet sich eine negative T-Welle bei *normalen* Herzen nur in *Ableitung V_1*. Es gibt aber eine Ausnahme: Gelegentlich lässt sich eine negative T-Welle auch in V_2 (V_3) bei gesunden Männern bis zum Alter von 25 Jahren und bei gesunden Frauen bis zum Alter von 35 Jahren beobachten. Bei einer T-Negativität in den *Ableitungen V_2/V_3* sollte aber eine Abnormität des *rechten Ventrikels* in Betracht gezogen werden. Solche Abnormitäten sind ein Vorhofseptumdefekt, Lungenembolien und ein arrhythmogener rechter Ventrikel (siehe Tabelle 17.2).

Negative T-Wellen werden in einigen präkordialen Ableitungen nicht nur bei Ischämie angetroffen, sondern auch bei *unzähligen* anderen Situationen.

Negative T-Wellen infolge Ischämie werden „primär negative T-Wellen" und T-Wellen die sekundär infolge ventrikulärer Hypertrophie auftreten, werden „sekundär negative T-Wellen" genannt.

Bei der *Ischämie* ist die negative T-Welle im Allgemeinen *symmetrisch* (EKG 17.1), während sie bei der *LV-Überlastung* in der Regel *asymmetrisch* ist (EKG 17.2). Diese Regel ist aber nicht zuverlässig. Zum Beispiel lässt sich eine negative symmetrische T-Welle auch bei der Perikarditis (Stadien 3–4), bei hypertropher Kardiomyopathie und bei anderen Krankheiten beobachten.

Die Differentialdiagnose der asymmetrischen negativen T-Wellen ist noch viel umfassender und schließt normale Herzen, Entzündungen, Allgemeinerkrankungen, Medikamente und so weiter ein.

Überdies bleibt zu erwähnen, dass asymmetrische T-Wellen im Spitzenbereich symmetrisch erscheinen können(EKG 17.3). Es wäre absurd, aufgrund dieses Musters eine LV-Überlastung oder eine LVH *und* Ischämie zu diagnostizieren.

2.2 T-Positivität

Positive T-Wellen sind selten pathologisch. Abnormal *hohe symmetrische* T-Wellen kommen bei der mäßigen *Hyperkaliämie* vor (Kapitel 16: Elektrolytstörungen). Ausnahmsweise wird die gleiche T-Morphologie im frühesten Stadium eines MI, das nur wenige Minuten dauert, gesehen.

Differentialdiagnose: hohe T-Wellen in V_2/V_3 als normale Varianten, besonders bei Sinusbradykardie.

Tabelle 17.2
Differentialdiagnose der T-Negativität

- Klassischer Non-Q-Zacken-Infarkt
- Ischämie ohne Infarkt
- Ventrikuläre Überlastung
- Normale Varianten
- Syndrom X
- Perikarditis (Stadien 3 und 4)
- Überlastung oder Krankheiten des rechten Ventrikels
- Myokarditis
- Schwere Anämie
- Trichterbrust
- Aufrechte Position
- Medikamente
- Pankreatitis
- Hyperventilation
- Unzählige andere Krankheiten und Situationen *

*Es wäre kaum sinnvoll, die vollständige Liste der Hunderten von Krankheiten und Situationen aufzuführen.

Fallbeispiel/Short Story 1

Im November 1998 spürte ein 65-jähriger Mann mit einer stabilen Angina pectoris in der Anamnese während einer Routine-EKG-Registrierung einen plötzlichen, starken typischen Brustschmerz. Die ausgezeichnete Krankenschwester erschrak ob der hohen symmetrischen T-Wellen in den Ableitungen V_2/V_3 (EKG 17.4) und verlegte den Patienten unverzüglich auf die Intensivstation. Dort entwickelte sich beim Patienten innerhalb von 20 min ein akuter anteriorer Infarkt mit einem typischen EKG. Die Koronarangiographie wurde 50 min nach Beginn des Schmerzes durchgeführt und ergab einen Verschluss des proximalen RIVA. Das Resultat der Koronardilatation (PTCA) mit Stenteinlage war ausgezeichnet. Die Akinesie der apikalen Zone bildete sich zu einer leichten Hypokinesie zurück.

Im Detail

EKG Spezial

Im Abschnitt „Auf einen Blick" sind die wichtigsten Veränderungen der Repolarisation beschrieben worden. Es macht keinen Sinn, alle Muster der so genannten pathologischen Repolarisation, die meistens ohne jegliche Spezifität sind, zu diskutieren. So können wir uns für einmal in einem Lehnstuhl zurücklehnen und entspannen. Für unser Ziel genügt es, einige wenige spezielle Punkte zu streifen.

3 Spezielle Bemerkungen

3.1 Atypisches Verhalten der Repolarisation bei akutem Myokardinfarkt und akuter Perikarditis

Wie in der Fußnote zu Tabelle 17.1 erwähnt, kann die Repolarisation beim akuten MI ebenso wie bei der akuten Perikarditis atypisch sein.

Beim *akuten* MI können wir eine *erhöhte ST-Strecke* finden, die von der *S-Zacke* in den präkordialen *Ableitungen V_1 bis V_3* abgeht, wo die präexistierende S-Zacke im Allgemeinen von großer Amplitude ist.

Bei der *akuten Perikarditis* entspringt die erhöhte ST-Strecke von der R-Zacke in den Ableitungen, wo keine S-Zacke vorbestehend ist. Dies kann in den Ableitungen V_5/V_6 und je nach der frontalen QRS-Achse in den Ableitungen aVL/I oder in den inferioren Ableitungen der Fall sein.

Folglich können wir beim gleichen Patienten sowohl beim akuten MI wie auch bei der akuten Perikarditis in verschiedenen Ableitungen Abgänge der ST-Hebung sowohl von der R-Zacke wie auch von der S-Zacke sehen. Als weitere Konsequenz ist die Diagnose der Kombination eines akuten MI mit einer akuten Perikarditis aufgrund eines einzigen EKGs schwierig oder unmöglich.

Unter Berücksichtigung der Anamnese und der klinischen Befunde kann die zugrunde liegende Ursache einer ST-Hebung in den meisten Fällen bestimmt werden. Eine auffallende ST-Hebung wird bei 60-jährigen Männern mit Thoraxschmerzen in 99% einem akuten MI entsprechen. Bei einem Patienten jeden Alters mit einer leichten ST-Hebung in einigen präkordialen Ableitungen und in Ableitung I und aVF wird eine akute Perikarditis vorliegen (siehe Kapitel 15: Perikarditis). Bei einem 20-jährigen gesunden und symptomlosen Menschen ist das seltene Bild einer „frühen Repolarisation" sehr wahrscheinlich (siehe Kapitel 3: Das normale EKG und seine normalen Varianten). Eine ST-Hebung in den Ableitungen V_1/V_2 (V_3), die mit einem inkompletten Rechtsschenkelblock (iRSB) einhergeht, ist verdächtig auf ein Brugada-Syndrom.

3.2 EKG-Bilder mit verlängerter oder verkürzter QT-Dauer

Die Repolarisation ist *per se* verändert beim Vorliegen eines verlängerten oder verkürzten PQ-Intervalls. Beim kongenitalen *„langen QT-Syndrom"* (Romano-Ward und Lange-Nielsen) ebenso wie beim erworbenen langen QT-Syndrom (Hypokaliämie, Antiarrhythmika) ist die ST-Strecke oft isoelektrisch, sie kann aber auch leicht gesenkt oder sogar erhöht sein. Meistens ist die T-Welle mit der U-Welle fusioniert (siehe Kapitel 16: Elektrolytstörungen, und Kapitel 26: Kammertachykardien). Beim seltenen Bild des „postsynkopalen bradykarden Syndroms", das mit einer bizarren QT(U)-Verlängerung verbunden ist, finden wir abnorm breite und negative T-Wellen in den präkordialen und einigen Extremitätenableitungen (siehe EKG 32.17 im Kapitel 32: Seltene EKGs). Nur bei der QT-Verlängerung infolge Hypokalzämie ist die T-Welle oft normal. Ebenfalls ist die T-Welle bei der QT-Verkürzung infolge Hyperkalzämie normal mit Ausnahme einer schmalen T-Basis (siehe Kapitel 16: Elektrolytstörungen).

Erst kürzlich wurde eine neue Entität beschrieben: Das kongenitale und sehr seltene „kurze QT-Syndrom" (EKG 17.5), das familiär aufzutreten scheint und wie das „lange QT-Syndrom" zu plötzlichem Tod infolge Kammerflimmern führen kann [6,7,8]. Als pathophysiologischer Mechanismus wird eine abnorme Kalium-Kanal-Funktion vermutet [9].

3.3 Riesige negative T-Wellen

Riesige negative T-Wellen (Amplitude 5–15 mm) kommen relativ selten vor. Manchmal werden sie in Kombination mit einer LV-Hypertrophie und bei hypertropher Kardiomyopathie und in großer Zahl bei Patienten mit apikaler Hypertrophie gefunden (siehe EKG 5.14 in Kapitel 5: Linksventrikuläre Hypertrophie). Bei diesen Fällen ist das QT-Intervall oft leicht verlängert.

Isolierte riesige negative T-Wellen (ohne QRS-Veränderung) werden beobachtet beim klassischen Non-Q-Infarkt, in Kombination mit zerebralen Krankheiten [1], bei einigen Fällen von „Post-pacing"-T-Negativität (Chatterjee-Phänomen), nach Lungenödem [2] und bei der „globalen-T-Wellen-Inversion". Letztere kommt vorwiegend bei Frauen vor und geht nicht mit einer schlechten Prognose einher mit Ausnahme von Fällen mit kurzem QT-Intervall bei digitalisierten Patienten [3].

Riesige T-Wellen mit offensichtlicher oder *exzessiver QT-Verlängerung* stellen ein seltenes EKG-Muster dar, das früher als „postsynkopales bradykardes Syndrom" bezeichnet wurde (siehe oben und EKG 32.17 im Kapitel 32: Seltene EKGs). Jedoch kann das Bild auch ohne vorausgegangene Synkope auftreten, und es kann mit einer Normokardie kombiniert sein. In den meisten Fällen geht dem Erscheinen dieser EKG-Veränderung eine zerebrale Erkrankung, etwa eine Subarachnoidalblutung, ein zerebraler Insult oder ein epileptischer Anfall voraus. Der pathophysiologische Mechanismus hängt wahrscheinlich mit einer hypothalamischen Dysfunktion zusammen, die in der Folge zu Hypertonie, erhöhtem myokardialem Sauerstoffbedarf und koronaren Spasmen führt. Bei einem Experiment an Katzen wurde gezeigt, dass eine hypothalamische Verletzung subendokardiale Blutungen hervorruft. Bei Patienten mit einer akuten nichtkardialen Krankheit und tiefer T-Inversion in den präkordialen Ableitungen wurde eine umschriebene, reversible linksventrikuläre Dysfunktion beobachtet [4].

Bei einigen Fällen bleibt die Ätiologie unklar und oft ist die exzessive QT-(QTc-) Verlängerung mit sehr breiten T-Wellen auffallender als die Amplitude der negativen T-Wellen.

Schließlich bleibt zu erwähnen, dass akute zerebrale Krankheiten in seltenen Fällen auch zu einer ST-Hebung führen können.

Literatur

1. Perron A, Bradey WJ. Electrocardiographic manifestations of CNS events. Am J Emerg Med 2001;19:332–3
2. Littman L. Large T wave inversion and QT prolongation associated with pulmonary edema: a report of nine cases. J Am Coll Cardiol 1999;34:1106–10
3. Walder LA, Spodick DH. Global T wave inversion: long term follow-up. J Am Coll Cardiol 1993;21:1652–6
4. Sharkey SW, Shear W, Hodges M, Herzog CA. Reversible myocardial contraction abnormalities in patients with acute non-cardiac illness. Chest 1998;114:98–105
5. Voegelin HP, Jutzi H, Gertsch M. EKG- und kardiale Veränderungen bei akutem Hirnschaden. Schweiz med Wschr 1989;119:461–6
6. Gussak I, Brugada P, Brugada J et al. Idiopathic short QT interval: a new clinical syndrome? Cardiology 2000;94:99–102
7. Gussak I, Brugada P, Brugada J et al. ECG phenomenon of idiopathic and paradoxical QT intervals. Card Electrophysiol Rev 2002;6:49–53
8. Bauersfeld U. Plötzlicher Todesfall in der Familie. Kardiovask. Med. 2003;6:378
9. Gaita F, Giustetto C et al. Short QT syndrome: a familial cause of sudden death. Circulation 2003;108:965–70

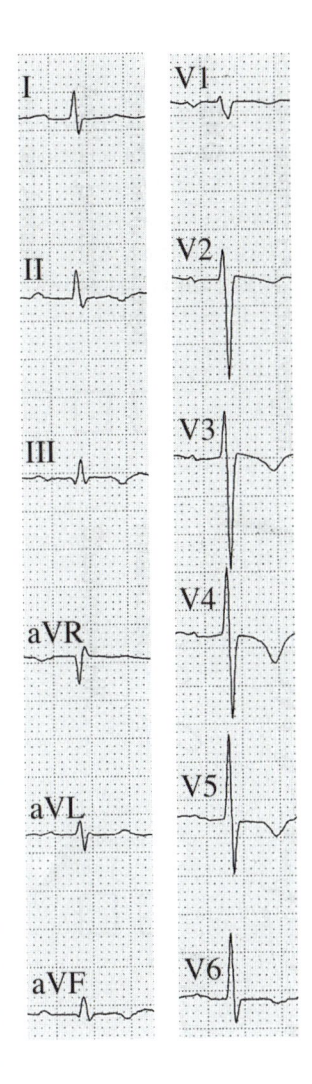

EKG 17.1
70J/m. Koronare Herzkrankheit, Lungenemphysem. Typischer Thoraxschmerz 20 min vorher. EKG: symmetrische negative T-Wellen in Ableitungen V_1 bis V_6. Beachte auch die annähernde periphere „low voltage" und den AV-Block 1°. Koro: proximale 90% Stenose des RIVA. Minimale apikale Hypokinesie.

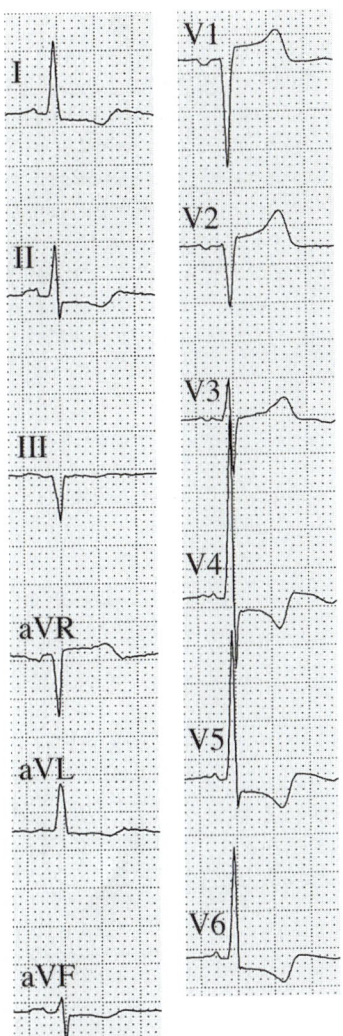

EKG 17.2
52J/w. Hypertonie und kombinierte Aortenklappenerkrankung. Normale Koronararterien. EKG: hohe R-Voltage in Ableitungen V_3/V_4. ST-Senkung und negative asymmetrische T-Wellen in I, II, aVL, aVF und V_4 bis V_6 (in V_4 ist die T-Welle nahezu symmetrisch).

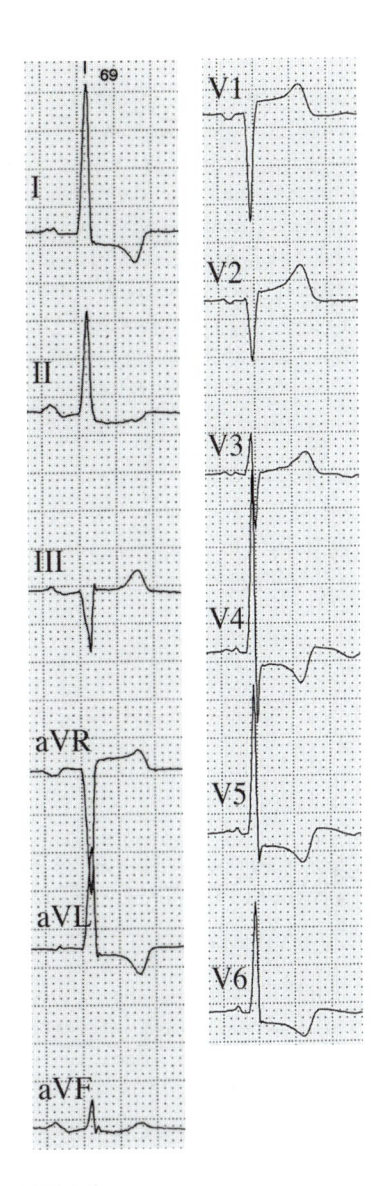

EKG 17.3
50J/m. Schwere Aortenklappenerkrankung mit vorherrschender Insuffizienz. Normale Koronararterien. EKG: LVH (positiver Lyon-Index; positiver Sokolow-Index; R-Amplitude in aVL 19 mm). ST-Senkung in den Ableitungen I, II, aVL, V_5, und V_6, mit asymmetrischen T-Wellen, aber mit symmetrischem Aspekt im Spitzenbereich.

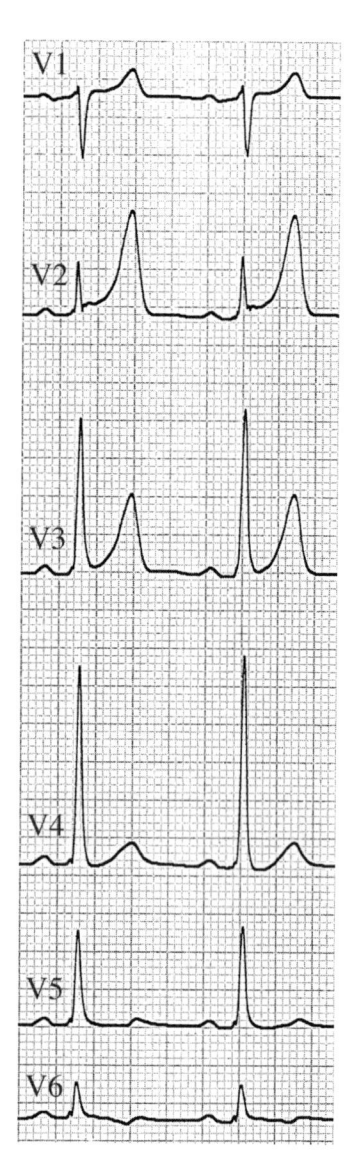

EKG 17.4
Fallbeispiel/Short Story 1. 65J/m.
Hohe symmetrische T-Wellen mit leichter ST-Hebung in den Ableitungen V$_2$/V$_3$. Beachte: sehr ähnliche T-Wellen wie hier werden auch als normale Varianten gesehen.

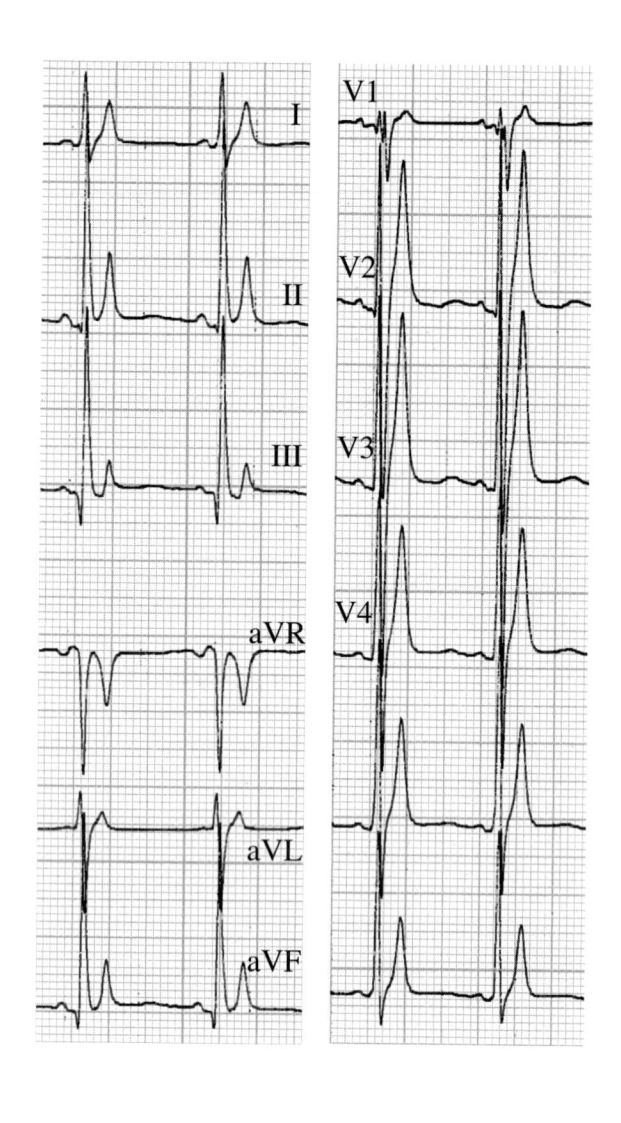

EKG 17.5
EKG freundlicherweise überlassen von Dr. Urs Bauersfeld. 16J/m. Sinusrhythmus, 87/min. PQ 0,11 s. ÅQRS$_F$ +75°. Große Amplitude von QRS. Mit 240 ms stark verkürztes QT-Intervall, mit praktisch fehlendem ST-Segment und verschmälerten T-Wellen, die besonders in V$_2$ bis V$_6$ hoch sind.

Sektion III

Arrhythmien

Kapitel 18
Vorhofextrasystolen (VoES)

Auf einen Blick

Vorhofextrasystolen (VoES) kommen nicht viel weniger häufig vor als ventrikuläre Extrasystolen (VES), sie sind aber viel häufiger als supraventrikuläre Extrasystolen (SVES), die im atrioventrikulären (AV) Knoten entstehen. Oft gehen VoES nicht mit einer Herzkrankheit einher. In bis zu 64% junger, gesunder Menschen werden in einem ambulanten EKG einige VoES gefunden, meistens ohne Symptome.

EKG

VoES sind charakterisiert durch vorzeitiges Einfallen und durch eine deformierte P-Welle, die auf einen vom Sinusknoten entfernten „Fokus" im (meistens rechten) Vorhof hindeutet (EKG 18.1). Ein Fokus im unteren rechten Vorhof, nahe beim Koronarsinus, führt zu einer negativen P-Welle in den inferioren Ableitungen aVF, III (und II). Das kurze PQ-Intervall kann gleich oder etwas länger sein (>0,12 s) als bei einem AV-Knotenschlag. Diese P-Morphologie wird häufiger bei intermittierenden ektopischen Vorhofrhythmen (meist bei gesunden Herzen) oder bei AV-Knotenrhythmen als bei isolierten VoES gesehen. Das EKG 18.2 zeigt ein Beispiel eines ektopischen Vorhofrhythmus mit negativen P-Wellen inferior und in den Ableitungen V_2 bis V_6 bei einem älteren Patienten mit rechtsventrikulärer Hypertrophie (RVH). Eine negative P-Welle in I, aVL und in V_6/V_5 kann entweder durch einen rechtsatrialen oder einen linksatrialen ektopischen Ursprung bedingt sein; nur beim letzteren findet sich eine positive P-Welle in Ableitung V_1.

Wie bei VES ist die Vorzeitigkeit, das heißt das Kopplungsintervall, nicht konstant. Im Gegensatz zu den VES ist die Pause nach den VoES im Allgemeinen nicht voll kompensiert (allerdings ist auch bei VES die Kompensation nicht immer vollständig). Fällt die P-Welle in die T-Welle des vorangehenden Schlages, ist sie möglicherweise schwierig zu identifizieren. Während die erste VoES im EKG 18.3 (mit einem kurzen PQ-Intervall und negativen P-Wellen in V_3 bis V_6) deutlich sichtbar ist, kann die zweite, sehr frühe VoES nur in V_1 (und V_2) als Spitze auf der T-Welle, bewirkt durch die superponierte P-Welle, festgestellt werden. Der QRS-Komplex dieser VoES zeigt eine Aberration mit dem Bild eines Rechtsschenkelblocks (RSB). Der letzte Schlag lässt sich als postextrasystolischer Vorhofersatzschlag aus dem gleichen Fokus wie die erste VoES interpretieren.

Nach frühen VoES kann eine Aberration (EKGs 18.3 und 18.8) oder ein AV-Block 1° beobachtet werden. Fällt eine VoES sehr früh ein, kann sie komplett AV-blockiert sein (18.4). Bei diesen Fällen wird gelegentlich die falsche Diagnose eines sinoatrialen (SA-) Blocks gestellt.

Im Detail

Die klinische und prognostische Bedeutung der VoES ist ziemlich bescheiden. VoES können Symptome zur Folge haben; VoES mit aberrierender Reizleitung können mit VES verwechselt werden; es besteht die Möglichkeit, dass VoES eine Vorhoftachykardie oder ein Vorhofflimmern auslösen. Schließlich bleibt zu erwähnen, dass die korrekte *Diagnose* der VoES nicht immer leicht ist.

EKG Spezial

Das EKG 18.5 stellt nicht – wie man auf den ersten Blick meinen könnte – einen atrialen Trigeminus dar, sondern eine kurze polymorphe Vorhoftachykardie (siehe Ableitung III) mit einem AV-Block 2° vom höhergradigen Typ. Die P-Wellen 1,4 und 6 sind mehr oder weniger in der T-Welle verborgen; die P-Wellen 3,5 und 7 erscheinen unmittelbar nach dem QRS. Nach der achten P-Welle (die siebente ist nicht AV-übergeleitet) stoppt die Tachykardie.

Im Gegensatz zu einigen Fällen mit ventrikulärer Bigeminie (oder der äußerst seltenen AV-Knoten-Bigeminie) wird die seltene Vorhofbigeminie (EKG 18.6) vom „Patienten" nicht registriert, weil weder eine AV-Dissoziation noch eine retrograde Vorhoferregung besteht.

Eine Vorhoftrigeminie (EKG 18.7) und eine Vorhofquadrigeminie kommen sehr selten vor.

Bei VoES mit *Aberration* ist das Bild eines RSB häufiger als das eines LSB. Im EKG 18.8 wird die sehr frühe Vorhofdepolarisation durch eine minimale Unregelmäßigkeit am Ende der T-Welle und durch eine diskrete Zunahme der T-Amplitude in den Ableitungen V_5 und V_6 diagnostiziert. Das PQ-Intervall ist länger als bei den Sinusschlägen, und es besteht eine RSB-Aberration. Außerdem fehlt eine kompensatorische Pause („interponierte" VoES). Wenn bei einer supraventrikulären Extrasystole (SVES) keine P-Welle feststellbar ist, kann es schwierig sein, eine Aberration von einer VES zu unterscheiden. Die Dauer der kompensatorischen Pause ist nicht immer ein zuverlässiger Faktor zur Differenzierung. Die unterschiedliche QRS-Morphologie in den präkordialen Ableitungen V_1 bis V_6 erlaubt in den meisten Fällen eine korrekte Diagnose (zu Details siehe Kapitel 25: Ventrikuläre Extrasystolen).

1 Prävalenz und klinische Befunde

Obwohl VoES bei rund 65% der normalen Individuen vorkommen, weisen nur 2% von ihnen mehr als 100 VoES innerhalb von 24 h auf [1,2]. Folarin et al. [3] untersuchten 303 Militärpiloten. Sie fanden folgendes Vorkommen von VoES: Selten in 73%, gelegentlich in 2,6%, häufig in 2,3 % und sehr häufige isolierte VoES (>10% der normalen Schläge) in 0,3%. Bei vielen Situationen sind VoES kombiniert mit einer Herzkrankheit oder anderen Krankheiten [4]; sie geben aber keinen Hinweis auf die Ätiologie, sofern sie nicht mit Veränderungen des QRS und/oder der Repolarisation einhergehen. Im Gegensatz zu VES steht das Vorkommen von VoES nicht in Beziehung zu einer koronaren Herzkrankheit [5,6]. Beschrieben wurde ein erhöhtes Risiko für Hirnschlag bei Männern mit einer hohen Frequenz von VoES (≥219 in 24 Stunden) [7]. Unter pathologischen Umständen treten VoES häufiger bei dilatierten Atrien auf. Die Häufigkeit von VoES nimmt mit dem Alter zu, aber viel weniger stark als bei den VES (die oft mit einer Hypertonie und einer koronaren Herzkrankheit verknüpft sind).

Wenn die VoES mit einer Herzerkrankung (etwa in den ersten Tagen nach einer Herzoperation oder während viraler Infektionen) einhergehen, verschwinden sie oft spontan oder nach Abheilung der Infektion.

Bei Patienten mit paroxysmalem Vorhofflimmern (VoFli) wurde eine erhöhte Anzahl von VoES (die das VoFli auslösen) gefunden [8]. Diese Situation kann mit einem ausgeklügelten Vorhofschrittmacher, oft in Kombination mit Antiarrhythmika, die die VoFli-Episoden unterdrücken, behandelt werden [9] (siehe Kapitel 21: Vorhofflimmern). VoES können aber nicht nur Vorhoftachykardien auslösen, sondern diese auch beenden [10].

Isolierte oder repetitive VoES behindern die kardiale Auswurfleistung nur unter besonderen Bedingungen wie etwa bei AV-blockierten VoES in Bigeminie oder bei längeren Salven mit hoher Frequenz, die einer Vorhoftachykardie entsprechen.

Kurze Salven von VoES mit mäßiger Frequenz (EKG 18.9) treten gelegentlich bei gesunden Herzen auf, aber *rasche und längere Salven*, die der mehr oder weniger unregelmäßigen *Vorhoftachykardie* entsprechen (EKG 18.10), können Unbehagen, Palpitationen und Angst auslösen.

2 Therapie

Bei asymptomatischen Patienten sollten kurze und auch lange Salven von VoES im Allgemeinen nicht mit Antiarrhythmika behandelt werden wegen deren potentiellen proarrhythmischen Wirkungen.

Wenn doch eine antiarrhythmische Therapie notwendig ist, ziehen viele Kardiologen niedrige Dosen eines Betablockers oder Digitalis vor. Bei Patienten mit erhaltener LV-Funktion können niedrige Dosen von Flecainid oder Propafenon verabreicht werden.

Fallbeispiel/Short Story 1

Vor einigen Jahren sagte ein 62-jähriger Spezialist mit gutem Ruf in innerer Medizin zu dem Autor, dass das EKG nach seiner Meinung eine „Methode für die Katz'" sei und dass es ihm nie geholfen habe, zu einer korrekten Diagnose zu gelangen. Der Autor gratulierte ihm herzlich zu seinem modernen Konzept. Im Oktober 2000 erhielt der Autor von diesem Spezialisten einen langen Brief, dem ein EKG mit einem Rhythmusstreifen beigefügt war (EKG 18.11). Die 39-jährige Patientin, die *Tochter* des Arztes, litt unter tachykarden Palpitationen, die von Schwindel und Präsynkopen begleitet waren. Der Arzt stellte folgende Diagnose: grundsätzlich normales EKG; Sinusarrhythmie; atypische AV-Reentry-Tachykardie mit AV-Dissoziation und vielleicht AV-Block. Der Autor war sehr gespannt darauf, eine derartig ungewöhnliche Arrhythmie zu analysieren und stellte die Diagnose: außer Arrhythmie normales EKG; VoES in Salven bis zu 12 Schlägen bei einer Frequenz von rund 150/min. Der Autor schlug folgendes vor: Therapie mit Atenolol (25 mg oder 12,5 mg); Untersuchung der Infektions-Parameter; Echo/Doppler; Holter-EKG, Belastungs-EKG. Danach sollte die Entscheidung über eine definitive Therapie gefällt werden.

Schlussfolgerung: Das EKG wurde plötzlich wichtig, als eine nahe Verwandte Symptome hatte…

Literatur

1. Brodsky M, Wu D, Denes P, Kanakis Ch, Rosen KM. Arrhythmias documented by 24-hour continuous electrocardiographic monitoring in 50 male medical students without apparent heart disease. Am J Cardiol 1977;39:390–5
2. Sobotka PA, Mayer JH, Bauernfeind RA, et al. Arrhythmias documented by 24-hour continuous ambulatory electrocardiographic monitoring in young women without apparent heart disease. Am Heart J 1981;101:753–9
3. Folarin VA, Fitzsimmons PJ, Kruyer WB. Holter monitor findings in asymptomatic male military aviators without structural heart disease. Aviat Space Environ Med 2001;72:836–8
4. Zipes DP. Specific arrhythmias: diagnosis and treatment. In: Braunwald E (ed) Heart disease: a textbook of cardiovascular medicine, Fifth edn. Philadelphia:WB Saunders 1997, pp 650–2
5. Chiang BN, Perlman LV, Ostrander LD, Epstein FH. Relationship of premature systoles to coronary heart disease and sudden death in the Tecumseh epidemiologic study. Ann Intern Med 1969;70:1159–66
6. Hinkle LE, Carver ST, Stevens M. The frequency of asymptomatic disturbances of cardiac rhythm and conduction in middle-aged men. Am J Cardiol 1969;24:629–50
7. Engstrom G, Hedblad B, Juul-Moller S, et al. Cardiac arryhthmias and stroke: increased risk in men with high frequency of atrial ectopic beats. Stroke 2000;31:2925–9
8. Waktare JE, Hnatkova K, Sopher SM, et al. The role of atrial ectopics in initiating paroxysmal atrial fibrillation. Eur Heart J 2001;22:333–9
9. Wellens HJJ, Lau CP, Lüderitz B et al, for the Metrix investigators. Atrioverter: An implantable device for the treatment of atrial fibrillation. Circulation 1998;98:1651–6
10. Littmann L. The power of PACs. J Electrocardiol 2000;33: 287–90

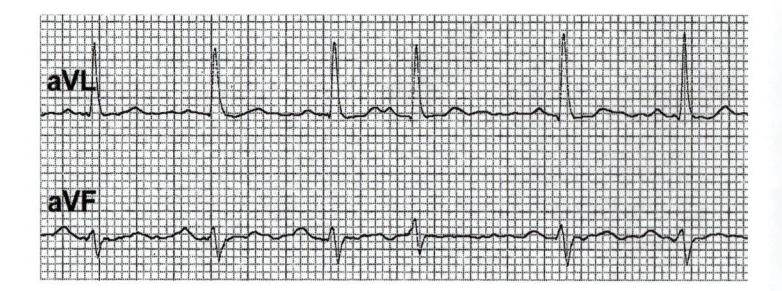

EKG 18.1
Vorhofextrasystole (Ableitungen aVL/aVF).

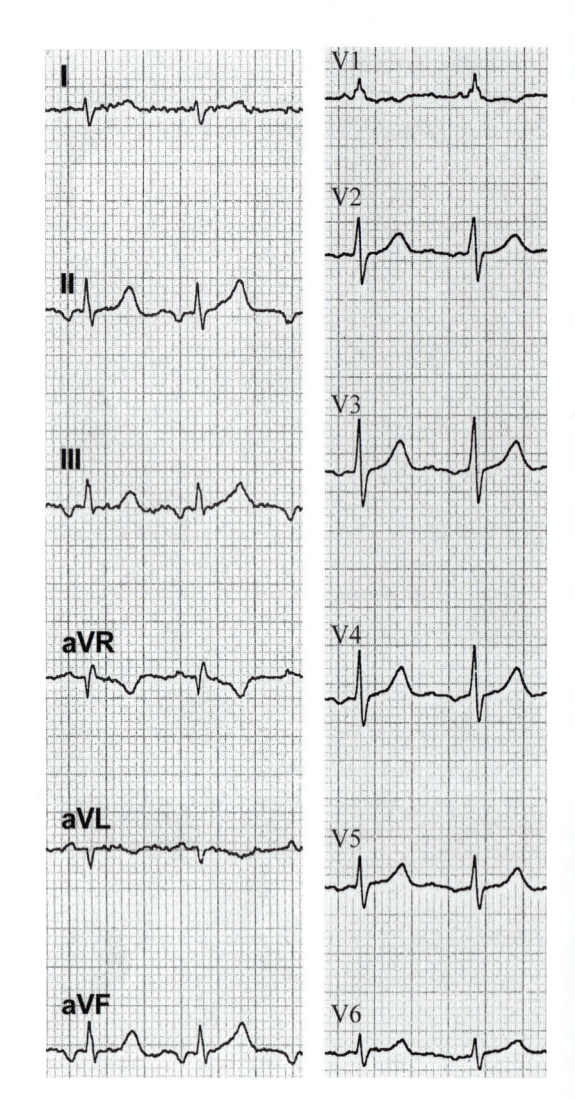

EKG 18.2
67 J/m. RVH infolge chronisch obstruktiver Lungenkrankheit. Da das PQ-Intervall rund 0,12 s beträgt, kann der Ursprung des Rhythmus im inferioren Teil des rechten Vorhofs oder im AV-Knoten lokalisiert werden.

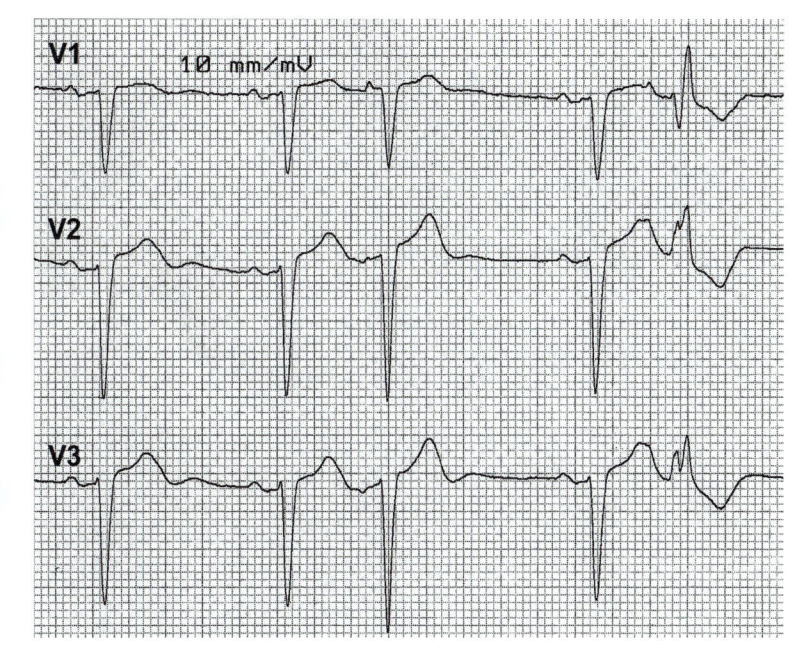

EKG 18.3
Zwei VoES mit unterschiedlichem Kopplungsintervall. Die zweite mit kurzem Kopplungsintervall zeigt eine RSB-Aberration.

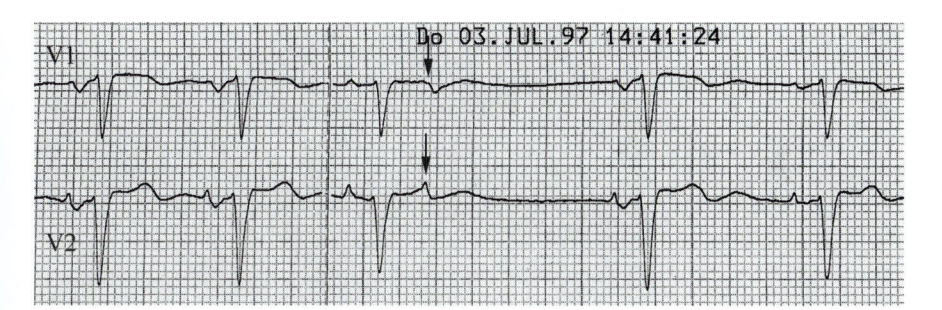

EKG 18.4
AV-blockierte VoES. Die VoES fällt sehr früh ein und ist blockiert. Der vorangehende Schlag ist ein normaler Sinusschlag; die P-Welle ist durch einen Artefakt deformiert.

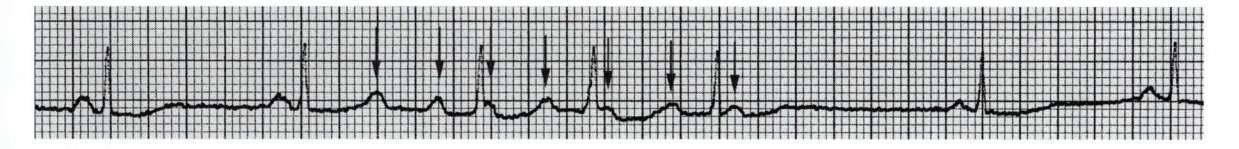

EKG 18.5
Ableitung I. Kurze Vorhoftachykardie (sieben P-Wellen) mit AV-Block 2°, Vortäuschung einer Vorhoftriplette.

EKG 18.6
(Ableitungen I/II) Vorhofbigeminie. Die P-Wellen überlagern die T-Wellen.

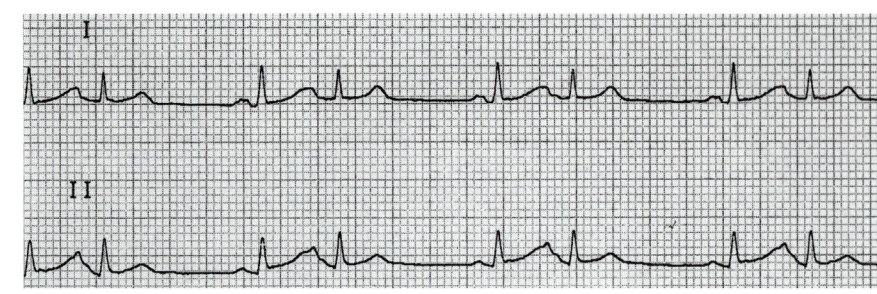

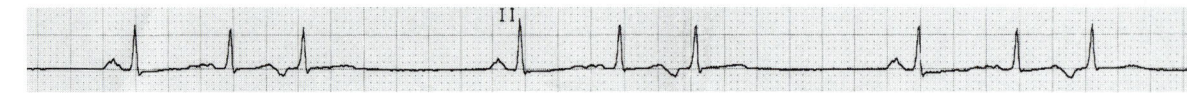

EKG 18.7
Vorhoftrigeminie.

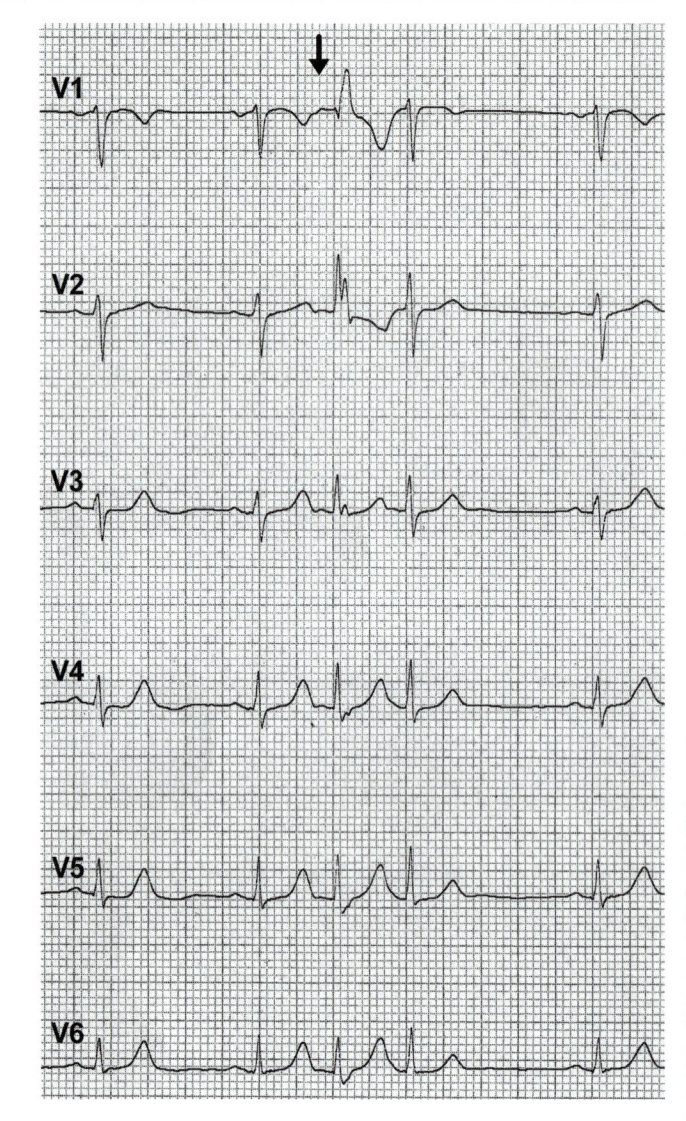

EKG 18.8
Interponierte VoES mit RSB-Aberration (P-Welle: Pfeil).

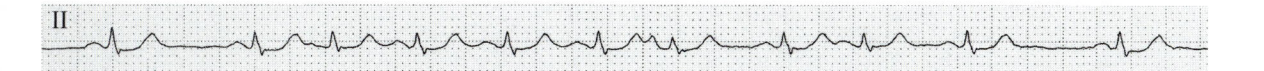

EKG 18.9
Salve von VoES („Vorhoftachykardie") mit mäßiger Frequenz, unregelmäßig.

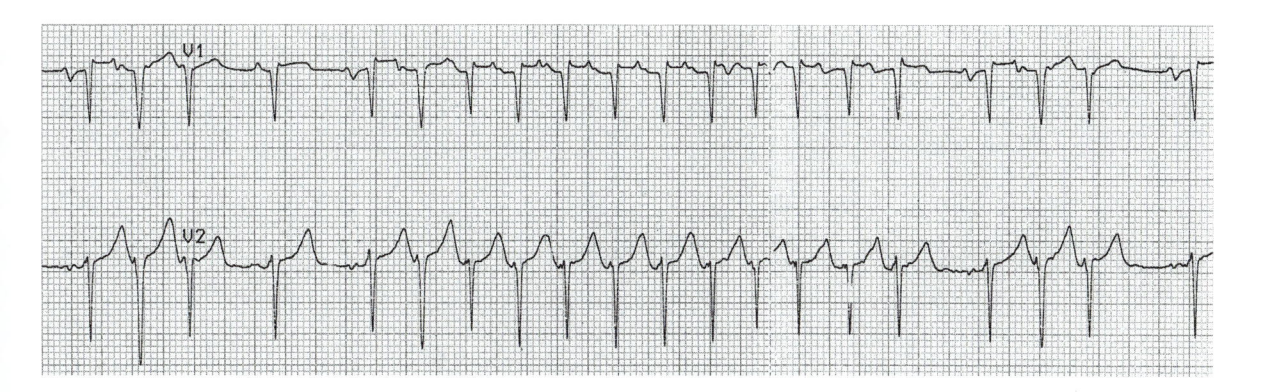

ECG 18.10
61J/m. Wegener-Krankheit. Ableitungen V_1/V_2. Salve von 11 VoES, leicht unregelmäßige Vorhoftachykardie mit einer Frequenz von 185/min, vorangegangen und gefolgt von einer Vorhofdoublette.

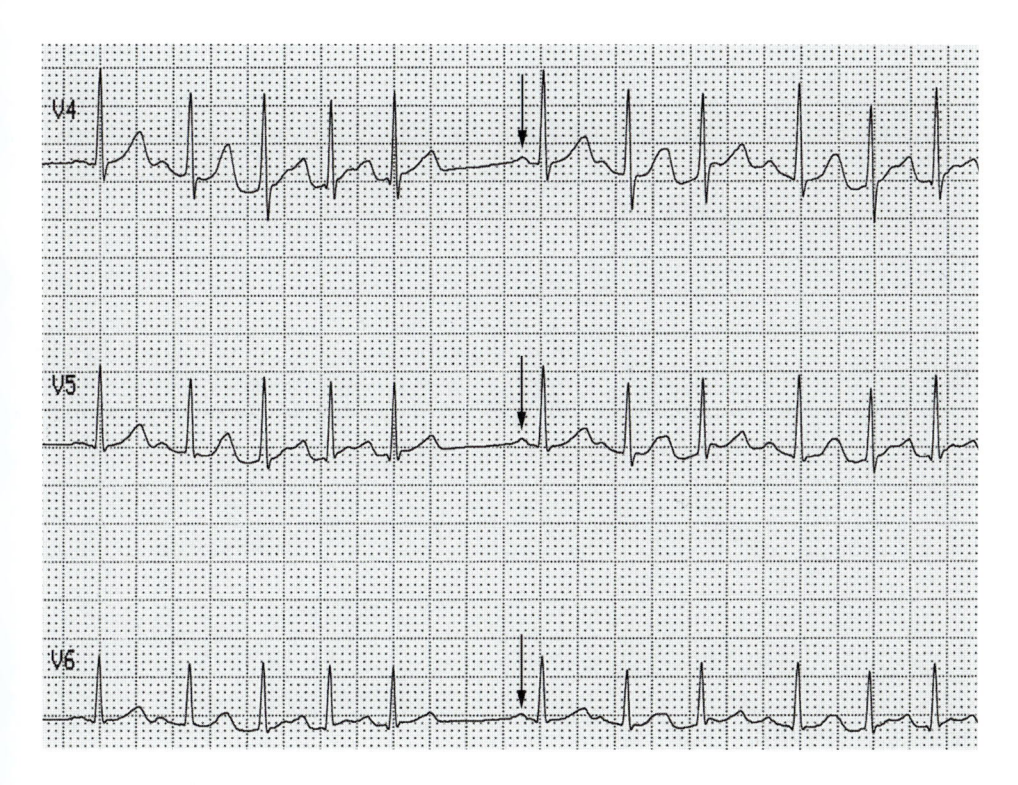

EKG 18.11
Fallbeispiel/Short Story 1. 39J/w. EKG (Ableitungen V_4 bis V_6): nur ein Sinusschlag (Pfeil), Salven von VoES, maximale instantane Frequenz 165/min.

Kapitel 19
Vorhoftachykardie

Auf einen Blick

Vorhoftachykardien sind nicht häufig, sofern Vorhofflimmern (Kapitel 21) und Vorhofflattern (Kapitel 20) ausgeschlossen werden. Die Typen der Vorhoftachykardie unterscheiden sich in Bezug auf die Morphologie der P-Welle, die Vorhoffrequenz, die atrioventrikuläre Überleitung, die Dauer der Arrhythmie, die hämodynamischen Konsequenzen, die elektrophysiologischen Mechanismen und die Ätiologie.

EKG

Bei allen Vorhoftachykardien gehen die P-Wellen dem QRS-Komplex voraus, aber die P-Morphologie unterscheidet sich von den Sinus-P-Wellen. Die meisten Vorhoftachykardien sind regelmäßig. Aufgrund der klinischen Bedeutung können die Tachykardien in folgender Weise klassifiziert werden.

1 „Salven" von Vorhofextrasystolen

Episoden von VoES (oft 3–5 Schläge) sind im Allgemeinen von mäßiger Frequenz (110–150/min) und bleiben oft ohne Symptome.

Das EKG 19.1 zeigt eine längere Episode von 8 Schlägen.

2 „Benigne" Vorhoftachykardie

Diese regelmäßige Tachykardie ist charakterisiert durch eine relativ *kurze Dauer* (von mehreren Sekunden bis Minuten) und eine *mäßige Frequenz* (<150/min); sie tritt bei sonst *gesunden* Herzen auf (EKG 19.2). Eine Therapie ist nur notwendig, wenn Symptome vorhanden sind (meistens Palpitationen).

3 Vorhoftachykardie von mittlerer Dauer und hoher Frequenz

Die Tachykardie dauert Minuten bis Tage, und die Frequenz beträgt zwischen 150 und 200/min (maximal 280/min) (EKG 19.3). Die Symptome sind Unwohlsein, Palpitationen, Schwindel, Präsynkopen oder sogar Synkopen, die dann eine medikamentöse Therapie oder eine Katheterablation erfordern. Die Tachykardie tritt bei gesunden Menschen ebenso wie bei Patienten mit Herzkrankheit auf. Das EKG 19.3 demonstriert, dass eine medikamentöse Therapie mit Adenosin auch das Herz des behandelnden Arztes erzittern lassen kann.

4 „Unaufhörliche" Vorhoftachykardie

Die Dauer dieses Typs von lang anhaltender Tachykardie beläuft sich auf Tage bis Monate. Wenn die Tachykardie Monate dauert und ihre Frequenz 150/min oder mehr beträgt, kann sie zu einer beträchtlichen Verminderung der Funktion des linken (und/oder rechten) Ventrikels oder sogar zu chronischer Herzinsuffizienz führen. Die Arrhythmie hat ihren Ursprung im rechten oder linken Vorhof und ist oft auf Medikamente resistent. Eine Wiederherstellung des Sinusrhythmus durch eine Katheterablation kann die Herzfunktion bei sonst gesundem Herzen nach Wochen oder Monaten wieder normalisieren. Jedoch tritt diese Tachykardie auch bei Patienten mit Herzkrankheiten auf, wo die Ablation das Problem nicht vollständig zu lösen imstande ist.

5 Vorhoftachykardie mit AV-Block 2°

Die Tachykardie zeigt gewöhnlich einen 2:1-AV-Block und steht oft in Verbindung mit einer Herzerkrankung (EKG 19.4). Sie kann auch durch eine *Digitalisintoxikation* verursacht sein. Im konventionellen EKG ist die Differenzierung von einem Vorhofflattern Typ 2 (mit 2:1-AV-Block) oft unmöglich.

6   Multifokale ektopische Vorhoftachykardie („chaotischer atrialer Mechanismus")

Diese *vollständig unregelmäßige* Tachykardie ist sehr selten. Die Frequenz beträgt 100–140/min (oder weniger als 100). Die Morphologie der P-Wellen ändert sich von Schlag zu Schlag, ebenso tun dies die PQ- und R-R-Intervalle (EKG 19.5). Die Arrhythmie an sich hat mäßige hämodynamische Konsequenzen. Sie geht aber meistens mit einer *schweren obstruktiven Lungenkrankheit* einher, welche für die schlechte Prognose verantwortlich ist (Details im nächsten Abschnitt und im Kapitel 32: Seltene EKGs).

Im Detail

Die Reihenfolge der Vorhoftachykardien im Abschnitt „Auf einen Blick" gründet sich auf der klinischen Bedeutung, die Serie von Vorhoftachykardien entspricht in diesem Abschnitt hingegen der üblichen Klassifikation mit Einbezug einiger elektrophysiologischer Mechanismen.

EKG Spezial

7   Ektopische (fokale) Vorhoftachykardie

Die ektopischen (fokale) Vorhoftachykardie ist die Folge der erhöhten Automatizität eines ektopischen Vorhoffokus [1]. Die Morphologie der P-Wellen ist von der Lokalisation des ektopischen Zentrums abhängig. Das P ist negativ oder positiv in den inferioren Ableitungen III und aVF. Oft ist diese *regelmäßige* Tachykardie von kurzer Dauer (bis zu 30 s), und sie weist meistens eine Frequenz zwischen 110 und 150/min auf. Deshalb wird diese Tachykardie *benigne langsame Vorhoftachykardie* genannt. Sie wird vor allem bei jungen Personen gesehen. Frequenzen bis zu 180/min sind eine Seltenheit. Die *seltene unaufhörliche Form*, die Wochen oder Monate lang dauert, ist oft mit einer organischen Herzkrankheit verbunden [2]. Jedoch kann die Tachykardie selbst zu ventrikulärer Dilatation und Herzinsuffizienz führen [3,4], die nach einer Katheterablation mindestens teilweise reversibel ist.

Zu Beginn der Tachykardie kann eine aberrierende Reizleitung vorhanden sein (meistens ein Rechtsschenkelblock, RSB), die nach einigen Schlägen mit gleicher Frequenz verschwindet. Eine längere Tachykardie zeigt oft gewisse Änderungen der Frequenz (sodass die Tachykardie unregelmäßig wird). Veränderungen der Repolarisation sind häufig und können während Stunden nach der Konversion der Tachykardie persistieren. Kurze Episoden sind harmlos und kommen in der Regel bei gesunden Personen vor. Lange Episoden („unaufhörliche" Form) sind häufiger mit einer organischen Herzkrankheit vergesellschaftet. Vagusmanöver beeinflussen die Vorhoffrequenz nicht, können aber einen AV-Block 2° auslösen. Eine Behandlung mit Adenosin ist manchmal erfolgreich. Bei problematischen Fällen ist die Katheterablation die beste Therapie.

8   Reentry-Vorhoftachykardie

Der Reentry-Kreis besteht aus zwei verschiedenen intraatrialen funktionellen Reizleitungsbündeln [5]. Wiederum unterscheidet sich die P-Welle von einer Sinus-P-Welle und kann in III und aVF positiv oder negativ sein. Die Tachykardie wird durch eine Vorhofextrasystole (VoES) eingeleitet. Im Gegensatz zum fokalen Typ ändert die P-Welle oft ihre Form, je nach den Variationen innerhalb des Kreises. Außerdem kann beim Beginn der Tachykardie eine Zunahme der Frequenz beobachtet werden (so genannter „Aufwärmeffekt"). Im Allgemeinen ist die Frequenz höher als bei der ektopischen Vorhoftachykardie und kann 240/min erreichen. Josephson [6] fand bei einer invasiven Untersuchung eine Häufigkeit von 6% bei 260 Patienten mit paroxysmaler supraventrikulärer Tachykardie. Die Vorhof-Reentrytachykardie kommt bei sonst gesunden Herzen, ebenso aber auch bei Patienten mit kongenitalen oder anderen Herzkrankheiten vor. Vagusmanöver und Adenosin führen selten zum Erfolg. Mit einem konventionellen EKG ist die Unterscheidung zwischen den beiden Typen der Vorhoftachykardie, wie oben erwähnt, in den meisten Fällen nicht möglich.

9 Repetitive paroxysmale Vorhoftachykardie

Diese Arrhythmie ist eine große Seltenheit. Sie wird durch äußerst häufige Anfälle einer leicht unregelmäßigen Vorhoftachykardie mit einer Frequenz von 130–150/min definiert. Es kann eine mehr oder weniger unaufhörliche Tachykardie, die oft durch einige Sinusschläge unterbrochen wird, vorkommen. Die Therapie richtet sich nach den Symptomen und der zugrunde liegenden Herzkrankheit.

10 Paroxysmale Vorhoftachykardie mit AV-Block

Vorhoftachykardien zeigen selten einen AV-Block 1°. Der Begriff „Vorhoftachykardie mit Block" ist für einen AV-Block 2° und einen äußerst seltenen AV-Block 3° reserviert. Der Mechanismus der Tachykardie besteht möglicherweise in einem „ektopischen Fokus". Eine getriggerte Aktivität wird bei einer Digitalisintoxikation diskutiert [7], bei der die Tachykardie nicht paroxysmal auftritt. Die Frequenz beträgt oft zwischen 150 und 200/min mit einem weiten Bereich von 110–240/min. Meistens besteht ein AV-Block 2:1 (EKG 19.4), selten mit überlagertem Wenckebach-Phänomen (was zu unregelmäßiger Ventrikelaktion führt) oder ein AV-Block 3:1. Oft erweist sich der Vorhofrhythmus als leicht unregelmäßig. Gelegentlich findet sich eine alternierende leichte „regelmäßige Unregelmäßigkeit": Die (AV-blockierte) P-Welle nach dem QRS zeigt eine kürzere Distanz zum vorausgehenden (übergeleiteten) P als zum folgenden (wieder übergeleiteten) P. Der Mechanismus für dieses Verhalten ist der gleiche wie bei der „ventrikulophasischen Sinusarrhythmie" (Kapitel 12: AV-Block und AV-Dissoziation im Abschnitt „Im Detail"). Die Unterscheidung zwischen dieser Arrhythmie und dem Vorhofflattern mit 2:1-AV-Block, besonders beim Typ 2 (bei dem die „Sägezahn"-Wellen fehlen und eine erhaltene isoelektrische Linie zwischen den Flatterwellen besteht), ist oft unmöglich. Diese Differenzierung ist aber in *einer* Situation klinisch wichtig: Beim Vorhofflattern hilft Digitalis oft, die ventrikuläre Frequenz zu senken. Wenn jedoch eine Vorhoftachykardie mit AV-Block infolge einer *Digitalisintoxikation* vorliegt, kommt Digitalis natürlich nicht in Frage.

11 Linksatriale Tachykardie

Auch diese Arrhythmie ist selten. Es können Frequenzen zwischen 150 und 200/min vorkommen, bei denen schwere Symptome möglich sind. Das EKG ist durch negative P-Wellen in Ableitung I (und oft in aVL) und durch positive P-Wellen in Ableitung V_1 gekennzeichnet (EKG 19.6). Mirowskis alte Kriterien [8,9] sind modifiziert worden [10,11], weil eine ähnliche P-Morphologie auch in Fällen mit ektoper *rechts*atrialer Tachykardie, aber mit einer biphasischen T-Welle in Ableitung V_1, beobachtet werden kann. Der Grund für die positive T-Welle in V_1 beim linksatrialen Rhythmus ist eine atypische Erregung beider Vorhöfe. Zuerst wird der linke Vorhof exzentrisch erregt (der Vektor ist nach vorne und nach rechts gerichtet), dann folgt die Erregung des rechten Vorhofs mit einem ähnlichen Vektor. Eine 100%ige Differenzierung zwischen dem rechten und dem linken Vorhof ist natürlich dann nötig, wenn eine ablative Therapie in Betracht gezogen wird.

12 Multifokale Vorhoftachykardie

Diese Arrhythmie ist ebenfalls sehr selten und wird auch als *chaotische* Vorhoftachykardie oder als chaotischer atrialer Mechanismus bezeichnet. Die Frequenz beläuft sich auf rund 110–150/min (wenn sie weniger als 100/min beträgt, wird sie korrekterweise „chaotischer atrialer Mechanismus" genannt; EKG 19.5). Definitionsgemäß bestehen mindestens drei (hie und da mehr als 10) verschiedene P-Formen in einer Ableitung und variable P-P-, R-R- und PQ-Intervalle. Da das Fehlen eines dominanten Vorhofzentrums ebenfalls obligatorisch ist, sollte ein *Sinusrhythmus mit Salven von Vorhofextrasystolen* nicht als multifokale Vorhoftachykardie oder als chaotischer atrialer Mechanismus fehldiagnostiziert werden. Ein AV-Block 1° kann bei einigen Schlägen vorhanden sein ebenso wie einzelne AV-Knotenersatzschläge. Die Arrhythmie dauert Minuten oder Tage. Sie kann in ein Vorhofflattern oder Vorhofflimmern übergehen (was nach unserer Erfahrung nur selten der Fall ist). Eine multifokale Vorhoftachykardie hat im Allgemeinen nur mäßige hämodynamische Konsequenzen; ihre schlechte Prognose beruht auf der häufigen Verbindung mit schwerer chronisch obstruktiver Lungenkrankheit [12,13]. In diesem

Zusammenhang sterben bis zu 50% der Patienten innerhalb von 6 Monaten an der zugrunde liegenden Krankheit. Diabetes, hypertensives Herzleiden und Hyperkaliämie können selten einmal mit der Arrhythmie verbunden sein [13].

Das EKG 19.7 zeigt ein Beispiel einer komplexen Vorhoftachykardie, die einerseits die Kriterien der multifokalen Vorhoftachykardie erfüllt und andererseits Merkmale der paroxysmalen Vorhoftachykardie mit AV-Block aufweist.

13 Akzelerierter Vorhofrhythmus

Da die Frequenz des akzelerierten Vorhofrhythmus im Allgemeinen den Wert von 100/min nicht übersteigt, wird der Begriff „Tachykardie" nicht verwendet. Dieser abnormale Rhythmus ist durch Episoden von Vorhofrhythmus mit abnormen P-Wellen und einer leicht über dem Sinusrhythmus liegenden Frequenz gekennzeichnet. Die Arrhythmie wird gelegentlich in Holter-EKGs angetroffen, ihre klinische Bedeutung ist gleich Null.

14 Abschließende Bemerkung

Es wurde eine neue – aber noch nicht definitive – Nomenklatur für Vorhoftachykardien und besonders für das Vorhofflattern vorgeschlagen [14] (siehe auch Kapitel 20: Vorhofflattern).

Literatur

1. Gillette PC, Garson A Jr. Electrophysiologic and pharmacologic characteristics of automatic ectopical atrial tachycardia. Circulation 1977;56:571–5
2. Wu D, Denes P, Amat-y-Leon F, et al. Clinical, electrocardiographic and electrophysiologic observations in patients with paroxysmal supraventricular tachycardia. Am J Cardiol 1978;41:1045–51
3. Packer DL, Bardy GH, Worley SJ, et al. Tachycardia-induced cardiomyopathy: a reversible form of left ventricular dysfunction. Am J Cardiol 1986;57:563–70
4. Gillette PC, Smith RT, Garson A Jr, et al. Chronic supraventricular tachycardia. A curable cause of congestive cardiomyopathy. J Ammer Med Assoc 1985;253:391–2
5. Goldreyer BN, Bigger JT Jr. Site of reentry in paroxysmal supraventricular tachycardia in man. Circulation 1971;43:15–26
6. Josephson ME. Clinical cardiac electrophysiology, 2nd edition. Philadelphia: Lea & Febiger, 1993
7. Lown B, Wyatt NF, Levine HD. Paroxysmal atrial tachycardia with block. Circulation 1960;21;129
8. Mirowski M, Neill HB, Taussig HB. Left atrial ectopic rhythm in mirror-image dextrocardia and in normally placed malformed hearts. Report on twelve cases with 'dome and dart' P-waves. Circulation 1963;27:864–77
9. Mirowski M. Left atrial rhythm: diagnostic criteria and differentiation from nodal arrhythmias. Am J Cardiol 1966;17:203–10
10. Spodick D. Left atrial rhythm. Am Heart J 1971;81;146
11. Khalilulla M, Shrestha NK, Padmavati S. Left atrial rhythm in man. An experimental study. J Electrocardiol 1978,11:375–8
12. McCord J, Borzak S. Multifocal atrial tachycardia. Chest 1998;113:203–9
13. Kastor JA. Multifocal atrial tachycardia. N Engl J Med 1990;322: 1713–7
14. Saoudi N, Cosio F, Waldo A, et al. A classification of atrial and regular atrial tachycardia according to electrophysiological mechanisms and anatomical bases. Europ Heart J 2001;22:1162–82

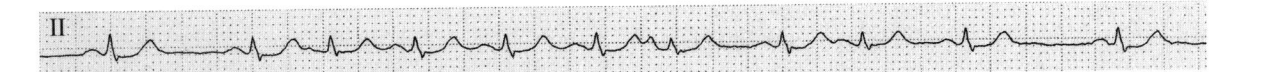

EKG 19.1
29J/w. Salve von VoES (8 Schläge) mit mäßiger Frequenz; unregelmäßig.

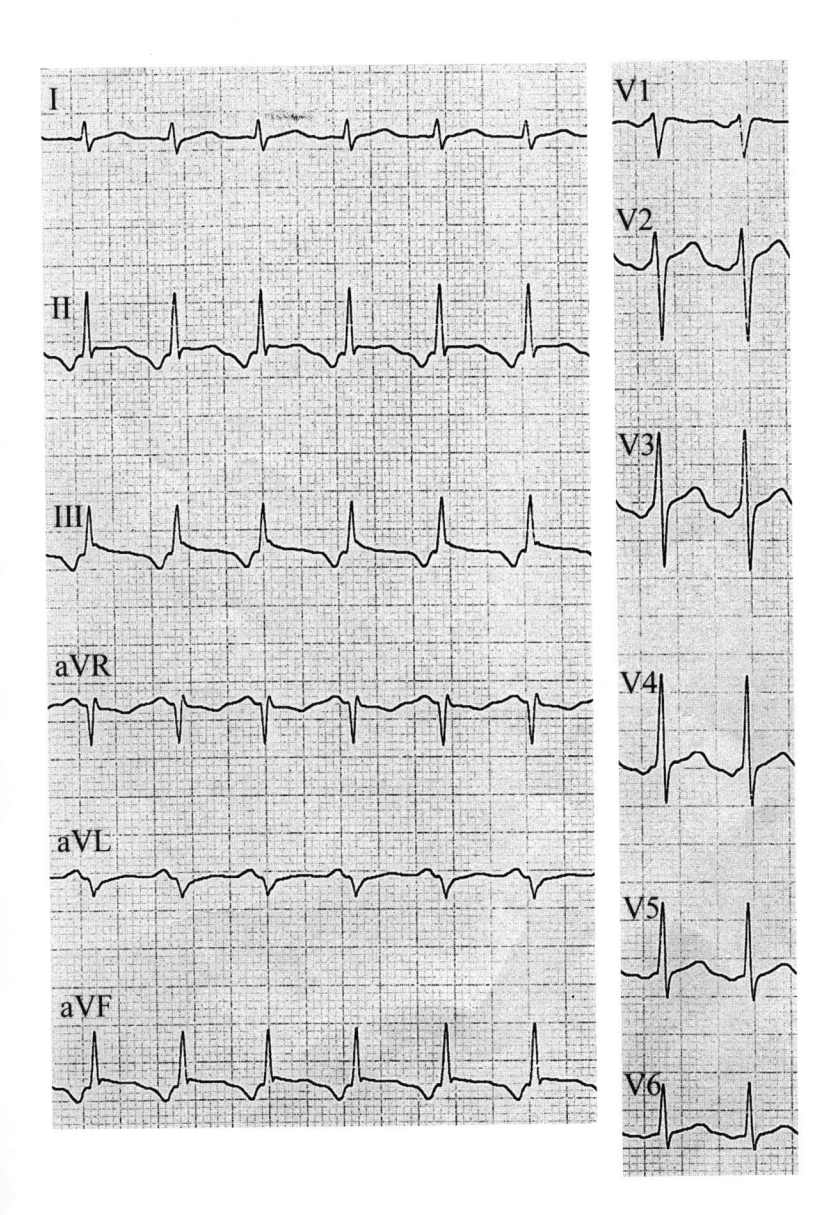

EKG 19.2
45J/m. Gesund, keine Symptome. EKG: Vorhoftachykardie, Frequenz 127/min. Negative P-Wellen in inferioren Extremitätenableitungen und V_1 bis V_5 (V_6). PQ 0,1 s. Beachte die ST-Hebung, ebenfalls bedingt durch die inverse Vorhoferregung.

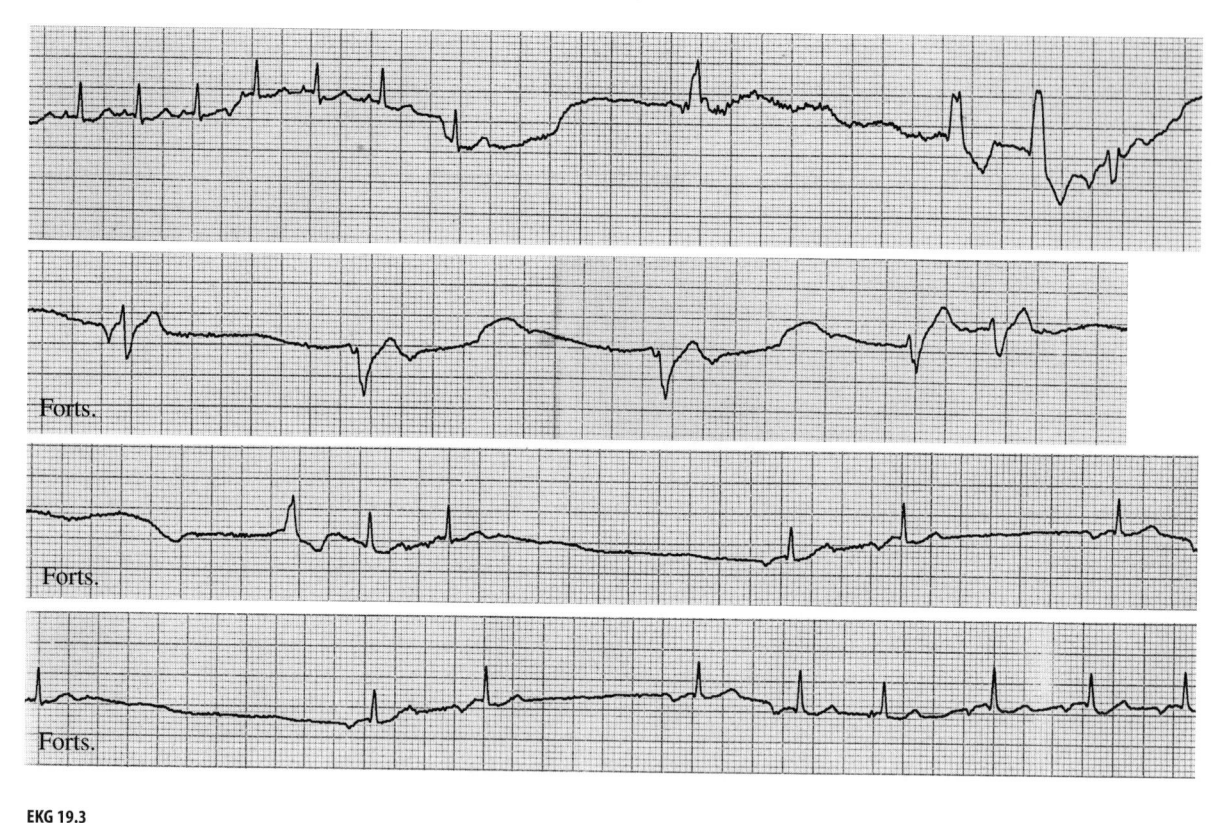

EKG 19.3

52J/m. Mehrere Episoden mit raschen Palpitationen, Dauer Minuten bis 2 h. Selten Schwindel. Sonst gesundes Herz. *Kontinuierlicher Rhythmusstreifen* (Monitorableitung): Vorhoftachykardie (bestätigt durch elektrophysiologische Untersuchung (EPU)): Vorhof-Reentrytachykardie, Frequenz 160/min. Konversion mit 6 mg Adenosin i.v. Beachte mehrere Episoden von signifikanter Bradykardie (Pausen bis zu 2,5 s) infolge Sinusstillstand oder sinoatrialem Block mit ventrikulären und Vorhof-Ersatzschlägen. Am Ende ektoper Vorhofrhythmus.

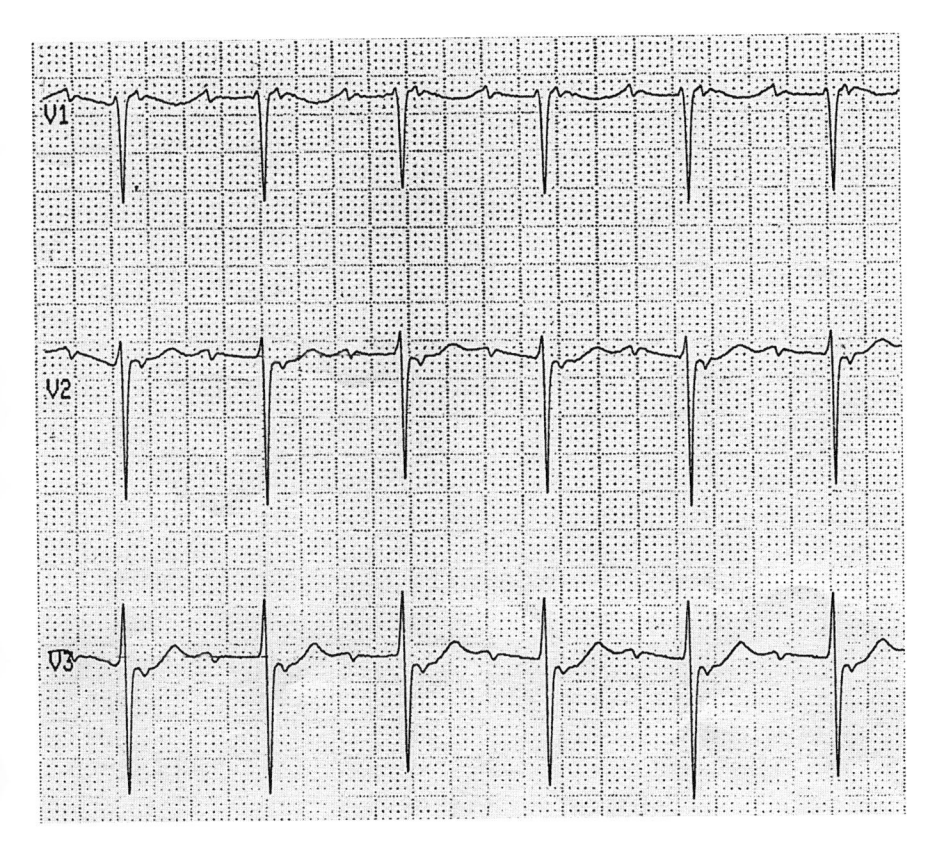

EKG 19.4
85J/w. (Ableitungen V_1 bis V_3). Koronare und hypertensive Herzkrankheit. Leichte Niereninsuffizienz (Kreatinin 130 mmol/l, Kreatininclearance unbekannt). Serumdigoxinspiegel 5,7 mmol/l. EKG: Vorhoftachykardie, Frequenz 156/min, mit 2:1-AV-Block. Die übergeleiteten Schläge zeigen einen AV-Block 1°. Seltene VES und relativ leichte ST-Senkung in V_3 bis V_6 (nicht abgebildet). Normalisierung des Rhythmus innerhalb von 7 Tagen (über Wenckebach und AV-Block 1°).

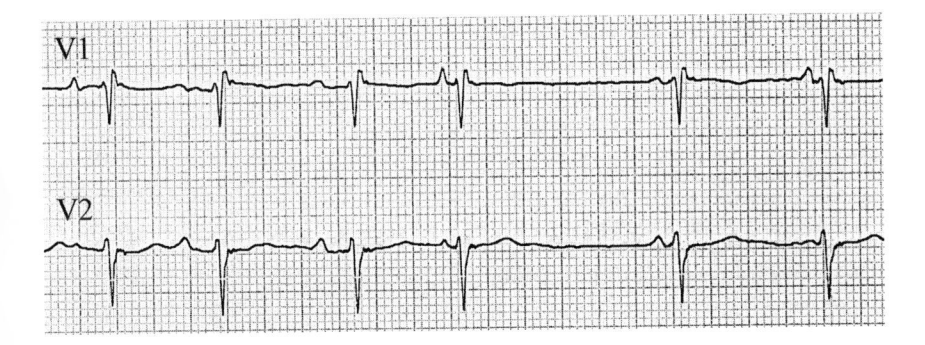

EKG 19.5
64J/m. Koronare Herzkrankheit. EKG (Ableitungen V_1/V_2): Chaotischer Vorhofrhythmus, instantane Frequenz 50–107/min. Beachte die „absolute ventrikuläre Arrhythmie", die sechs unterschiedlichen P-Wellen in sechs Zyklen und die variierenden PQ-Intervalle.

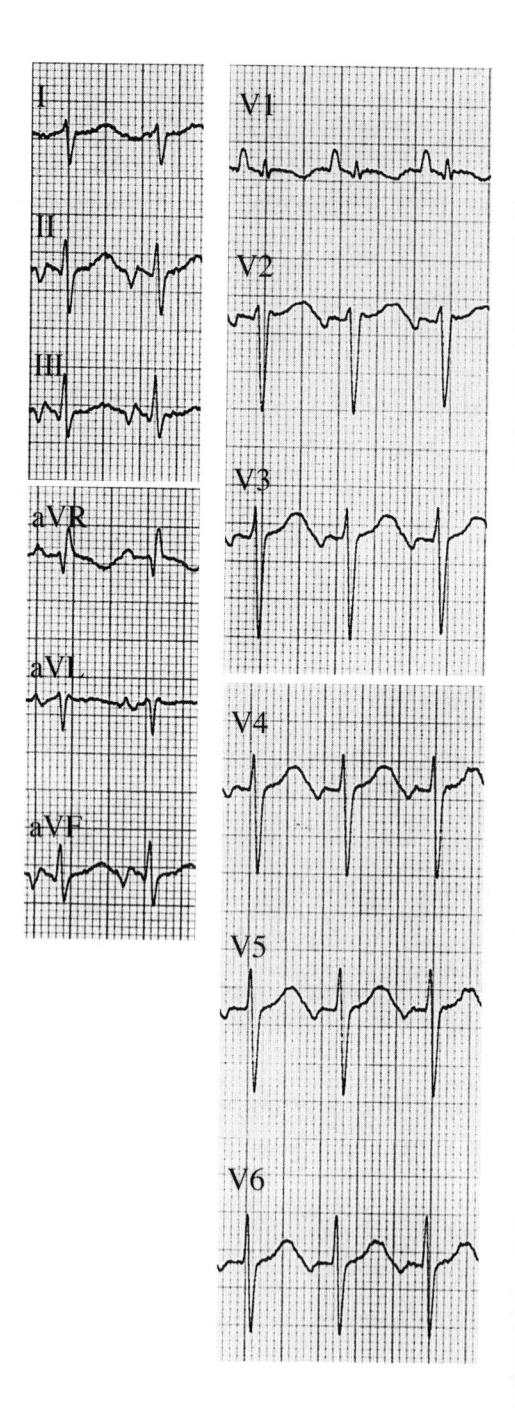

EKG 19.6
54J/w. Linksatriale Tachykardie. Palpitationen seit Jahren. EKG (mit freundlicher Genehmigung von Reto Candinas): Vorhoftachykardie, Frequenz 125/min. Beachte die negativen P-Wellen in den Ableitungen I, II und V_2 bis V_6 und die hohe positive P-Welle in V_1. EPU: Fokus in der proximalen rechten unteren Lungenvene. Ablation.

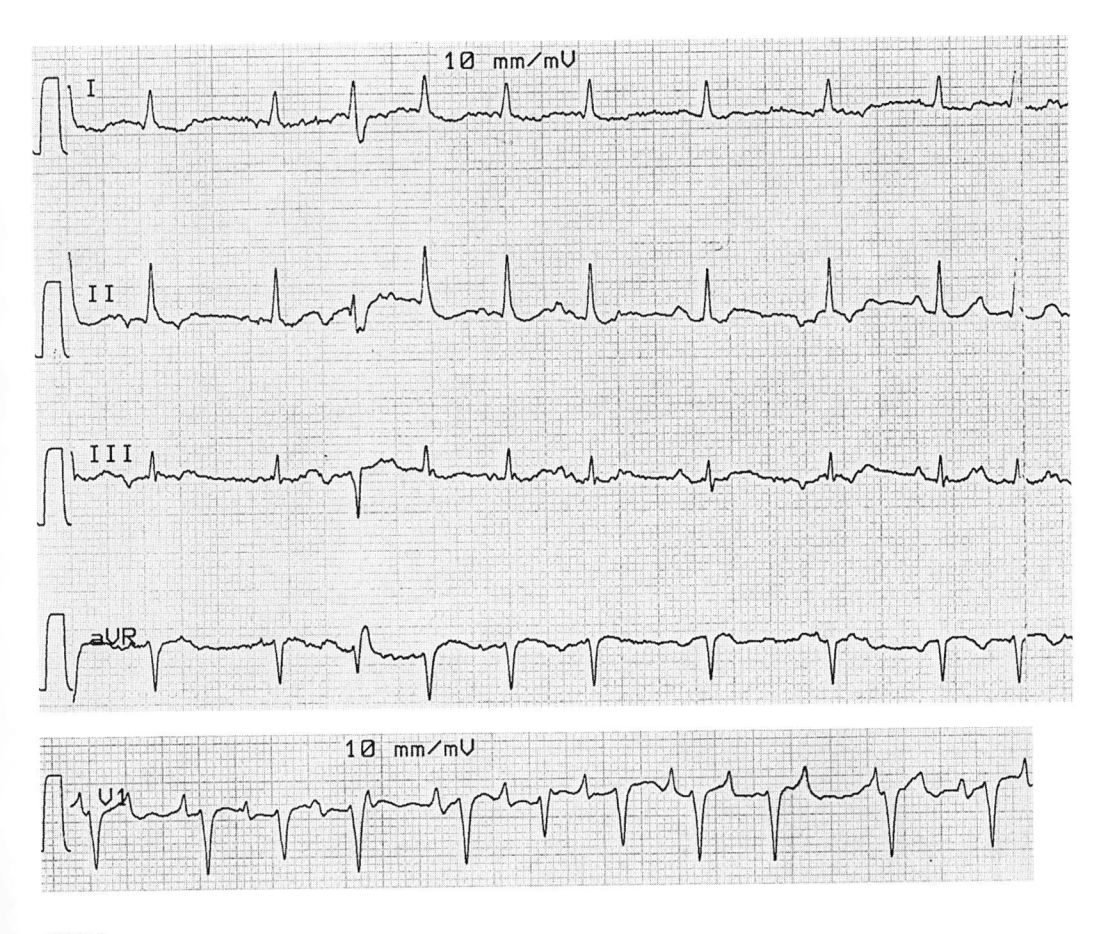

EKG 19.7

74J/w. Komplexe Vorhoftachykardie. EKG: Ableitungen I bis aVR und V$_1$. In den Extremitätenableitungen ist eine absolute Arrhythmie der Kammeraktion zu sehen, dazu mindestens fünf verschiedene P-Konfigurationen. Der dritte Schlag (nach einem relativ langen R-R-Intervall) ist ein Ashman-Schlag mit RSB-Konfiguration. Ableitung V$_1$ zeigt eine unregelmäßige Vorhoftachykardie (Frequenz 150–180/min) mit einem morphologisch vorherrschenden Zentrum (spitze positive P-Wellen), aber auch mindestens drei anderen P-Konfigurationen. Die Kammerfrequenz ist tiefer infolge eines AV-Blocks 2° vom Typ Wenckebach mit verschiedener Dauer der zwei Wenckebach-Perioden und unterschiedlichem Verhalten des PQ-Intervalls.

Kapitel 20
Vorhofflattern (VoFla)

Auf einen Blick

Das Vorhofflattern ist allgemein 8-mal seltener als das Vorhofflimmern und bei alten Patienten sogar 15-mal seltener. Die Arrhythmie kann einige Schläge, einige Minuten, Stunden, Monate oder sogar Jahre dauern. Die Symptome hängen in erster Linie von der Kammerfrequenz ab, die durch das Maß der AV-Überleitung bestimmt wird. Die Ätiologie des Vorhofflatterns ist ebenso vielfältig wie diejenige des Vorhofflimmerns.

EKG

Die (Vorhofs-) Frequenz des Vorhofflatterns liegt zwischen 230 und 330/min, oft zwischen 240 und 300/min, und sie ist bei einem Menschen stabil. Die Vorhofsimpulse werden im AV-Knoten meistens im Verhältnis 2:1 blockiert (2:1-AV-Block), wodurch sich eine Kammerfrequenz von rund 140 bis 150/min ergibt. Die Vorhofsfrequenz wird verlangsamt durch einen dilatierten rechten Vorhof, durch ausgeprägte intraatriale Reizleitungsstörung und durch Medikamente wie Amiodaron (im letzteren Fall bis auf weniger als 200/min). Ein vorbestehender oder frequenzabhängiger Rechtsschenkelblock (RSB) oder seltener ein Linksschenkelblock (LSB) kann die Flatterwellen maskieren und auf den ersten Blick eine Kammertachykardie vortäuschen. Eine Tachykardie mit schmalen oder breiten QRS, besonders bei RSB, mit einer Frequenz von 130 bis 160/min ist in 70% der Fälle ein Vorhofflattern (EKG 20.1).

1 Morphologische Typen von Vorhofflattern

Es gibt zwei Typen von Vorhofflattern (zu einer neuen Nomenklatur siehe nächster Abschnitt).

1.1 Gewöhnlicher Typ (Typ 1) (85%)

Typische Flatterwellen zeigen ein „sägezahn"-förmiges Bild in den Ableitungen III und aVF (und II), in denen die isoelektrische Linie nicht mehr identifiziert werden kann, und P-ähnliche Wellen in einigen anderen Ableitungen, gut sichtbar in V_1 (EKGs 20.2 und 20.3). Vielfach ist die Kammeraktion unregelmäßig infolge variierendem AV-Block 2° (2:1 bis 4:1 oder höher), manchmal mit einem überlagerten Wenckebach-Mechanismus (EKG 20.4). Gelegentlich täuscht die Kammerarrhythmie eine absolute Arrhythmie infolge Vorhofflimmerns vor. Auf einem längeren Rhythmusstreifen kann aber immer eine „regelmäßige Unregelmäßigkeit" erkannt werden.

Eine „regelmäßige Unregelmäßigkeit" kann ein Vorhofflattern mit wechselnder AV-Überleitung auch anzeigen, wenn keine Flatterwellen identifizierbar sind (EKG 20.5). Eine *1:1-Überleitung ist selten, aber wichtig.* Sie kann bei Kindern auftreten, aber auch bei Erwachsenen infolge einer Stimulation des Sympathikus, zum Beispiel bei Belastung (EKG 20.6a; nach Belastung 2:1-AV-Block (EKG 20.6b)), in der Frühphase einer Behandlung mit Chinidin und bei Patienten mit Präexzitation (Wolff-Parkinson-White-Syndrom). Eine Kammerfrequenz von rund 300/min stellt eine gefährliche Situation dar. Es kann sich daraus sogar ein Kammerflimmern entwickeln.

1.2 Ungewöhnlicher Typ (Typ 2) (15%)

Die Diagnose dieses ziemlich raren Typs kann schwierig sein, weil die „sägezahn"-förmige Konfiguration fehlt. Die „Typ-2"-Flatterwellen sind in allen Ableitungen P-ähnlich und positiv in den Ableitungen III und aVF mit einer mehr oder weniger erhaltenen isoelektrischen Linie (EKG 20.7). Die Vorhofsfrequenz ist ebenfalls stabil und kann höher, zwischen 240/min und 380/min, sein. Die AV-Überleitung zeigt die gleichen Variationen wie der gewöhnliche Typ.

Wegen der P-ähnlichen Flatterwellen vom Typ 2 kann das Vorhofflattern leicht mit einer Vorhoftachykardie verwechselt werden. Da eine Vorhoftachykardie mit inkomplettem AV-Block durch eine Digitalisintoxikation verursacht sein kann, ist die Verabreichung von Digitalis bei solchen Fällen gefährlich. Obgleich die Frequenz einer Vorhoftachykardie selten 210/min übersteigt, erweist sich die Unterscheidung zwischen einer schnellen Vorhoftachykardie und einem Vorhofflattern, besonders beim ungewöhnlichen Typ, manchmal als sehr schwierig. Die klinischen Befunde und die Anamnese sollten berücksichtigt werden. Vor allem muss geprüft werden, ob der Patient unter Digitalis steht.

Beim gewöhnlichen wie auch beim ungewöhnlichen Vorhofflattern besteht der elektrophysiologische Mechanismus in einem Makroreentry innerhalb des rechten Vorhofs.

Im Detail

Kürzlich wurde eine Neubeurteilung der elektrophysiologischen Mechanismen des Vorhofflatterns vorgenommen. Das heißt einerseits, dass die EKG-Diagnose komplexer geworden ist, und andererseits, dass die klinischen Probleme in Bezug auf das Vorhofflattern unverändert geblieben sind…

2 Nomenklatur

Während der letzten 10 Jahre sind bei der Analyse der elektrophysiologischen Mechanismen des Vorhofflatterns und der Vorhoftachykardie beträchtliche Fortschritte erzielt worden. Diese beruhen auf speziellen Stimulationsprotokollen, auf „non-contact-mapping"- und „electroanatomical-contact"-Systemen [1–4].

Die Klassifikation des Vorhofflatterns in einen Typ 1 und einen Typ 2 scheint zu einfach zu sein. Eine Expertengruppe der Arbeitsgruppe „Arrhythmien" der „European and the North American Society of Pacing and Electrophysiology" schlug kürzlich aufgrund von elektrophysiologischen Untersuchungen eine neue Nomenklatur vor [4]. Es werden die folgenden, klar definierten Arten von Vorhofflattern unterschieden (Tabelle 20.1).

Tabelle 20.2 beschreibt die EKG-Bilder der verschiedenen Typen des Vorhofflatterns (so weit sie bekannt sind).

Daraus wird ersichtlich, dass die gleichen elektrophysiologischen Mechanismen verschiedene Flatter-Konfigurationen erzeugen können, und umgekehrt, dass das gleiche Bild im EKG auf verschiedenen Mechanismen beruhen kann.

Interessanterweise kann bei Personen mit *umgekehrtem* typischem Flattern im Labor in etwa 50% ein typisches Flattern ausgelöst werden. Eine Läsionstachykardie beruht auf einer Narbe infolge einer Atriotomie, der Platzierung eines „baffle" (Mustard, Senning), eines exzessiv dilatierten rechten Vorhofs oder einer Ablation eines Vorhofflimmerns.

Einige Merkmale der „fokalen" Vorhoftachykardie (die durch erhöhte Automatizität, getriggerter Aktivität oder Reentry bedingt sein kann), der „fibrillatory conduction", der Sinus-Reentrytachykardie und der unverhältnismäßigen Sinustachykardie werden in der Publikation von Saoudi et al. [4] ebenfalls diskutiert.

Die neue Klassifikation und besonders die zugrunde liegenden Mechanismen sind höchst interessant. Jedoch hat sie bisher nur eine bescheidene Wirkung auf die praktische

Tabelle 20.1
Neue Nomenklatur des Vorhofflatterns (nach [4])

– Typisches Flattern (früherTyp-1-Flattern) EKG:„Sägezahn"
– Umgekehrtes typisches Flattern (früher Typ-2-Flattern)
– Durch Läsion bedingte Makro-Reentry-Tachykardie („incisional flutter")
– „Lower loop flutter"
– Doppel-Wellen-Reentry
– Makro-Reentry der freien rechten Vorhofswand ohne Atriotomie
– Makro-Reentry-Tachykardie des linken Vorhofs (mit primärem Kreis im linken Vorhof)

Tabelle 20.2
Entsprechende EKG-Bilder (nach [4])

Typ des Vorhofflatterns	EKG
Typisches Flattern	– „Sägezahn"-Konfiguration, dominant negativ in III, aVF
Umgekehrtes typisches Flattern	– Breite positive Flatterwellen in III, aVF – Negative Flatterwellen in V_1 – Ähnliches Bild wie typisches Flattern möglich
„Läsionstachykardie"	– Oft ähnliches Bild wie beim typischen Flattern bei rechtsatrialer Atriotomie-Tachykardie – Flatterwellen von niedriger Voltage – Jedes Muster
„Lower loop flutter"	?
Doppel-Wellen-Reentry	?
Makro-Reentry der freien rechten Vorhofswand ohne Atriotomie	?
Makro-Reentry-Tachyk. des linken Vorhofs (mit primärem Kreis im linken Vorhof)	– Ähnlich oder identisch wie bei typischem Flattern – Positive Flatterwellen in V_1 – P-Wellen mit isoelektrischer Linie

Rhythmologie einschließlich der medikamentösen Behandlung ausgeübt.

Die Pflichten der *Praktiker* sind:

i. das Vorhofflattern zu erkennen (auch bei Aberration und bei verborgenen Flatterwellen) und den Patienten im Kontext der zugrunde liegenden Krankheit und der Symptome zu behandeln
ii. Patienten in ausgewählten Fällen an ein elektrophysiologisches Labor zu überweisen
iii. neue Entwicklungen (und Nomenklaturen) in diesem Bereich wenn möglich zur Kenntnis zu nehmen.

Die Elektrophysiologie „zersplittert" sich mehr und mehr, ebenso wie unser tägliches Leben…

Die Pflichten der *Elektrophysiologen* sind:

i. das richtige Substrat und die Mechanismen zu bestimmen, um einen Patienten mit Ablation behandeln zu können
ii. detaillierte Informationen über die praktische Bedeutung der Befunde zu liefern.

3 Ätiologie

Insgesamt wird ein kurzdauerndes Vorhofflattern am häufigsten bei Patienten nach Herzoperation gesehen [5,6], besonders nach Klappenersatz. Flattern von jeglicher Dauer tritt bei vielen anderen Herzkrankheiten auf, wie etwa bei akutem Myokardinfarkt, Hypertonie, Hyperthyreose, Mitralklappenerkrankungen, Kardiomyopathien jeder Ätiologie, Myoperikarditis und akuter Lungenembolie. Die Arrhythmie kann auch mit einer speziellen Variante des Sick-Sinus-Syndroms, dem „Bradykardie/Tachykardie-Typ" (Kapitel 22: Sick-Sinus-Syndrom) einhergehen; sie ist aber selten bei chronischem Cor pulmonale [7] und bei sonst gesunden Herzen („lone atrial flutter"). Granada et al. [8] berichten von einer Häufigkeit von Vorhofflattern von 1,7% bei 181 Personen einer Durchschnittsbevölkerung. Bei all diesen erwähnten Krankheiten findet sich ein Vorhofflattern viel seltener als ein Vorhofflimmern.

EKG Spezial

Beim Typ 1 mit 2:1-AV-Block sind die „sägezahn"-ähnlichen Flatterwellen im Allgemeinen in den inferioren Ableitungen sichtbar, sofern sie nicht durch einen Schenkelblock maskiert sind. Beim Typ 2 mit 2:1-AV-Block sind die P-ähnlichen Flatterwellen oft *alternierend in der Mitte zwischen den QRS-Komplexen bzw. vollständig in den QRS-Komplexen verborgen* platziert (EKG 20.8a). In solchen Fällen wird häufig die Fehldiagnose einer Vorhoftachykardie oder sogar einer Sinustachykardie mit 1:1-AV-Überleitung gestellt. Eine Karotismassage, die zu einer höheren AV-Blockierung führt, kann das Problem lösen (EKG 20.8b). Bei einem Sinusrhythmus verlangsamen vagale Manöver die Frequenz für kurze Zeit.

Gelegentlich lässt sich ein Typ-2-Flattern nur durch eine sorgfältige Analyse diagnostizieren. Das EKG 20.9 stellt ein Beispiel mit einem Rechtsschenkelblock (RSB) dar, der ein Typ-1-Flattern vortäuscht. Das EKG 20.10 zeigt ein echtes Typ-1-Flattern.

Bei einer Tachykardie mit einer Frequenz von rund 130–160/min und mit P-ähnlichen Ausschlägen genau in der Mitte zwischen den QRS-Komplexen sollte immer ein Vorhofflattern Typ 2 (oder eine Vorhoftachykardie) mit einem AV-Block ausgeschlossen werden. Manchmal erscheint jede zweite Flatterwelle genau nach dem Ende des QRS-Komplexes, wodurch ein inkompletter RSB in Ableitung V_1 vorgetäuscht wird (EKG 20.11). Unter Spitalbedingungen besteht die Möglichkeit, dass eine Ösophagusableitung oder eine rechtsatriale Katheterableitung die diagnostischen Probleme löst, indem so das Vorliegen oder Fehlen von Flatterwellen demonstriert werden kann.

Ein extrem kurzes Vorhofflattern wird nur ausnahmsweise entdeckt, meistens in Holter-EKGs (EKGs 20.12 und 20.13).

Wenn ein Arzt nicht zwischen einem Flattern mit unregelmäßiger Kammeraktion und einem Vorhofflimmern unterscheiden kann, wird seine Diagnose „Flimmer-Flattern" lauten. Ein gemischtes *Flimmer-Flattern* existiert tatsächlich. Flatter-ähnliche Episoden wechseln dabei mit typischem Flimmern ab, die Vorhoffrequenz ist hoch (rund 400/min), und die Kammeraktion ist meistens vollständig unregelmäßig (EKG 20.14). Einerseits bestehen im rechten (und im linken?) Vorhof Flatter-Kreise (mit wechselnder Richtung und Geschwindigkeit), und andererseits ist in einem Teil des rechten (und linken?) Vorhofs ein Flimmern vorhanden. Nach einer kürzlich erschienenen Publikation [4] sind die Mechanismen sogar noch komplizierter.

4   Klinische Bedeutung

Unbehandeltes Vorhofflattern zeigt oft eine zu hohe Kammerfrequenz (rund 130–160/min), während Medikamente häufig infolge Hemmung der AV-Überleitung zu einer zu tiefen Kammerfrequenz führen. Beide Situationen verringern die kardiale Auswurfleistung. Außerdem kann ein abrupter Wechsel der Herzfrequenz Palpitationen auslösen und sogar eine Arbeitsunfähigkeit zur Folge haben. Wie jede langdauernde Tachykardie kann auch ein dauerndes Vorhofflattern mit 2:1 Block eine „tachykardiebedingte Kardiomyopathie" verursachen.

Nach der Erfahrung der meisten Ärzte kann ein Vorhofflattern selten thromboembolische Ereignisse bewirken. So scheint eine Langzeit-Antikoagulation normalerweise nicht indiziert zu sein. Jedoch sind Flattern *und* Flimmern oder gemischtes Flatter-Flimmern beim gleichen Individuum keine Seltenheit. Perioden von Vorhofflimmern können dabei unentdeckt bleiben. Außerdem berichtete kürzlich eine Studie über eine überraschend hohe Inzidenz (34%) von thrombotischem Material und/oder spontanem Kontrast im linken Vorhof und linkem Herzohr, die anlässlich einer transösophagealen Echokardiographie entdeckt wurden [9]. Wood et al. [10] fanden bei 86 Patienten eine jährliche Inzidenz thromboembolischer Ereignisse von 3%. In einem Leserbrief erwähnte Densem [11] eine Häufigkeit kardioversionsbedingter thromboembolischer Komplikationen von 2,2%. Er schlug vor, dass die vom „American College of Chest Physicians" herausgegebenen „Richtlinien zur Antikoagulation beim Vorhofflimmern" (INR von 2–3 während 3 Wochen vor und 4 Wochen nach Kardioversion) auch beim Vorhofflattern angewendet werden sollten. In einer kürzlich erschienenen Übersicht, die auf acht Studien beruht, berichteten Lip und Kamath [12] über ein 2,2% Risiko für Embolien bei nicht oder ungenügend antikoagulierten Patienten nach Elektrokonversion. Deshalb empfehlen auch sie dieselbe Antikoagulationspraxis vor und nach einem Gleichstromschock wie bei Patienten mit Vorhofflimmern. Lip und Kamath sind der Meinung, dass die Daten für eine Dauerantikoagulation beim chronischen Vorhofflattern noch nicht vollständig überzeugend sind.

5   Pathophysiologie und therapeutische Konsequenzen

Das zunehmende Alter der Bevölkerung scheint die Vorhoffrequenz des Vorhofflatterns zu beeinflussen. Die früher „klassische" Frequenz von rund 300/min wird meistens bei jüngeren Patienten gefunden. Bei älteren Patienten sind Vorhoffrequenzen von 220–270/min ziemlich häufig. Dies ist wahrscheinlich bedingt durch altersbedingte intraatriale Reizleitungsstörungen, durch Dilatation des rechten Vorhofs und durch Medikamente, besonders Amiodaron, Flecainid und Procainamid.

Bei den meisten Patienten mit Vorhofflattern wurde während intermittierendem Sinusrhythmus eine intraatriale oder interatriale Reizleitungsanomalie gefunden [13]. Die Frequenz der Flatterwellen korreliert nicht nur mit dem Alter und mit Medikamenten, sondern auch mit dem Durchmesser des Vorhofs. Dies kann durch die zugrunde liegenden elektrophysiologischen Mechanismen erklärt werden, bei denen sowohl beim typischen („Typ 1") wie auch beim umgekehrt typischen („Typ 2") Flattern Makro-Reentry-Kreisbewegungen im rechten Vorhof beteiligt sind. Beim dilatierten rechten Vorhof ergibt sich aus dem größeren Kreis eine niedrigere Frequenz. Interessanterweise ist eine Vorhof-Stimulation (mittels eines im rechten Vorhof liegenden Katheters) beim Typ-1- erfolgreicher als beim Typ-2-Flattern, das heißt bei 70% respektive 6% [14]. Kürzlich durchgeführte Untersuchungen [4] weisen darauf hin, dass das Typ-2-Flattern teilweise auf anderen Mechanismen als auf Makro-Reentry beruht, die durch das Pacing nicht beeinflusst werden können.

Medikamente wie Amiodaron, Pronestyl, Flecainid und Chinidin verringern die Frequenz des Vorhofflatterns bis auf 200/min oder sogar noch tiefer (EKG 20.15). So können Pronestyl und Chinidin zu einer 1:1-AV-Überleitung führen, während Amiodaron die AV-Reizleitung genügend hemmt, um eine 1:1-Überleitung verhindern zu können.

Eine medikamentöse Behandlung und Prophylaxe des Vorhofflatterns erweist sich häufig als unbefriedigend. Bei Fällen von signifikanter Bradykardie oder bei der „Bradykardie-Tachykardie-Variante" des Sick-Sinus-Syndroms ist ein Schrittmacher vorzuziehen. Heutzutage stellt die Katheterablation die beste Therapie des chronischen Vorhofflatterns dar und führt in einem hohen Prozentsatz zum Erfolg.

Literatur

1. Rodriguez LM, Timmermans C, Nabar A, Hofstra L, Wellens HJ. Biatrial activation in isthmus dependent atrial flutter. Circulation 2001;104:2545-50
2. Marine JE, Korley VJ, Obioha Ngwu O, et al. Different patterns of interatrial conduction in clockwise and counterclockwise atrial flutter. Circulation 2001;104:1153-7
3. Ndrepepa G, Zrenner B, Weyerbrock S, et al. Activation patterns in the left atrium during counterclockwise and clockwise atrial flutter. J Cardiovasc Electrophysiol 2001;12:893-9
4. Saoudi N, Cosio F, Waldo A, et al. A classification of atrial flutter and regular atrial tachycardia according to electrophysiological mechanisms and anatomical bases. Eur Heart J 2001;22:1162-82
5. Angelini P, Feldman MI, Lufschanowski R, et al. Cardiac arrhythmias during and after heart surgery: Diagnosis and treatment. Prog Cardiovasc Dis 1974;16:469-95
6. Wells JL, MacLean WA, James TN, et al. Characterization of atrial flutter. Studies in man after open heart surgery using fixed atrial electrodes. Circulation 1979;60:665-73
7. Cosby RS, Herman LM. Atrial flutter and pulmonary disease. Geriatrics 1966;21:140-4
8. Granada J, Uribe W, Chyou PH, et al. Incidence and predictors of atrial flutter in the general population. JACC 2000;36:2242-6
9. Irani WN, Grayburn PA, Alfridi I. Prevalence of thrombus, spontaneous echocardiogram contrast, and atrial stunning in patients undergoing cardioversion of atrial flutter. A prospective study using transesophageal echocardiography. Circulation 1997;95:962-6
10. Wood KA, Eisenberg SJ, Kalman JM, et al. Risk of thromboembolism in chronic atrial flutter. Am J Cardiol 1997;79:1043-7
11. Densem CG. Patients undergoing cardioversion of atrial flutter should be routinely anticoagulated. Am J Cardiol 1998;82:580-3
12. Lip GJH, Kamath S. Thromboprophylaxis in atrial flutter. Europ Heart J 2001;22:984-7
13. Josephson ME. Clinical cardiac electrophysiology. Philadelphia: Lea & Febiger, 1993
14. Baeriswyl G, Zimmermann M, Adamec R. Efficacy of rapid atrial pacing for conversion of atrial flutter in medically treated patients. Clin Cardiol 1994;17:246-50

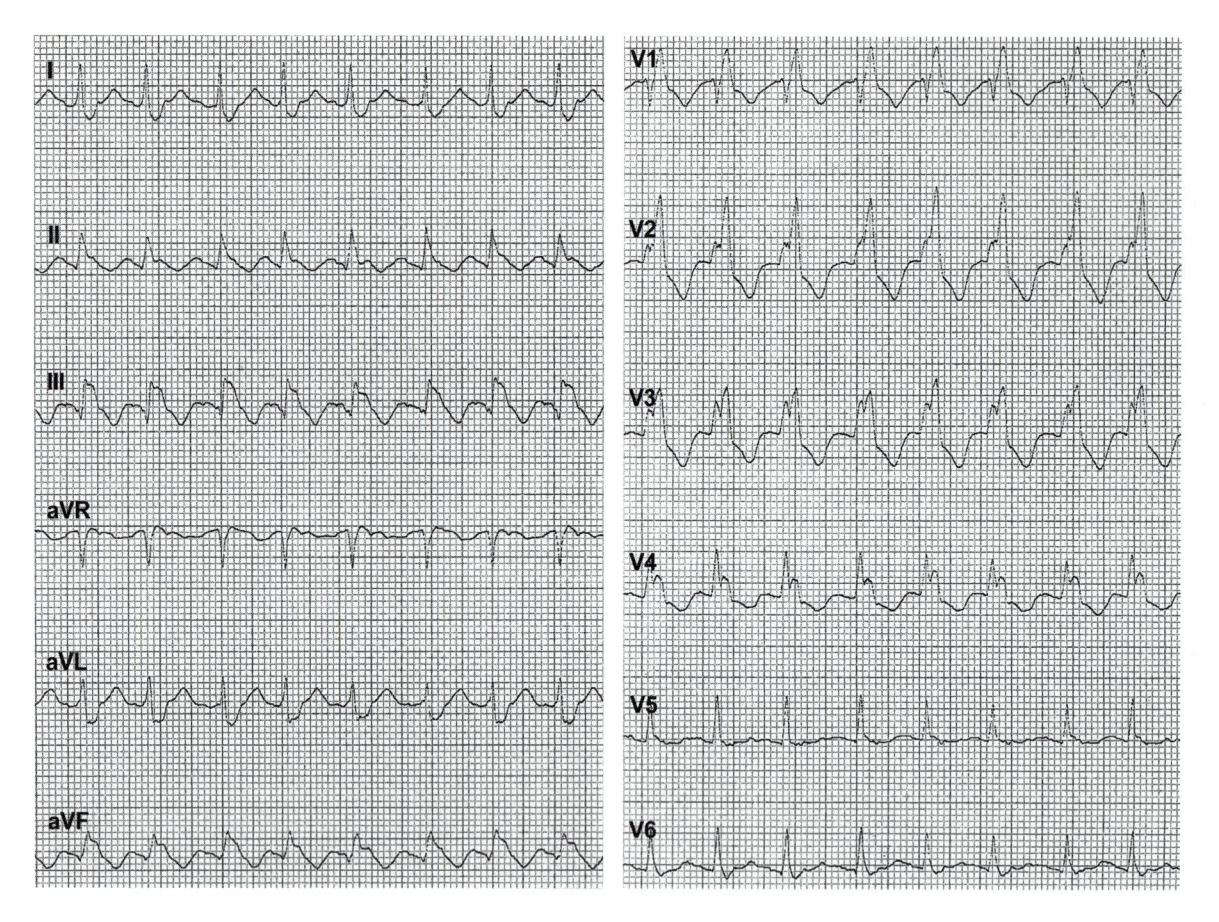

EKG 20.1
69J/m. Vorhofflattern Typ 1 mit 2:1-(oder 3:1-)AV-Block und RSB. Vorhoffrequenz 270/min, Kammerfrequenz 135/min (oder langsamer). Die „sägezahn"-förmigen Flatterwellen sind (inferior) teilweise in den negativen T-Wellen und im QRS-Komplex verborgen. (Beachte: Der QRS-Komplex in V$_5$ scheint schmal zu sein, weil der terminale Teil beinahe isoelektrisch ist).

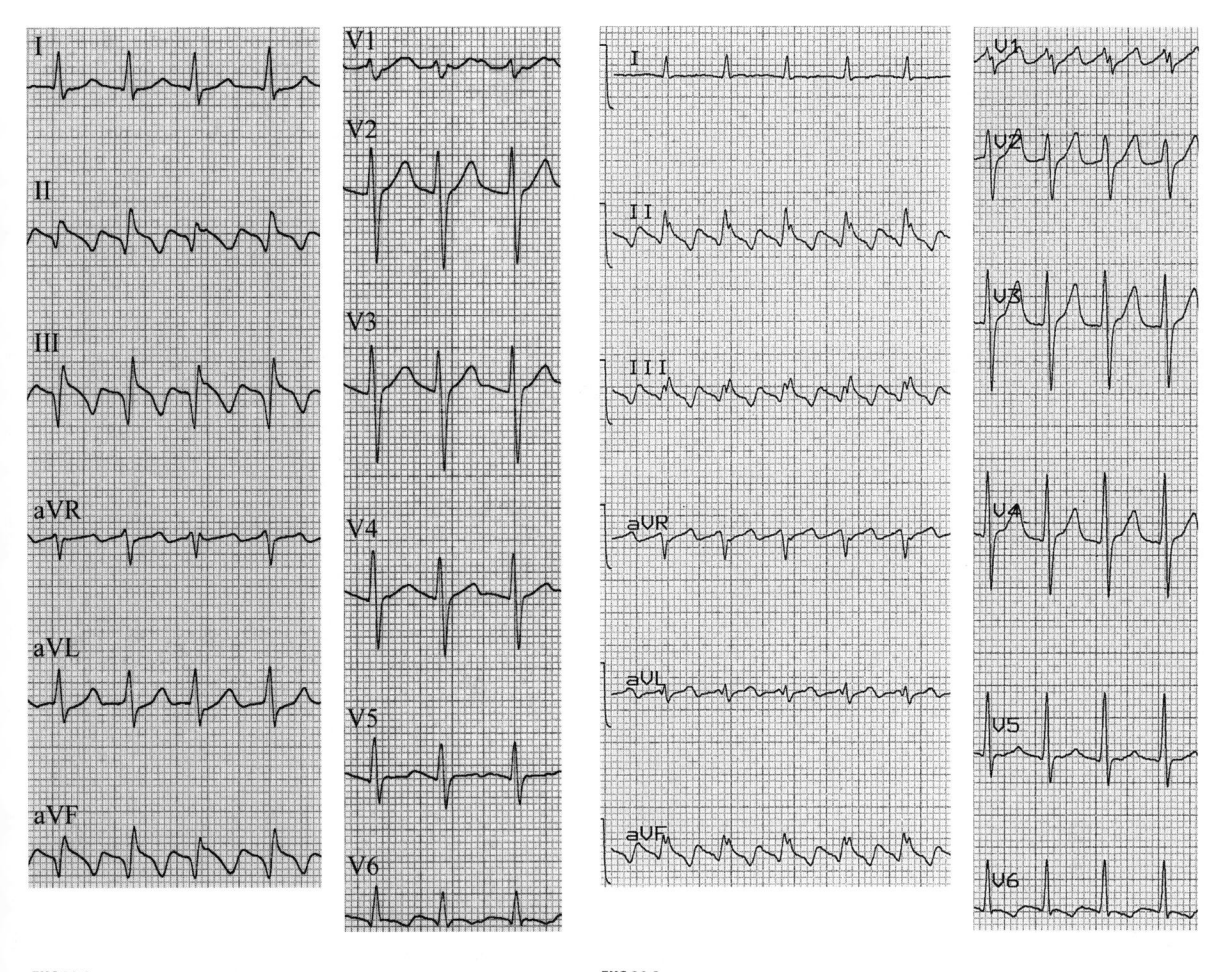

EKG 20.2
53 J/m. Vorhofflattern Typ 1 mit 1:2-AV-Überleitung (2:1-AV-Block). Vorhoffrequenz 270/min. Jede zweite Flatterwelle überlagert in den Ableitungen III/aVF/II die negative T-Welle, die durch einen drei Jahre alten Infarkt bedingt ist (siehe Q-Zacken in diesen Ableitungen).

EKG 20.3
73 J/m. Vorhofflattern Typ 1 mit 2:1-AV-Block. Vorhoffrequenz 314/min, Kammerfrequenz 157/min.

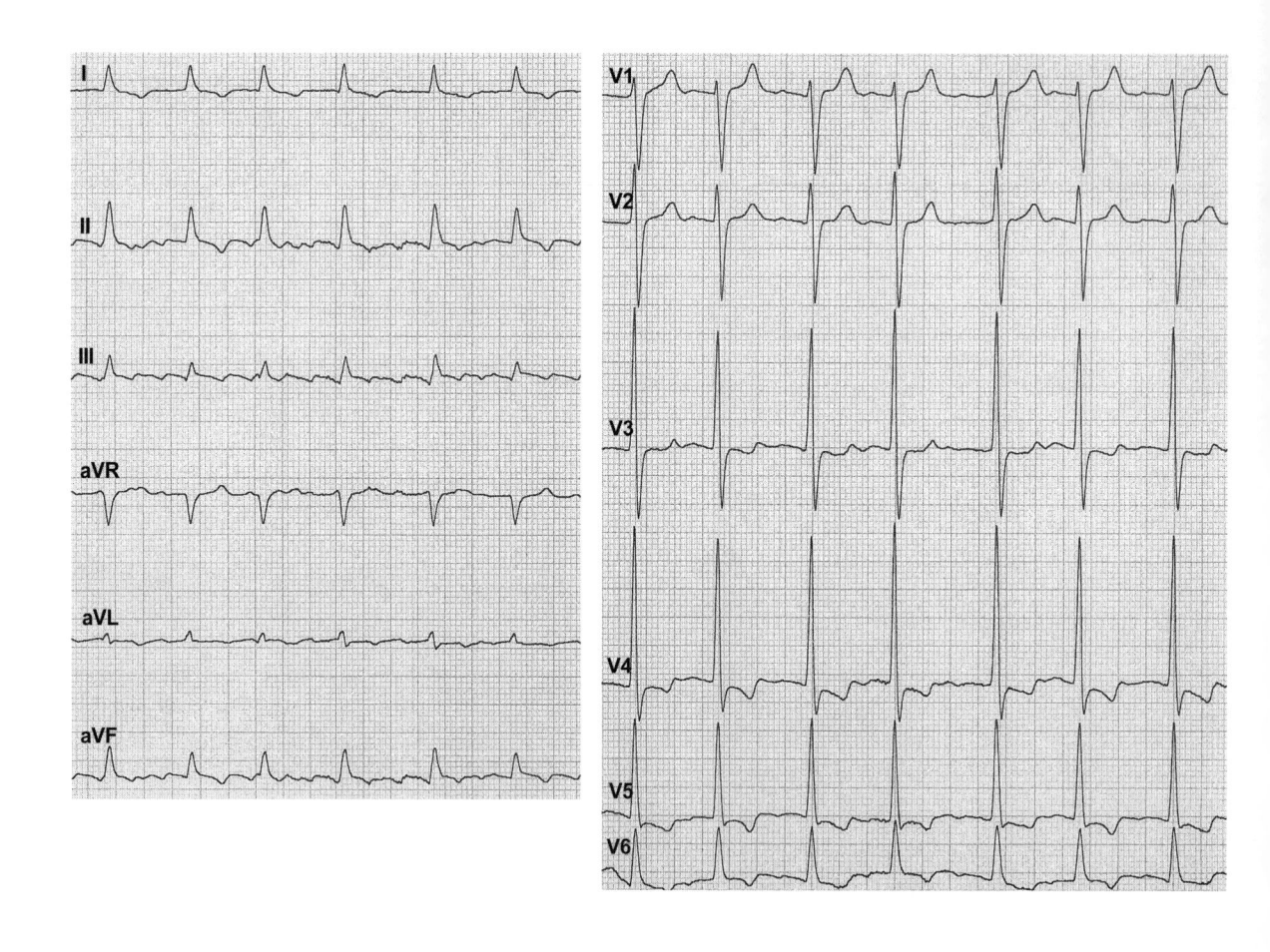

EKG 20.4
73J/m. Vorhofflattern Typ 1 („Sägezahn"-Muster nur minimal, siehe Ableitung III) mit AV-Block 2:1 oder 3:1 mit überlagertem Wenckebach-Phänomen (Intervall zwischen Flatterwellen und QRS wechselnd). Vorhoffrequenz 276/min. LVH und LV-Überlastung.

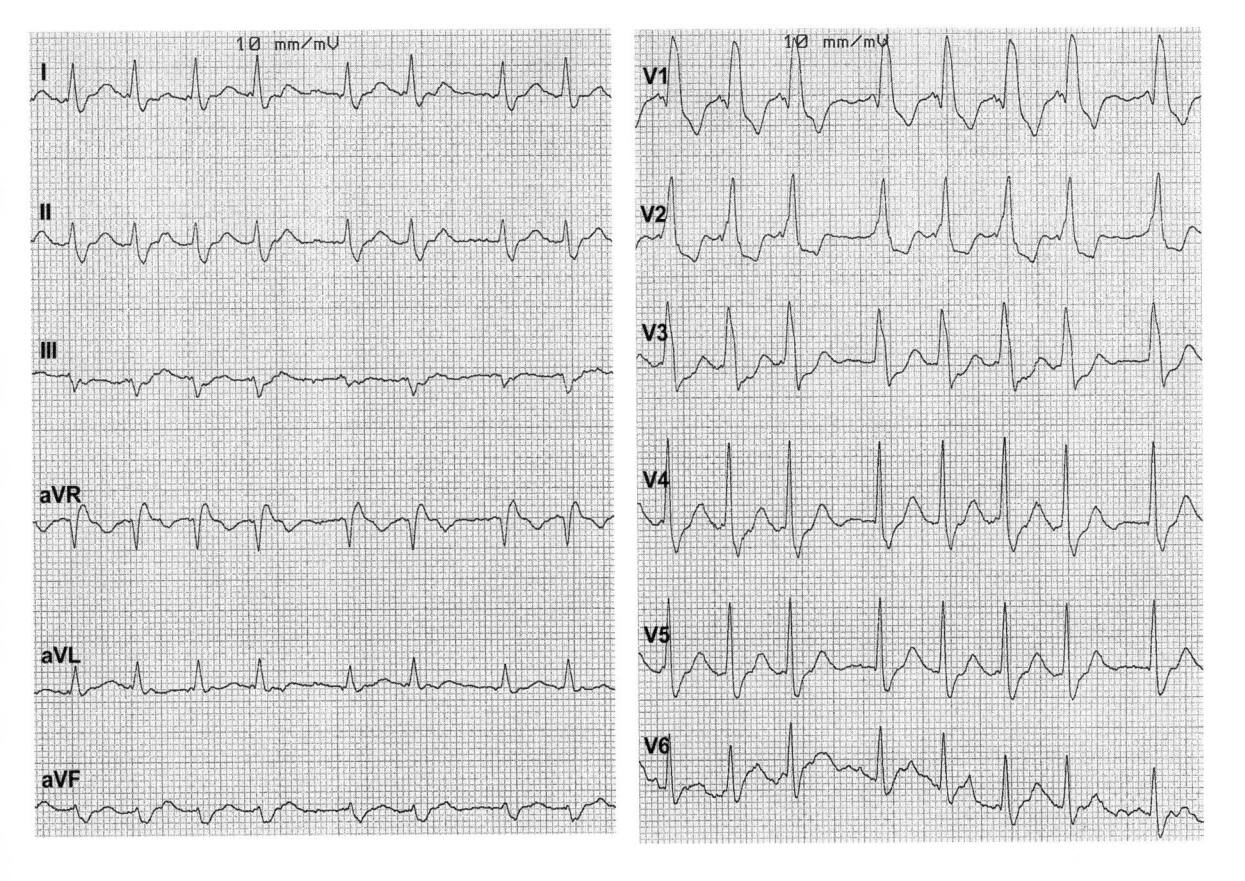

EKG 20.5
Vorhofflattern ohne eindeutig sichtbare Flatterwellen bei einem Patienten mit RSB. Die Diagnose wird aufgrund der „regelmäßigen Unregelmäßigkeit" gestellt, die einem 2:1- oder 3:1-AV-Block entspricht. Die Flatterfrequenz entspricht dem Zweifachen der instantanen Frequenz der kleinen R-R-Intervalle = 284/min.

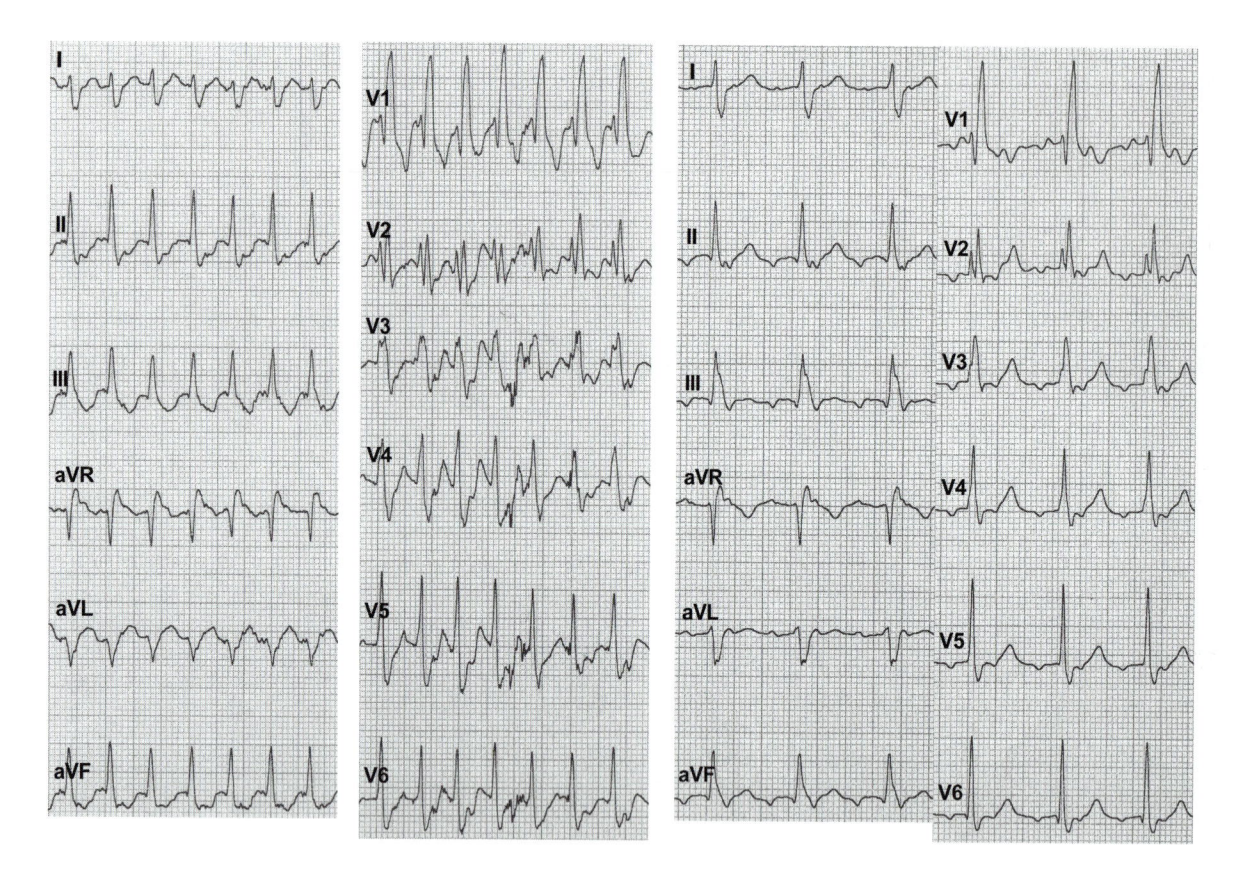

EKG 20.6a
47J/m. Tetralogie von Fallot, operiert im Alter von 26 Jahren. Vorhofflattern mit 1:1-Überleitung während Belastungstest (9 MET (maximaler Belastungstest)), Kammerfrequenz 205/min. RSB. Die niedrige Vorhoffrequenz ist durch eine exzessive Dilatation des rechten Vorhofs bedingt.

EKG 20.6b
Gleicher Patient. In Ruhe. Vorhofflattern Typ 1 mit AV-Block 2° 2:1. Vorhoffrequenz 204/min.

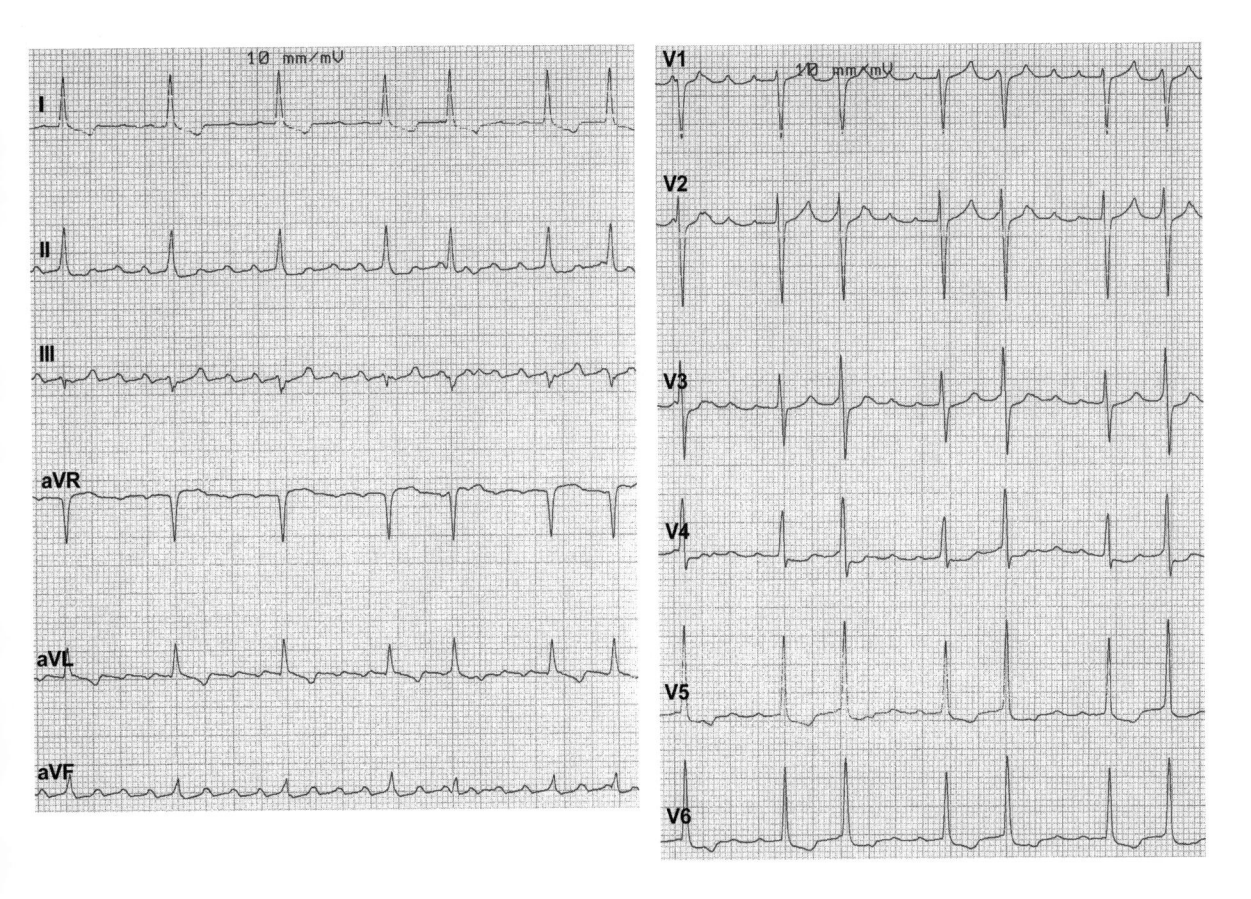

EKG 20.7
77J/w. Vorhofflattern Typ 2 (positive Flatterwellen in III, aVF), mit wechselnder AV-Überleitung (4:1- und 2:1-AV-Block mit überlagertem Wenckebach-Phänomen). Vorhoffrequenz 308/min, Kammerfrequenz rund 77/min respektive 144/min.

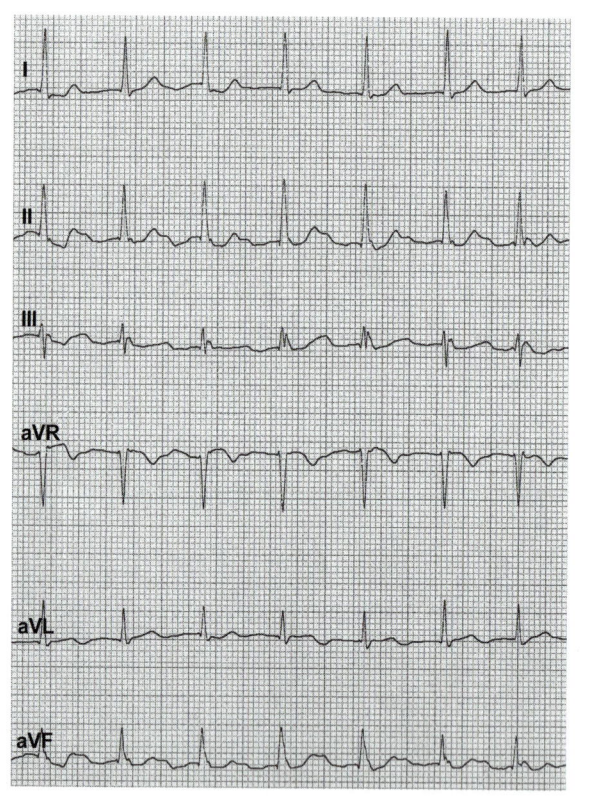

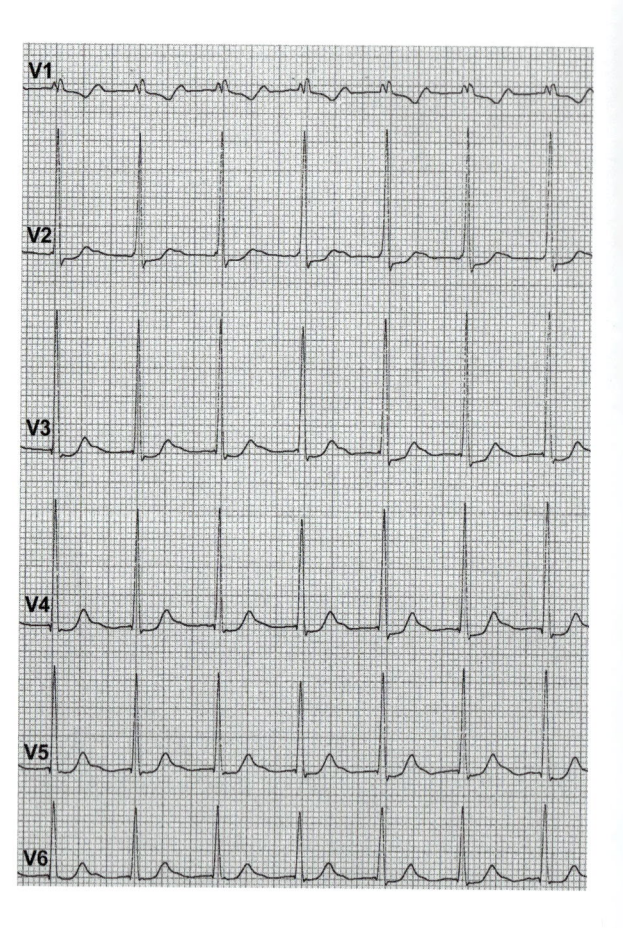

EKG 20.8a ▲ ▶
71J/m. Vorhofflattern mit 2:1-AV-Block. Abwechslungsweise ist eine Flatterwelle in der Mitte zwischen den QRS-Komplexen respektive innerhalb des QRS verborgen. Eher Typ-1- als Typ-2-Flattern (keine eindeutige isoelektrische Linie in Ableitung III).

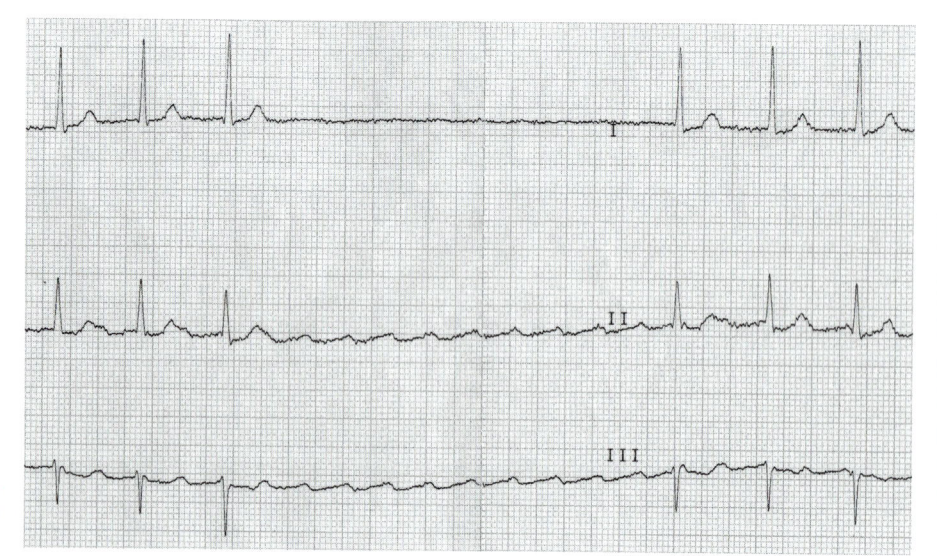

EKG 20.8b
Gleicher Patient. Karotissinusmassage (Ableitungen I–III) erhöht den AV-Block zu einer Episode von 11:1, wodurch die Flatterwellen enthüllt werden (Frequenz 197/min).

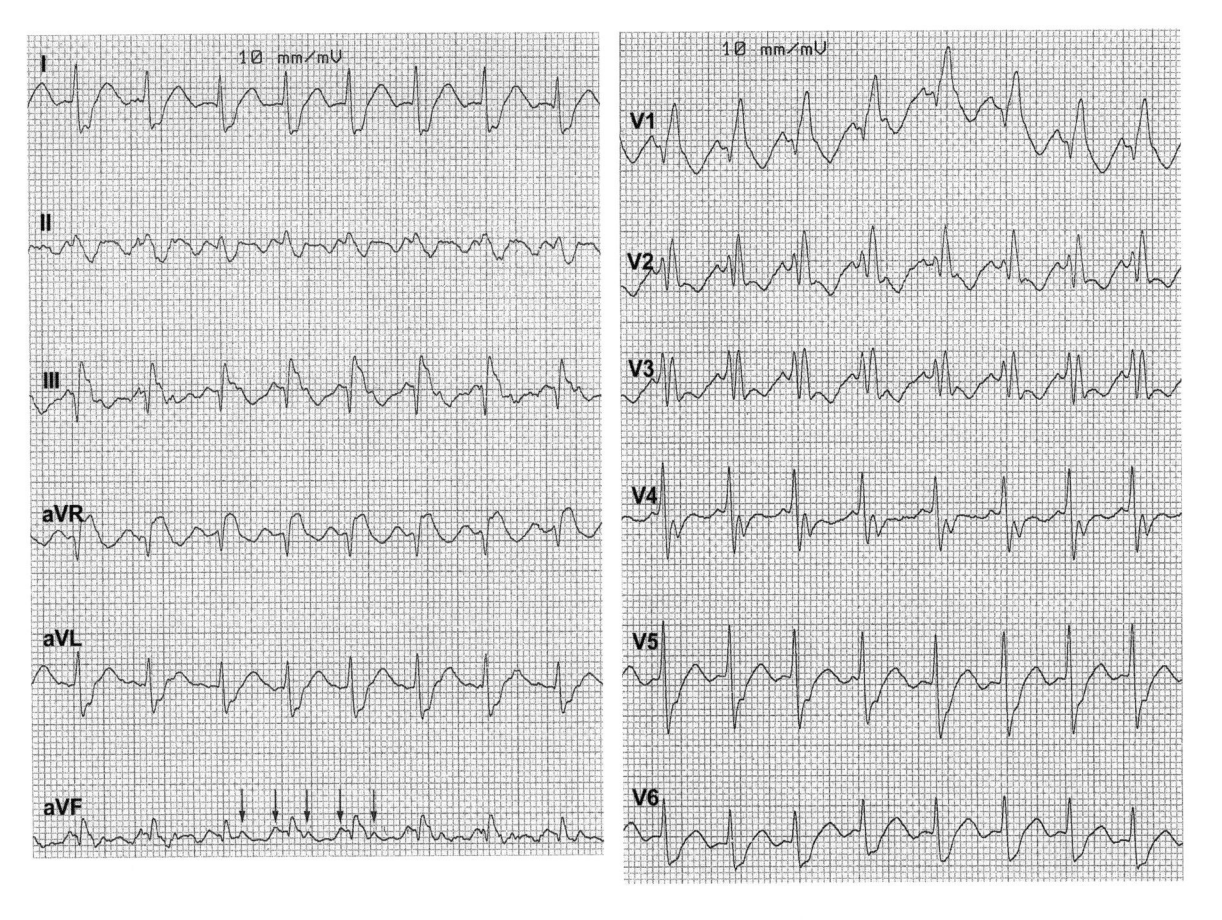

EKG 20.9

78J/m. Vorhofflattern mit 2:1-AV-Block, Vorhoffrequenz 264/min. RSB. Es scheint ein Typ-1-Flattern vorhanden zu sein. Aber das „Pseudo-Sägezahn"-Muster in II entspricht der S-Zacke des RSB, und der negative Ausschlag in III der negativen T-Welle. In Ableitung aVF (und III) sind kleine positive Flatterwellen zu sehen (Pfeile), die den Typ 2 anzeigen. Aufgrund der „P-Welle" in V_1 wurde die Arrhythmie zuerst als Sinustachykardie interpretiert. Aber die „P-Welle" ist kurz und das „P"-R-Intervall nur rund 0,10s.

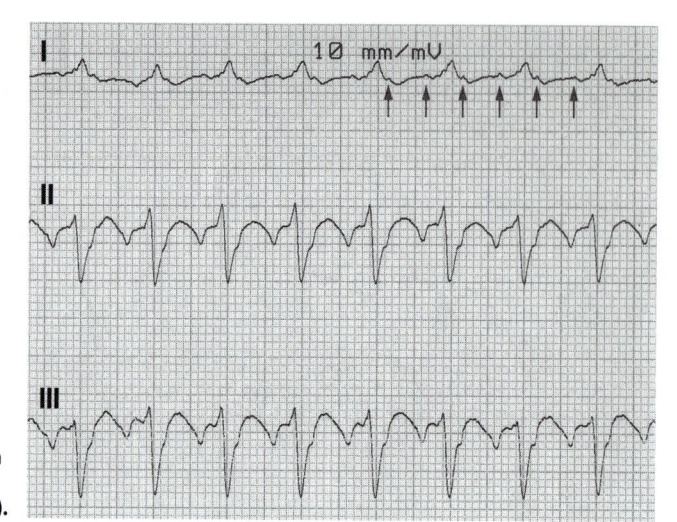

EKG 20.10
80J/m. (Ableitungen I–III) Vorhofflattern Typ 1 mit 2:1-AV-Block, Vorhoffrequenz 300/min. Negative Flatterwellen in den inferioren Ableitungen *alternierend* im QRS verborgen. Positive Flatterausschläge eindeutig in Ableitung I zu sehen (Pfeile).

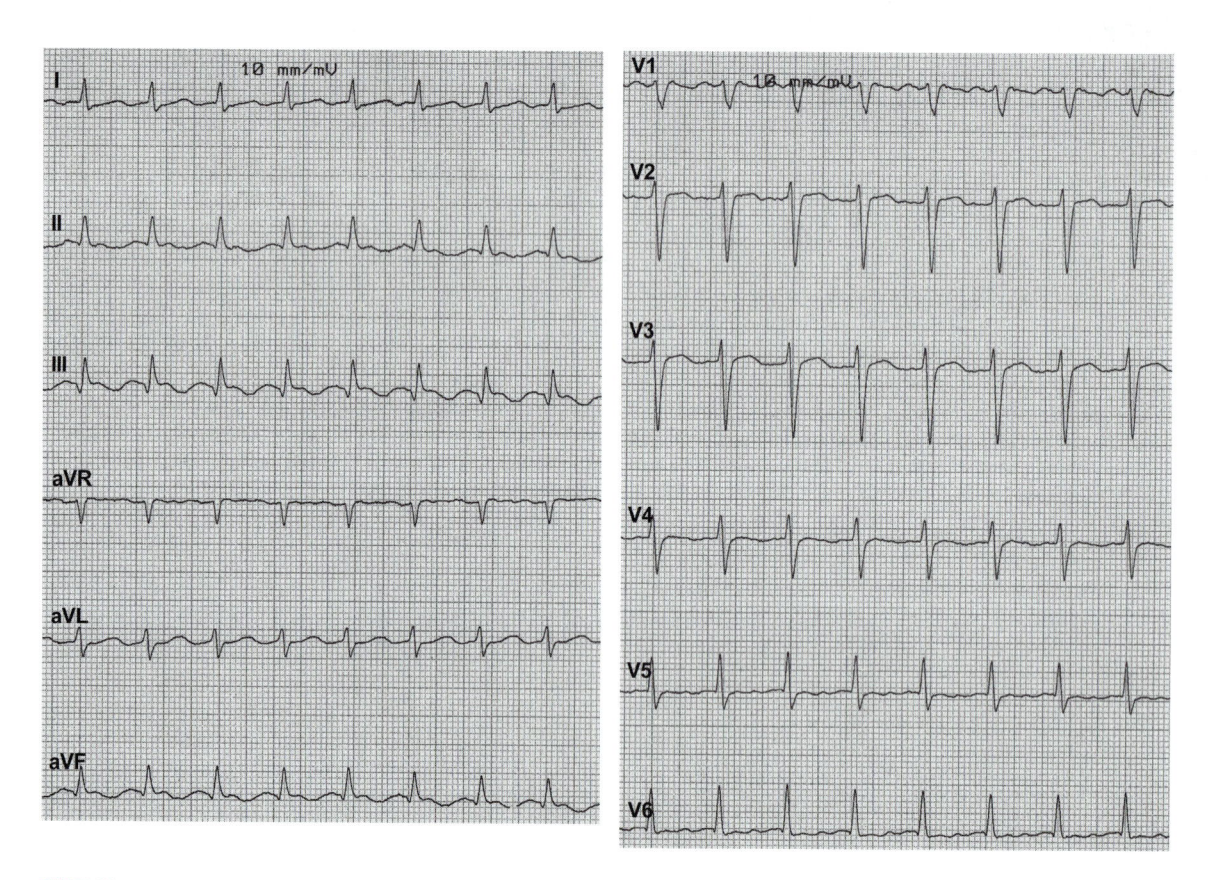

EKG 20.11
67J/m. Vorhofflattern Typ 1 („weicher Sägezahn"), mit 2:1-AV-Block. Vorhoffrequenz 248/min. Flatterwellen imitieren einen iRSB (Pseudo-r) in Ableitung V_1.

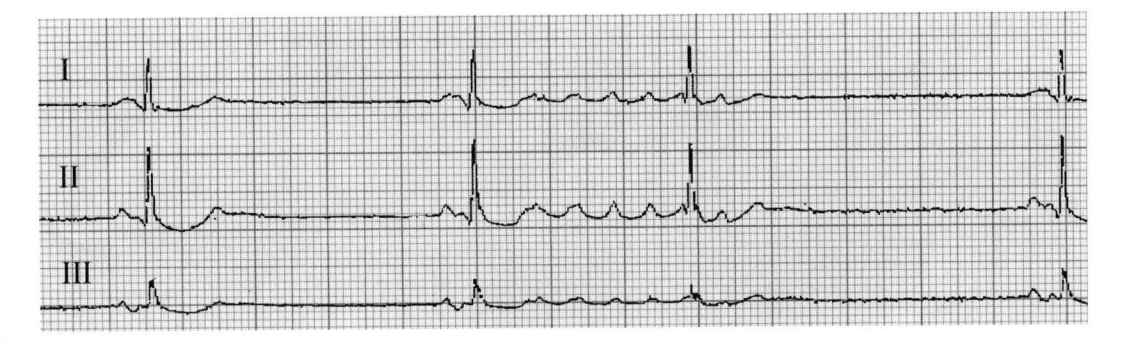

EKG 20.12
75J/m. Sinusbradykardie, unterbrochen durch kurzes paroxysmales Flattern.

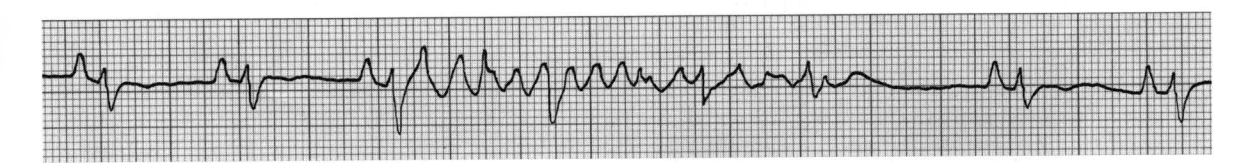

EKG 20.13
64J/m. Paroxysmales unregelmäßiges Flattern mit hoher Frequenz (Flimmer-Flattern?). Die ventrikuläre Unregelmäßigkeit schließt Artefakte aus.

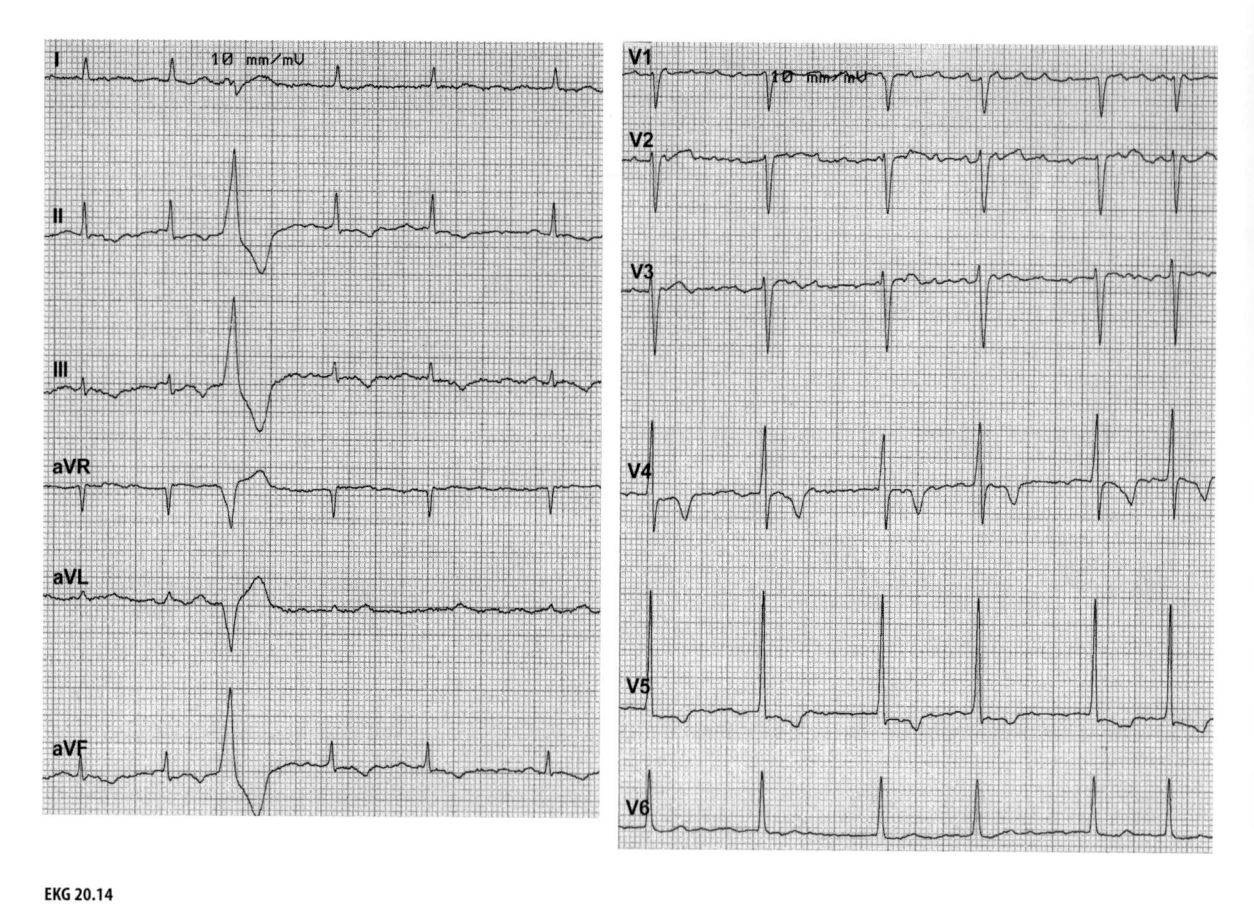

EKG 20.14
84J/m. Flimmer-Flattern. In Ableitung V$_1$ sind Flatterwellen von variabler Konfiguration und von verschiedener Frequenz zu sehen. Absolute Kammerarrhythmie.

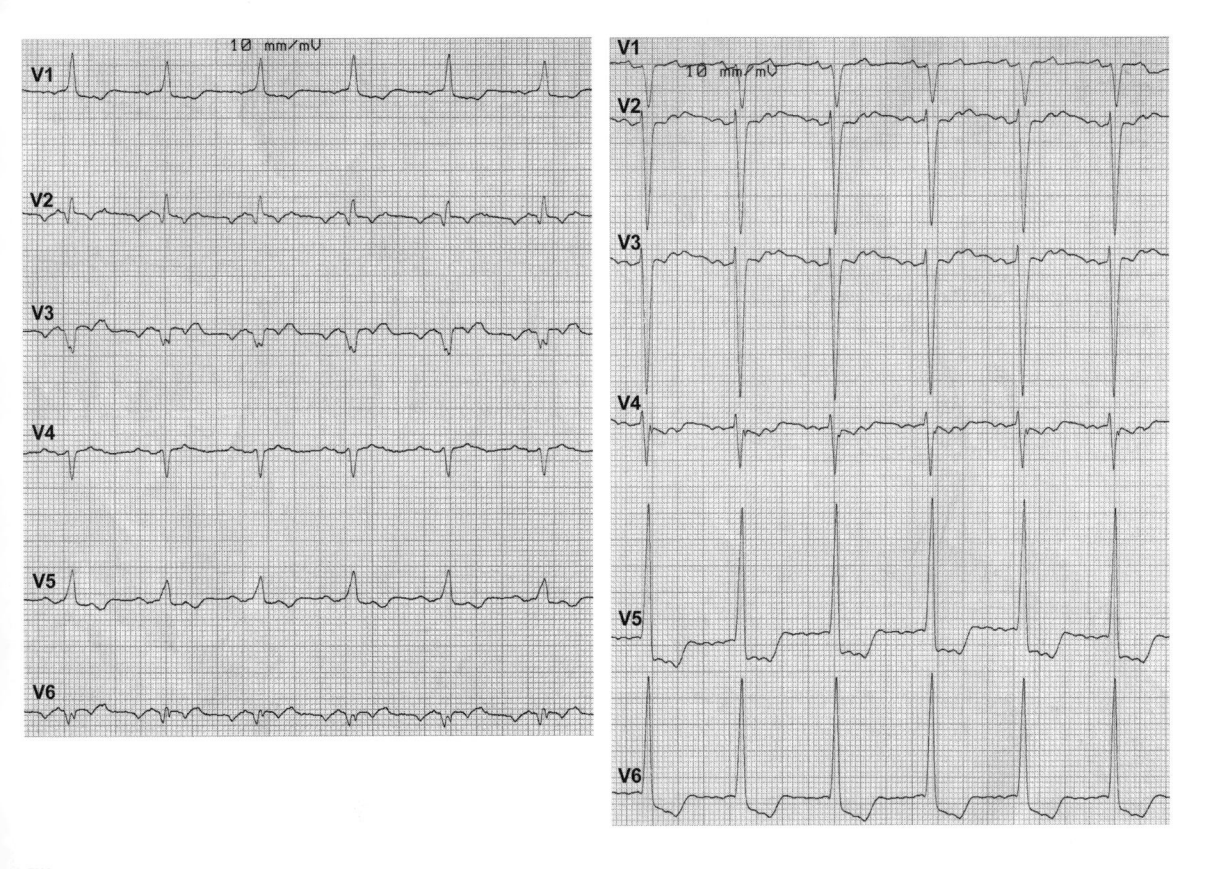

EKG 20.15
78J/m. Vorhofflattern mit sehr langsamer Frequenz von 164/min infolge Amiodaron und 2:1-AV-Block. Deformation der T-Welle und verlängertes QT(U)-Intervall (sichtbar in V_2 bis V_4), ebenfalls durch Amiodaron bedingt. LVH und LV-Überlastung.

Kapitel 21
Vorhofflimmern (VoFli)

Auf einen Blick

Nach den ventrikulären Extrasystolen (VES) und den Vorhofextrasystolen (VoES) stellt das Vorhofflimmern (VoFli) die häufigste Arrhythmie dar. Hämodynamik und Symptome sind abhängig von der Kammerfrequenz und vom Verlust der Vorhofkontraktion. Die wichtigste Komplikation des VoFli ist der Hirnschlag. Außerdem ist das VoFli ein unabhängiges Risiko für einen vorzeitigen Tod. Therapie und Prophylaxe des VoFli sind komplex.

Ätiologie und Prävalenz

Die häufigste Ätiologie des *chronischen* Vorhofflimmerns ist die Fibrose des Vorhofmyokards. Andere Ursachen sind alle Krankheiten mit Überlastung des linken Vorhofs wie hypertensives Herzleiden, Kardiomyopathien jeglicher Genese des linken Ventrikels, linksseitige Klappenerkrankungen (besonders Mitralstenose) und viele andere Krankheiten wie Hyperthyreose, Infektionen und Alkoholabusus. Die Häufigkeit des VoFli beträgt im Alter von 51–60 Jahren 0,5–0,8 % und im Alter von 80–89 Jahren 9 %.

Transitorisches VoFli wird oft nach Herzoperation (besonders nach Aorten- und Mitralklappenersatz), im akuten Stadium des Myokardinfarktes und auch bei Hyperthyreose und Alkoholabusus gesehen. VoFli kommt gelegentlich bei sonst gesunden Herzen vor und wird dann „lone atrial fibrillation" genannt.

EKG

Das einzige zuverlässige EKG-Merkmal beim VoFli ist die *absolut unregelmäßige Kammeraktion*, auch *„absolute Arrhythmie"* genannt (EKG 21.1). Dieses obligatorische Zeichen ist auf einem Rhythmusstreifen immer erkennbar. Beachte die Fallstricke:

i. Bei tachykardem Vorhofflimmern kann der Rhythmus beinahe regelmäßig sein (Pseudoregularisierung; EKG 21.2).
ii. Bei der sehr seltenen Kombination des VoFli mit einem kompletten AV-Block mit Ersatzrhythmus ist die Kammeraktion regelmäßig.
iii. Natürlich finden wir einen regelmäßigen Kammerrhythmus auch bei einem VoFli mit einem Kammer-Schrittmacher.

In den meisten Fällen von VoFli sind die *F-Wellen* (Flimmerwellen) deutlich sichtbar. Sie sind vollständig unregelmäßig in Bezug auf Rhythmus und Konfiguration und weisen eine Frequenz von 350–500/min (bis 650/min) auf. Am besten sind sie in den Ableitungen V_1, III und aVF zu erkennen. Wir unterscheiden zwischen groben F-Wellen (EKG 21.3) und feinen F-Wellen (21.4), beide können manchmal beim gleichen Patienten vorhanden sein (EKG 21.5). Es gibt jedoch Situationen, bei denen die F-Wellen nicht sichtbar sind:

i. Bei sehr hoher Kammerfrequenz sind die F-Wellen im QRS-Komplex und im ST/T verborgen (EKG 21.1).
ii. Die F-Wellen können auch durch einen Schenkelblock maskiert sein (EKG 21.6).
iii. Bei fibrotischen Vorhöfen mit nur einem kleinen Rest von Myokardzellen sind die F-Wellen sehr klein (EKG 21.7) oder sie können sogar fehlen. Bei all diesen Bedingungen wird die richtige Diagnose aufgrund der absoluten ventrikulären Arrhythmie gestellt. Beim Vorliegen von groben F-Wellen ist die Schädigung des atrialen Muskelgewebes im Allgemeinen weniger stark als bei feinen F-Wellen, und eine Elektrokonversion hat eine bessere Kurz- und Langzeitprognose.

1 Hämodynamik

Glücklicherweise erreichen nicht alle Vorhofimpulse (mit einer Frequenz von 350–650/min) die Ventrikel. Viele werden im AV-Knoten blockiert. Die anderen werden in zufälligen Intervallen zu den Kammern übergeleitet, wodurch die absolute Arrhythmie der Kammeraktivität entsteht. Eine sehr rasche (und unregelmäßige) Kammeraktivität hat gravierende klinische Folgen. Ähnlich wie bei sehr frühen VES ist bei jedem Kammerschlag bei VoFli mit hoher instantaner Frequenz die vorausgehende Diastole beträchtlich verkürzt, wodurch eine normale Füllung der Kammern verhindert und so eine Reduktion des Schlagvolumens bewirkt wird – im Extremfall bis zu wenigen Millilitern. Das bedeutet, dass nicht jeder QRS-Komplex einer Kammerkontraktion entspricht, die genug Blut auswirft, um einen palpablen peripheren Puls zu erzeugen. Das Resultat ist ein „peripheres Pulsdefizit", das bis >50% der (ventrikulären) Herzfrequenz erreichen kann. Je größer das periphere Pulsdefizit ist, desto kleiner ist das Herzminutenvolumen.

2 Klinische Bedeutung

Das VoFli ist nicht unbedingt eine Krankheit mit Symptomen und Komplikationen. Rund 50% der Patienten sind in ihrem täglichen Leben nicht eingeschränkt und leiden unter keinerlei Beschwerden. Der Verlust des so genannten Vorhof-„Kicks" erzeugt nicht immer Symptome. Etwa 50% haben jedoch Symptome wie etwa verminderte Arbeitskapazität, Palpitationen, Präsynkopen und vielleicht sogar schwerere Komplikationen, wobei die schwerste der Hirnschlag ist. Die Ursache dafür sind Embolien, deren Ursprung thrombotisches Material im dilatierten Vorhof, besonders in den Herzohren, darstellt. Während kleine Lungenembolien meistens symptomlos verlaufen, können periphere Embolien ernsthafte Folgen haben, je nachdem welche Organe betroffen sind (Hirn, Darm, Extremitäten und sehr selten Koronararterien). Außerdem kann ein VoFli eine Herzinsuffizienz auslösen oder verschlimmern und so die Lebenszeit verkürzen.

Im Allgemeinen sind Symptome die Folge der unregelmäßigen Herzaktion, die entweder zu langsam oder – häufiger – zu schnell ist. Synkopen sind selten und können bei Herzfrequenzen über rund 230/min oder während einer spontanen Konversion in einen Sinusrhythmus (EKG 21.8) infolge eines längeren Vorhof- oder Kammerstillstands vorkommen.

3 Therapie

Therapeutische Maßnahmen bestehen in Medikamenten, Gleichstrom-Konversion und Ablation oder in einer Kombination dieser Methoden. Bei den meisten Patienten mit VoFli ist eine Antikoagulation angezeigt. Zu Details siehe nächsten Abschnitt.

Im Detail

Neben der Kammertachykardie (KT) und dem atrioventrikulären (AV-) Block stellt das Vorhofflimmern (VoFli) eine der häufigsten und faszinierendsten Arrhythmien dar. Die Diagnose ist nicht immer leicht, und die Prävention und Therapie des Vorhofflimmerns ist eines der ständigen „Evergreens" bei nationalen Fortbildungsveranstaltungen, internationalen Ärztetreffen und „Konsensus"-Konferenzen.

4 Ätiologie und Prävalenz

Nach der Framingham-Studie hat die Prävalenz des VoFli bei Männern im Alter von 65–84 Jahren in der Periode 1968–1979 bis zur Periode 1987–1998 von 3,2% auf 9,1% zugenommen. Der Grund dafür ist unklar. Die Zunahme kann nicht allein durch die Tatsache erklärt werden, dass das VoFli mit dem Alter zunimmt und zwar mindestens mit einer Verdoppelung pro Jahrzehnt [1]. Diese altersbedingte Zunahme deutet darauf hin, dass die häufigste Ursache des chronischen VoFli ein degenerativer Prozess der atrialen Muskelzellen ist, die durch fibrotisches Gewebe ersetzt werden.

Während bei rund 40% gesunder Personen bis zu 200 VES oder SVES pro 24 h gefunden werden, trifft man ein VoFli bei sonst gesunden Herzen kaum je an [2]. Bei der „lone atrial fibrillation" ist die Ursache für die Arrhythmie unbekannt, und der linke Vorhof weist normale Dimensionen auf. Die „lone atrial fibrillation" kann gelegentlich zu einer Dilatation des linken Vorhofs führen, wobei sie dann nicht mehr als „lone" betrachtet werden kann. Eine oligosymptomatische Hyperthyreose wird bei rund 5% von VoFli bei Patienten mittleren Alters gefunden und muss durch Labortests ausgeschlossen werden [3]. Bei Patienten mit offensichtlicher Hyperthyreose tritt ein VoFli, oft transitorisch, in 10–20% auf. Andere Ursachen für VoFli sind Hypertonie, infektiöse oder dilatierende Herzkrankheiten, Mitralklappenerkrankungen (früher hauptsächlich Mitralstenose), Aortenklappenerkrankungen, konstriktive Perikarditis, Vorhofseptumdefekt bei älteren Patienten und viele andere seltene Krankheiten. Gut bekannt ist, dass eine Digitalisintoxikation selten einmal ein VoFli provozieren kann [4].

Es ist offensichtlich, dass sich ein VoFli meistens nach Überlastung und organischer Schädigung des linken Vorhofs entwickelt und somit eine Folge einer linksventrikulären Krankheit darstellt. Bei Krankheiten des rechten Herzens (am häufigsten ist ein chronisches Cor pulmonale) ist die Arrhythmie selten; sie kann vorübergehend auftreten und zwar in der Regel als ein Zeichen einer Infektion der Atemwege oder einer respiratorischen oder kardialen Insuffizienz.

Ein *transitorisches VoFli* kommt beim akuten Myokardinfarkt in 7–16% vor [5,6], während ein chronisches VoFli bei chronischer KHK ohne Herzinsuffizienz nicht häufig anzutreffen ist. In der CASS-Studie wiesen nur 126 von 18 730 Patienten (0,6%) mit koronarer Herzkrankheit ein Vorhofflimmern auf [7], was einer niedrigeren Prävalenz als in einer allgemeinen Population vergleichbaren Alters entspricht. Das VoFli zeigte eine negative Korrelation zur Anzahl der erkrankten Koronararterien – ein erstaunliches und unerklärbares Phänomen. Ein transitorisches VoFli wird häufig bei Patienten nach einer Herzoperation gefunden, besonders nach Mitral- und Aortenklappenersatz (in 20–30%) und nach Lungen- oder anderen Operationen [8].

Bei Lungenembolien kommt ein transitorisches VoFli seltener vor als ein VoFla, obgleich eine frühere Studie über eine Inzidenz von 10% berichtet [9]. Ein VoFli schließt einen gesunden Sinusknoten keineswegs aus. In der Tat ist ein VoFli insgesamt selten mit dem Sick-Sinus-Syndrom verbunden, meistens noch bei seiner Bradykardie-Tachykardie-Variante (siehe Kapitel 22: Sick-Sinus-Syndrom).

EKG Spezial

5 Aberration beim Vorhofflimmern

Wie jeder andere supraventikuläre Rhythmus kann auch das VoFli mit jeder Art von Aberration wie etwa Schenkelblock oder Faszikelblock auf die Ventrikel übergeleitet werden. Zwei Situationen sind aber von besonderem Interesse.

5.1 Ashman-Schläge

Wenn auf ein langes R-R-Intervall nach kurzem Intervall ein QRS-Komplex folgt, der eine Schenkelblock-Konfiguration aufweist, handelt es sich viel wahrscheinlicher um eine Aberration als um eine VES. Dieses Phänomen wird durch die Verlängerung der Refraktärperiode der Schenkel infolge der instantanen Bradykardie erklärt [10] und wurde erstmals schon im Jahre 1947 durch Gouaux und Ashman beschrieben [11]. Um Ashman-Schläge handelt es sich am wahrscheinlichsten, wenn das Phänomen auf einem längeren Rhythmusstreifen mehrmals zu beobachten ist. Dabei ist eine RSB-Aberration (EKG 21.9) viel häufiger als eine LSB-Aberration (EKG 21.10), weil die Refraktärperiode im rechten Schenkel länger ist als jene im linken Schenkel. Nach einem Ashman-Schlag fehlt eine kompensatorische Pause im Gegensatz zu einer VES, der gewöhnlich eine kompensatorische Pause folgt. Pritched et al. [12] haben in einer experimentellen Anordnung gezeigt, dass stimulierte VES von einer kompensatorischen Pause gefolgt werden, und damit die Befunde von Langendorf und Pick [13] bestätigt. In der Praxis, das heißt unter Bedingungen außerhalb des Labors, wird jedoch eine volle kompensatorische Pause nach einer echten VES oft vermisst.

5.2 Vorhofflimmern bei Präexzitation (Wolff-Parkinson-White-Syndrom)

Sowohl bei der gewöhnlichen „orthodromen" wie auch bei der „antidromen" Reentrytachykardie stellen das akzessorische Bündel (AB) und der AV-Knoten den Reizleitungskreis dar. Beim ersten Typ wird das AB für die retrograde und beim zweiten Typ für die anterograde Reizleitung benutzt. Die anterograde Leitung des VoFli über ein AB ist selten, kann aber die schlimmste Arrhythmie bei Patienten mit Präexzitation darstellen. Wenn die Refraktärzeit bei der anterograden Leitung sehr kurz ist, erreicht eine abnormal hohe Anzahl an Vorhofsimpulsen die Kammern, was eine extrem rasche Kammeraktivität mit möglicher Degeneration in ein Kammerflimmern (KF) zur Folge hat.

Häufig erlaubt eine sorgfältige Analyse des EKGs eine Unterscheidung zwischen einer raschen regelmäßigen KT, einer supraventrikulären Tachykardie und einem tachykarden VoFli bei Präexzitation (eventuell mit Pseudoregulation des Rhythmus bei hoher Frequenz). Bei den ersten Bedingungen fehlt eine Deltawelle; im letzten Fall sind immer Deltawellen vorhanden, in der Regel am besten in den präkordialen Ableitungen sichtbar (EKG 21.11). Wichtig zu wissen ist, dass ein VoFli auch bei jungen Patienten und sogar bei Kindern mit Wolff-Parkinson-White-(WPW-)Syndrom auftreten kann und demnach auch in diesem Alter ein KF möglich ist [14]. Bei einem VoFli bei WPW-Syndrom ist die intravenöse Verabreichung von Digitalis oder Verapamil absolut kontraindiziert. Beide Medikamente verlangsamen die Reizleitung im AV-Knoten und können die Reizleitung im akzessorischen Bündel anterograd beschleunigen. Der Tod infolge eines anterograd geleiteten Vorhofflimmerns (oder selten eines Vorhofflatterns mit 1:1-Überleitung) über ein akzessorisches Bündel mit konsekutivem KF ist ein seltenes, aber tragisches Ereignis, besonders bei jungen Personen. Das ist ein Grund mehr dafür, dass Patienten mit einem WPW-Syndrom invasiv elektrophysiologisch untersucht und mit einer Ablation behandelt werden sollten (siehe Kapitel 24: Wolff-Parkinson-White-Syndrom).

6 Regelmäßige Kammeraktion beim Vorhofflimmern

Neben dem kompletten AV-Block mit einem „physiologischen" Ersatzrhythmus oder einem Schrittmacherrhythmus gibt es eine seltene, aber interessante Rhythmusstörung, die ebenfalls einen regelmäßigen Rhythmus aufweist. Bei einigen Patienten mit Sick-Sinus-Syndrom oder Bradykardie nach (Herz-)Operationen kann ein VoFli in Kombination mit Episoden eines regelmäßigen AV-Knotenrhythmus beobachtet werden, *ohne* dass ein kompletter AV-Block vorliegt. Wenn dies der Fall ist, übernimmt der AV-Knoten dank seiner intrinsischen Frequenz den Herzrhythmus (EKG 21.12). Dies geschieht nur selten, weil beim VoFli mit sehr langsamer Kammeraktion der AV-Knoten ebenfalls erkrankt und dadurch seine intrinsische Frequenz erniedrigt ist. Für diese Situation können die Begriffe „akzelerierter AV-Knotenrhythmus" und „funktioneller AV-Block" verwendet werden. Unter Belastung werden mehr Vorhofimpulse auf die Kammern übergeleitet, und es erscheint wieder die übliche arrhythmische Kammeraktion.

7 Interatriale Dissoziation beim Vorhofflimmern

Ein Flimmern des linken und ein Sinusrhythmus des rechten Vorhofs (eine Möglichkeit der interatrialen Dissoziation [15]) stellt eine äußerst seltene Situation dar; wir haben innerhalb von 30 Jahren drei Fälle gesehen und zwar nach Versuchen, mittels eines Gleichstromschocks ein Vorhofflimmern zu korrigieren. Das EKG zeigte dabei kleine P-Wellen von kurzer Dauer (0,05 s), die durch die normale Depolarisation des rechten Vorhofs bedingt waren, und dazu feine Flimmerwellen in Ableitung V_1, die dem Flimmern des linken Vorhofs entsprachen. Der Rhythmus war regelmäßig, weil die Kammern dem Sinusknoten folgten.

8 Differentialdiagnose

Wenn VoFli- *und* flatterähnliche Wellen im gleichen EKG vorhanden sind, wird der Begriff „Flimmer-Flattern" verwendet. Dies zeigt einen unvollständigen „Flatter-Kreis" im rechten Vorhof an, der teilweise flimmert (zu elektrophysiologischen Details siehe [16]). Funktionell und klinisch ist ein Flimmer-Flattern als eine spezielle Form des VoFli zu interpretieren. Eine absolute Kammerarrhythmie zeigt in 99% ein VoFli (und selten ein Flimmer-Flattern) an.

Es gibt nur *eine* andere und sehr seltene Arrhythmie, bei der ebenfalls eine absolute Kammerarrhythmie vorhanden ist. Sie wird *multifokale Vorhofarrhythmie* oder *chaotischer Vorhofrhythmus* genannt. Diese Arrhythmie zeigt P-Wellen und ist durch vier Kriterien definiert:

i. absolute Vorhofarrhythmie und folglich
ii. absolute Kammerarrhythmie
iii. multiple Konfigurationen der P-Welle
iv. wechselnde PQ-Intervalle inklusive AV-Block 1° (es können AV-Ersatzschläge auftreten)

Die mittlere Vorhof- und damit auch Kammerfrequenz beträgt in der Regel <100/min (EKG 21.13). Die Arrhythmie dauert mehrere Minuten oder Stunden, gelegentlich Tage. Es gibt keine wirksame medikamentöse oder elektrische Therapie. Eine Degeneration in ein VoFli wurde beschrieben, ist aber extrem selten. Ein chaotischer Vorhofrhythmus wird unter vielen verschiedenen Bedingungen beobachtet, am häufigsten bei schwerem Cor pulmonale mit oder ohne Digitalismedikation. Bei diesen Patienten beträgt die Spitalmortalität infolge der zugrunde liegenden Krankheit rund 45% [17]. In der Praxis wird die Diagnose der multifokalen Vorhofarrhythmie zu oft gestellt. Diese Aussage steht im Gegensatz zur Meinung von McCord und Borzak [18]. Die Diagnose sollte nur erhoben werden, wenn die Arrhythmie mindestens während mehrerer Minuten kontinuierlich vorhanden ist. Bei Fällen mit Sinusschlägen und repetitiven Vorhofextrasystolen mit unterschiedlichen P-Konfigurationen ist die Diagnose einer multifokalen Vorhofarrhythmie nicht korrekt. Bei diesen Patienten ist die Prognose viel besser. Multifokale Vorhofrhythmen/tachykardien wurden auch bei Kindern beschrieben, besonders bei solchen mit kongenitaler Herzkrankheit [19,20].

9 Elektrophysiologie

Ein VoFli wird durch eine frühe Vorhofextrasystole ausgelöst, die in die potentiell vulnerable Phase der Vorhofrepolarisation („P auf Ta") einfällt. Das EKG 21.14 zeigt eine spontane Konversion eines VoFli. Nach zwei Sinusschlägen wird durch eine Vorhofextrasystole erneut ein VoFli ausgelöst.

Beim VoFli werden die Vorhöfe nicht durch einen einzelnen elektrischen Impuls erregt, sondern sie sind vielen chaotischen Wellen ausgesetzt, die nicht imstande sind, einen regelmäßigen und normalen Rhythmus herbeizuführen. Die Vorhofdepolarisation beruht beim VoFli auf der Inhomogenität der Reizleitung und der Reaktionsbereitschaft („responsiveness") des Vorhofsgewebes. Unlängst stellten Haissaguerre et al. [21] fest, dass elektrische Impulse aus einem Fokus mit rascher Aktivität in die proximalen Teilen der Lungenvenen zum linken Vorhof geleitet werden und ein VoFli auslösen können.

Die Überleitung der unregelmäßigen Impulse von den flimmernden Vorhöfen zu den Ventrikeln ist von speziellem Interesse. Beim Sinusrhythmus wird die Reizleitung im AV-Knoten verlangsamt, wodurch die vollständige diastolische Füllung der Ventrikel ermöglicht und so eine optimale Abfolge der Kontraktionen von Vorhöfen und Kammern sichergestellt wird. Beim VoFli wird die Mehrzahl der Vorhofimpulse im AV-Knoten blockiert, um eine exzessiv hohe Kammerfrequenz zu verhindern. Nur eine beschränkte Anzahl von Impulsen – in der Regel rund 20–30% – werden auf die Kammern übergeleitet und zwar nach zufälligen Intervallen, wodurch sich die absolute Arrhythmie der Kammern ergibt. Die Kammerfrequenz ist abhängig vom Grad der Verlangsamung im AV-Knoten; diese Bremskapazität wird durch den Vago- und Sympathikotonus, durch Medikamente und organische Schädigungen beeinflusst. Die beim VoFli stattfindende Leitung der Vorhofimpulse durch den AV-Knoten zu den Kammern ist ein Beispiel einer verborgenen Reizleitung.

Der Mechanismus der spontanen Konversion eines VoFli (EKGs 21.8, 21.14 und 21.15) wird noch nicht vollständig verstanden. Sie kommt aber auf jeden Fall vor, ganz im Gegensatz zur nicht existierenden spontanen Konversion eines Kammerflimmerns, bei dem die Konversion unvergleichlich nützlicher wäre.

10 Klinische Bedeutung

Das VoFli stellt einen unabhängigen Mortalitäts-Risikofaktor dar, wobei das relative Risiko für Männer 1,5 und für Frauen 1,9 beträgt [22]. Beim Vorliegen einer ventrikulären Dysfunktion scheint die erhöhte Mortalität primär eine Folge der Herzinsuffizienz [23] und des Hirnschlags [1] zu sein. Bei einigen Fällen können auch Medikamente wie etwa Antikoagulantien [24], besonders bei einem INR von >3,5 [25], und Antiarrhythmika zur Mortalität beitragen.

Ein Hirnschlag ist die schwerste Komplikation des VoFli; seine Inzidenz steigt mit zunehmendem Alter stark an (1,15% im Alter von 50–59 Jahren und 23,5% im Alter von 80–89 Jahren [1]). Der Hirnschlag stellt den Hauptfaktor für die Morbidität des VoFli dar und ist mit mehr oder weniger stark beeinträchtigter Lebensqualität verbunden.

Eine kürzlich erschienene Studie über alle Hospitalisationen in Schottland (5,1 Millionen Einwohner) zeigt eine erschreckende Zunahme der in den letzten Jahren erfolgten Spitaleinweisungen mit der Diagnose „Vorhofflimmern" mit entsprechender Zunahme der Kosten. Der Grund liegt wahrscheinlich im höheren Alter der Bevölkerung und, noch wichtiger, in einer Änderung der medizinischen Praxis [26].

11 Therapie und Prävention

Therapeutische und prophylaktische Maßnahmen sind vielfältig und komplex [27]; sie wurden ausführlich in den ACS/AHA/ESC-Richtlinien zur Behandlung von Patienten mit Vorhofflimmern ausgewertet [28]. Im Prinzip sind sowohl elektrische als auch medikamentöse Therapie/Prophylaxe oder eine Kombination beider möglich.

11.1 Elektrische und medikamentöse Konversion

Eine Konversion in einen Sinusrhythmus wird entweder mit einem elektrischen Gleichstromschock (mit 50–200 Joules) oder mit Medikamenten, besonders mit Amiodaron, Betablockern oder neuerdings mit Ibutilid [29] zu erreichen versucht.

Wenn das VoFli seit mehr als 24 h besteht, ist eine orale Antikoagulation innerhalb des therapeutischen Bereichs von 3 Wochen obligatorisch, bevor eine elektrische oder medikamentöse Konversion versucht wird. Die Antikoagulation sollte mindestens 3 Monate lang weitergeführt werden, da thromboembolische Komplikationen am häufigsten in den ersten 3 Monaten nach elektrischer Konversion auftreten [30].

11.2 Implantierbarer Defibrillator

Einige ausgewählte Patienten werden mit einem implantierbaren Defibrillator behandelt. Aus verschiedenen Gründen wird diese Methode noch nicht allgemein verwendet [31].

11.3 MAZE-Verfahren und Katheterablation

Mit einer chirurgischen Methode am offenen Herzen (dem so genannten MAZE-Verfahren) wird eine komplizierte „Kanalisierung" innerhalb des rechten Vorhofs durchgeführt. Dabei werden Regionen mit chaotischer Aktivität isoliert, wodurch dem elektrischen Impuls des Sinusknotens der Weg gebahnt wird [32]. Eine neue interventionelle Technik mit Mapping-geführter Ablation wurde kürzlich von Haissaguerre et al. [33] eingeführt.

11.4 Schrittmacher

Mit einem hoch entwickelten Vorhof- (oder Zweikammer-) Schrittmachersystem wird die Auslösung eines VoFli durch eine Stabilisierung der Vorhoffrequenz und durch stimulierende Intervention auf Vorhofextrasystolen verhindert [31,34].

11.5 Prävention des rezidivierenden Vorhofflimmerns

Versuche, rezidivierendes VoFli zu verhindern, wurden mit Medikamenten wie Betablockern, Propafenon und Amiodaron und, wie oben erwähnt, mit Vorhofstimulation gemacht [35]. Kalziumantagonisten wie Verapamil und Diltiazem sind weniger wirkungsvoll. Die Verabreichung von Chinidin, besonders in hohen Dosen, wurde wegen seiner proarrhythmischen Wirkung wieder verlassen (mögliche Auslösung einer KT vom Typ „Torsade de pointes" mit einer Mortalitätsrate von wenigen Prozenten pro Jahr). Digitalis wurde in der neueren Literatur als unwirksam deklassiert; von vielen Kardiologen wurde es aber allein oder in Kombination mit anderen hier erwähnten Medikamenten erfolgreich angewendet.

11.6 Neu aufgetretenes Vorhofflimmern

Ein neu aufgetretenes VoFli ist oft harmlos und in rund 50% der Fälle innerhalb von 24 h ohne Therapie reversibel. Im Laufe der letzten 12 Jahre wurde der Autor von 5 Spitalkollegen konsultiert, die selber unter einem neuen VoFli litten.

Fallbeispiel/Short Story 1

Im Jahre 1990 litt ein 32-jähriger Mann mit sonst gesundem Herzen an Herzklopfen während einer viralen Infektion. Das EKG zeigte ein VoFli, das ohne Therapie nach 8 h konvertierte; es trat kein Rezidiv auf.

Fallbeispiel/Short Story 2

Bei einer 38-jährigen Frau trat im Jahre 1992 nach einer Party, an der sie ungewöhnlich viel Alkohol konsumiert hatte, ein Herzklopfen auf. Sie hatte ein normales Herz, jedoch zeigte das EKG ein VoFli. Auf eine Therapie mit Propranolol 2 × 20 mg täglich kam es nach 16 Stunden (entweder post oder propter) zur Konversion. Sie blieb ohne Medikamente ohne Rezidive.

Fallbeispiel/Short Story 3

1998 litt ein 53-jähriger Mann nach einem Alkoholexzess unter Herzklopfen. Das EKG zeigte bei sonst normalem Herzen ein VoFli. Eine Therapie wurde abgelehnt. Nach 10 h konvertierte das VoFli. Nach Reduktion des Alkoholkonsums traten keine Rezidive auf.

Fallbeispiel/Short Story 4

Ein 60-jähriger Mann hatte im Jahre 1999 Palpitationen und eine Präsynkope, als er sich nach einem intensiven Jogging an einem heißen Sommertag duschte. Er hatte eine bekannte leichte Mitralinsuffizienz mit einem normalen linken Vorhof. Das EKG zeigte ein VoFli. Eine spontane Konversion trat 30 min später während einer EKG-Registrierung auf. Es trat kein Rezidiv auf; eine Prophylaxe wurde nicht durchgeführt.

Fallbeispiel/Short Story 5

Im Jahre 2001 litt ein 63-jähriger Mann unter Herzklopfen und Unwohlsein. 3 Tage später kam er zur Konsultation. Es fand sich eine unbehandelte mäßige Hypertonie und eine leichte Vergrößerung des linken Ventrikels und Vorhofs. Das EKG zeigte ein VoFli. Neben einer Behandlung mit einem ACE-Hemmer und Atenolol 50 mg wurde die Antikoagulation eingeleitet. Das VoFli persistierte. 3 Wochen später lehnte der Patient eine Elektrokonversion und eine Behandlung mit Amiodaron ab, akzeptierte aber die zusätzliche Verabreichung von Digitalis. Eine Woche später kam es zur Konversion. Nach 14 Monaten war unter dieser Therapie kein Rezidiv aufgetreten.

Schlussfolgerung: Keiner dieser Patienten hatte Komplikationen, und keiner war hospitalisiert worden. In den meisten Fällen kann ein neu aufgetretenes VoFli konservativ behandelt werden.

11.7 Frequenzkontrolle

Zur Kontrolle einer hohen Kammerfrequenz ist Digitalis in Ruhe erfolgreich, während Betablocker eine bessere Wirkung bei Belastung haben. Bei einer therapierefraktären Tachykardie stellt die *Katheterablation des AV-Knotens* (meist seines langsamen Bündels) mit anschließender Schrittmacherimplantation eine etablierte Therapie dar. Bei alleiniger und symptomatischer Bradykardie ist ein Schrittmacher indiziert. Bei der Bradykardie-Tachykardie-Variante (mit oder ohne Sick-Sinus-Syndrom) werden Schrittmacher und Medikamente kombiniert.

11.8 Prävention von Thromboembolien

Die orale Antikoagulation ist erfolgreicher als Aspirin. Heutzutage gibt es keine Altersgrenze für eine Antikoagulation, sofern Kontraindikationen wie Hypertonie, größere Blutungskomplikationen in der Anamnese etc. genau befolgt werden und der therapeutische Bereich eines INR zwischen (2,0?) 2,5 und 3,0 eingehalten wird.

Insgesamt betrachtet bleibt das Handling des VoFli trotz unzähliger Symposien und Konsensus-Sitzungen problematisch [27].

11.9 Medikamentöse Frequenzkontrolle versus Elektrokonversion

Seit Jahrzehnten ist nicht bekannt, ob entweder die Versuche, einen Sinusrhythmus wiederherzustellen, oder eine Frequenzkontrolle zusammen mit einer Antikoagulation für die Überlebenszeit der Patienten mit VoFli besser ist. Laufende Multizenter-Studien wie AFFIRM; PIAF; PAFAC und STAF sollten eine definitive Antwort auf diese wichtige Frage bringen [36]. Die Resultate einiger Studien, die kürzlich publiziert wurden, zeigen zwischen den beiden therapeutischen Methoden keinen signifikanten Unterschied bezüglich der Endpunkte Tod, Hirnschlag, größere Blutung oder Herzstillstand [37].

Wahrscheinlich werden diese Resultate die weltweite Besessenheit, bei jedem Patienten mit VoFli mittels Elektrokonversion einen Sinusrhythmus zu erreichen, etwas dämpfen. Diese Besessenheit hat einen Gipfel erreicht, der mit dem Enthusiasmus gleich nach der Einführung dieser Methode vor 35 Jahren vergleichbar ist. Viele Ärzte haben zudem den Eindruck, dass sich die Langzeitresultate der Methode, mit *antiarrhythmischen Medikamenten* einen Sinusrhythmus zu erhalten, in den letzten Jahrzehnten nicht verbessert haben, besonders bei Patienten im Alter von über 65 Jahren mit einem deutlich dilatierten linken Vorhof und mit einem VoFli, das länger als 6 Monate gedauert hat. Hingegen weisen mehrere Publikationen auf bessere Langzeitresultate hin, besonders bei Anwendung von Amiodaron und Propafenon [38,39]. Bei Patienten mit einem postthyreotoxischen VoFli erzielt die Elektrokonversion bei weitem die besten Resultate. In einer Studie von Nakazawa et al. [40] zeigten 67% der 106 Patienten mit VoFli (das in 87% der Fälle <12 Monate dauerte) nach 80,6±37 Monaten immer noch einen Sinusrhythmus.

11.10 Abschließende Bemerkungen

Die Katheterablation [33] stellt einen vielversprechenden Fortschritt bei der Behandlung des VoFli dar. Jedoch haben Komplikationen des Verfahrens und ungenügende Spätresultate die allgemeine Verwendung dieser Methode bis jetzt eingeschränkt [27].

Die Hauptziele der Wiederherstellung des Sinusrhythmus (durch jede Methode) bestehen darin, thromboembolische Komplikationen zu verhindern und die Hämodynamik durch eine ausreichende Vorhofkontraktion, eine physiologische Vorhof-Kammer-Funktion und die Regularisierung des Rhythmus zu verbessern. Jedoch bleibt die Kontraktion bei einem dilatierten und fibrotischen Vorhof auch nach einer Konversion schwach; so wird das Ziel also nicht erreicht. Es bleiben demnach einige wichtige Probleme bei der Behandlung und Prävention des VoFli, die in Zukunft noch zu lösen sind.

Literatur

1. Kannel WB, Wolf PA, Benjamin EJ, Levy D. Prevalence, incidence, prognosis, and predisposing conditions for atrial fibrillation: population-based estimates. Am J Cardiol 1998;82:2N–9N
2. Kopecky SL, Gersh BJ, McGoon MD, et al. The natural history of lone atrial fibrillation. A population-based study over three decades. N Engl J Med 1987;317:669–74
3. Forfar JC, Miller HC, Toft AD. Occult thyrotoxicosis: a correctable cause of idiopathic atrial fibrillation. Am J Cardiol 1979;44:9–12
4. Irons GV, Orgain ES. Digitalis-induced arrhythmias and their management. Prog Cardiovasc Dis 1966;8:539
5. Sugiura T, Iwasaka T, Ogawa A, et al. Atrial fibrillation in acute myocardial infarction. Am J Cardiol 1985;56:27–9
6. Goldberg RJ, Seeley D, Becker RC, et al. Impact of atrial fibrillation on the in-hospital and long-term survival of patients with acute myocardial infarction: a community-wide perspective. Am Heart J 1990;119:996–1001
7. Cameron A, Schwartz MJ, Kronmal RA, Kosinski AS. Prevalence and significance of atrial fibrillation in coronary artery disease (CASS registry). Am J Cardiol 1988;61:714–7
8. Ommen SR, Odell JA, Stanton MS. Atrial arrhythmias after cardiothoracic surgery. N Engl J Med 1997;336:1429–34
9. Weber DM, Phillips JH. A re-evaluation of electrocardiographic changes accompanying acute pulmonary embolism. Am J Med Sci 1966;251:381
10. Marriott HJL, Sandler IA. Criteria, old and new, for differentiating between ectopic ventricular beats and aberrant ventricular conduction in the presence of atrial fibrillation. Prog Cardiovasc Dis 1966;9:18
11. Gouaux JL, Ashman R. Auricular fibrillation with aberration simulating ventricular paroxysmal tachycardia. Am Heart J 1947;34:366
12. Pritched ELC, Smith WM, Klein GJ, et al. The compensatory pause of atrial fibrillation. Circulation 1980;62:1021–5
13. Langendorf R, Pick A. Artificial pacing of the human heart: its contribution to the understanding of arrhythmias. Am J Cardiol 1971;28:516–25
14. Wellens HJJ, Durrer D. Wolff-Parkinson-White syndrome and atrial fibrillation: relation between refractory period of the accessory pathway and ventricular rate during atrial fibrillation. Am J Cardiol 1974;34:777–82
15. Zipes DP, DeJoseph RL. Dissimilar atrial rhythms in man and dog. Am J Cardiol 1973;32:618–28
16. Saoudi N, Cosio F, Waldo A, et al. A classification of atrial and regular atrial tachycardia according to electrophysiological mechanisms and anatomical bases. Eur Heart J 2001;22:1162–82
17. Scher DL, Arsura EL. Multifocal atrial tachycardia: mechanisms, clinical correlates, and treatment. Am Heart J 1989;118:574–80
18. McCord J, Borzak S. Multifocal atrial tachycardia. Chest 1998;113:203–9
19. Liberthson RR, Colan SD. Multifocal or chaotic atrial rhythm: report of nine infants, delineation of clinical course and management, and review of the literature. Pediatr Cardiol 1982;2:179–84
20. Yeager SB, Hougen TJ, Levy AM. Sudden death in infants with chaotic atrial rhythm. Am J Dis Child 1984;138:689–92
21. Haissaguerre M, Jais P, Shah DC, Takahashi A. Spontaneous initiation of atrial fibrillation by ectopic beats originating in the pulmonary veins. N Engl J Med 1998;339:659–66
22. Benjamin EJ, Wolf PA, D'Agostino RB, et al. Impact of atrial fibrillation on the risk of death: the Framingham Heart Study. Circulation 1998;98:946–52
23. Dries DL, Exner DV, Gersh BJ, et al. Atrial fibrillation is associated with an increased risk for mortality and heart failure progression in patients with asymptomatic and symptomatic left ventricular systolic dysfunction: a retrospective analysis of the SOLVD trials. J Am Coll Cardiol 1998;32:695–703
24. Hart RG, Boop BS, Anderson DC. Oral anticoagulants and intracranial hemorrhage. Facts and hypotheses. Stroke 1995;26:1471–7
25. Chesebro JH, Siebers DO, Holland AE, et al. Bleeding during antithrombotic therapy in patients with atrial fibrillation. Arch Intern Med 1996;156:409–16
26. Stewart S, Macintyre K, MacLeod MMC, et al. Trends in hospital activity, morbidity and case fatality related to atrial fibrillation in Scotland, 1986–1996. Eur Heart J 2001;22:693–701
27. Falk RH. Atrial fibrillation. N Engl J Med 2001;344:1067–78
28. Fuster V, Ryden LE, Asinger RW, et al. ACC/AHA/ESC Guidelines for the management of patients with atrial fibrillation. Circulation 2001;104:2118–50
29. Murray KT. Ibutilide. Circulation 1998;97:493–7
30. Van Gelder IC, Crijns HJ, Van Gilst WH, et al. Prediction of uneventful cardioversion and maintenance of sinus rhythm from direct-current electrical cardioversion of chronic atrial fibrillation and flutter. Am J Cardiol 1991;68:41–6
31. Cooper JM, Katcher MS, Orlov MV. Current concepts. Implantable devices for the treatment of atrial fibrillation. New Engl J Med 2002;348:2062–8
32. Cox JL, Schuessler RB, D'Agustino HJ, et al. The surgical treatment of atrial fibrillation. III. Development of a definitive surgical procedure. J Thorac Cardiovasc Surg 1991;101:569–83
33. Haissaguerre M, Shah DC, Jais P, et al. Mapping-guided ablation of pulmonary veins to cure atrial fibrillation. Am J Cardiol 2000;86(9 Suppl I):K9–K19
34. Wellens HJJ, Lau CP, Lüderitz B, et al. (For the METRIX investigators). Atroverter: An implantable device for the treatment of atrial fibrillation. Circulation 1998;98:1651–6
35. Alessie MA, Boyden PA, Camm AJ, Kléber AG, et al. Pathophysiology and prevention of atrial fibrillation. Circulation 2001;103:769–77
36. Wyse DG, Anderson JL, Antman EM, et al. Atrial fibrillation follow-up investigation of rhythm management: The AFFIRM study design. Am J Cardiol 1997;79:1198–202
37. Saxonhouse SJ, Curtis AB. Risks and benefits of rate control versus maintenance of sinus rhythm. Am J Cardiol 2003;91(suppl.):27D–32D

38. Tieleman RG, Gosselink AT, Crjins HJGM, et al. Efficacy, safety and determinants of conversion of atrial fibrillation and flutter with oral amiodarone. Am J Cardiol 1997;79:53–7
39. Kochiadakis GE, Marketon ME, Igoumenidis ME, et al. Amiodarone, sotalol, or propafenone in atrial fibrillation; which is preferred to maintain normal sinus rhythm? Pacing Clin Electrophysiol 2000;23:1883–7
40. Nakazawa D, Lythall DA, Noh J, et al. Is there a place for the late conversion of atrial fibrillation? A long-term follow-up study of patients with post-thyrotoxic atrial fibrillation. Europ Heart J 2000;21:327–33

EKG 21.1
86J/w. Ableitung V$_1$. VoFli mit der obligatorischen „absoluten Arrhythmie". Die F-Wellen sind schlecht zu erkennen. RSB.

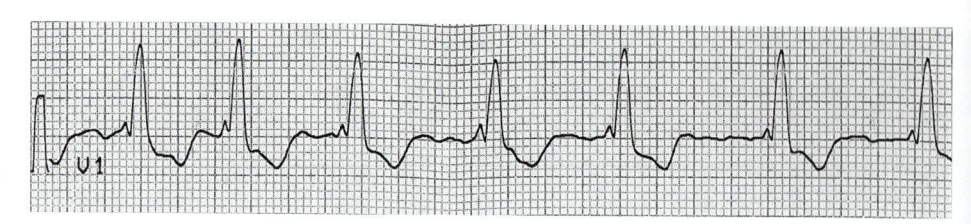

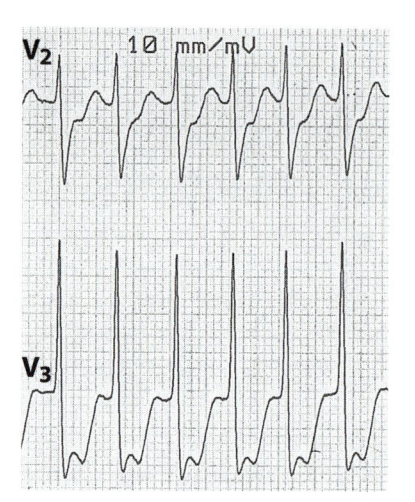

EKG 21.2
75J/m. Ableitungen V$_2$ und V$_3$. Pseudoregularisierung des Kammerrhythmus bei tachykardem VoFli, Frequenz rund 180/min. ST-Senkung von 10 mm in V$_2$, wahrscheinlich infolge Tachykardie und echter Ischämie.

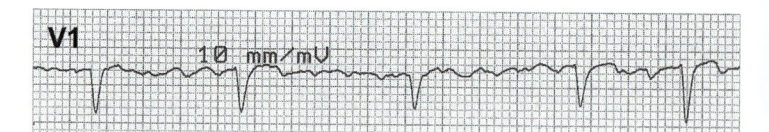

EKG 21.3
86J/w. Ableitung V$_1$. Grobe F-Wellen (feine F-Wellen am Anfang).

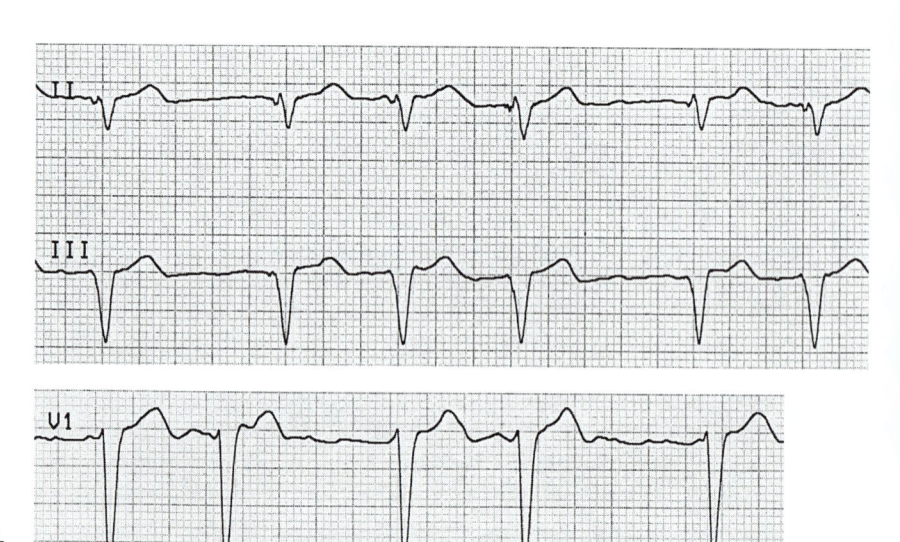

EKG 21.4
67J/m. Ableitungen II, III, V$_1$. Feine F-Wellen.

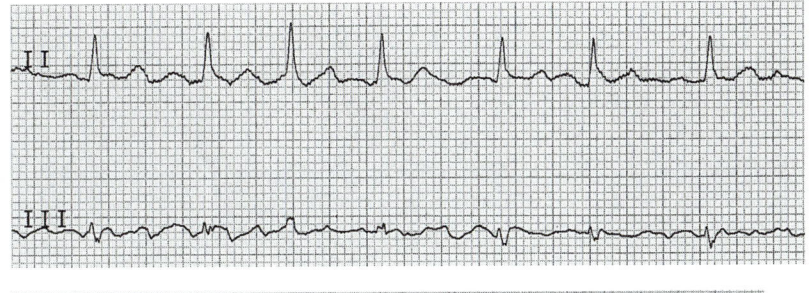

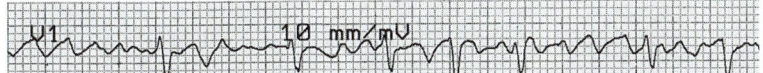

EKG 21.5
72J/w. Ableitungen II, III, V$_1$. Grobe und feine F-Wellen beim gleichen Patienten.

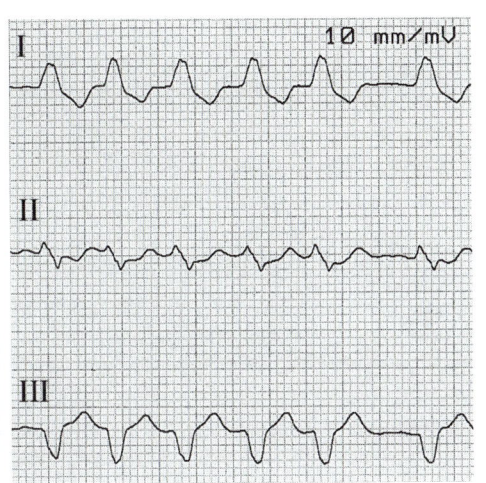

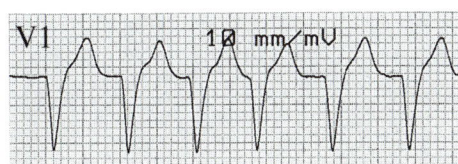

EKG 21.6
91J/w. Ableitungen I, II, III, V$_1$. F-Wellen bei LSB nicht sichtbar.

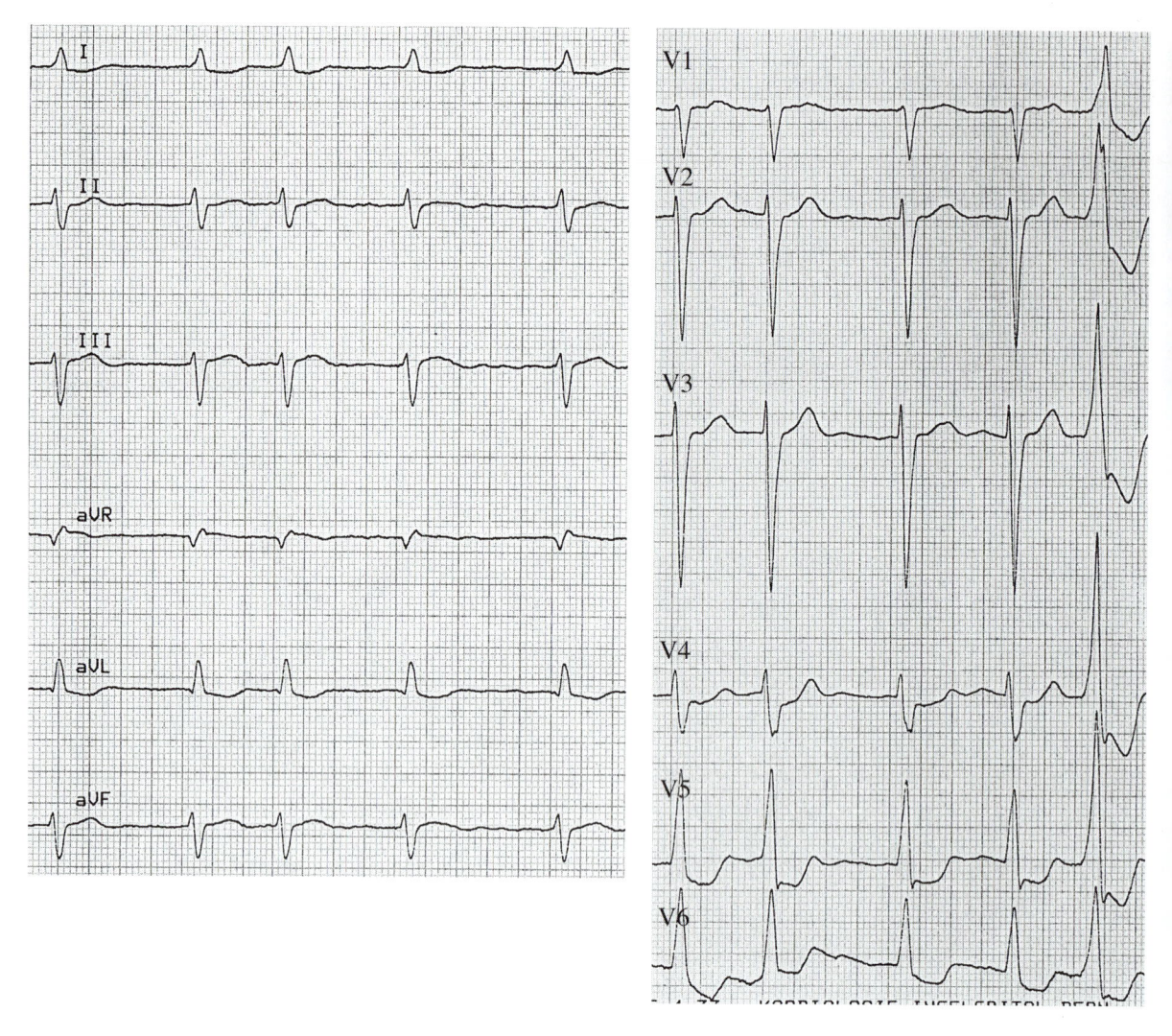

EKG 21.7
77J/m. Sehr kleine F-Wellen in Ableitungen III (II, V$_1$). LVH und ST-Senkung in V$_5$/V$_6$ (V$_4$), der letzte Schlag ist nicht ein aberrierender Schlag, sondern eine VES (positives QRS in allen präkordialen Ableitungen).

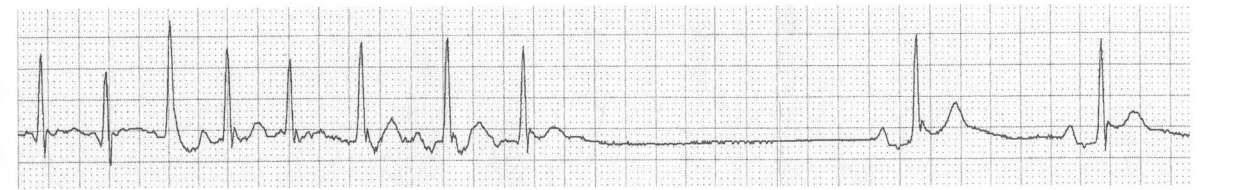

EKG 21.8
79J/m. Spontane Konversion eines VoFli. Ventrikuläre Pause vor Sinusrhythmus 2,6 s.

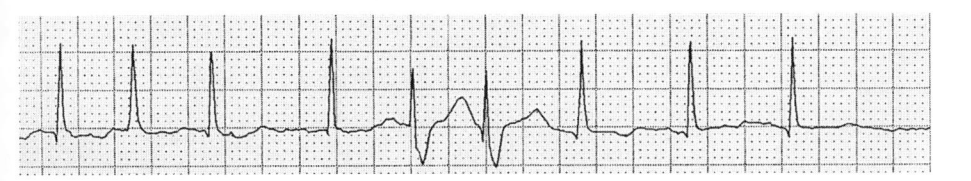

EKG 21.9
Ableitung II. RSB-Aberration bei 2 Schlägen, bei denen die Frequenz höher ist als bei den anderen Schlägen. Die Aberration tritt nach einem relativ langen R-R-Intervall auf (Ashman).

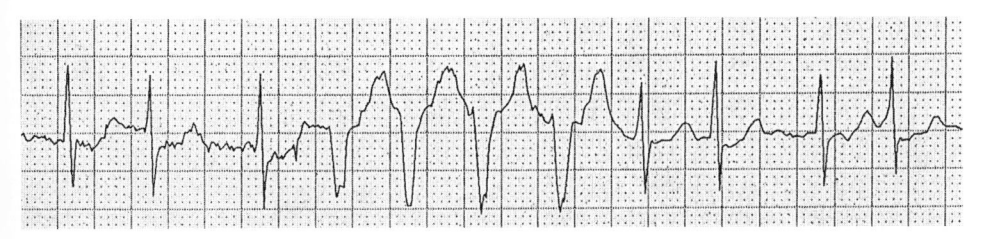

EKG 21.10
Ableitung V_2. LSB-Aberration während 4 Schlägen, bei denen der Rhythmus leicht unregelmäßig und die Frequenz relativ hoch ist. Die Aberration tritt nach einem relativ langen R-R-Intervall auf (Ashman). Eine KT konnte ausgeschlossen werden.

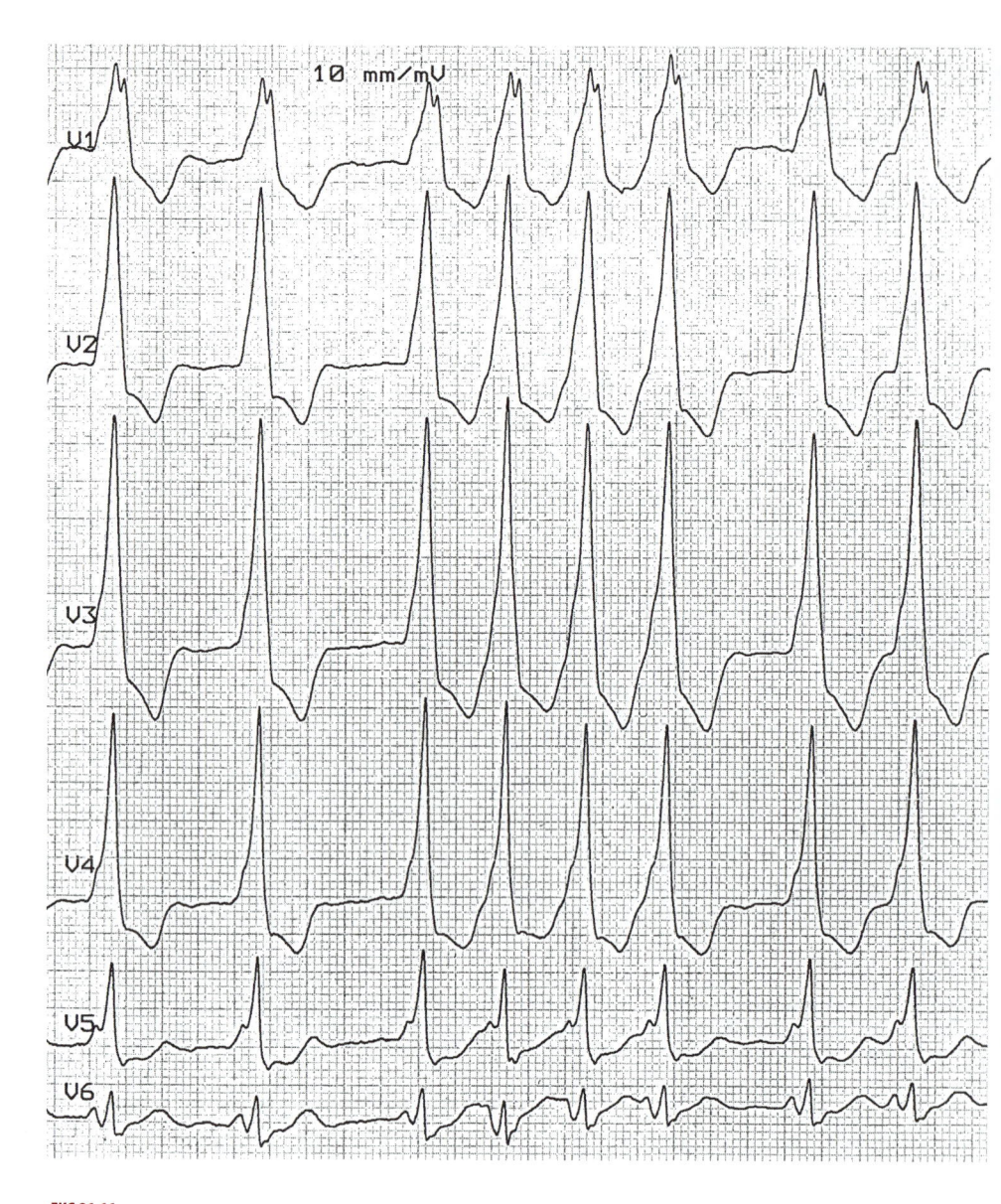

EKG 21.11
72 J/m. EKG (V$_1$ bis V$_6$): VoFli bei Präexzitation (WPW-Syndrom). Die Deltawelle in V$_6$ imitiert eine P-Welle.

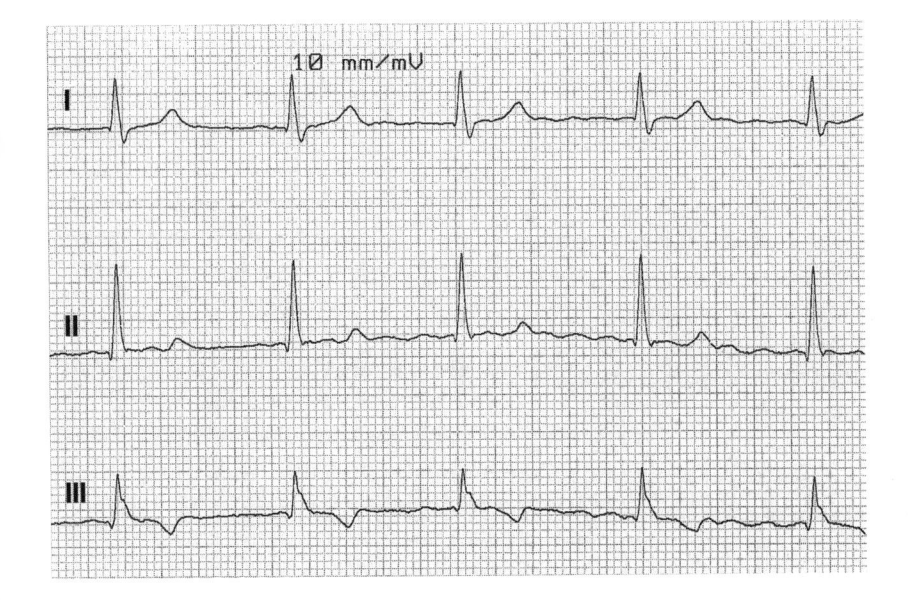

EKG 21.12
71 J/w. VoFli *ohne ventrikuläre Arrhythmie*. Der regelmäßige Rhythmus (Frequenz 63/min) ist bedingt durch einen AV-Knoten-Ersatzrhythmus (oder „akzelerierten" AV-Knotenrhythmus), *ohne* kompletten AV-Block. Während einer leichten Anstrengung hatte die Patientin ein VoFli mit unregelmäßigem Kammerrhythmus mit einer Frequenz von rund 80/min.

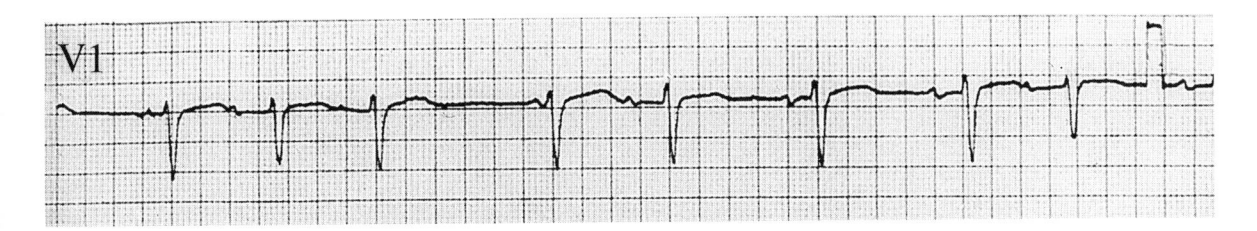

EKG 21.13
60 J/m. Schwere obstruktive Lungenkrankheit. Hypertonie. Digoxin 0,125 mg/Tag, Diuretika. EKG (Ableitung V_1): chaotischer/multifokaler Vorhofrhythmus mit absoluter Kammerarrhythmie. Instantane Frequenz zwischen 50/min und 85/min. Die P-Wellen-Konfiguration ist unterschiedlich, ebenso die PQ-Intervalle.

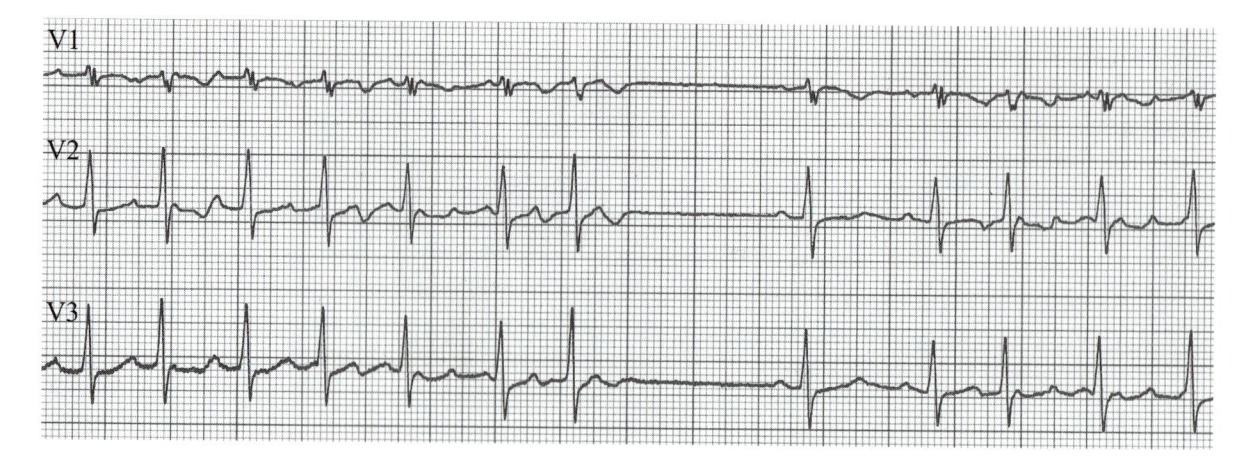

EKG 21.14
66J/w. VoFli (Flimmer-Flattern) mit spontaner Konversion. Nach 2 Sinusschlägen löst eine Vorhofextrasystole erneut ein VoFli aus.

EKG 21.15
69J/m. EKG (Ableitung V_4): Spontane Konversion eines VoFli.

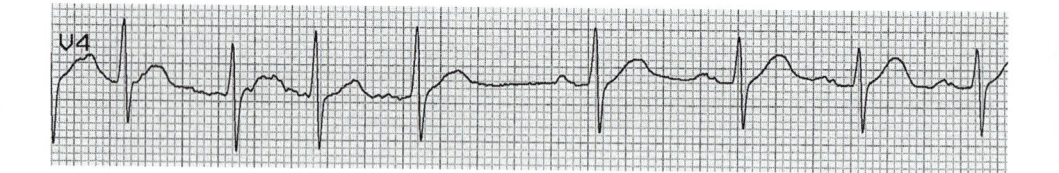

Kapitel 22
Sinusknotensyndrom (Sick-Sinus-Syndrom) und Karotissinussyndrom

Auf einen Blick

Das Sinusknotensyndrom, auch Sick-Sinus-Syndrom genannt, ist eine Erkrankung des Sinusknotens, die – mit einigen Ausnahmen – bei Patienten mittleren und höheren Alters vorkommt. Die wahrscheinlichste Ätiologie ist ein degenerativer Prozess im Sinusknoten mit häufiger Beteiligung des AV-Knotens. Andere Ursachen sind koronare Herzkrankheit (KHK), infektiöse Krankheiten und andere, seltene Zustände. Klinisch bleibt die Ätiologie oft unklar, weshalb sie dann als „unbekannt" bezeichnet wird. Im Abschnitt „Im Detail" wird auch das Karotissinussyndrom, das sich vom Sick-Sinus-Syndrom unterscheidet, kurz diskutiert.

EKG

1 Charakteristika

Das Sick-Sinus-Syndrom stellt häufig eine *Sammlung* von EKG-Merkmalen dar, die im Folgenden beschrieben werden.

1.1 Sinusbradykardie

Die Sinusfrequenz beträgt in *Ruhe* weniger als 50/min.

Unter *Belastung* oder bei medikamentöser Sympathikusstimulation (mit Adrenalin oder Isoprenalin) bleibt die Sinusfrequenz unter 80/min.

1.2 Sinusstillstand

Siehe EKGs 22.1. und 22.2. Beim Sinusstillstand wird im Sinusknoten kein Impuls erzeugt. Im EKG kann ein Sinusstillstand oft nicht von einem sinoatrialen (SA-) Block 2° oder 3° unterschieden werden. Längere Episoden mit fehlenden P-Wellen sprechen für einen Sinusstillstand. Periodische Absenz von P-Wellen können auf einen SA-Block 2° hinweisen.

1.3 Ausgangsblock oder sinoatrialer Block

Siehe EKG 22.3. Der SA-Block ist ein Reizleitungsblock entweder innerhalb des Sinusknotens oder zwischen dem Sinusknoten und den umgebenden Zellen, die normalerweise den Sinusimpuls zu den Vorhöfen und zum atrioventrikulären (AV-) Knoten leiten. Offensichtlich ist bei Episoden von Kammerasystolie der AV-Knoten ebenfalls beteiligt, da kein AV-Knoten-Ersatzrhythmus in Erscheinung tritt. Wie beim AV-Block wird der SA-Block eingeteilt in einen SA-Block 1°, in zwei oder drei Formen von SA-Block 2° und in einen kompletten SA-Block (SA-Block 3°). In einem Routine-EKG, einem Holter-EKG oder einem Monitorstreifen wird gewöhnlich nur der SA-Block 2° mit 2:1- oder 3:1-Block diagnostiziert. Längere Episoden mit komplettem SA-Block können nicht vom Sinusstillstand unterschieden werden.

1.4 Bradykardie-Tachykardie-Variante

Siehe EKGs 22.4 und 22.5. Wir finden Wechsel von *bradykarden* Episoden (Sinusstillstand, SA-Block, Sinusbradykardie) zu Episoden mit *Tachykardie*, die in Salven von Vorhofextrasystolen, meist unregelmäßiger Vorhoftachykardie, Vorhofflattern, Vorhofflimmern und selten in AV-Knoten-Reentrytachykardien bestehen. Tachykardieepisoden treten in der Regel als Reaktion auf die Bradykardie auf oder werden durch Vorhofextrasystolen ausgelöst. *Isoliertes Vorhofflimmern* ist in den meisten Fällen eine Folge von hämodynamischer Überlastung oder, bei älteren Patienten, von Fibrose des *linken* Vorhofs. Erinnern wir uns daran, dass der Sinusknoten im *rechten* Vorhof lokalisiert ist. Ein Vorhofflimmern bei chronischem und akutem Cor pulmonale ist tatsächlich eine Seltenheit. Es gibt aber dennoch Fälle, bei denen ein Vorhofflimmern eine klinisch wichtige Komponente des Sick-Sinus-Syndroms darstellt.

Häufig sind mehrere Merkmale des Sick-Sinus-Syndroms beim gleichen Patienten anzutreffen (EKG 22.5).

1.5 AV-Knoten und Tawara-Schenkel

In vielen Fällen ist der AV-Knoten und in einigen Fällen sind auch die Tawara-Schenkel von der Krankheit befallen, was zwei Konsequenzen hat. Erstens ist der AV-Knoten oft nicht in der Lage, während Episoden mit SA-Block oder Sinusstillstand den Ersatzschrittmacher zu stellen. Zweitens ist in rund 16% der Fälle mit Sick-Sinus-Syndrom ein zusätzlicher AV-Block jeden Grades oder ein Schenkelblock vorhanden. Die Häufigkeit einer Progression zu einem kompletten AV-Block beträgt 2,6% pro Jahr.

2 Klinische Bedeutung

Die *Diagnose* des Sick-Sinus-Syndroms wird aufgrund der oben erwähnten EKG-Abnormitäten gestellt. Die *klinische Bedeutung* des Sick-Sinus-Syndroms ist abhängig vom Schweregrad der Symptome, die da sind: Palpitationen, verminderte Arbeitskapazität, Schwindel, Präsynkopen und Synkopen. Bevor eine Therapie durchgeführt wird, sollte die Korrelation zwischen den Symptomen und den EKG-Abnormitäten bestätigt werden. Ein ambulantes EKG (Holter-EKG) ist die beste diagnostische Methode; andere Parameter wie die elektrophysiologische Untersuchung (Bestimmung der Sinusknotenerholungszeit (SNRT = sinus node recovery time)) sind nicht so zuverlässig, wie man früher gemeint hat.

Das Sick-Sinus-Syndrom kann eine sehr *launische* Krankheit sein, einerseits mit multiplen Attacken innerhalb kurzer Zeit und andererseits mit langen normalen Intervallen. So ist es möglich, dass das ambulante EKG falsch negativ ausfällt. In Zweifelsfällen ist eine Langzeitüberwachung während einer Woche zu empfehlen.

3 Prognose und Komplikationen

Beim Sick-Sinus-Syndrom handelt es sich um eine chronische Erkrankung mit mehr oder weniger rascher Progression. Allfällige Synkopen sind kürzer als jene bei komplettem AV-Block mit Asystolie. Die wichtigste *Komplikation* stellt der Hirnschlag dar, besonders bei Fällen, die mit Vorhofflimmern einhergehen. Am besten wird einem Insult durch eine orale Antikoagulation vorgebeugt.

Verglichen mit dem chronischen (besonders dem infrahissären) kompletten AV-Block ist die Überlebenschance beim Sick-Sinus-Syndrom viel besser. Beim Sick-Sinus-Syndrom wird die Überlebenschance durch eine Apoplexie, durch Herzinsuffizienz und durch Komplikationen infolge einer begleitenden KHK geschmälert.

4 Therapie

Eine medikamentöse Therapie ist bei Patienten mit Bradykardie problematisch und bei Patienten mit der Bradykardie-Tachykardie-Variante unmöglich. Bei Patienten, die Symptome *plus* EKG-Anomalien aufweisen, wird ein *Schrittmacher* implantiert (ein Zweikammer-Schrittmacher oder bei jüngeren Patienten ein vorhofinhibierter Schrittmacher). Eine Schrittmacher-Stimulation beseitigt viele Symptome und verbessert so die Lebensqualität, sie vermag aber die Überlebenschance nicht wesentlich zu beeinflussen. Bei der Bradykardie-Tachykardie-Variante müssen antiarrhythmische Medikamente hinzugefügt werden, um tachykarde Episoden zu verhindern.

Eine oder zwei Episoden mit kardialer Asystolie, die in den ersten Tagen nach einer Herzoperation (oder während oder kurz nach anderen Operationen) auftreten können, sind selten die Folge eines erkrankten Sinusknotens. Sie sind meistens durch einen erhöhten Vagotonus verursacht (EKG 22.6) und verschwinden spontan wieder. Ein temporärer Schrittmacher ist nur ausnahmsweise notwendig.

Im Detail

5 Prävalenz und Ätiologie

Die erste Monographie über das Syndrom wurde 1974 durch Mary Irene Ferrer, die Königin des Sick-Sinus-Syndroms, publiziert [1]. Das Sick-Sinus-Syndrom ist eine faszinierende Krankheit – faszinierend wegen des vielfältigen und launischen Verhaltens der Arrhythmien, wegen der Schwierigkeiten bei der Diagnosestellung und wegen der vielfältigen Ätiologie.

Wenn man von den unzähligen Patienten der „Dritten Welt" absieht, kann die weltweite Prävalenz des symptomatischen Sick-Sinus-Syndroms anhand der Anzahl der implantierten Schrittmacher abgeschätzt werden; diese Anzahl betrug im Jahre 2004 rund 800 000. Etwa 50% der Schrittmacherimplantationen sind durch ein Sick-Sinus-Syndrom begründet. Demnach wird pro Jahr bei rund 400 000 Patienten ein Sick-Sinus-Syndrom diagnostiziert und mit einem Schrittmacher behandelt.

Aus unbekannten Gründen tritt das Syndrom bei Frauen doppelt so häufig auf.

In der Praxis bleibt die endgültige Ätiologie oft unbekannt. Liegen keine Zeichen einer KHK oder einer Kardiomyopathie anderer Ätiologie vor, ist der häufigste histopathologische Befund ein degenerativer fibrotischer Prozess, der die Zellen des Sinusknotens und der angrenzenden Zellen befällt und der sich bis zu den Zellen des Vorhofs, des AV-Knotens und sogar des His-Bündels und dessen Verzweigungen ausbreiten kann [2,3]. Eine KHK ist ebenfalls eine häufige Ursache für ein Sick-Sinus-Syndrom, das sich akut oder chronisch äußern kann. Dem akuten und in der Regel reversiblen Typ begegnet man gelegentlich beim akuten inferioren Myokardinfarkt (MI). Der Sinusknoten hat eine potentiell doppelte koronare Versorgung mit einer dominanten, von der proximalen rechten Koronararterie abgehenden Arterie und einer „Reserve"-Arterie, die einem der großen Äste der linken Koronararterie entspringt [4]. Dies sorgt für die Erholung der normalen Sinusknotenfunktion innerhalb von Stunden oder wenigen Tagen nach inferiorem MI.

Andere Ursachen betreffen hypertensive und hypertrophe Kardiomyopathie und, in seltenen Fällen, akute Myokarditis, rheumatische Herzerkrankung, kongenitale Herzkrankheiten (besonders nach Mustard-Operation der Transposition der großen Arterien), Mitralklappenprolaps, Bindegewebserkrankungen, Myxödem, Amyloidose, Hämochromatose, Sklerodermie und Muskeldystrophie. Beschrieben wurden auch metastatischer Befall des Sinusknotens bei malignen Tumoren und sehr seltene familiäre Versionen des Syndroms [1,5–7].

6 Pseudo- versus echtes Sick-Sinus-Syndrom

Es gibt einige EKG-Manifestationen, die als echtes Sick-Sinus-Syndrom fehlinterpretiert werden können.

6.1 Einfluss von Medikamenten

Medikamente wie Betablocker, Digitalis, Verapamil, Diltiazem [8] und Amiodaron [9] können zu einer vorübergehenden Sinusknoten-Dysfunktion führen oder ein bisher stilles Sick-Sinus-Syndrom enthüllen.

6.2 Abnorme vagale Reaktion nach invasiven Prozeduren

Eine Sinusbradykardie oder sogar eine komplette kardiale Asystolie, die mehrere Sekunden dauert, wird gelegentlich nach Herzoperationen und nach anderen Operationen oder invasiven Prozeduren gesehen. Solche Ereignisse können mit oder ohne längeren Blutdruckabfall auftreten. Bei einigen Fällen kommt es zu einer neurovasalen Synkope. Die Patienten werden gewöhnlich am Monitor überwacht, und das Problem löst sich normalerweise nach Verabreichung von Atropin, nach Flüssigkeitszufuhr und/oder „Antischock-Lagerung". Der Grund dieser Ereignisse liegt in einer abnormen vagalen Reaktion auf Schmerzen, auf Aspiration von Bronchialsekret oder auf unbekannte Agenzien. Bei solchen Fällen kann nur selten ein echtes Sick-Sinus-Syndrom festgestellt werden.

Fallbeispiel/Short Story 1

Ein 68-jähriger Mann erlitt 36 h nach einer aortokoronaren Bypassoperation auf einem Stuhl sitzend plötzlich eine Asystolie. Die Krankenschwester wurde durch den Monitor alarmiert und eilte zum Patienten, der ihr sagte, dass er wahrscheinlich einen Moment lang eingeschlafen sei. EKG-Streifen: Sinusrhythmus (ein Vorhofflattern vortäuschend) mit einer Frequenz von 105/min. Plötzlich Sinusstillstand, erster Ersatzschlag nach ≥9,7 s. Nach einer weiteren kurzen Pause erschien wieder ein Sinusrhythmus (EKG 22.6). Der Patient wurde weiterhin am Monitor überwacht, darauf wurden zwei Holter-EKGs durchgeführt. Es traten keine weiteren Asystolien auf, und der Patient wurde ohne elektrophysiologische Untersuchung und ohne Schrittmacher entlassen. Vier Jahre später ging es ihm gut, er wurde aber dann aus den Augen verloren.

Dieser Fall ist nicht nur wegen des langen Herzstillstandes außergewöhnlich. Während eines Vagusmanövers (Aspiration von Trachealsekret) war keine Bradykardie aufgetreten. Jedoch kam es bei ruhigem Sitzen auf einem Stuhl zu einer Asystolie; der Grund dafür ist unklar. Ein EKG-Artefakt kann ausgeschlossen werden durch ein diskretes „Aufwärmphänomen" des Sinusknotens nach der langen Pause und durch das Auftreten einer zweiten (kurzen) Pause. In Anbetracht des günstigen Verlaufs entspricht die einzelne Asystolieepisode trotz deren relativ langer Dauer einem „Pseudo-Sick-Sinus-Syndrom".

6.3 Exzessive Sinusbradykardie bei Athleten

In der Regel haben Athleten in Ruhe eine Sinusbradykardie, gelegentlich mit einer Frequenz von 25–30/min. Selten tritt ein AV-Knoten- oder gar ein Kammerersatzschlag auf. Unter Belastung erhöht sich die Sinusfrequenz auf adäquate Weise. Ein echtes Sick-Sinus-Syndrom ist äußerst selten [10].

6.4 Vorhofextrasystolen mit AV-Block

Das Bild einer AV-blockierten Vorhofextrasystole (VoES) kann einen SA-Block imitieren, besonders wenn die vorzeitige P-Welle in der T-Welle verborgen ist. Eine genaue Analyse des EKGs, meistens eines Holter-EKGs, führt zur richtigen Diagnose (EKG 22.7).

6.5 Sick-Sinus-Syndrom unter Laborbedingungen

Bei einigen Patienten ohne irgendwelche Symptome einer Sinusknotendysfunktion zeigt die elektrophysiologische Untersuchung elektrische Merkmale, die typisch für ein Sick-Sinus-Syndrom sind, etwa eine verlängerte Sinusknotenerholungszeit (SNRT) und eine verlängerte sinoatriale Reizleitungszeit (SACT = sinoatrial conduction time). Solche Patienten sollten keinen Schrittmacher erhalten, klinische Kontrollen sind aber angezeigt. Die Entwicklung eines symptomatischen Sick-Sinus-Syndroms innerhalb von Monaten oder Jahren ist möglich.

6.6 Sinusknoten-Reentrytachykardie

Obgleich der Sinusknoten bei der Sinusknoten-Reentrytachykardie betroffen ist, kommt diese Arrhythmie beim Sick-Sinus-Syndrom nicht häufig vor. Sie tritt in jeder Altersgruppe auf, häufig bei sonst gesunden Menschen und in der Regel mit einer Frequenz von rund 130/min (80/min bis 200/min) [11]. Diese Arrhythmie wird oft nicht diagnostiziert. Symptome treten nur bei hohen Frequenzen auf.

7 Hypersensitives Karotissinus-Syndrom

Mit dem „Postmiktions-Syndrom", der „Schlucksynkope" und anderem gehört das hypersensitive Karotissinussyndrom zu der großen Familie der neural vermittelten synkopalen Syndrome [12]. Das Karotissinussyndrom wird bei älteren Patienten gefunden und geht oft mit einer KHK einher [13]. Es werden zwei Typen unterschieden, der kardioinhibitorische und der vasodepressorische Typ, wobei beide miteinander kombiniert sein können.

Die Mechanismen des Karotissinussyndroms beinhalten abnorme vagale Funktion, Barorezeptoren-Hypersensitivität und Überempfindlichkeit auf Acetylcholin. Selten einmal sind das hypersensitive Karotissinussyndrom und des Sick-Sinus-Syndrom miteinander *kombiniert*.

7.1 Kardioinhibitorischer Typ

Der kardioinhibitorische Typ wird definiert als Kammerstillstand von 3 s oder mehr, der spontan oder nach Karotismassage auftritt. Die ventrikuläre Pause ist häufiger durch einen Sinusstillstand oder einen SA-Block bedingt (fehlende QRS *und* P; EKG 22.8) als durch einen Sinus- oder Vorhofrhythmus mit komplettem AV-Block ohne AV-Knoten- oder Kammerersatzrhythmus (fehlende QRS bei vorhandenen P; EKG 22.9). Längere Kammerpausen bewirken eine Präsynkope oder Synkope und werden in der Regel mit einem Schrittmacher behandelt, meistens mit einem Zweikammer-Schrittmacher. Asymptomatische Patienten, vor allem ältere, mit Herzstillstand von 3 s oder mehr infolge Karotissinusmassage sollten keinen Schrittmacher erhalten.

7.2 Vasodepressorischer Typ

Der vasodepressorische Typ (vasodepressorische Karotissinus-Hypersensitivität) ist charakterisiert durch einen systolischen Blutdruckabfall von mehr als 30–50 mmHg ohne Rhythmusstörung nach Karotissinusmassage. Symptomatische Patienten werden mit natriumretinierenden Medikamenten und elastischen Stützstrümpfen behandelt, bei einigen Fällen kommt eine Bestrahlung oder eine chirurgische Denervierung des Karotissinus in Frage.

8 Symptome und Komplikationen

Häufige Symptome des Sick-Sinus-Syndroms sind verminderte Leistungsfähigkeit, Schwindel, kurze Blackouts und Herzklopfen. Gelegentlich treten paroxysmale Dyspnoe, Angina pectoris oder Herzinsuffizienz auf. Interessanterweise können Symptome (sogar ein Hirnschlag) dem Zeitpunkt der Diagnose oder der Schrittmacherimplantation um Jahre vorausgehen [14]. Weil Arrhythmien und Symptome oft in großen Abständen auftreten, ist die Diagnose aufgrund eines einzigen Holter-EKGs oft nicht möglich. Deshalb empfiehlt es sich, eine Ereignis-Holter-Registrierung über 1–2 Wochen oder ein implantierbares kleines EKG-Aufnahmegerät („loop recorder") zu verwenden [15].

Die wichtigste Komplikation sind der Hirnschlag, der in 1–3% pro Jahr vorkommt [16] und meistens mit einem Vorhofflimmern einhergeht, und die Synkope, die 40–70% der Patienten betrifft.

9 Elektrophysiologische Untersuchung

Die Sinusknotenerholungszeit (SNRT) und die korrigierte SNRT (CSNRT), das heißt die SNRT minus den basalen Zyklus des Sinusrhythmus vor dem Vorhofpacing) sind verlängert bis auf >525 ms. Eine Verlängerung der SA-Reizleitungszeit (SACT) kann die Diagnose unterstützen [17]. Heutzutage wird die Indikation zu einer Schrittmacherimplantation selten aufgrund von elektrophysiologischen Daten gestellt [18], sondern auf den EKG-Befunden (inklusive Holter-EKG) in Verbindung mit wichtigen Symptomen.

10 Therapie

Frühere Publikationen [19,20] zeigten eine deutliche Reduktion der Komplikationen (besonders der Hirnschläge) und der Mortalität der Patienten, die mit einem Zweikammer-Schrittmacher (DDD), verglichen mit jenen Patienten, die mit einem ventrikelinhibierten Schrittmacher (VVI) behandelt wurden. In späteren Studien, wie etwa CTOPP [21], PASE [22], und MOST [23], wurden diese Resultate nicht bestätigt. Jedoch wurde eine wesentliche Reduktion der Symptome gefunden, zusammen mit einer Verringerung der Schrittmacher-Syndrome und mit verbesserter Lebensqualität, sodass die Anwendung des DDD-Pacings nach wie vor legitimiert ist [24]. Begleitende AV-Knoten-Störungen und stärkere intraventrikuläre Reizleitungsstörungen wie Schenkelblöcke werden in 16,6% der Fälle gefunden [25] und rechtfertigen die Schrittmachertherapie. Bei jüngeren Patienten kann ein einfacher vorhofinhibierter Schrittmacher (AAI) vorgezogen werden. Neue Reizleitungsstörungen treten mit einer Rate von 2,6% pro Jahr auf [25].

In der Praxis müssen bei einer beträchtlichen Anzahl von Patienten mit unangenehmen Symptomen primär implantierte VVI-Schrittmacher durch DDD-Systeme ersetzt werden.

Gesamthaft betrachtet ist die konservative Behandlung undankbar. Nur jene Patienten mit Bradykardie, die einen Schrittmacher ablehnen, sollten Theophyllin erhalten [26], das meistens nur mäßig erfolgreich ist. Als Alternative kann Pindolol, ein Betablocker mit intrinsischer sympathomimetischer Wirkung, die Bradykardie günstig beeinflussen [27].

Literatur

1. Ferrer MI. The sick sinus syndrome. Mt Kisco, NY: Futura Publishing 1974
2. Kaplan BM, Langendorf R, Lev M, Pick A. Tachycardia–bradycardia syndrome (so-called „sick sinus syndrome"). Pathology, mechanisms and treatment. Am J Cardiol 1973;31:497–508
3. Rodriguez RD, Schocken DD. Update on sick sinus syndrome, a cardiac disorder of aging. Geriatrics 1990;45:26–30, 33–36
4. Kyriakidis MK, Kourouklis CB, Papaioannou JT, et al. Sinus node coronary arteries studied with angiography. Am J Cardiol 1983;51:749–50
5. Rubenstein JJ, Schulman CL, Yurchak PM, De Sanctis RW. Clinical spectrum of the sick sinus syndrome. Circulation 1972;46:5–13
6. Chou TC. Sinus Rhythm. In: Chou TC (ed). Electrocardiography in Clinical Practice, Adult and Pediatric, fourth edn. Philadelphia: WB Saunders 1991, pp 336–7

7. Mehta AV, Chidambaram B, Garrett A. Familial symptomatic sinus bradycardia: autosomal dominant inheritance. Pediatr Cardiol 1995;16:231–4
8. Crossen KJ, Cain ME. Assessment and management of sinus node dysfunction. Mod Concept Cardiovasc Dis 1986;55:43
9. Hoffmann A, Kappenberger L, Jost M, Burckhardt D. Effect of amiodarone on sinus node function in patients with sick sinus syndrome. Clin Cardiol 1987;10:451–2
10. Bertrand E, Le Gallais D, N'Dori R. The Flack test: a test exploring the sinus function in athletes. Apropos of 351 tests. Arch Mal Coeur Vaiss 1987;80:1533–9
11. Gomes JA, Mehta D, Langan MN. Sinus node reentrant tachycardia. Pacing Clin Electrophysiol 1995;18:1045–57
12. Benditt DG. Neurally mediated syncopal syndromes: pathophysiological concepts and clinical evaluation. Pacing Clin Electrophysiol 1997;20:572–84 (review)
13. Kenny RA, Richardson DA. Carotid sinus syndrome and falls in older adults. Am J Geriatr Cardiol 2001;10:97–9
14. Gurtner HP, Lenzinger HR, Dolder M. Clinical aspects of the sick sinus syndrome. In Luederitz B (ed). Cardiac pacing. Berlin: Springer 1976, pp 12–24
15. Mieszczanska H, Ibrahim B, Cohen TJ. Initial clinical experience with implantable loop recorders. J Invasive Cardiol 2001;13:802–4
16. Alt E, Lehmann G. Stroke and atrial fibrillation in sick sinus syndrome. Heart 1997;77:495–7
17. De Sisti A, Leclercq JF, Fiorello P, et al. Electrophysiologic characteristics of the atrium in sinus node dysfunction: atrial refractoriness and conduction. J Cardiovasc Electrophysiol 2000;11:30–3
18. Benditt DG, Gornick CC, Dunbar D, et al. Indications for electrophysiologic testing in the diagnosis and assessment of sinus node dysfunction. Circulation 1987;75:III93–102 (review)
19. Andersen HR, Thuesen L, Bagger JP, et al. Prospective randomized trial of atrial versus ventricular pacing in sick sinus syndrome. Lancet 1994;344:1523–8
20. Hesselson AB, Parsonnet V, Bernstein AD, Bonavita GJ. Deleterious effects of long-term single-chamber ventricular pacing in patients with sick sinus syndrome: the hidden benefits of dual-chamber pacing. J Am Coll Cardiol 1992;19:1542–9
21. Connolly II, Connolly SJ, Kerr CR, et al. Effects of physiologic pacing versus ventricular pacing on the risk of stroke and death due to cardiovascular causes. Canadian Trial of Physiologic Pacing (CTOPP) Trial Investigators. N Engl J Med 2000;342:1385–91
22. Lamas GA, Orav EJ, Stambler BS, et al. Quality of life and clinical outcome in elderly patients treated with ventricular pacing as compared with dual-chamber pacing. New Engl J Med 1998;338:1097–104
23. Lamas GA, Kerry L, Lee K, et al. The Mode Selection Trial in Sick-Sinus Dysfunction (MOST). New Engl J Med 2002;346:1854–62
24. Wong GC, Hadjis T. Single chamber ventricular compared with double chamber pacing: A review. Can J Cardiol 2002;18:301–7
25. Sutton R, Kenny RA. The natural history of sick sinus syndrome. Pacing Clin Electrophysiol 1986;9:1110–4
26. Saito D, Matsubara K, Yamanari H, et al. Effects of oral theophylline on sick sinus syndrome. J Am Coll Cardiol 1993;21:1199–204
27. Strickberger SA, Fish RD, Lamas GA, et al. Comparison of effects of propanolol versus pindolol on sinus rate and pacing frequency in sick sinus syndrome. Am J Cardiol 1993;71:53–6

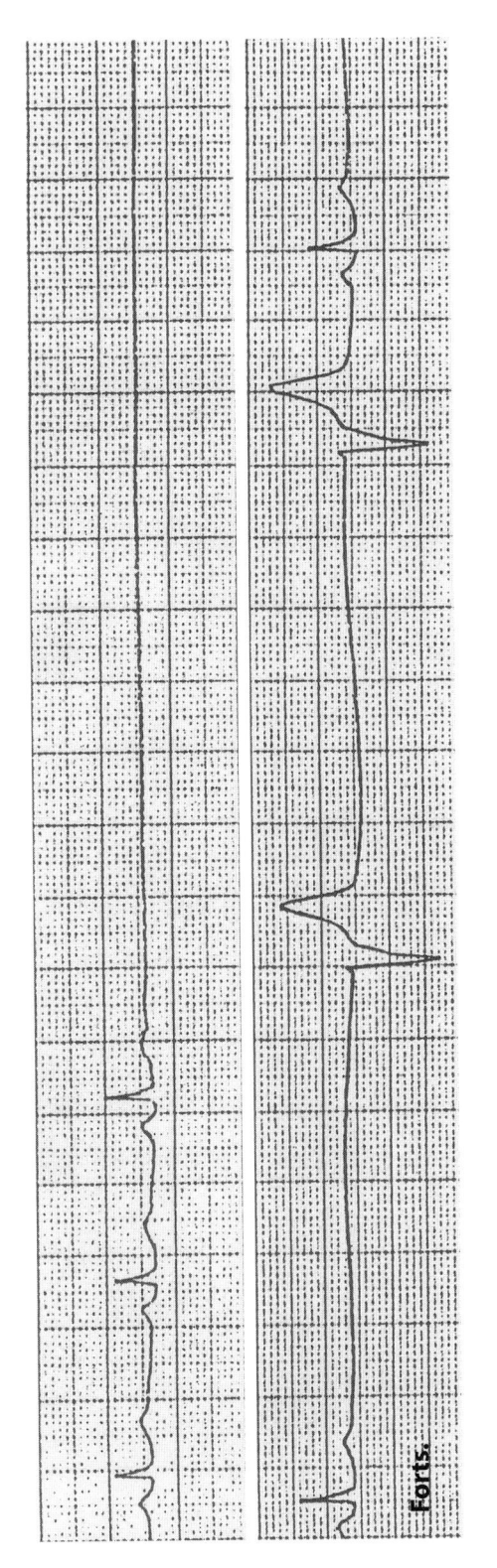

EKG 22.1
Kontinuierlicher Streifen. Sinusstillstand während rund 7,5 s. Nach einem weiteren Sinusschlag erneut Sinusstillstand. Nach 2 (wahrscheinlichen) Kammerersatzschlägen (instantane Frequenz 21/min) ein Sinusschlag, dann erneut Sinusstillstand.

Schläge auf Thorax

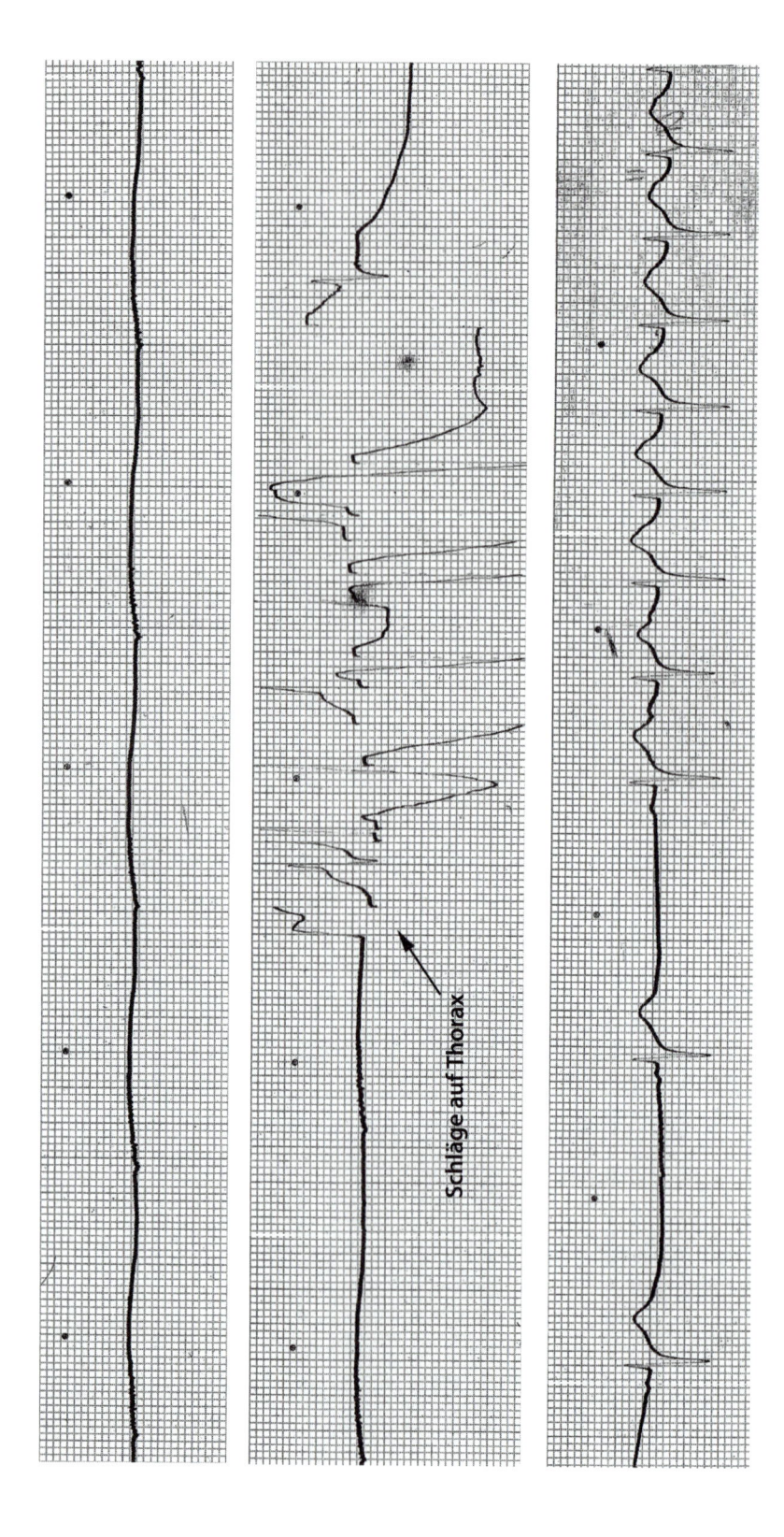

EKG 22.2
Kontinuierlicher Streifen. Sinusstillstand während >17 s, der eine kurze mechanische Reanimation (Schläge auf den Thorax) erfordert. Nach 3 ektopischen Vorhofschlägen (Frequenz 20–30/min) erscheint ein Sinusrhythmus (Frequenz rund 120/min). Weitere 3 mögliche QRS während der Thoraxschläge würden die Asystolie um etwa 4 s verkürzen.

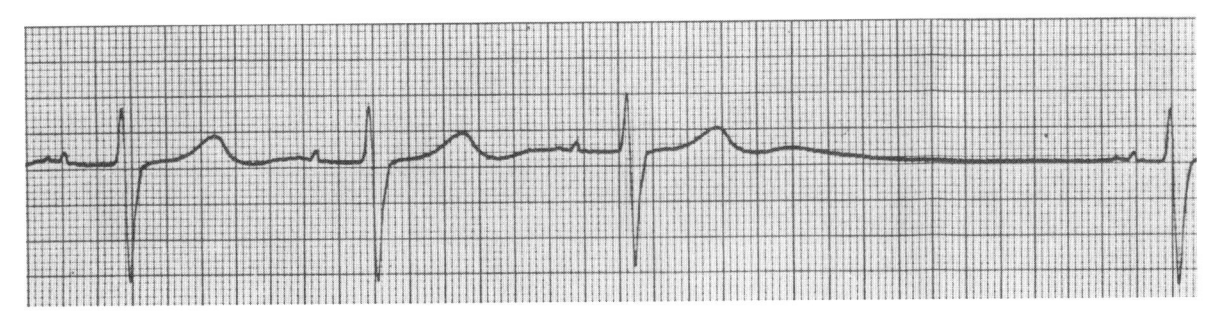

EKG 22.3
Papiergeschwindigkeit 50 mm/s. Sinusrhythmus 92/min. 2:1-SA-Block. Das P3–P4-Intervall übersteigt das Doppelte des vorangehenden P-P-Intervalls um 55 ms.

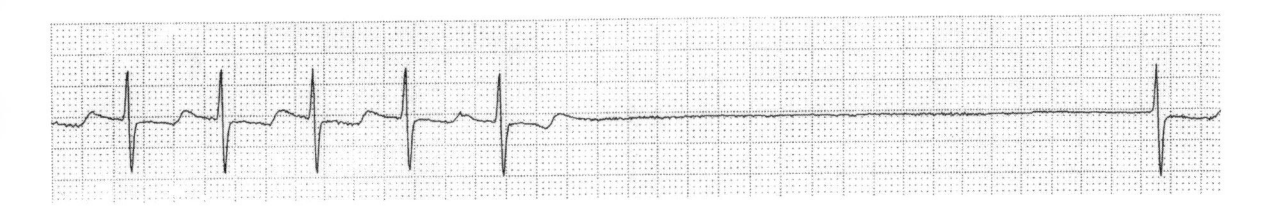

EKG 22.4
AV-Knotenrhythmus (95/min), gefolgt von einer Episode von Sinusstillstand (4,3 s). Nach einem AV-Knoten-Ersatzschlag tritt ein erneuter Sinusstillstand auf (nicht abgebildet).

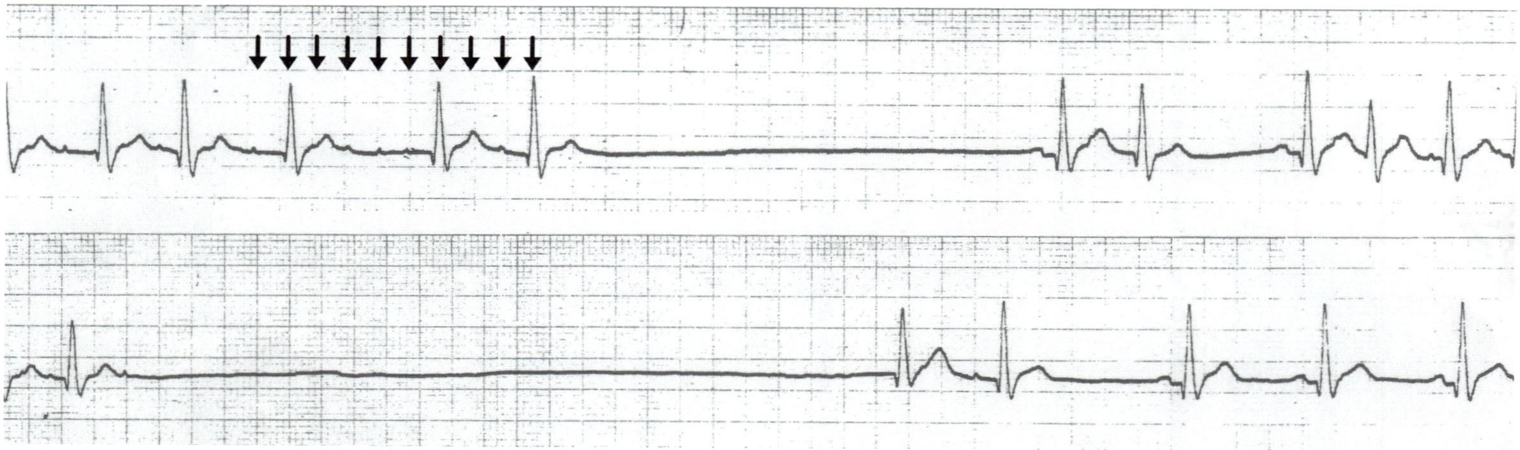

EKG 22.5
Bradykardie-Tachykardie-Variante. Kontinuierlicher Streifen. Vorhofflattern (mit leicht unregelmäßiger Vorhofaktion, Frequenz rund 300/min, siehe Pfeile) mit wechselnder AV-Überleitung. Stopp des Vorhofflatterns, Sinusstillstand während 3,24 s. Dann Sinusschläge und Vorhofextrasystolen. Nach einer blockierten Vorhofextrasystole eine zweite Episode mit Vorhofstillstand von 5,2 s Dauer. Dann ein AV-Knoten-Ersatzschlag, eine Vorhofextrasystole, Sinusrhythmus.

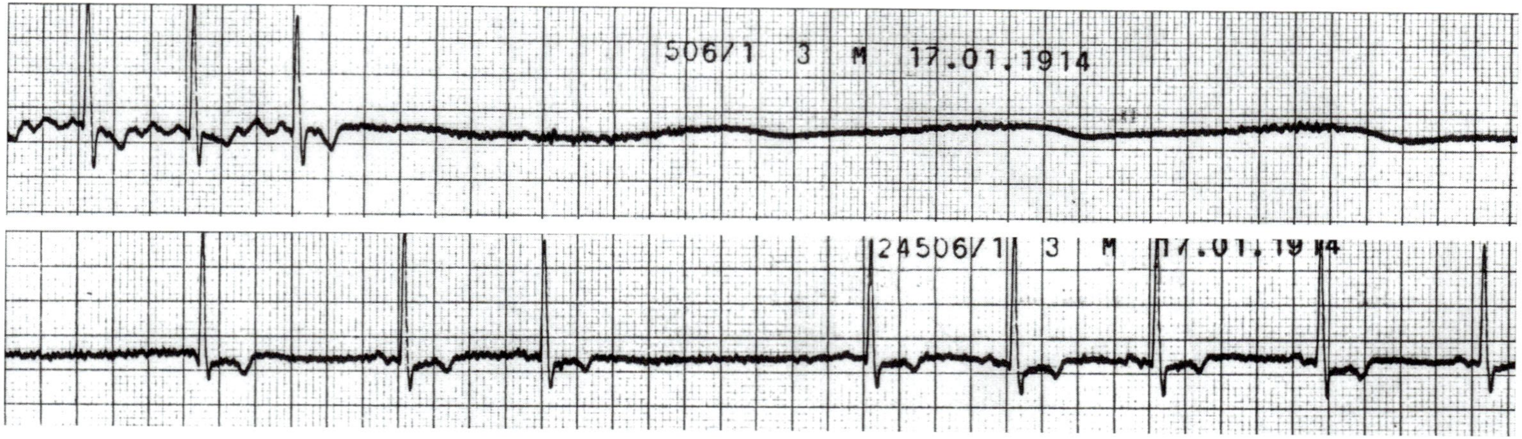

EKG 22.6
Fallbeispiel/Short Story 1. Kontinuierlicher Streifen. Sinusstillstand mit einer Vorhof- und Kammerpause von 9,7 s.

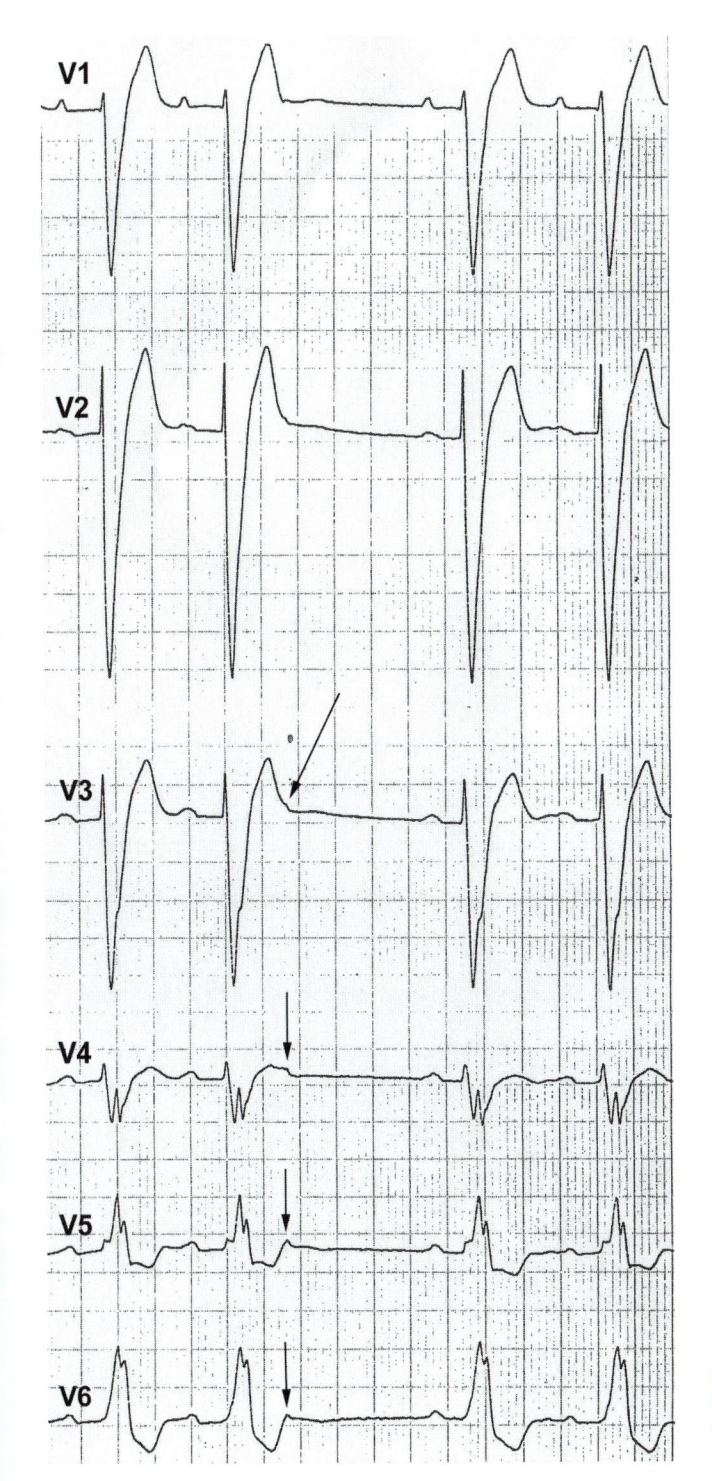

EKG 22.7
SR mit AV-Block 1° und LSB. AV-blockierte Vorhofextrasystole mit am Ende der T-Welle sichtbarer P-Welle (Pfeil). Das P-P-Intervall ist fast verdoppelt (minus 55 ms).

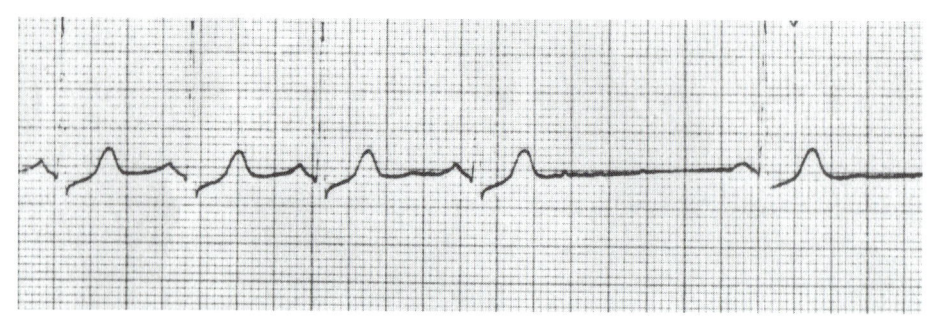

EKG 22.8
Eine Karotissinusmassage führt zu einem Rückgang der Sinusfrequenz und zum Vorhofstillstand mit Kammerasystolie während 4,96 s. Die kleinen „Spitzen" während der Asystolie entsprechen Artefakten und nicht P-Wellen. Das letzte QRS ist unvollständig abgebildet.

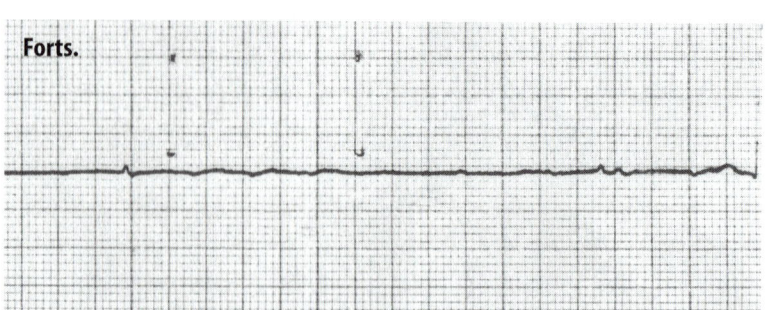

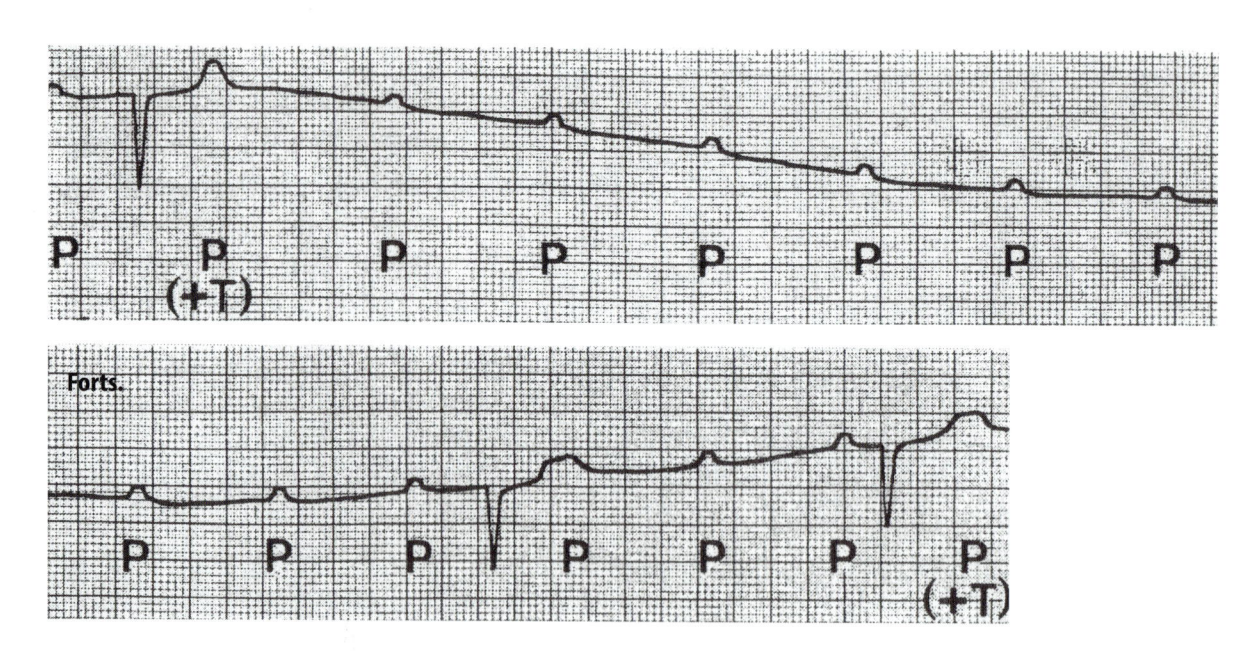

EKG 22.9
Eine Karotissinusmassage löst einen kompletten AV-Block aus. Nach einer Kammerasystolie von 8,4 s treten 2 AV-Knoten-Ersatzschläge und kurz darauf ein Sinusrhythmus auf (nicht abgebildet).

Kapitel 23
Atrioventrikuläre (AV-) junktionale Tachykardien (AVJT) = AV-Knotentachykardien

Auf einen Blick

In diesem Abschnitt werden einige grundlegende Mechanismen der AV-junktionalen Tachykardie (AV-Knotentachykardie) vorgestellt. Auf einen Blick. Warum? Weil AV-Knoten-Reentrytachykardien den enormen Fortschritt in Elektrophysiologie und Therapie der Arrhythmien in beispielhafter Weise illustrieren.

EKG

Es gibt mehrere Formen der AV-junktionalen Tachykardien. Jeder Arzt ist aber besonders mit einem Typ vertraut, der üblichen *paroxysmalen supraventrikulären Tachykardie*, korrekt als *AV-Knoten-Reentrytachykardie* (AVNRT) bezeichnet. (Beachte, dass die supraventrikuläre (Reentry-) Tachykardie beim WPW-Syndrom „AV-Reentrytachykardie" (AVRT) genannt wird).

Die AVNRT beruht auf dem *zweifachen Leitungsbündel* („dual pathway") des AV-Knotens. Bei einer Minderheit der Menschen werden diese zwei Leitungsbündel sowohl beim Sinusrhythmus als auch bei der AVNRT funktionell benutzt.

1 Reizleitung beim Sinusrhythmus

Der Sinusimpuls wird anterograd über das *rasche Leitungsbündel beta* geleitet. Gleichzeitig wird der Reiz anterograd über das *langsame Bündel alpha* geleitet. Er wird jedoch blockiert, weil der untere Teil des AV-Knotengewebes bereits durch den Sinusimpuls über das rasche Bündel beta erregt worden und deshalb refraktär ist (Abb. 23.1).

2 Reizleitung bei der AV-Knoten-Reentrytachykardie (AVNRT)

Bei beiden Leitungsbündeln ist auch eine retrograde Leitung möglich. Unter gewissen Umständen werden die beiden Leitungswege als *Reentry-Kreis* benutzt, indem einer *anterograd* und der andere *retrograd* leitet. Die Frequenz dieser Kreisbewegung ist hoch, zwischen 130 und 240/min, und die Vorhöfe und Kammern werden beinahe simultan erregt. Die

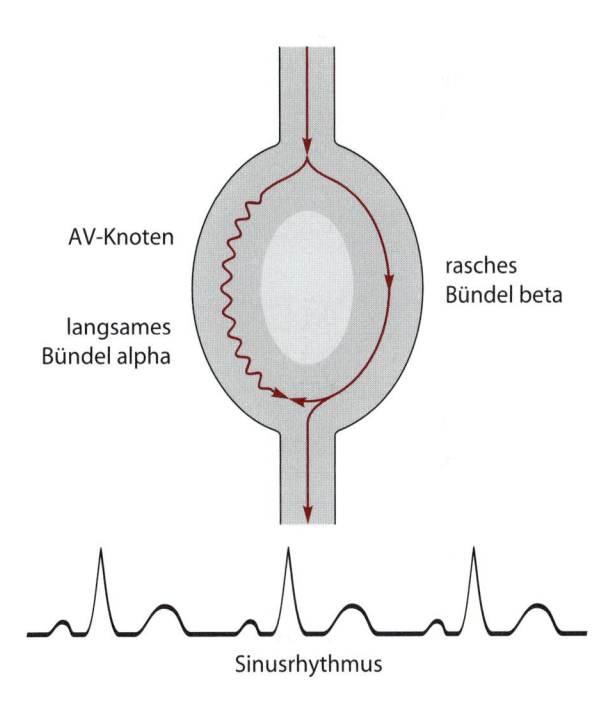

Abb. 23.1
Zweifaches Leitungsbündel im AV-Knoten bei Sinusrhythmus.

AVNRT wird meistens durch eine Vorhofextrasystole (VoES), oft mit einem AV-Block 1°, ausgelöst.

Es existieren *zwei* Formen der AVNRT, eine übliche und eine seltene. Bei beiden Formen ist der QRS-Komplex normal; eine RSB-Aberration ist selten. Die Tachykardie ist meistens *absolut regelmäßig*. Die Frequenz beträgt zwischen 130 und 240/min, oft rund 180/min.

3   Übliche Form der AVNRT

Diese Tachykardie tritt *paroxysmal* auf und ist für >90% der AVNRT und für 50% aller regelmäßigen supraventrikulären Tachykardien verantwortlich. Das langsame Bündel (alpha) wird für die anterograde und das rasche Bündel (beta) für die retrograde Reizleitung benutzt (Abb. 23.2). Deshalb werden die Vorhöfe (retrograd) und die Kammern (anterograd) praktisch gleichzeitig erregt. In der Tat sind die P-Wellen bei rund 70% innerhalb der QRS-Komplexe *vollständig verborgen* (EKGs 23.1 und 23.2). In der frontalen Ebene steht der P-Vektor verglichen mit dem normalen Sinus-P-Vektor immer in entgegengesetzter Richtung. Die P-Wellen sind in den Ableitungen III, aVF und oft in II negativ, sofern sie nicht im QRS-Komplex verborgen sind. In etwa 10% überlagern die P-Wellen das Ende des QRS-Komplexes und erscheinen als *Pseudo-S-Zacken* in den inferioren Ableitungen III und aVF und/oder als *Pseudo-R-Zacken* in der Ableitung V_1, wodurch ein inkompletter RSB imitiert wird (EKGs 23.3a-b). In rund 20% folgt die P-Welle unmittelbar dem QRS-Komplex und ist innerhalb der ST-Strecke oder zu Beginn der T-Welle sichtbar (EKG 23.4). Das RP-Intervall ist *immer* kürzer als das PR-Intervall (RP < PR).

Der Beginn (meistens durch eine Vorhofextrasystole ausgelöst) und das Ende einer Episode mit paroxysmaler AVNRT sind plötzlich („Lichtschalter-Effekt") und werden von den meisten Menschen, die sonst im Allgemeinen gesund sind, gespürt.

4   Seltene Form der AVNRT

Diese Tachykardie kann *paroxysmal* oder *anhaltend* (über viele Stunden oder Tage) auftreten und ist nur für 5% der AVNRT

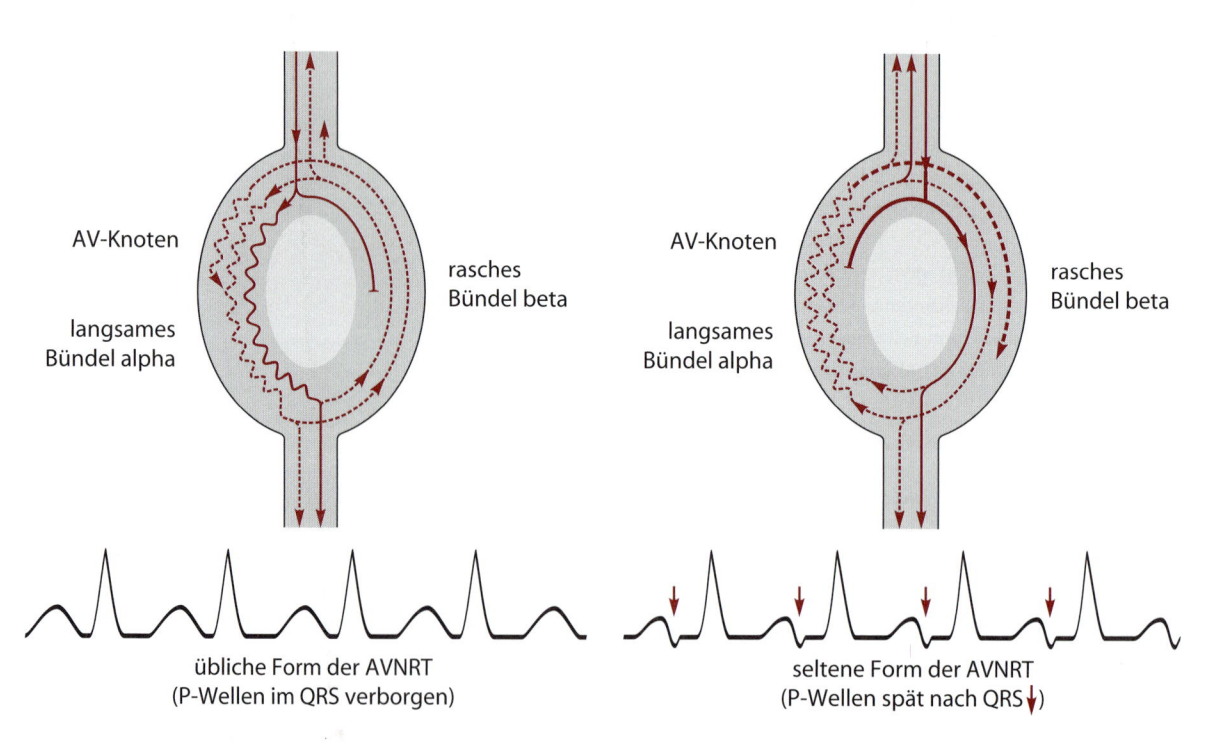

Abb. 23.2
Beim üblichen Typ des AVNRT wird das langsame Bündel alpha anterograd und das schnelle Bündel beta retrograd benutzt.

Abb. 23.3
Beim seltenen Typ des AVNRT wird das schnelle Bündel beta anterograd und das langsame Bündel alpha retrograd benutzt.

verantwortlich. Die seltene Form der AVNRT kommt eher bei Herzkrankheiten vor. Da das rasche Bündel (beta) anterograd und das langsame Bündel (alpha) retrograd benutzt wird, erfolgt die Erregung der Vorhöfe später (Abb.23.3). Als Folge davon sind die negativen P-Wellen in den inferioren Ableitungen aVF und II oft sichtbar und zwar relativ spät nach dem QRS-Komplex. Das RP-Intervall ist *länger* als das PR-Intervall (RP > PR) (EKG 23.5). Die anhaltende Form ist häufig gegenüber Medikamenten resistent und kann nach Tagen oder Monaten zu Herzinsuffizienz führen.

5 Differentialdiagnose

Theoretisch beinhaltet die Differentialdiagnose alle anderen Formen der AV-junktionalen Tachykardien und auch das Vorhofflattern und die AV-Reentrytachykardie beim Wolff-Parkinson-White-(WPW-) Syndrom. In der Praxis sind die anderen Formen der AV-junktionalen Tachykardien (akzelerierter AV-Knotenrhythmus, automatische junktionale Tachykardie, permanente junktionale reziproke Tachykardie) so selten, besonders bei Erwachsenen, dass hier nur das *Vorhofflattern* und die *AV-Reentrytachykardie beim WPW-Syndrom* berücksichtigt werden.

5.1 Vorhofflattern

Besonders beim Flatter-Typ 2 (mit 1:1- oder 1:2-AV-Überleitung) sind die F-Wellen oft nicht deutlich erkennbar. Vagusmanöver, insbesondere die Karotissinusmassage, können den AV-Block verstärken und dadurch die F-Wellen demaskieren. Im Gegensatz dazu unterbrechen Vagusmanöver beim AVNRT die Tachykardie, oder sie haben keine Wirkung. Bei der Sinustachykardie mit hoher Frequenz vermindert eine Karotissinusmassage die Frequenz für kurze Zeit.

5.2 AV-Reentrytachykardie beim WPW-Syndrom

Wie beim seltenen Typ der AVNRT werden bei der gewöhnlichen WPW-Tachykardie die Vorhöfe mit einer gewissen Latenzzeit erregt, die durch den längeren Leitungsweg von der Kammer zum Vorhof bedingt ist. So erscheinen die P-Wellen *nach* dem QRS, meist mit einem Verhältnis RP < PR. Allerdings kann wie bei der seltenen Form der AVNRT ein Verhältnis RP > PR bestehen. Bei der AV-Reentrytachykardie beim WPW-Syndrom wird nur ein Bündel des zweifachen AV-Leitungssystems benutzt (meistens der rasche und zwar *anterograd*)**,** der andere Teil des Reentry-Kreises wird durch das *akzessorische Bündel* dargestellt, der vom AV-Knoten entfernt liegt (meistens mit *retrograder* Leitung).

Die Mehrheit der Individuen mit WPW-Syndrom zeigen während des Sinusrhythmus ein *verkürztes PQ-Intervall* mit der typischen *Deltawelle* und mit mehr oder weniger verändertem QRS und ST/T (Kapitel 24: WPW-Syndrom).

Die aufgeführten Bemerkungen über die Differentialdiagnose, die auf dem EKG und speziell auf dem Verhalten der P-Welle beruhen, sind bis zu einem gewissen Grad theoretisch. Jeder erfahrene Kardiologe kennt die Schwierigkeiten. Bei supraventrikulären Tachykardien, besonders mit *hoher Frequenz* (und auch ohne Aberration) sind die P-Wellen oft *nicht erkennbar*. Zudem kann ein akzessorisches Bündel beim WPW-Syndrom während des Sinusrhythmus verborgen sein. In der Tat ist es oft unmöglich, zwischen einer AVNRT, einer AV-Reentrytachykardie beim WPW-Syndrom und sogar einem Vorhofflattern (mit 1:1- oder 1:2-AV-Überleitung) zu unterscheiden. Bei diesen Fällen ist eine elektrophysiologische Untersuchung obligatorisch, um die richtige Diagnose (und natürlich auch Therapie) machen zu können.

5.3 Aberration

Im Falle einer *Aberration* (meistens mit RSB-Bild) kann eine Kammertachykardie vermutet werden, besonders bei einer Monitorableitung. Die Aberration erscheint aber oft nur während der ersten 3 bis 10 Schläge (EKG 23.6a). Das EKG 23.6b zeigt eine *LSB-Aberration* beim gleichen Patienten. Die unterschiedlichen EKG-Merkmale bei supraventrikulären Tachykardien mit RSB- oder LSB-Aberration (SVTab) werden ausführlich im Kapitel 26 (Kammertachykardie) besprochen.

6 Symptome der AVNRT (übliche Form)

Die Symptome hängen vor allem von der Dauer der Tachykardie ab. In der Regel dauern die Episoden Minuten oder bis zu einer Stunde, ausnahmsweise viele Stunden. Die meisten Patienten leiden unter lästigen Palpitationen, und viele spüren das rasche Herzklopfen im Hals. Das kommt daher, dass sich der rechte Vorhof gegen die geschlossene Trikuspidalklappe kontrahiert und so sichtbare Pulsationen der äußeren Jugularvenen erzeugt werden („A-Wellen").

7 Klinische Bedeutung der AVNRT (übliche Form)

Eine hohe Frequenz und/oder eine lange Dauer des AVNRT können zu Schwindel, Präsynkope und gelegentlich zu einer Synkope führen. Jedoch ist die Tachykardie nie lebensbedrohend; allerdings kann sie bei gewissen Situationen wie Schwimmen oder Klettern (wenn die Tachykardie mit erhöhtem Sympathikotonus einhergeht) deletäre Folgen haben.

Im Detail

8 Ätiologie und Prävalenz

Im Allgemeinen trifft man die übliche Form der AV-Knoten-Reentrytachykardie (AVNRT) bei jüngeren Menschen mit sonst *normalem Herzen* an, während die seltene Form häufiger mit einer *Herzkrankheit* verbunden ist [1–3]. Es wurde geschätzt, dass die übliche Form der AVNRT etwa 8-mal häufiger vorkommt als alle anderen AV-Tachykardien. Die ungewöhnliche oder atypische Form der AVNRT (mit RP > PR) ist selten. Der akzelerierte AV-junktionale Rhythmus mit seinen verschiedenen Formen ist nicht so selten. Die automatische junktionale Tachykardie und die permanente Form der junktionalen reziproken Tachykardie (auch mit RP > PR) kommen insbesondere bei Erwachsenen sehr sehr selten vor.

EKG Spezial

9 Spezielle Formen der AV-junktionalen Tachykardien

9.1 Akzelerierter AV-junktionaler Rhythmus

Dieser Rhythmus wurde früher „nichtparoxysmale junktionale Tachykardie" genannt [4]. Im Allgemeinen beträgt die Frequenz rund 70–100/min (und erfüllt so die Definition der Tachykardie nicht); selten einmal kann sie 130/min erreichen. Das mag der Grund sein, warum die Arrhythmie manchmal nicht korrekt diagnostiziert wird. Der Mechanismus besteht in einer Erhöhung der fokalen Impulsentladung im AV-Knoten. Bei seiner *einfachen* Form sieht der Rhythmus wie ein AV-Knoten-Ersatzrhythmus mit höherer Frequenz aus. Er wird häufiger beim akuten Myokardinfarkt (AMI) (besonders bei inferiorer Lokalisation) und nach Herzoperationen als bei Digitalisintoxikation gesehen; meistens zeigt er eine Herzkrankheit an. Die Arrhythmie kann auch in *komplexer* Form auftreten, die durch unterschiedliches Verhalten der retrograden AV-Reizleitung und selten durch anterograden inkompletten oder kompletten Ausgangsblock bedingt ist. Beim retrograden Ausgangsblock tritt eine AV-Dissoziation auf, im Allgemeinen mit einer rascheren AV-Frequenz als die Vorhof- (Sinus-) Frequenz. Bei einem breiten QRS infolge Aberration ist die Unterscheidung von einem akzelerierten *idioventrikulären* Rhythmus schwierig. Ventrikuläre „capture beats" oder Fusionsschläge sprechen für letztere Diagnose.

9.2 Automatische junktionale Tachykardie (AJT)

Die AJT ist eine seltene Arrhythmie; sie beruht auf einer erhöhten Automatizität des AV-Knotens und geht meistens mit einer organischen Herzkrankheit einher. Die Frequenz beträgt zwischen 120 und 220/min. Im Gegensatz zur AVNRT ändert sich die Frequenz häufig innerhalb kurzer Zeit beträchtlich, und gelegentlich findet sich eine Unregelmäßigkeit von Schlag zu Schlag. Außerdem besteht häufiger eine begleitende AV-Dissoziation als eine retrograde Vorhoferregung (eventuell mit AV-Block 2°). Gelegentlich können ventrikuläre „capture beats" auftreten. Die AJT ist gegenüber Vagusmanövern resistent [3].

9.3 Permanente junktionale reziproke Tachykardie (PJRT)

Die PJRT wird oft als Variante des WPW-Syndroms klassifiziert, bei der ein akzessorisches Bündel, aber keine Deltawelle vorhanden ist. Es ist ebenfalls eine seltene Arrhythmie. Der Rhythmus ist regelmäßig, die Frequenz beträgt 130–220/min. Der Mechanismus liegt „zwischen" dem der AVNRT und dem der AV-Reentrytachykardie beim WPW-Syndrom. In Wirklichkeit besteht eine Kreisbewegung mit anterograder Leitung über den AV-Knoten und retrograder Leitung über ein spezielles perinodales Bündel mit so genannten abnehmenden Eigenschaften („decremental properties") [5].

Wie beim unüblichen Typ der AVNRT und bei der AV-Reentrytachykardie beim WPW-Syndrom sind die P-Wellen deutlich *nach* dem QRS erkennbar. So können die drei Arrhythmieformen im Routine-EKG nicht immer unterschieden werden. Ein unregelmäßiger Rhythmus und eine AV-Dissoziation sprechen stark für eine AJT. Das Fehlen einer Deltawelle beim Sinusrhythmus deutet auf eine AJT oder eine PJRT hin, die Präsenz einer Deltawelle erlaubt die Diagnose einer AV-Reentrytachykardie bei WPW-Syndrom. Bei den (seltenen) Fällen mit Aberration (meistens RSB) kann die Unterscheidung zwischen einem supraventrikulären und einem ventrikulären Ursprung der Tachykardie schwierig oder unmöglich sein.

Das folgende Fallbeispiel zeigt, dass das EKG auch bei einer Tachykardie mit mäßiger Frequenz irreführend sein kann.

Fallbeispiel/Short Story 1

Im März 2001 wurde eine ängstliche 25-jährige Frau wegen Herzklopfens auf der Notfallstation untersucht. Ihr Allgemeinzustand war abgesehen von leichtem Fieber normal. Das EKG zeigte eine supraventrikuläre Tachykardie mit einer Frequenz von 126/min (EKG 23.7a). Weil negative P-Wellen in den Ableitungen II und aVF das ST/T überlagerten (Pfeile), wurde die Diagnose einer AVNRT gestellt. Eine Therapie wurde wegen der relativ niedrigen Frequenz der Tachykardie hinausgeschoben. Eine Stunde später hatte sich die Patientin beruhigt, die Frequenz betrug nun 102/min, und das EKG zeigte einen *Sinusrhythmus* mit einem AV-Block 1° (EKG 23.7b). Retrospektiv hätte die Diagnose schon in Ableitung V$_1$ des EKGs 23.7a gemacht werden sollen: Der negative Ausschlag kann nicht eine T-Welle sein, sondern stellt eine P-Welle dar. Später wurde eine Mononukleose diagnostiziert.

10 Prognose

Ein plötzlicher Tod kommt bei der AVNRT äußerst selten vor. Wang et al. [6] untersuchten 290 Patienten mit verhindertem plötzlichem Tod. Dreizehn Patienten (4,5%) hatten eine dokumentierte oder mit starkem Verdacht vermutete supraventrikuläre Tachykardie, die in ein Kammerflimmern entartete; sechs hatten ein akzessorisches Bündel, vier ein Vorhofflimmern mit verstärkter AV-Überleitung und drei eine AVNRT (und sonst nichts anderes? Bemerkung des Buchautors). Nach allgemeiner Meinung ist die Prognose des AVNRT gut.

11 Therapie der AVNRT (übliche Form)

Eine *akute intravenöse medikamentöse Therapie* ist nicht ohne Gefahr. Das am häufigsten verwendete Medikament ist Adenosin. Es sollten einige Vorsichtsmassnahmen getroffen werden wie zum Beispiel eine Dosisreduktion beim Gebrauch eines zentralvenösen Katheters [7,8]. Das früher weit verbreitet verwendete Verapamil ist potentiell gefährlich. Eine zu rasche Injektion (innerhalb von Sekunden) kann eine lang anhaltende Asystolie auslösen, die eine unverzügliche Herzmassage und intravenöse Kalziumverabreichung erfordert, wobei letztere nur nach einer Latenzzeit wirksam wird. Bei Patienten mit supraventrikulären Tachykardien und WPW-Syndrom kann das Medikament ein Kammerflimmern auslösen (siehe Kapitel 24: WPW-Syndrom). Verapamil sollte nur mit großer Vorsicht angewendet werden. Es kann tausend Mal wirksam sein und beim 1001. Fall deletäre Folgen haben.

Die Erfahrung des Autors mit Medikamenten wie Flecainid (kontraindiziert bei Patienten mit reduzierter Ventrikelfunktion und Niereninsuffizienz), Betablockern, Amiodaron und anderen Antiarrhythmika zur Behandlung der AVNRT ist limitiert. Bei Patienten, deren AVNRT auf das erste Medikament resistent ist, stellt die Elektrokonversion die bevorzugte Therapie dar [3]. Vagusmanöver wie der Valsalva-Versuch und die Karotissinusmassage beenden die Tachykardie in weniger als 40% der Versuche.

Die *orale medikamentöse Prophylaxe* bleibt problematisch. Eine *Katheter-Radiofrequenz-Ablation* wird bei einer AVNRT mit lästigen oder schweren Symptomen angewendet und ist in nahezu 95% beim ersten Versuch erfolgreich. Im Allgemeinen wird der distale Teil des *langsamen Bündels* unterbrochen. Diese *kurative* Therapie hat zu einer beträchtlichen Verringerung von notfallmäßigen Hausbesuchen, besonders während der Nacht, durch praktizierende Ärzte geführt.

12 Therapie der anderen Formen von AV-junktionalen Tachykardien

Die Therapie der anderen Formen der AV-junktionalen Tachykardien richtet sich nach dem Mechanismus der Arrhythmie.

Literatur

1. Akhtar M, Jazayeri MR, Sra J, et al. Atrioventricular nodal reentry. Clinical, electrophysiological, and therapeutic considerations. Circulation 1993;88:282–95
2. Pieper SJ, Stanton MS. Narrow QRS complex tachycardias. Mayo Clin Proc 1995;70:371-5
3. Kadish A, Passman R. Mechanisms and management of paroxysmal supraventricular tachycardia. Cardiol Rev 1999;7;254–64
4. Pick A, Dominguez P. Nonparoxysmal AV nodal tachycardia. Circulation 1957;16:1022
5. Coumel P. Junctional reciprocating tachycardias: The permanent and paroxysmal forms of AV nodal reciprocating tachycardias. J Electrocardiol 1975;8:79–90
6. Wang YS, Scheinman MM, Chien WW, et al. Patients with supraventricular tachycardia presenting with aborted sudden death: incidence, mechanism and long-term follow-up. J Am Coll Cardiol 1991;18:1711–9
7. Smally AJ. Preventing complications of adenosine administration. Ann Emerg Med 2002;39:347–8
8. Chang M, Wrenn K. Adenosine dose should be less when administered through a central line. J Emerg Med 2002;22:195–8

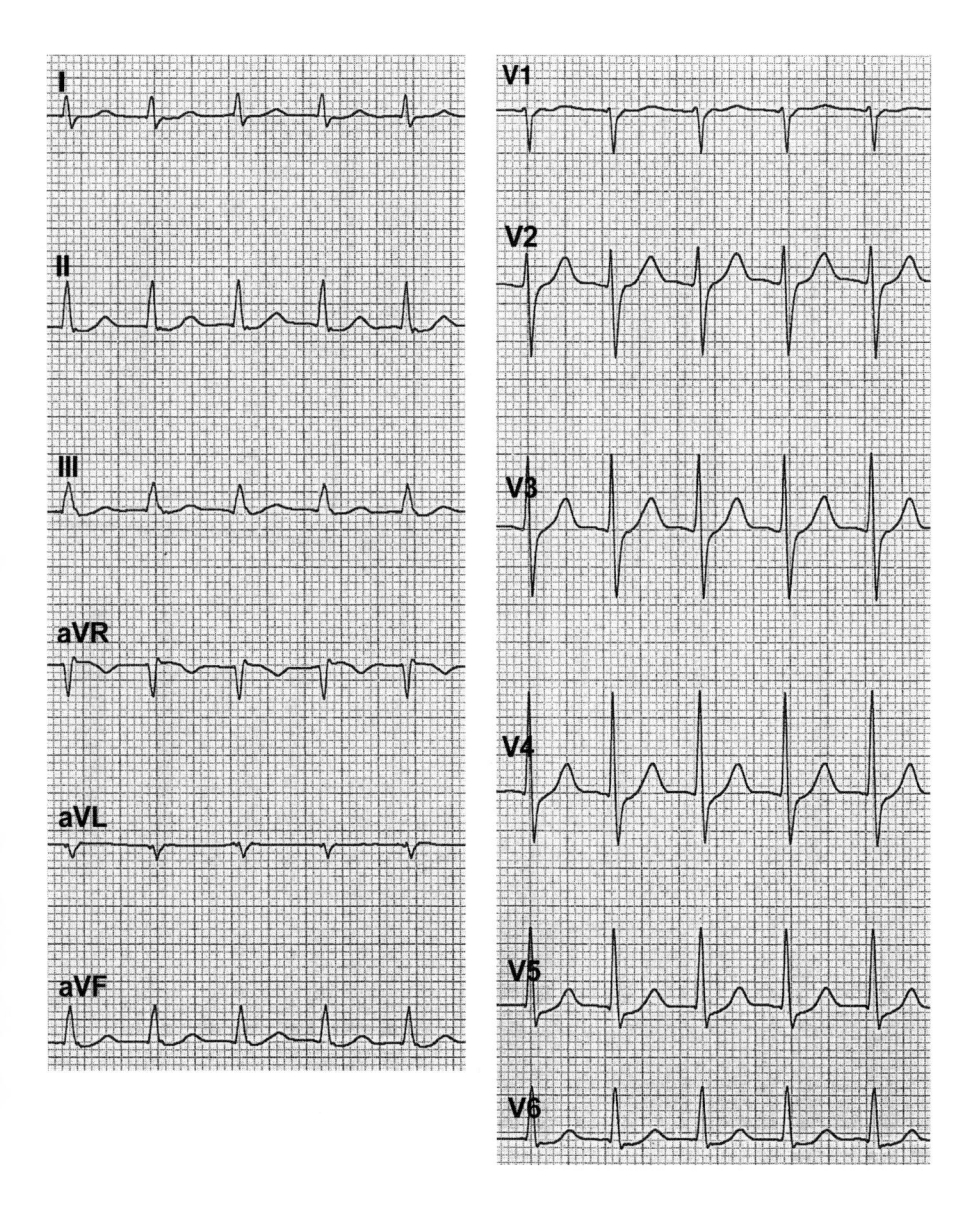

EKG 23.1
53J/w. Ansonsten gesundes Herz. AVNRT, Frequenz 131/min, ohne sichtbare retrograde Vorhoferregung (keine sichtbaren P-Wellen).

EKG 23.2
22J/m. Ansonsten gesundes Herz. AVNRT, Frequenz 158/min. Keine erkennbaren P-Wellen.

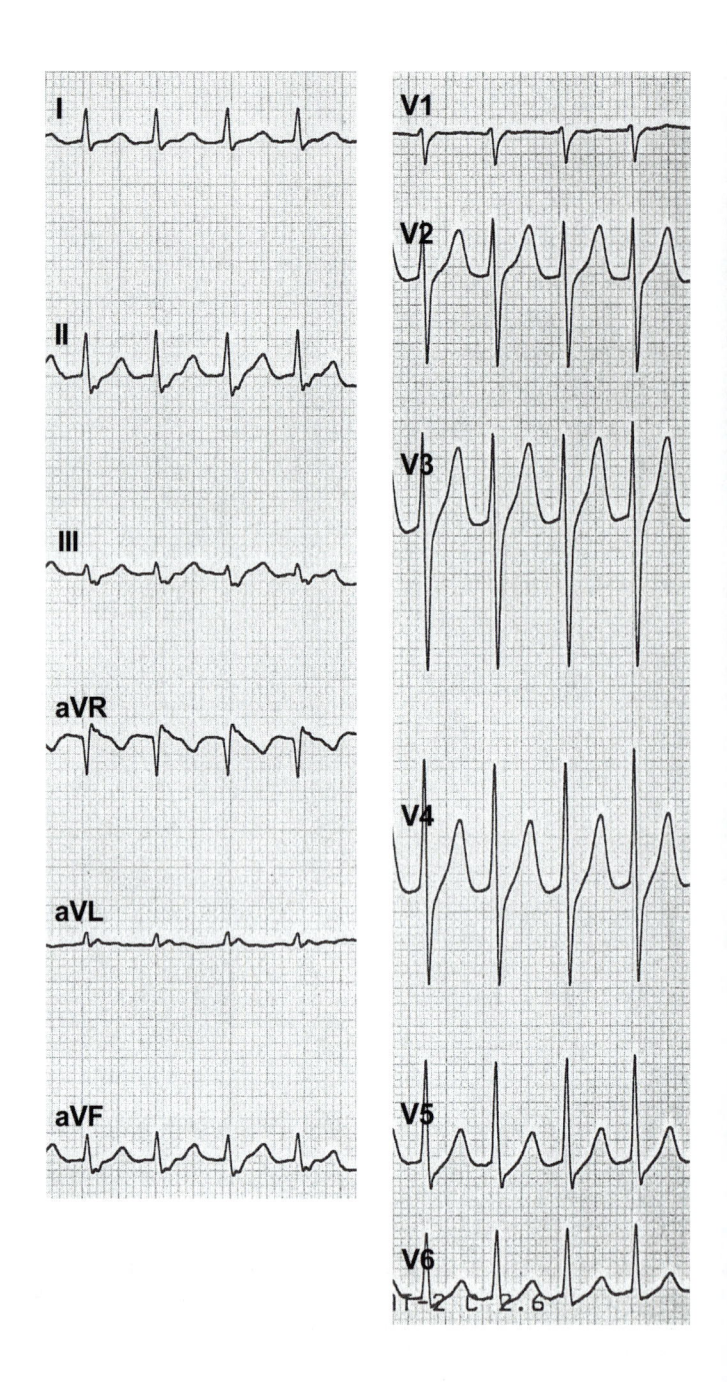

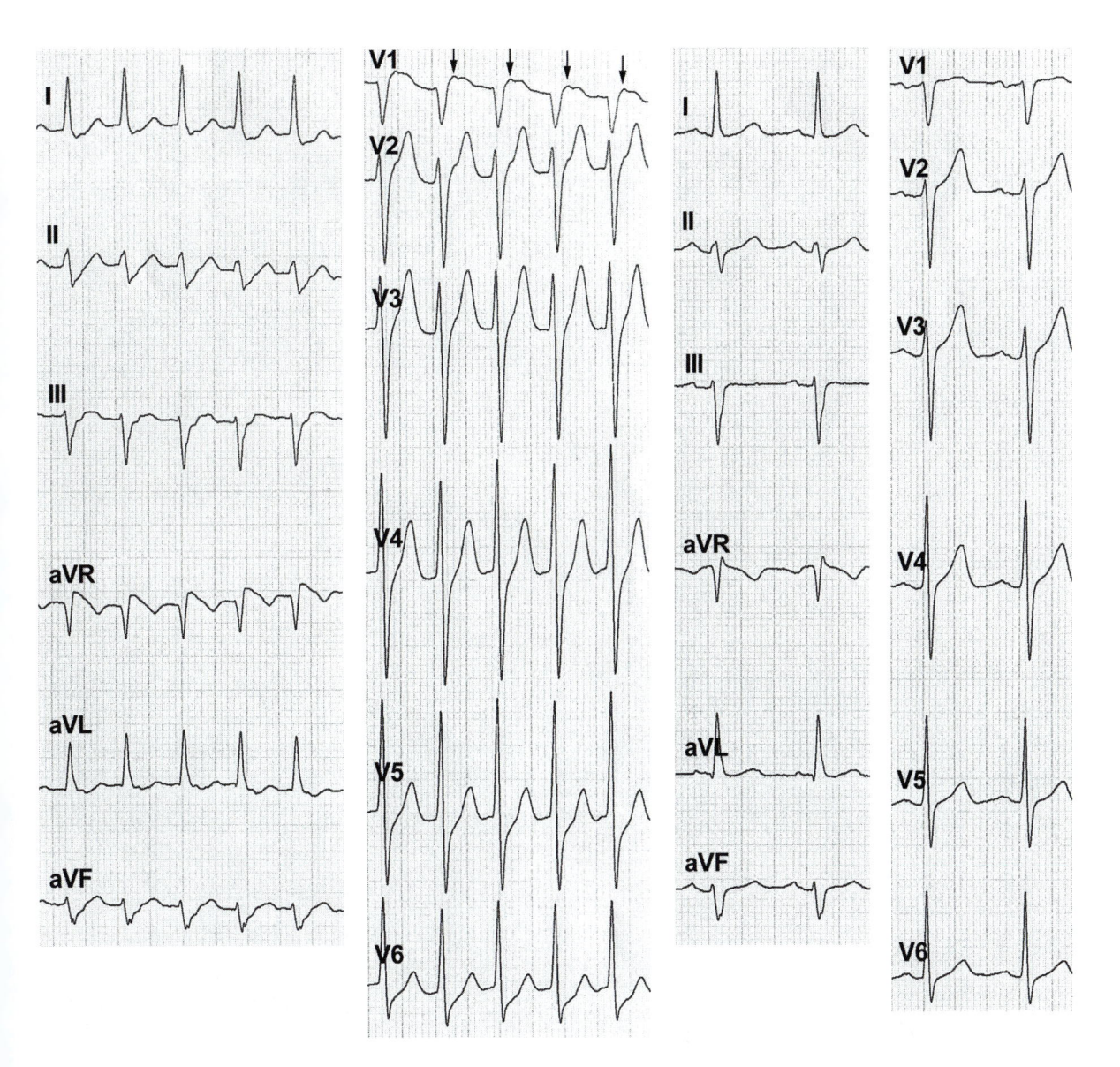

EKG 23.3a

28J/w. Ansonsten gesundes Herz. EKG: AVNRT, Frequenz 173/min. Die negativen P-Wellen sind am Ende des QRS-Komplexes sichtbar in II, aVF und III, formal die S-Zacken verbreiternd. Positive P-Welle nach R in aVL. Außerdem ist das P als positiver Ausschlag sichtbar in V_1, eine r´-Welle vortäuschend (siehe Pfeile) wie beim Bild des inkompletten RSB. Vergleiche das EKG 23.3b des gleichen Patienten im Sinusrhythmus.

EKG 23.3b

Gleiche Patientin. Sinusrhythmus. Die S-Zacken in den inferioren Ableitungen sind schmal, das Pseudo-r´ in Ableitung V_1 ist verschwunden.

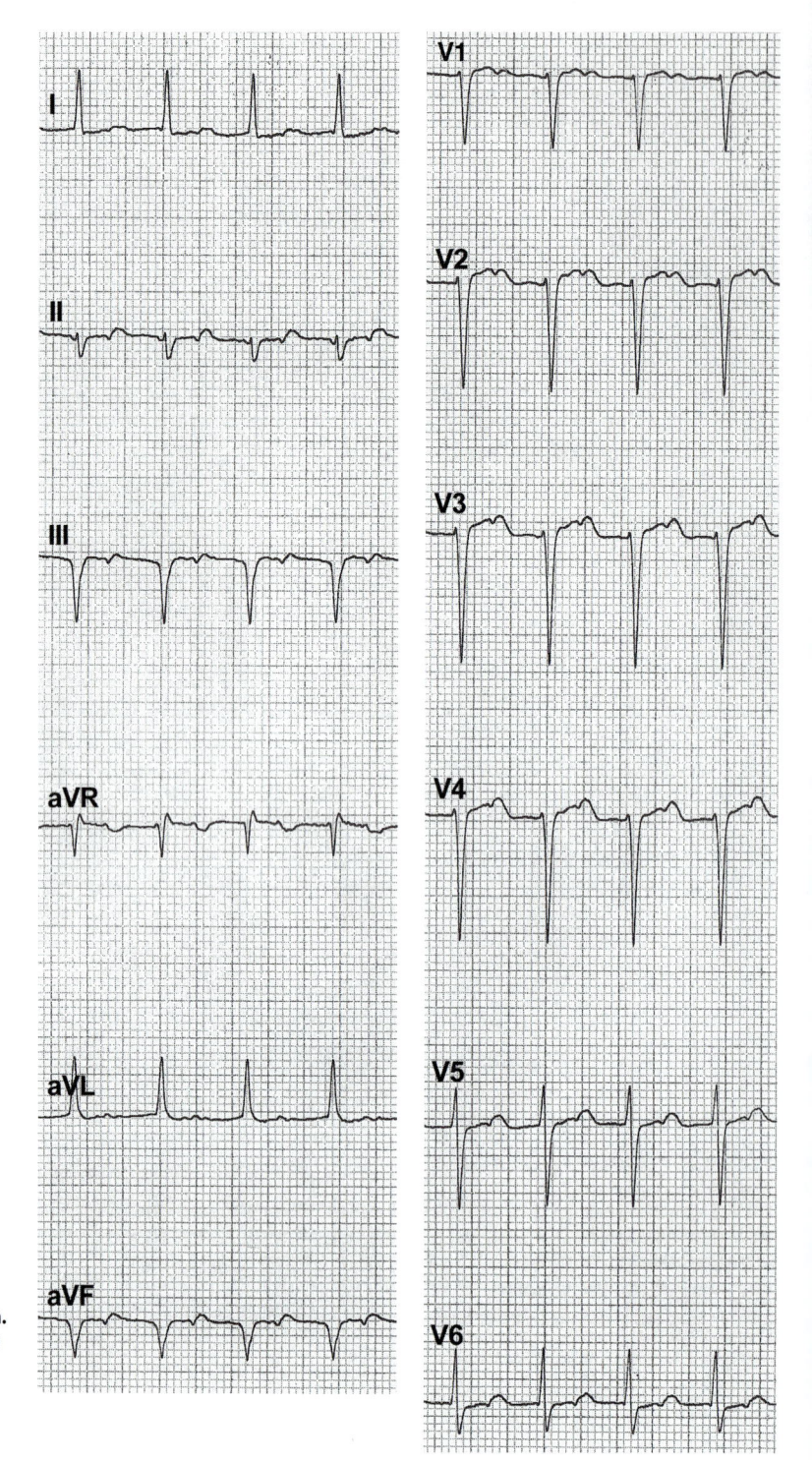

EKG 23.4
44J/w. Hypertonie. Mäßige dilatierende Kardiomyopathie. EKG: AVNRT, Frequenz 126/min. Die negativen P-Wellen sind in den inferioren und in allen präkordialen Ableitungen beim Beginn der T-Welle sichtbar (die negativen P-Wellen in V_1/V_2 sind ungewöhnlich). Pathologische QRS-Konfiguration.

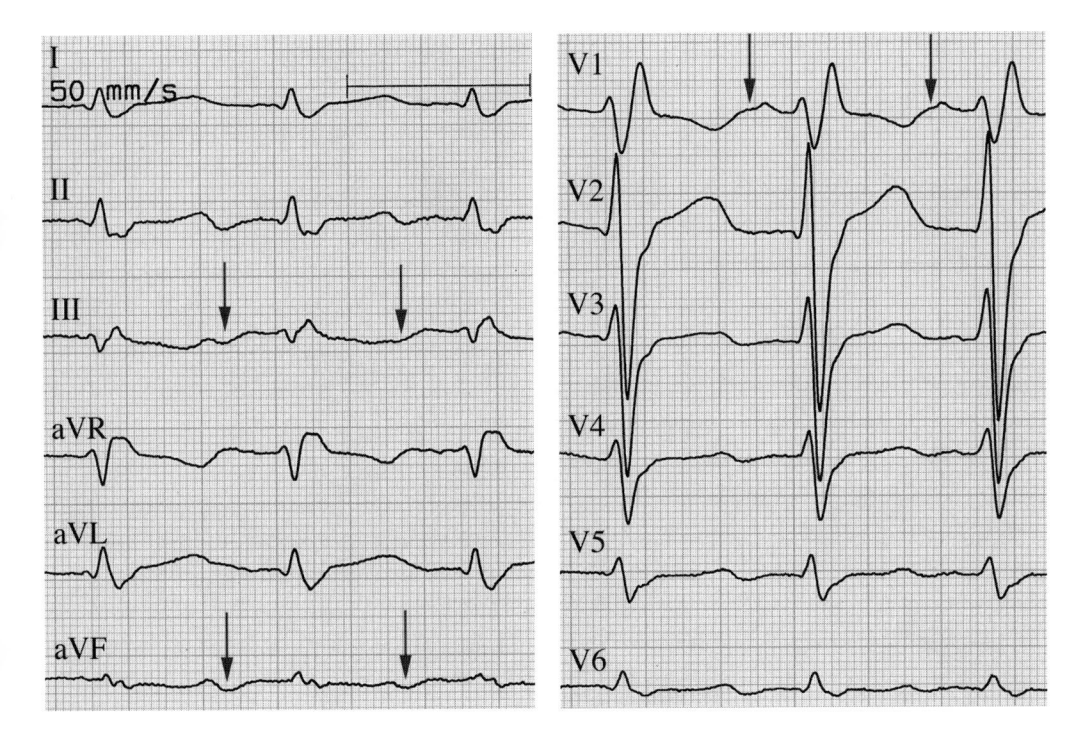

EKG 23.5
32J/m. Sonst normales Herz. EKG: AVNRT, seltene Form, Frequenz 118/min. Die P-Wellen (negativ in III/aVF und positiv in V_1) sind *nach* der T-Welle sichtbar (RP > PR), siehe Pfeile.

EKG 23.6a

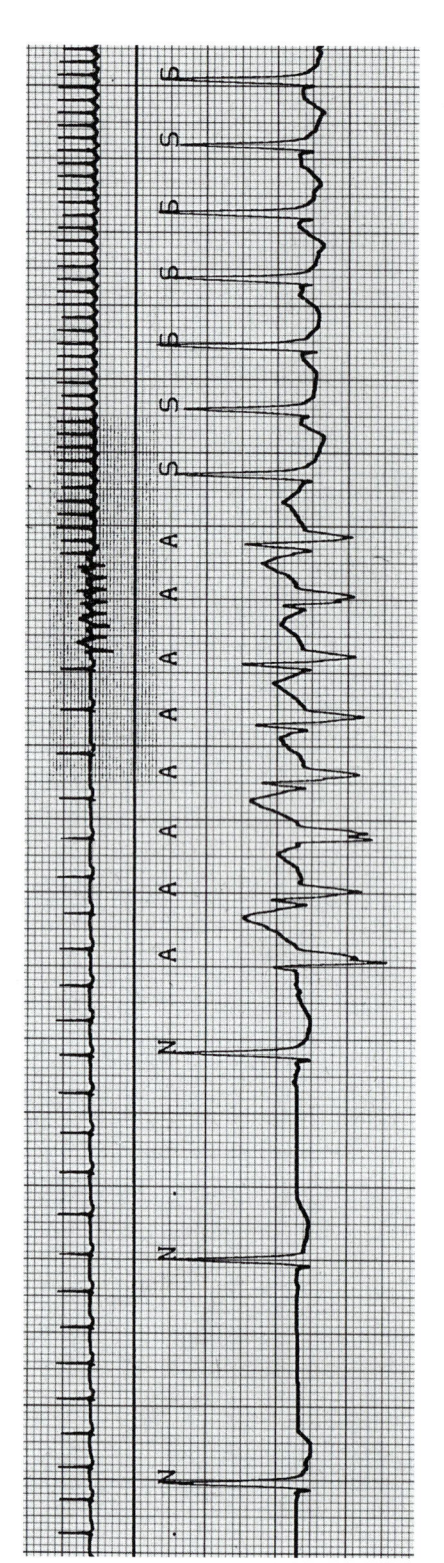

52J/m. Koronare Herzkrankheit. Supraventrikuläre Tachykardie mit Aberration. Die ersten 8 Schläge (Frequenz 180/min) zeigen eine RSB-Aberration. Nach Abnahme der Frequenz auf 166/min normalisieren sich die QRS-Komplexe (N = normale Schläge, A = Schläge mit Aberration, S = supraventrikuläre Schläge).

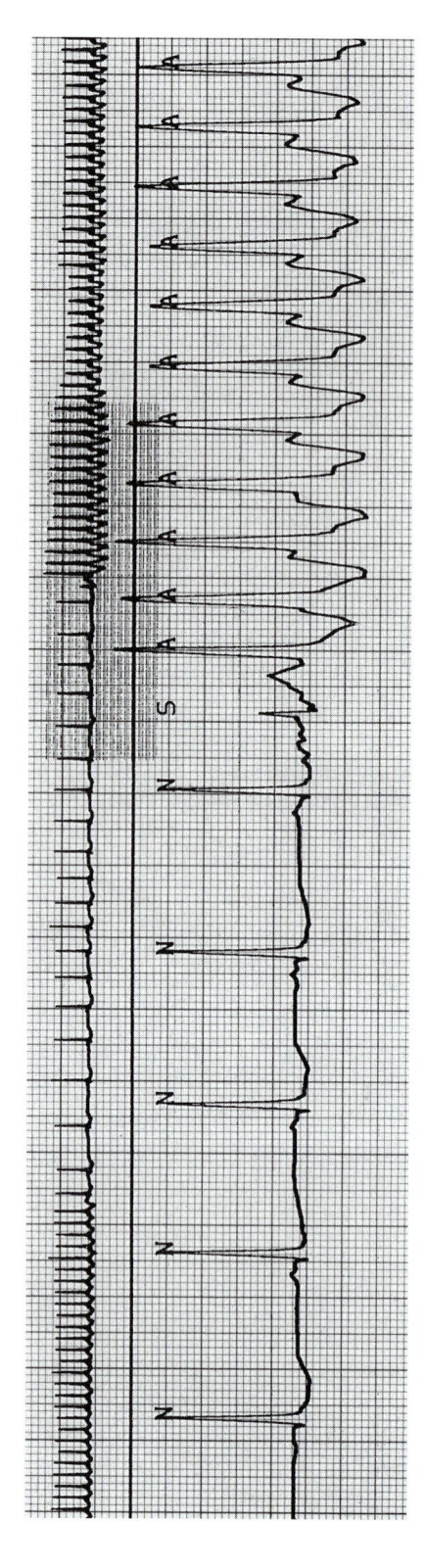

EKG 23.6b

Gleicher Patient. Der erste Schlag zeigt eine RSB-Aberration, die folgenden Schläge eine LSB-Aberration, die trotz Abnahme der Frequenz von 194 auf 185/min bleibt (N = normale Schläge, A = Schläge mit Aberration, S = supraventrikulärer Schlag mit RSB-Aberration).

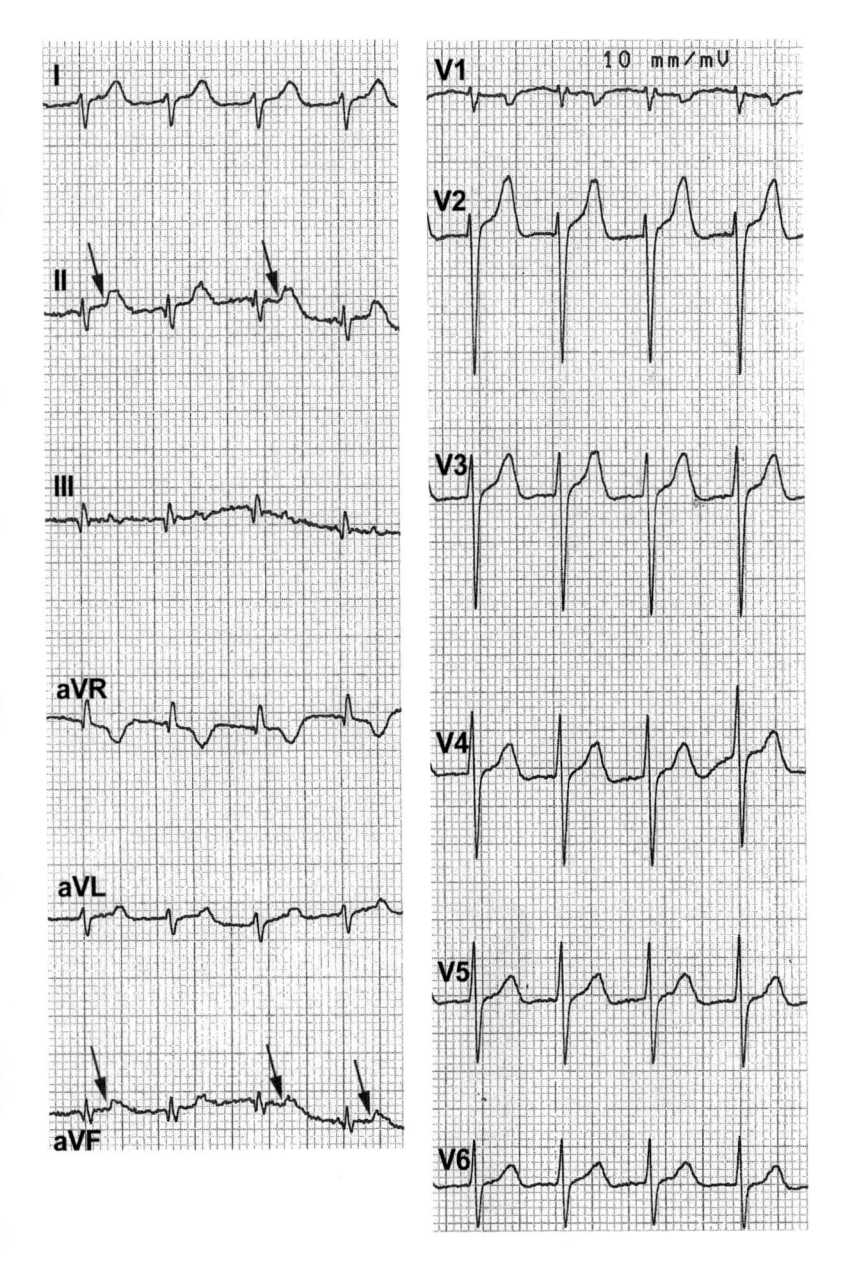

EKG 23.7a
Fallbeispiel/Short Story 1. Pseudo-AVNRT. Pfeile: vorgetäuschte retrograde P-Wellen.

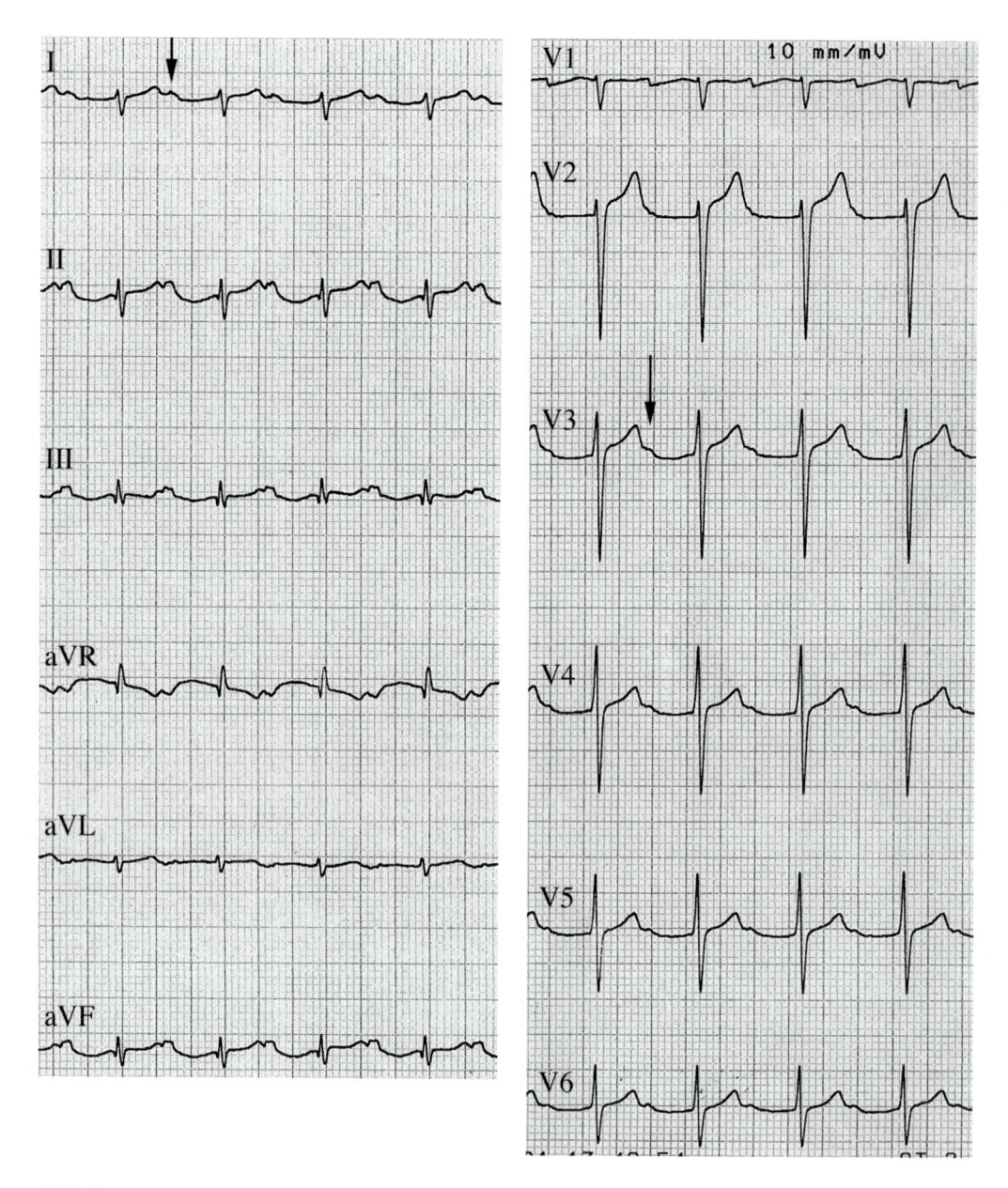

EKG 23.7b
Fallbeispiel/Short Story 1. Mit der Abnahme der Sinusfrequenz erscheinen die P-Wellen nach der T-Welle (Pfeil), was die Sinustachykardie bestätigt. AV-Block 1°. Das Bild des inkompletten RSB in Ableitung V_1 ist wahrscheinlich wegen unterschiedlicher Elektrodenplatzierung verschwunden.

Kapitel 24
Wolff-Parkinson-White-Syndrom (WPW-Syndrom)

Auf einen Blick

Eine *Präexzitation* beruht auf einem akzessorischen Leitungsbündel zwischen dem Vorhof und dem Ventrikel. Beim menschlichen Embryo finden sich 3–4 atrioventrikuläre (AV-) Verbindungen. Normalerweise unterliegen alle Bündel (abgesehen vom AV-Knoten und dem His-System) einer Hypoplasie und Fibrose und verlieren so ihre Leitungsfunktion. Jedoch persistiert bei rund 3 von 1000 Individuen ein so genanntes *akzessorisches Bündel* (AB), das zur anterograden und retrograden Reizleitung benutzt werden kann. Diese Personen zeigen konstant oder intermittierend ein für Präexzitation typisches EKG-Bild mit einem verkürzten PQ-Intervall und einer Deltawelle. Rund 40% dieser Personen mit einem AB leiden unter Tachykardien, bei welchen dieses Bündel benutzt wird. Der Begriff „Wolff-Parkinson-White-Syndrom" wird bei Patienten mit dem Präexzitations-/WPW-Bild und mit durch dieses AB bedingten *Tachykardien* verwendet.

tet (Abb. 24.1). Als Folge der Präexzitation, der vorzeitigen Erregung der Ventrikel, ist das PQ-Intervall *verkürzt* und beträgt 0,12 s oder weniger. Außerdem führt die abnorme „exzentrische" Erregung der Ventrikel zu einer Deformation des ganzen QRS-Komplexes und auch zur Veränderung der Repolarisation. Der initiale Teil des deformierten QRS-Komplexes wird aufgrund seiner Ähnlichkeit mit dem griechischen Buchstaben „Delta" *Delta*welle genannt (EKG 24.1). Die Deltawelle entspricht dem vorzeitig erregten Anteil eines oder beider Ventrikel.

1.1 Nomenklatur

Die traditionelle und einfache alte Nomenklatur unterscheidet zwischen einem Typ A und einem Typ B. Der Typ A zeigt einen

EKG

1 Präexzitationsmuster (WPW-Bild)

Das Präexzitationsmuster oder „WPW-Bild" ist charakterisiert durch:

i.   ein verkürztes PQ-Intervall (PQ ≤0,12 s)
ii. typische Deltawellen
iii. Deformation und Verlängerung des ganzen QRS-Komplexes
iv. Veränderungen der Repolarisation.

Das Präexzitationsbild entspricht der Kammererregung durch Vorhofsimpulse, die entlang dem „AB", früher Kent-Bündel genannt, geleitet werden. So *umgehen* die Impulse den AV-Knoten und werden *rascher* als normal zu den Kammern gelei-

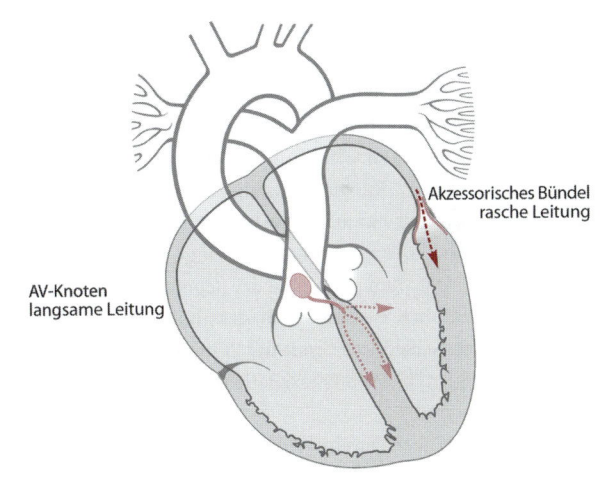

Abb. 24.1
Präexzitation über das exzentrische akzessorische Bündel.

initial positiven Ausschlag in den Ableitungen V_1/V_2 (entsprechend der frühen Erregung des posterioren linken Ventrikels), der Typ B zeigt einen initial negativen Ausschlag in V_1/V_2 (entsprechend der frühen Erregung des anterioren/superioren rechten Ventrikels). Bilder mit einer negativen Deltawelle in den linkslateralen Ableitungen V_5/V_6 wurden als Typ C bezeichnet.

Die moderne Klassifikation (siehe „Im Detail") berücksichtigt mehr als ein Dutzend verschiedene Lokalisationen der AB.

Die Polarität der Deltawelle und die Konfiguration des ganzen QRS-Komplexes richten sich nach der Lokalisation (Sitz des Ursprungs und der Insertion) des akzessorischen Bündels, das links, rechts, in der septalen Region, posterior oder anterior/lateral liegen kann. Als Folge davon können sowohl die Deltawelle wie auch der anschließende Teil des QRS in einigen Ableitungen positiv, negativ oder biphasisch sein. Bis zu einem gewissen Grad lässt sich die Lokalisation eines AB durch die Vektoren der Deltawelle und des QRS vorhersagen.

1.2 EKG-Bilder bei Präexzitation

Bei WPW-Patienten lassen sich im Sinusrhythmus drei verschiedene QRS-Muster erkennen:

i. Die meisten Präexzitationsbilder stellen *Fusionsschläge* dar. Die Ventrikel werden gleichzeitig über das AB und den AV-Knoten erregt. Die QRS-Konfiguration hängt davon ab, wie viel Myokard über das AB beziehungsweise über den AV-Knoten aktiviert wird. Je mehr Ventrikelmyokard über das AB erregt wird, desto ähnlicher ist der QRS-Komplex dem klassischen Präexzitationsbild (EKG 24.1). Je mehr Ventrikelmyokard über den AV-Knoten aktiviert wird, desto normaler erscheint der QRS-Komplex (EKG 24.2). So kann das Präexzitationsmuster im Falle einer 90% Erregung über den AV-Knoten schwierig zu erkennen sein. Wir können dann nur ein mäßig verkürztes PQ-Intervall, nur eine „abortive" Deltawelle und nur geringe Veränderungen des ganzen QRS-Komplexes und der Repolarisation finden (EKG 24.2). Auch ist es möglich, dass beim gleichen Patienten unterschiedliche Grade der Präexzitation mit mehr oder weniger typischen Präexzitationsmerkmalen im EKG vorhanden sind.

ii. In seltenen Fällen ist eine *volle* Präexzitation im Sinusrhythmus zu beobachten. Die Kammern werden ausschließlich über das AB erregt. Das EKG-Bild ist sehr typisch (EKG 24.3). Eine volle Präexzitation findet sich bei der antidromen AV-Reentrytachykardie bei einigen Fällen mit Vorhofflimmern.

iii. Bei rund 30% der WPW-Patienten leitet das AB nur retrograd. Es wird dann der Begriff „verborgenes AB" verwendet. Bei diesen Fällen sind das PQ-Intervall und der QRS-Komplex normal, und die Diagnose kann nicht aufgrund eines EKGs, sondern durch eine elektrophysiologische Untersuchung (bei Patienten mit paroxysmalen supraventrikulären Tachykardien) gestellt werden. Im Gegensatz zu Patienten mit manifestem WPW-Bild *und* –Syndrom tritt bei diesen Patienten nur in rund 3% ein Vorhofflimmern auf. (siehe Abschnitt 2.2.: Vorhofflimmern und …)

1.3 Differentialdiagnose der WPW-Bilder

1.3.1 Myokardinfarkt

Bei mehr als 50% zeigen die WPW-Bilder pathologische Q-Zacken, die mit einem alten Myokardinfarkt (MI) verwechselt werden können. Das verkürzte PQ-Intervall und die Deltawelle führen aber zur richtigen Diagnose. Außerdem sind die T-Wellen diskordant positiv in den Ableitungen mit pathologischen Q-Zacken und nicht konkordant negativ wie gewöhnlich beim alten MI.

Ein vollständig negativer QRS-Komplex (QS) mit negativer Deltawelle in den Ableitungen III und aVF kann das Bild eines alten inferioren MI imitieren (EKG 24.4). Hohe R-Zacken in V_1 bis V_3 täuschen einen posterioren MI (EKG 24.5) vor und eine Kombination dieser Bilder lässt fälschlicherweise einen inferoposterioren MI (EKG 24.6) vermuten. Auch ein lateraler MI kann imitiert werden (24.7). Bei Patienten mit Präexzitation ist ein alter Infarkt im Allgemeinen nicht erkennbar. Das Bild eines akuten MI lässt sich gelegentlich aufgrund von auffallenden ST-Hebungen erkennen.

1.3.2 Linksventrikuläre Hypertrophie

Es ist nicht ungewöhnlich, dass eine Präexzitation zu einer Erhöhung der R-Zacken führt (besonders in den präkordialen Ableitungen), was eine linksventrikuläre Hypertrophie (LVH) vermuten lässt (EKG 24.8). Bei diesen Fällen kann auch das Überlastungsmuster mit asymmetrisch negativen T-Wellen beobachtet werden.

1.3.3 Pseudo-Deltawelle

Hie und da ist wegen Projektion eine „Pseudo-Deltawelle" in den Ableitungen V_2 und V_3 und/oder in den inferioren Ableitungen vorhanden. Das PQ-Intervall und der QRS-Komplex

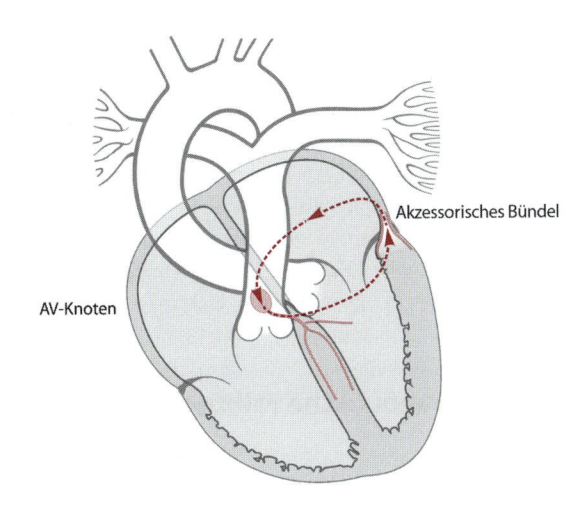

Abb. 24.2a
Orthodrome Tachykardie.

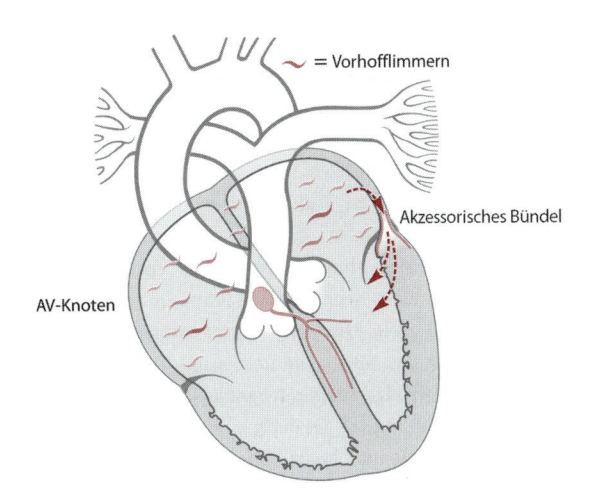

Abb. 24.2c
Tachykardie bei Vorhofflimmern (kurze Refraktärperiode des akzessorischen Bündels).

i. In >90% wird der Reiz *retrograd* über das AB und *anterograd* über den AV-Knoten geleitet (Abb. 24.2a). Dieser Typ wird AV-*orthodrome* Reentrytachykardie bezeichnet. Das QRS ist *normal* (bei Abwesenheit eines zusätzlichen Schenkelblocks), eine Deltawelle fehlt immer (EKG 24.9). Die Unterscheidung von einer AV-Knoten-Reentrytachykardie ist ohne elektrophysiologische Untersuchung oft nicht möglich. Eine negative P-Welle in Ableitung V_1, eine Verkürzung des R-R-Intervalls im Falle eines verschwindenden ipsilateralen Schenkelblocks und ein RP > PR spricht für ein WPW-Syndrom.

ii. In <10% wird das AB *anterograd* und der AV-Knoten *retrograd* benutzt. Dieser Typ wird AV-*antidrome* Reentrytachykardie genannt (Abb. 24.2b). Der QRS-Komplex entspricht dem typischen WPW-Muster einschließlich einer Deltawelle (EKG 24.10).

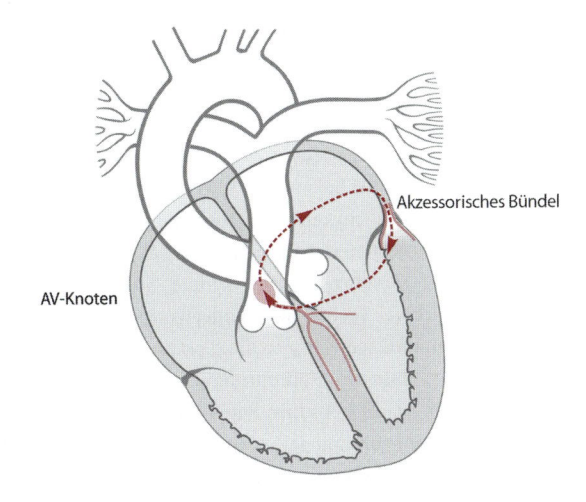

Abb. 24.2b
Antidrome Tachykardie.

sind aber normal. (Kapitel 3: Das normale EKG und seine normalen Varianten).

2 Tachykardien beim WPW-Syndrom

2.1 Reentrytachykardien

Die typischen Tachykardien beim WPW-Syndrom beruhen auf einem *Makro*-Reentrykreis, der das AB und den AV-Knoten benutzt. Es werden zwei Typen unterschieden:

Sowohl bei der antidromen als auch bei der orthodromen Tachykardie ist der Rhythmus *regelmäßig*, und die Frequenz beträgt zwischen 140/min und 240/min (EKG 24.9), gelegentlich 250/min (EKG 24.11) oder sogar 300/min. Bei Frequenzen bis 220/min können infolge retrograder Erregung der Vorhöfe in den inferioren Ableitungen III und aVF *negative* P-Wellen mit dem Intervallverhältnis RP > PR beobachtet werden.

2.2 Vorhofflimmern und Vorhofflattern beim WPW-Syndrom

Bei Patienten mit manifester Präexzitation im EKG ist ein Vorhofflimmern nicht selten, sogar bei Kindern.

Tachykardien wegen Vorhofflimmern und Vorhofflattern stellen *keine* Reentrytachykardie dar (siehe unten). Diese Arrhythmien sind aber klinisch sehr wichtig, da sie möglicherweise im Falle einer sehr kurzen (anterograden) Refraktärperiode des AB in ein *Kammerflimmern* entarten können.

Es wird nur das AB für die Reizleitung benutzt und zwar anterograd, es erfolgt *keine* retrograde Reizleitung über den AV-Knoten (Abb. 24.2c). Deshalb sind während der Tachykardie Deltawellen und breite, deformierte QRS vorhanden. Beim Vorhofflimmern ist der Kammerrhythmus *absolut arrhythmisch* (EKG 24.12a). Das EKG 24.12b wurde während einer Infusion mit Procainamid aufgenommen. Im EKG 24.12c (nach der Konversion in einen Sinusrhythmus) ist das Präexzitationsbild auf den ersten Blick schlecht erkennbar.

Ein Vorhofflimmern mit Präexzitation muss von einer monomorphen Kammertachykardie unterschieden werden, bei der der Rhythmus regelmäßig ist. Selten kann ein langsamer Anstieg des breiten QRS bei der Kammertachykardie eine Deltawelle imitieren.

Die Kammerfrequenz hängt beim Vorhofflimmern oder Vorhofflattern von den *anterograden Reizleitungseigenschaften* des AB ab. Ist die Refraktärperiode sehr kurz, kann die Kammerfrequenz beim Vorhofflimmern und beim Vorhofflattern mit 1:1-Überleitung Werte bis zu 300/min erreichen. Bei diesen extremen Frequenzen kann es vor allem wegen schwer eingeschränkter Koronarperfusion zu einer Degeneration in ein Kammerflimmern kommen.

Obwohl nur eine Minderheit der Patienten mit WPW-Tachykardie eine sehr rasche anterograde Reizleitung über das AB hat, die eine extrem rasche Kammeraktion erlaubt, muss das typische EKG-Bild erkannt werden (auch aus therapeutischen Gründen).

2.3 Therapie

Die Mehrheit der Patienten mit WPW-Syndrom weist Symptome auf, die von der *Dauer* und (besonders) von der *Frequenz* der Tachykardie abhängen. Die Symptome bestehen in Palpitationen, Schwindel, Präsynkopen und Synkopen. Symptomatische Patienten sollten mit einer elektrophysiologischen Untersuchung abgeklärt und mit einer Katheterablation behandelt werden (in rund 95% erfolgreich). Bei jenen Patienten, die eine Ablation ablehnen, sollte man zu prophylaktisch wikenden Medikamenten wie Flecainid, Propafenon und Betablockern greifen. Für eine Unterbrechung einer WPW-Tachykardie bevorzugen wir die Elektrokonversion oder Procainamid.

2.4 Therapeutische Fallstricke

Medikamente wie *Digitalis* oder *Verapamil* verlangsamen nicht nur die anterograde Reizleitung im AV-Knoten, sondern können auch die Reizleitung im AB beschleunigen, wodurch eine extrem hohe Kammerfrequenz mit Degeneration in ein Kammerflimmern ausgelöst werden kann. Viele publizierte Fallbeispiele zeigen, dass Versuche, mit diesen Medikamenten eine Tachykardie zu konvertieren, nachteilige Folgen haben können. Digitalis und Verapamil (besonders intravenös) sind bei Patienten mit WPW-Syndrom *absolut kontraindiziert.*

Dies gilt auch für Patienten, bei denen eine typische AV-Reentrytachykardie bei bekanntem WPW-Syndrom (oder eine AV-Knoten-Reentrytachykardie, AVNRT, die als WPW-Tachykardien fehldiagnostiziert wurde) früher z.B. mit Verapamil erfolgreich unterbrochen werden konnte. Solche Patienten können plötzlich ein Vorhofflattern oder Vorhofflimmern entwickeln, das im EKG schwierig zu diagnostizieren ist. Erinnern wir uns daran, dass ein Vorhofflimmern bei Patienten mit WPW häufiger ist als bei einer Population ohne WPW (Lebenszeit-Prävalenz bis zu 32%). Ein Vorhofflimmern kann während einer gewöhnlichen regelmäßigen WPW-Tachykardie infolge erhöhten Sympathikotonus, linksatrialer Dehnung und verminderten Koronarflusses auftreten.

Im Detail

Im Jahre 1913 publizierten Cohn und Fraser das erste EKG mit ventrikulärer Präexzitation bei einem Patienten mit intermittierenden Tachykardien [1]. 1930 beschrieben Louis Wolff, John Parkinson und Paul Dudley White 11 Patienten, die unter Tachykardieattacken litten und im EKG ein kurzes PR-Intervall und ein breites QRS während Sinusrhythmus aufwiesen [2]. Dies wurde später als Wolff-Parkinson-White-(WPW-) Syndrom bezeichnet. 1932 schlug Holzmann eine ventrikuläre Präexzitation als Mechanismus vor [3]. Der Begriff „WPW-Syndrom" bedeutet ein WPW-Bild im EKG, das mit paroxysmaler Tachykardie verbunden ist. Der Begriff „WPW-Bild" entspricht einer Präexzitation ohne Tachykardien.

3 Ätiologie

Die meisten Patienten mit WPW-Syndrom haben ein sonst normales Herz, aber einige leiden unter begleitenden kongenitalen Herzkrankheiten. Rund 10% der Patienten mit Ebstein-Anomalie zeigen ein WPW-Syndrom (die Mehrheit dieser akzessorischen Bündel sind in der freien rechten Wand und rechts posteroseptal lokalisiert) [4]. Andere kongenitale Herzkrankheiten, die mit dem Syndrom einhergehen, sind Vorhof- und Ventrikelseptumdefekte und Koronarsinusdivertikel. Beim WPW-Syndrom läuft der Prozess, der zur elektrischen Trennung der Kammern von den Vorhöfen führt, unvollständig ab. Die genaue Pathogenese dieses Defektes ist nicht bekannt. Unter den Patienten mit WPW-Syndrom haben 3,4% eine familiäre Form, die gewöhnlich autosomal dominant vererbt wird [5]. MacRae et al. fanden in einer Familie mit hypertropher Kardiomyopathie und WPW-Syndrom einen genetischen Defekt auf dem Chromosom 7 [6]. Bei zwei weiteren Familien mit WPW-Syndrom und familiärer hypertropher Kardiomyopathie wurde eine wahrscheinliche ursächliche Mutation eines Proteinkinasegens auf dem Chromosom 7 identifiziert [7]. Defekte Gene können zur Persistenz akzessorischer Verbindungen führen, die sich normalerweise während der Kardiogenese zurückbilden.

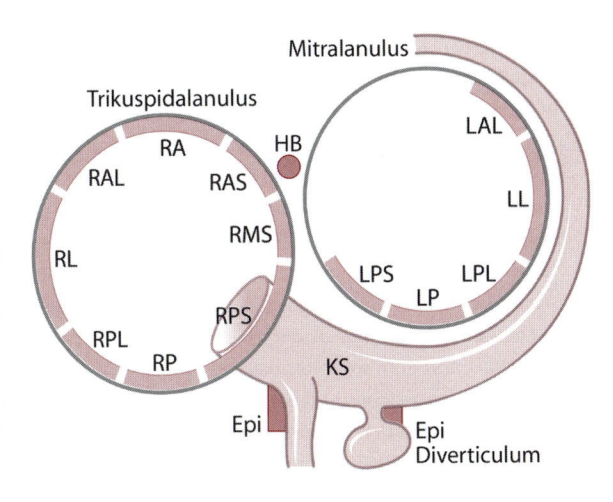

4 Anatomie und Lokalisation der akzessorischen Bündel

Elektrophysiologische Studien haben ergeben, dass das akzessorische Bündel (AB) irgendwo entlang der AV-Rinne oder im Septum lokalisiert sein kann (Abb. 24.3). Die häufigsten Lokalisationen sind linkslateral (50%), posteroseptal (30%), rechtsanteroseptal (10%) und rechtslateral (10%). Die Analyse des vorzeitig erregten QRS erlaubt die Lokalisation des AB. Die Lage eines AB hilft bei der Planung der Radiofrequenzablation. Eine transseptale Punktion kann nötig sein, die eventuelle Nähe des AB zum His-Bündel muss berücksichtigt werden, und es kann der passende Mapping-Katheter gewählt werden.

Die Lokalisierung erfolgt durch die Analyse der Deltawelle und der QRS-Ausschläge in einem 12-Ableitungs-EKG, das die maximale Präexzitation zeigt. Die Zuverlässigkeit des Lokalisierungsalgorithmus ist beeinträchtigt, wenn die Präexzitation nur partiell ist oder bei begleitenden strukturellen kardialen Abnormitäten (z.B. kongenitale Herzkrankheit, hypertrophe Kardiomyopathie, Myokardinfarkt, Schenkelblock). Außerdem kann die Koexistenz multipler AB die Lokalisation schwierig gestalten.

Abb. 24.3
Diagramm der Lokalisation des akzessorischen Bündels. Schematischer Querschnitt der Ventrikel auf Höhe des AV-Klappenrings in linksanteriorer schräger Projektion. KS = Koronarsinus; Epi = epikardial; HB = His-Bündel; LAL = linksanterolateral; LL = linkslateral; LP = linksposterior; LPL = linksposterolateral; LPS = linksposteroseptal; RA = rechtsanterior; RAL = rechtsanterolateral; RAS = rechtsanteroseptal; RL = rechtslateral; RMS = rechtsmittelseptal; RP = rechtsposterior; RPL = rechtsposterolateral; RPS = rechtsposteroseptal.

EKG Spezial

4.1 Algorithmen

Mehrere Algorithmen erlauben eine genaue Lokalisation der AB [8–10]. Wie oben erwähnt ist es wichtig, zuerst den Grad der Präexzitation zu schätzen. Der nächste wichtige Schritt besteht darin, den Beginn der Deltawelle festzusetzen. Ein häufiger Fehler ist, den sehr frühen Beginn der Deltawelle zu verkennen, wenn sie isoelektrisch ist, und sie irrtümlicherweise als negativ oder positiv einzuschätzen. Im EKG 24.13 ist die Deltawelle in aVF isoelektrisch, und der negative Ausschlag in dieser Ableitung tritt 60 ms nach dem Beginn der Deltawelle in anderen Ableitungen auf. So ist es wichtig, den wahren Beginn der Deltawelle zu bestimmen, indem alle 12 Ableitungen berücksichtigt werden.

Zwei Elemente können zur Klassifizierung der Lokalisierung des AB verwendet werden:

i. der elektrische Vektor der Deltawelle selbst (der Vektor der initialen 40 ms des vorzeitig erregten QRS)
ii. die Achse des QRS-Komplexes, hauptsächlich den präkordialen R/S-Übergang.

Es können links- und rechtsseitige Bündel, wie in Tabelle 24.1 gezeigt, unterschieden werden. Ein R größer als S in V_1 (V_1 R/S > 1) zeigt ein linksseitiges AB an (EKG 24.14). Wenn der R/S-Übergang (bei einem Präexzitations-EKG!) zwischen V_2 und V_3 oder später auftritt (Übergang > V_2), ist das AB auf der rechten Seite lokalisiert. Wenn der R/S-Übergang nach V_1 und vor V_2 oder bei V_2 erfolgt (Übergang > V_1 und ≤ V_2), kann das AB entweder links- oder rechtsseitig sein, und es sind weitere Analysen notwendig. Die Amplitude der R- und S-Zacken in Ableitung I kann eingeschätzt werden: R > S um 0,1 mV oder mehr spricht für ein rechtsseitiges AB; R = S oder R < S in Ableitung I spricht für ein linksseitiges AB. Eine genauere Lokalisierung des AB kann aus weiteren Analysen der Deltawelle abgeleitet werden, was in Tabelle 24.2 gezeigt wird. Zum Beispiel kann die Polarität der Deltawelle in den inferioren Ableitungen helfen, das AB zu lokalisieren. Negative Deltawellen in den Ableitungen II, III und aVF sprechen für eine posteriore (inferiore) Lokalisation; umgekehrt weisen positive Deltawellen in den inferioren Ableitungen auf eine anteriore (superiore) Lage des AB hin (EKG 24.14).

5 Schweregrad der Präexzitation, latente Präexzitation und verborgene akzessorische Bündel

Der Grad der Präexzitation und folglich auch der Grad der Fusion hängt von mehreren Faktoren ab:

i. Vegetatives Nervensystem: Eine Stimulation des Sympathikus kann die Reizleitungszeit über den AV-Knoten verkürzen und so die Präexzitation vermindern.
ii. Refraktärperiode des AB: Hat das AB eine lange Refraktärperiode, kann während des Sinusrhythmus ein Leitungsblock auftreten (EKGs 24.15, 24.16, 24.17a-b).
iii. Distanz vom Sinusknoten zur Vorhofinsertion des AB: Eine Präexzitation ist manchmal fehlend oder nur diskret, wenn der Umgehungsweg vom Sinusknoten entfernt liegt (z.B. ein linkslaterales AB) (EKG 24.18), weil dann die normale Reizleitung über den AV-Knoten die Ventrikel erreicht, bevor ein relevanter Anteil des linken Ventrikels vorzeitig erregt ist. Ein in der freien Wand des rechten Ventrikels und ein septal lokalisiertes AB ist dem Sinusknoten näher, weswegen seine Erregung früher auftritt und es dadurch zu einer deutlichen Präexzitation und zu einem kürzeren PR-Intervall kommt (EKGs 24.13 und 24.17b).
iv. Intraatriale Reizleitungsverzögerung: Ein normales PR-Intervall bedeutet nicht unbedingt eine Präexzitation über ein Mahaim-Bündel (siehe unten). Es kann bei intraatrialer Reizleitungsverzögerung vorkommen, besonders wenn das AB entfernt vom Sinusknoten liegt.
v. Rhythmusmechanismus und Herzfrequenz: Ein ektoper Rhythmus oder ein ektoper Schlag kann die Präexzitation aus zwei Gründen modifizieren: (a) Der vorzeitig erregte

Tabelle 24.1
Algorithmus zur Lokalisierung linksseitiger versus rechtsseitiger akzessorischer Bündel.

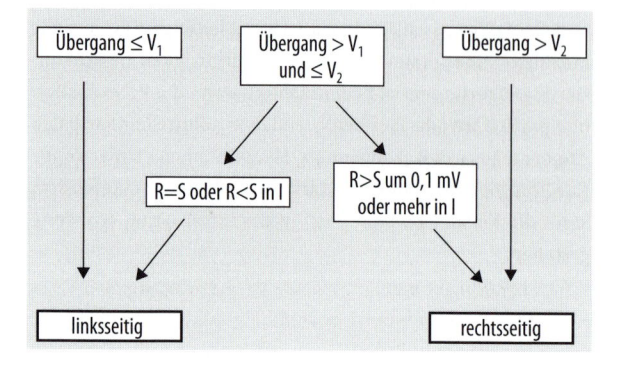

```
Übergang ≤ V₁      Übergang > V₁         Übergang > V₂
                   und ≤ V₂
     │                 │                      │
     │          ┌──────┴──────┐               │
     │          │             │               │
     │    R=S oder R<S in I  R>S um 0,1 mV    │
     │                       oder mehr in I   │
     ▼          ▼             ▼               ▼
  linksseitig              rechtsseitig
```

Tabelle 24.2
Schrittweiser EKG-Algorithmus zur Bestimmung der Lokalisation des akzessorischen Bündels (AB). AS = (rechts) anteroseptal; LAL = linksanterolateral; LL = linkslateral; LP = linksposterior; LPL = linksposterolateral; PSMA = posteroseptaler Mitral-Anulus; PSTA = posteroseptaler Trikuspidal-Anulus; RA = rechtsanterior; RAL = rechtsanterolateral; RL = rechtslateral; RP = rechtsposterior; RPL = rechtsposterolateral. Mit Erlaubnis modifiziert nach [8].

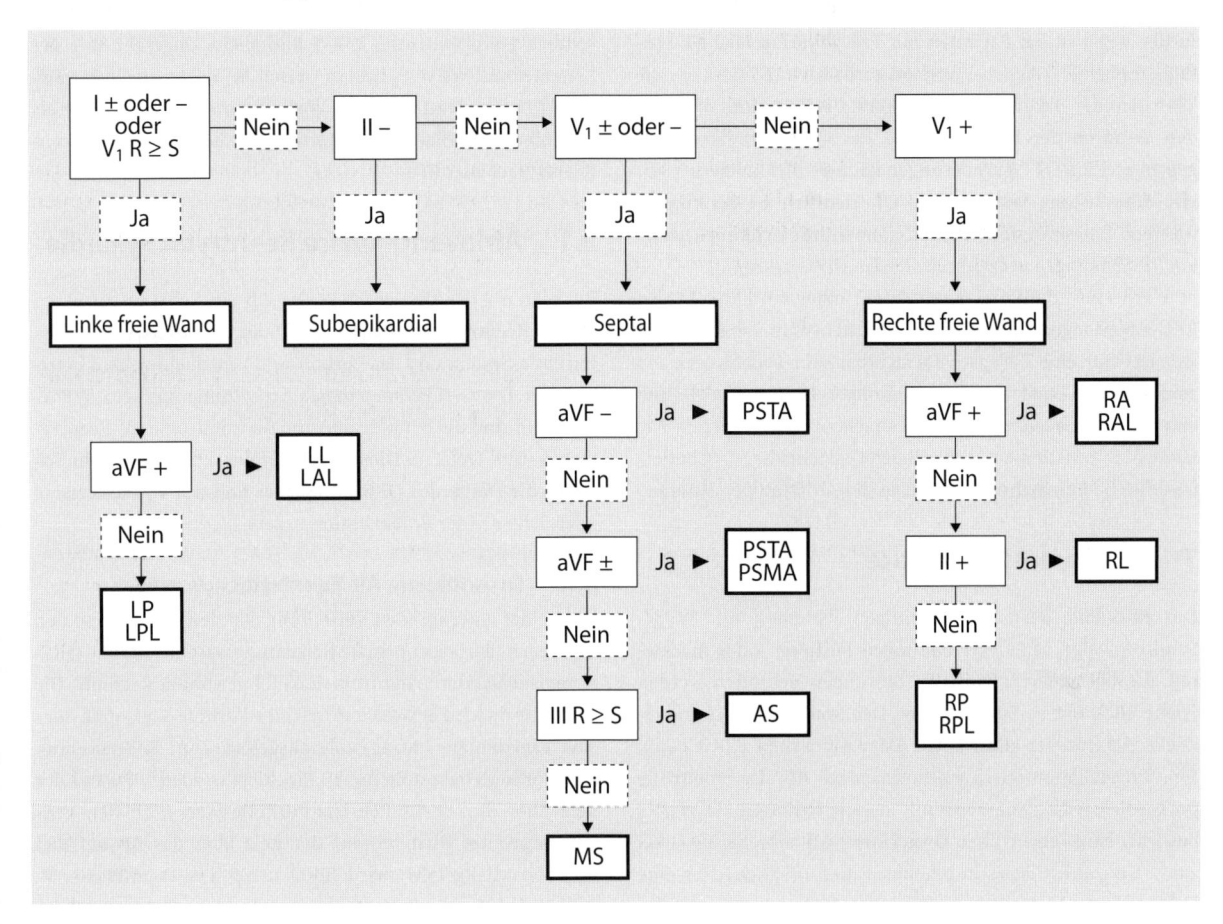

Myokardteil ist vergrößert, wenn der ektope Fokus näher beim Umgehungsweg liegt als beim Sinusknoten; (b) eine Extrasystole oder Schläge einer Vorhoftachykardie, die über den AV-Knoten geleitet werden, kommen wegen dessen Bremswirkung später bei den Ventrikeln an, was ebenfalls zur Zunahme des Präexzitationsgrades führt.

Einige dieser Faktoren können beim gleichen Patienten variabel sein, was eine labile Präexzitation oder wechselnde Grade von Präexzitation erklären kann. Wenn die Reizleitungszeit vom Sinusknoten über das AB und über das AV-Knoten/His-Purkinje-System etwa gleich ist, kann eine Präexzitation fehlen oder nur leicht vorhanden (latente Präexzitation) und dadurch schwierig zu diagnostizieren sein (EKG 24.19). In den EKGs 24.18 und 24.19 ist das Fehlen von kleinen (septalen) Q-Zacken in Ableitung V_6 ein Zeichen für eine Präexzitation der Ventrikel (Fehlen der initialen septalen, nach rechts gerichteten Depolarisation).

Manchmal kann eine Reizleitung über das AB demaskiert werden; zum Beispiel durch erhöhten Vagotonus, durch Antiarrhythmika, die die Reizleitung im AV-Knoten verlangsamen (z.B. Verapamil, Digoxin, Betablocker) oder durch Vorhofextrasystolen.

AB leiten nicht immer in beiden Richtungen, sondern können nur in einer Richtung, entweder anterograd oder retrograd leiten. *Verborgene* AB sind auf einen Umgehungsweg zurückzuführen, der nur in retrograder Richtung leitet, sodass es nicht zu einer ventrikulären Präexzitation kommt.

6 Abnormitäten der Repolarisation

In der Regel ist bei Patienten mit Präexzitation eine ST-Senkung und eine T-Wellen-Inversion vorhanden (EKG 24.13). Die Vektoren der sekundären ST/T-Veränderung sind meistens den Vektoren der Deltawelle und des QRS-Komplexes entgegengesetzt. ST/T-Veränderungen können eine linksventrikuläre Überlastung vortäuschen. Oft nehmen ST-Senkungen während Belastungstests zu und können mit ischämiebedingten ST-Senkungen verwechselt werden (EKG 24.20a).

Nach einer Radiofrequenzablation eines AB kann in den EKG-Ableitungen, die das Areal untersuchen, in der das AB lokalisiert war, eine T-Negativität sichtbar sein. Das EKG 24.20b zeigt inverse T-Wellen in den Ableitungen II, III und aVF nach einer Radiofrequenzablation eines rechts-posteroseptalen AB. Diese Manifestation eines „kardialen Gedächtnisses" (Chatterjee-Effekt) kann mehrere Tage nach der Ablation persistieren.

7 Differentialdiagnose

Das EKG-Bild, das sich bei einigen Patienten mit WPW-Syndrom zeigt, kann Veränderungen imitieren oder maskieren, die bei anderen kardialen Störungen gefunden werden (siehe auch oben). Eine negative Deltawelle (die sich als Q-Zacke präsentiert) kann einen MI vortäuschen (EKG 24.4). Eine Präexzitation durch ein linksseitiges AB, das eine frühe präkordiale Übergangszone mit hohen R-Zacken in V_1/V_2 bewirkt, kann einen alten posterioren MI simulieren (EKG 24.6). Umgekehrt ist es in seltenen Fällen möglich, dass eine Deltawelle das Vorliegen eines früheren MI maskiert.

Das WPW-Bild kann gelegentlich alternierend vorhanden sein und so eine ventrikuläre Bigeminie vermuten lassen (EKG 24.15). Umgekehrt ist es möglich, dass eine ventrikuläre Bigeminie als intermittierende Präexzitation fehldiagnostiziert wird (EKG 24.21). Besteht das WPW-Bild nur während mehrerer Schläge, kann der Rhythmus als akzelerierter idioventrikulärer Rhythmus fehlgedeutet werden.

Ein Schenkelblock oder ein Faszikelblock imitiert manchmal eine Präexzitation oder erschwert die Lokalisierung eines AB (EKGs 24.22 und 24.23).

Es wurden WPW-Syndrome in Verbindung mit hypertropher Kardiomyopathie beobachtet. Die Präexzitation kann dann aufgrund eines 12-Ableitungs-EKGs schwierig zu diagnostizieren oder auszuschließen sein (EKGs 23.17a-b).

8 Tachyarrhythmien beim Wolff-Parkinson-White-Syndrom

Die Prävalenz des WPW-Syndroms, definiert als WPW-Bild im EKG in Verbindung mit AB-bedingten Arrhythmien, ist wesentlich geringer als das WPW-Bild allein. Ungefähr 80% der Patienten mit WPW-Syndrom weisen AV-Reentrytachykardien (AVRT) auf, 15% leiden unter Vorhofflimmern und weniger als 5% unter Vorhofflattern, Vorhoftachykardien oder AV-Knoten-Reentrytachykardien (AVNRT).

8.1 Atrioventrikuläre Reentrytachykardie

Bei diesen Arrhythmien stellt das AB ein Substrat für einen Makro-Reentrykreis dar, an dem der AV-Knoten, das His-Purkinje-System und das Vorhof- und Ventrikelmyokard beteiligt sind. Die zwei Formen dieses Arrhythmietyps beim WPW-Syndrom sind die orthodrome und die antidrome AV-Reentrytachykardie (AVRT). Diese Arrhythmien können gewöhnlich durch die Dauer des QRS-Komplexes und das Vorhandensein oder Fehlen einer Präexzitation unterschieden werden.

8.1.1 Orthodrome AV-Reentrytachykardie

Wegen der anterograden Reizleitung von den Vorhöfen zu den Kammern über das normale Reizleitungssystem sind die QRS-Komplexe bei der orthodromen AVRT gewöhnlich schmal. Die Tachykardie wird entweder durch eine Vorhofextrasystole oder eine ventrikuläre Extrasystole ausgelöst. Zum Beispiel kann eine Vorhofextrasystole im AB blockiert werden, während der Reiz über das AV-Knoten/His-Purkinje-System zu den Ventrikeln geleitet wird, worauf der Reiz über das AB auf den Vorhof zurückgeführt wird (EKG 24.24). Die Polarität der P-Welle wird durch die Lokalisation des Ansatzes des AB im Vorhof bestimmt (EKG 24.25). Die P-Wellen erscheinen immer deutlich nach dem QRS und erlauben in der Regel die Unterscheidung zwischen AVRT und AVNRT (bei der AVNRT ist die P-Welle im QRS verborgen, mit diesem teilweise verschmolzen oder in seiner Nähe). Da die Reizleitung zu den Vorhöfen rasch erfolgt, liegt die retrograde P-Welle näher beim vorangehenden als beim folgenden QRS (RP < PR), mit Ausnahme eines langsam leitenden AB (siehe unten). Das RP-Intervall bleibt ungeachtet der Tachykardie-Zykluslänge konstant. Ist die Frequenz sehr hoch, kann ein alternierendes QRS (Hin- und Herschwingen der QRS-Amplitude von Schlag zu Schlag) vorhanden sein.

Eine ventrikuläre Aberration ist bei der AVRT relativ häufig. Wenn eine solche vorliegt, findet sich ein typisches Schenkelblockbild (RSB oder LSB) (EKGs 24.24 und 24.26a). Die plötzliche Verkürzung der Zykluslänge beim Beginn der Tachykardie kann zu einer Phase-3-Aberration führen (die Tachykardie-Zykluslänge ist kürzer als die Refraktärperiode des AB). Weil die Refraktärperiode der Schenkelblöcke nach Beginn der AVRT rasch kürzer wird, sind Aberrationen gewöhnlich kurzlebig (Ashman-Phänomen, EKG 24.24). Persistiert eine Aberration länger, ist dies meistens durch eine verborgene retrograde Leitung durch einen der beiden Schenkel bedingt (EKG 24.26a).

Wenn während einer Tachykardie sowohl Episoden mit aberrierender wie auch mit nichtaberrierender Reizleitung vorhanden sind, ist es interessant, die Zykluslängen beider Umstände zu vergleichen. Liegt der Schenkelblock auf der gleichen Seite wie das AB vor, ist die Frequenz während der aberrierenden Leitung langsamer als bei der nichtaberrierenden, weil die Depolarisation über den kontralateralen Schenkel und durch das Septum hindurch wandern muss, was den Kreis verlängert. Ein derartiger Befund ist spezifisch für die Diagnose der orthodromen AVRT und erlaubt die Lokalisierung des AB. Im EKG 24.24 und ebenso in den EKGs 24.26a-b ist die Frequenz der Tachykardie langsamer während des LSB als während der nichtaberranten Leitung. So kann die Diagnose einer orthodromen AVRT mit einem retrograden Schenkel, der ein linksseitiges AB benutzt, gestellt werden.

Eine orthodrome AVRT kann von einer AVNRT oft aufgrund der zeitlichen Verhältnisse der retrograden P-Wellen unterschieden werden. Manchmal ist es aber unmöglich, eine AVRT von einer Vorhoftachykardie abzugrenzen.

8.1.2 Antidrome AV-Reentrytachykardie

Während einer antidromen AVRT verläuft die anterograde Reizleitung von den Vorhöfen zu den Kammern über das AB und die retrograde Reizleitung von den Kammern zu den Vorhöfen über das normale AV-Knoten/His-Purkinje-System. So sind die QRS-Komplexe voll vorzeitig erregt und die Polarität des QRS-Beginns ist die gleiche wie die der Deltawelle während des Sinusrhythmus. Die QRS-Komplexe sind in der Regel breiter als beim Sinusrhythmus und können einer Kammertachykardie ähneln. Die Breite der QRS und die Repolarisation verbergen oft die retrograden P-Wellen (EKG 24.10).

Die Auslösung einer antidromen AVRT durch Vorhofextrasystolen erfordert, dass das atriale Kopplungsintervall länger ist als die anterograde Refraktärperiode des AB, aber kürzer als die Refraktärperiode des AV-Knoten/His-Purkinje-Systems. Die Vorhofextrasystole wird deshalb anterograd im AV-Knoten blockiert, jedoch über das AB anterograd übergeleitet.

Antidrome AVRT sind weit weniger häufig als orthodrome AVRT und treten gewöhnlich auf, wenn das AB eine kurze Refraktärperiode aufweist oder/und wenn das AB vom AV-Knoten entfernt liegt (ein AB in der freien linken Wand).

8.1.3 Permanente junktionale Reentrytachykardie

Eine permanente (unaufhörliche, „incessant") junktionale Reentrytachykardie (PJRT) tritt am häufigsten in früher Kindheit auf und wird manchmal bei jungen Erwachsenen beobachtet. Die PJRT ist eine orthodrome AVRT, die durch ein verborgenes AB mit langsamen und dekrementalen („decremental") Reizleitungseigenschaften vermittelt wird. Das AB ist gewöhnlich in der posteroseptalen Region lokalisiert. Die langsame retrograde Reizleitung über das Bündel bewirkt während der PJRT ein RP-Intervall, das länger ist als das PR-Intervall. Die durch retrograde Reizleitung entstehenden P-Wellen sind in den Ableitungen II, III und aVF negativ (EKG 24.27). Infolge der langen retrograden Leitung über das AB neigt die Arrhythmie dazu, andauernd zu bestehen, mit einer Frequenz zwischen 120 und 200/min. Als Folge der hohen Frequenzen kann es bei einigen Patienten zu einer eingeschränkten linksventrikulären Funktion kommen (tachykardiebedingte Kardiomyopathie). Eine PJRT ist oft schwierig von einer ektopischen Vorhoftachykardie zu unterscheiden.

8.2 Andere Tachykardien bei akzessorischen Verbindungen

Sowohl eine Vorhoftachykardie wie eine AVNRT, ein Vorhofflimmern, ein Vorhofflattern und eine Kammertachykardie können bei einem AB vorkommen. Die AVNRT und auch die Vorhoftachykardie können das AB benutzen, um Impulse auf den Ventrikel zu überleiten und eine regelmäßige präexzitierte Tachykardie zu bewirken. Bei diesen Fällen kann die Arrhythmie ohne elektrophysiologische Abklärung nicht von einer antidromen AVRT unterschieden werden.

Da der AV-Knoten eine Bremswirkung auf die Reizleitung hat, ist die anterograde Reizleitungszeit über den AV-Knoten während einer Vorhoftachykardie oder einer typischen AVNRT länger als während des Sinusrhythmus, während die Reizleitungszeit über das AB gleich bleiben wird. Als Folge davon wird der Grad der Präexzitation zunehmen und das QRS sich verbreitern.

8.2.1 Spezialfall: Vorhofflimmern

Ein Vorhofflimmern tritt in 10–30% der Patienten mit WPW-Syndrom auf (siehe oben). Die meisten dieser Patienten mit

Präexzitation zeigen keine strukturelle Herzkrankheit. Eine Radiofrequenzablation vermag oft das Vorhofflimmern zu heilen. Das AB selbst steht in Beziehung zur Entstehung des Vorhofflimmerns.

Es gibt mehrere charakteristische EKG-Befunde bei Patienten mit einem „präexzitierten Vorhofflimmern" (EKG 24.12a):

i. es besteht ein komplett unregelmäßiger Rhythmus
ii. die QRS-Komplexe sind breit und ähneln denen während des Sinusrhythmus, manchmal mit vielen Schlag-zu-Schlag-Variationen bezüglich des Grades der Fusion (EKG 24.12b)
iii. außerdem können einige QRS-Komplexe sogar normal sein.

Der Grad der Fusion oder Präexzitation steht nicht in strenger Beziehung zum R-R-Intervall, das heißt, dass er nicht nur ein frequenzabhängiges Phänomen ist. Er kann aus der verborgenen retrograden Reizleitung in das AB oder den AV-Knoten resultieren.

Je kürzer die Refraktärperiode des AB ist, desto rascher erfolgt die AV-Leitung. Wenn das AB eine sehr kurze Refraktärperiode aufweist, besteht die Gefahr, dass die Kammerfrequenz sehr hoch wird, was die Möglichkeit einer Degeneration in ein Kammerflimmern in sich birgt.

Das Vorhofflattern hat nicht die gleichen kausalen Verknüpfungen mit akzessorischen AV-Verbindungen wie das Vorhofflimmern und wird selten bei Patienten mit WPW-Bild gesehen. Die Kammerfrequenz ist abhängig von der Refraktärperiode des AB. Wenn diese kurz ist, kann eine 1:1-AV-Überleitung über das AB auftreten. Ein Vorhofflattern mit 1:1-AV-Überleitung lässt sich von einer Kammertachykardie nur schwer abgrenzen.

8.3 Kammerflimmern und plötzlicher Herztod

Weist das AB eine sehr kurze anterograde Refraktärperiode auf (<250 ms), kann es während des Vorhofflimmerns zu einer raschen Kammeraktion kommen. Bei Kammerfrequenzen über 300/min ist eine Degeneration in ein Kammerflimmern möglich.

Medikamente, die die Reizleitung im AV-Knoten verlangsamen (insbesondere Digitalis und Verapamil), vermögen das Risiko eines Kammerflimmerns bei Patienten mit Präexzitation zu erhöhen.

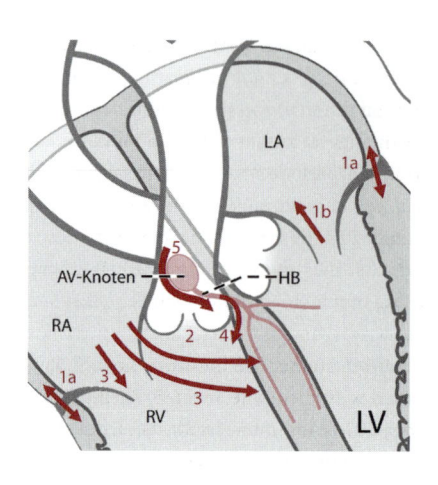

Abb. 24.4
Verschiedene Variationen der reizleitenden Umgehungswege. Die Pfeile zeigen die Richtung der Impulsbewegung an. (4) und (5) sind außergewöhnlich selten. 1a) Kent-Bündel; 1b) verborgenes akzessorisches Bündel (Kent); 2) atriofaszikuläres Bündel (Mahaim); 3) atrioventrikuläres Bündel (akzessorischer AV-Knoten Mahaim; siehe Text); 4) echtes Mahaim-Bündel; 5) James-Bündel. RA = rechtes Atrium; LA = linkes Atrium; RV = rechter Ventrikel; LV = linker Ventrikel; HB = His-Bündel.

9 Andere akzessorische Verbindungen

Das anatomische Substrat für die klassische Präexzitation besteht in einem Bündel von Myozyten, die den AV-Knoten überbrücken (Kent-Bündel). Es wurden verschiedene andere Reizleitungsbündel beschrieben (Abb. 24.4), einschließlich:

i. Mahaim-Bündel verschiedener Typen (faszikuloventrikulär, nodoventrikulär, atriofaszikulär oder atrioventrikulär) (siehe Abschnitt 9.1)
ii. James-Bündel, die die Vorhöfe mit dem unteren AV-Knoten oder mit dem His-Bündel verbinden.

9.1 Mahaim-Bündel und Mahaim-Tachykardien

Im Jahre 1937 identifizierten Mahaim und Benatt bei der pathologischen Untersuchung eines Herzens Inseln von Reizleitungsgewebe, die sich vom His-Bündelgewebe in das Ventrikelmyokard erstreckten (faszikuloventrikuläre Verbindungen) [11]. In der Folge wurde der Begriff ausgedehnt, um auch Verbindungen zwischen dem AV-Knoten und dem ventrikulären Myokard (*nodoventrikuläre* Bündel) und später *atriofaszikulä-*

re und *atrioventrikuläre* Verbindungen mit dekrementalen (abnehmenden) Leitungseigenschaften („decremental conduction properties": Reizleitungsverlangsamung bei höheren Herzfrequenzen) einzuschließen (Abb. 24.4) [12,13]. Das echte (faszikuloventrikuläre) Mahaim-Bündel trifft man nur ausnahmsweise an; es geht nicht mit Reentryarrhythmien einher. Die *nodoventrikulären* Verbindungen erachtete man zuerst als verantwortlich für antidrome AVRT mit LSB-Morphologie, die „Mahaim-Tachykardien" genannt wurden. Es stellte sich dann heraus, dass das nodofaszikuläre Bündel wie das faszikuloventrikuläre Bündel äußerst selten vorkommt. Später fand man heraus, dass das anatomische Substrat für die Tachykardie mit LSB-Morphologie (Mahaim-Tachykardie) ein langsam leitendes atriofaszikuläres oder atrioventrikuläres AB mit dekrementalen Leitungseigenschaften ist.

Die histologische Untersuchung von Gewebe von Patienten, die chirurgisch behandelt wurden, zeigte ein AB mit Merkmalen, die ähnlich denen des normalen AV-Knotengewebes waren. Das Vorhandensein von nodalem Gewebe im AB mag zu den dekrementalen Leitungseigenschaften dieses Mahaim-Bündeltyps beitragen. Deshalb wurde dieser Typ von AV-Verbindung mit dekrementalen Leitungseigenschaften einem *akzessorischen* AV-Knoten zugeschrieben. Tatsächlich wurden in jüngerer Zeit „akzessorische AV-Knoten" mit rechtslateraler oder anterolateraler Lokalisation beschrieben.

Somit beinhaltet die moderne Definition des Mahaim-Bündels zwei Typen von rechtsseitigen AB mit dekrementalen Leitungseigenschaften (beide entspringen der atrialen Seite des Anulus tricuspidalis, inserieren aber an verschiedenen Stellen des Ventrikels), die für Mahaim-Tachykardien verantwortlich sein können [12,13]. Im Gegensatz zum WPW-Syndrom findet sich bei Mahaim-Bündel-Leitung keine Deltawelle.

Das Ruhe-EKG bei Patienten mit Mahaim-Bündel ist gewöhnlich normal, insbesondere ohne Präexzitation. Das ist dadurch bedingt, dass die Kammererregung bei normaler Herzfrequenz in Ruhe vorzugsweise über den AV-Knoten erfolgt. Überdies zeigen einige Mahaim-Bündel eine dem AV-Knoten ähnliche dekrementale Reizleitung, und die Leitung über das Bündel wird mit erhöhtem Vagotonus oder nach einem ektopischen Vorhofschlag langsamer sein. Die anterograde Reizleitung über das Mahaim-Bündel lässt sich manchmal nur während inkrementaler Vorhofstimulierung sichtbar machen.

Die übliche Arrhythmie bei Patienten mit Mahaim-Tachykardie ist eine Reentrytachykardie, die die Mahaim-Verbindung als den anterograden und den AV-Knoten als den retrograden Schenkel des Reentrykreises benutzt [14]. Das Mahaim-Bündel kann auch bei einer AV-Knoten-Reentrytachykardie, einem Vorhofflattern oder einer Vorhoftachykardie einen Impuls anterograd leiten.

Mehrere Umstände wurden mit dem Mahaim-Bündel in Beziehung gebracht, insbesondere andere AB. Rund 40% der Patienten mit Mahaim-Bündel haben andere akzessorische AV-Verbindungen oder doppelte AV-Knotenbahnen. Mahaim-Bündel stehen auch mit der Ebstein-Anomalie in Verbindung. Das typische EKG während einer Mahaim-Tachykardie zeigt eine breite QRS-Tachykardie mit ziemlich typischer LSB-Morphologie, weil der anterograde Schenkel im oder nahe beim rechten Schenkel inseriert (EKG 24.28).

9.2 Lown-Ganong-Levine-Syndrom (LGL-Syndrom)

Ein kurzes PR- respektive PQ-Intervall (<0,12 s) ohne ventrikuläre Präexzitation, aber in Verbindung mit paroxysmalen Tachykardien wurde Lown-Ganong-Levine- (LGL-) Syndrom genannt. Es wurde angenommen, dass das LGL-Syndrom durch ein „James-Bündel" genanntes AB bedingt ist, das den Vorhof unter Umgehung des AV-Knotens mit dem His-Bündel verbindet. Infolge der raschen Reizleitungsgeschwindigkeit über das AB würde der Reiz das His-Purkinje-System und die Ventrikel vor der Aktivierung über den AV-Knoten erreichen und so keine Veränderung der QRS-Morphologie bewirken. Jedoch wurde die Existenz eines atriohissären AB nicht eindeutig nachgewiesen. Heute ist man der Meinung, dass die Mehrheit der Patienten mit kurzem PR-Intervall, paroxysmaler Tachykardie und fehlender Präexzitation eine AVNRT bei erhöhter Reizleitungsgeschwindigkeit über den AV-Knoten aufweisen.

10 Therapie des WPW-Syndroms

Patienten mit WPW-Syndrom werden einerseits wegen symptomatischer Arrhythmien und andererseits wegen des Risikos lebensbedrohlicher Arrhythmien behandelt.

10.1 Akute Beendigung der Tachykardie

Manöver, die den Vagotonus erhöhen und die AV-Knoten-Überleitung verlangsamen, wie etwa Karotissinusmassage und Valsalva-Manöver, können genügen, um einen AV-Block zu bewirken und so die Tachykardie zu beenden. Versagen diese Methoden, stellt Adenosin intravenös das Medikament der Wahl dar, um eine *orthodrome* AVRT zu beenden. Das

Medikament der Wahl zur Beendigung einer *antidromen* AVRT ist Procainamid intravenös. Wo Procainamid nicht erhältlich ist, kommen als Alternative Adenosin oder Ibutilid in Frage. Nach medikamentöser Behandlung, insbesondere mit Adenosin, kann eine antidrome AVRT in ein Vorhofflimmern degenerieren. Da die AB, die antidrome AVRT unterstützen, gewöhnlich eine kurze anterograde Refraktärperiode aufweisen, kann die Kammeraktion während des Vorhofflimmerns gefährlicher sein als die primäre Arrhythmie.

Ein so genanntes *„präexzitiertes Vorhofflimmern"* birgt die Gefahr eines Kammerflimmern und erfordert deshalb eine rasche Behandlung. Wenn der Patient hämodynamisch instabil ist, sollte unverzüglich die Elektrokonversion durchgeführt werden. Ist er jedoch stabil, ist in den USA Procainamid das Medikament der ersten Wahl [15]. Obwohl Flecainid, ein Antiarrhythmikum der Klasse Ic, wirksam ist und in mehreren Ländern verwendet wird [16], ist es in den USA zum parenteralen Gebrauch nicht zugelassen. Flecainid kann ein Vorhofflimmern in ein langsames Vorhofflattern mit 1:1-AV-Überleitung verwandeln, woraus eine sehr rasche Kammerfrequenz resultiert. Außerdem ist eine deutliche QRS-Verbreiterung bei hohen Herzfrequenzen möglich. Das interessanteste Medikament zur Beendigung des präexzitierten Vorhofflimmerns ist Ibutilid, ein Antiarrhythmikum der Klasse III, das nur zur intravenösen Anwendung erhältlich ist. Es verlängert die Refraktärzeit des AV-Knotens, des His-Purkinje-Systems *und* des AB. In einer Serie von 22 Patienten mit Vorhofflimmern während einer elektrophysiologischen Untersuchung verlängerte Ibutilid das kürzeste R-R-Intervall und beendete die Arrhythmie in 95% [17].

Während des Vorhofflimmerns können über den AV-Knoten geleitete Schläge retrograd zum AB geführt werden, wodurch die anterograde Leitung im AB blockiert und die Kammerfrequenz verlangsamt wird. So können alle Medikamente, die die AV-Knoten-Reizleitung verlangsamen ohne die Refraktärperiode des AB zu beeinflussen, die Kammerfrequenz während des Vorhofflimmerns beschleunigen und so das Risiko des Kammerflimmern erhöhen. Sie sind beim präexzitierten Vorhofflimmern deshalb kontraindiziert. Verapamil ist das gefährlichste der Medikamente, die ein Kammerflimmern herbeiführen können [18–20].

Bei intravenösem Verapamil ist wahrscheinlich ein zweiter Mechanismus beteiligt: Eine durch das Verapamil induzierte Vasodilatation führt zu Hypotonie, der eine Stimulation des Sympathikus folgt, die ihrerseits die Reizleitung des AB erhöhen kann. Intravenöse Verabreichung von Digoxin und Betablockern wurde als verantwortlich für eine Degeneration in ein Kammerflimmern beschrieben, was jedoch selten ist.

10.2 Dauertherapie als Prävention

Die Radiofrequenzablation kann über 95% der Patienten heilen; sie hat ein niedriges Komplikationsrisiko und stellt die Therapie der ersten Wahl bei symptomatischen Patienten dar (EKG 24.29) [21,22]. Gelegentlich mag man eine pharmakologische Therapie bevorzugen. Antiarrhythmika der Klasse Ic sind die Mittel der Wahl bei der Prävention orthodromer Tachykardien [16]. Obwohl Sotalol Tachykardien beseitigen kann, erscheint das Risiko für „Torsade de pointes" (4%) als unakzeptabel für eine Langzeittherapie. Amiodaron kann Arrhythmien aufheben, doch hat es eine Reihe von Nebenwirkungen, wobei zu berücksichtigen ist, dass Patienten mit WPW-Syndrom oft jung sind und eine Therapie über viele Jahre hinweg benötigen. Schließlich können Betablocker bei Patienten mit verborgenem AB oder mit einem AB, von dem eine lange Refraktärperiode bekannt ist, angewendet werden. Wenn die Refraktärperiode unbekannt ist, sollten Betablocker mit Vorsicht gebraucht werden, da bei einem Präexzitations-Vorhofflimmern das Risiko besteht, ein Kammerflimmern herbeizuführen. Aus dem gleichen Grund sind Betablocker bei Patienten mit antidromer AVRT kontraindiziert.

10.3 Behandlung von Patienten mit asymptomatischem WPW-Bild

Über die optimale Behandlung von Patienten mit einem WPW-Bild ohne Tachykardien wird nach wie vor debattiert [23,24]. Einerseits ist bei diesen Patienten ein plötzlicher Tod infolge Kammerflimmern eine seltene, jedoch mögliche Folge. Der zugrunde liegende Mechanismus ist ein Vorhofflimmern mit einer infolge einer kurzen anterograden Refraktärperiode des AB sehr hohen Kammerfrequenz, was zu einem Kammerflimmern führt. Andererseits besteht bei der elektrophysiologischen Abklärung und der Ablation ein sehr niedriges Komplikationsrisiko. Informationen über die anterograde Refraktärperiode des AB sind deshalb wichtig, um asymptomatische Personen mit einem Risiko für plötzlichen Tod erkennen zu können.

Mehrere nichtinvasive Tests zur Identifizierung von Patienten mit niedrigem und hohem Risiko stehen zur Verfügung. Unser Vorgehen besteht darin, zuerst bei einem Belastungstest zu untersuchen, ob ein Reizleitungsblock im AB auftritt. Ein plötzlicher Reizleitungsblock im AB (von einem Schlag zum nächsten) mit Erhöhung der Herzfrequenz während Sinusrhythmus (EKGs 24.15 und 24.16) weist darauf hin, dass die Refraktärperiode des AB erreicht wurde (lange Refraktärperiode). Wir sind der Meinung, dass die Prognose dieser Patienten ohne irgendeine Therapie ausgezeichnet ist. Allerdings kann eine progressive Abnahme der Präexzitation über mehrere Schläge durch eine Beschleunigung der Reizleitung im AV-Knoten bedingt sein. Bei diesen Patienten und ebenso bei Patienten, bei denen die Präexzitation während des Belastungstests persistiert (EKG 24.19a), führen wir eine invasive Untersuchung durch, um die elektrophysiologischen Eigenschaften und die Lokalisation des AB zu bestimmen. Wir empfehlen allen Patienten mit rasch leitendem AB (Refraktärperiode 250 ms oder kürzer) eine Ablation. Bei den anderen Patienten richtet sich der Entscheid nach der Lokalisation des AB und nach der Durchführbarkeit der Ablation. In der Praxis wird bei diesen Patienten die Ablation in rund 90% vorgenommen.

Literatur

1. Cohn AE, Fraser FR. Paroxysmal tachycardia and the effect of stimulation of the vagus nerves by pressure. Heart 1913;5:93
2. Wolff L, Parkinson J, White PD. Bundle branch block with short P-R interval in healthy young people prone to paroxysmal tachycardia. Am Heart J 1930;5:685–704
3. Holzmann N, Scherf D. Über Elektrokardiogramme mit verkürzter Vorhof-Kammer-Distanz and positiven P-Zacken. Z Klin Med 1932;121:404
4. Deal BJ, Keane JF, Gillette PC, Garson A Jr. Wolff-Parkinson-White syndrome and supraventricular tachycardia during infancy: management and follow-up. J Am Coll Cardiol 1985;5:130–5
5. Massumi RA. Familial Wolff-Parkinson-White syndrome with cardiomyopathy. Am J Med 1967;43:951–5
6. MacRae CA, Ghaisas N, Kass S, et al. Familial Hypertrophic cardiomyopathy with Wolff-Parkinson-White syndrome maps to a locus on chromosome 7q3. J Clin Invest 1995;96:1216–20
7. Gollob MH, Green MS, Tang AS, et al. Identification of a gene responsible for familial Wolff-Parkinson-White syndrome. N Engl J Med 2001;344:1823–31
8. Arruda MS, McClelland JH, Wang X, et al. Development and validation of an ECG algorithm for identifying accessory pathway ablation site in Wolff-Parkinson-White syndrome. J Cardiovasc Electrophysiol 1998;9:2–12
9. d'Avila A, Brugada J, Skeberis V, et al. A fast and reliable algorithm to localize accessory pathways based on the polarity of the QRS complex on the surface ECG during sinus rhythm. Pacing Clin Electrophysiol 1995;18:1615–27
10. Chiang CE, Chen SA, Teo WS, et al. An accurate stepwise electrocardiographic algorithm for localization of accessory pathways in patients with Wolff-Parkinson-White syndrome from a comprehensive analysis of delta waves and R/S ratio during sinus rhythm. Am J Cardiol 1995;76:40–6
11. Mahaim I, Benatt A. Nouvelles recherches sur les connections supérieures de la branche du faisceau de His-Tawara avec cloison interventriculaire. Cardiologia 1937;1:61
12. Haissaguerre M, Cauchemez B, Marcus F, et al. Characteristics of the ventricular insertion sites of accessory pathways with anterograde decremental conduction properties. Circulation 1995;91:1077–85
13. Klein LS, Hackett FK, Zipes DP, Miles WM. Radiofrequency catheter ablation of Mahaim fibers at the tricuspid annulus. Circulation 1993;87:738–47
14. Aliot E, de Chillou C, Revault d'Allones G, et al. Mahaim tachycardias. Eur Heart J 1998;19 (Suppl E):E25–E31,E52–E53
15. Fuster V, Ryden LE, Asinger RW, et al. ACC/AHA/ESC guidelines for the management of patients with atrial fibrillation: executive summary. A Report of the American College of Cardiology/American Heart Association Task Force on Practice Guidelines and the European Society of Cardiology Committee for Practice Guidelines and Policy Conferences (Committee to Develop Guidelines for the Management of Patients With Atrial Fibrillation): developed in Collaboration With the North American Society of Pacing and Electrophysiology. J Am Coll Cardiol 2001;38:1231–66
16. Crozier I. Flecainide in the Wolff-Parkinson-White syndrome. Am J Cardiol 1992;70:26A–32A
17. Glatter KA, Dorostkar PC, Yang Y, et al. Electrophysiological effects of ibutilide in patients with accessory pathways. Circulation 2001;104:1933–9
18. Gulamhusein S, Ko P, Klein GJ. Ventricular fibrillation following verapamil in the Wolff-Parkinson-White syndrome. Am Heart J 1983;106(part 1):145–7
19. Gulamhusein S, Ko P, Carruthers SG, Klein GJ. Acceleration of the ventricular response during atrial fibrillation in the Wolff-Parkinson-White syndrome after verapamil. Circulation 1982;65:348–54
20. Michel B, Goy JJ, Kappenberger L. Syndrome de Wolff-Parkinson-White et verapamil: à propos d'un cas de fibrillation ventriculaire. Schweiz med Wschr 1989;119:630–4
21. Morady F. Radio-frequency ablation as treatment for cardiac arrhythmias. N Engl J Med 1999;340:534–44
22. Calkins H. Radiofrequency catheter ablation of supraventricular arrhythmias. Heart 2001;85:594–600
23. Schilling RJ. Which patient should be referred to an electrophysiologist: supraventricular tachycardia. Heart 2002;87:299–304
24. Wellens HJ, Rodriguez LM, Timmermans C, Smeets JP. The asymptomatic patient with the Wolff-Parkinson-White electrocardiogram. Pacing Clin Electrophysiol 1997;20:2082–6

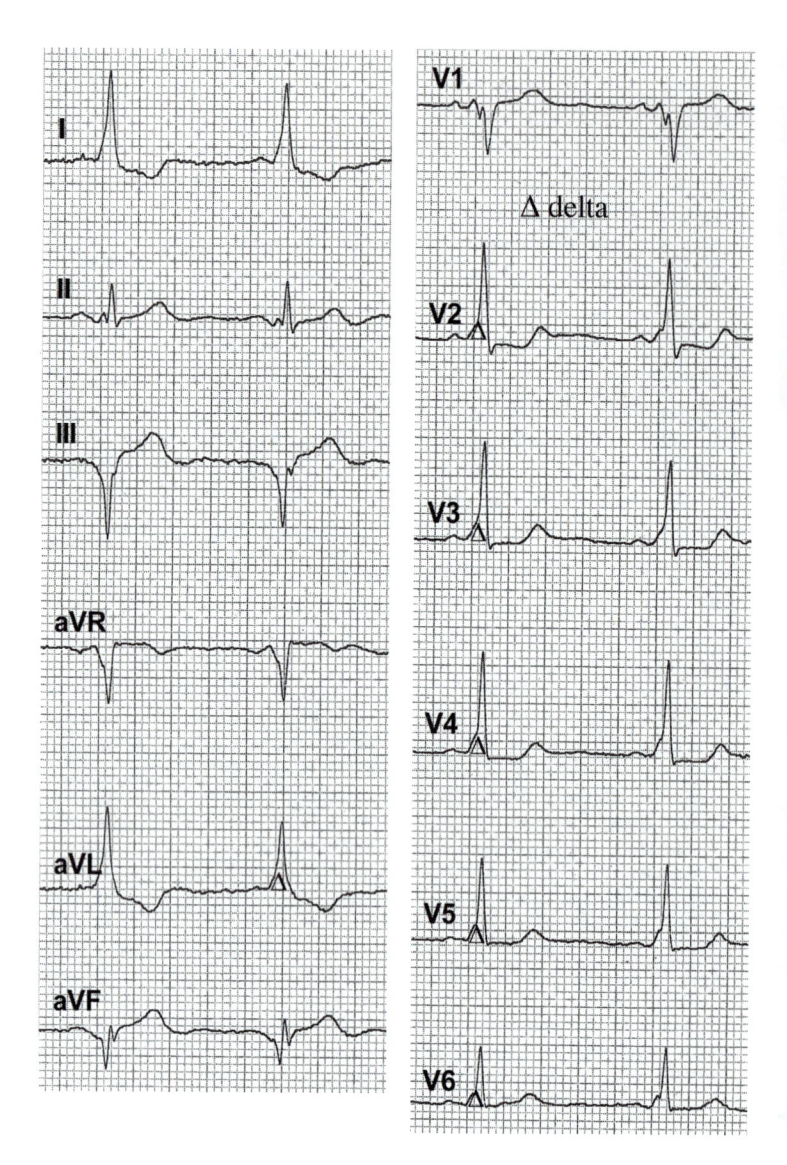

EKG 24.1
60J/w. Sinusrhythmus, typische Präexzitation mit verkürztem PQ-Intervall (0,11 s) und (positiver) Deltawelle, am besten sichtbar in V_2 bis V_6 (beachte: in aVF und III sind die Deltawellen negativ infolge Projektionen). QRS-Dauer 160 ms. Veränderung der Repolarisation.

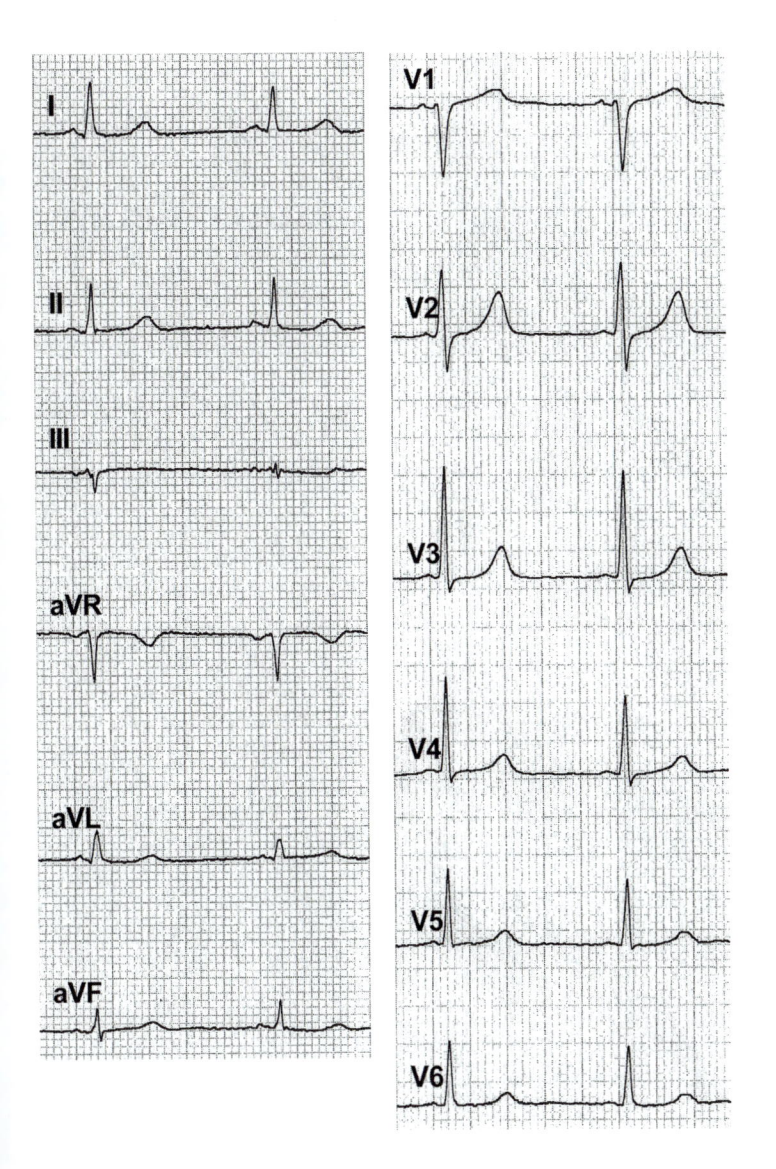

EKG 24.2
56J/w. Sinusrhythmus, PQ-Intervall rund 0,11 s. Fragliche „abortive" Deltawellen in V$_2$/V$_3$. Ähnliche Bilder werden als normale Varianten gesehen (Pseudo-Deltawellen infolge Projektion eines normalen QRS; Kapitel 3) wenn auch in diesem Fall mit normalem PQ.

EKG 24.3 ▶
6J/w. „Volle" Präexzitation mit enormer Deformation des QRS und der Repolarisation.

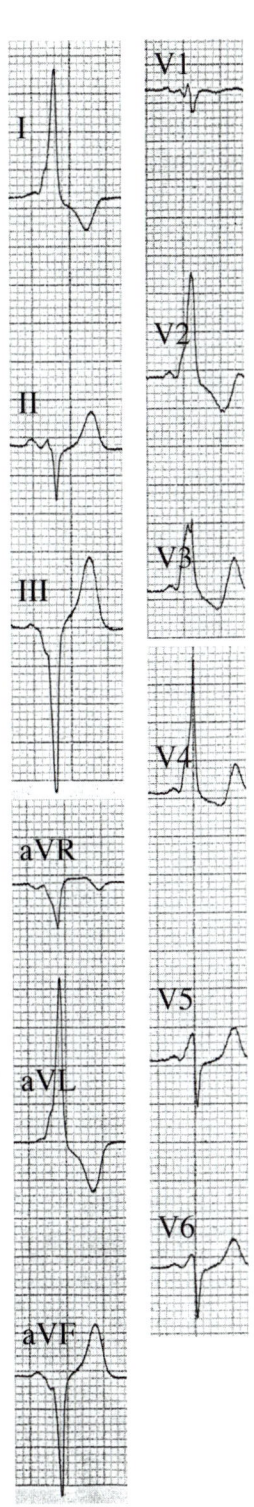

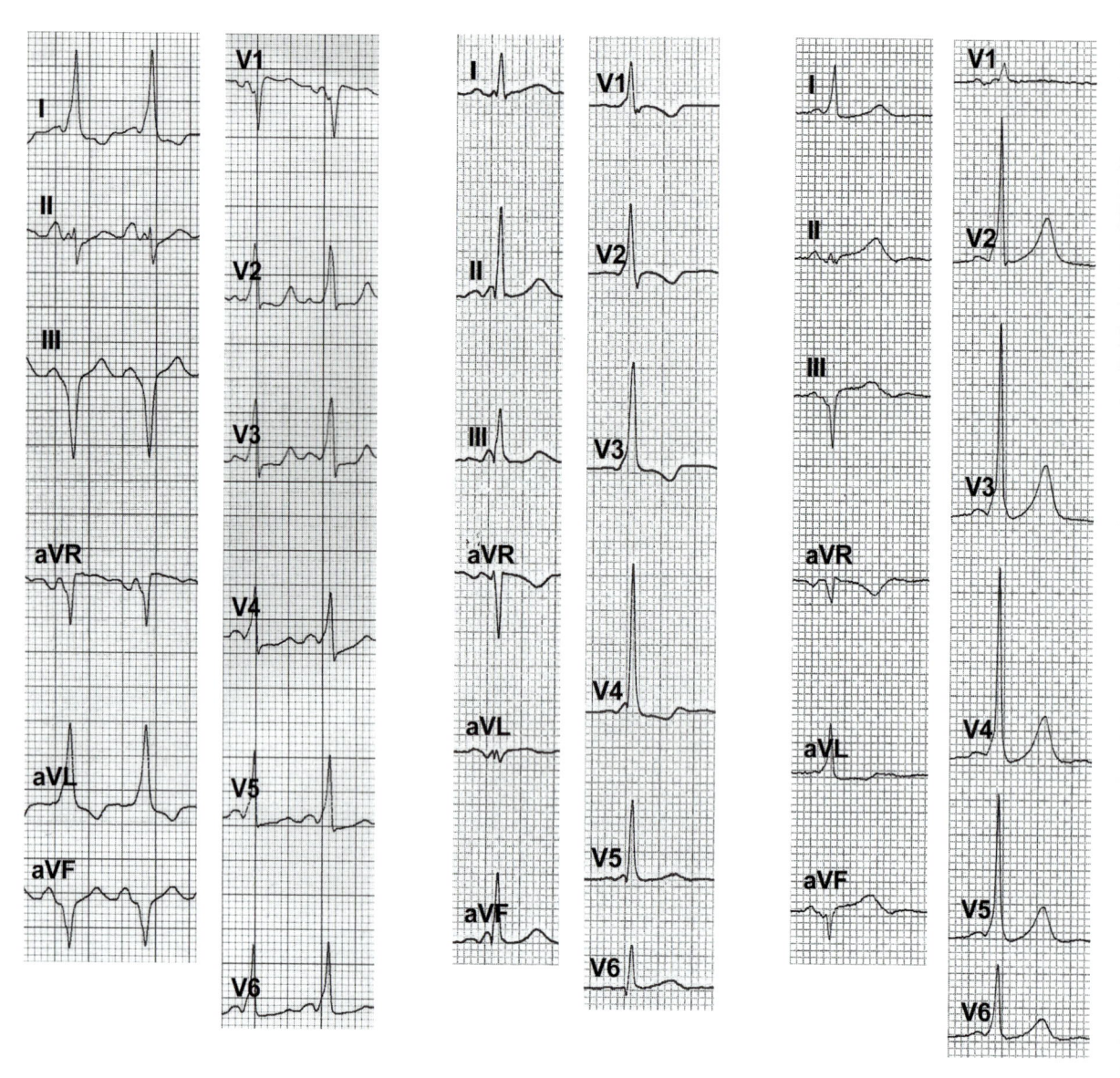

EKG 24.4
29 J/w. Sinustachykardie, PQ 0,10 s, Deltawellen. QS in III/aVF imitieren formal einen inferioren MI. Beachte: Die T-Welle ist positiv.

EKG 24.5
24 J/m. Sinusrhythmus, typische Präexzitation. Hohe R-Zacken in V_1 bis V_3 imitieren einen posterioren MI. Beachte: Biphasische Deltawellen in mehreren Ableitungen.

EKG 24.6
63 J/m. Sinusrhythmus, typische Präexzitation. QS in III/aVF und hohe R-Zacken in V_1 bis V_3 könnten fälschlicherweise als inferoposterioren MI interpretiert werden und die riesigen R-Zacken in V_2 bis V_5 als konzentrische LVH.

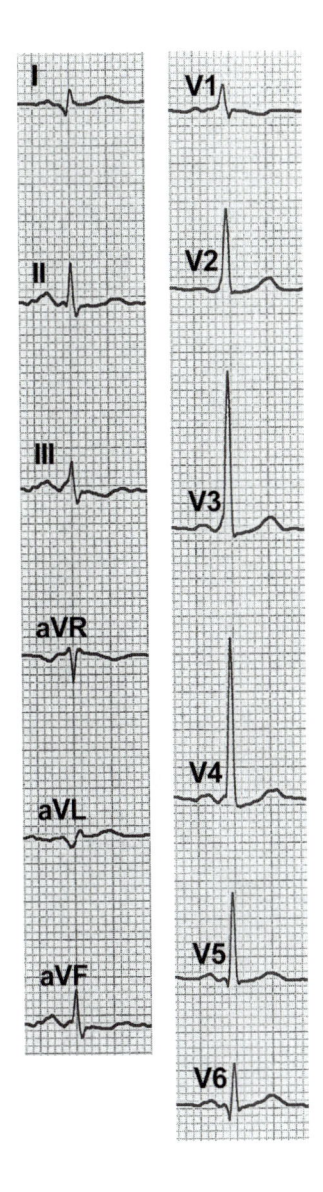

EKG 24.7
56J/m. Sinusrhythmus, typische Präexzitation. Signifikante Q-Zacken in I/aVL (und V$_6$) und hohe R-Zacken in V$_1$ bis V$_3$ imitieren einen posterolateralen MI.

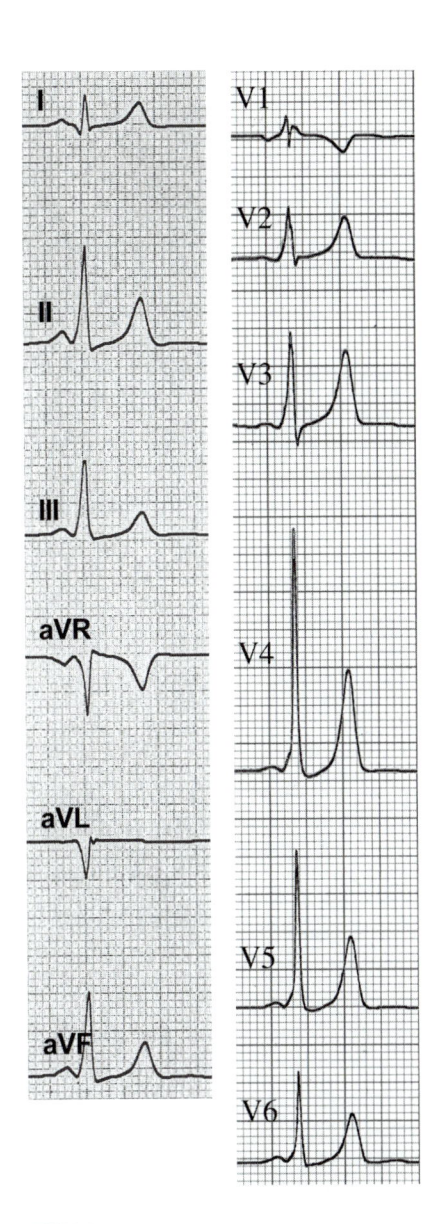

EKG 24.8
57J/m. Typische Präexzitation. Die hohe R-Zacke in V$_4$ könnte eine LVH vermuten lassen.

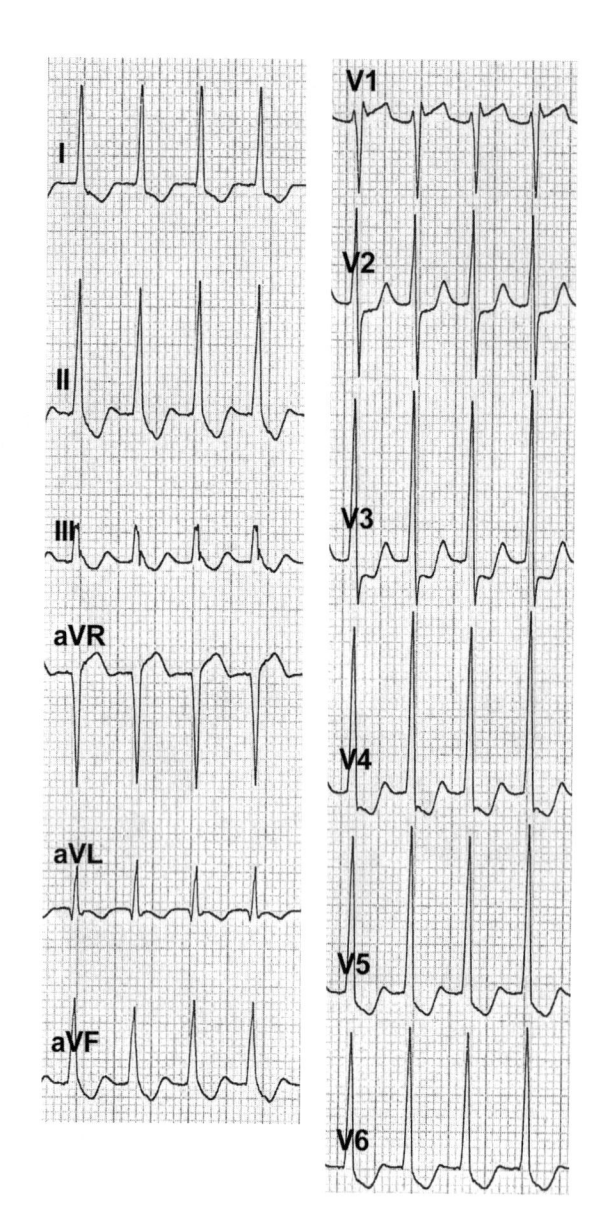

EKG 24.9
48J/m. WPW-Syndrom. Orthodrome Tachykardie, Frequenz 185/min. Die QRS sind normal (keine Deltawelle, weil das AB retrograd benutzt wird). Keine P-Wellen sichtbar. Inkompletter RSB.

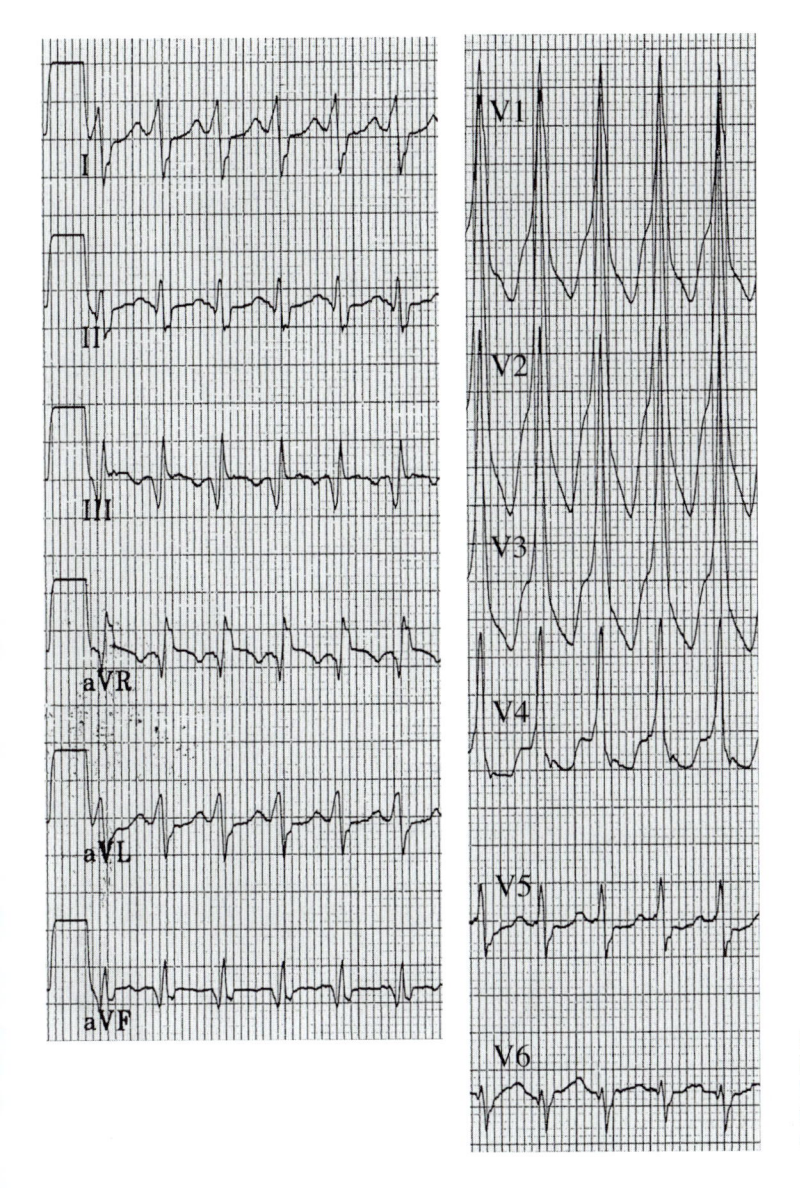

EKG 24.10
75 J/w. Antidrome AV-Reentrytachykardie, Frequenz 185/min. Die QRS-Komplexe zeigen volle Präexzitation und zeigen die Lokalisation des AB an (linkslateral).

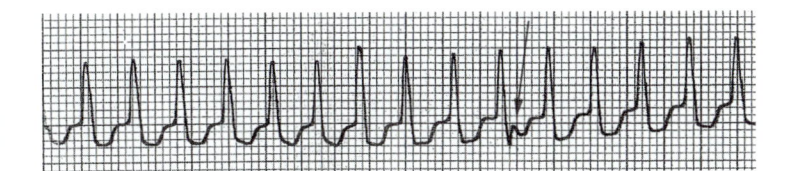

EKG 24.11
40 J/m. WPW-Syndrom. Rhythmusstreifen. Orthodrome Tachykardie, Frequenz 238/min. Pfeil: Artefakt.

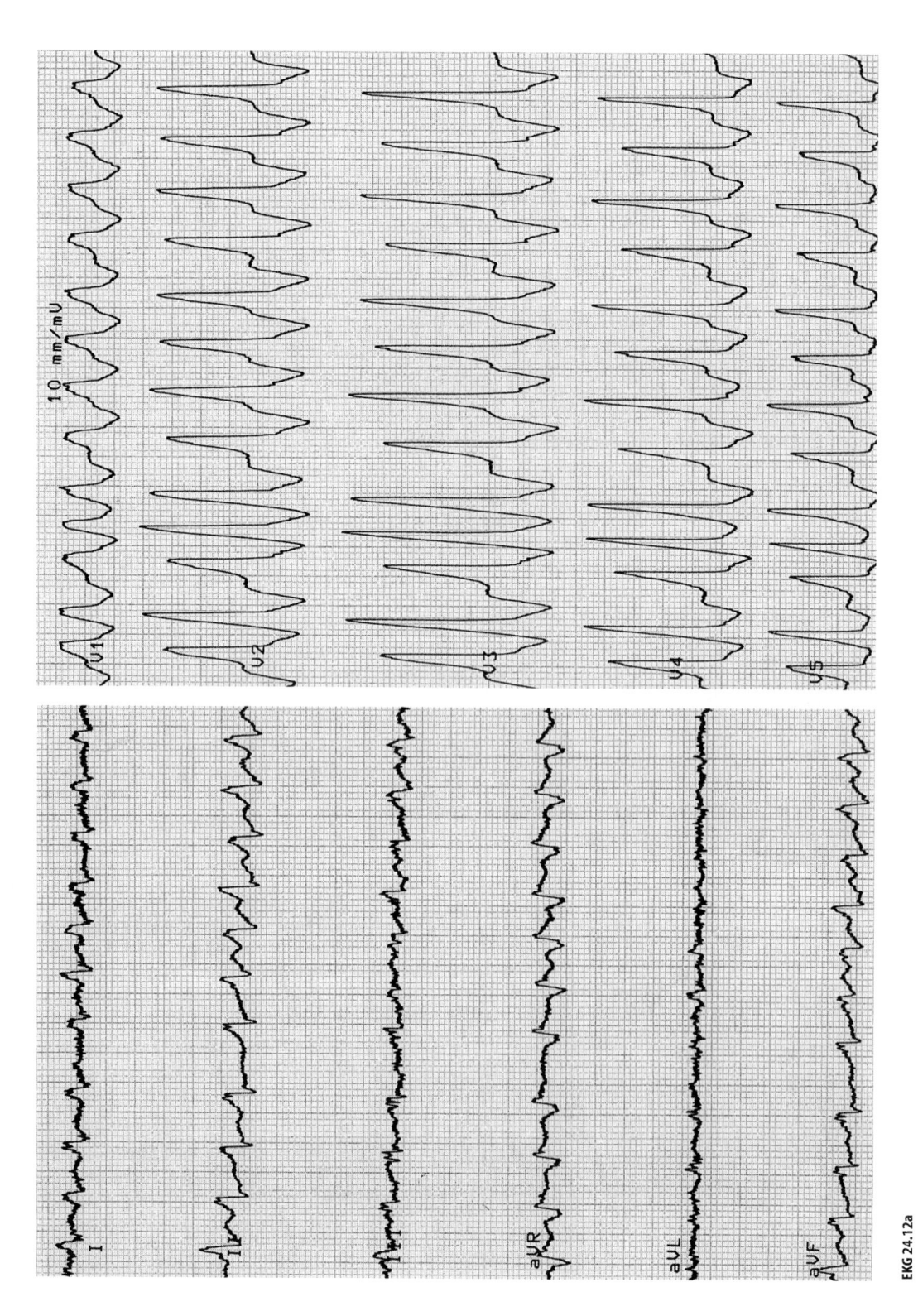

EKG 24.12a
45 J/w. Patientin auf der Notfallstation wegen einer Präsynkope bei Palpitationen. EKG: Vorhofflimmern mit absoluter Kammerarrhythmie und breitem QRS; maximale instantane Frequenz 268/min. Keine deutliche Deltawellen, jedoch relativ langsamer R-Anstieg bei vielen Komplexen (siehe Ableitungen V_2 bis V_6). Das WPW-Syndrom war nicht bekannt, wurde aber aufgrund dieses EKGs diagnostiziert.

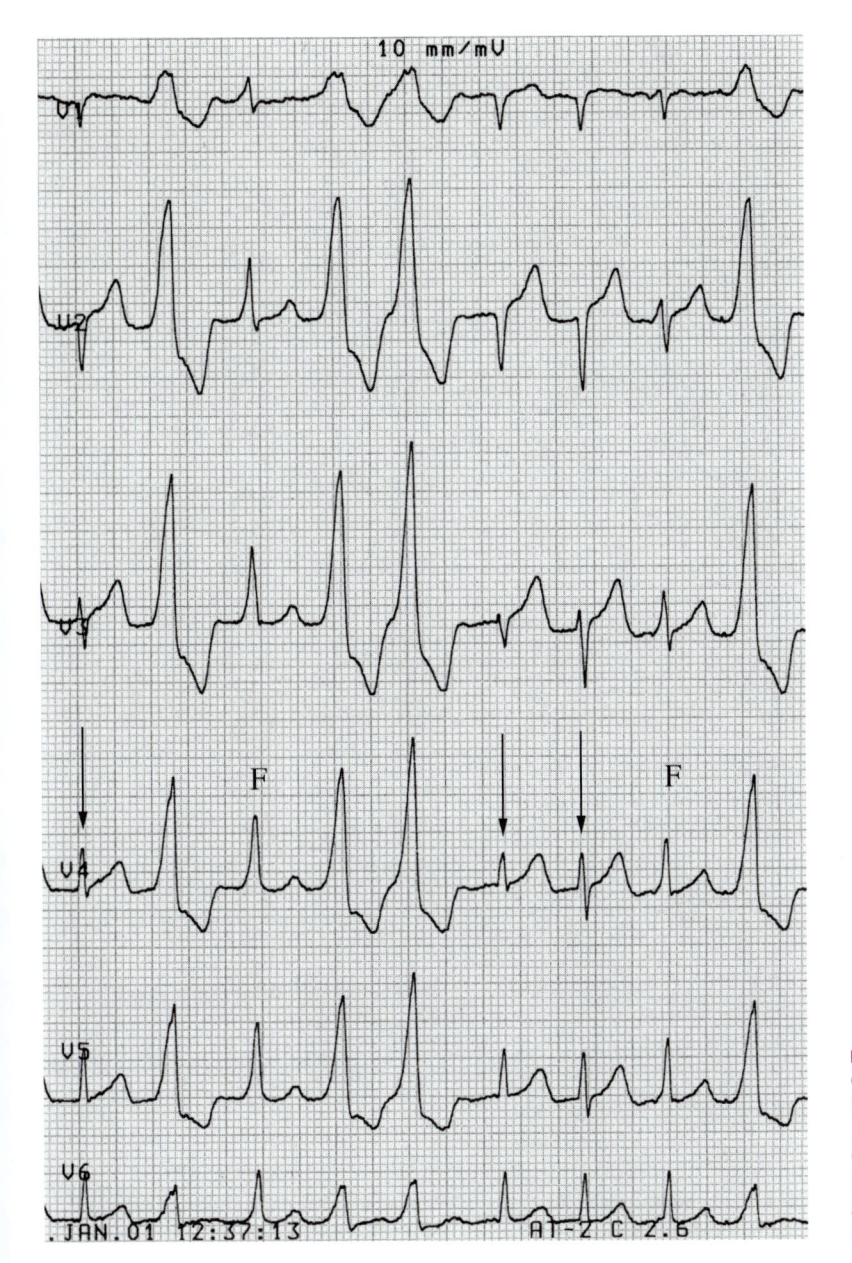

EKG 24.12b
Gleiche Patientin. EKG (V_1 bis V_6) während Infusion mit Procainamid. Langsamere Frequenz, persistierende Arrhythmie. Vier QRS-Komplexe zeigen das Bild der „vollen Präexzitation", drei Schläge sind über den AV-Knoten geleitet (Pfeil), zwei Schläge sind Fusionsschläge (F).

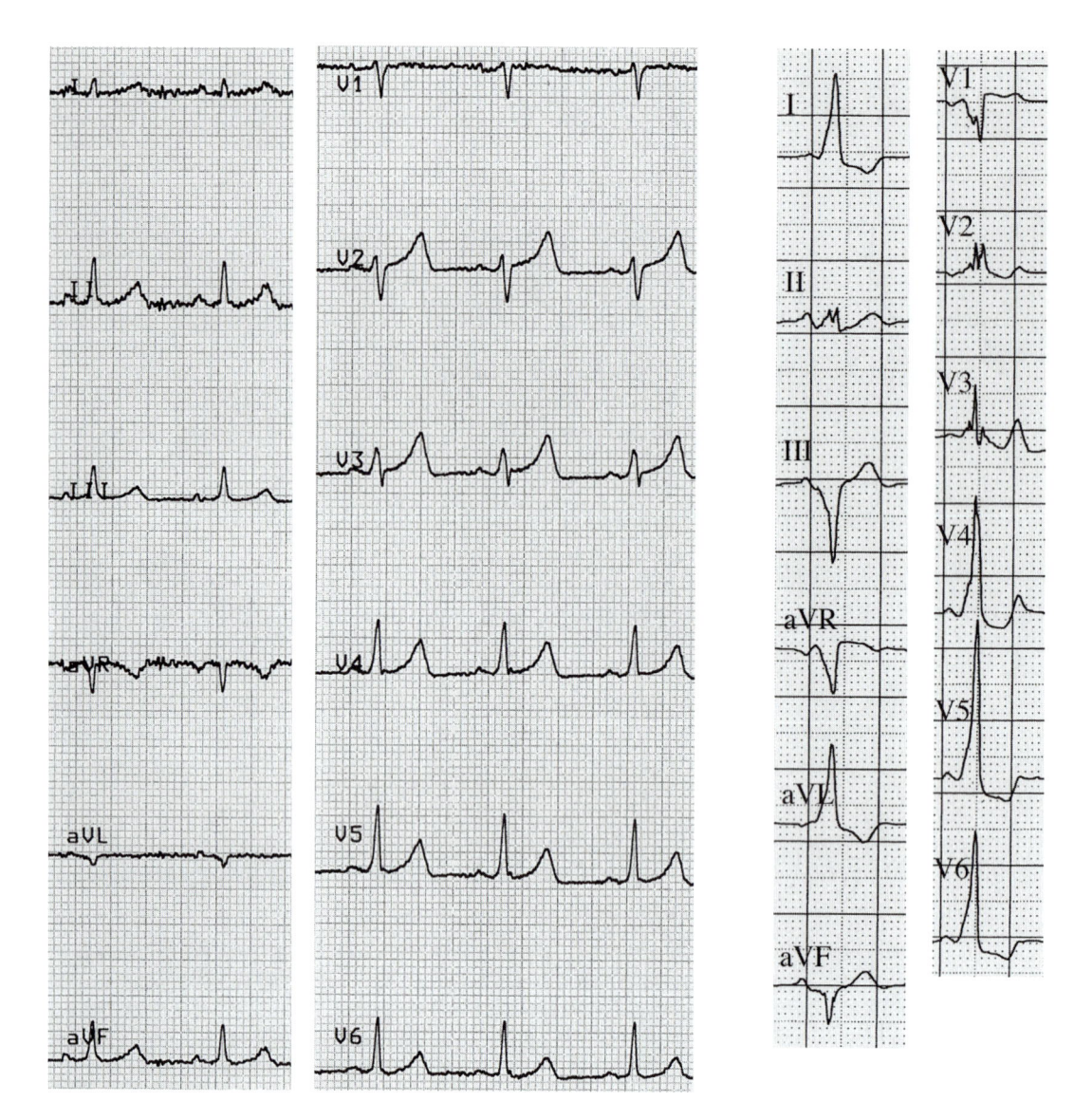

EKG 24.12c
Gleiche Patientin. EKG nach Konversion in den Sinusrhythmus mit Procainamid. Obwohl die Patientin eine potentiell lebensbedrohliche Arrhythmie hatte, zeigt ihr EKG im Sinusrhythmus nur einen „leichteren" Grad von Präexzitation, die auf den ersten Blick nicht erkannt wird.

EKG 24.13
Präexzitation bei einem Patienten mit einem AB rechtsposteroseptal, das später ablatiert wurde.

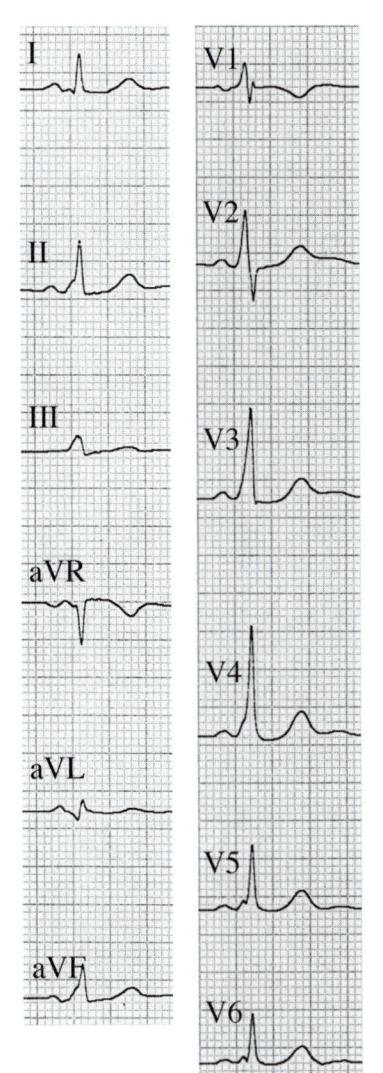

EKG 24.14
EKG mit grenzwertigem PQ-Intervall (120 ms) und Präexzitation. In V_1 ist das R grösser als das S, was das AB als linksseitig zu klassifizieren erlaubt. Da die Deltawelle in II, III und aVF positiv ist, ist das Präexzitationsbild mit einer anterolateralen Lokalisation vereinbar. Das PR ist nur leicht verkürzt, weil der Ansatz des AB am Vorhof anatomisch weit weg vom Sinusknoten liegt.

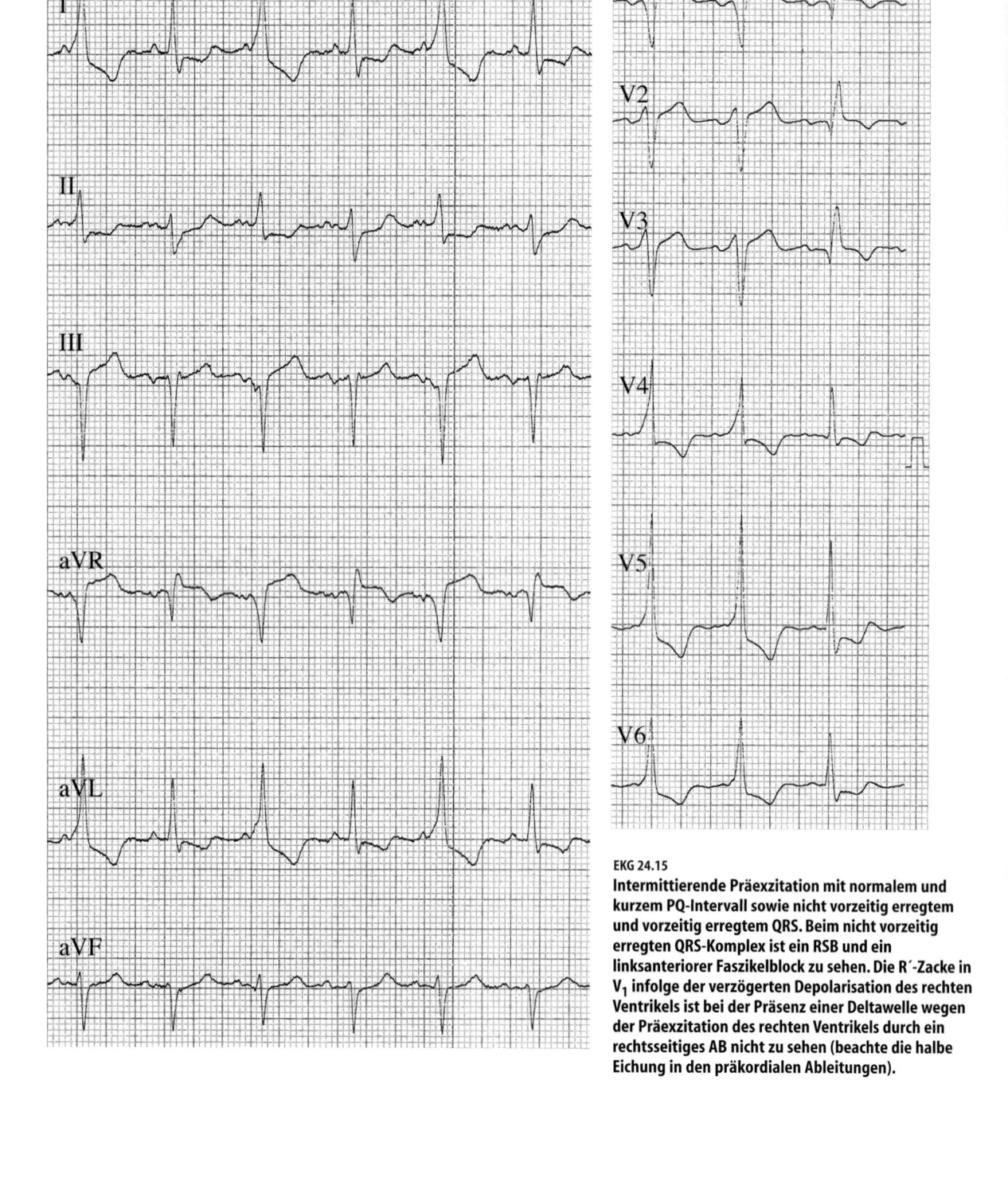

EKG 24.15
Intermittierende Präexzitation mit normalem und kurzem PQ-Intervall sowie nicht vorzeitig erregtem und vorzeitig erregtem QRS. Beim nicht vorzeitig erregten QRS-Komplex ist ein RSB und ein linksanteriorer Faszikelblock zu sehen. Die R´-Zacke in V_1 infolge der verzögerten Depolarisation des rechten Ventrikels ist bei der Präsenz einer Deltawelle wegen der Präexzitation des rechten Ventrikels durch ein rechtsseitiges AB nicht zu sehen (beachte die halbe Eichung in den präkordialen Ableitungen).

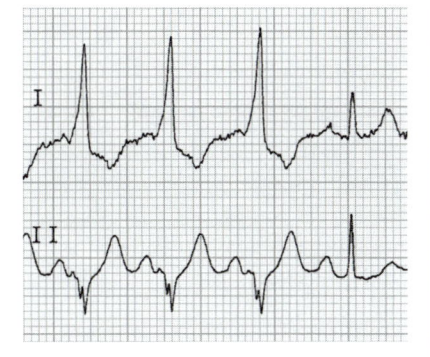

EKG 24.16
Das EKG während Belastungstest zeigt eine deutliche Präexzitation während der Sinustachykardie von 125/min. Das AB ist rechtsposterolateral lokalisiert. Ein abrupter Reizleitungsblock im AB führt zum Verschwinden der Deltawelle, wahrscheinlich weil die Refraktärperiode des AB gerade ungefähr gleich ist wie die Zykluslänge des Sinusrhythmus.

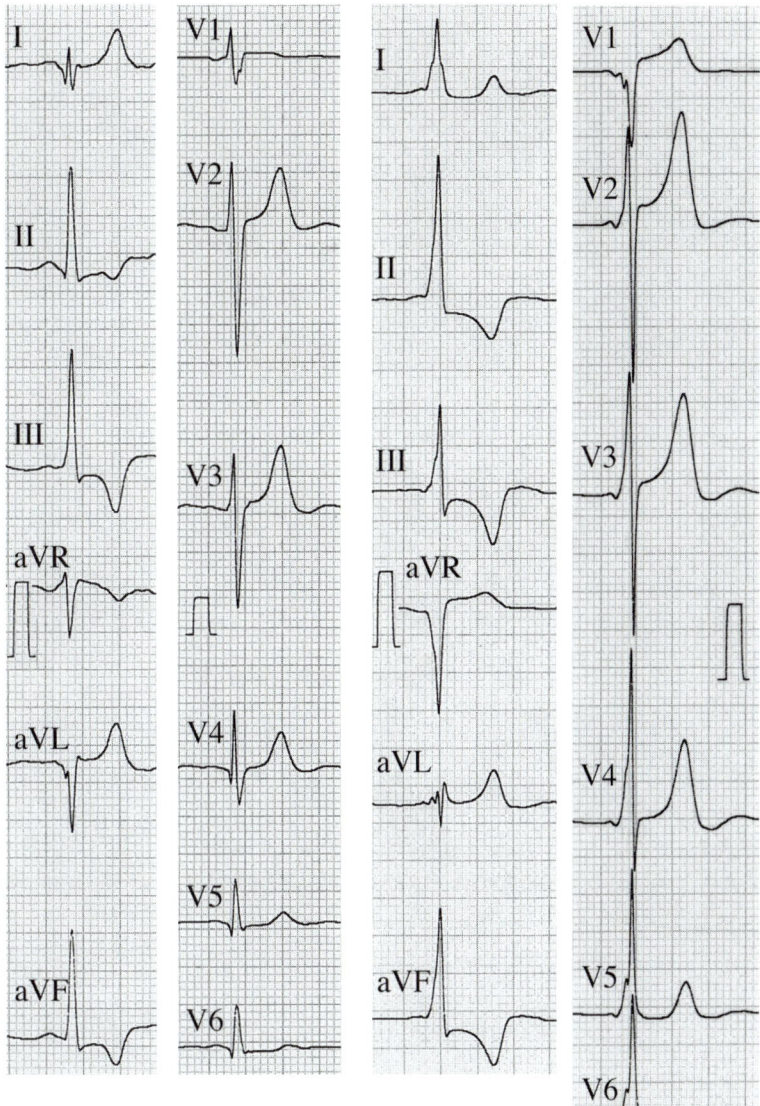

EKG 24.17a
EKG bei einem Patienten mit hypertropher obstruktiver Kardiomyopathie zeigt ein normales PR-Intervall ohne deutliche Präexzitation (beachte die halbe Eichung in den präkordialen Ableitungen). Die Q-Zacken in V_4 bis V_6 und aVL sind wahrscheinlich durch die initiale Depolarisation des stark hypertrophen Septums bedingt. Die ST-T-Veränderungen in II, III und aVF stehen wahrscheinlich in Beziehung zur Kardiomyopathie.

EKG 24.17b
Gleicher Patient. Die Präexzitation über ein rechtsanteroseptales AB erscheint bei langsamerer Sinusfrequenz (55/min). Die intermittierende Präexzitation ist in diesem Fall durch eine lange Refraktärperiode des AB bedingt, das bei rascherer Sinusfrequenz nicht anterograd leiten kann.

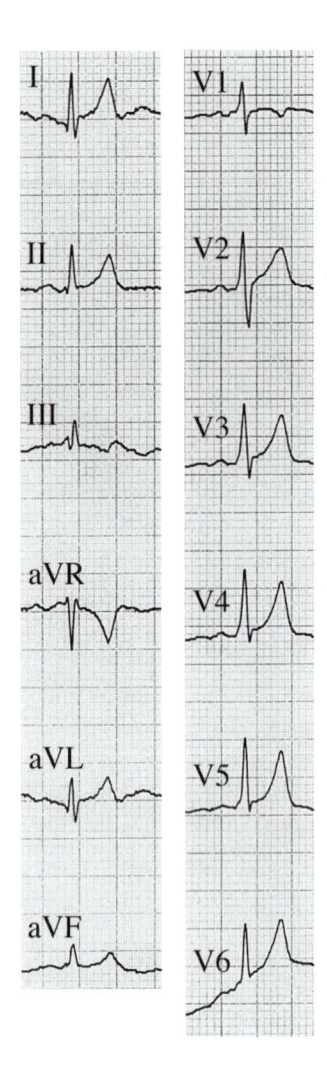

EKG 24.18
Leichte Präexzitation mit normalem PR-Intervall infolge eines atrialen Ansatzes des AB, der weit weg vom Sinusknoten liegt. R > S in V_1 ist vereinbar mit einem linksseitigen AB.

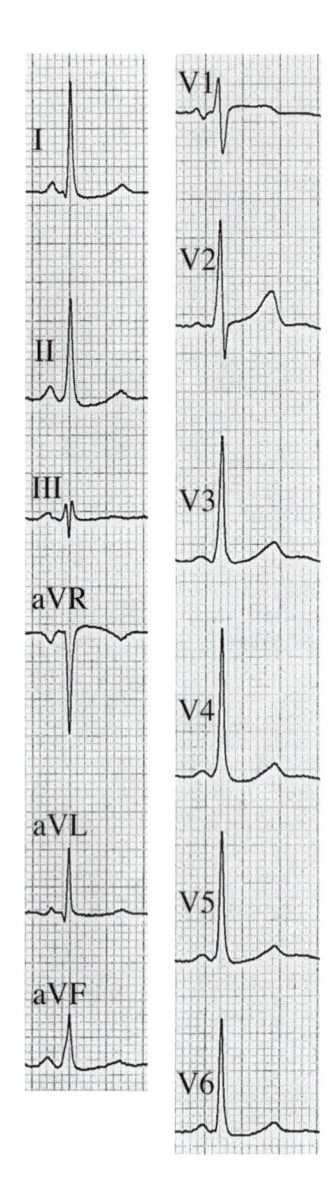

EKG 24.19
EKG eines 40-jährigen Mannes mit anterograd leitendem AB linksanterolateral. Das Erkennen der Präexzitation und die Lokalisierung des AB ist schwieriger, weil nur eine leichte Präexzitation besteht. Es finden sich ein verkürztes PQ-Intervall (110 ms),,,abortive" Deltawellen und eine fehlende Q-Zacke in V_6, vereinbar mit Präexzitation. Das große R in V_2 ist vereinbar mit einer Präexzitation der freien Wand des linken Ventrikels. Die Deltawelle ist positiv in aVF, was in Übereinstimmung mit der linksanterolateralen Lage des AB ist. Wenn die Präexzitation nicht erkannt wird, kann dieses EKG als alter posteriorer MI fehldiagnostiziert werden.

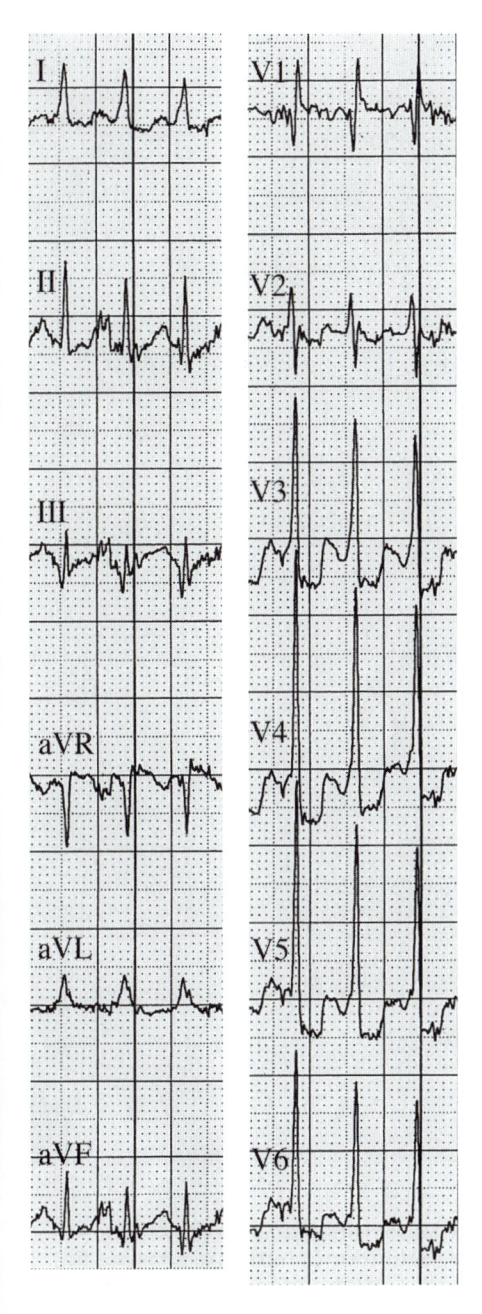

EKG 24.20a
EKG des gleichen Patienten wie das EKG 24.14, registriert während eines Belastungstests, zeigt Persistenz der Deltawellen während Sinustachykardie von 182/min und deutliche horizontale ST-Senkungen in V_3 bis V_6 infolge des WPW-Syndroms und nicht wegen Ischämie. Koro: normal.

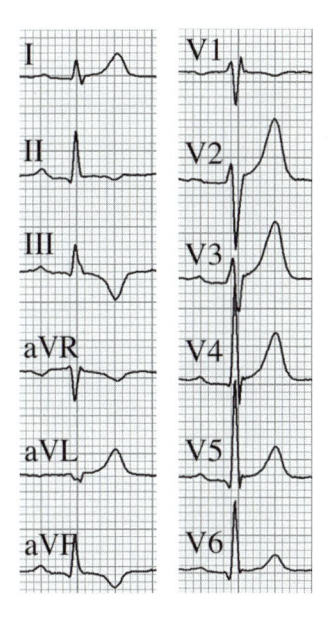

EKG 24.20b
EKG nach Radiofrequenzablation des posteroseptalen AB beim gleichen Patienten. T-Wellen-Inversion in den Ableitungen II, III, und aVF.

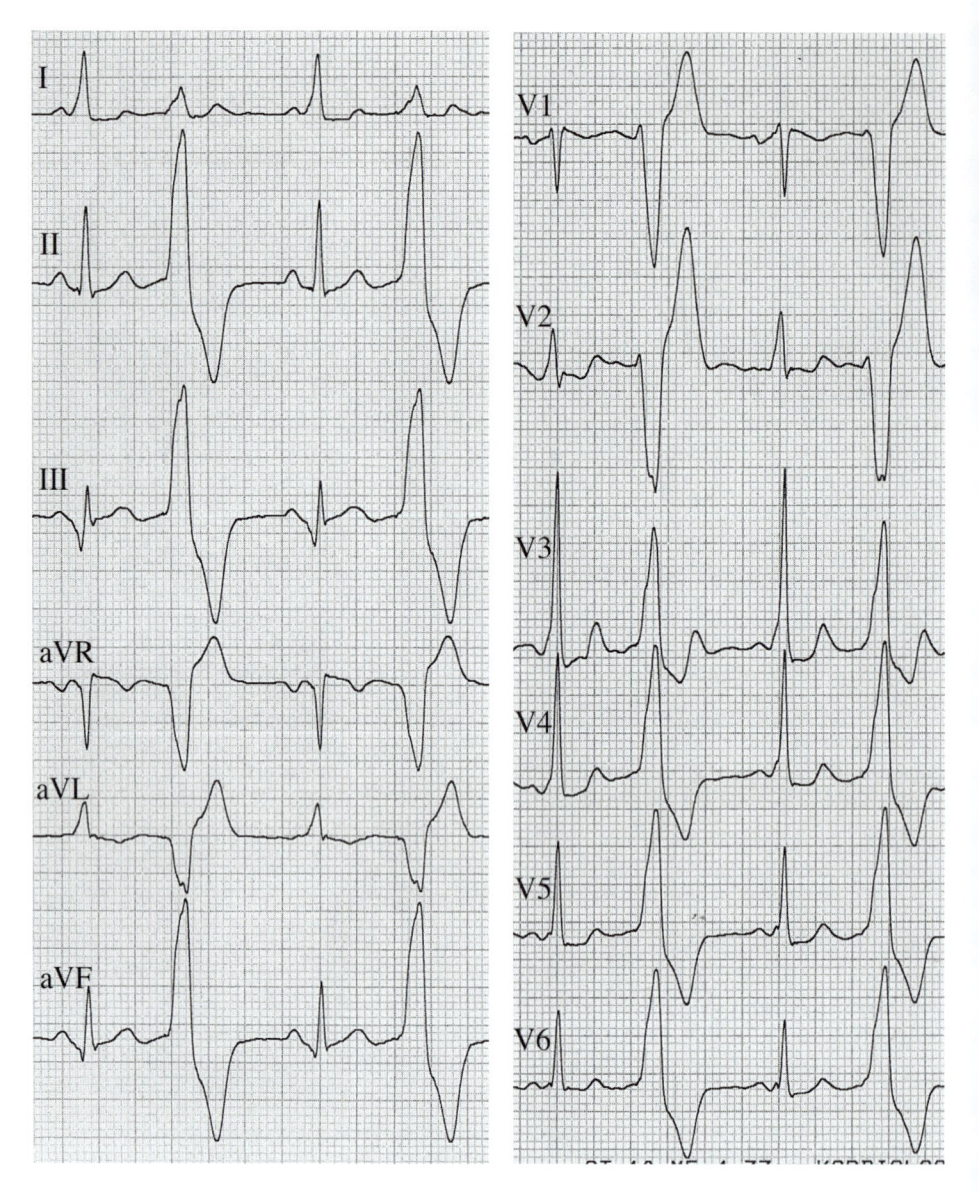

EKG 24.21
Ventrikuläre Bigeminie aus dem rechten Ausflusstrakt, alternierend mit Sinusschlägen mit relativ kurzem PR-Intervall (0,14 s) und vorzeitig erregtem QRS. Wenn die Präexzitation nicht erkannt wird, könnten die negativen Deltawellen in aVF und III als vereinbar mit einer alten Infarktnarbe fehlgedeutet werden.

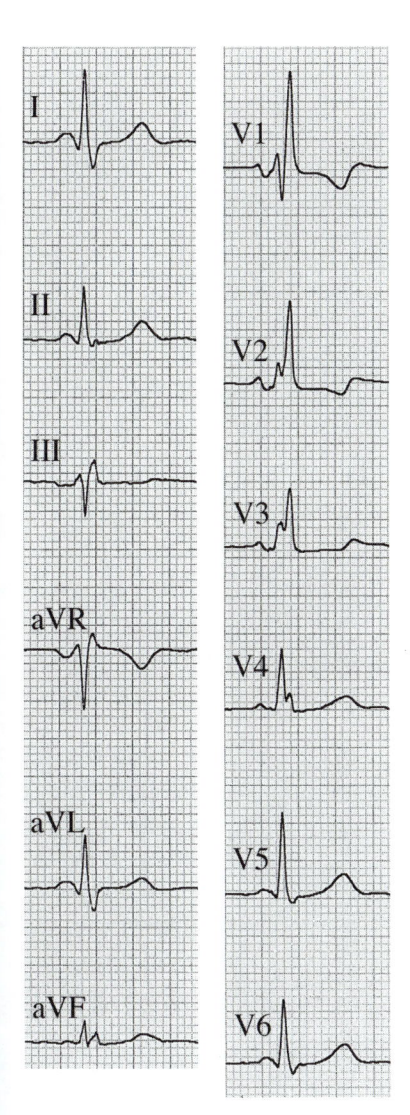

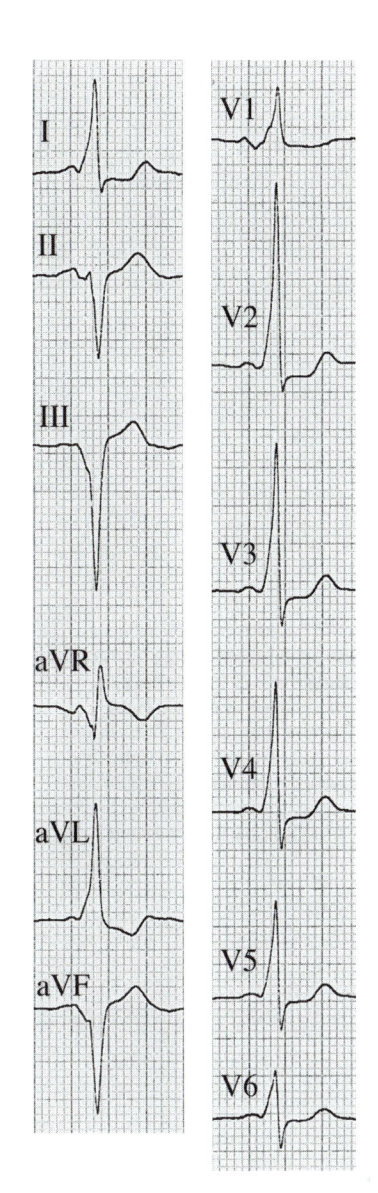

EKG 24.22
EKG mit Sinusrhythmus und kurzem PR-Intervall, wahrscheinlich wegen beschleunigter atrioventrikulärer Reizleitung. Es besteht ein RSB, aber keine Präexzitation der Ventrikel.

EKG 24.23
Präexzitation über ein linksposteriores oder linksposterolaterales AB in Verbindung mit einem LAFB. Die gewöhnlich beim LAFB vorhandene Rotation im Uhrzeigersinn ist wegen der Präexzitation des linken Ventrikels maskiert.

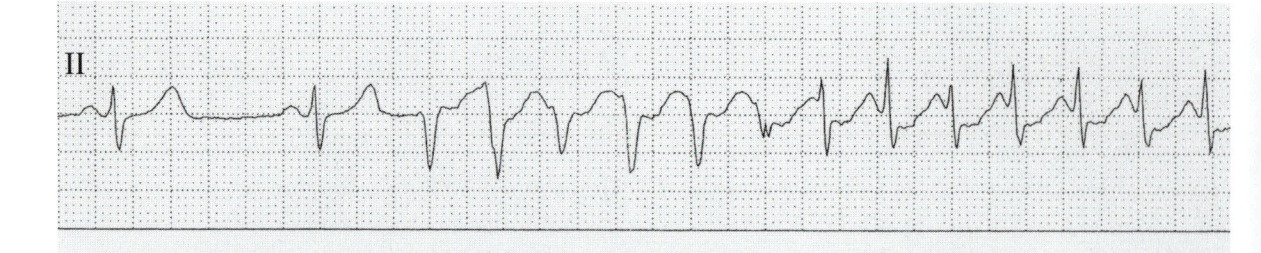

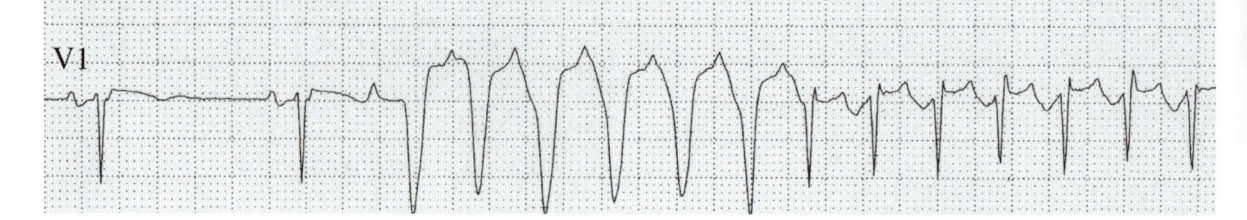

EKG 24.24
Auslösung einer orthodromen AVRT durch eine VoES. Vorübergehende LSB-Aberration (Ashman-Phänomen). Da die Tachykardie-Zykluslänge während des LSB länger ist (370 ms) als bei der nichtaberranten Leitung (330 ms), handelt es sich um eine orthodrome AVRT mit retrograder Benutzung eines linksseitigen AB. Die Zykluslänge ist während der aberrierenden Leitung länger als bei der nichtaberrierenden, weil die Depolarisation über den kontralateralen Schenkel hinunter und durch das Septum hindurch wandern muss, woraus ein größerer Reentry-Kreis entsteht.

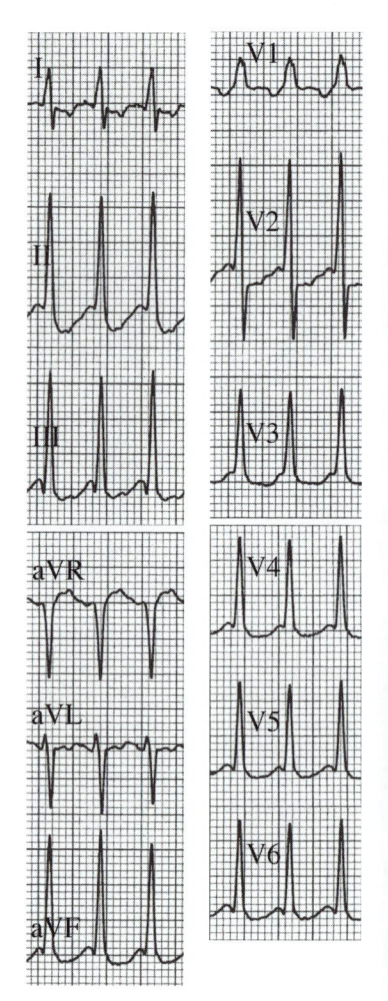

EKG 24.25
Schmal-QRS-Tachykardie mit Frequenz von 174/min während orthodromer AVRT. Die retrograden P-Wellen sind negativ in I und aVL, vereinbar mit einem retrograden Schenkel der Kreiserregung, die zuerst den linken Vorhof erregt (linksseitiges AB).

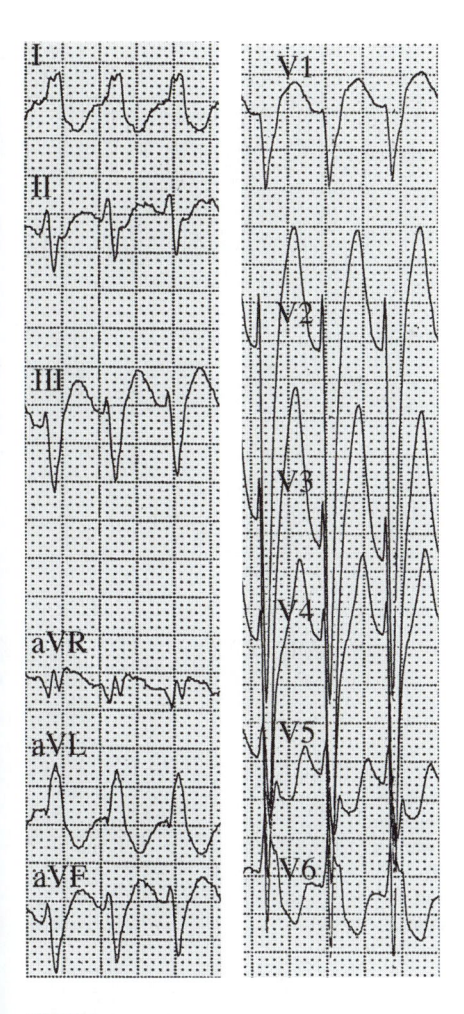

EKG 24.26a
Breit-QRS-Tachykardie mit Frequenz von 178/min mit typischer LSB-Morphologie, vereinbar mit orthodromer AVRT mit LSB. Die persistierende Aberration ist wahrscheinlich bedingt durch eine verborgene retrograde Leitung über den linken Schenkel, da die Phase-3-Aberration gewöhnlich wegen der Verkürzung der Refraktärperiode des Schenkels rasch verschwindet.

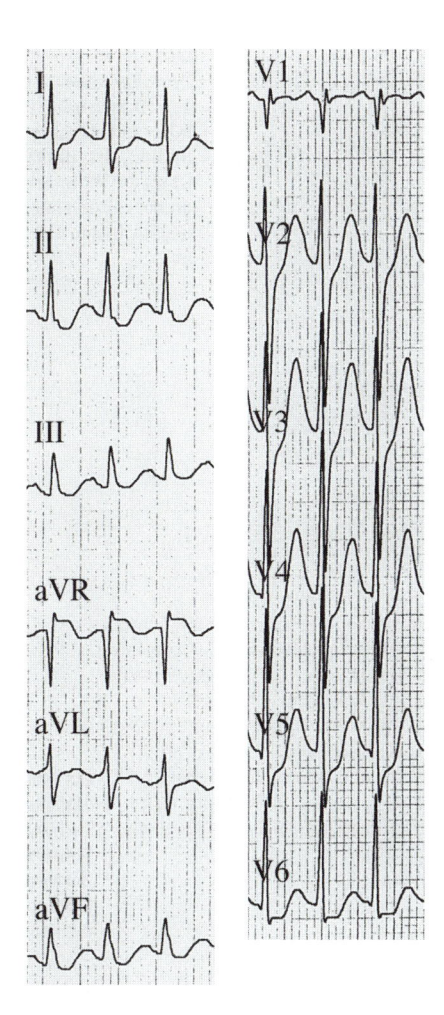

EKG 24.26b
Gleicher Patient, eine Minute später; schmale QRS-Tachykardie mit Frequenz von 197/min.

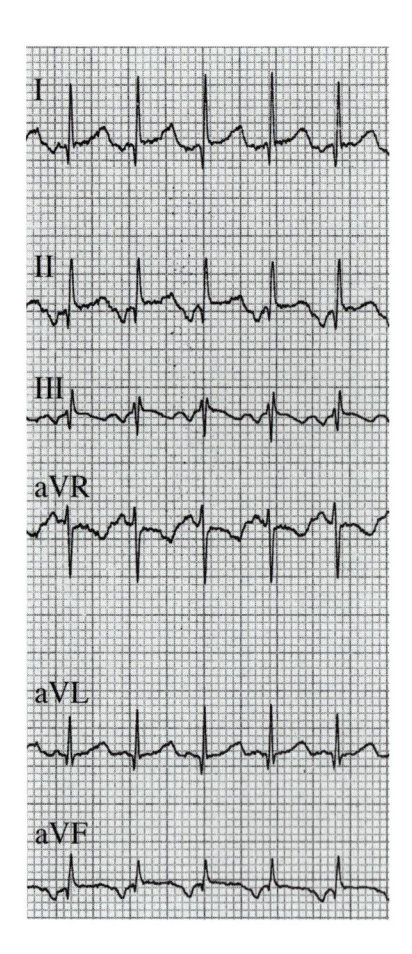

EKG 24.27 ◄
2y/m. Permanente junktionale Reentrytachykardie (PJRT). Die langsame retrograde Leitung über das Bündel bewirkt, dass das RP-Intervall länger ist als das PR-Intervall. Die aus retrograder Leitung resultierenden sind negativ in den Ableitungen II, III and aVF.

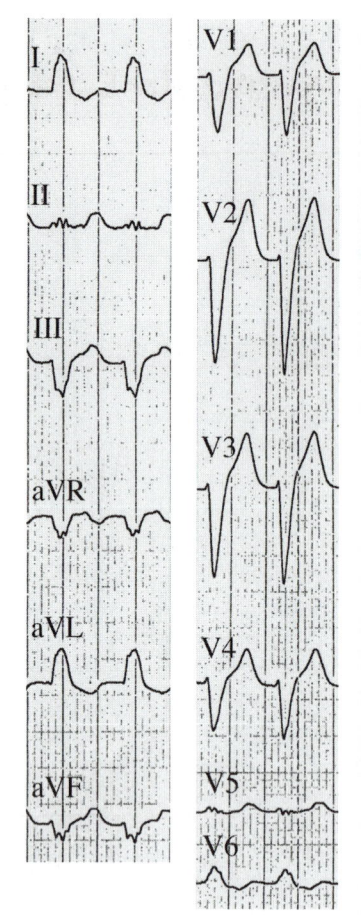

EKG 24.28 ►
Mahaim-Tachykardie mit breiter QRS-Tachykardie mit LSB-Morphologie. Das Substrat für diese Tachykardie war ein dekrementales („decremental"), langsam leitendes AV-Bündel mit rechtsanterolateraler Lokalisation.

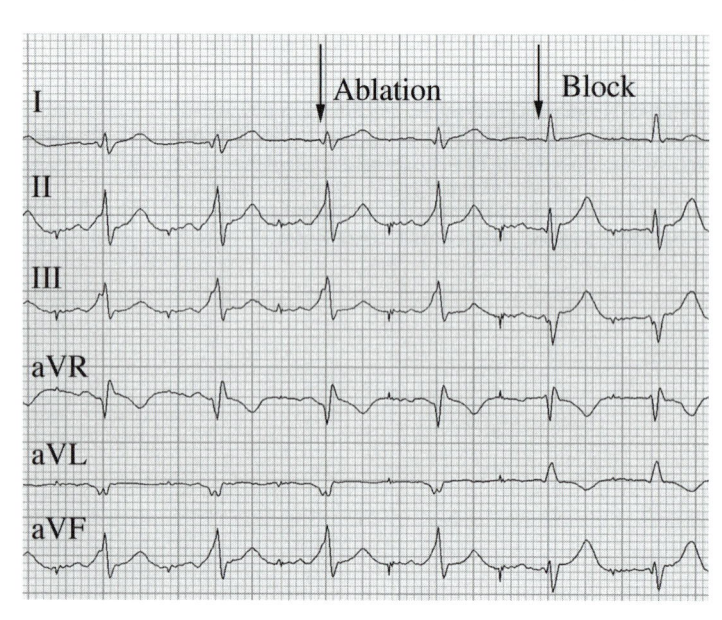

EKG 24.29 ►
Radiofrequenzablation: Verschwinden der Präexzitation infolge Leitungsblockierung des AB kurz nach Beginn des Verfahrens.

Kapitel 25
Ventrikuläre Extrasystolen (VES)

Auf einen Blick und *Im Detail*

Dieses Kapitel ist nicht wie die übrigen in zwei Abschnitte unterteilt, da sich das Thema in relativ knapper Form darstellen lässt. Ventrikuläre Extrasystolen (VES) stellen die weitaus *häufigste* Arrhythmie dar. Sie werden bei rund 60% gesunder Individuen in ambulanten EKGs gefunden; sie treten bei diesen Fällen in der Regel singulär auf, sind monomorph und ihre Häufigkeit geht nicht über 100 (oder 200?) pro Stunde hinaus. Bei Patienten mit Herzkrankheiten finden sie sich in 80–90%, entweder einzeln oder in Salven und sie können monomorph oder polymorph sein.

EKG

1 Definition und Nomenklatur

VES sind charakterisiert durch einen *vorzeitigen breiten QRS-Komplex* (QRS-Dauer meistens ≥120 ms) ohne ein vorangehendes P mit normalem oder verlängertem PR-Intervall. Eine unmittelbar vor dem breiten QRS auftretende P-Welle ist nicht übergeleitet, außer wenn eine Präexzitation besteht. Schmale QRS mit nur leicht veränderter Konfiguration trifft man bei VES an, die dem interventrikulären Septum entspringen.

Bei der *Bigeminie* (EKG 25.1) folgt jedem normalen Schlag 1 ventrikuläre Extrasystole (1:1-Extrasystolie).

Bei der *Trigeminie* (EKG 25.2) folgen jedem normalen Schlag 2 ventrikuläre Extrasystolen.

Bei der *Quadrigeminie* folgen jedem normalen Schlag 3 ventrikulären Extrasystolen.

Bei der 2:1-Extrasystolie tritt eine ventrikuläre Extrasystole nach 2 normalen Schlägen auf (EKG 25.3), und bei der 3:1-Extrasystolie findet sich eine ventrikuläre Extrasystole nach 3 normalen Schlägen (EKG 25.4).

Mehrere Lehrbücher versäumen es, die unterschiedliche Abfolge von normalen Schlägen und Extrasystolen zu berücksichtigen. Aber wie das Beispiel des EKGs 25.5 zeigt, ist die Hämodynamik bei einer Trigeminie/Quadrigeminie stärker eingeschränkt und die Herzkrankheit in der Regel ausgeprägter als bei einer 2:1- oder 3:1-Extrasystolie. Das EKG 25.6 zeigt eine weitere Möglichkeit – ein Beispiel einer seltenen 2:2-Extrasystolie.

Zwei aufeinander folgende VES werden Doublette (englisch: „couplet"), drei aufeinander folgende VES Triplette genannt. Drei oder mehr aneinander gereihte VES mit einer Frequenz von >100/min bezeichnet man als Kammertachykardie (siehe Kapitel 26: Kammertachykardie). Bei bis zu rund vier aufeinander folgenden VES wird auch der Begriff „Salve" verwendet. VES entstehen in einem der Ventrikel und gelegentlich im interventrikulären Septum, wobei im letzteren Fall das QRS von normaler Dauer ist.

1.1 Kopplungsintervall

Im Allgemeinen zeigen die Kopplungsintervalle der VES keine oder nur leichte Unterschiede (bis zu rund 60 ms). Wechselnde Kopplungsintervalle werden bei polytopen VES beobachtet. Wenn häufige singuläre (und meistens monomorphe) VES verschiedene Kopplungsintervalle aufweisen, ist eine ventrikuläre Parasystolie wahrscheinlich. Diese wird bestätigt, wenn sich mit Hilfe eines Zirkels ein unabhängiger regelmäßiger langsamerer Kammerrhythmus abstecken lässt.

1.2 Kompensatorische Pause

Bei VES werden die ventrikulären Impulse zumindest teilweise retrograd zu den Vorhöfen geleitet. Rund 50% lösen dabei eine Entladung des Sinusknotens aus. Greift der Impuls nicht in den Sinusrhythmus ein, wird der nächste Sinusreiz nach einem normalen Intervall erzeugt. Ein solcher Zyklus wird „voll kompensiert" genannt, man spricht von einer „vollen kompensatorischen Pause". Ein leicht früheres Einsetzen des Sinusschlags ist jedoch häufig („nicht volle kompensatorische Pause").

1.3 Morphologie und Ursprung

Monomorphe VES entspringen dem gleichen Fokus und werden „unifokal" genannt (EKG 25.7). Polymorphe VES können unifokal bei unterschiedlicher Kammererregung (mit gleichen Kopplungsintervallen) oder multifokal (mit unterschiedlichen Kopplungsintervall) sein (EKG 25.8a-b).

Oft wird gesagt, dass VES mit einem RSB-ähnlichen Bild ihren Ursprung im linken Ventrikel (LV) und VES mit LSB-ähnlichem Bild ihren Ursprung im rechten Ventrikel (RV) haben. Dieses Konzept widerspricht folgender Überlegung: Da die Krankheiten des LV insgesamt weitaus häufiger sind als jene des RV, müsste die Häufigkeit der VES mit RSB-ähnlichem Bild jene der VES mit LSB-ähnlichem Bild bei weitem übersteigen. Weil dies nicht den Tatsachen entspricht, müssen komplexere Mechanismen (wie jene des Ortes des Durchbruch-Phänomens des elektrischen Impulses) für die Konfiguration des QRS-Komplexes verantwortlich sein. Das Konzept des Ursprungsortes ist aber bei einigen Situationen ziemlich zuverlässig. Beim arrhythmogenen rechten Ventrikel (ARV; auch genannt rechtsventrikuläre Dysplasie = RVD) finden wir in der Regel VES oder Kammertachykardien (KT) mit LSB-ähnlichen Mustern und wenn die VES oder KT aus dem Ausflusstrakt des RV stammen, sind LSB-ähnliche Bilder mit vertikaler ÅQRS$_F$ typisch.

Eine superiore QRS-Achse spiegelt im Allgemeinen einen nahe beim linksposterioren Faszikel oder an der Basis eines Ventrikels liegenden Ursprung wider. Eine vertikale QRS-Achse entspricht in der Regel einem Ursprung nahe beim linksanterioren Faszikel oder im Ausflusstrakt.

Bei den relativ seltenen VES, die aus dem Interventrikularseptum stammen und nahezu normal über den rechten Tawara-Schenkel und die Faszikel geleitet werden, ist der QRS-Komplex schmal. Jedoch kann die QRS-Konfiguration verändert sein.

1.4 Spezielle Formen

1.4.1 R-auf-T- (R-on-T-) Phänomen

Eine VES, die früh in die T-Welle einfällt (früher als rund 90% des vorangehenden QT-Intervalls), wird „R-auf-T-VES" genannt. Eine derartige VES kann eine KT (EKG 25.9) oder sogar ein Kammerflimmern auslösen, vor allem bei ischämischem Myokard (Kapitel 31: Spezielle Wellen, Zeichen und Phänomene).

1.4.2 Interponierte VES

Gelegentlich interferiert eine VES nicht mit dem folgenden Normalschlag. Eine postextrasystolische Pause fehlt dann (EKG 25.10). Solchen „interponierten" („interpolierten") VES kommt keine besondere Bedeutung zu.

1.4.3 Fusionsschlag

Die gleichzeitige Erregung der Ventrikel durch ein supraventrikuläres und ein ventrikuläres Zentrum führt zu einem *Fusionsschlag*. Die QRS-Dauer liegt zwischen der des supraventrikulären und der des ventrikulären QRS-Komplexes. Die Morphologie zeigt im Allgemeinen Zeichen des supraventrikulären und des ventrikulären Komplexes, so wie ein Kind Merkmale des Vaters *und* der Mutter aufweist. Die Fusion ist ein wichtiges Phänomen, das bei späten (Phase-4-) VES und bei Präexzitation gesehen wird und das ein zusätzliches diagnostisches Merkmal bei KT (so genannter „Dressler-Schlag"), bei akzeleriertem idioventrikulärem Rhythmus und bei Parasystolie darstellt.

1.4.4 Verborgene Bigeminie

Auf langen Rhythmusstreifen mit Bigeminie können Phasen ohne Bigeminie beobachtet werden. Wenn die Anzahl der supraventrikulären (meistens sinusalen) Schläge zwischen den VES ungerade ist, lässt sich eine verborgene Bigeminie vermuten (EKG 25.11). Nach jedem zweiten Sinusschlag wird eine VES erzeugt, die aber nicht geleitet wird und deshalb im EKG unsichtbar bleibt. Eine verborgene Bigeminie schränkt die Hämodynamik nicht ein – wie es eine Bigeminie oft tut –, deutet aber auf eine zusätzliche Reizleitungsstörung hin. Sie kann aus einer medikamentösen Behandlung der Bigeminie resultieren. In diesem Zusammenhang erinnern wir uns an die berühmte Bemerkung von Douglas Zipes: „Antiarrhythmika machen kranke Zellen kränker".

2 Differentialdiagnose

VES müssen von supraventrikulären Extrasystolen mit breitem QRS unterschieden werden. Bei supraventrikulären Extrasystolen wird ein breites QRS durch eine aberrierende ventrikuläre Reizleitung verursacht; im Allgemeinen handelt es sich um eine RSB- oder LSB-Aberration. In vielen Fällen lässt sich eine vorangehende P-Welle mit einem normalen oder verlängerten (manchmal minimal verkürzten) PR-Intervall identifizieren.

Oft sind die P-Wellen in der T-Welle verborgen und können an einer Deformation der T-Welle, die entweder zugespitzt oder „kamelhöckerähnlich" ist, erkannt werden. AV-Knoten-Extrasystolen mit breitem QRS infolge Aberration sind sehr selten. Die P-Wellen infolge der retrograden Erregung der Vorhöfe sind dann im QRS-Komplex verborgen und die Abgrenzung von VES kann unter Berücksichtigung der QRS-Morphologie in den präkordialen Ableitungen erfolgen.

3 Mechanismus

VES entstehen durch Reentry, durch erhöhte Automatizität oder durch getriggerte Aktivität (siehe Kapitel 26: Kammertachykardie).

4 Prognose

Die Prognose der VES hängt mehr von der zugrunde liegenden Krankheit und deren Schweregrad als von der Häufigkeit und der Morphologie der VES ab. Die Prävalenz der VES wurde aber als unabhängiger Risikofaktor für vorzeitigen Herztod erkannt.

Die Framingham-Studie hat gezeigt, dass Männer ohne offensichtliche koronare Herzkrankheit (KHK) und mit häufigen VES (>30 pro Stunde) oder komplexen ventrikulären Arrhythmien ein doppeltes Risiko für Gesamtmortalität und für MI oder Tod infolge KHK aufweisen. Hingegen gehen bei Männern mit KHK und bei Frauen mit oder ohne KHK komplexe und häufige ventrikuläre Arrhythmien nicht mit einem erhöhten Risiko einher [1].

Bjerregaard et al. [2] fanden in einer kleinen Gruppe von 237 offensichtlich gesunden Personen einen Anstieg von in der Folge auftretender KHK bei jenen Personen, bei denen >900 VES pro Tag oder eine KT im 24-Stunden-EKG gefunden wurden. 378 in die European Infarction Study [3] aufgenommene Plazebo-Patienten, bei denen Doubletten oder Salven von VES auftraten, zeigten eine niedrige 2-Jahres-Mortalitätsrate von 4%, aber eine hohe Rate von 16,7%, wenn die ventrikulären Arrhythmien mit eingeschränkter LV-Funktion kombiniert waren. In der Studie von Vaage-Nilsen et al. [4] hatte die Anzahl der VES (>10 pro Stunde), die eine Woche und einen Monat nach akutem MI registriert wurden, prognostischen Aussagewert bezüglich Mortalität. Die Studie von Statters et al. [5] ergab, dass die Häufigkeit der VES (6–10 Tage nach akutem MI registriert) während einer Beobachtungszeit von 1–8 Jahren einen signifikanten Aussagewert für künftige kardiale Komplikationen bei 379 MI-Patienten mit früher Thrombolyse und bei 301 Patienten ohne Thrombolyse hatte. Schmidt et al. [6] beschrieben das Fehlen der Herzfrequenzvariabilität nach VES als eine unabhängige und potente Methode der Postinfarkt-Risikostratifizierung. Bei Patienten nach aortokoronarer Bypassoperation scheinen ventrikuläre Arrhythmien keinen Aussagewert bezüglich eines künftigen plötzlichen Herztods zu haben [7]. Bei Patienten mit idiopathischer dilatierender Kardiomyopathie erwiesen sich ventrikuläre Arrhythmien für die Vorhersage der Mortalität als signifikant schlechter als andere Faktoren, wie etwa LV-Auswurffraktion und Schlagarbeitsindex [8]. In einer Studie an 617 Patienten (393 Frauen, 224 Männer) mit linksventrikulärer Hypertrophie (LVH) betrug die kumulative 6-Jahres-Gesamtmortalität bei Männern ohne ventrikuläre Arrhythmien 12% im Vergleich zu 28% bei Männern mit häufigen oder komplexen ventrikulären Arrhythmien. Bei Frauen beliefen sich die entsprechenden Werte auf 11% und 22% [9].

In einer Übersicht berichteten Podrid et al. [10] von einer hohen Prävalenz von häufigen VES (70–95%) und von anhaltenden Kammertachykardien (40–80%) bei Patienten mit Kardiomyopathie jeglicher Ätiologie und mit Herzinsuffizienz.

5 Therapie

Vor Jahren wurden die VES auf der Basis ihrer Häufigkeit, ungeachtet der Myokardfunktion, behandelt. Das Ziel der Therapie war, die Anzahl der VES pro 24 Stunden um 85% zu senken. Zwei Studien brachten dann eine völlige Änderung dieser Haltung. Velebit et al. [11] wiesen nach, dass verschiedene Antiarrhythmika proarrhythmische Wirkungen haben; diese Wirkungen sind am deutlichsten bei Antiarrhythmika der Klasse I nach Vaughan Williams vorhanden. Diese Resultate und die CAST-Studie trafen die medizinische Welt wie eine Bombe [12]: Patienten, die mit Flecainid, Encainid oder Moricizin behandelt wurden, zeigten im Vergleich mit der Plazebo-Gruppe eine dreifache Mortalität. Risikofaktoren (neben dem Medikament selbst) waren eingeschränkte LV-Funktion und wahrscheinlich reduzierte Nierenfunktion (letztere ist wichtig, weil Flecainid teilweise durch die Nieren ausgeschieden wird). Von diesem Zeitpunkt an wurde die „kosmetische" Therapie der VES aufgegeben, und die Antiarrhythmika der Klasse I nach Vaughan Williams [13,14] werden wenn immer möglich vermieden. Wenn doch eine gewisse Therapie oder Prophylaxe nötig ist, sind Betablocker vorzuziehen. Bei symptomatischen Patienten wird das Flecainid von vielen Kardiologen wegen seiner antiarrhythmischen Potenz weiterhin angewendet, wenn auch nur bei Patienten mit erhaltener

LV- und renaler Funktion. Die *maximale Dosis* beträgt 100-50-100 mg pro Tag, in der Regel genügen 50-50-50 mg.

Literatur

1. Bikkina M, Larson MG, Levy D. Prognostic implications of asymptomatic ventricular arrhythmias: the Framingham Heart Study. Ann Intern Med 1992;117:990-6
2. Bjerregaard P, Sorensen KE, Molgaard H. Predictive value of ventricular premature beats for subsequent ischemic heart disease in apparently healthy subjects. Eur Heart J 1991;12:597-601
3. Andresen D, Bethge KP, Boissel JP, et al. Importance of quantitative analysis of ventricular arrhythmias for predicting the prognosis in low-risk postmyocardial infarction patients. European Infarction Study (EIS) Group. Eur Heart J 1990;11:529-36
4. Vaage-Nilsen M, Rasmussen V, Hansen JF, et al. Prognostic implications of ventricular ectopy one week, one month, and sixteen months after an acute myocardial infarction. Danish Study Group on Verapamil in Myocardial Infarction. Clin Cardiol 1998;21:905-11
5. Statters DJ, Malik M, Redwood S, et al. Use of ventricular premature complexes for risk stratification after acute myocardial infarction in the thrombolytic era. Am J Cardiol 1996;77:133-8
6. Schmidt G, Malik M, Barthel P, et al. Heart-rate turbulence after ventricular premature beats as a predictor of mortality after acute myocardial infarction. Lancet 1999;353:1390-6
7. Pinto RP, Romerill DB, Nasser WK, et al. Prognosis of patients with frequent premature ventricular complexes and nonsustained ventricular tachycardia after coronary artery bypass graft surgery. Clin Cardiol 1996;19:321-4
8. De Maria R, Gavazzi A, Caroli A, et al. Ventricular arrhythmias in dilated cardiomyopathy as an independent prognostic hallmark. Italian Multicenter Cardiomyopathy Study (SPIC) Group. Am J Cardiol 1992;69:1451-7
9. Bikkina M, Larson MG, Levy D. Asymptomatic ventricular arrhythmias and mortality risk in subjects with left ventricular hypertrophy. J Am Coll Cardiol 1993;22:1111-6
10. Podrid PJ, Fogel RI, Fuchs TT. Ventricular arrhythmia in congestive heart failure. Am J Cardiol 1992;69:82G-95G (discussion of review 95G-96G)
11. Velebit V, Podrid P, Lown B, et al. Aggravation and provocation of ventricular arrhythmias by antiarrhythmic drugs. Circulation 1982;65:886-94
12. CAST (Cardiac Arrhythmia Suppression Trial). Preliminary report: effect of encainide and flecainide on mortality in a randomized trial arrhythmia suppression after myocardial infarction. N Engl J Med 1989;321:406-12
13. Vaughan Williams EM. A classification of antiarrhythmic actions reassessed after a decade of new drugs. J Clin Pharmacol 1984;24:129-47
14. Vaughan Williams EM. Significance of classifying antiarrhythmic actions since the cardiac arrhythmia suppression trial. J Clin Pharmacol 1991;31:123-35

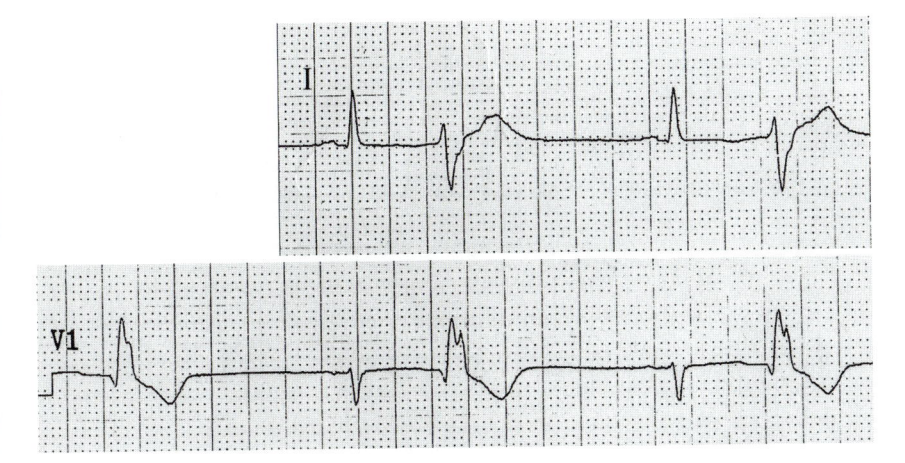

EKG 25.1
VES in Bigeminie. Ableitungen I und V_1: RSB-ähnliches Bild mit qR in V_1.

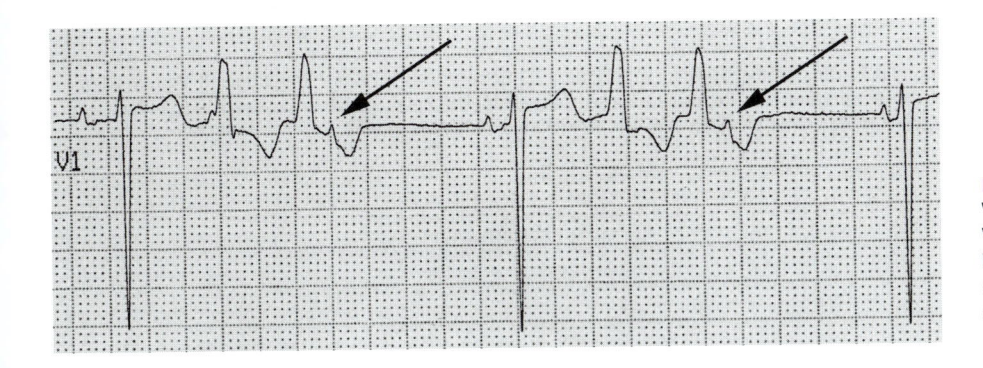

EKG 25.2
VES in Trigeminie. Ableitung V_1: RSB-ähnliches Bild mit R in V_1, QS-Komplex in V_6 (nicht abgebildet). AV-Dissoziation in V_1 sichtbar (Pfeil).

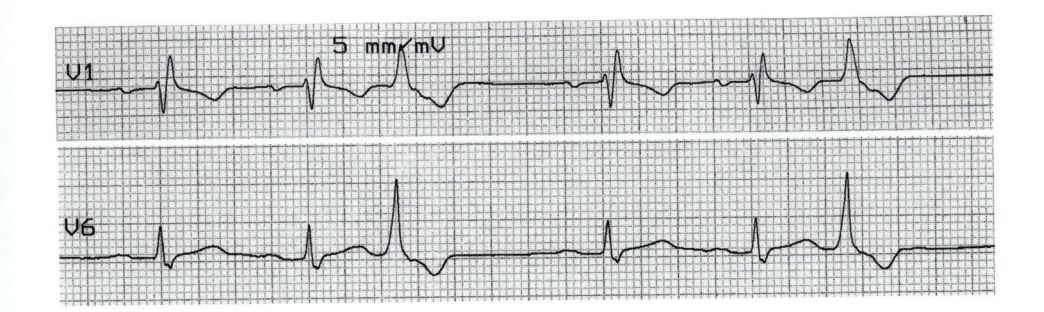

EKG 25.3
Ableitungen V_1/ V_6. Ventrikuläre 2:1-Extrasystolie. Rein positive QRS in den präkordialen Ableitungen. Beim Sinusrhythmus bestehen ein AV-Block 1° und ein inkompletter RSB.

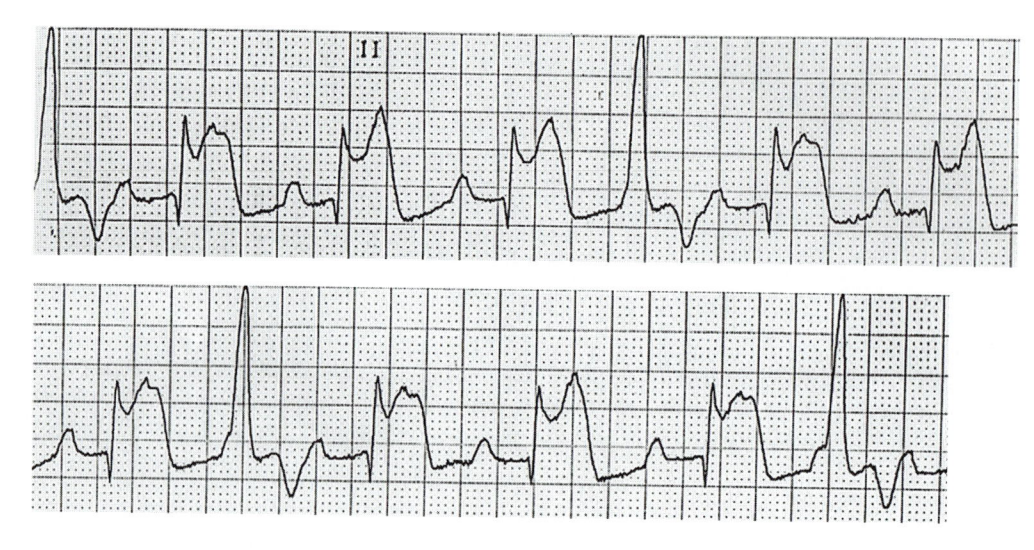

EKG 25.4
44J/m. Ableitung II, kontinuierlicher Streifen: ventrikuläre 3:1-Extrasystolie bei einem Patienten mit akutem inferiorem MI. Beachte die alternierende Repolarisation (als Zeichen der Ischämie), unterbrochen durch VES. Andere Streifen zeigten eine Bigeminie. Somit ist eine verborgene Bigeminie wahrscheinlich.

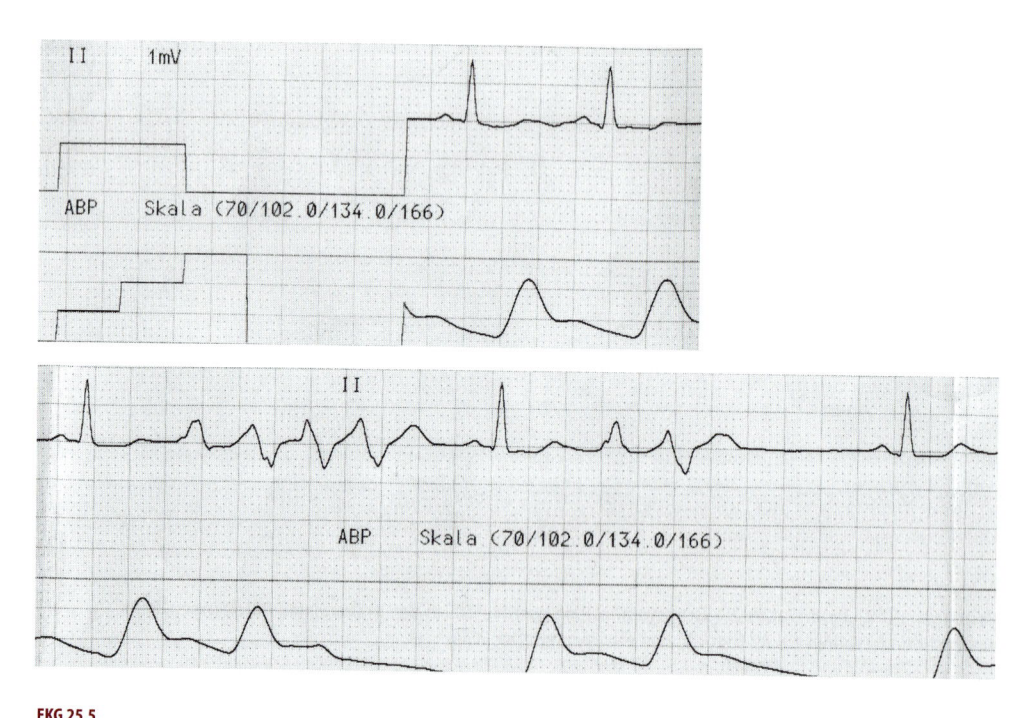

EKG 25.5
Kontinuierlicher Streifen. Oberer Streifen: Rhythmus. Unterer Streifen: Blutdruck. In diesem Fall führt nur die erste VES zu einer normalen LV-Kontraktion. Die folgenden VES bleiben ohne hämodynamische Auswirkung.

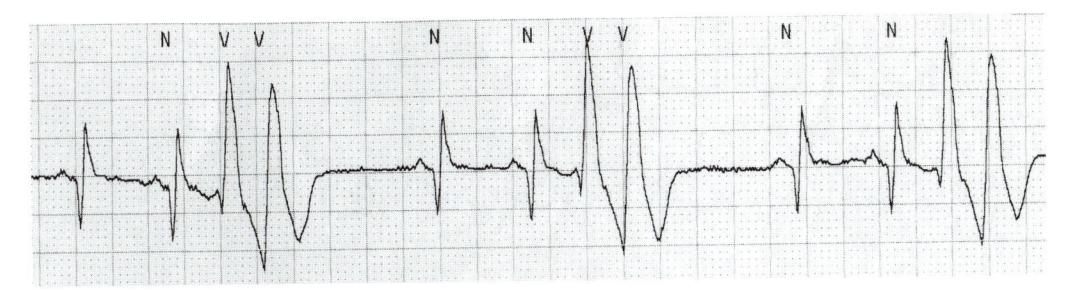

EKG 25.6 ▲
Monitorableitung. Ventrikuläre 2:2-Extrasystolie.

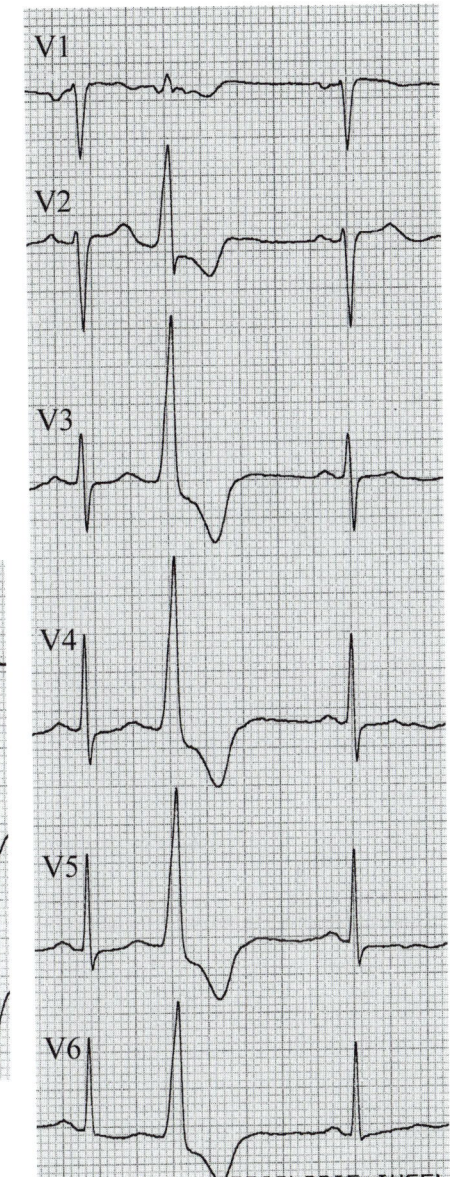

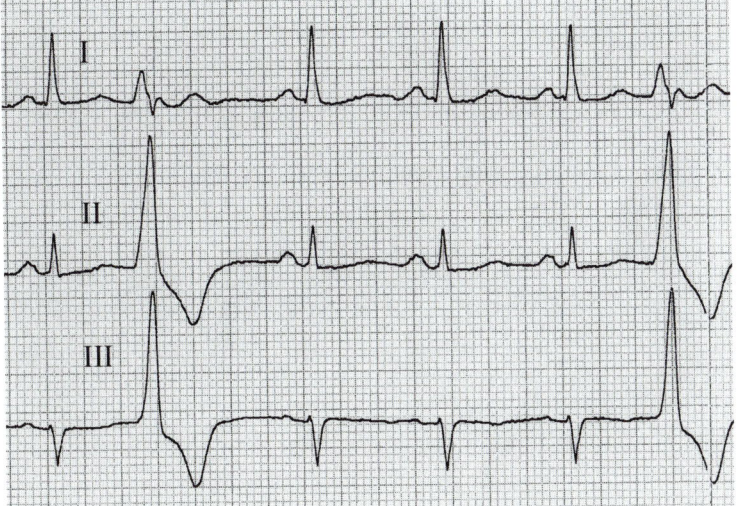

ECG 25.7 ▲ ▶
Monomorphe VES. Beachte die fast ausschließlich positiven QRS in den präkordialen Ableitungen.

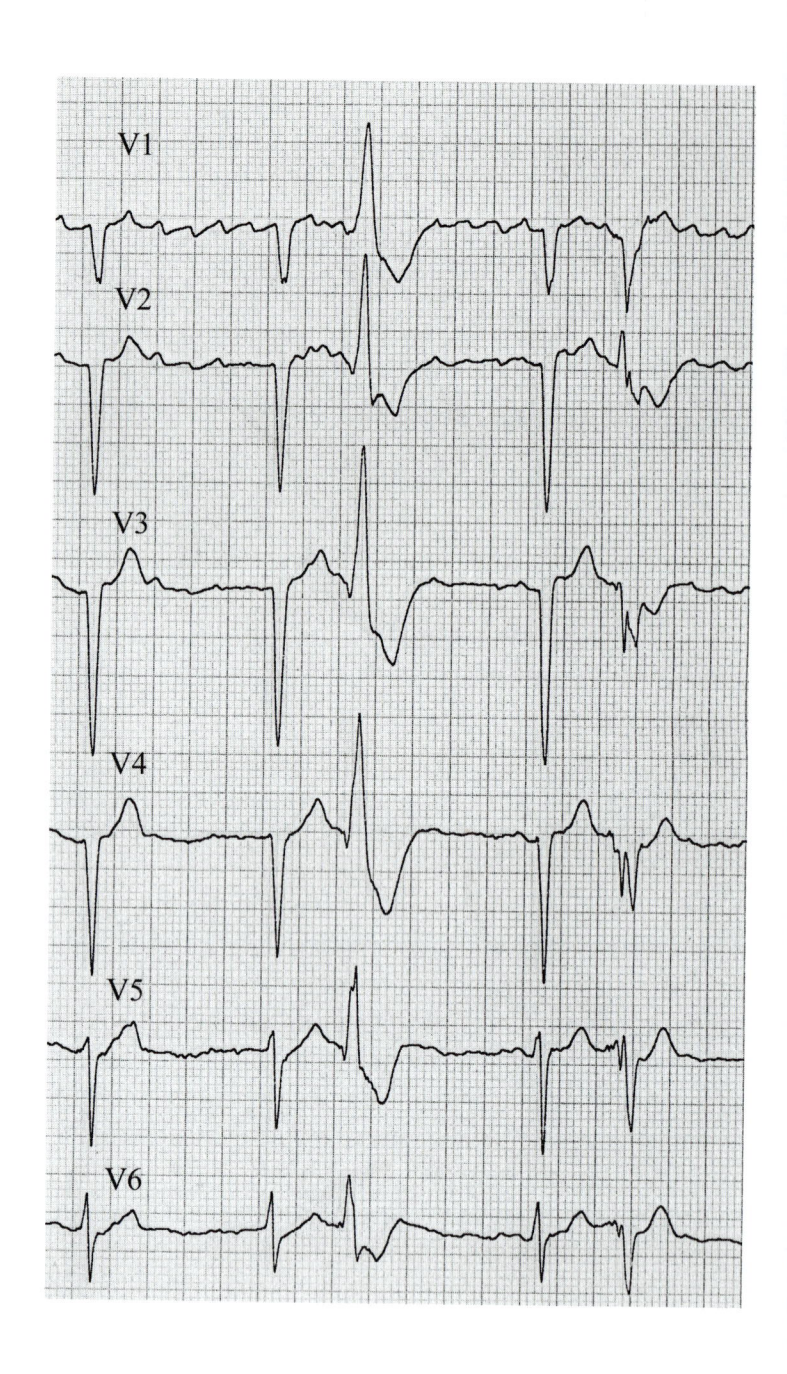

EKG 25.8a
76 J/m. EKG: Polymorphe VES. Vorhofflimmern.

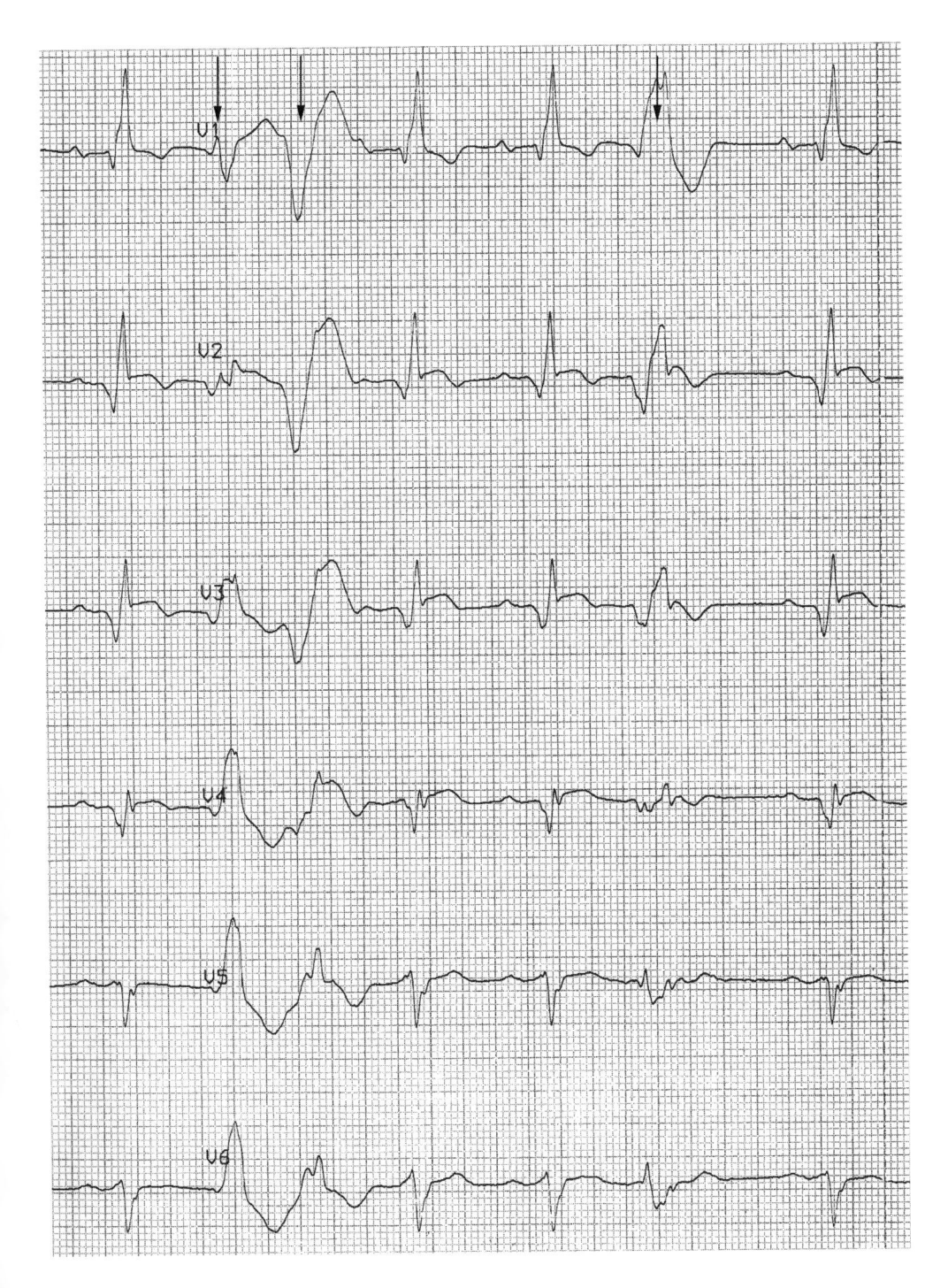

EKG 25.8b
70 J/m. EKG: Polymorphe VES (Pfeile). Subakuter anteriorer MI. RSB.

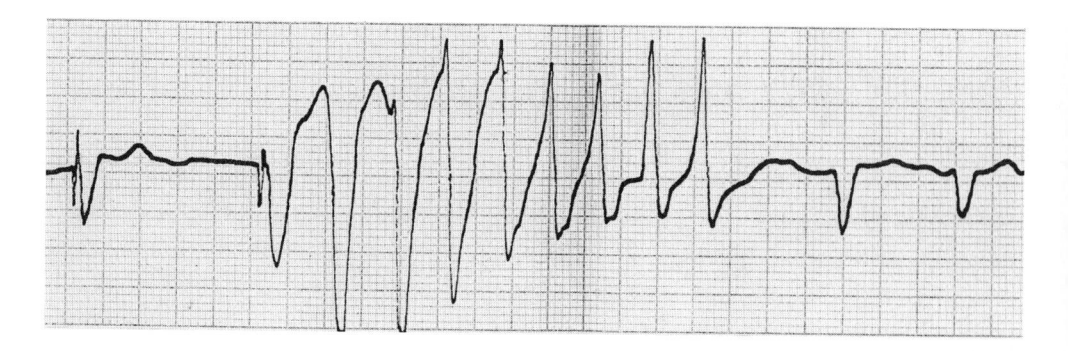

EKG 25.9
86 J/m. R-auf-T. Rhythmusstreifen. Schrittmacherpatient. Eine in die T-Welle kurz nach deren Spitze einfallende VES löst eine kurze KT vom Typ „Torsade de pointes" aus.

EKG 25.10
45 J/m. Unkomplizierter AV Kanal. EKG (Ableitung V_4, 4 Tage nach chirurgischer Korrektur): Interponierte VES in 2:1-Folge. Rein positive QRS in allen präkordialen Ableitungen (nicht abgebildet). Keine postextrasystolische Pause. AV-Block 1° und RSB. Die PQ-Zeit (0,32 s) ist vor und nach der VES gleich. Beachte, dass bei interponierten VES das PQ-Intervall beim postextrasystolischen Schlag im Allgemeinen verlängert ist.

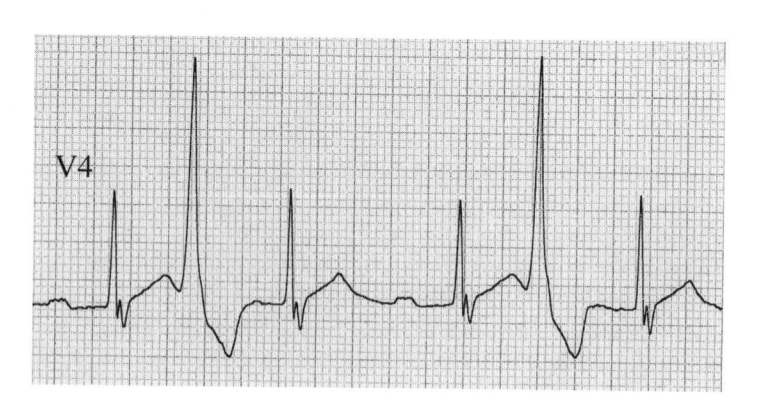

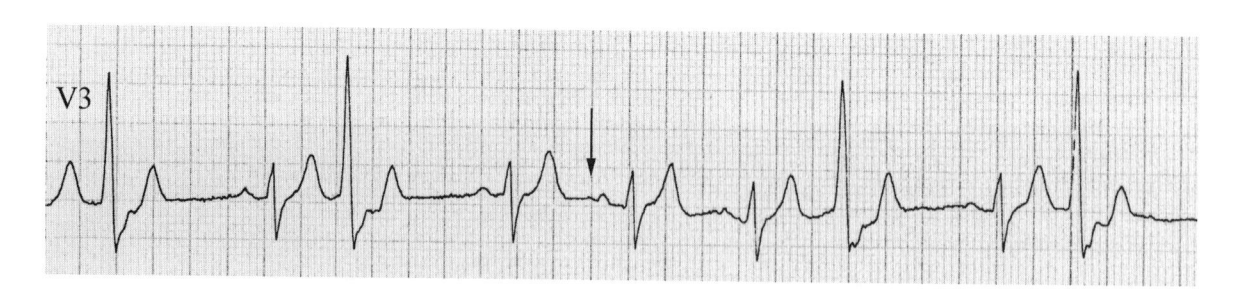

EKG 25.11
Verborgene Bigeminie (Ableitung V_3). Ventrikuläre VES in Bigeminie außer während drei aufeinander folgenden Sinusschlägen. Eine blockierte VES (Pfeil) ist sehr wahrscheinlich. In diesem Fall ist das Kopplungsintervall der VES nicht konstant.

Kapitel 26
Kammertachykardie (KT)

Auf einen Blick

Die Kammertachykardie (KT) stellt im Allgemeinen eine schwere Arrhythmie dar, die die Herzfunktion oft stark beeinträchtigt und ein Vorläufer des Kammerflimmerns sein kann. Wir unterscheiden die Auswirkung der KT auf die Hämodynamik und auf die Prognose.

Die Auswirkung der KT auf die Hämodynamik ist abhängig von der vorbestehenden links- (oder rechts-) ventrikulären Funktion und von der Frequenz und der Dauer der Tachykardie. Je schlechter die ventrikuläre Funktion und je höher die Frequenz ist, desto schlechter sind die Füllung und der Auswurf des Ventrikels. Eine KT von längerer Dauer (Minuten bis Stunden oder sogar Tage) führt im Allgemeinen zu einer weiteren hämodynamischen Verschlechterung.

Die Prognose der KT wird durch den Typ und den Schweregrad der zugrunde liegenden Herzkrankheit bestimmt.

EKG

1 Definition und Merkmale der Kammertachykardie

Eine Kammertachykardie wird definiert durch ≥ 3 aufeinander folgende vorzeitige Kammerkomplexe mit einer Dauer von >0,12 s (oft ≥0,14 s) und eine Frequenz zwischen 100 und 240/min (ausnahmsweise bis 300/min), meistens 140–220/min. Den QRS-Komplexen gehen keine atriale Ausschläge voraus. Die Tachykardie kann anhaltend (englisch: „sustained"; >30 s; oft Minuten bis Stunden) oder nichtanhaltend (englisch: „non-sustained"; <30 s; oft nur kurz (EKG 26.1)) sein. Die Repolarisation ist immer verändert und zwar durch eine ST-Hebung oder eine ST-Senkung und durch T-Inversion in einigen Ableitungen.

2 Formen der Kammertachykardie

Es gibt drei Formen der KT, die sich bezüglich Morphologie, klinischer Bedeutung und oft auch bezüglich Ätiologie unterscheiden.

2.1 Monomorphe Kammertachykardie

Die monomorphe KT ist die häufigste Form. Sie kann anhaltend oder nichtanhaltend sein.

Die *anhaltende* monomorphe KT weist eine Frequenz von 130–240/min auf und wird durch eine ventrikuläre Extrasystole (VES) ausgelöst. Die Tachykardie ist regelmäßig oder minimal unregelmäßig. Wenn sich die Tachykardie spontan beendet, wird sie von einer „Post-Tachykardie"-Pause gefolgt (EKGs 26.2a-b), ausgenommen beim Vorhofflimmern.

Die monomorphe KT weist im Allgemeinen ein linksschenkelblock- oder rechtsschenkelblockähnliches *QRS-Bild* (atypischer LSB oder RSB) auf. Die EKGs 26.3a-b zeigen zwei Episoden einer KT mit LSB-Bild beim gleichen Patienten; im EKG 26.3c desselben Patienten findet sich im Sinusrhythmus das Bild eines RSB + LAFB (linksanteriorer Faszikelblock) und ein ausgedehnter anteriorer Myokardinfarkt (MI). Das EKG 26.4a ist ein Beispiel einer KT mit RSB-ähnlichem Muster (mit einem retrograden AV-Block 2°), während das EKG 26.4b die QRS-Konfiguration im Sinusrhythmus zeigt.

Eine KT mit einer Frequenz über 200/min wird von manchen Autoren „Kammerflattern" genannt. Andere verwenden den Begriff „Kammerflattern" nur dann, wenn die Morphologie der KT eine Form ähnlich einer Sinuskurve aufweist, bei der die Depolarisation und die Repolarisation nicht unterschieden werden können.

Eine atrioventrikuläre Dissoziation, eine oder mehrere Fusionsschläge, „capture beats" oder ein retrograder AV-Block 2°

(selten) weisen in einem hohen Prozentsatz der Fälle auf einen *ventrikulären Ursprung* der Tachykardie hin. Die EKGs 26.4a, 26.5 und 26.6 zeigen einen retrograden AV-Block 2°.

Ventrikuläre *„capture beats"* sind intermittierende supraventrikuläre Schläge (meist aus dem Sinusknoten) mit einem schmalen (normal breiten) QRS-Komplex. Unglücklicherweise sind ein retrograder AV-Block und Fusionsschläge ebenso wie „capture beats" während einer KT relativ seltene Phänomene. Vorhof-„capture beats" bedeuten retrograde Vorhofserregungen. Sie sind bei AV-Reentrytachykardien immer und bei KT in >60% vorhanden. Jedoch sind die P-Wellen bei der KT meistens nicht erkennbar.

Bei der *nichtanhaltenden* KT können die QRS-Komplexe monomorph oder mehr oder weniger polymorph sein.

2.1.1 Ätiologie der monomorphen KT

Die geläufigste Ätiologie der monomorphen KT stellt die koronare Herzkrankheit (KHK) dar. Jedoch können alle Erkrankungen des linken Ventrikels, und auch (aber viel seltener) solche des rechten Ventrikels wie kongenitale Herzkrankheiten und der arrhythmogene rechte Ventrikel diese Form der KT hervorrufen. Sie kann sogar bei Personen ohne offensichtliche strukturelle Herzerkrankung vorkommen. Diese spezielle Form der Tachykardie wurde früher *idiopathische* KT genannt. Bei einer beträchtlichen Anzahl „idiopathischer KT" ergaben invasive elektrophysiologische Untersuchungen einen „Fokus" im rechten Ausflusstrakt (RVA), der für das typische EKG mit LSB-ähnlichem Bild und frontaler überdrehter QRS-Lage (EKG 26.7) verantwortlich ist..

Die *Prognose* der KT hängt im Allgemeinen von ihrem Typ und vom Schweregrad der Herzkrankheit ab.

2.2 Polymorphe KT vom Typ „Torsade de pointes"

Die KT vom Typ *„Torsade de pointes"* ist durch eine besondere EKG-Morphologie charakterisiert. Dem Begriff entsprechend wechseln die Spitzen der QRS-Komplexe allmählich und ständig wiederholend ihre Polarität, indem sie um die isoelektrische Linie „tanzen" und so als spitze R- beziehungsweise S-Zacken in Erscheinung treten. Diese Eigentümlichkeit ist oft nicht in einer einzelnen Ableitung sichtbar. Die Frequenz kann mit 200–300/min *exzessiv* hoch sein (EKGs 26.8 und 26.9), ausnahmsweise bis 400/min (EKG 26.10). Trotz der hohen Frequenz beendet sich dieser KT-Typ gewöhnlich *spontan* nach einigen Sekunden, manchmal sogar nach Minuten. Attacken, die länger als 5–10 s dauern, führen zu Bewusstlosigkeit, und langdauernde Anfälle können organische (besonders zerebrale) Schäden hervorrufen. Bei relativ seltenen Fällen kommt es bei der KT vom Typ „Torsade de pointes" zur Degeneration in ein *Kammerflimmern*. Diese deletäre Komplikation kann nicht vorausgesagt werden. So sollte jedermann mit dieser Tachykardie unverzüglich monitorisiert und behandelt werden (meistens mit Magnesium und Kalium und/oder mit einem Schrittmacher), wobei ein Defibrillator in Bereitschaft zu halten ist.

2.2.1 Ätiologie der KT vom Typ „Torsade de pointes"

Die KT vom Typ „Torsade de pointes" wurde zuerst mit dem *kongenitalen langen QT-Syndrom* in Beziehung gebracht: Dem *Romano-Ward*-Syndrom (ohne Taubheit) und dem *Jervell-Lange-Nielsen*-Syndrom (mit Taubheit). Das *erworbene lange QT* ist viel häufiger; es tritt bei vielen Zuständen auf, die zu einer Verlängerung des QT- oder QTU-Intervalls führen. Die häufigste Ursache ist eine Therapie mit *Diuretika* (die eine Hypokaliämie, oft kombiniert mit einer Hypomagnesiämie zur Folge hat) und mit *Antiarrhythmika* (besonders mit solchen der Klasse Ia nach Vaughan Williams).

Jedoch wurde die KT vom Typ „Torsade de pointes" auch unter vielen anderen Bedingungen wie etwa bei KHK mit und ohne Bradykardie und mit vielen anderen Medikamenten beobachtet (siehe „Im Detail").

2.3 Polymorphe KT (ohne „Torsade de pointes")

In vielen Publikationen betrifft der Begriff „polymorph" lediglich die polymorphe KT vom Typ „Torsade de pointes". Jedoch gibt es auch polymorphe KT *ohne* „Torsade de pointes":

i. Polymorphe QRS-Komplexe sind nicht ungewöhnlich bei nichtanhaltenden KT, besonders wenn die Tachykardie nur einige Schläge lang dauert.
ii. Polymorphe QRS-Komplexe ohne „Torsade de pointes" werden gelegentlich bei Patienten mit schwerem Myokardschaden gesehen, wobei sie mit einer schlechten Prognose einhergehen. Die Frequenz ist oft nicht exzessiv hoch (EKG 26.11). Eine Degeneration in ein Kammerflimmern ist ziemlich häufig. Dieser KT-Typ kann auch bei Patienten mit kardiogenem Schock kurz vor dem Tod beobachtet werden.

3 Ein Spezialfall: Akzelerierter idioventrikulärer Rhythmus

Nach der Definition ist ein akzelerierter idioventrikulärer Rhythmus *keine* KT, da seine Frequenz selten 100/min übersteigt. Er stellt aber keinen Ersatzrhythmus dar (wie im Falle eines niedrigfrequenten Kammerrhythmus beim kompletten AV-Block) und wird deshalb oft nicht eindeutig identifiziert. Meistens tritt dieser Kammerrhythmus (mit breitem QRS) während einiger Schläge (in der Regel 2–10) in Erscheinung und unterdrückt den Sinusrhythmus infolge einer etwas höheren Frequenz. Zu Beginn und am Ende des Kammerrhythmus können Fusionsschläge beobachtet werden (EKGs 26.12 und 26.13).

Ein akzelerierter idioventrikulärer Rhythmus tritt besonders beim akuten MI (in einem hohen Prozentsatz während der ersten Stunden nach erfolgreicher Thrombolyse) und nach aortokoronarer Bypassoperation auf. Deshalb gilt er als ziemlich zuverlässiges Zeichen für eine Myokardischämie.

4 Differentialdiagnose der „Breit-QRS-Tachykardie": KT *versus* supraventrikuläre Tachykardie mit Aberration (SVTab)

Nicht nur KT, sondern auch supraventrikuläre Tachykardien (SVT) mit *Aberration* (SVTab) führen zu breiten QRS-Komplexen (≥0,12 s).

4.1 Formen der SVTab (SVT mit breitem QRS)

Es werden drei Formen von SVTab unterschieden.

4.1.1 SVTab mit Schenkelblock

Supraventrikuläre Tachykardien wie Vorhofflattern, Vorhofflimmern, AV-Tachykardien und Sinustachykardien (ohne sichtbare P-Wellen) mit Schenkelblock (selten bilateralem Schenkelblock) stellen die häufigste Form der SVTab mit breitem QRS dar.
Bei allen Fällen von Breit-QRS-Tachykardien mit mäßiger Frequenz (110–150/min) sollte eine Sinustachykardie mit Schenkelblockaberration ausgeschlossen werden. Die P-Welle kann in der T-Welle des vorausgehenden Schlages verborgen sein, insbesondere beim Vorliegen eines langen PQ-Intervalls.

4.1.2 SVTab beim WPW-Syndrom

Diese seltene Form tritt nur bei einer anterograden Reizleitung über das akzessorische Bündel oder bei Fällen mit zusätzlichem Schenkelblock auf. *Über 90%* der WPW-Tachykardien zeigen ein schmales (normales) QRS.

4.1.3 SVT mit anderen Aberrationen

In einigen Lehrbüchern wird ein dritter Typ von SVTab erwähnt, der nicht klassifizierbar ist, das heißt der weder mit einem Schenkelblock noch mit einem Faszikelblock noch mit einem WPW-Syndrom erklärt werden kann. Es muss auch angeführt werden, dass selten ein breites QRS ohne Aberration vorhanden sein kann, zum Beispiel bei schwerer ventrikulärer Hypertrophie und bei Myokardinfarkt.

4.2 Kriterien zur Unterscheidung zwischen KT und SVTab

Es wurden viele morphologische Kriterien publiziert, die aufgrund von Veränderungen des QRS-Komplexes die Unterscheidung zwischen KT und SVTab erlauben sollten. In Tabelle 26.2 sind die üblichen Charakteristika zusammengestellt. Jedoch erreichen sogar erfahrene Rhythmologen lediglich eine Genauigkeit von 85%, selbst wenn alle 12 Standardableitungen zur Verfügung stehen.

Jene Leser, die weder Zeit noch Muße haben, um all diese ziemlich komplizierten morphologischen EKG-Zeichen zu lernen, mögen Zuflucht zu einem einfacheren Zugang nehmen.

Tchou et al. [1] zeigten in einer scharfsinnigen Publikation, dass eine positive Antwort auf zwei *Fragen* an den Patienten zuverlässiger sein kann als die Diagnose aufgrund anderer klinischer und morphologischer Kriterien:

1. Erlitten Sie kürzlich einen *Myokardinfarkt*?
2. Hatten Sie diese Symptome (infolge der Tachykardie) erst *nach* dem Infarkt?

Eine positive Antwort auf diese beiden Fragen sagte mit großer Genauigkeit eine KT voraus. Die anfängliche „klinische" Diagnose bei 31 Patienten (davon 10 Frauen; Alter 27–79 Jahre) mit Breit-QRS-Tachykardie lautete KT bei 17 und SVT bei 14 Fällen. Elektrophysiologische Untersuchungen ergaben 29-mal KT und nur 2-mal SVT. Zwei der 17 „KT" entpuppten sich als SVT, und – noch wichtiger – alle 14 „SVT" stellten sich als KT heraus. Aufgrund der Antworten auf die zwei Fragen wurden 28 von 29 KT und beide der 2 SVT korrekt diagnostiziert. Nur eine KT wurde für eine SVT gehalten. So resultierte aus der „Zwei-Fragen"-Methode eine diagnostische Genauigkeit von 95%, während die „klinisch-morphologische" Methode eine Genauigkeit von rund 50% ergab. Die Aussage der Studie wird allerdings durch das Profil der Patientengruppe etwas eingeschränkt: Beinahe alle Patienten hatten eine KHK (und MI) und wurden zur elektrophysiologischen Untersuchung wegen einer Breit-QRS-Tachykardie ins Spital eingewiesen. Außerdem sollte erwähnt werden, dass das primäre EKG nicht durch einen erfahrenen Rythmologen interpretiert worden war.

4.3 Kriterien zur Unterscheidung zwischen KT und Artefakten

Artefakte können, insbesondere bei Holter-EKGs und Monitor-Rhythmusstreifen, als Breit-QRS-Tachykardien fehlinterpretiert werden. Im Allgemeinen sind sie bedingt durch mechanische Manöver wie etwa Zähneputzen oder Rückenklopfen während Physiotherapie oder durch ungenügende Haut-Elektroden-Kontakte. Eine sorgfältige Analyse des EKGs erlaubt die Identifikation von Überbleibseln von QRS-Komplexen (so genannte „notches") innerhalb der Artefakte (siehe „Im Detail").

5 Therapie

Wie schon erwähnt kann die Differenzierung zwischen KT und SVTab aufgrund des EKGs schwierig oder gar unmöglich sein.

Jedoch ist es äußerst wichtig, die richtige Diagnose *vor* der medikamentösen Behandlung zu stellen. Eine Fehldiagnose einer Breit-QRS-Tachykardie wie etwa einer SVTab beim Vorliegen einer KT kann lebensbedrohliche Komplikationen zur Folge haben. Als Beispiel diene etwa eine KT, die als SVT mit Schenkelblock fehldiagnostiziert und mit Verapamil intravenös oder einem anderen kardiodepressiven Medikament behandelt wird. Die Tachykardie reagiert nicht, aber es kommt zu einem dramatischen Blutdruckabfall, der möglicherweise zum Tode führt.

Bei allen unklaren Fällen stellt die Elektrokonversion die *einzige* korrekte Therapie dar! Natürlich muss Sauerstoff verabreicht, und kardiodepressive Narkotika müssen vermieden werden. Einige Antiarrhythmika können die Wirkung des externen Gleichstromschocks beeinträchtigen. Lidocain ist bei einer KT nur in 20–30% erfolgreich. Procainamid (Erfolgsrate rund 80%) bewirkt einen Blutdruckabfall von 10–20 mmHg oder mehr.

Insgesamt erfordert eine Breit-QRS-Tachykardie mit hoher Frequenz eine *unverzügliche* Elektrokonversion. Unprofessionelle „Vorbehandlung" mit Antiarrhythmika kann nicht nur deletäre Folgen haben, sondern auch den Erfolg einer Elektrokonversion beeinträchtigen.

Im Detail

Es ist ein recht anspruchsvolles Unterfangen, die Kammertachykardie (KT) einschließlich ihrer Differentialdiagnosen auf nur wenigen Seiten auszuführen. Das Thema wird in 16 021 Publikationen behandelt (PubMed am 20.Januar 2006), besondere Meetings werden ihm gewidmet, und viele Buchkapitel diskutieren es ausführlich.

6 Pathophysiologie

Viele Mechanismen sind für die Auslösung und die Aufrechterhaltung der KT verantwortlich, die wichtigsten sind Reentry, erhöhte Automatizität und getriggerte Aktivität.

6.1 Reentry

Reentry stellt bei weitem den wichtigsten Mechanismus für die Auslösung und Aufrechterhaltung der KT dar. Drei Bedingungen müssen erfüllt sein, damit sich eine „Kreisbewegung" der Reizleitung mit konsekutiver Erregung ergeben kann:

i. ein Kreis um ein anatomisches oder funktionelles Hindernis herum
ii. ein unidirektionaler Block innerhalb dieses Kreises
iii. eine verminderte Reizleitung.

Die *Länge* der Kreisbahn wird definiert als das Produkt der Reizleitungsgeschwindigkeit und der Refraktärperiode. Beim Herzen ist ein solcher Kreis nur möglich, wenn die Reizleitungsgeschwindigkeit beträchtlich verlangsamt und die Refraktärperiode verkürzt ist.

Tabelle 26.1 zeigt die Formeln bei:

i. normalen Verhältnissen
ii. „Makro-Reentry"
iii. „Mikro-Reentry".

Tabelle 26.1
Länge des Reentrykreises (Reizleitungsgeschwindigkeit × Refraktärperiode)

Normal*	Kreisbahnlänge 4,0 m/s × 0,3 s = 1,2 m
Makro-Reentry	Kreisbahnlänge 0,02 m/s × 0,24 s = 0,0048 m (d.h. 4,8 mm)
Mikro-Reentry	Kreisbahnlänge 0,001 m/s × 0,2 s = 0,002 s (d.h. 0,2 mm)

* Bei normaler Reizleitungsgeschwindigkeit, ein Reentry-Kreis ist nicht möglich.

Ein *Makro-Reentry* entsteht um eine Narbe infolge Myokardinfarkts (strukturelles Hindernis) oder um eine ischämische Zone (funktionelles Hindernis) herum.

Ein *Mikro-Reentry* tritt auf zellulärer Basis auf, z.B. innerhalb des Purkinje-Reizleitungsnetzes. Multiple kleine und chaotische Reentrykreise mit so genannten „wavelets" stellen den elektrophysiologischen Mechanismus des Kammerflimmerns dar.

6.2 Erhöhte Automatizität

Der zugrunde liegende Mechanismus der Automatizität ist die *langsame diastolische Depolarisation*, die allen myokardialen Reizleitungszellen eigen ist. Unter normalen Bedingungen haben die Zellen des Sinusknotens die schnellste diastolische Depolarisation, weswegen der Sinusknoten die Führung übernimmt. Unter pathologischen Umständen wie etwa bei Ischämie können die Zellen des Reizleitungssystems die diastolische Depolarisation beschleunigen. Wenn eine Reizleitungszelle die Schwelle für die systolische Depolarisation während der Diastole früher (verglichen mit dem Sinusknoten) erreicht, übernimmt der Ventrikel die Schrittmacherrolle. Kommt dies nur einmal vor, wird eine ventrikuläre Extrasystole erzeugt. Wiederholt sich der Prozess, tritt eine KT auf. In diesem Fall wird eine monomorphe KT hauptsächlich durch Reentrymechanismen aufrechterhalten. Eine erhöhte Automatizität wird gewöhnlich bei Sinustachykardie, AV-Knotenrhythmen, Parasystolie und akzeleriertem idioventrikulärem Rhythmus gefunden.

6.3 Getriggerte Aktivität

Eine getriggerte Aktivität ist direkt mit dem vorangehenden elektrischen Zyklus verbunden und kann sich als *frühe* Nachdepolarisation (während der T-Welle der vorausgehenden Repolarisation) oder als *späte* Nachdepolarisation (nach der T-Welle der vorausgehenden Repolarisation) manifestieren. Das Phänomen kann einzeln oder repetitiv auftreten. Eine getriggerte Aktivität kommt bei QT-Verlängerung, z.B. bei akuter Ischämie oder Hypokaliämie, bei Herzinsuffizienz und bei Digitalisüberdosierung vor. Der Mechanismus der polymorphen KT vom Typ „Torsade de pointes" ist wahrscheinlich eine Kombination von getriggerter Aktivität, erhöhter Automatizität und Reentry. Zu Details über die Pathophysiologie siehe den wunderbaren EKG-Tutor von Gettes und Mitarbeitern [2].

6.4 Elektrotonus

Der Elektrotonus scheint ein basaler Mechanismus für verschiedene Formen von AV-Dissoziation (z.B. isorhythmische und Interferenz-Dissoziation) zu sein, die *nicht* mit einem kompletten AV-Block in Beziehung stehen. Der Elektrotonus spielt wahrscheinlich bei vielen Arrhythmien wie KT und Kammerflimmern eine Rolle. Jedoch wird der Mechanismus insgesamt nur schlecht verstanden und ist deshalb ein vielversprechendes Thema für weitere Forschungen.

EKG Spezial

6.5 Beginn der Kammertachykardie (KT)

Die Auslösung einer KT kann zur vorangehenden Frequenz in Beziehung stehen, insbesondere bei Patienten ohne strukturelle Herzkrankheit. Dabei kann das vegetative Nervensystem eine wichtige Rolle spielen [3]. Bei sympathikus-abhängigen KT steigt die vorangehende Sinusfrequenz an. Eine verminderte Herzfrequenzvariabilität fördert die Arrhythmie. Es wurde auch beobachtet, dass einer KT unmittelbar ein langes R-R-Intervall (infolge verminderter Sinusfrequenz oder einer postextrasystolischen Pause) vorausgeht, was zu kurzen-langen-kurzen Kopplungsintervallen führt (EKGs 26.14 und 26.15); dies beruht möglicherweise auf der „Bigeminie-Regel". Das *zweite* „kurze" Kopplungsintervall entspricht dem ersten KT-Schlag.

Gelegentlich beginnt die KT mit einem Fusionsschlag (EKG 26.16).

7 Formen der Kammertachykardie

Es lassen sich mehrere morphologisch verschiedene Formen der KT abgrenzen, die sich oft auch bezüglich Ätiologie und klinischer Bedeutung unterscheiden. Es sind dies die monomorphe KT, die polymorphe KT *mit* „Torsade de pointes" und *ohne* „Torsade de pointes" und spezielle Formen der KT.

7.1 Monomorphe Kammertachykardie

Neben der gewöhnlichen Form der KT mit atypischem LSB- oder RSB-Bild, hauptsächlich bedingt durch KHK oder andere Kardiomyopathien, haben in den vergangenen Jahrzehnten zwei spezielle „Subtypen" mit charakteristischer Morphologie und Ätiologie Beachtung gewonnen.

i. Das EKG bei *monomorpher* KT von Patienten mit *arrhythmogener rechtsventrikulärer Dysplasie* [4,5,6] zeigt oft VES und Episoden von KT mit einem LSB-ähnlichen Bild (EKG 26.17). Die so genannte *Epsilon-Welle* ist ein typisches Zeichen für diese Krankheit; sie kann gelegentlich bei Routine-EKGs mit Sinusrhythmus in Ableitung V_1 gesehen werden. Das EKG 26.18 zeigt eine Epsilon-Welle bei einem Patienten mit Sarkoidose, die den rechten Ventrikel involviert (bestätigt durch Biopsie).

ii. Die *monomorphe* (idiopathische) KT bei jungen Menschen *ohne* organische Herzkrankheit [7,8,9] ist der andere Subtyp. Oft ist das arrhythmogene Substrat im rechtsventrikulären *Ausflusstrakt* (RVA) lokalisiert. Bei diesen Fällen ist das EKG durch ein LSB-ähnliches Bild mit einer vertikalen QRS-Achse charakterisiert (EKG 26.7). Die idiopathische KT, die im linken Ventrikel ihren Ursprung hat und die mit der *faszikulären* Tachykardie identisch ist, kommt viel seltener vor. Sie wird vorwiegend bei jungen Männern beobachtet und wurde erstmals durch Zipes et al. [10] beschrieben. Ihr Ursprung wird meistens in der Region des links*posterioren* Faszikels gefunden, woraus das Bild eines RSB mit überdrehter Linkslage resultiert (EKG 26.19). Selten liegt der Ursprung im links*anterioren* Faszikel. Das EKG ist dann durch das Bild eines RSB mit überdrehter Rechtslage gekennzeichnet. Das QRS beim links*posterioren* Faszikel-Typ ist relativ schmal (≤140 ms). Alle Typen der idiopathischen Tachykardie reagieren auf Kalziumantagonisten (z.B. Verapamil), aber auch auf Flecainid, Sotalol und Amiodaron.

7.2 Kammertachykardie vom Typ „Torsade de tointes"

Dieser Typ wurde erstmals von Dessertenne im Jahr 1966 [11] beschrieben; er wurde in „Auf einen Blick", Abschnitt 2.2 abgehandelt. Die erworbene Form, die durch verschiedene Zustände bedingt ist, tritt viel häufiger auf als die kongenitalen Formen, das *Romano-Ward*-Syndrom (ohne Taubheit) [12,13] und das *Jervell-Lange-Nielsen*-Syndrom (mit Taubheit) [14]. Viskin publizierte eine ausgezeichnete Übersicht über dieses Thema [15].

7.3 Polymorphe Kammertachykardie ohne „Torsade de pointes"

In ihrer nichtanhaltenden Form, meist als polymorphe Tripletten, tritt diese Arrhythmie in Ruhe oder unter Belastung auf und weist oft auf eine Herzkrankheit hin.

Ihre anhaltende Form geht mit stark eingeschränkter ventrikulärer Funktion und mit sehr schlechter Prognose einher.

7.4 Spezielle Formen von Kammertachykardie

Andere Formen der Tachykardie (parasystolische KT, bidirektionale KT, doppelte Tachykardie) sind äußerst selten.

7.4.1 Parasystolische Kammertachykardie

Die parasystolische KT ist gekennzeichnet durch ein regelmäßiges interektopisches Intervall, ein variables Intervall zwischen den parasystolischen Schlägen und den Schlägen des Basisrhythmus und durch Fusionsschläge. Ein intermittierendes Fehlen der parasystolischen Schläge ist durch einen Ausgangsblock (Typ 1 oder 2) bedingt und kann die Diagnose erschweren.

7.4.2 Bidirektionale Kammertachykardie

Die bidirektionale KT kann bei Patienten mit schwerer Herzkrankheit oder Digitalisintoxikation gesehen werden [16,17]. Das EKG ist durch alternierenden Wechsel der ventrikulären Komplexe mit entgegengesetzter Achsenlage charakterisiert. Der Ursprung der KT findet sich im ersten Teil des linken Tawara-Schenkels oder im His-Bündel, der linke Ventrikel wird alternierend über das linksanteriore und das linksposteriore Faszikel erregt. Das EKG 26.20 zeigt ein typisches Beispiel. Bei diesem jungen Patienten konnten die Tachykardieepisoden durch Belastung ebenso wie durch Isoprenalininfusion ausgelöst werden.

7.4.3 Doppelte Tachykardie

Die doppelte Tachykardie ist eine Kombination von KT und SVT (Vorhof- oder AV-Knotentachykardie). Die Kammern werden durch den ventrikulären „Fokus" erregt, während die Vorhöfe der supraventrikulären Tachykardie folgen. Ventrikuläre „capture beats" können mit dem supraventrikulären Rhythmus auftreten. Im Allgemeinen wird die doppelte Tachykardie nur mit Hilfe von ösophagealen oder intraatrialen Ableitungen festgestellt. Eine doppelte Tachykardie während Belastung wurde von Eldar et al. [18] bei einem Patienten mit KHK und bei zwei jungen Menschen ohne offensichtliche Herzkrankheit beschrieben.

7.4.4 Akzelerierter idioventrikulärer Rhythmus

Der akzelerierte idioventrikuläre Rhythmus ist im Allgemeinen keine tachykarde Arrhythmie. Er tritt hauptsächlich beim akuten MI, insbesondere während Thrombolyse [19], und in den ersten 24 Stunden nach aortokoronarer Bypassoperation auf. Wie das folgende Fallbeispiel illustriert, kann die Klassifizierung einer KT schwierig ausfallen, und eine KT kann sogar eine unkonventionelle Therapie erfordern.

Fallbeispiel/Short Story 1

An einem Samstagmorgen im Jahre 1989 wurde ein 54-jähriger Mann mit zwei MI in der Anamnese wegen einer klinisch und radiologisch diagnostizierten Herzinsuffizienz hospitalisiert. Der Blutdruck betrug 90/70 mmHg. Das EKG zeigte eine monomorphe KT mit einer relativ langsamen Frequenz von 120/min (EKG 26.21a). Bei einer *retrospektiven* Analyse konnte eine AV-Dissoziation mit einer Vorhoffrequenz nur wenige Schläge unter der Kammerfrequenz festgestellt werden. Die linksventrikuläre Funktion schien schwer eingeschränkt zu sein (M-mode-Echo). Die KT reagierte weder auf intravenöse Verabreichung von Lidocain noch von Amiodaron. Um auf anderem Weg einen Sinusrhythmus zu erreichen, wurden fünf Elektroschocks verabreicht, die ebenfalls ohne Erfolg blieben. Am Montagmorgen hatte sich der Allgemeinzustand des Patienten dramatisch verschlechtert, es bestand ein Schock mit Anurie und einem Blutdruck von 70/50 mmHg. Seine Arrhythmie mit einer Frequenz von rund 120/min hatte 48 h persistiert.

Dieser Fall einer relativ langsamen KT, die weder auf Antiarrhythmika noch auf Elektroschock reagierte, wurde erneut eingehend diskutiert, und man beschloss, ein Vorhof-„overpacing" als Ultima Ratio zu versuchen. Der Herzindex (bestimmt durch Thermodilution) betrug 3,1 l/m². Das rechtsatriale Pacing war bei einer Frequenz einige Schläge höher als die KT-Frequenz erfolgreich; im EKG zeigte sich ein PQ-Intervall von 0,2 s und ein Schenkelblock-Bild (EKG 26.21b). In den folgenden 20 min stieg der Blutdruck langsam auf 100/70 mmHg an, der Herzindex nahm auf 4,2 l/m² zu, und der Patient war besser ansprechbar. Sein kardialer Zustand stabilisierte sich unter konstantem Vorhof-Pacing, und 4 h später kam eine Diurese in Gang. Bei wiederholter kurzer Unterbrechung der Stimulation trat wieder die KT mit einer Frequenz von 120/min mit raschem Blutdruckabfall auf. Ebenfalls wurden zwei kurze Episoden einer Sinustachykardie mit einer Frequenz von 120–122/min beobachtet. Nach 16 Stunden stoppte die Arrhythmie, ohne dass ein Antiarrhythmikum verwendet worden wäre. Die Koronarangiographie ergab eine schwere Drei-Gefäß-Erkrankung und eine linksventrikuläre Auswurffraktion von 30%. Am nächsten Tag wurde der Patient operiert (vier Bypässe), worauf er sich erholte und 8 Jahre später immer noch am Leben war [20].

Schlussfolgerung: Bei diesem Patienten mit einer schweren KHK war ein kardiogener (arrhythmogener) Schock nach einem Vorhof-„overpacing" einer niedrigfrequenten KT reversibel – diese Maßnahme war offensichtlich lebensrettend gewesen. Die KT kann als relativ langsame „gewöhnliche" monomorphe KT oder als ein akzelerierter idioventrikulärer Rhythmus klassifiziert werden, der bezüglich Dauer und (hoher) Frequenz extrem atypisch war. Dass die KT weder auf Medikamente noch auf Elektrokonversion reagierte, unterstützt die letztere Diagnose. (Die Methode des Vorhof-„overpacing" bei KT ist schon von Easly und Goldstein im Jahr 1968 [21] beschrieben worden).

8 Differentialdiagnose der regelmäßigen monomorphen Breit-QRS-Tachykardien: Kammertachykardie *versus* supraventrikuläre Tachykardie mit Aberration (SVTab)

8.1 Allgemeine Bemerkungen

Bevor wir uns auf die EKG-Details einlassen, ist es angebracht (auch für erfahrene Arrhythmie-Interpreten), einige allgemeine Betrachtungen über Patienten mit Breit-QRS-Tachykardie anzufügen.

8.1.1 Alter und Prävalenz

Je *älter* der Patient ist, desto wahrscheinlicher ist eine KT. Gelegentlich kann ein Vorhofflattern mit Aberration (besonders mit einem vorangehenden abnormen EKG) diagnostische Schwierigkeiten bereiten. Das WPW-Syndrom ist bei Älteren selten.

Bei *jungen* Patienten sind supraventrikuläre Tachykardien mit *Aberration* (SVTab) häufiger als bei älteren, und es besteht die Möglichkeit eines Zusammenhangs mit einem WPW-Syndrom. Jedoch gibt es auch bei jungen Patienten eine Reihe von Bedingungen, die eher für eine KT als für eine SVTab sprechen:

i. Myokardinfarkt
ii. andere LV-Kardiomyopathien
iii. RV Ausflusstrakt-KT
iv. KT bei arrhythmogenem rechtem Ventrikel (ARV)
v. maligne KT beim Brugada-Syndrom
vi. faszikuläre Tachykardie, besonders bei Männern.

Insgesamt ist die KT weit häufiger als die SVTab und zwar in einem Verhältnis von rund 10:1.

8.1.2 Zugrunde liegende Herzkrankheit

Ein Patient mit einer signifikanten Herzkrankheit, besonders mit Befall des linken Ventrikels, ist viel anfälliger auf eine KT als auf eine SVTab. Die häufigste Ätiologie der KT stellt die KHK mit Myokardinfarkt dar. Die Langzeit-Überlebenschance ist beträchtlich vermindert [22,23]. Bei einem Patienten mit Myokardinfarkt und Breit-QRS-Tachykardie, der vor dem Infarkt nie eine Tachykardie erlitten hat, besteht eine 95%ige Wahrscheinlichkeit, dass es sich um eine KT handelt. Allerdings beruhen die Resultate von Tchou [1] auf einer hochselektierten Patientenpopulation.

9 Elektrokardiographische Befunde bei monomorpher KT

9.1 Allgemeine Befunde

9.1.1 AV-Dissoziation

Eine AV-Dissoziation spricht stark für das Vorliegen einer KT. Nur bei der *automatischen junktionalen Tachykardie* (die besonders bei Erwachsenen selten ist) besteht oft eine AV-Dissoziation infolge eines retrograden AV-Blocks. Bei Fällen mit aberrierender ventrikulärer Reizleitung kann eine sichere Diagnose nur mit Hilfe von His-Bündel- und intraatrialen EKGs gestellt werden. Das *Fehlen* einer AV-Dissoziation schließt eine KT nicht aus. Eine AV-Dissoziation ist bei etwa 55% der KT vorhanden. Nach einer Studie von Akhtar et al. [24] fand sich bei rund 25% eine retrograde 1:1-Vorhoferregung und bei 20% ein VA-Block 2° 2:1 oder Wenckebach. Wellens und Lie [25] publizierten andere Resultate bei 45 Patienten: 11 Patienten zeigten eine AV-Dissoziation, 29 eine retrograde 1:1 Überleitung und 5 einen VA-Block 2°. Ein VA-Block zweiten Grades kann intermittierend vorhanden sein, und seine Entdeckung erfordert eine sorgfältige Untersuchung. Ein VA-Block 2° kann auch bei der automatischen junktionalen Tachykardie gesehen werden.

9.1.2 Fusionsschläge und (ventrikuläre) „capture beats"

Diese Phänomene stehen im Allgemeinen in Verbindung mit einer AV-Dissoziation. Sowohl Fusionsschläge (EKG 26.3b) wie auch ventrikuläre „capture beats" sind selten, sogar bei KT mit relativ langsamer Frequenz. Ein langer Rhythmusstreifen erhöht die Chance, solche Schläge zu entdecken, die dann die Diagnose bestätigen. Gelegentlich beginnt eine KT mit einem Fusionsschlag. Der erste Schlag der KT im EKG 26.16 stellt eine Fusion dar. Die KT wird durch die Zunahme der Frequenz gestoppt, weil der Impuls im Reentrykreis auf refraktäres Gewebe trifft.

9.1.3 VA-Block 2°

Nach der Literatur tritt ein retrograder AV-Block 2° in 10–20% auf. In der Praxis haben wir einen VA-Block 2° in nur wenigen Prozenten beobachtet, obwohl bei vielen Fällen lange Rhythmusstreifen untersucht wurden. Ein retrograder 2:1-AV-

Block (EKGs 26.4a und 26.5) ist häufiger als ein retrograder Wenckebach-Block (EKG 26.6).

9.1.4 Frequenz

Insgesamt ist die Frequenz der KT extrem variabel und zur Unterscheidung von SVTab nutzlos. Jedoch ist eine Frequenz von 130–160/min immer verdächtig auf ein Vorhofflattern mit 2:1-AV-Block, wobei die Flatterwellen in einem typischen Schenkelblock-Bild verborgen sind. Das Flattern kann manchmal durch Karotissinusmassage demaskiert werden.

9.1.5 Regelmäßigkeit

Von der monomorphen KT wird gesagt, dass sie regelmäßig oder etwas unregelmäßig sei. Jedoch ist die Unregelmäßigkeit oft minimal und nur in wenigen Fällen feststellbar (durch Vergleich mehrerer Zyklen mit der gleichen Anzahl anderer Zyklen mit Hilfe eines Zirkels). Außerdem können auch SVTab leicht unregelmäßig sein. Beachte, dass ein Patient mit einer SVTab eine Frequenz von 178/min und eine Stunde später eine solche von 170/min zeigen kann. Dasselbe Verhalten kann auch bei Patienten (selbst bei unbehandelten) mit KT vorkommen.

9.1.6 Vergleich des Breit-QRS-Tachykardie-EKGs mit einem früheren EKG ohne Tachykardie

Wann immer möglich sollte eine Breit-QRS-Tachykardie mit einem *früheren* EKG verglichen werden. Oft ist dies für die korrekte Diagnose entscheidend. Folgende Beispiele sollten in Betracht gezogen werden:

i. Das *frühere* EKG zeigt VES mit der gleichen QRS-Konfiguration wie bei der Tachykardie. Die Diagnose einer KT ist dann sicher – vorausgesetzt, dass die Extrasystolen wirklich ventrikulären Ursprungs sind (!).
ii. Das *frühere* EKG (ohne Tachykardie, meist im Sinusrhythmus) weist die *gleiche* breite QRS-Konfiguration (das heißt einen Schenkelblock) auf wie die Breit-QRS-Tachykardie; die Diagnose einer SVTab ist dann sicher.
iii. Das *frühere* EKG zeigt einen LSB und die Breit-QRS-Tachykardie ein RSB-ähnliches Bild (oder umgekehrt); die Diagnose einer KT ist sicher. Erklärung: Ein Tawara-Schenkel, der bei niedriger Frequenz blockiert ist, wird nicht bei hoher Frequenz leiten. Vorsicht: Sehr selten finden wir im früheren EKG (ohne Tachykardie) einen RSB und während der Tachykardie das Bild eines RSB + LAFB, das in den Extremitätenableitungen einen LSB vortäuschen kann. Jedoch kommen KT-Bilder vor, die Aberrationen wie RSB + LAFB oder RSB + LPFB simulieren können (siehe die Abschnitte 2.1 und 7.1: idiopathische und faszikuläre KT).
iv. Wenn sich das Q- oder QS-Bild eines MI im früheren EKG (ohne Tachykardie oder RSB) während der Breit-QRS-Tachykardie, die ein RSB-Muster aufweist, nicht oder nur minimal verändert, ist eine SVTab sehr wahrscheinlich (statistisch gesehen ist aber eine KT bei einem Patienten mit MI viel wahrscheinlicher).
v. Wenn sich die frontale QRS-Achse zwischen dem *früheren* EKG (*ohne* RSB) und den ersten 60 ms des QRS-Komplexes der Breit-QRS-Tachykardie mit RSB-Bild nicht verändert, handelt es sich wahrscheinlich um eine SVTab.

9.2 QRS-Kriterien

9.2.1 QRS-Dauer

Eine QRS-Dauer von ≥0,16 s spricht stark für die Diagnose einer KT. Bei SVTab beträgt die QRS-Dauer in der Regel weniger als 0,15 s.

Beachte: Antiarrhythmika (speziell der Klasse Ia), eine linksventrikuläre Hypertrophie und eine schwere Hyperkaliämie können die QRS-Dauer beträchtlich verlängern, z.B. von 100 zu 140 ms oder mehr (Kapitel 16: Elektrolytstörungen).

9.2.2 Frontale QRS-Achse

Bei RSB-ähnlichen Bildern erlaubt die frontale QRS-Achse ($ÅQRS_F$) keine Unterscheidung zwischen einer KT und einer SVTab. Bei LSB-ähnlichen Bildern spricht eine frontale Achse im oberen rechten Quadranten (zwischen –90° und +180°) für die Diagnose einer KT. Differentialdiagnose:

i. SVT mit RSB + LAFB, SVT mit LSB
ii. SVT beim WPW-Syndrom (antidromer Typ oder Schenkelblock).

9.2.3 Morphologische QRS-Kriterien

Zur Unterscheidung zwischen KT und SVTab werden morphologische Kriterien bevorzugt, und diese stellen oft den *Höhepunkt* der Ausbildungskurse über Arrhythmien dar. Jedoch werden im Allgemeinen die Bilder des MI und der links- und/oder rechtsventrikulären Hypertrophie *nicht* in diese Kriterien integriert. Isoliert angewendet fehlt diesen Kriterien eine genügende Genauigkeit. Auch erfahrene Rhythmologen erreichen nur eine Genauigkeit von rund 80%, wenn sie nicht andere, erwähnte EKG-Merkmale (z.B. AV-Dissoziation, Fusionsschläge, VA-Block 2°), die Anamnese und die klinischen Befunde in Betracht ziehen.

Oft wird folgende Regel vorgeschlagen: Ein *typisches* RSB- oder LSB-Bild spricht für SVTab, während ein *atypisches* mono- oder bifaszikuläres Schenkelblockbild auf eine KT hinweist. Diese Regel gilt in rund 80%.

Die in der Tabelle 26.2 aufgeführten EKG-Zeichen zur Unterscheidung zwischen KT und SVTab beruhen auf der Literatur und auf unserer Erfahrung. Die Punkte 9.2.3a bis 9.2.3g stellen typische Merkmale der KT dar und können zur Differentialdiagnose verwendet werden.

9.2.3a Negative QRS in allen präkordialen Ableitungen

Das EKG 26.22a zeigt ein Beispiel von negativen QRS in allen präkordialen Ableitungen. Im EKG 26.22b sieht man die QRS-Konfiguration des gleichen Patienten im Sinusrhythmus.

9.2.3b Positive QRS in allen präkordialen Ableitungen

Siehe EKG 26.23. Differentialdiagnose: SVT beim WPW-Syndrom mit anterograder Erregung der Ventrikel über das akzessorische Bündel (selten).

9.2.3c Hohe Voltage des QRS in den präkordialen Ableitungen $V_1/V_2/V_3$

Neben der riesigen QRS-Amplitude in V_1 bis V_3 zeigt das EKG 26.24 andere typische Zeichen für KT. Differentialdiagnose bei anderen Fällen: WPW-Syndrom.

9.2.3d Vorbestehender Schenkelblock

Eine Änderung des Schenkelblockbildes zeigt eine KT an, während eine unveränderte Konfiguration auf eine SVT hinweist.

Tabelle 26.2
Unterscheidung zwischen Kammertachykardie (KT) und supraventrikulärer Tachykardie mit Aberration (SVTab)

KT	SVTab
• AV-Dissoziation	• Keine AV-Dissoziation
• Fusionsschläge	• Selten Fusionsschläge bei WPW-Tachykardie
• Retrograder AV-Block (VA-Block) 2° (2:1-Block oder Wenckebach)	• Kein VA-Block 2°
QRS	
• Rein negative QRS in V_1 bis V_6	• Nie bei SVTab
• Rein positive QRS in V_1 bis V_6	• Nur bei antidromer WPW-Tachykardie
• QRS-Amplitude auffallend hoch	• Sehr hohe QRS-Amplitude nur bei seltenen Fällen von WPW-Tachykardie
• QRS-Dauer ≥160 ms	• QRS ≥160 ms nur bei schwerer LVH oder RVH oder Hyperkaliämie
• Superiore QRS-Achse	• Andere als als superiore QRS-Achse (Ausnahmen: LSB, RSB+LAFB, antidrome WPW)
• Bei Schenkelblock-Bild im Sinusrhythmus: anderes Schenkelblock-Bild während Tachykardie	• Bei Schenkelblock-Bild im Sinusrhythmus: identisches Schenkelblock-Bild während Tachykardie
• QRS bei KT ähnlich wie VES im Sinusrhythmus >>> unzuverlässig (siehe 9.1.6.i)	
LSB-ähnliche Morphologie	
• Nadir-Zeichen ≥70 ms (Ableitung V_1/V_2)	• Nadir-Zeichen ≤60 ms
• Q-Zacke in Ableitung V_6	• Keine Q-Zacke in Ableitung V_6
RSB-ähnliche Morphologie	
• QS-Konfiguration in Ableitungen V_6 und aVF	• Kein QS in V_6 und aVF
• Mono- oder biphasische QRS in Ableitung V_1 (R, QR, RS) >>> unzuverlässig (siehe 9.2.3g)	• Irgendeine QRS-Konfiguration in V_1 (rsR´-Typ spricht stark für SVT!)
Beachte: Die Zeichen für KT sind hochspezifisch, zeigen aber eine *niedrige* Sensitivität (siehe Text)	Beachte: viele Zeichen für SVT schließen eine KT *nicht* aus (siehe Text)

LAFB = linksanteriorer Faszikelblock; LSB = Linksschenkelblock; LVH = linksventrikuläre Hypertrophie; RSB = Rechtsschenkelblock; RVH = rechtsventrikuläre Hypertrophie; SVT = supraventrikuläre Tachykardie; VES = ventrikuläre Extrasystole; KT = Kammertachykardie; WPW = Wolff-Parkinson-White-Syndrom.

9.2.3e LSB-ähnliche QRS-Konfiguration

i. r-Zacke in V_1/V_2 ≥0,03 s oder/und
ii. Dauer vom Beginn des QRS bis zum Nadir der S-Zacke ≥0,07 s (Nadir-Zeichen)
iii. Q-Zacke in V_6. Differentialdiagnose: SVTab bei ausgedehntem lateralem MI.

9.2.3f RSB-ähnliche QRS-Konfiguration

QS in V_6 und/oder aVF. Dieses Zeichen ist für die Diagnose einer KT sehr zuverlässig. Jedoch: Keine Regel ohne Ausnahme (siehe Fallbeispiel/Short Story 2).

9.2.3g QRS-Konfiguration beim RSB in Ableitung V_1

Die verschiedenen vorgeschlagenen QRS-Morphologien, die eine Unterscheidung zwischen KT und SVTab erlauben sollten, sind in vielen Fällen unzuverlässig, weil die QRS-Konfiguration bei der Aberration variabel ist. Die QRS-Morphologien sind:

i. Ein monophasisches, geknotetes, rein positives QRS schließt eine SVTab *nicht* aus. Rund 30% der üblichen RSB-Aberrationen zeigen dieses Bild, das auch zu sehen ist, wenn die Elektrode V_1 etwas zu hoch und zu stark nach rechts angelegt wird.
ii. Ein qR-Komplex schließt eine SVTab *nicht* aus und wird beim anteroseptalen MI, bei der RV Hypertrophie und bei der akuten Lungenembolie angetroffen.
iii. Ein Rs-Komplex kann sowohl bei KT als *auch* bei SVTab vorkommen.
iv. Nur beim Vorliegen einer *rsR´*-Konfiguration (typisch für einen anterograd blockierten rechten Tawara-Schenkel) ist eine KT zuverlässig ausgeschlossen.

Fallbeispiel/Short Story 2

Im Dezember 2000 wurde ein 71-jähriger Mann nach mehreren Synkopen hospitalisiert. Er hatte einen regelmäßigen Puls von 180/min und litt unter leichter Ruhedyspnoe infolge einer Lungenkrankheit. Das EKG zeigte eine regelmäßige Breit-QRS-Tachykardie mit einer Frequenz von 180/min. Die klinische Diagnose lautete: Pulmonale Hypertonie aufgrund einer schweren obstruktiven Lungenkrankheit (infolge schweren Rauchens). Der Patient nahm Amiodaron wegen intermittierendem Vorhofflimmern. Anamnestisch bestand keine KHK; eine Koronarangiographie vier Jahre vorher war normal ausgefallen. Aufgrund des RSB-ähnlichen Bildes mit rein positivem Ausschlag in V_1 und – besonders – eines QS-Komplexes in V_6 (und V_5) und aVF wurde die Diagnose einer KT gestellt (EKG 26.25). Die Verabreichung von Lidocain war erfolglos, und eine Karotissinusmassage beeinflusste die Tachykardie nicht. Nach dem dritten Versuch führte die Elektrokonversion mit 360 Joule zum Erfolg. Das Echo zeigte eine schwere Hypertrophie und Dilatation des rechten Ventrikels bei normaler LV-Funktion. Bei der elektrophysiologischen Untersuchung konnte keine KT ausgelöst werden. Hingegen bewirkte die rasche Vorhofstimulation ein Vorhofflattern Typ 2 mit 1:1-Überleitung und einer Frequenz von 180/min, aber ohne Aberration. Während der Kathetermanipulation auf der rechten Seite des Interventrikularseptums wurde ein funktioneller RSB ausgelöst. Das EKG zeigte dann die genau gleiche QRS-Konfiguration in V_1, V_6/V_5 und aVF wie während der spontanen Pseudo-KT, die als ein Vorhofflattern mit 1:1-Überleitung und RSB-Aberration demaskiert wurde. Therapeutisch wurden die Ablation des AV-Knotens und die Schrittmacherimplantation vorgenommen.

Diskussion: Retrospektiv wurde der QS-Komplex in den lateralen Ableitungen (und in aVF) durch die Kombination der schweren RVH (und Dilatation) mit dem kompletten RSB erklärt, die beide die Amplitude der R-Zacke in diesen Ableitungen reduzieren – in diesem Fall bis auf Null.

Besonders bei sehr raschen Tachykardien kann die Differentialdiagnose sehr schwierig oder gar unmöglich sein, z.B. die Unterscheidung zwischen einer KT und einer SVT bei einem WPW-Syndrom. Bei einigen Fällen von KT mit sehr hoher Frequenz (≥220/min) können die Depolarisation und die Repolarisation nicht mehr voneinander unterschieden werden, die Morphologie ist gleich wie beim Kammerflattern. Obgleich dieses Bild sehr verdächtig auf eine KT ist, wird es auch bei SVT in Verbindung mit dem WPW-Syndrom gesehen, z.B. bei einem Vorhofflattern, das 1:1 über das akzessorische Bündel übergeleitet wird.

Das gegenwärtig verwendete Flussdiagramm von Brugada et al. [26] zur Unterscheidung zwischen KT und SVTab beruht auf 384 Patienten mit KT und 170 Patienten mit SVTab, die elektrophysiologisch abgeklärt wurden. Grimm et al. [27] untersuchten 240 Fälle mit Breit-QRS-Tachykardie, verglichen diese „neuen" mit den „alten" Kriterien, die durch Wellens et al. 1978 [28] publiziert worden waren und fanden dabei identische Resultate. Die Spezifität bei RSB-ähnlichem QRS betrug 72% mit den Brugada-Kriterien und 70% mit den Wellens-Kriterien; bei LSB-ähnlichem QRS belief sich die Spezifität bei beiden Methoden auf 87%.

Eine kritische Analyse wurde kürzlich durch Alberca et al. [29] veröffentlicht. Aufgrund der Resultate von 232 Patienten mit Breit-QRS-Tachykardien fanden sie eine Spezifität von ≥90% nur bei 5 der 12 untersuchten Kriterien:

i. triphasisches QRS in V_1 (rsR´, auch Rr´ eingeschlossen) bei RSB-ähnlichem Bild (bei SVTab)
ii. QS-, QR- oder R-Muster in V_6 bei RSB-ähnlichem Muster (bei KT)
iii. eine Q-Zacke in V_6 bei LSB-ähnlichem Muster (bei KT)
iv. ein konkordantes Bild in allen präkordialen Ableitungen (bei KT)
v. Fehlen eines RS-Komplexes in allen präkordialen Ableitungen (bei KT). Das „Nadir-Zeichen" hatte eine Spezifität von nur 66%, jedoch wegen der zu tiefen Limite von 0,06 s anstatt von 0,07 s (nach unserer Meinung).

Griffith et al. [30] wählten bei 102 Patienten mit Breit-QRS-Tachykardien (QRS ≥0,11 s) einen anderen Zugang. Sie klassifizierten eine Tachykardie als SVTab, wenn ein typischer Schenkelblock vorhanden war. Eine KT wurde bei den Fällen mit atypischen Schenkelblockbildern diagnostiziert. Die Kriterien und die Resultate sind jedoch nicht ganz überzeugend.

10 Fehldiagnose von Breit-QRS-Tachykardien

10.1 KT als SVTab fehldiagnostiziert

Verschiedene Publikationen zeigen, dass eine medikamentöse Therapie einer fälschlicherweise als SVTab diagnostizierten KT deletäre Folgen zeitigen kann [31,32].

10.2 Unterscheidung zwischen „Breit-QRS-Tachykardien (speziell KT) und Artefakten

Eine Fehldiagnose von Artefakten, die eine KT vortäuschen, ist seit mindestens 1970 bekannt [33]. In einer kürzlich veröffentlichten Arbeit demonstrierten Knight et al. [34] das Ausmaß dieses Problems. Die Autoren sammelten 12 Fälle von Artefakten, die mehr oder minder eine KT simulierten und deren Fehlbeurteilung teilweise falsche therapeutische Folgen nach sich zogen. Der Höhepunkt bestand darin, dass einer 41-jährigen Frau mit einer Präsynkope, aber ohne Herzkrankheit ein Defibrillator (ICD) implantiert wurde.

Der Grund für Artefakte, die in formal breiten „QRS"-Sequenzen bestehen, bleibt oft unklar. Jedoch werden die Artefakte bei einer beträchtlichen Anzahl der Fälle durch Zähneputzen und physiotherapeutische Manipulationen oder durch Wackelkontakte der Hautelektroden hervorgerufen. Die EKGs 26.26 und 26.27 zeigen eine Pseudo-KT bei zwei Patienten während des Zähneputzens mit einer erstaunlich hohen Frequenz von rund 300/min. In der Tabelle 26.3 sind die EKG-Zeichen und die allgemeinen Umstände, die eine Differenzierung zwischen KT und Artefakten erlauben, aufgelistet. Das Hauptcharakteristikum besteht in der Präsenz eines Grundrhythmus während der „KT", der sich durch regelmäßige „notches" zu erkennen gibt (EKG 26.28). Besonders genau sollten der Beginn und das Ende der „Tachykardie" untersucht werden. Bei Zweifelsfällen, z.B. bei einem unregelmäßigen Grundrhythmus (wie beim Vorhofflimmern) und beim Fehlen von „notches", ist eine sorgfältige Analyse nötig. Es ist schlimm genug, einen Artefakt als KT zu interpretieren – es kann aber deletär sein, eine KT für einen Artefakt zu halten.

11 Abschließende allgemeine (und therapeutische) Betrachtungen

Trotz der beträchtlichen Fortschritte, die in den letzten zwei Jahrzehnten bei der Unterscheidung zwischen KT und SVTab aufgrund morphologischer Kriterien im 12-Ableitungs-EKG gemacht wurden, möchten wir festhalten:

i. Die Genauigkeit der „morphologischen" Methode schwankt um rund 85%. Wäre der Leser zufrieden, bei einer möglicherweise lebensbedrohlichen Arrhythmie mit einer Therapie, die auf einer Wahrscheinlichkeit von 85% beruht, behandelt zu werden?
ii. Neben den morphologischen müssen bei jedem Patienten auch andere Kriterien wie die Anamnese und klinische Befunde berücksichtigt werden. Sehr hilfreich sind Vergleiche des Tachykardie-EKGs mit früheren EKGs ohne Tachykardie.
iii. Lange Rhythmusstreifen erlauben manchmal die Aufdeckung eines VA-Blocks 2°, von Fusionsschlägen oder „capture beats".

Tabelle 26.3
Unterscheidung der KT (ohne Artefakte) von reinen Artefakten (die eine KT simulieren)

Zeichen für KT
EKG:
• Keine Interferenz mit anderen Rhythmen (während Tachykardie) >>> Fehlen von „notches" (siehe Zeichen für Artefakte (unten))
• Depolarisation und Repolarisation meistens unterscheidbar
• Beginn der Tachykardie mit einer VES mit: – ähnlicher oder gleicher Konfiguration wie die folgenden QRS   – einer vernünftigen Distanz vom letzten SV Schlag (besonders kein Einfallen in die absolute Refraktärperiode)
• Post-Tachykardie-Pause
Klinische und allgemeine Umstände:
• Oft Symptome während Tachykardie
• Oft Vorhandensein einer Herzkrankheit
• Keine simultanen mechanischen Manöver
• Gut fixierte Elektroden
Zeichen für Artefakte (die eine KT simulieren)
EKG:
• Kontinuierlicher Grundrhythmus während der Artefakte >>> Präsenz von „notches" in identischen Intervallen entsprechend dem Grundrhythmus (am besten mit Hilfe eines Zirkels feststellbar)
• Depolarisation und Repolarisation nicht eindeutig feststellbar
• Beginn der „Tachykardie" (unphysiologisch):   – mit einer Pseudo-VES (1) atypische Morphologie ; (2) Beginn oft zu früh, d.h. In die absolute Refraktärperiode fallend   – ohne VES
• Ende der „Tachykardie" (unphysiologisch)::   – der erste SV Schlag nach der „KT" fällt oft in die „absolute Refraktärperiode" des letzten „KT"-Schlages. Oft fehlt die Post-Tachykardie-Pause.
• Oft exzessiv hohe Frequenz
Klinische und allgemeine Umstände:
• Keine Symptome während der „Tachykardie"
• Oft Fehlen einer Herzkrankheit
• Oft simultane mechanische Manöver
• Gelegentlich unbeständiger Elektroden-Haut-Kontakt

SV = supraventrikulär; VES = ventrikuläre Extrasystole.

iv. Das Vorliegen oder Fehlen einer AV-Dissoziation kann mit Hilfe einer ösophagealen oder einer intraatrialen Elektrode festgestellt werden.

v. Bei ausgewählten Fällen wird die korrekte Diagnose mittels einer elektrophysiologischen Untersuchung ermittelt.

vi. Wenn die Diagnose nicht mit 100%iger Zuverlässigkeit gestellt werden kann, ist eine Elektrokonversion als erste therapeutische Maßnahme vorzuziehen – bitte keine Medikamenten-Cocktails.

vii. Erfreuen wir uns weiterhin an den Vorträgen von Arrhythmie-Experten über morphologische Kriterien. *Wir* wissen, dass *sie* die wahre Diagnose schon wissen (aufgrund von vorangegangenen elektrophysiologischen Untersuchungen). Auf jeden Fall wollen wir fortfahren, diese EKGs mit Leidenschaft und Freude zu studieren. Die Beschäftigung mit komplexen Arrhythmien ist eine *intellektuelle* Herausforderung; kardiologische Bilder (Koro, Echo, CT, MRI) sind nützlich und oft wichtig, aber im Allgemeinen (intellektuell) langweilig.

Literatur

1. Tchou P, Young P, Mahmud R, et al. Useful clinical criteria for the diagnosis of ventricular tachycardia. Am J Med 1988;84:53–6
2. Gettes L. ECG Tutor (CD ROM). Armonk NY: Futura Publishing Company 2000
3. Coumel P. Cardiac arrhythmias and the autonomic nervous system. J Cardiovasc Electrophysiol 1993;4:338–55
4. Fontaine G, Guiraudon, Frank R, et al. Stimulation studies and epicardial mapping in ventricular tachycardia: study of mechanism and selection for surgery. In: Kulbertus HE (ed). Re-Entrant Arrhythmias: Mechanisms and Treatment. Lancaster PA: MTP Publishers 1977, pp 334–50
5. Fontaine G, Fontaliran F, Hebert JL, et al. Arrhythmogenic right ventricular dysplasia. Annu Rev Med 1999;50:17–35
6. Fontaine G, Fontaliran F, Frank R. Arrhythmogenic right ventricular cardiomyopathies: clinical forms and main differential diagnoses (Editorial). Circulation 1998;97:1532–5
7. Altemose GT, Buxton AE. Idiopathic ventricular tachycardia. Annu Rev Med 1999;50:159–77
8. Lerman BB, Stein KM, Markowitz SM, et al. Ventricular arrhythmias in normal hearts. Cardiol Clin 2000;18:265–91
9. Belhassen B, Shapira I, Pelleg A, et al. Idiopathic recurrent sustained ventricular tachycardia responsive to verapamil: An ECG–electropysiologic entity. Am Heart J 1984;108:1034–7
10. Zipes DP, Foster PR, Troup PJ, Pedersen DH. Atrial induction of ventricular tachycardia: reentry versus triggered automaticity. Am J Cardiol 1979;44:1–8
11. Dessertenne F. Ventricular tachycardia with 2 variable opposing foci. Arch Mal Coeur Vaiss 1966;59:263–72
12. Romano C. Congenital cardiac arrhythmia. Lancet 1965;1:658

13. Ward OC. A new familial cardiac syndrome in children. J Ir Med Assoc 1964;54:103
14. Jervell A, Lange-Nielsen F. Congenital deaf-mutism, functional heart disease with prolongation of Q-T interval and sudden death. Am Heart J 1957;54:59–68
15. Viskin S. Long QT syndromes and torsade de pointes. Lancet 1999;354:1625–33
16. Kastor JA, Goldreyer BN. Ventricular origin of bidirectional tachycardia. Case report of a patient not toxic from digitalis. Circulation 1973;48:897–903
17. Castellanos A, Ferreiro J, Pefkaros K, et al. Effects of lidocaine on bidirectional tachycardia and on digitalis-induced atrial tachycardia with block. Br Heart J 1982;48:27–32
18. Eldar M, Belhassen B, Hod H, et al. Exercise-induced double (atrial and ventricular) tachycardia: a report of three cases. J Am Coll Cardiol 1989;14:1376–81
19. Gorgels AP, Vos MA, Letsch IS, et al. Usefulness of the accelerated idioventricular rhythm as a marker for myocardial necrosis and reperfusion during thrombolytic therapy in acute myocardial infarction. Am J Cardiol 1988;61:231–5
20. Gertsch M, Fuhrer J. Gefährliche Rhythmusstörungen. Schweiz Med Wochenschr 1993;123:833–43
21. Easly RM, Goldstein P. Differentiation of ventricular tachycardia from junctional tachycardia with aberrant conduction: The use of competitive atrial pacing. Circulation 1968; 37:1015
22. Swerdlow C, Winkle R, Mason J. Determinants of survival in patients with ventricular tachyarrhythmias. N Engl J Med 1983;308:1436–42
23. Graboys T, Lown B, Podrid P, DeSilva R. Long-term survival of patients with malignant ventricular arrhythmia treated with antiarrhythmic drugs. Am J Cardiol 1982;50:437–43
24. Akhtar M, Shenasa M, Jazayeri M, et al. Wide QRS complex tachycardia. Reappraisal of a common clinical problem. Ann Intern Med 1988;109:905–12
25. Wellens HJJ, Lie KI. Ventricular tachycardia: The value of programmed electrical stimulation. In: Krikler DM, Goodwin JF (eds). Cardiac Arrhythmias: The Modern Electrophysiological Approach. Philadelphia: WB Saunders 1975, p 182
26. Brugada P, Brugada J, Mont L, et al. A new approach to the differential diagnosis of a regular tachycardia with a wide QRS complex. Circulation 1991;83:1649–59
27. Grimm W, Menz V, Hoffmann J, Maisch B. Value of old and new electrocardiography criteria for differential diagnosis between ventricular tachycardia and supraventricular tachycardia with bundle-branch block. Z Kardiol 1996;85:932–42
28. Wellens HJJ, Bar FW, Lie KI. The value of the electrocardiogram in the differential diagnosis of a tachycardia with a widened QRS complex. Am J Med 1978;64:27–33
29. Alberca T, Almendral J, Sanz P, et al. Evaluation of the specificity of morphological electrocardiographic criteria for the differential diagnosis of wide QRS complex tachycardia in patients with intraventricular conduction defects. Circulation 1997;96:3527–33
30. Griffith MJ, Garratt CJ, Mounsey P, Camm AJ. Ventricular tachycardia as default diagnosis in broad complex tachycardia. Lancet 1994;343:386–8
31. Stewart RB, Bardy GH, Greene HL. Wide complex tachycardia: misdiagnosis and outcome after emergent therapy. Ann Intern Med 1986;104:766–71
32. Dancy M, Camm AJ, Ward D. Misdiagnosis of chronic recurrent ventricular tachycardia. Lancet 1985;2(8450):320–3
33. Arbeit SR, Rubin IL, Gross H. Dangers in interpreting the electrocardiogram from the oscilloscope monitor. J Amer Med Assoc 1970;211:453–6
34. Knight BP, Pelosi F, Michaud GF, et al. Clinical consequences of electrocardiographic artifact mimicking ventricular tachycardia. New Engl J Med 1999;341:1270–4

Weitere Informationen siehe: Fromer M. Ventricular tachycardias (my hobby). Verlag noch nicht bestimmt. Publikation: irgendwann in diesem Jahrzehnt (wann um Himmelswillen wird Professor Fromer dieses Buch schreiben?

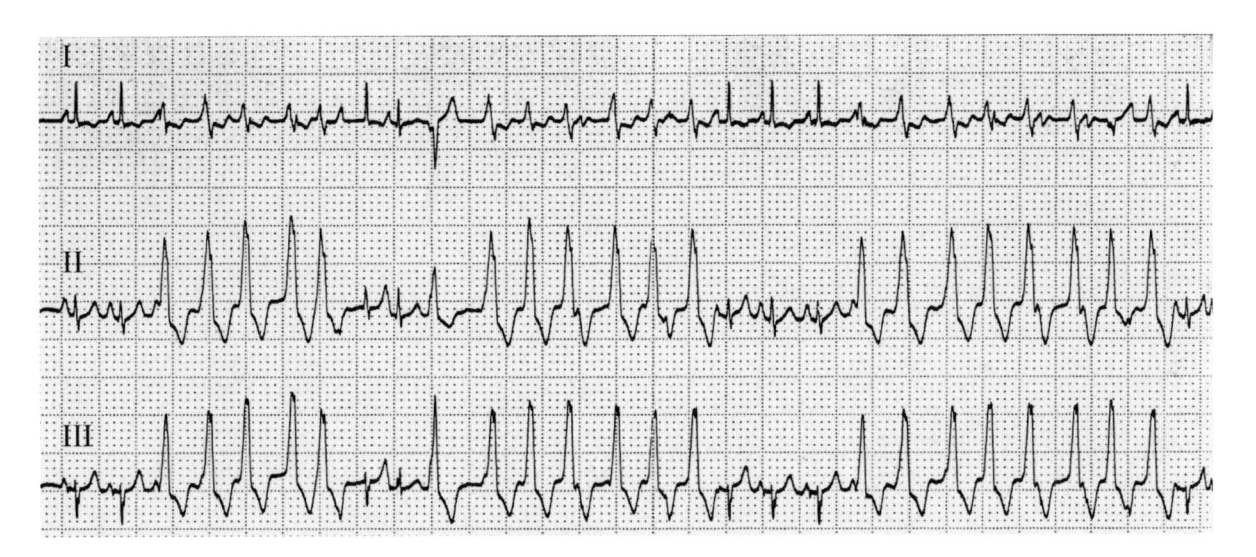

EKG 26.1
40J/w. Palpitationen. EKG (Ableitungen I, II, III; Papiergeschwindigkeit 10 mm/s): *nicht*anhaltende (monomorphe) KT.

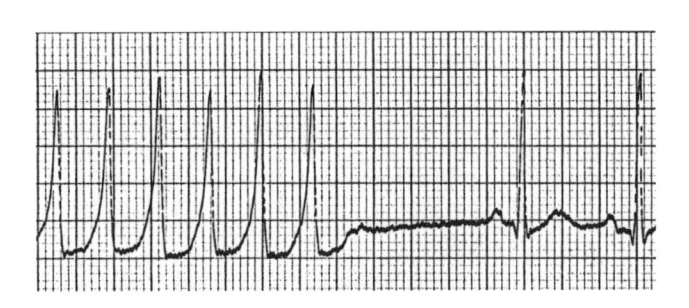

EKG 26.2a
72J/m. Respiratorische Insuffizienz. Monitor-Ableitung (Ableitung II): KT, Frequenz 220/min. Beachte die Post-Tachykardie-Pause.

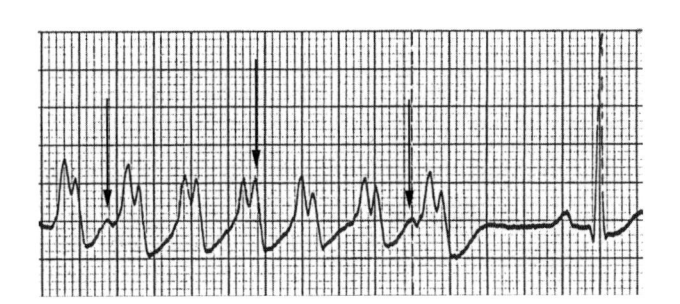

EKG 26.2b
Gleicher Patient. Monitor-Ableitung: KT, Frequenz 182/min, mit anderer QRS-Morphologie und kürzerer Post-Tachykardie-Pause. AV-Dissoziation: Vor dem zweiten und vor dem letzten KT-QRS ist eine *P-Welle* sichtbar; eine weitere ist im zweiten (höheren) Ausschlag des vierten QRS verborgen (Pfeil).

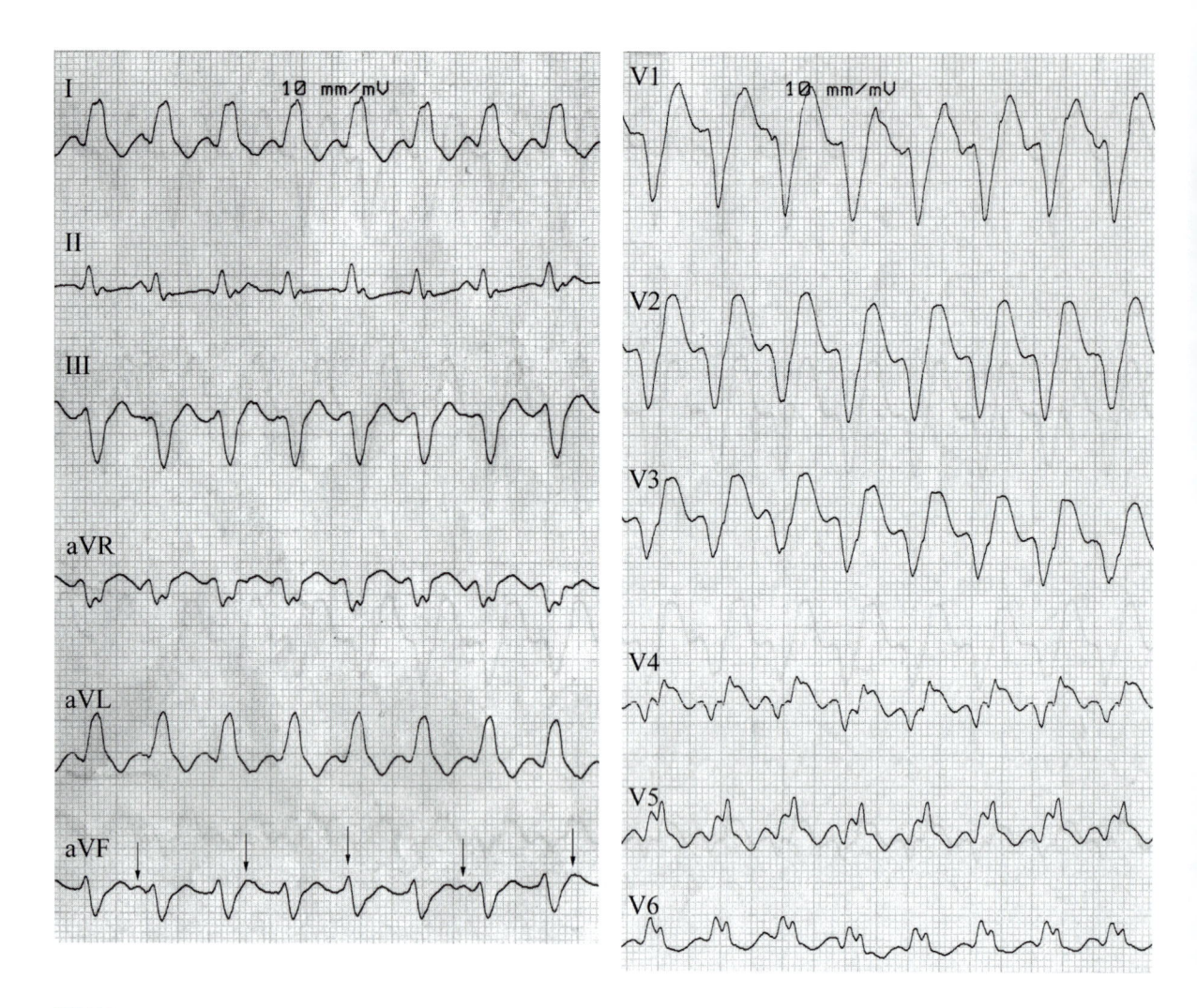

EKG 26.3a
70J/m. Alter anteriorer Infarkt mit Aneurysma. KT mit LSB-ähnlichem QRS. QRS-Dauer 160 ms. Kammerfrequenz 143/min. AV-Dissoziation, am besten in Ableitung aVF sichtbar (Pfeil), Vorhoffrequenz 85/min. „Nadir"-Zeichen in Ableitung V$_1$: 90 ms. Beachte: Die Übergangszone ist ähnlich wie bei Aberration mit abruptem Wechsel von negativem zu positivem QRS in V$_4$/V$_5$, möglicherweise infolge des alten anterioren Infarktes.

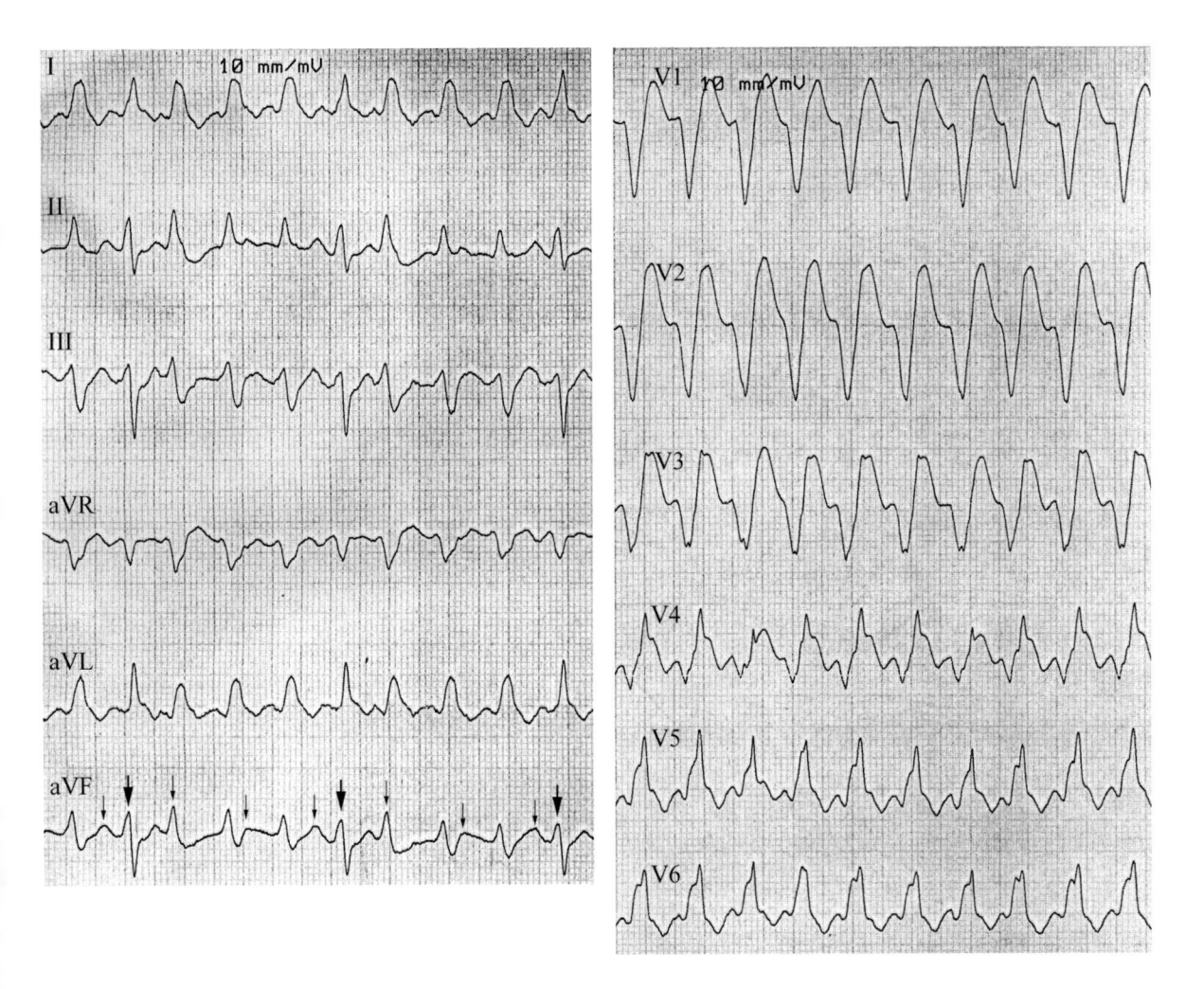

EKG 26.3b
Gleicher Patient. Extremitätenableitungen: KT mit LSB-ähnlichem QRS. Kammerfrequenz 164/min. AV-Dissoziation; Vorhoffrequenz 123/min (kleine Pfeile). Fusionsschläge (große Pfeile) mit kürzerer Dauer, unterschiedlicher Konfiguration und vorausgehenden P-Wellen (in der T-Welle verborgen). Ein weiterer Beweis für den ventrikulären Ursprung der Tachykardie ist das LSB-ähnliche Bild bei diesem Patienten, bei dessen EKG im Sinusrhythmus eine Aberration in Form eines RSB+LAFB besteht (EKG 26.3c).

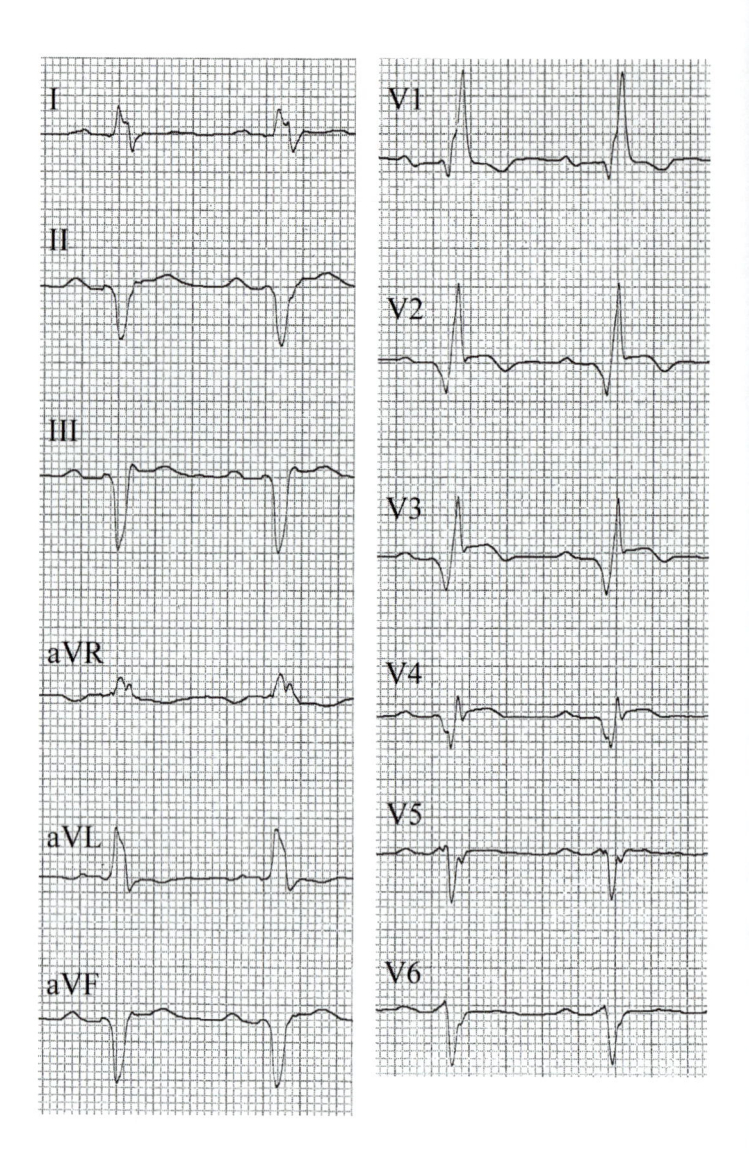

EKG 26.3c
Gleicher Patient. Sinusrhythmus (Frequenz 69/min). LAFB + RSB. Ausgedehnter alter anteriorer Infarkt, ST-Hebung (V$_2$ bis V$_4$) infolge Aneurysma.

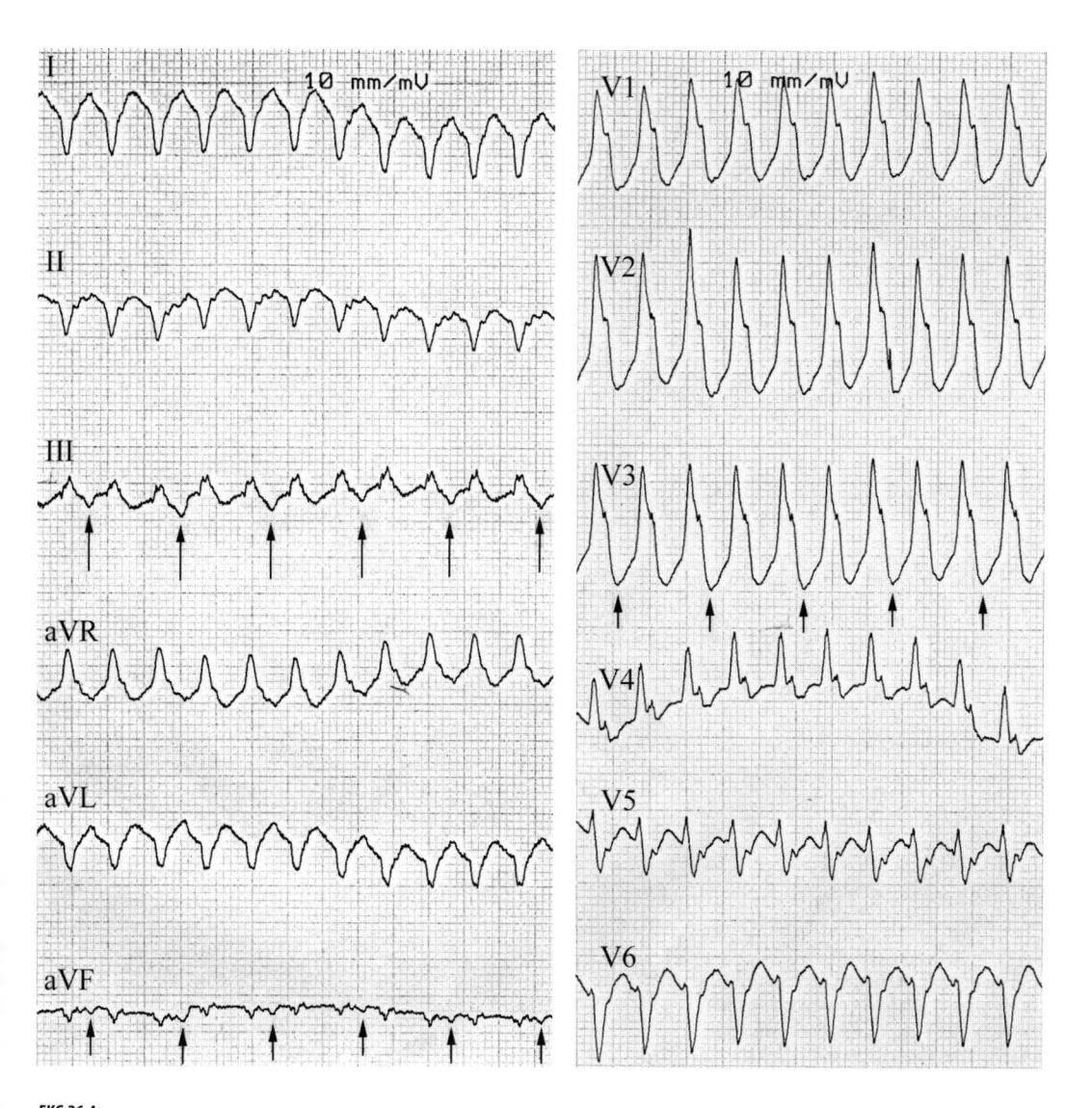

EKG 26.4a
76J/m. KHK, anamnestisch 2 unlokalisierbare Infarkte. KT mit RSB-ähnlichem QRS. QRS-Dauer 120 ms. Kammerfrequenz 236/min. Retrograder 2:1-AV-Block (2:1-VA-Block), am besten in den Ableitungen aVF und III sichtbar (Pfeile). Vorhoffrequenz 118/min.

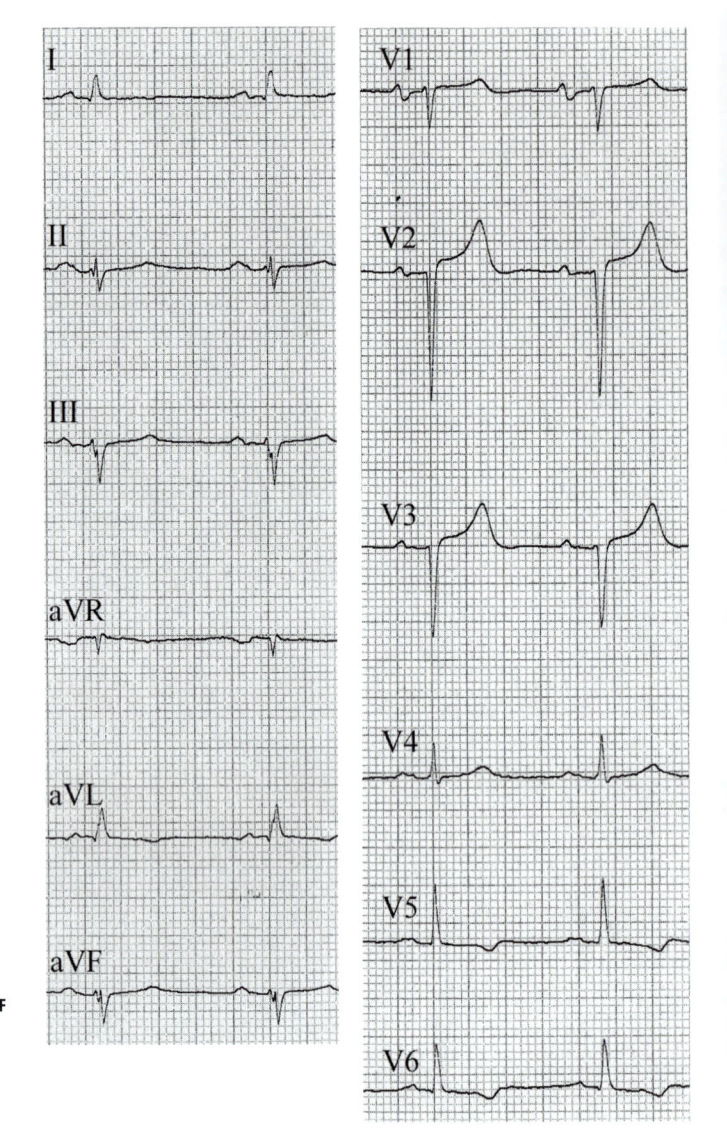

EKG 26.4b ▶
Gleicher Patient. Sinusrhythmus (Frequenz 65/min). ÂQRS$_F$ -30°. Periphere „low voltage" mit leicht geknotetem QRS. Fehlende R-Progression von V$_1$ zu V$_3$. Negative symmetrische T-Wellen in V$_5$/V$_6$. Kein eindeutiges Infarktbild.

EKG 26.5 ▼
82J/m. KHK. Monitorableitung: KT, Frequenz 172/min, mit retrogradem 2:1-AV-Block (2:1-VA-Block) (siehe Pfeile).

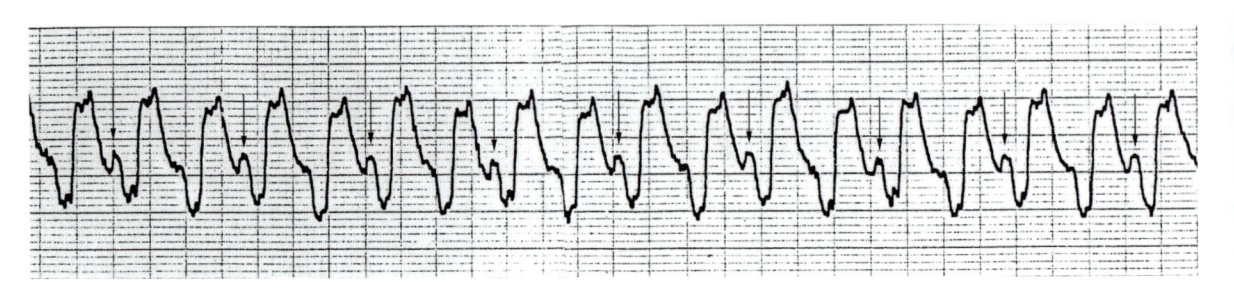

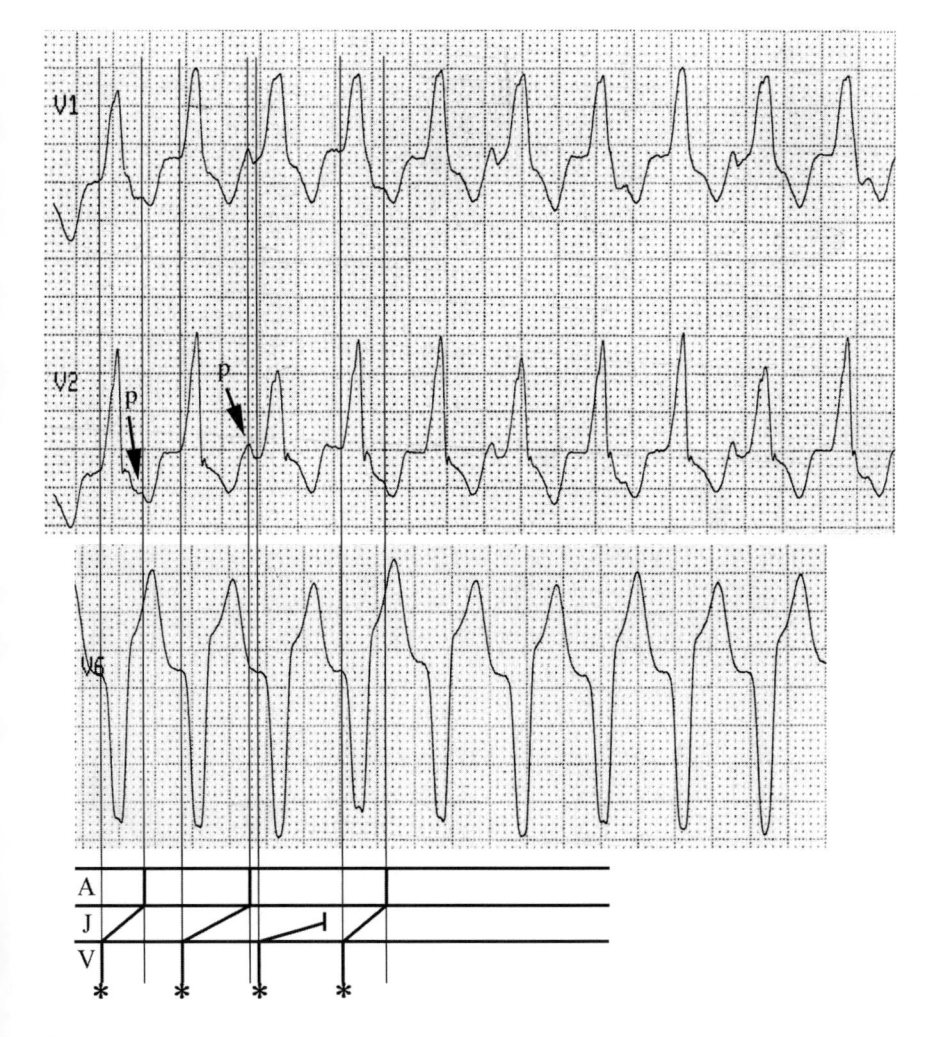

EKG 26.6
92J/w. KHK. Ableitungen V_1, V_2, V_6. KT mit RSB-ähnlichem Bild und QS-Komplex in V_6. Retrograder AV-Block 2° Typ Wenckebach.

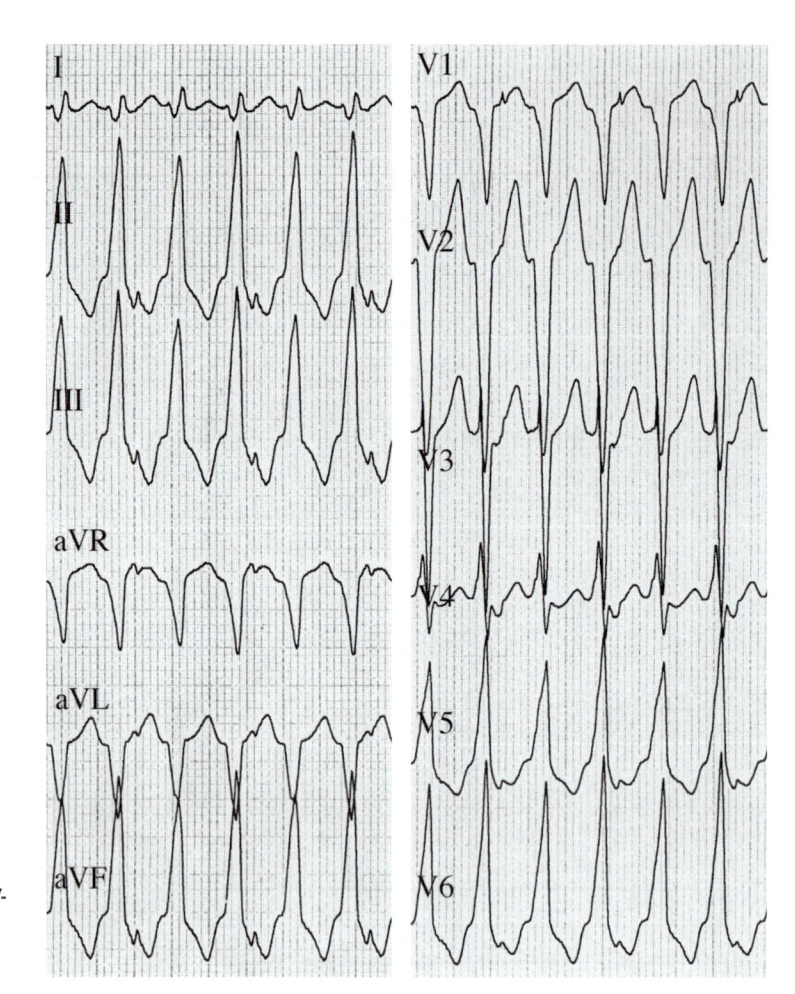

EKG 26.7
36J/m. Präsynkopale Episoden in Verbindung mit Palpitationen. EKG: KT, Frequenz 190/min. Die ÄQRS$_F$ +100° und das LSB-ähnliche QRS-Muster sprechen für eine KT mit Ursprung im *RV-Ausflusstrakt* (durch elektrophysiologische Untersuchung bestätigt). Beachte: Retrograder AV-Block 2:1.

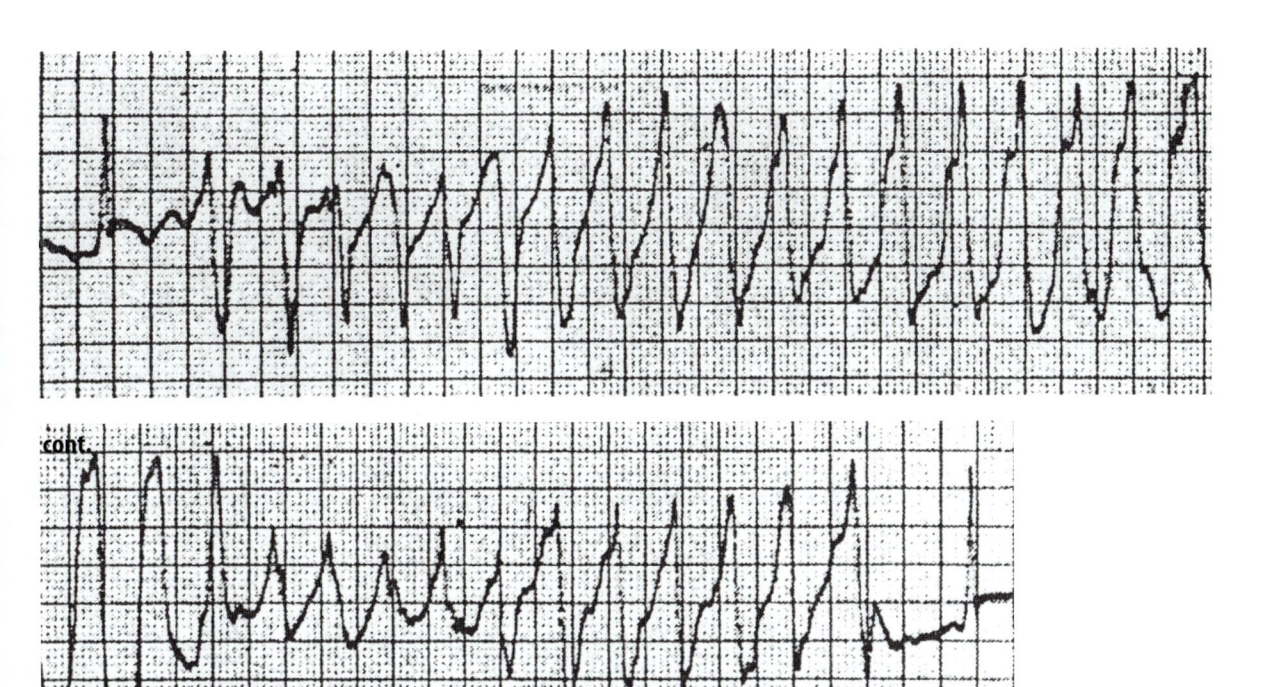

EKG 26.8
Selbstlimitierende polymorphe KT vom Typ „Torsade de pointes", Frequenz rund 220/min (der erste und der letzte Schlag sind Sinusschläge).

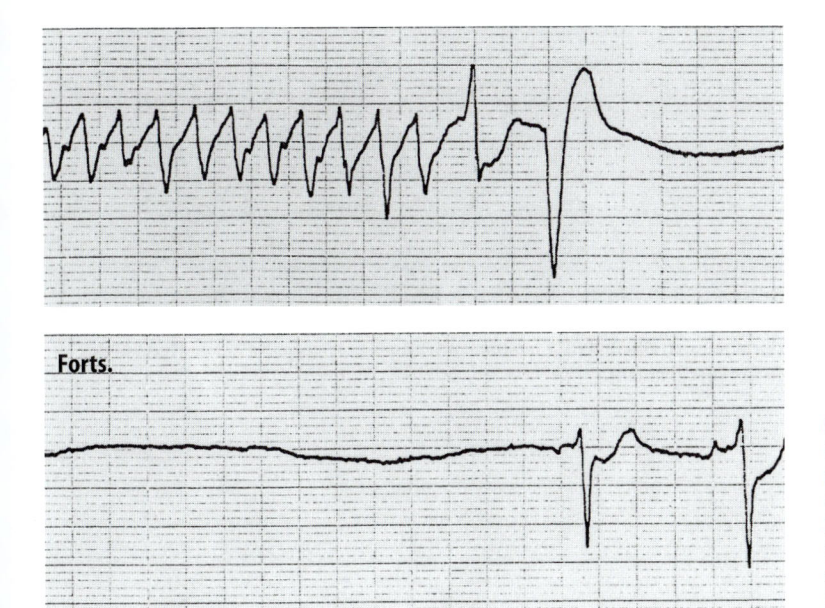

EKG 26.9
Rhythmusstreifen: KT vom Typ „Torsade de pointes" (in dieser Ableitung nicht klar erkennbar), Frequenz >300/min. Spontane Konversion nach 2 langsameren ventrikulären Schlägen, gefolgt von komplettem Herzstillstand von 4,16 s, in einen supraventrikulären Rhythmus.

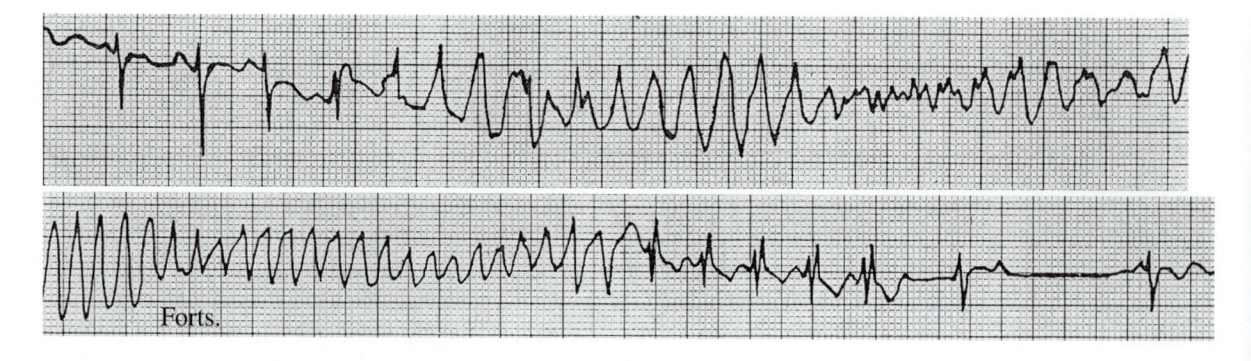

EKG 26.10
32 J/w. Anorexia nervosa. Kalium 2,2 mmol/l. EKG (kontinuierlicher Streifen): Typische KT vom Typ „Torsade de pointes" während 9,5 s, mit einer maximalen Frequenz von 390/min(!), unüblicherweise wechselnd zu einem supraventrikulären Rhythmus mit RSB (oder zu einer regelmäßigen KT?) mit einer Frequenz von 176/min, dann spontane Konversion in einen AV-Rhythmus mit AV-Dissoziation, Frequenz rund 60/min.

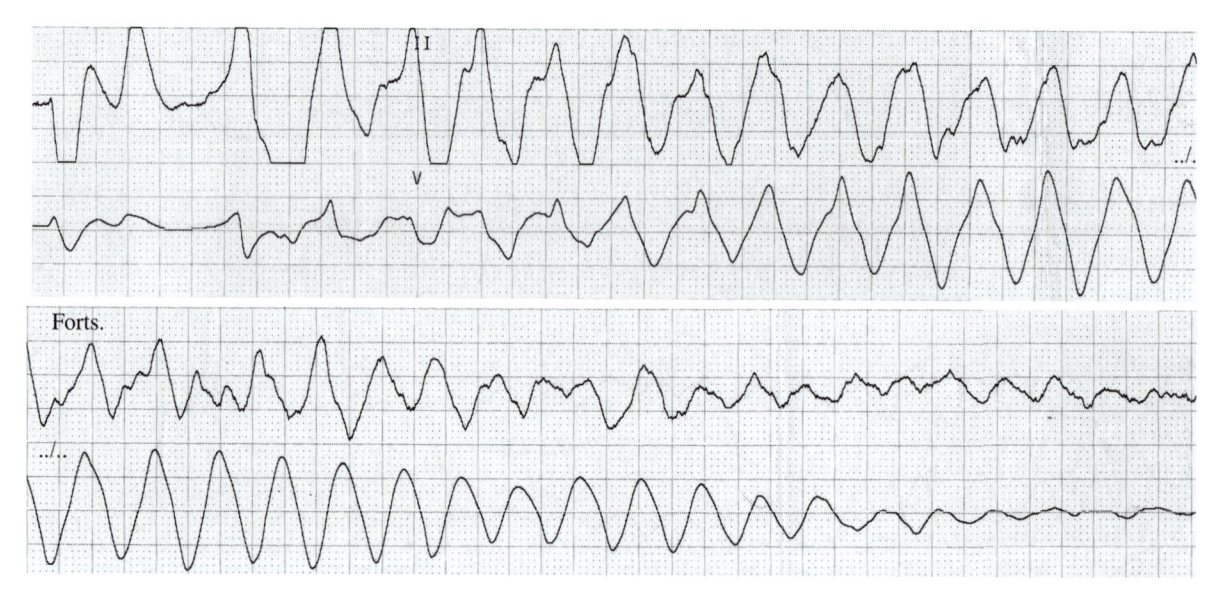

EKG 26.11
97 J/m. Terminale Herzinsuffizienz. EKG (kontinuierliche Monitorstreifen): Nach 2 langsamen Schlägen polymorphe KT ohne „Torsade de pointes". Frequenz rund 130/min. Degeneration in ein Kammerflimmern.

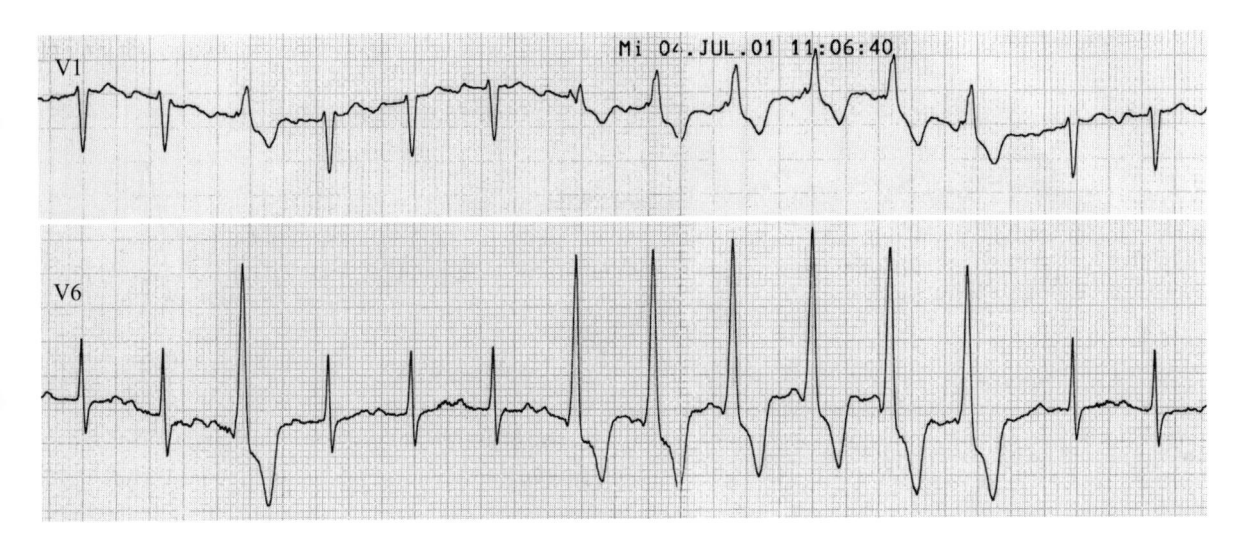

EKG 26.12
55J/w. Aortenklappenersatz vor 7 Jahren. EKG (während Belastung, 7 MET): Sinusrhythmus, Frequenz 121/min. Dritter Schlag: Späte VES. Vom 7. bis zum 12. Schlag: KT mit einer Frequenz minimal über der des Sinusrhythmus und mit rein positiven QRS in allen präkordialen Ableitungen. Der 7. Schlag ist ein Fusionsschlag, typisch für den Beginn (und/oder das Ende) eines *akzelerierten idioventrikulären* Rhythmus. Differentialdiagnose: Parasystolische KT.

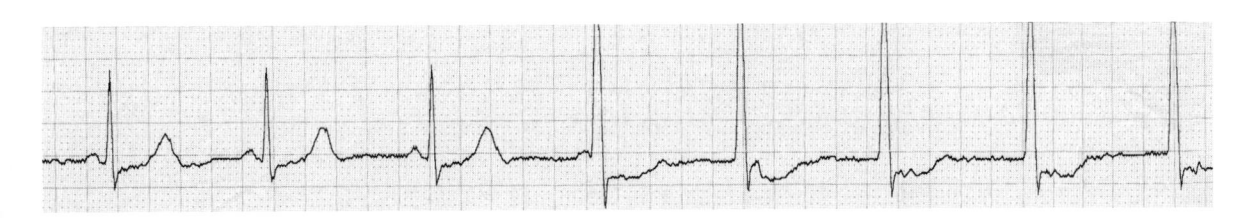

EKG 26.13
Akzelerierter idioventrikulärer Rhythmus, mit dem vierten Schlag beginnend. Die P-Welle ist entweder unmittelbar vor oder nach dem QRS sichtbar oder sie ist im QRS verborgen.

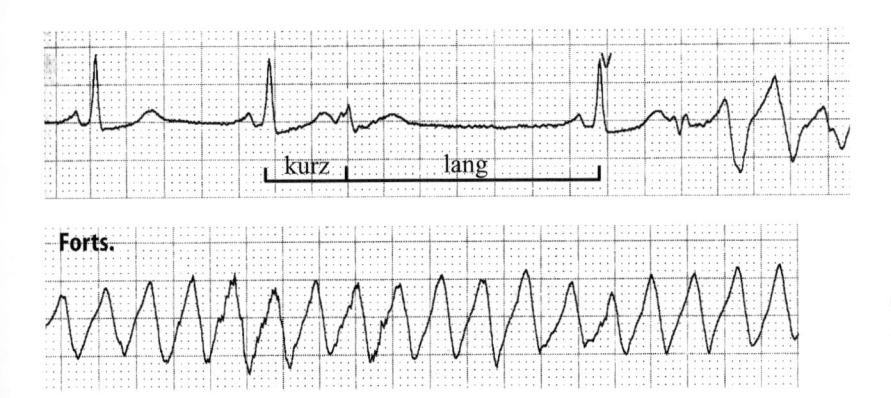

EKG 26.14
Monitorableitung, kontinuierlicher Streifen. KT, vorausgehende Kopplungsintervalle *kurz-lang*.

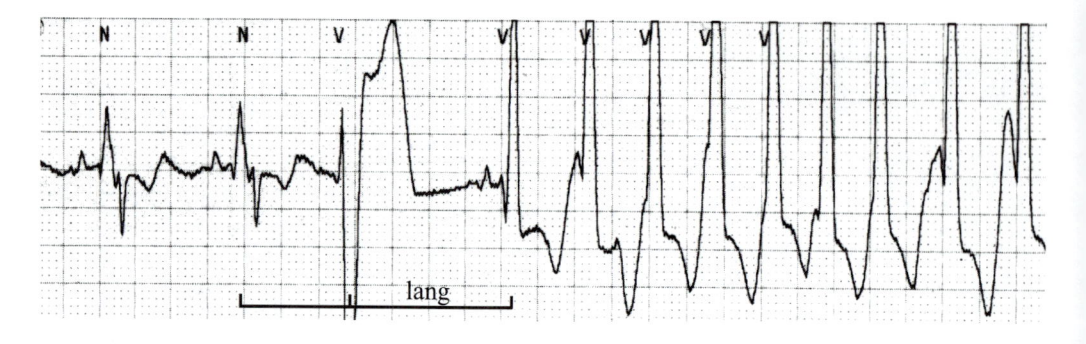

EKG 26.15
KT, vorausgehende Kopplungsintervalle *kurz-lang*.

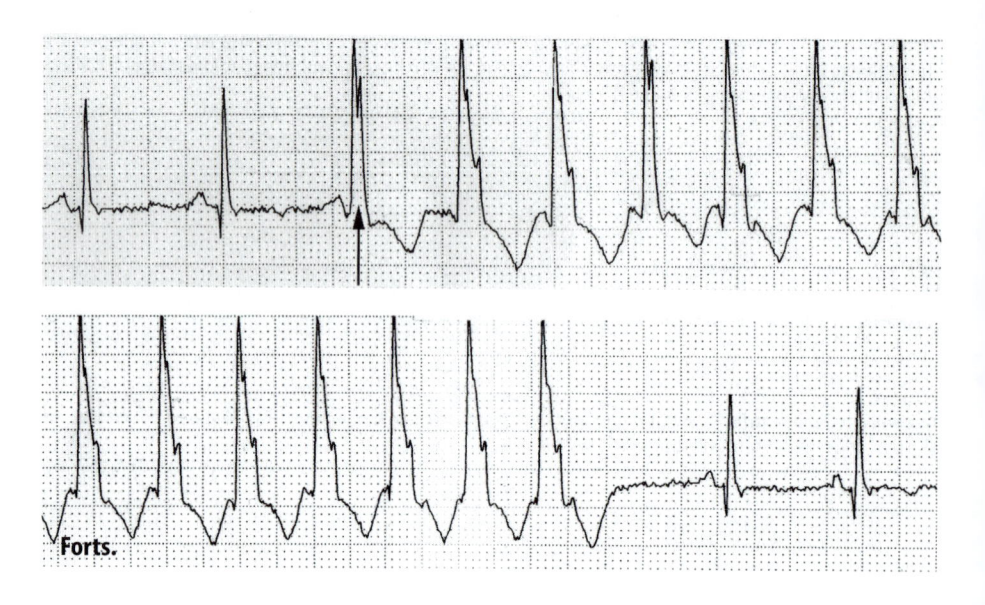

EKG 26.16
Nichtanhaltende KT von 14 Schlägen, beginnend mit einem *Fusionsschlag* (Pfeil) und endend nach Beschleunigung (R-R-Intervall von 0,5 s zu rund 0,4 s abnehmend).

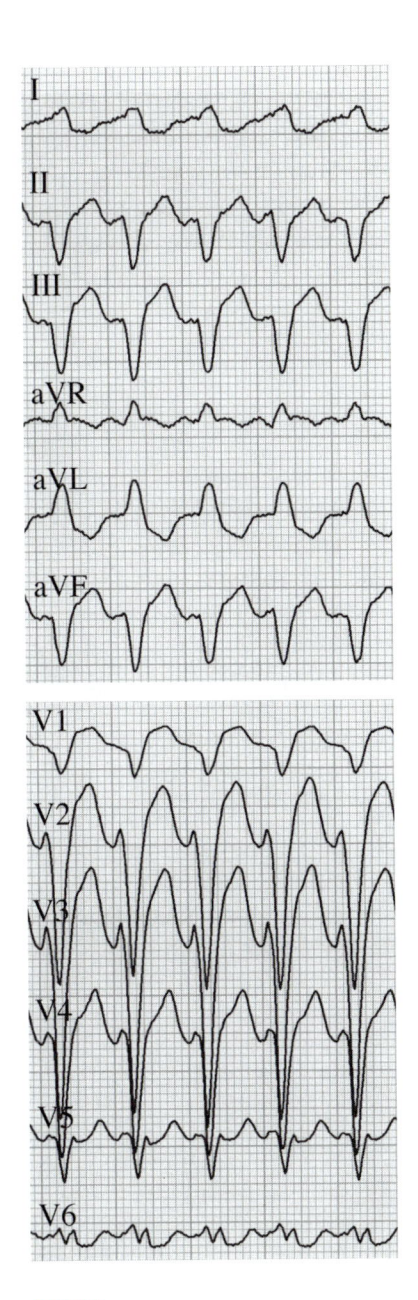

EKG 26.17
29 J/m. Arrhythmogener rechter Ventrikel. EKG: KT, Frequenz 150/min, LSB-ähnliches QRS-Bild.

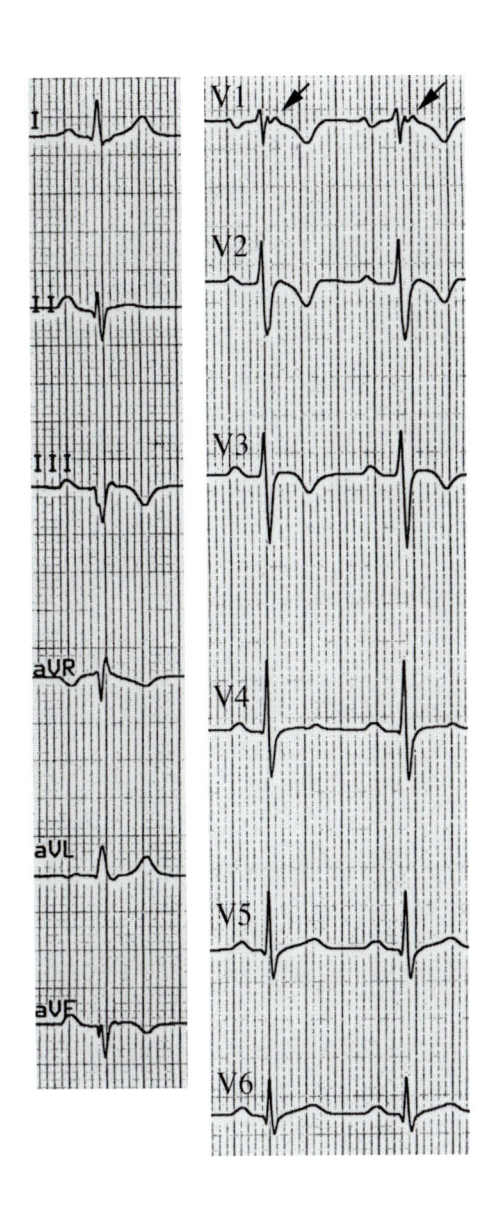

EKG 26.18
27 J/m. Sarkoidose, die den rechten Ventrikel befällt. EKG im Sinusrhythmus: Epsilon-Welle in Ableitung V_1 (Pfeil).

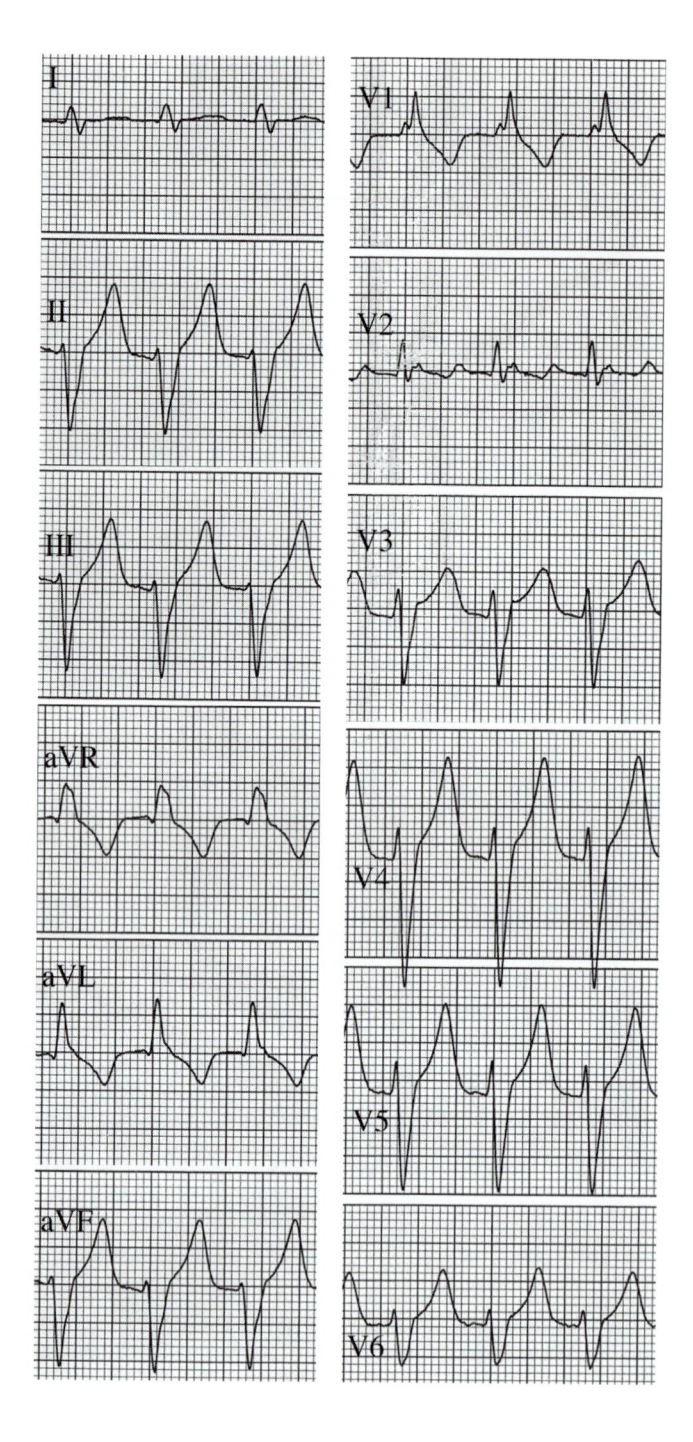

EKG 26.19

32J/w. Palpitationen. Echo/Doppler normal. EKG: linksventrikuläre faszikuläre Tachykardie, Frequenz 116/min. Ursprung der KT im liksposterioren Faszikel (bestätigt durch elektrophysiologische Untersuchung). Überdrehte QRS-Linkslage. Atypisches RSB-Bild (EKG freundlicherweise von Prof. Reto Candinas überlassen).

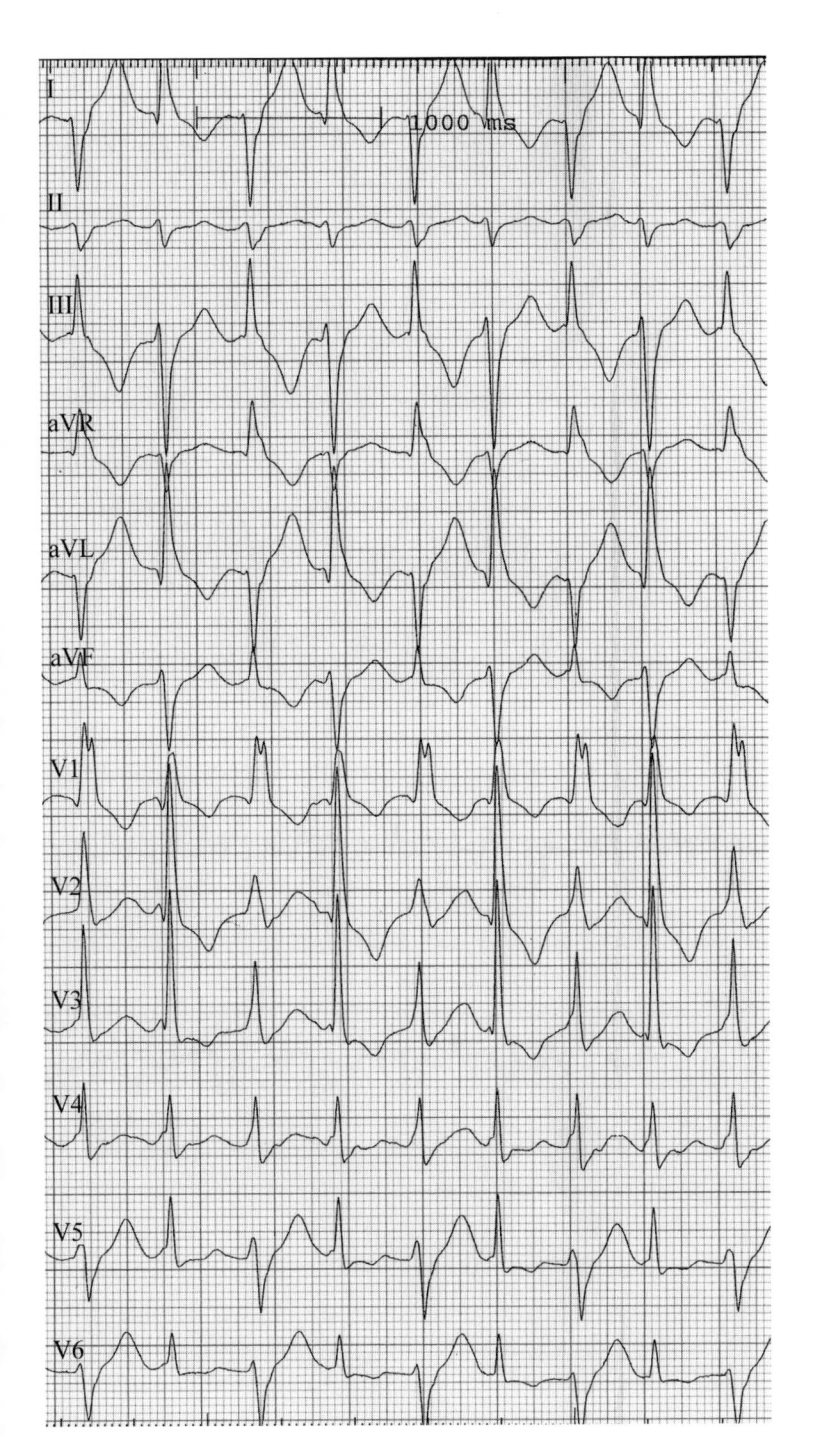

EKG 26.20
24J/w. Palpitationen. Echo/Doppler normal.
EKG: bidirektionale Tachykardie (Frequenz 137/min) mit typischem Alternieren der QRS-Polarität in den meisten Ableitungen (EKG freundlicherweise von Dr. Thomas Cron überlassen).

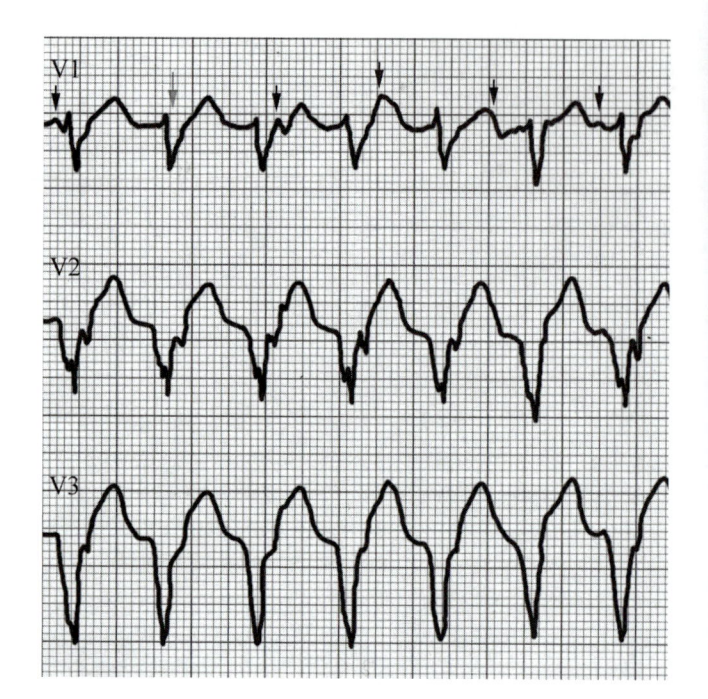

EKG 26.21a
Fallbeispiel/Short Story 1. 53J/m. Akzelerierter idioventrikulärer Rhythmus, Frequenz 120/min. AV-Dissoziation in Ableitung V_1 erkennbar (Pfeil).

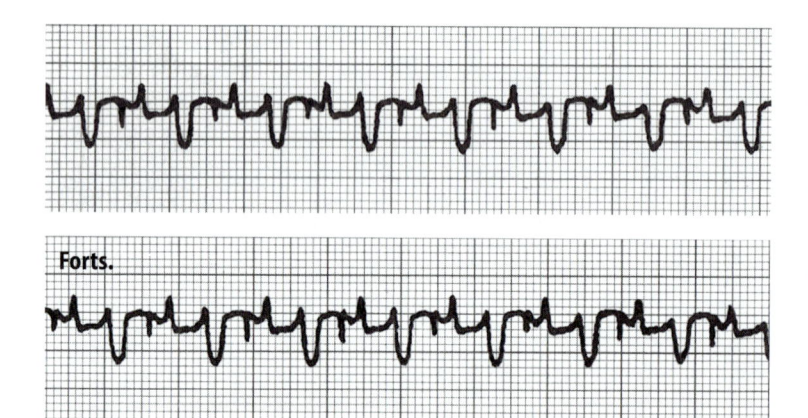

EKG 26.21b
Gleicher Patient. Vorhof-„overpacing" bei einer Frequenz von 122/min (Monitorableitung).

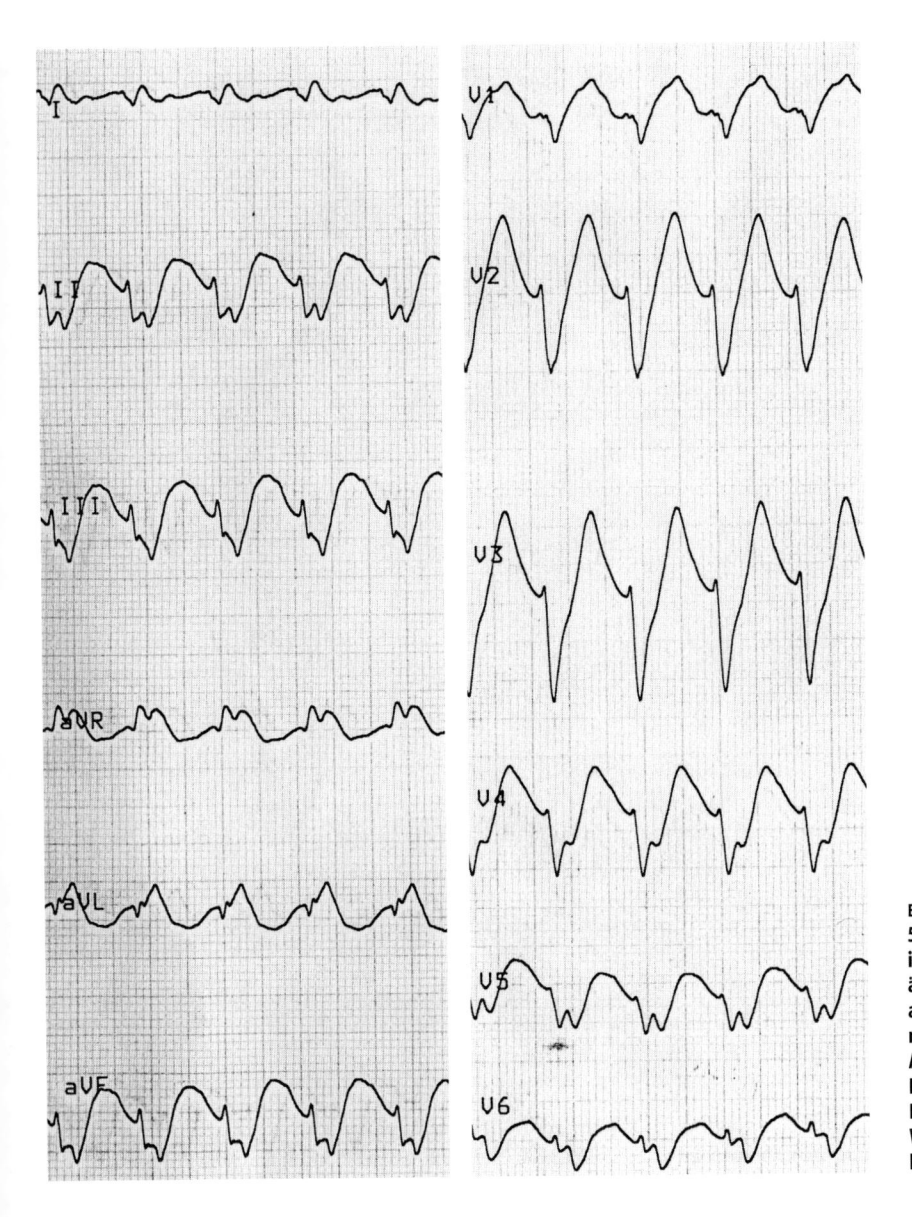

EKG 26.22a
55J/w. KHK, AKB. Hochlaterale und inferiore Akinesie. EKG: KT mit LSB-ähnlichem QRS (siehe Ableitung aVL/I) und zusätzlich fast komplett negativen QRS in allen präkordialen Ableitungen. QRS-Dauer 200 ms. Kammerfrequenz 131/min. AV-Dissoziation nicht erkennbar. Wahrscheinlich retrograde 1:1 Überleitung (spitze T-Wellen in V_1).

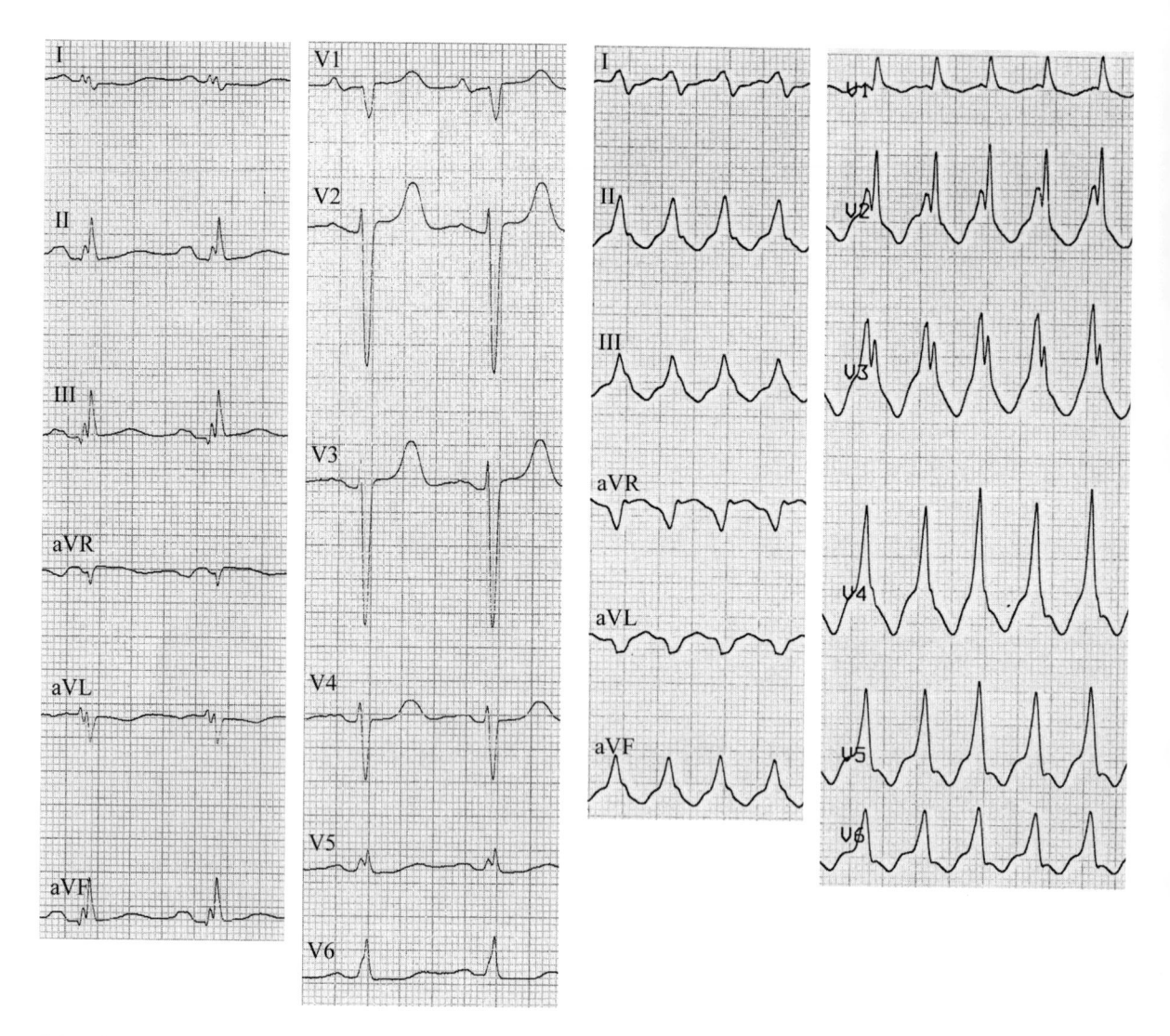

EKG 26.22b
Gleiche Patientin. Sinusrhythmus, Frequenz 60/min. Knotung des QRS in den Extremitätenableitungen. Reduktion der R-Zacke von V_2 bis V_4. Relativ kleine R-Zacken mit gekerbtem Aufwärtsschenkel in V_5/V_6. Keine pathologischen Q-Zacken.

EKG 26.23
76 J/m. KHK, Zwei-Gefäß-Erkrankung mit normaler LV-Auswurffraktion. Vorhofflimmern seit Jahren. EKG: KT, Frequenz 180/min. Undefinierbares Schenkelblock-Bild mit ausschließlich *positiven QRS*-Ausschlägen in den präkordialen Ableitungen. QRS-Dauer 140 ms. Vorhofflimmern. Theoretische Differentialdiagnose: antidrome Reentrytachykardie bei WPW-Syndrom.

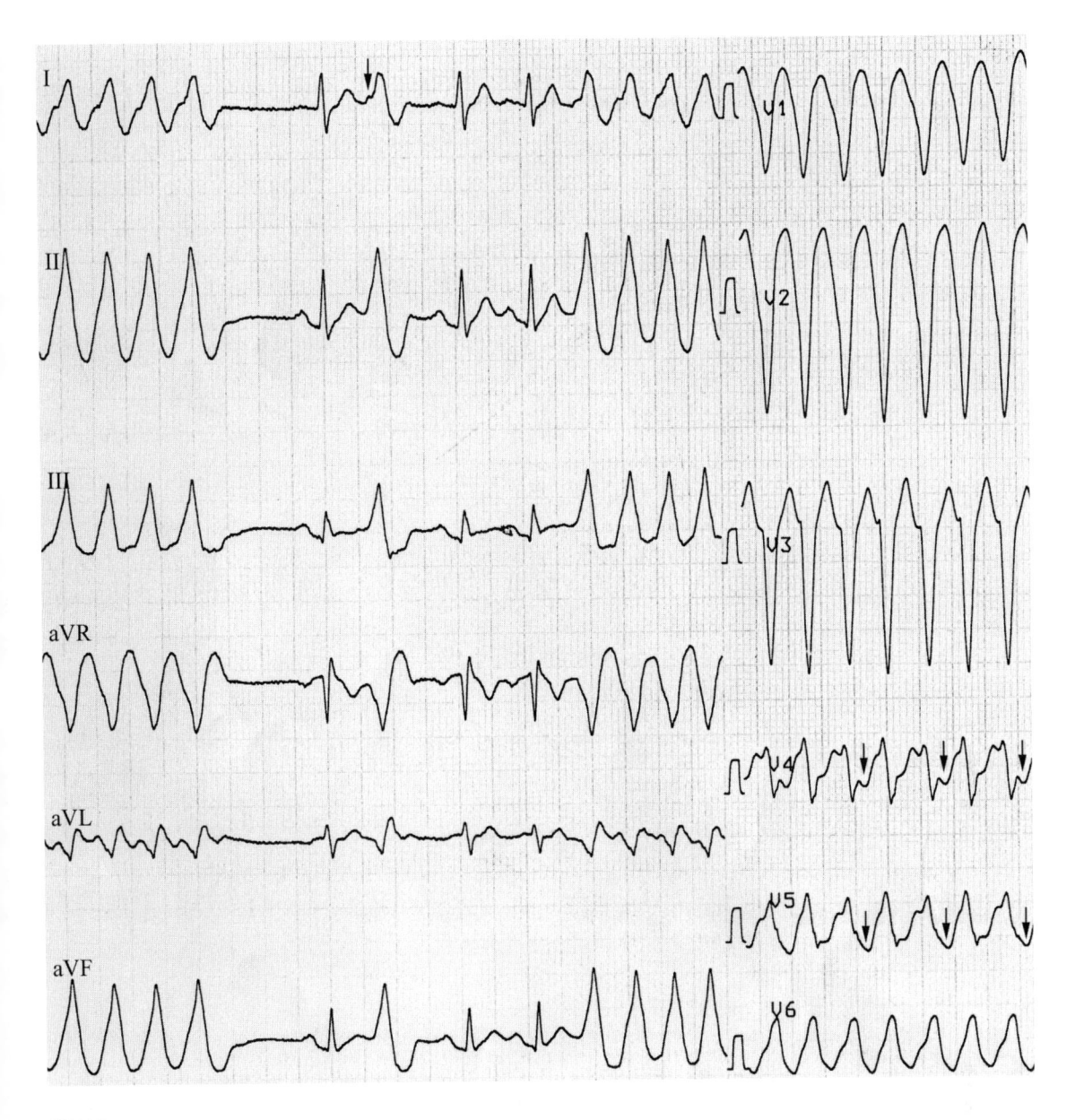

EKG 26.24

44 J/m. KHK ohne Infarkt. Präsynkope während Palpitationen. EKG: KT, Frequenz 210/min. Zeichen für KT: (1) Breite QRS (VES) ohne P-Welle vor der KT; (2) AV-Dissoziation bei VES erkennbar (Pfeil); (3) retrograder AV-Block 2:1 (Pfeile); (4) riesige QRS in V_1 bis V_3 (halbe Eichung!); (5) Konfiguration des ersten QRS bei der KT ähnlich/gleich wie bei VES.

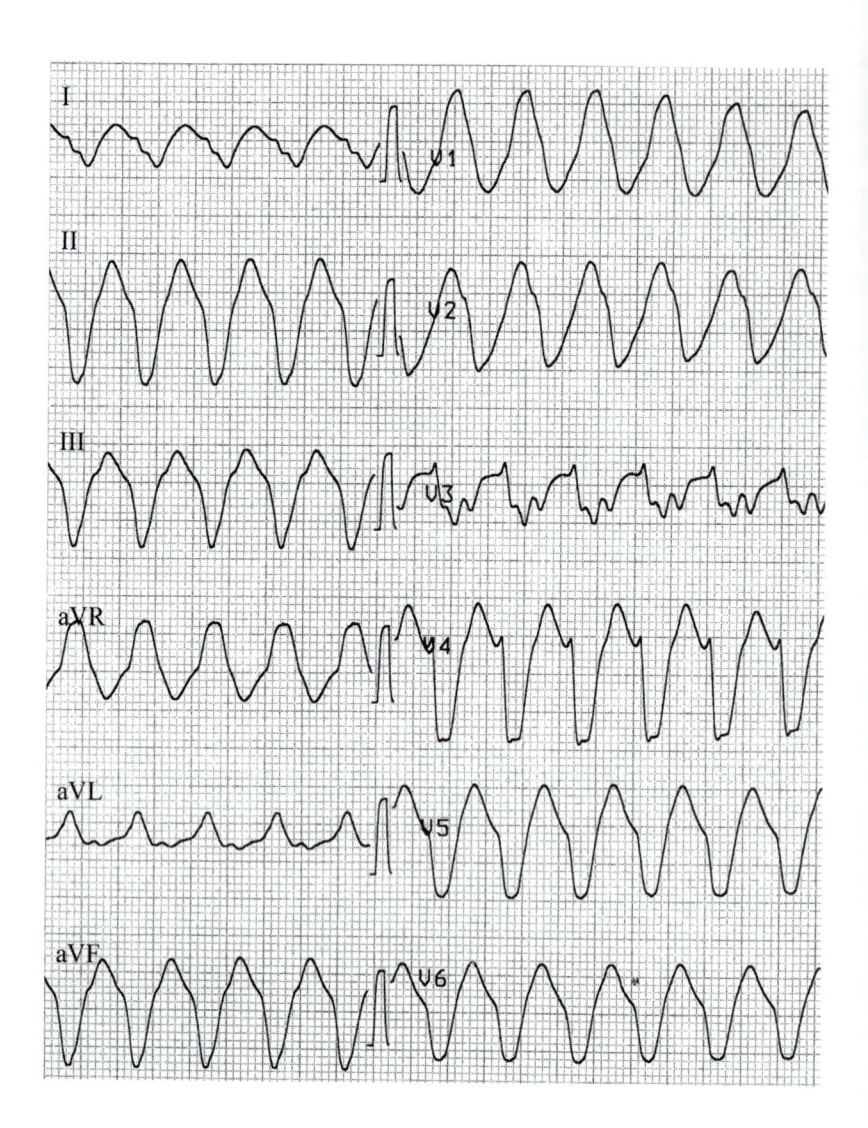

EKG 26.25
Fallbeispiel/Short Story 2. SVTab imitiert KT.

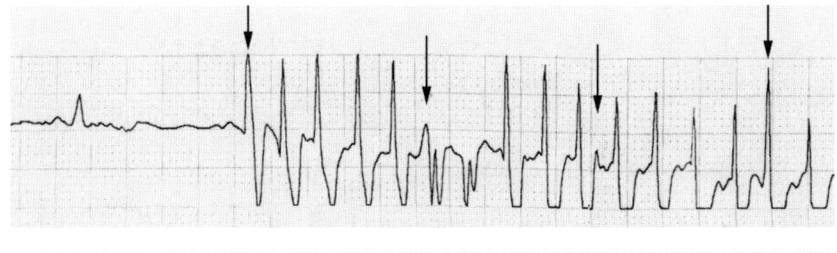

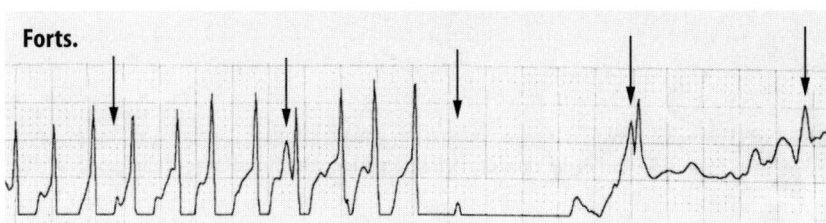

EKG 26.26
Kontinuierlicher Streifen. Pseudo-KT. Artefakte während Zähneputzen. Frequenz bis 300/min. Der Grundrhythmus (Sinusrhythmus) ist leicht unregelmäßig (Pfeile zeigen „notches" an, die schwierig zu erkennen sind). Jedoch weisen die zu schmalen „R-Zacken", die exzessive Frequenz und zusätzliche Artefakte, z.B. das Abrutschen der Kurve auf dem Papierstreifen, eindeutig auf Artefakte hin.

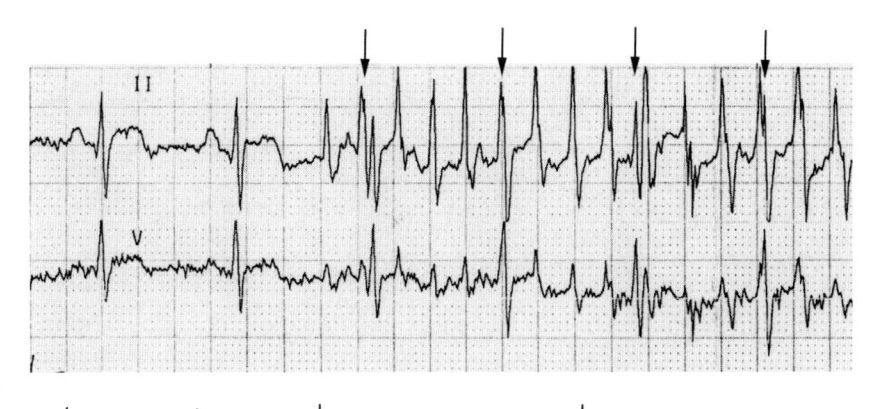

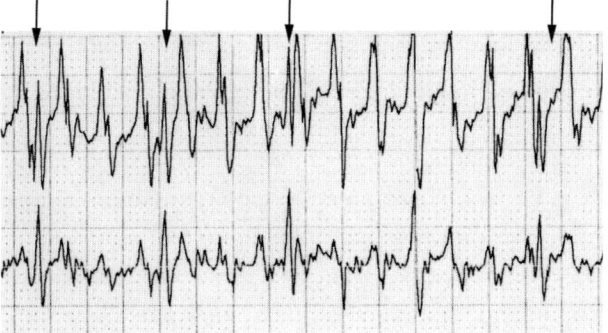

EKG 26.27
Kontinuierlicher Streifen. Pseudo-KT. Artefakte während Zähneputzen. Frequenz rund 270/min. Die echten QRS sind auf dem unteren Streifen deutlicher zu erkennen.

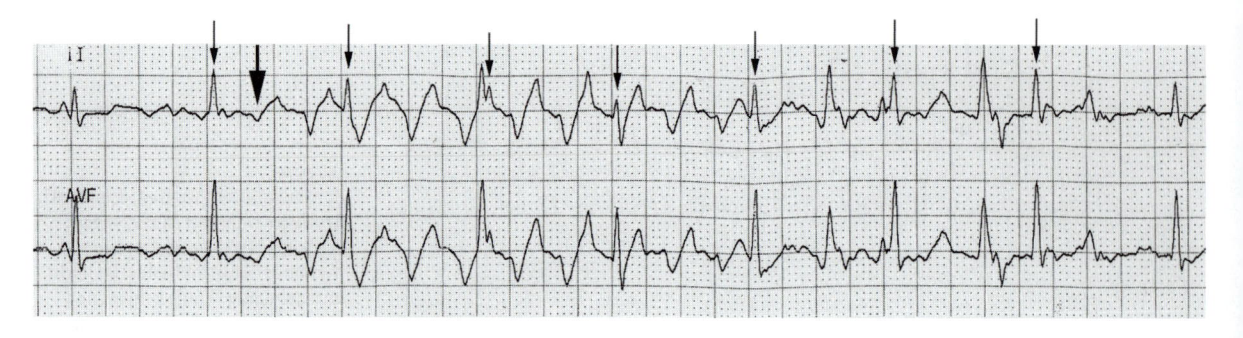

EKG 26.28
Pseudo-KT infolge Artefakte. Zeichen für Artefakte: (1) Grundrhythmus (Frequenz 75/min) mit offensichtlichen „notches" während Pseudo-KT (kleine Pfeile); (2) der erste (abortive) „Schlag" der Pseudo-KT fällt in die absolute Refraktärperiode des Sinusschlages ein (großer Pfeil). (Details in Tabelle 26.3).

Sektion IV

Spezielle Themen

Kapitel 27
Belastungs-EKG

Auf einen Blick

Beim Belastungs-EKG ist eine Ischämie sehr leicht anhand einer signifikanten ST-Senkung zu erkennen. Vorausgesetzt, dass das Ruhe-EKG normal ist, ist die Zuverlässigkeit recht gut. Jedoch muss der Arzt, um den Belastungstest professionell durchzuführen, die wichtigen Grundlagen kennen – die Instrumente und die Ausrüstung, die Indikationen und Kontraindikationen, die möglichen Grenzen, die Messung der Arbeitsbelastung in Watt oder MET (metabolic equivalents) und die Komplikationen.

Das Belastungs-EKG ist nach wie vor die am häufigsten verwendete Screening-Methode zur Feststellung einer Myokardischämie. Eine Metaanalyse hat eine Spezifität von 73% und eine Sensitivität von 68% ergeben [1].

Informationen aus dem Belastungstest

Das Belastungs-EKG stellt die einzige einfache Methode dar, die wichtige Resultate während körperlicher *Aktivität* liefert. Der Belastungstest hilft nicht nur bei der Feststellung einer Ischämie, sondern kann auch zur Beurteilung von Rhythmus- und Reizleitungsstörungen, des Blutdruckverhaltens, der Arbeitskapazität und des körperlichen Trainingszustandes verwendet werden. Überdies kann der Arzt direkt Symptome wie Dyspnoe, Blässe, Zyanose, Schwitzen und Erschöpfung erkennen. Der Patient ist imstande, „live"-Beschreibungen von Beschwerden zu geben wie etwa von Thoraxschmerzen (typisch oder atypisch für eine KHK?) oder von Krämpfen in den Beinen (Tabelle 27.1).

Tabelle 27.1
Informationen aus dem Belastungstest

1. Allgemeine Informationen
- Arbeitskapazität, Trainingszustand
- Dynamisches Verhalten von Blutdruck und Puls

Symptome
a. Objektive
- Dyspnoe, Blässe, Zyanose, Schwitzen, Erschöpfung

b. Subjektive
- Qualität und Intensität von Thorax- und Beinschmerzen; Schwindel und andere Symptome

2. EKG
a. Direkte Zeichen von Myokardischämie
- ST-Senkung in Ableitungen V_4 bis V_6

b. Mögliche Zeichen für Myokardischämie
- Arrhythmien
- Reizleitungsstörungen

1 Indikationen und Kontraindikationen

1.1 Indikationen

Entsprechend dem breiten Spektrum der Resultate des Belastungstestes ist die Indikation zu dieser Untersuchung nicht auf Patienten mit vorhandener oder vermuteter KHK beschränkt (Tabelle 27.2).

Tabelle 27.2
Indikationen für Belastungstest

1. Diagnostische (Ischämie, Arrhythmien)
- Differenzierung von Thoraxschmerzen
- Bewertung der Ischämie bei Patienten mit KHK
- Diagnose der „stummen Ischämie"
- Abklärung von Ischämie nach koronarer Revaskularisation
- Bewertung von Arrhythmien

2. Prognostische; Risikostratifizierung; Verlaufskontrolle
- Abklärung von Patienten 5–10 Tage nach unkompliziertem MI: Koronare Revaskularisation notwendig?
- Bewertung der Arbeitskapazität bei Patienten mit KHK, Klappenerkrankungen, kongenitalen Herzkrankheiten, Herzinsuffizienz
- Präoperative Risikostratifizierung
- Bewertung der Therapie bei Herzkrankheiten
- Abklärung von Patienten mit (frequenzadaptierendem) Schrittmacher

3. Nichtkardiale Krankheiten
- Respiratorische Insuffizienz
- Ungeklärte reduzierte Arbeitskapazität

Bei diesen Zuständen wird der Belastungstest kombiniert mit Spirometrie und Blutgasanalyse

KHK = koronare Herzkrankheit; MI = Myokardinfarkt.

1.2 Kontraindikationen

Alle Kontraindikationen müssen ausgeschlossen werden, *bevor* ein Belastungstest durchgeführt wird. Die Kriterien für Kontraindikationen sind klar definiert (Tabelle 27.3). Nichtsdestotrotz sollte der Arzt nie den *gesunden Menschenverstand* vergessen.

2 Grenzen

Andere Bedingungen, die keine Kontraindikationen sind, können die Gültigkeit der Ischämiereaktion im EKG beträchtlich einschränken, wie etwa vorbestehende intraventrikuläre Reizleitungsstörungen oder ST/T-Veränderungen (Tabelle 27.4).

3 Methoden

Es gibt zwei Methoden des Belastungstestes: Belastung mit Tretergometer und mit Laufband. Beim Tretergometertest wird die Arbeit in Watt, beim Laufbandtest in MET (metabolic equi-

Tabelle 27.3
Kriterien für Kontraindikationen gegen einen Belastungstest

1. Absolute Kriterien
- AMI in den ersten 48 h (zu beachten ist die Infarktgröße und der kardiale Zustand!)
- Instabile Angina pectoris
- Arrhythmien mit ausgeprägter Tachykardie oder Bradykardie (z.B. KT, SVT, VoFli mit Kammerfrequenz >120/min, kompletter AV-Block mit Symptomen)
- Schwere Aortenklappenstenose oder HOCM
- Myokarditis, Endokarditis (Perikarditis)
- Schwere Herzinsuffizienz (NYHA IV)
- Akute Lungenembolie
- Chronische schwere pulmonalarterielle Hypertonie
- Schwere arterielle Hypertonie (systolisch >200, diastolisch >120 mmHg)
- Schwer eingeschränkter Allgemeinzustand jeder Ätiologie

2. Relative Kriterien
- Hoher arterieller Druck (systolisch >180, diastolisch >110 mmHg)
- Arrhythmien (wie Salven von VES)
- Mittelschwere Aortenklappenstenose und HOCM
- Hauptstammstenose der linken Koronararterie
- Mittelschwere chronische pulmonalarterielle Hypertonie
- Elektrolytstörungen

VoFli = Vorhofflimmern; AMI = akuter Myokardinfarkt; HOCM = hypertrophe obstruktive Kardiomyopathie; NYHA = Klassifikation des kardialen Zustandes/Herzinsuffizienz durch die New York Heart Association (I = leichtester und IV = schwerster Grad); SVT = supraventrikuläre Tachykardie; KT = Kammertachykardie.

Tabelle 27.4
EKG-Befunde, die die Gültigkeit der Ischämiereaktion im EKG einschränken

1. Intraventrikuläre Reizleitungsstörungen
- LSB
- WPW-Bild
- RSB
- LAFB ohne oder mit zusätzlichem RSB

2. Vorbestehende pathologische ST/T-Veränderungen
- Systolische Überlastung
- Ischämie
- Digitalis [2]
- Betablocker [3]
- Metabolische Störungen
- Weibliches Geschlecht?

3. Andere Bedingungen
- Offene Herzoperation (während mehrerer Monate?)
- PTCA (erste 48 h)

LAFB = linksanteriorer Faszikelblock; LSB = Linksschenkelblock; PTCA = Koronardilatation (percutaneous transluminal coronary angioplasty); RSB = Rechtsschenkelblock; WPW = Wolff-Parkinson-White-Syndrom.

valents) gemessen. Ein MET entspricht einer Sauerstoffaufnahme bei einem gesunden Menschen in Ruhe von 3,5 ml/kg Körpergewicht/min. Tabelle 27.5 zeigt die Beziehung zwischen körperlicher Aktivität und MET. Tabelle 27.6 führt die entsprechenden Werte von MET und Watt auf.

Tabelle 27.5
Beziehung zwischen Aktivität und MET (metabolic equivalents)

1 MET	Ruhe
2 MET	Gehen
4 MET	Rasches Gehen
5 MET	Tägliche Hausarbeit
10 MET	Rennen
13 MET	Schwere Arbeit
18 MET	Sportliche Aktivität
20 MET	Aktivität von Spitzensportlern

Tabelle 27.6
Entsprechende Werte (approximativ) von MET (metabolic equivalents) und Watt

4 MET	50 Watt
7 MET	100 Watt
9 MET	150 Watt
13 MET	200 Watt
17 MET	250 Watt

Beim Tretergometertest wird das Bruce-Protokoll [4] verwendet (Tabelle 27.7): Die Arbeitsbelastung wird alle 3 min um 2–3 MET erhöht. Mit einer Reduktion auf 2 min oder gar auf 1 min wird der steady state nicht bei jedem Fall erreicht.

Die Laufbandbelastung ist physiologischer als die Tretergometerbelastung, da sie zu einem höheren maximalen Volumen von Sauerstoffverbrauch führt, was eine höhere Arbeitsbelastung [4,5] um 6–25% erlaubt.

Tabelle 27.7
Bedingungen für einen gültigen Belastungstest

Symptomlimitierte Belastung
• Hohes Doppelprodukt
• Dauer der Belastung mindestens 8 min
• Beachtung aller Ausschlusskriterien

3.1 Symptomlimitierte Belastung

Im Allgemeinen wird die Borg-Skala [6] verwendet. Der Patient wird bis zur *Erschöpfung* belastet; es ist ihm aber erlaubt,

Tabelle-27.8
Subjektive Schätzung der Arbeitsbelastung/Symptome in Beziehung zu 20 willkürlichen Arbeitsstufen

Borg-Skala	Gesunder 30-jähriger Mann	70-jähriger Patient mit KHK (Auswurffraktion 50%)
6		
7	sehr, sehr leicht	
8		sehr leicht
9	sehr leicht	
10		leicht bis etwas schwer
11	ziemlich leicht	
12		
13	etwas schwer bis schwer	schwer
14		
15	schwer	sehr schwer
16		
17		
18	sehr schwer	
19		
20	extrem schwer	

die Belastung nach *seinem freien Willen* abzubrechen. Tabelle 27.8 zeigt eine modifizierte Borg-Skala für einen gesunden 30-jährigen Mann und für einen 70-jährigen Patienten mit KHK und einer linksventrikulären Auswurffraktion von 50%.

Mit der symptomlimitierten Belastung sind die meisten anderen wichtigen Bedingungen, die einen gültigen Test sichern, ebenfalls erfüllt.

3.2 Herzfrequenz

Die Herzfrequenz steigt während der Belastung bis zur so genannten *maximalen Herzfrequenz* an, die von mehreren Faktoren abhängt (Alter, Geschlecht, Trainingszustand, kardiovaskuläre Krankheiten, andere Krankheiten, Medikamente wie Betablocker).

Als allgemeine Regel für die maximale Herzfrequenz bei gesunden Menschen gilt 220/min minus das Alter in Jahren. Die maximale Herzfrequenz allein wird jedoch nicht mehr als gültiges Kriterium für den Belastungstest anerkannt. Die submaximale Herzfrequenz wird definiert als 90% der maximalen Herzfrequenz.

3.3 Blutdruck

Die Belastung führt zu einem Anstieg des systolischen Blutdrucks, während der diastolische Blutdruck mehr oder weniger unverändert bleibt. Ein normaler Mensch kann einen systolischen Druck bis zu 220 mmHg erreichen. Ein *ungenügender* Anstieg des systolischen Drucks wird bei eingeschränkter LV-Auswurffraktion, bei Myokardischämie und bei obstruktiver LV-Kardiomyopathie gefunden. Ein *Abfall* des systolischen Drucks während Belastung ist *gefährlich* und deutet auf eine schwer eingeschränkte LV-Auswurffraktion oder eine schwere Hauptstammstenose der linken Koronararterie hin.

3.4 Doppelprodukt

Das Doppelprodukt ergibt sich aus: Herzfrequenz × systolischer Blutdruck.

Es ist beim Belastungstest von hervorragender Bedeutung. Je höher das Doppelprodukt ist, desto gültiger ist der Belastungstest (Tabelle 27.9). Im Falle eines ungenügenden Doppelproduktes ohne signifikante ST-Senkung ist der Belastungstest als „nonkonklusiv" für Ischämie und *nicht* als „negativ" zu interpretieren.

Tabelle 27.9
Qualität der Belastung in Beziehung zum Doppelprodukt

Doppelprodukt	Qualität der Belastung
<20.000	Ungenügend
20.000–25.000	Genügend
25.000–30.000	Gut
>30.000	Sehr gut

Eine andere Regel berücksichtigt das individuelle Doppelprodukt in Ruhe. Ein gutes Doppelprodukt bei maximaler Arbeitsbelastung beträgt mindestens 2,5-mal das Doppelprodukt in Ruhe.

3.5 Arbeitsbelastung und Belastungskapazität

Die maximale Arbeitsbelastung wird nur bei symptomlimitierter Belastung erreicht. Die normale Belastungskapazität ist abhängig von Alter, Geschlecht und Körpergröße (Abb. 27.1). Ihr Wert liegt unter dem für maximale Arbeitsbelastung.

3.6 Dauer der Belastung

Um den steady state zu erreichen, sollte die Belastung mindestens 8 min dauern; im Allgemeinen sind es 12–14 min.

3.7 Schrittweise Belastung *versus* Rampenprotokoll

Bei dem „Rampenprotokoll" [4] wird die Arbeitsbelastung kontinuierlich erhöht, was eine höhere Sauerstoffaufnahme (und eine höhere Arbeitsbelastung) ermöglicht. Jedoch ist der Unterschied zu einer stufenweisen Belastung nicht von entscheidender Bedeutung.

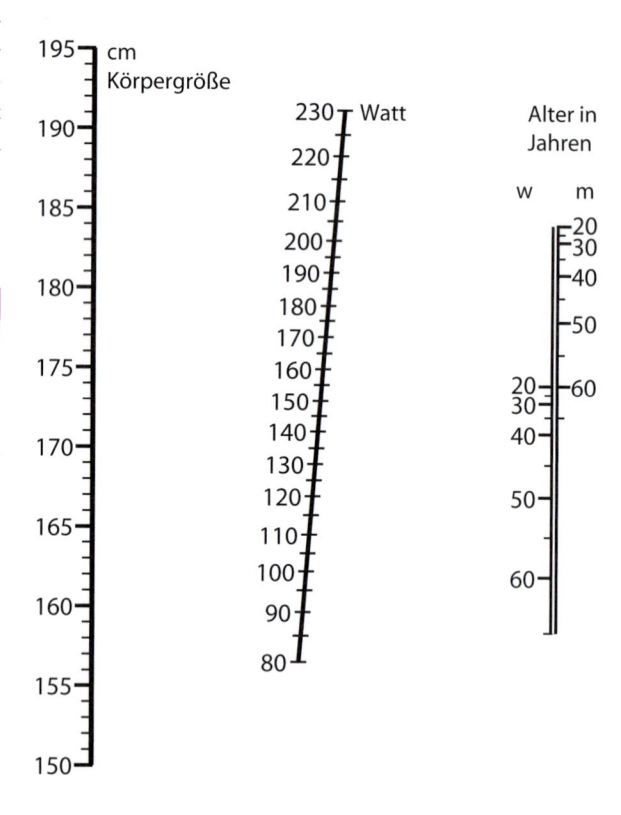

Abb. 27.1
Nomogramm der normalen Belastungskapazität (Watt) auf der Basis von Alter, Geschlecht und Körpergröße (nach [7]). Zum Nomogramm auf Basis von MET (metabolic equivalents) und Alter bei Männern siehe [8] und [9].

3.8 Kriterien für den Abbruch des Testes

Die Tabelle 27.10 fasst die absoluten und relativen Kriterien für den Abbruch des Belastungstestes zusammen.

Tabelle 27.10
Kriterien für den Abbruch des Belastungstestes

1. Absolute Kriterien
• Schwere Angina pectoris >>> möglicher akuter MI
• Systolischer Blutdruck unter dem Ruhewert oder Abnahme um >20 mmHg >>> Verdacht auf Hauptstammstenose der linken Koronararterie oder stark eingeschränkte LV-AF
• KT (≥6 Schläge mit oder ohne Symptome)
• Muss ein Kammerflimmern überhaupt erwähnt werden?
• AV-Block 3°
• Ventrikuläre Asystolie >2 s (extrem selten)
• Auffallende Blässe oder Zyanose
• Neurologische Symptome (Schwindel, Kopfweh und andere)
• Technische Probleme (z.B. Monitorausfall)
• Patient besteht auf Abbruch
2. Relative Kriterien
• ST-Senkung von ≥3mm
• Zunehmende Angina pectoris
• Hohe Kammerfrequenz bei Vorhofflattern/flimmern (>180/min)
• KT <6 Schläge
• Auffallende Zunahme von VES

LV-AF = linksventrikuläre Auswurffraktion; MI = Myokardinfarkt; VES = ventrikuläre Extrasystole; KT = Kammertachykardie.

4 Prozedere

4.1 Vorbereitung des Belastungstestes

Beachte: Der Belastungstest beginnt *vor* dem Belastungstest. Bevor ein Belastungstest durchgeführt wird, müssen einige Bedingungen, die das technische Material und den Patienten betreffen, erfüllt sein (Tabelle 27.11). Die Anamnese des Patienten und besonders die Resultate der klinischen Untersuchung erlauben eine Schätzung der Belastungskapazität oder können auf eine Kontraindikation hinweisen.

Tabelle 27.11
Vorbereitung des Belastungstestes

1. Material
• Kontrollierter *Defibrillator*
• Medikamente: Adrenalin, Lidocain, Atropin (inklusive NaCl-Infusion)
• Sauerstoffmaske; Atembeutel, Sauerstoff-Zylinder
2. Patient
• Beurteilung des Allgemeinzustandes
• Persönliche Daten; Größe, Gewicht
• Studium der Anamnese: Herzkrankheit; andere schwere Krankheiten
• *Aktuelles Problem; Indikation zum Belastungstest*
• Aktuelle Medikation (Digitalis, Betablocker und andere Medikamente)
• Auskultation von Herz und Lungen
• Ruhe-EKG
• Ruhe-Blutdruck
3. Aufklärung des Patienten über das Vorgehen

4.2 Durchführung des Belastungstestes

Die Durchführung des Testes richtet sich nach dem allgemeinen und dem kardialen Zustand des Patienten (Tabelle 27.12).

Tabelle 27.12
Belastung je nach individuellem Zustand

Patient	Belastungsbeginn		Belastungssteigerung/min	
NYHA III	10 Watt	2 MET	10 Watt	1 MET
NYHA I–II	20 Watt	2 MET	20 Watt	1–1,5 MET
Gesund; Alter <60 Jahre	25 Watt	2 MET	25 Watt	1,5–2 MET

NYHA = Klassifikation des kardialen Zustands nach der New York Heart Association.

Der Patient unterzieht sich der Belastung bis zur Erschöpfung oder bis eines der Abbruchkriterien auftritt. Bei der praktischen Durchführung des Belastungstestes ist die Anwesenheit des Arztes obligatorisch (Tabelle 27.13). Indem er ständig den Patienten und das Monitor-EKG überwacht, kann das Auftreten von Ischämie oder Rhythmusstörungen sofort erkannt werden, wodurch sich zusammen mit den Blutdruckmessungen Indikationen zum Belastungsabbruch und zu allfällig notwendigen therapeutischen Interventionen ergeben können.

Tabelle 27.13
Praktische Durchführung des Belastungstestes

Aufgaben des Patienten
• Ausführung der Belastung gemäß dem Rampenprotokoll oder stufenweise, symptomlimitiert
• Mitteilen von Beschwerden

Aufgaben des Arztes
Während Belastung:
• Kontinuierliche Überwachung des Patienten
• Kontinuierliche Überwachung des Monitor-EKGs
• Messung des Blutdrucks bei jeder Belastungsstufe (jede Minute)
• Registrierung und rasche Interpretation des 12-Ableitungs-EKGs bei jeder Belastungsstufe (jede Minute)
Nach Belastung:
• Registrierung und rasche Interpretation des 12-Ableitungs-EKGs sofort, nach 2 und nach 5 Minuten
• Messung des Blutdrucks nach 2 und nach 5 Minuten

Bei untrainierten Patienten ist eine Fortsetzung mit minimaler Belastung während 1–2 min einem abrupten Abbruch der Belastung vorzuziehen. So kann eine „Nachbelastungs-Synkope" (infolge venösen „Poolings" in den Beinen) vermieden werden. Das *Nachbelastungs-* (Erholungs-) EKG dient zur Aufdeckung einer Ischämie, die mit Latenzzeit auftritt (Spätischämie), oder von (seltenen) späten Arrhythmien.

EKG

5 Auswertung

5.1 Ischämiereaktion

Man erinnere sich daran, dass die Spezifität respektive Sensitivität des Belastungs-EKGs für Ischämie rund 73% respektive 68% beträgt. Daraus folgt, dass es bei einer beträchtlichen Anzahl der Patienten zu falsch negativen und falsch positiven Resultaten kommt.

5.1.1 ST-Strecke

Das bei weitem wichtigste Kriterium für eine Ischämie während Belastung ist eine signifikante ST-Senkung in den Ableitungen (V_4) V_5 und V_6, wobei V_5 die zuverlässigste Ableitung zu sein scheint. Isolierte ST-Senkungen in anderen Ableitungen als V_4 bis V_6, besonders solche in den inferioren Ableitungen, bedeuten meistens keine Ischämie und werden oft bei normalen Herzen gefunden.

Die Definition einer *signifikanten* ST-Senkung (die eine Ischämie anzeigt) ist aus Tabelle 27.14 ersichtlich [7].

Tabelle 27.14
Definition der signifikanten ST-Senkung

• ST-Senkung ≥1 mm (≥0,1 mV), sofern das ST in Ruhe isoelektrisch ist
• *Zusätzliche* ST-Senkung ≥1,5 mm (≥ 0,15 mV), sofern das ST in Ruhe *gesenkt* ist
Die ST-Senkung wird 0,08 s nach dem J-Punkt gemessen (einige Autoren bevorzugen 0,07 s bei einer Frequenz zwischen 120 und 160/min und 0,06 s bei einer Frequenz >160/min; dies ist auch die Meinung des Autors dieses Buches)

Ein *falsch positives Resultat* (eine signifikante ST-Senkung, die *nicht* die Folge einer Ischämie ist) wird bei vorbestehenden ST/T-Veränderungen gefunden, etwa bei Patienten mit linksventrikulärer Hypertrophie (LVH), bei Digitalisbehandlung oder bei intraventrikulären Reizleitungsstörungen wie Wolff-Parkinson-White- (WPW-) Syndrom und Linksschenkelblock (LSB). Bei diesen Zuständen wird die vorbestehende ST-Senkung im Allgemeinen während der Belastung akzentuiert (auch *ohne* Ischämie).

Das EKG 27.1 zeigt einen normalen Befund bei Belastung. Die ST-Strecke in V_4 bis V_6 bleibt isoelektrisch: Der Belastungstest ist elektrisch *negativ*.

Das EKG 27.2 demonstriert, dass die Interpretation der ST-Strecke wegen Artefakten manchmal recht schwierig sein kann, was beim Laufbandtest häufiger der Fall ist als beim Tretergometertest.

Im EKG 27.3 misst die ST-Senkung in den Ableitungen V_5/V_6 rund 1 mm. Dieser Befund wird „Grenzbefund" genannt. Was sollte in einem solchen Fall getan werden?

i. Erhöhung der Belastungsintensität, sofern möglich
ii. Bei einer Person, die wahrscheinlich gesund ist (ohne Risikofaktoren) und anlässlich einer Routineuntersuchung getestet wird, kann der Belastungstest nach 6–12 Monaten wiederholt werden; bei einem Patienten mit Verdacht auf KHK sollte ein Stress-Echokardiogramm oder eine Stress-Szintigraphie durchgeführt werden.

Die EKGs 27.4, 27.5 und 27.6 sind Beispiele für einen elektrisch *positiven* Belastungstest, alle mit Zeichen der „späten Ischämie". Eine späte Ischämie wird bei rund 30% der elektrisch positiven Belastungstests beobachtet. Das EKG 27.6 zeigt ein falsch positives Resultat (durch wiederholte Koronarangiographie bestätigt) bei einem Patienten einen Tag nach erfolgreicher Zwei-Gefäß-Koronardilatation (PTCA). (Zum Belastungstest nach PTCA und nach aortokoronarer Bypassoperation (AKB) siehe den Abschnitt „Im Detail").

Beim *Rechtsschenkelblock* (RSB) breitet sich während der Belastung die vorbestehende ST-Senkung und T-Negativität in den Ableitungen V_1 und V_2 meistens auf V_3 und V_4 (selten bis V_5) aus, ohne dass eine Ischämie besteht. Eine signifikante ST-Senkung in V_5 und V_6 ist bei einem RSB in rund 85% spezifisch, während die Sensitivität bescheiden ist (25–35%). Dasselbe gilt für einen RSB mit linksanteriorem Faszikelblock (LAFB) und einen isolierten LAFB. Beim Vorliegen eines LSB ist es unmöglich, eine Ischämie zu bestätigen oder auszuschließen.

Eine signifikante *ST-Hebung* von >1,5 mm (die nicht Folge eines Spiegelbildes ist) während Belastung ist bei Patienten mit normalem Ruhe-EKG extrem selten. Das Phänomen wurde bei Patienten mit belastungsabhängigem Koronarspasmus beobachtet (EKG 27.7).

Eine ST-Hebung infolge eines Spiegelbildes der ST-Senkung bei systolischer Überlastung oder beim LSB kann in den Ableitungen V_1 bis V_3/V_4 akzentuiert werden.

Signifikante ST-Hebungen während Belastung kommen gewöhnlich bei Patienten mit anteriorem Q-Zacken-Infarkt mit Aneurysma vor (EKG 27.8). Dies ist *keine* Ischämiereaktion, sondern stellt eine (letztlich schwer erklärbare) „EKG-Reaktion" der vergrößerten systolischen Ausdehnung der aneurysmatischen Region während der Belastung dar.

Im Falle einer persistierenden oder neu aufgetretenen ST-Senkung und/oder T-Negativität *nach* Belastung ist eine Spätischämie zu vermuten. Daher ist es wichtig, das EKG während mindestens 6 min nach Belastung zu überwachen. Offensichtliche Veränderungen der Repolarisation während der Erholung bestätigen in der Regel einen positiven Test während der Belastung (EKGs 27.4, 27.5 und 27.6). Bei vorbestehenden Anomalien der Repolarisation (z.B. bei LVH) sind ähnliche ST/T-Veränderungen nach Belastung schwierig zu interpretieren.

5.1.2 T-Welle

Negative T-Wellen in Ruhe werden unter Belastung oft positiv (EKG 27.9). Dieses Phänomen wird „Pseudonormalisierung" der T-Welle genannt. Eine Pseudonormalisierung kann eine Ischämiereaktion bedeuten, aber bei der Mehrheit der Fälle ist dies nicht der Fall. Bei Patienten mit klinisch vermuteter Ischämie und Pseudonormalisierung sollte ein spezifischerer Test wie eine Szintigraphie oder eine Stress-Echokardiographie durchgeführt werden.

Das „Lepeschkin-Zeichen" (Zunahme der T-Amplitude bei Belastung auf das ≥ 3-fache der T-Amplitude in Ruhe) ist sehr selten und für die Aufdeckung einer Ischämie nicht zuverlässig.

5.1.3 Q-Zacke

Sehr selten können bei *normalen* Menschen unter Belastung vorbestehende Q-Zacken tiefer werden oder neue Q-Zacken erscheinen. Bei einem rS-Komplex mit sehr kleinem r kann diese r-Zacke verschwinden, sodass ein QS-Komplex resultiert (EKG 27.10). Dies lässt sich durch eine Verschiebung des QRS-Vektors während der Belastung erklären. Äußerst selten demaskiert die Belastung das Bild eines Q-Zacken-Infarktes.

5.2 Arrhythmien und Reizleitungsstörungen

Im Prinzip können Arrhythmien und Reizleitungsstörungen während Belastung mit oder ohne Ischämie auftreten. Eine Kammertachykardie (und natürlich ein Kammerflimmern) und *multiple*, besonders *polymorphe* ventrikuläre Extrasystolen (VES) sind häufig ischämischen Ursprungs, lassen sich aber auch bei Patienten mit anderen schweren Herzkrankheiten finden. Ein Anstieg der VES während Belastung geht in der Regel mit einer eingeschränkten Prognose einher [10]. Supraventrikuläre Arrhythmien wie Vorhofflattern, Vorhofflimmern und supraventrikuläre Extrasystolen (SVES) sind bei KHK möglich. Das EKG 27.11 zeigt eine 12 s lang dauernde Kammertachykardie (KT) bei einer jungen Frau ohne KHK.

Reizleitungsstörungen während Belastung sind selten, aber klinisch wichtig. Zwei Fälle von AV-Block 2° sind in den EKGs 27.12 und 27.13 zu sehen. Zu LSB, RSB und Faszikelblock siehe den Abschnitt „Im Detail".

Fallbeispiel/Short Story 1

Im Jahre 1993 klagte ein 42-jähriger Techniker seinem Hausarzt über Episoden von Schwäche und Dyspnoe während Anstrengung. Für diese Symptome konnte keine Erklärung gefunden werden. Ein Belastungstest wurde nicht durchgeführt. Im Laufe der nächsten Wochen verschlimmerten sich die Symptome, und dem Patienten wurde angeraten, einen Psychiater aufzusuchen. Nach zwei Sitzungen überwies der Psychiater (!) den Patienten an einen Kardiologen zur Durchführung eines Belastungstestes. Die klinischen Befunde in Ruhe waren normal, ebenso das Echokardiogramm. Das EKG zeigte einen kompletten RSB. Beim Tretergometertest trat bei 100 Watt und bei einer Sinusfrequenz von 146/min ein AV-Block 2:1 auf (mit Abfall der Kammerfrequenz auf 73/min), der bei 150 Watt und einer Sinusfrequenz von 176/min zu einem AV-Block 3:1 mit einer weiteren Verlangsamung der Kammerfrequenz auf rund 50/min progredierte (EKG 27.12). Der Patient klagte über Dyspnoe und Schwäche, also dieselben Symptome, die auch sonst bei Anstrengung auftraten. Da keine Risikofaktoren für eine KHK vorlagen, wurde keine Koronarangiographie durchgeführt. Die Ätiologie der Reizleitungsstörung wurde als „unbekannt" klassifiziert. Mit einem Zwei-Kammer-Schrittmacher (DDD) wurde der Patient beschwerdefrei.

Zunahme der ST-Hebung von 2–3 mm auf 4 mm in den inferioren Ableitungen aufgetreten waren.

Eine KT kommt selten in ihrer anhaltenden Form, aber ziemlich häufig in ihrer nichtanhaltenden Form (Salven von VES) vor. Eine anhaltende KT ist *immer* (eine nichtanhaltende *oft*) ein Grund, die Belastung unverzüglich abzubrechen und den Patienten engmaschig zu kontrollieren.

Supraventrikulären Tachykardien mit exzessiv hohen Frequenzen (>200/min) begegnet man nur selten, z.B. bei Vorhofflattern mit 1:1-AV-Überleitung, bei Vorhofflimmern oder beim WPW-Syndrom.

Eine Abnahme des arteriellen Druckes (manchmal kombiniert mit Bradykardie) wird bei Patienten mit stark eingeschränkter LV-Funktion, signifikanter linker Hauptstammstenose oder schwerer Aortenstenose beobachtet und kann schwere Komplikationen wie Synkopen, kardiogenen Schock und Kammerflimmern auslösen.

Ein weiteres Beispiel eines belastungsinduzierten AV-Block 2° vom höhergradigen Typ ist im EKG 27.13 zu sehen; es ist das EKG eines Patienten, der einen Aortenklappenersatz hinter sich hatte.

5.3 Fallstricke

Die Tabelle 27.15 fasst einige der Fallstricke zusammen, die vorkommen können, wenn das EKG nicht sorgfältig vor, während und nach der Belastung untersucht wird.

6 Komplikationen

6.1 Schwere kardiale Komplikationen

Die schweren kardialen Komplikationen werden in Tabelle 27.16 beschrieben. Die Literatur berichtet über 10 Todesfälle oder Myokardinfarkte auf 10.000 Belastungstests [11]. Stuart und Ellestad [12] errechneten einen Infarkt oder plötzlichen Tod pro 2500 Patienten. Während einer 5-Jahresperiode führten wir in unserer Klinik mehr als 7000 Belastungstests durch; ein Patient erlitt einen akuten anteroseptalen Infarkt, und bei zwei Patienten trat ein Kammerflimmern auf (einmal nach einer KT vom Typ „Torsade de pointes"); beide Patienten mit KT erholten sich vollständig. Zwei zusätzliche Patienten mit akutem inferiorem Infarkt und mäßigen Thoraxschmerzen wurden einem Belastungstest unterzogen, weil das Ruhe-EKG nicht analysiert worden war. Die Belastung wurde bei 4 MET abgebrochen, nachdem schwere Thoraxschmerzen und eine

Tabelle 27.15
Fehler und Fehlinterpretationen infolge oberflächlicher Analyse des EKGs

1. EKG in Ruhe
• Akuter Myokardinfarkt wird übersehen! (dies kann passieren)
• Eine LVH wird verpasst (infolge halber Eichung?) >>> falsch positives Resultat?
2. EKG während Belastung
• Artefakte werden als Arrhythmien fehldiagnostiziert
• Die wahre Herzfrequenz wird nicht erkannt (wegen falscher Anzeige durch den Computer)
• Eine SVT wird übersehen (erkennbar an abruptem Anstieg der Herzfrequenz)
• Eine KT wird übersehen (erkennbar an abruptem Anstieg der Herzfrequenz und an der QRS-Veränderung)
• Ein intermittierender RSB oder LSB wird nicht erkannt
• Ein intermittierender 2:1-AV-Block wird übersehen
3. EKG während Erholung
• Eine Spätischämie wird nicht erkannt
• Ein intermittierender 2:1-AV-Block wird verpasst (selten)

AV = atrioventrikulär; LSB = Linksschenkelblock; LVH = linksventrikuläre Hypertrophie; RSB = Rechtsschenkelblock; SVT = supraventrikuläre Tachykardie; KT = Kammertachykardie.

6.2 Schwere nichtkardiale Komplikationen

Schwere nichtkardiale Komplikationen sind in Tabelle 27.16 aufgelistet. Sie sind sehr selten und bestehen in Hirnschlag und muskuloskelettalem Trauma (letztere als Folge davon, dass die Patienten vom Laufband oder vom Tretergometer stürzen). Solche Unfälle können vermieden werden, indem die Patienten klare Instruktionen erhalten und vom Arzt genau beobachtet werden – und indem der Test mit gesundem Menschenverstand durchgeführt wird. Einer „Nachbelastungs-Synkope" muss dadurch vorgebeugt werden, dass die Belastung nach Beendigung des Tests für einige Minuten auf niedriger Stufe fortgeführt wird.

Tabelle 27.16
Schwere Komplikationen

1. Kardiale
• Tod infolge akuten Infarkts und/oder letaler Arrhythmie
• Akuter Infarkt
• Kardiogener Schock
• Hochfrequente Kammertachykardie
• Hochfrequente supraventrikuläre Tachykardie
2. Nichtkardiale
• Hirnschlag
• Muskuloskelettales Trauma

6.3 Häufige leichtere Komplikationen

Multiple VES, isoliert oder als Doubletten, sind häufig. Polymorphe VES, die mit eingeschränkter Prognose einhergehen, werden auch gelegentlich beobachtet. Der Entscheid, ob der Test weitergeführt oder abgebrochen werden soll, hängt von der individuellen Situation ab.

Ein Anstieg des systolischen Blutdrucks auf >230 mm Hg und/oder des diastolischen auf >120 mmHg stellt eine Indikation zum Abbruch der Belastung dar.

6.4 Seltene leichtere Komplikationen

Supraventrikuläre Tachykardien mit relativ hoher Frequenz (150–200/min) werden gelegentlich bei Vorhofflimmern oder Vorhofflattern mit 2:1-AV-Block gesehen. Eine AV-Knoten-Reentrytachykardie ist sehr selten.

Ein AV-Block (meistens 2:1) tritt in der Regel bei Patienten mit vorbestehendem Schenkelblock auf.

Ein neuer Schenkelblock zeigt in rund 50% der Fälle eine KHK an (siehe „Im Detail").

Im Detail

Nachdem das Grundwissen im Abschnitt „Auf einen Blick" abgehandelt worden ist, werden hier nur noch spezielle Themen besprochen.

7 Spezifität und Sensitivität

Mehrere Metaanalysen ergaben gewisse Unterschiede bezüglich Spezifität und Sensitivität, wenn man die Resultate von Patienten mit oder ohne LV-Hypertrophie, mit oder ohne ST-Senkung in Ruhe und mit oder ohne Digitalis vergleicht. Die höchste Spezifität (84%) fand sich bei Patienten ohne ST-Senkung in Ruhe, die niedrigste (69%) bei Patienten mit LV-Hypertrophie.

Patienten ohne LV-Hypertrophie und ohne Digitalis hatten eine relativ hohe Sensitivität von 72%, während Patienten ohne Myokardinfarkt die niedrigste Sensitivität aufwiesen.

EKG Spezial

8 Belastung bei vorbestehendem Schenkelblock und linksanteriorem Faszikelblock

Ein LSB wird allgemein als Ausschlusskriterium bei der Feststellung einer Ischämie unter Belastung anerkannt. Kürzlich publizierten Ibrahim et al. [13] einen neuen Index aufgrund von 41 Patienten (34 mit KHK): ST-Senkung ≥0,5 mm (!) in II/aVF, gemessen am J-Punkt, zusammen mit einer Zunahme der R-Amplitude in Ableitung II. Nach unserer Meinung wäre es wegen der variablen frontalen QRS-Achse ($ÅQRS_F$) beim LSB und aus anderen Gründen überraschend, wenn eine minimale ST-Veränderung in den Ableitungen II und/oder aVF eine Ischämie anzeigen würde.

Für den RSB berichten alle größeren Studien von einer guten bis ausgezeichneten Spezifität und einer Sensitivität, die ungenügend bis sehr tief ist. Yen et al. [14] fanden bei 133 Patienten eine Spezifität von 87% und eine Sensitivität von 27%; Wangsnes und Gibbons [15] stellten bei 82 Patienten Werte von 82% respektive 57% fest. Keiner der 40 asymptomatischen Patienten (alle wurden mittels Koronarangiographie abgeklärt; 12 hatten eine KHK), die Whinnery et al. [16] untersuchten, zeigten einen positiven Belastungstest.

Erstmals wurden kürzlich durch Rimoldi et al. [17] Patienten mit vorbestehendem LAFB oder LAFB + RSB mittels Technetium-99m-Sestamibi als „Goldstandard" untersucht. Bei 41 Fällen mit LAFB betrugen Spezifität und Sensitivität 94,3% respektive 33,3% und bei 28 Fällen mit LAFB + RSB 82,3% respektive 63,6%. Ähnlich wie beim RSB war beim isolierten LAFB die Spezifität gut und die Sensitivität sehr niedrig. Das EKG 27.14 zeigt einen *falsch positiven* Belastungstest bei einem LAFB (was *häufig* vorkommt), während das EKG 27.15 ein Beispiel eines *richtig positiven* Belastungstests (ein *seltenes* Resultat) darstellt. Falsch negative Resultate finden sich besonders bei Fällen mit R ≤ S in V_5 und V_6 (einem häufigen Befund bei LAFB). Eine mögliche Erklärung dafür ist, dass der Ischämie-Vektor in die Gegenrichtung des QRS-Hauptvektors zeigt. Zumindest teilweise könnte dieselbe Erklärung auch für die falsch negativen Resultate gelten, die beim RSB mit kleiner R-Zacke in V_5/V_6 gesehen werden. Tatsächlich haben wir Fälle mit RSB und/oder LAFB und szintigraphisch bewiesener Ischämie gesehen, bei denen die ST-Strecke in V_5 und V_6 während Belastung leicht erhöht war.

9 Während Belastung neu aufgetretener Schenkelblock

Die Meinungen über die Beziehung zwischen belastungsinduziertem Schenkelblock und KHK sind geteilt. Williams et al. [18] berichten von einer 80%igen Inzidenz für LSB und 100%igen Inzidenz für RSB. Andere Autoren fanden ein signifikant schwächeres Verhältnis [19,20]. Die Prognose des belastungsinduzierten Schenkelblocks hängt wie die des chronischen Schenkelblocks von der zugrunde liegenden Krankheit ab [21,22,23]. Ein während Belastung auftretender LSB kann mit Thoraxschmerzen verbunden sein [24]. Eine Thallium-201-Szintigraphie, eine Technetium-99m-Sestamibi SPECT (single photon emission computed tomography) oder eine *N*-ammonium-Positron-Emissionstomographie zeigen oft einen Perfusionsdefekt, auch bei Patienten mit normalen Koronararterien. Der Defekt ist im Septum lokalisiert [25,26] oder gelegentlich in der inferolateralen Wand [27].

10 Ventrikuläre Extrasystolen während Belastung

Die Häufigkeit von VES steigt mit dem Alter an [28]. Es ist wahrscheinlich – aber nicht bewiesen –, dass belastungsinduzierte häufige VES in Beziehung zu Myokardischämie stehen. Möglicherweise haben sie einen unabhängigen Voraussagewert für einen zukünftigen kardiovaskulären Tod. Jouven et al. [10] fanden kürzlich bei 6101 Männern ohne bekannte Herzkrankheit heraus, dass das Langzeitrisiko für einen kardiovaskulären Tod bei Männern mit häufigen VES während Belastung um den Faktor 2,5 erhöht ist (häufige VES wurden definiert als mehr als 2 VES nacheinander oder als ein Verhältnis der VES zu normalen Schlägen, das während einer 30 s dauernden Periode den Wert von 10% übersteigt). Aber nur 6% dieser Patienten zeigten ischämische Zeichen beim Belastungstest, während nicht mehr als 3% mit einem positiven Test häufige VES aufwiesen. Andere Untersucher haben hingegen eine Beziehung zwischen belastungsinduzierten VES und Myokardischämie festgestellt [29,30].

11 Veränderungen des QRS-Komplexes während Belastung, ohne intraventrikuläre Reizleitungsstörungen

Bonoris et al. [31] und andere fanden eine gute Korrelation zwischen dem Anstieg der R-Zacken-Amplitude bei Belastung, der systolischen Dysfunktion und dem Schweregrad der Koronararterienverengung. Mit dem so genannten „Athens QRS score" zeigten Michaelides et al. [32] eine signifikante Korrelation zwischen QRS-Veränderungen, der Anzahl von LV-Kontraktionsanomalien und der Anzahl erkrankter Koronargefäße. Jedoch wurde die Methode für den praktischen Gebrauch im Allgemeinen noch nicht akzeptiert.

12 Rechtspräkordiale Ableitungen beim Belastungstest

Michaelides et al. [33] berichteten über eine signifikante Verbesserung der Sensitivität und Spezifität bei der Vorhersage von koronarer Herzkrankheit durch die Verwendung der rechtspräkordialen Ableitungen V_{3R}, V_{4R} und V_{5R}. Ihre untersuchte Gruppe bestand aus 85 Patienten mit Ein-Gefäß-Krankheit, 84 mit Zwei-Gefäß-Krankheit, 42 mit Drei-Gefäß-Krankheit und 34 Patienten mit normalen Koronararterien. Die neue Methode wurde in einem Editorial von Wellens [34] gewürdigt, während Bokhari et al. [35] die hervorragenden Resultate nicht bestätigen konnte. Weitere Studien werden mehr Informationen über diese interessante Streitfrage liefern.

13 Belastungstest nach aortokoronarer Revaskularisation

Bei Patienten nach aortokoronarer Revaskularisation kann der Belastungstest durchgeführt werden, um Auskunft über das Endergebnis der Operation zu erhalten. Der Test kann eine persistierende Ischämie infolge unvollständiger Revaskularisation oder eine neue Ischämie infolge Restenosierung aufdecken. Jedoch schränken oft Abnormitäten im Ruhe-EKG die Genauigkeit des Tests ein. Der prognostische Wert des Belastungstests nach AKB ist limitiert [36] (siehe Abschnitt 17 weiter unten).

14 Belastungstest nach PTCA

Die Feststellung einer Ischämie kurz nach erfolgreicher PTCA (innerhalb von rund 2 Wochen) bei akuter oder chronischer KHK kann irreführend sein [37]. Gelegentlich sieht man eine offensichtliche ST-Senkung (mit oder ohne späte Ischämie), ohne dass signifikante Stenosen von Koronararterien bestehen (EKG 27.6). Uren et al. diskutieren einen möglichen Mechanismus dafür [38].

15 Belastungstest bei kardialer Rehabilitation nach MI und Revaskularisation

Eine frühe Metaanalyse von Patienten, die sich nach einem Myokardinfarkt einer kardialen Rehabilitation unterzogen, ergab eine Reduktion der Mortalität [39]. Heute wird dieser Befund angezweifelt. In einem ausführlichen Übersichtsartikel schätzte Ades, dass nur 10–20% der geeigneten Kandidaten in den USA gegenwärtig aus einem formalen Rehabilitationsprogramm Nutzen ziehen. Er unterstrich unterstützende Maßnahmen wie Rauchstop, Normalisierung der Lipidspiegel und Gewichtsabnahme (letztere verbessert die Lipidspiegel, die Insulinresistenz, den Blutdruck und Blutgerinnungsabnormitäten) [40].

16 Belastungstraining bei Herzinsuffizienz

Bei Patienten mit Herzinsuffizienz können wiederholte Tests zur Bestimmung der Belastungskapazität durchgeführt werden, um die Wirkung von Training und Behandlung zu überprüfen. In diesem Fall müssen die Testprotokolle modifiziert werden [41]. Seit mehreren Jahren werden körperliche Übungen als therapeutische Maßnahme bei Patienten mit und ohne KHK angewendet. Es wurde über dadurch verbesserte Arbeitskapazität und positive Effekte auf Lebensstil und Lebensqualität berichtet. Die verantwortlichen Mechanismen sind: Erhöhter maximaler Sauerstoffverbrauch; Verbesserung der vegetativen Kontrolle der Zirkulation inklusive Reduktion des sympathischen und Erhöhung des vagalen Tonus [42]; Verbesserung des LV-„remodeling" nach (sogar ausgedehntem) Myokardinfarkt [43,44]; Verbesserung der koronaren Kollateralisierung [45]; Verbesserung der endothel-abhängigen Vasodilatation der Koronargefäße [46]. Jedoch sind, wie in einem Editorial von Coats [42] aufmerksam gemacht wurde, seit 1999 lediglich rund 600 Patienten mit Herzinsuffizienz in randomisierte Studien über Belastungstraining aufgenommen worden, und die folgenden Fragen sind (noch) nicht definitiv gelöst:

i. Wirkungen auf Mortalität und Morbidität?
ii. Können Trainingseffekte über lange Zeit aufrechterhalten werden?
iii. Allgemeine Praktikabilität außerhalb von „enthusiastischen spezialisierten Kliniken"?

Kürzlich wurden praktische Empfehlungen für das Belastungstraining bei Patienten mit chronischer Herzinsuffizienz veröffentlicht [47].

17 Prognostische Aussagen des Belastungstests

In einer asymptomatischen Population bedeutet ein abnormer Belastungstest bei Männern eine neunfache Erhöhung des Risikos für zukünftige kardiale Ereignisse wie Angina pectoris, Myokardinfarkt oder Tod. Bei Frauen entbehrt der prognostische Wert eines abnormalen Tests der Spezifität [48]. Im Gegensatz dazu haben Younis und Chaitman [49] und Froelicher et al. [50] festgestellt, dass eine im Belastungstest ausgelöste stumme Ischämie bei offensichtlich gesunden Männern nicht so prädiktiv ist wie man früher geglaubt hat. Sie überprüften 24 Studien über Patienten, die einen Myokardinfarkt erlitten hatten, und schlossen daraus, dass Veränderungen der ST-Strecke keinen so großen Voraussagewert für ein hohes Risiko haben wie eine abnorme Reaktion des systolischen Blutdrucks und eine niedrige Belastungskapazität.

Studien an Patienten mit stabiler KHK, die angiographische Befunde, kardiale Ereignisse und den unterschiedlichen Erfolg von AKB verglichen mit medikamentöser Therapie berücksichtigen, haben eine prognostische Aussagekraft des Belastungstests ergeben. In einer Untersuchung an 296 Patienten mit Belastungstest nach AKB fanden Dubach et al. [36], dass die MET-Stufe und die maximale Herzfrequenz in signifikanter Beziehung zur Prognose standen. Kein Patient mit über 8 MET starb; im Vergleich dazu starben 15 Patienten mit niedrigen MET-Stufen. Nichtsdestotrotz schätzten die Autoren die Vorhersagekraft des Belastungstests insgesamt als niedrig ein, und der ST-Senkung sprachen sie eine Vorhersagekraft überhaupt ab. Yli-Mayry et al. [51], die 231 Patienten nach AKB untersuchten, fanden keinen signifikanten Vorhersagewert von Belastungsdauer und Arbeitsbelastung, während eine niedrige postoperative Auswurfraktion und eine diuretische Behandlung kardiale Ereignisse voraussagten.

Insgesamt kommt ST-Strecken-Veränderungen unter Belastung bei Patienten mit KHK mehr diagnostischer als prognostischer Wert zu, während eine niedrige Belastungskapazität (<75 Watt) auf eine schlechte Prognose und eine gute Belastungskapazität (>200 Watt) auf eine gute Prognose hinweist [52].

Wie früher erwähnt berichteten Jouven et al. [10], dass häufige VES und ST-Senkungen unter Belastung das Risiko für kardiovaskulären Tod um das 2,5-fache erhöht. Kürzlich zeigten Frolkis et al, dass häufige VES unmittelbar nach Belastung ebenfalls einen Voraussagewert für vorzeitigen Tod haben [53].

Literatur

1. Gianrossi R, Detrano R, Mulvihill D, et al. Exercise-induced ST depression in the diagnosis of coronary artery disease. A meta-analysis. Circulation 1989;80:87–98
2. Sketch MH, Mooss AN, Butler ML, et al. Digoxin-induced positive exercise tests: their clinical and prognostic significance. Am J Cardiol 1981;48:655–9
3. Herbert WG, Dubach P, Lehmann KG, Froelicher VF. Effect of beta-blockade on the interpretation of the exercise ECG: ST level versus delta ST/HR index. Am Heart J 1991;122:993–1000
4. Fletcher GF, Balady G, Froelicher VF, et al. Exercise standards. A statement for healthcare professionals from the American Heart Association Writing Group. Circulation 1995;91:580–615
5. Wicks JR, Sutton JR, Oldridge NB, Jones NL. Comparison of the electrocardiographic changes induced by maximal exercise testing with treadmill and cycle ergometer. Circulation 1978;57:1066–70
6. Borg GA. Psychophysical bases of perceived exertion. Med Sci Sports Exerc 1982;14:377–81
7. Bühlmann AA, Rossier PH. Klinische Pathophysiologie der Atmung. Berlin: Springer Verlag 1970
8. Gibbons RJ, Balady GJ, Beasley JW, et al. ACC/AHA guidelines for exercise testing. A report of the American College of Cardiology/American Heart Association Task Force on Practice Guidelines (Committee on Exercise Testing). J Am Coll Cardiol 1997;30:260–311
9. Morris CK, Myers J, Froelicher VF, et al. Nomogram based on metabolic equivalents and age for assessing aerobic exercise capacity in men. JACC 1993;22:175–82
10. Jouven X, Zureik M, Desnos M, et al. Long-term outcome in asymptomatic men with exercise-induced premature ventricular depolarizations. N Engl J Med 2000;343:826–33
11. Gordon NF, Kohl HW. Exercise testing and sudden cardiac death. J Cardiopulm Rehab 1993;13:381–6
12. Stuart RJ Jr, Ellestad MH. National survey of exercise stress testing facilities. Chest 1980;77:94–7
13. Ibrahim NS, Abboud G, Selvester RS, et al. Detecting exercise-induced ischemia in left bundle branch block using the electrocardiogram. Am J Cardiol 1998;82:832–5

14. Yen RS, Miranda C, Froelicher VF. Diagnostic and prognostic accuracy of the exercise electrocardiogram in patients with preexisting right bundle branch block. Am Heart J 1994;127:1521–5
15. Wangsnes KM, Gibbons RJ. Optimal interpretation of the supine exercise electrocardiogram in patients with right bundle branch block. Chest 1990;98:1379–82
16. Whinnery JE, Froelicher VF Jr, Longo MR Jr, Triebwasser JH. The electrocardiographic response to maximal treadmill exercise of asymptomatic men with right bundle branch block. Chest 1977;71:335–40
17. Rimoldi S, Fikrle A, DeMarchi S, et al. Electrocardiographic detection of ischemia in LAFB, isolated or in combination with RBBB, based on the results of bicycle exercise and scintigraphic findings. Kardiovask Med 2002;5:35 (abstract)
18. Williams MA, Esterbrooks DJ, Nair CK, et al. Clinical significance of exercise-induced bundle branch block. Am J Cardiol 1988;61:346–8
19. Wayne VS, Bishop RL, Cook L, Spodick DH. Exercise-induced bundle branch block. Am J Cardiol 1983;52:283–6
20. Vasey C, O'Donnell J, Morris S, McHenry P. Exercise-induced left bundle branch block and its relation to coronary artery disease. Am J Cardiol 1985;56:892–5
21. Grady TA, Chiu AC, Snader CE, et al. Prognostic significance of exercise-induced left bundle-branch block. J Amer Med Assoc 1998;279:153–6
22. Heinsimer JA, Irwin JM, Basnight LL. Influence of underlying coronary artery disease on the natural history and prognosis of exercise-induced left bundle branch block. Am J Cardiol 1987;60:1065–7
23. Hertzeanu H, Aron L, Shiner RJ, Kellermann J. Exercise dependent complete left bundle branch block. Eur Heart J 1992;13:1447–51
24. Virtanen KS, Heikkila J, Kala R, Siltanen P. Chest pain and rate-dependent left bundle branch block in patients with normal coronary arteriograms. Chest 1982;81:326–31
25. Munt B, Huckell VF, Boone J. Exercise-induced left-bundle branch block: a case report of false positive MIBI imaging and review of the literature. Can J Cardiol 1997;13:517–21
26. La Canna G, Giubbini R, Metra M, et al. Assessment of myocardial perfusion with thallium-201 scintigraphyon exercise-induced left-bundle branch block: diagnostic value and clinical significance. Europ Heart J 1992;13:942–6
27. Enseleit F, Kaufmann P, Ruschitzka F, et al. Retrosternale Schmerzen bei einer 55-jährigen Patientin. Kardiovask Med 2002;5:201–5
28. Busby MJ, Shefrin EA, Fleg JL. Prevalence and long-term significance of exercise-induced frequent or repetitive ventricular ectopic beats in apparently healthy volunteers. J Am Coll Cardiol 1989;14:1659–65
29. Drory Y, Pines A, Fisman EZ, Kellermann JJ. Persistence of arrhythmia exercise response in healthy young men. Am J Cardiol 1990;66:1092–4
30. Morrow K, Morris CK, Froelicher VF, et al. Prediction of cardiovascular death in men undergoing noninvasive evaluation in coronary artery disease. Ann Intern Med 1993;118:689–95
31. Bonoris PE, Greenberg PS, Castellanet MJ, Ellestad MH. Significance of changes in R-wave amplitude during treadmill stress testing: Angiographic correlation. Am J Cardiol 1978;41:846–51
32. Michaelides AP, Triposkiadis FK, Boudoulas K, et al. New coronary artery index based on exercise-induced QRS changes. Am Heart J 1990;120:292–302
33. Michaelides AP, Psomadaki ZD, Dilaveris PE, et al. Improved detection of coronary artery disease by exercise electrocardiography with the use of right precordial leads. N Engl J Med 1999;340:340–5
34. Wellens HJ. The value of the right precordial leads of the electrocardiogram. N Engl J Med 1999;340:381–3
35. Bokhari S, Blood DK, Bergmann SR. Use of right precordial leads during exercise testing. N Engl J Med 2000;343:968–9 (letter)
36. Dubach P, Froelicher V, Klein J, Detrano R. Use of the exercise test to predict prognosis after coronary artery bypass grafting. Am J Cardiol 1989;63:530–3
37. Honan MB, Bengtson JR, Pryor DB, et al. Exercise testing is a poor predictor of anatomic re-stenosis after coronary angioplasty for acute myocardial infarction. Circulation 1989;80:1585–94
38. Uren NG, Crake T, Lefroy DC, et al. Delayed recovery of coronary resistive vessel function after coronary angioplasty. J Am Coll Cardiol 1993;21:612–21
39. Oldridge NB, Guyatt GH, Fischer Mary E, Rimm AA. Cardiac rehabilitation after myocardial infarction. Combined experience of randomized clinical trials. J Amer Med Assoc 1988;260:945–50
40. Ades PA. Cardiac rehabilitation and secondary prevention of coronary heart disease. New Engl J Med 2001;345:892–902
41. Larsen AI, Arsland T, Kristiansen M, et al. Assessing the effect of exercise training in men with heart failure. Comparison of maximal, submaximal and endurance exercise protocols. Europ Heart J 2001;22:684–92
42. Coats AJS. Exercise training for heart failure. Coming of age. Circulation 1999;99:1138–40
43. Giannuzzi P, Tavazzi L, Temporelli PL, et al. Long-term physical training and left ventricular remodeling after anterior myocardial infarction: Results of the exercise in anterior myocardial infarction (EAMI) study group. J Am Coll Cardiol 1993;22:1821–9
44. Giannuzzi P, Temporelli PL, Corrà U, et al. For the ELKVD Study Group. Attenuation of unfavorable remodeling by exercise training in postinfarction patients with left ventricular dysfunction. Results of the exercise in left ventricular dysfunction (ELVD) trial. Circulation 1997;96:1790–7
45. Zbinden S, Wustmann K, Zbinden R, et al. Increased coronary collateral flow after three month exercise in patients with stable angina. In preparation
46. Hambrecht R, Wolf A, Gielen S, et al. Effect of exercise on coronary endothelial function in patients with coronary artery disease. New Engl J Med 2000;324:454–60
47. Giannuzzi P, Tavazzi L, Meyer K, et al. Recommendations for exercise training in chronic heart failure patients. Working Group on Cardiac Rehabilitation and Exercise Physiology and Working Group on Heart Failure of the European Society of Cardiology. Europ Heart J 2000;22:125–35

48. Braunwald E (ed). Heart disease. A textbook of cardiovascular medicine, 5th edn. W.B. Saunders Company 1997, p 164
49. Younis LT, Chaitman BR. The prognostic value of exercise testing. Cardiol Clin 1993;11:229-40
50. Froelicher V, Duarte GM, Oakes DF, et al. The prognostic value of the exercise test. Dis Mon 1988;34:677-735
51. Yli-Mayry S, Huikuri HV, Airaksinen KE, et al. Usefulness of a postoperative exercise test for predicting cardiac events after coronary artery bypass grafting. Am J Cardiol 1992;70:56-9
52. Morris CK, Ueshima K, Kawaguchi T, et al. The prognostic value of exercise capacity. Am Heart J 1991;122:1423-31
53. Frolkis JP, Pothier CE, Blackstone EH, et al. Frequent ventricular ectopy after exercise as a predictor of death. N Engl J Med 2003;348:781-90

EKG 27.1

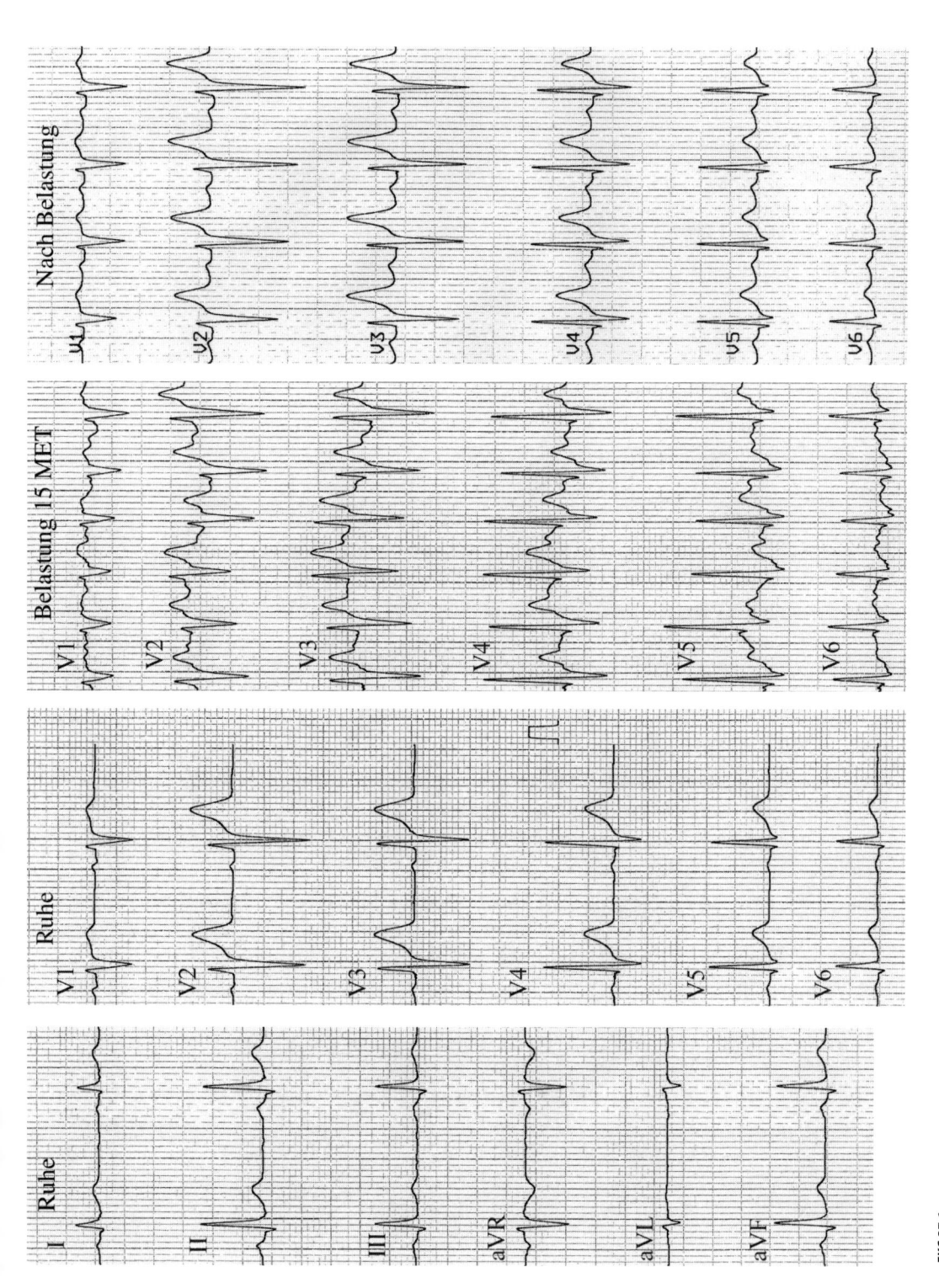

56 J/m. Hypertonie. LVH. Untersuchung wegen paroxysmalem Vorhofflimmern eine Woche vorher. Atenolol 12,5 mg. EKG in Ruhe: normal. Belastung: 15 MET, maximale Frequenz 166/min. Ableitung V$_6$: J-Punkt 0,5 mm unter isoelektrischer Linie, ST isoelektrisch nach 80 ms; V$_4$: ST normal; V$_5$: Nicht konklusiv. EKG nach Belastung: Frequenz 115/min, normal. Normaler Belastungstest. Echo/Doppler: LVH mit leichter diastolischer Dysfunktion.

Kapitel 27 EKGs

EKG 27.2

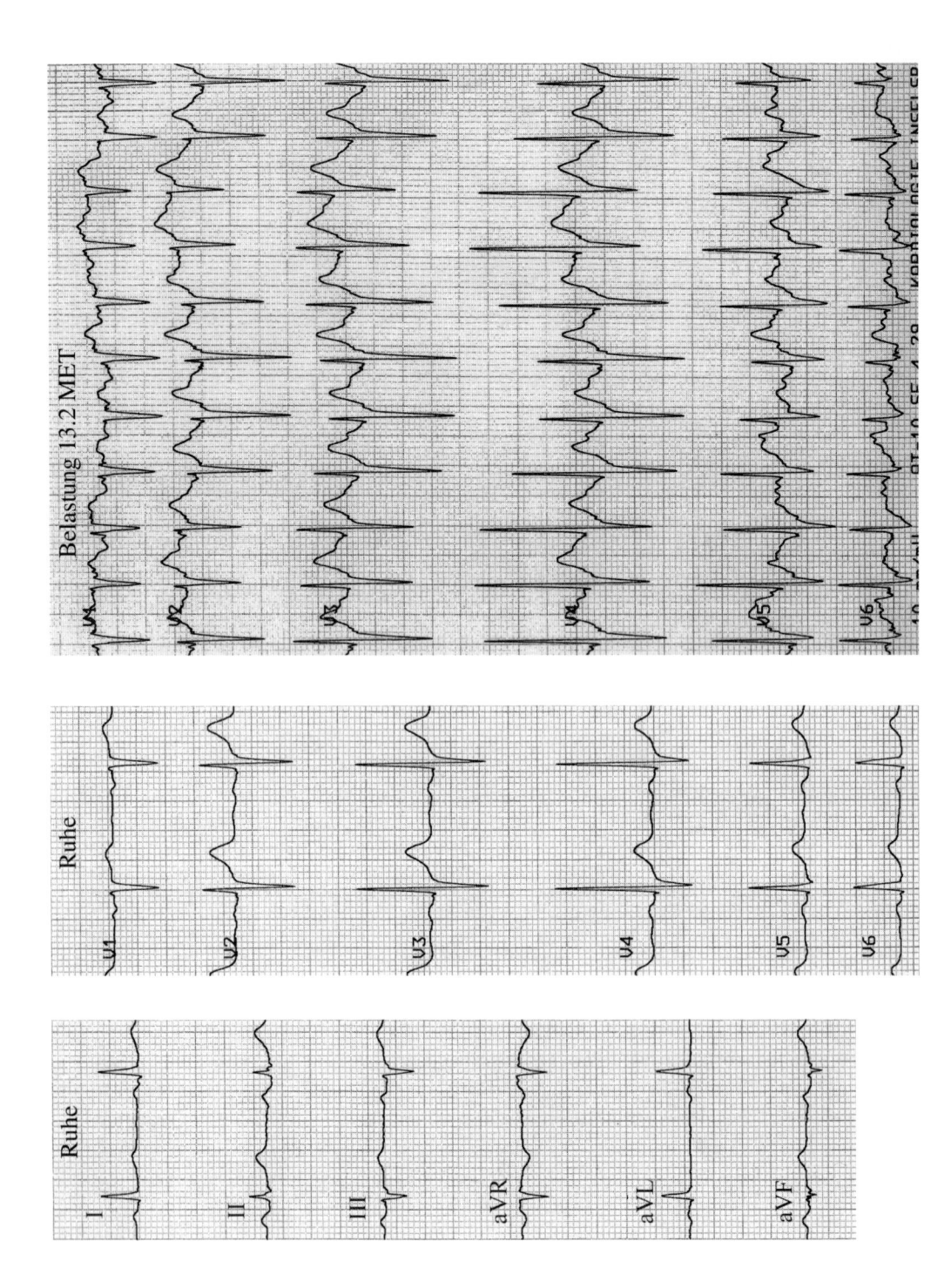

70J/m. Operiertes Leberkarzinom vor 2 Jahren. Leichter Diabetes. Keine kardialen Symptome. Präoperative Kontrolle wegen Hauttumor. EKG in Ruhe: normal. Belastung: 13,2 MET; Frequenz 156/min. Trotz der Artefakte (besonders der wandernden Grundlinie) wurde die Repolarisation als normal interpretiert (der Computer maß eine ST-Senkung von 0,2 mm in Ableitung V_6). Kein Koro. Echo/Doppler: normal.

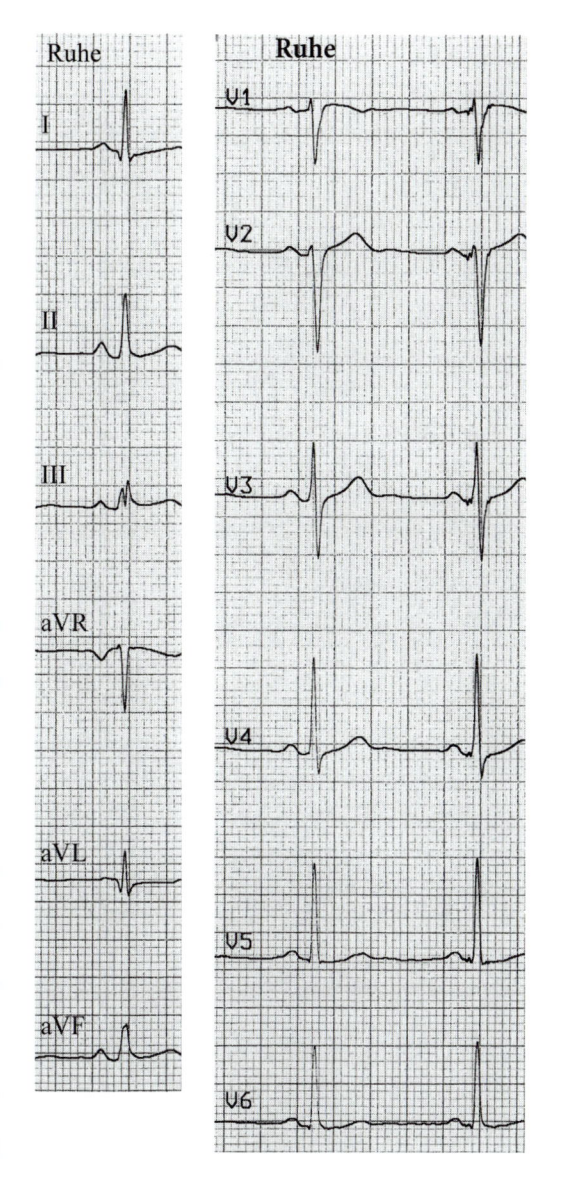

EKG 27.3
54 J/m. Kontrolle 2 Jahre nach AKB. Keine Symptome.
Frequenz 67/min in Ruhe; 122/min bei maximaler Belastung
(125 Watt): ST-Senkung in V_5/V_6 rund 1 mm?; 95/min 5 min
nach Belastung: ST-Senkung in V_5/V_6 1 mm. Beurteilung:
siehe Text.

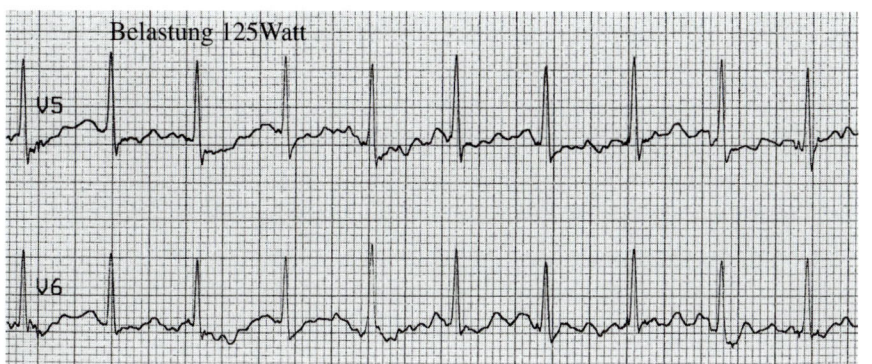

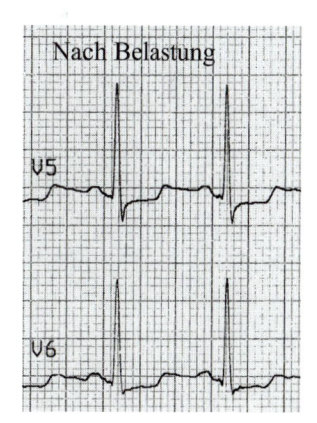

EKG 27.4

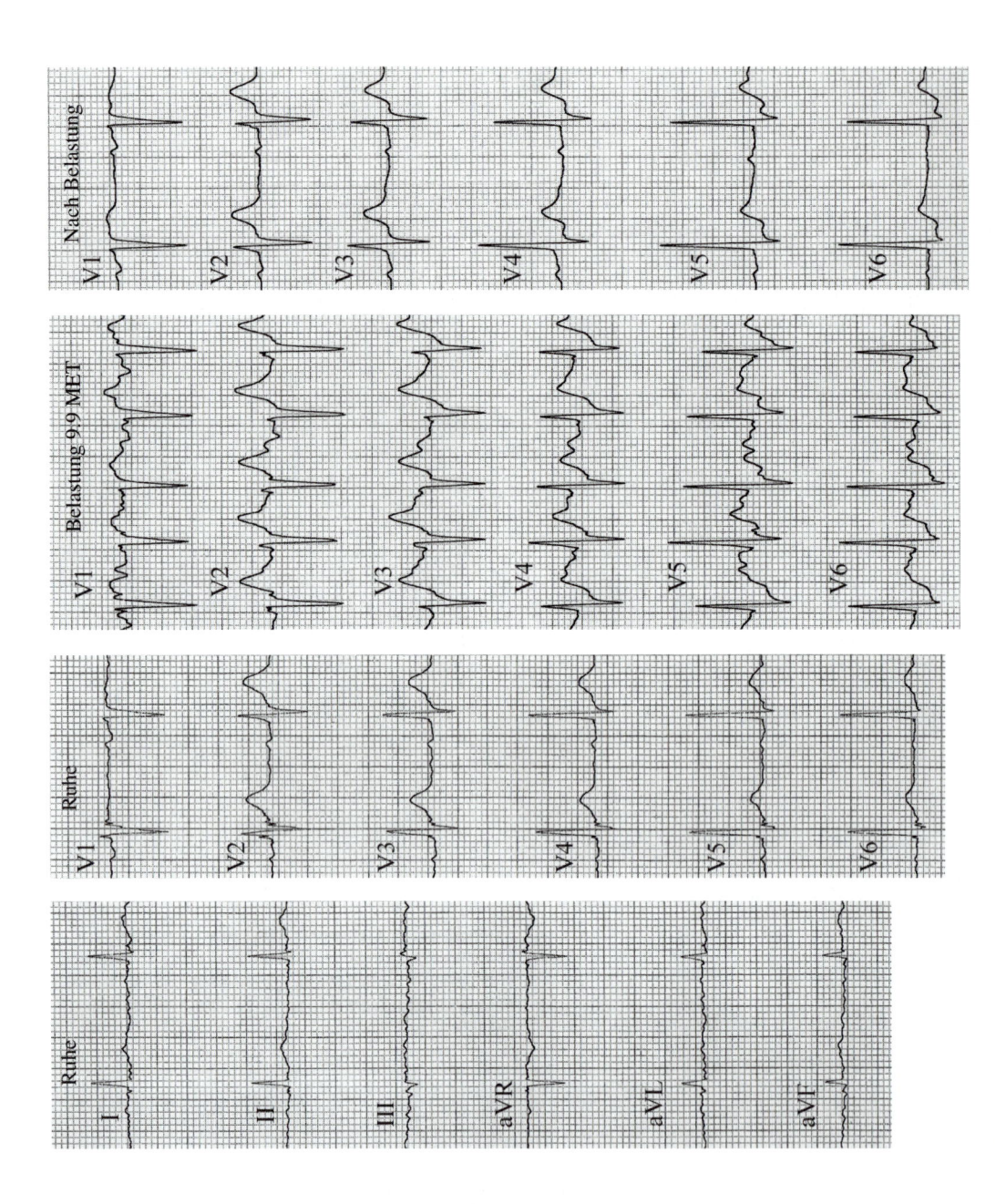

69J/m. Leichte Angina pectoris bei Belastung. EKG in Ruhe: normal (einige Artefakte). Belastung: 9,9 MET; Frequenz 148/min, eine VoES. ST-Senkung 2 mm in V_6 (rund 1 mm in V_5): Ischämie. 6 min nach Belastung: Frequenz 72/min: Deszendierende/horizontale ST-Senkung von 1,5 mm in $V_6/V_5(V_4)$, zeigt eine „Spätischämie" an. Koro: 80% Stenose des großen Ramus interventricularis anterior (RIVA), 90% Stenose der kleinen rechten Koronararterie (RCA). Normale LV-Funktion.

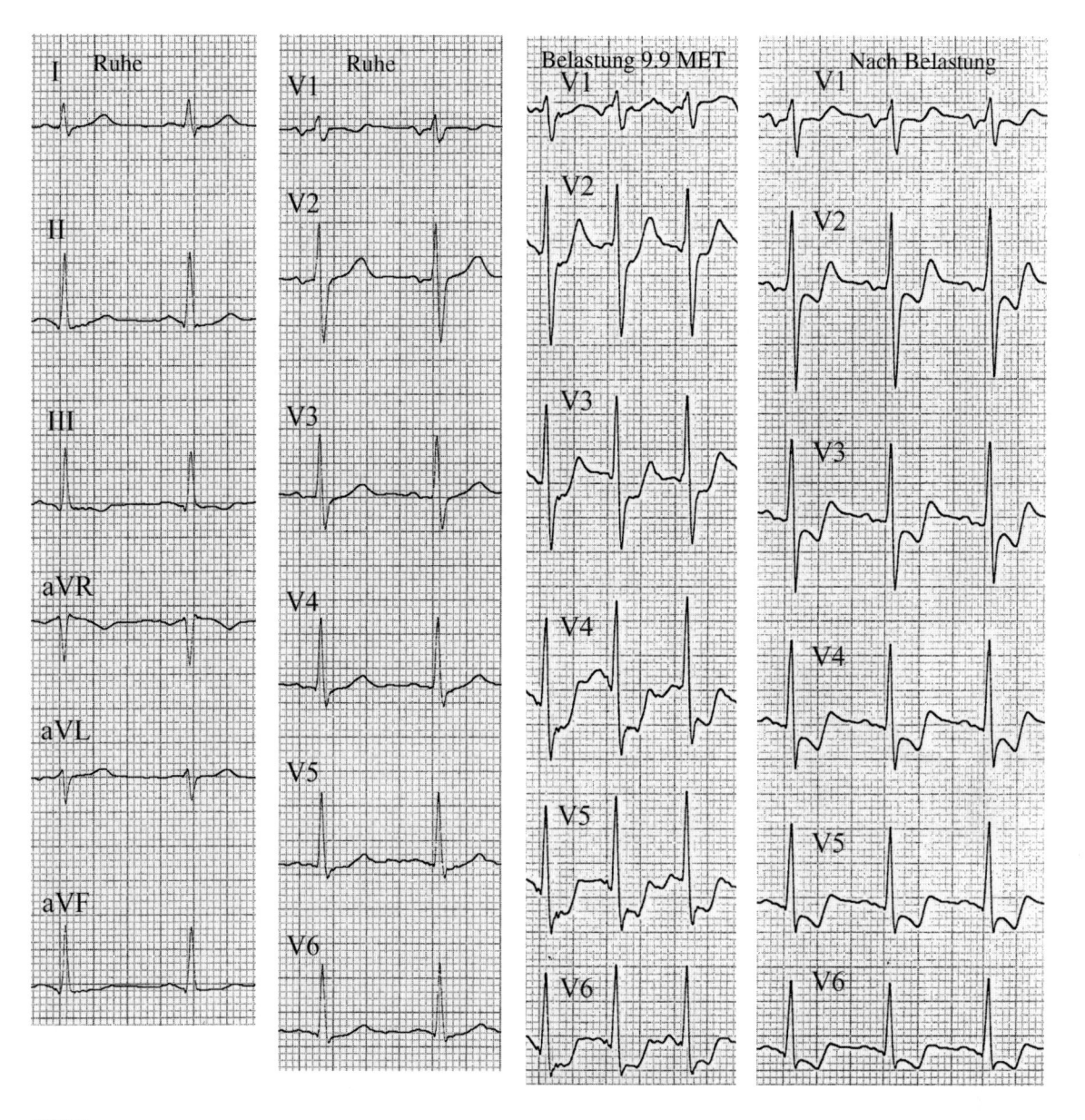

EKG 27.5

74 J/m. Präoperative Risikoabklärung vor Operation eines Rektumkarzinoms. Keine typischen kardialen Symptome. Risikofaktor: Rauchen. EKG in Ruhe: normal. Belastung: 9,9 MET; Frequenz 142/min. Deszendierende ST-Senkung bis zu 3,5 mm in Ableitungen V_3 bis V_6: Ischämie. Keine Symptome! 6 min nach Belastung: Deszendierende ST-Senkung in V_2 bis V_6: „Spätischämie". Koro: schwere Drei-Gefäß-Krankheit, AF 67%, normale LV-Funktion. PTCA des RIVA und der RCA.

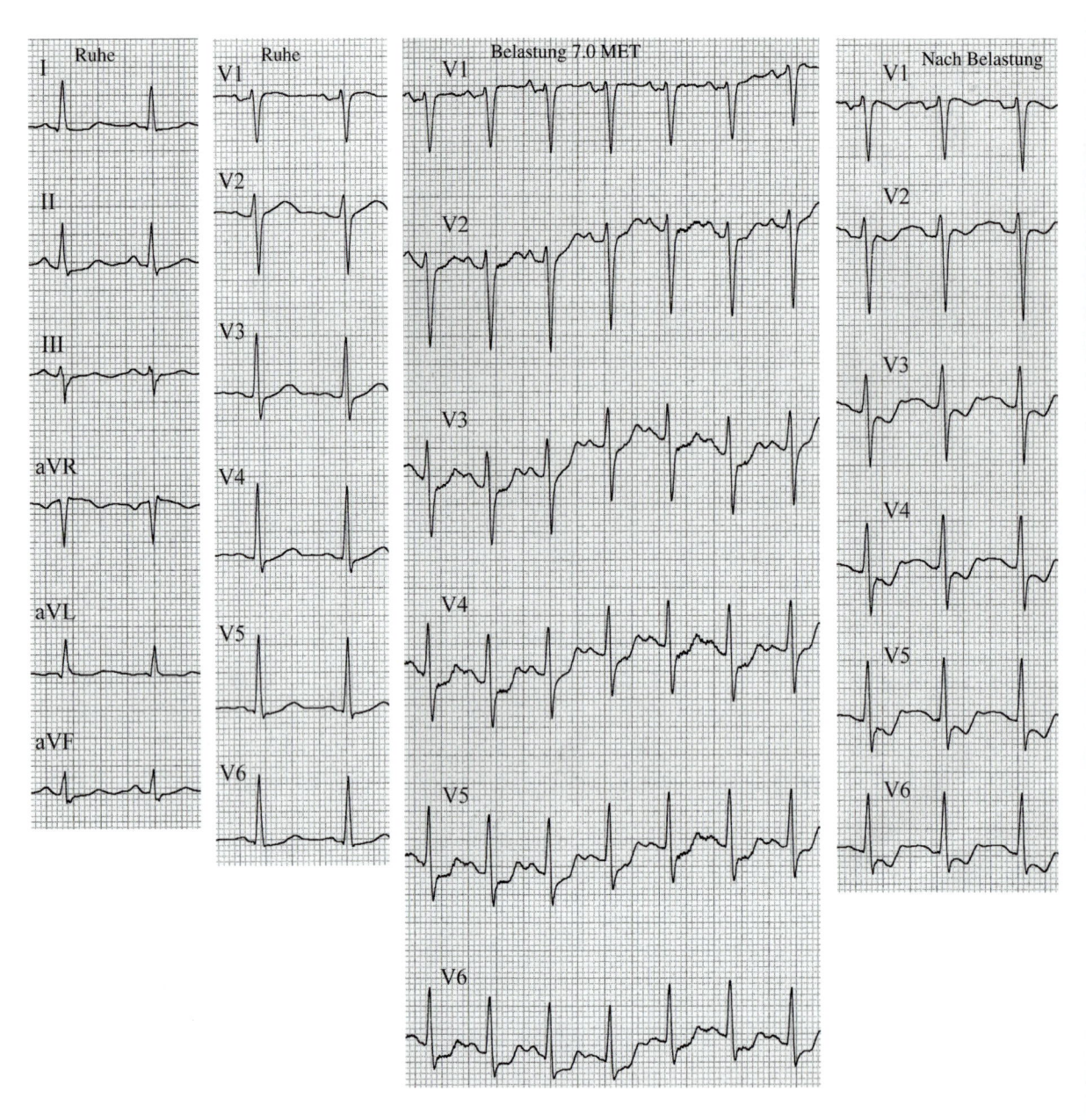

EKG 27.6

62J/m. KHK. Koro: schwere Zwei-Gefäß-Krankheit. Normale LV-Funktion. PTCA der RCA und Cx. EKGs 24 h später. EKG in Ruhe: Frequenz 91/min, ST-Senkung von 0,1 mm bis 1 mm in V_5/V_6. Belastung: 7,0 MET; Frequenz 136/min. Horizontale ST-Senkung von 1–2,5 mm in V_4 bis V_6: Ischämie. Keine Symptome. 4 min nach Belastung: Deszendierende ST-Senkung (bis zu 1,5 mm) und T-Negativität in V_2 bis V_6: Spätischämie. Re-Koro: keine Restenose >>> falsch positives Resultat 24 h nach PTCA.

EKG 27.7

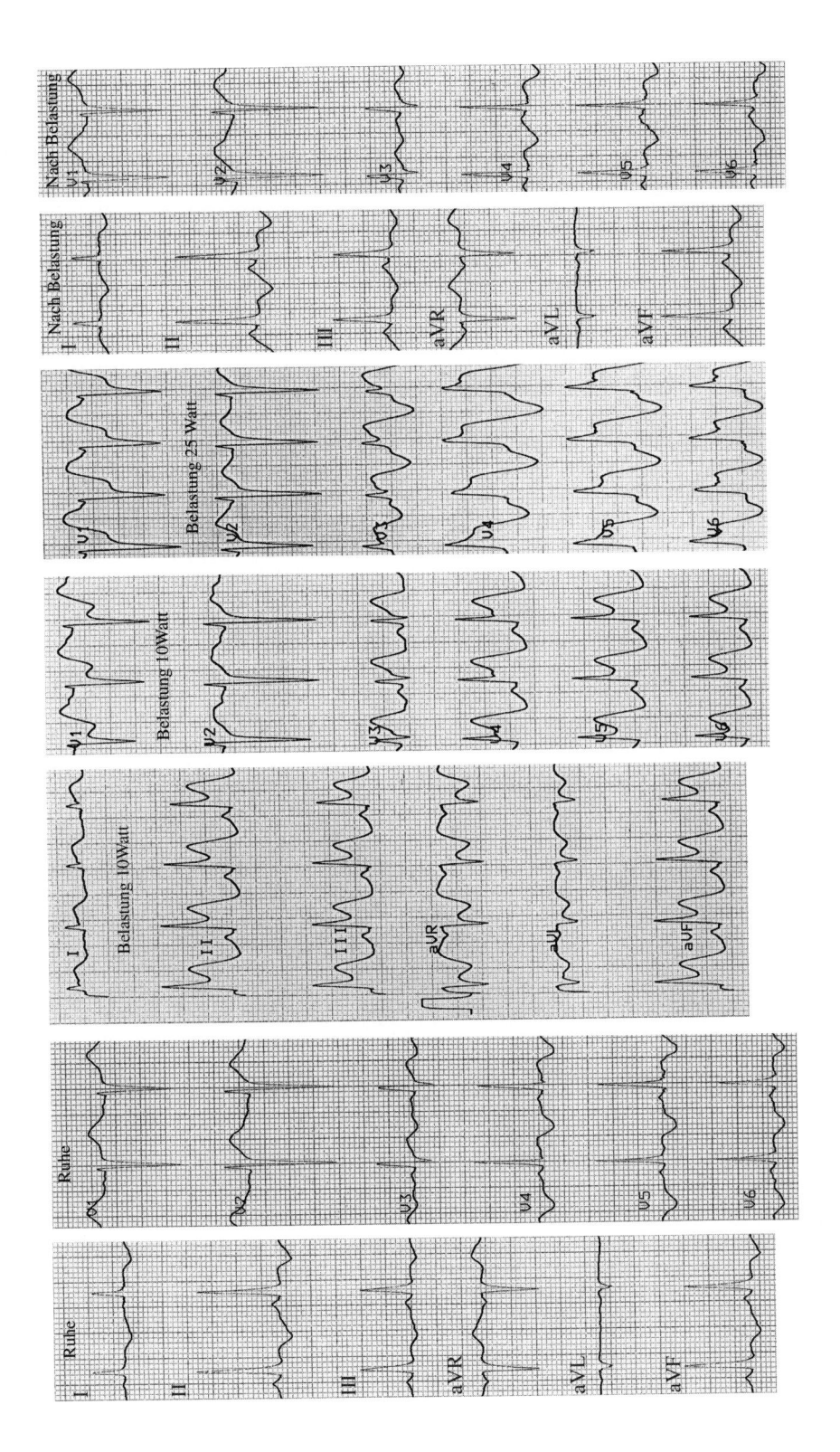

38 J/m. Typische Attacken von Angina pectoris in Ruhe und unter Belastung. Kein Holter-EKG durchgeführt. Risikofaktor für KHK: Rauchen. EKG in Ruhe: Frequenz 99/min, negative symmetroide T-Wellen in V_3 bis V_6; I, II, aVF, III. Belastung: 10 Watt; Frequenz 128/min. Keine Thoraxschmerzen, ST-Hebung bis zu 5 mm in V_1 bis V_4 und I, II, aVF, III. ST-Senkung in V_1 (Spiegelbild). Belastung: 25 Watt, Frequenz 147/min, leichte typische Schmerzen. ST-Hebung bis zu 8 mm in den gleichen Ableitungen: „Transmurale Läsion". Nach Belastung: Frequenz 119/min, T-Negativität wie vor Belastung. Koro: lange 50% Stenose des RIVA (mit ST-Hebung in III, aVF, II), reversibel nach Nitroglyzerin (Spasmus). Sonst normale Koronararterien. Unter Nifedipin beschwerdefrei.

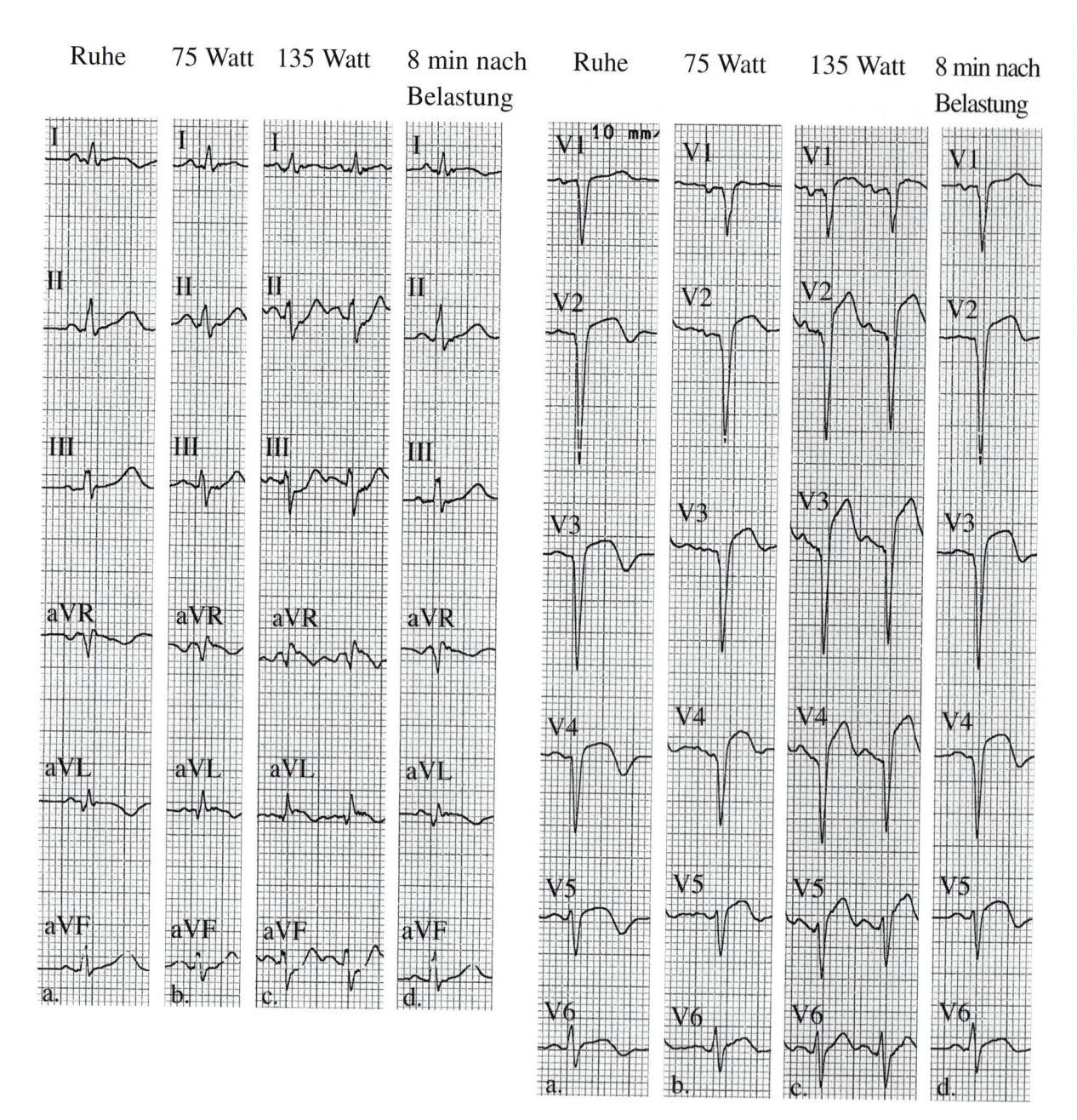

EKG 27.8

47 J/m. 6 Monate alter ausgedehnter anteriorer MI (EKG freundlich überlassen von Dr. med. Paul Dubach). a) EKG in Ruhe: Sinusrhythmus, Frequenz 63/min. ST-Hebung von 1–1,5 mm in V_1 bis V_6, terminale T-Negativität. b) Belastung: 75 Watt, Frequenz 107/min. Deutliche ST-Hebung (2–3 mm) in V_1 bis V_6. c) Belastung: 135 Watt, Frequenz 148/min. Auffallende ST-Hebung (bis zu 5 mm) in V_2 bis V_5 (auch in aVL). T-Negativität verschwunden. d) 8 min nach Belastung: Frequenz 105/min. ST-Hebung auf 1–2 mm zurückgegangen, Wiederauftreten der T-Negativität. Der Patient hatte keine Thoraxschmerzen.

EKG 27.9

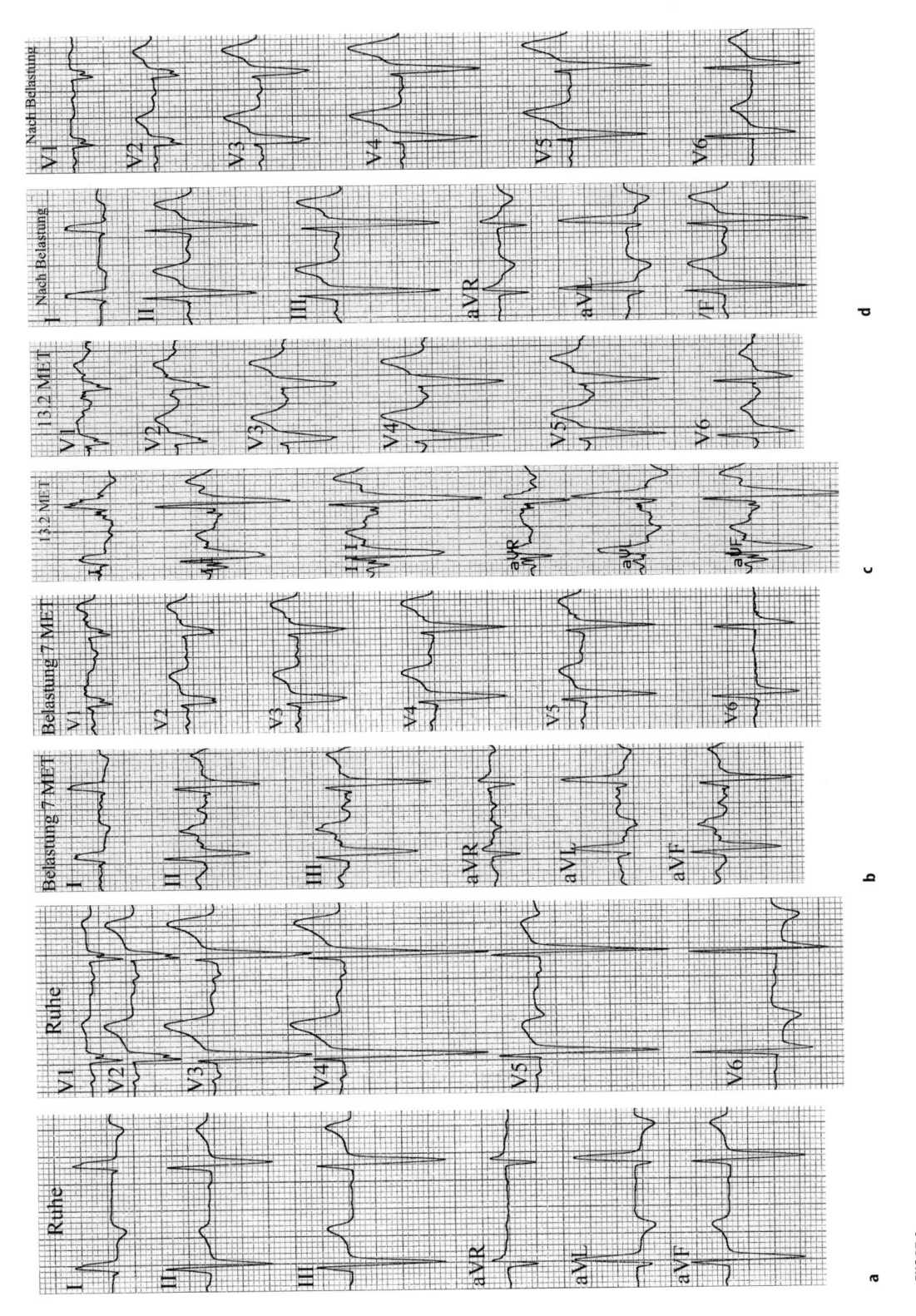

65 J/m. 5 Jahre nach Herztransplantation. Hypertrophie, LVH (LV-Masse 210 g/m²). a) EKG in Ruhe: Sinusrhythmus, Frequenz 82/min, LAFB, LVH. Negative T-Wellen in I, aVL, V_6/V_5. b) Belastung 7 MET; Frequenz 120/min, flache positive T in V_6/V_5. c) Belastung 13,2 MET; Frequenz 156/min, positive T in V_5/V_6: Pseudonormalisierung. d) Nach Belastung: Frequenz 122/min, persistierende positive T in V_6/V_5. Beachte: Die negativen T-Wellen in den Ableitungen I und aVL bleiben negativ während und nach Belastung. Koro: keine signifikante Stenose.

EKG 27.10

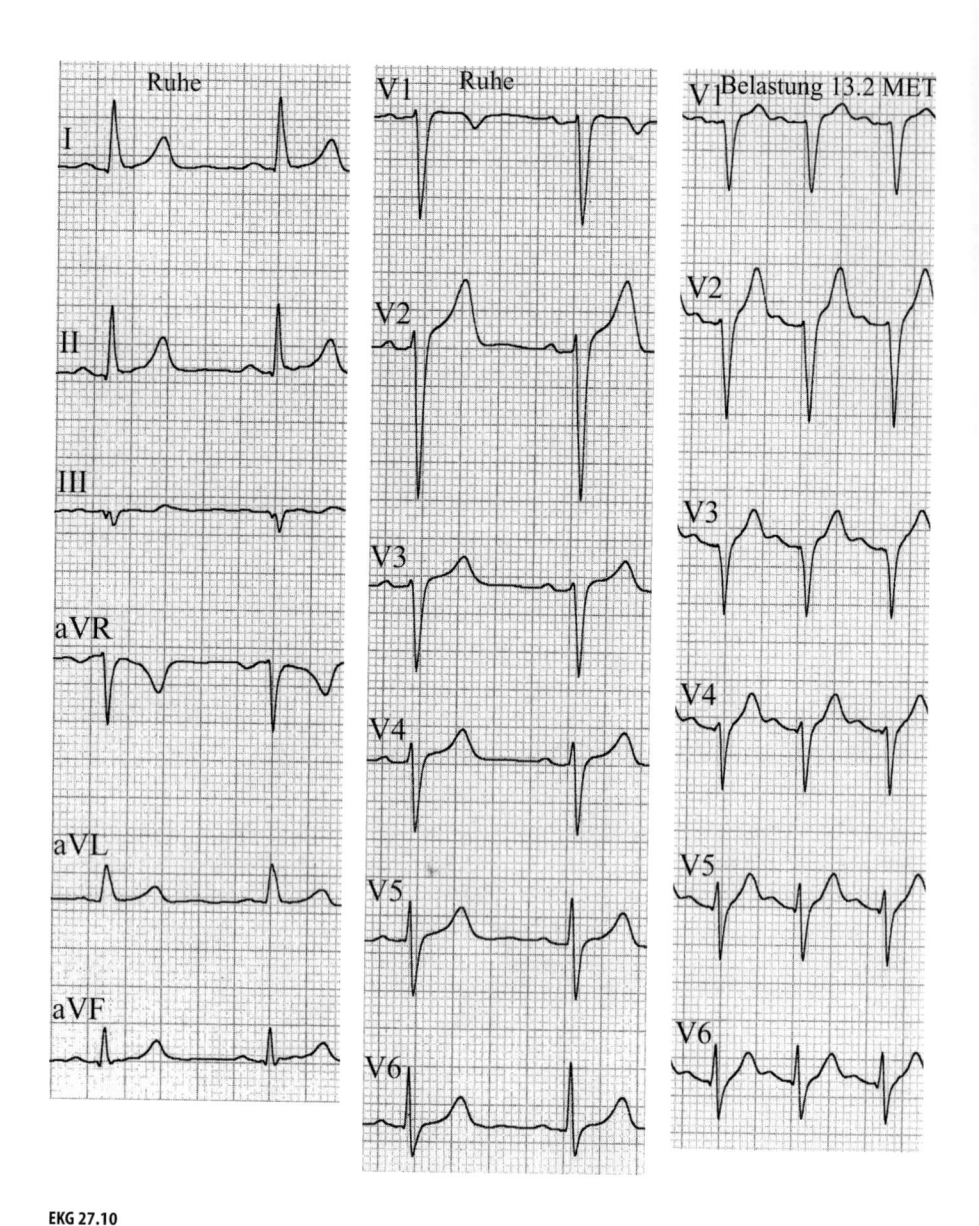

51J/m. Präoperative Risikoabklärung vor Cholezystektomie. Risikofaktoren: positive Familienanamnese, Adipositas, Rauchen. EKG in Ruhe: QS in Ableitung III, QRS-Rotation im Uhrzeigersinn, Mini-Q-Zacke in V_6. Belastung: 13,2 MET; Frequenz 132/min. QS in V_3, neue kleine q-Zacken in V_4 bis V_6. Atypische Thoraxschmerzen. Koro: normal, normale LV-Funktion. Die QRS-Veränderungen in Ruhe (QS in III) und unter Belastung wurden retrospektiv als „normale Varianten" eingestuft.

EKG 27.11

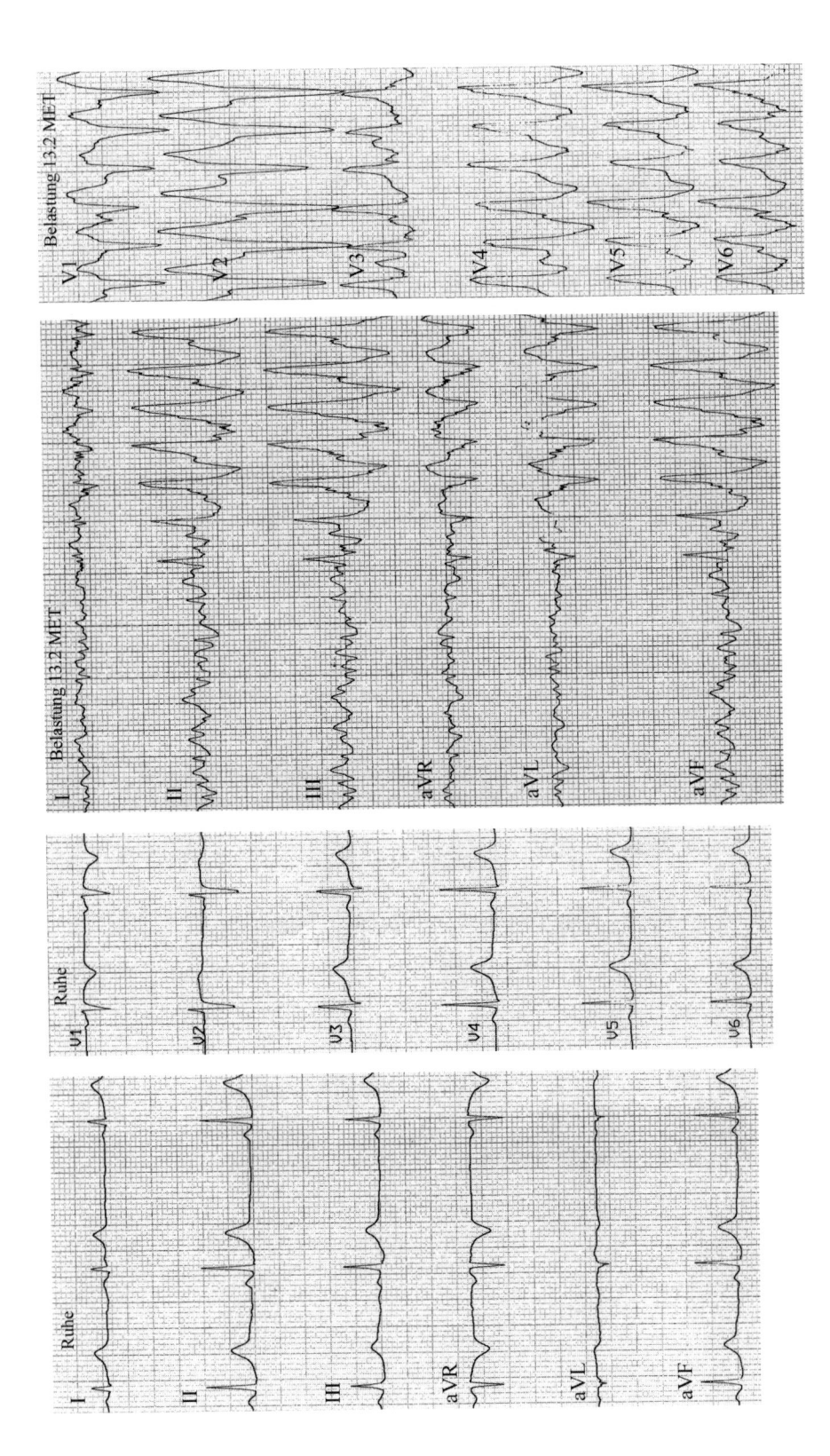

17 J/w. Palpitationen bei Belastung. EKG in Ruhe: Sinusarrhythmie, Frequenz rund 54/min, normales EKG. Belastung: Bei maximaler Belastung (13,2 MET) mit Sinusfrequenz von 200/min tritt eine Kammertachykardie mit Frequenz von 210/min auf, die 12 s dauert. Beachte: a) zwei oder drei Fusionsschläge beim Beginn der KT; b) das atypische LSB-Bild mit einem Wechsel von negativen zu positiven QRS schon zwischen V_2 und V_3. Elektrophysiologische Untersuchung: „Fokus" im RV Ausflusstrakt erwartet, aber keine KT auslösbar. Erfolgreiche Prophylaxe mit Atenolol.

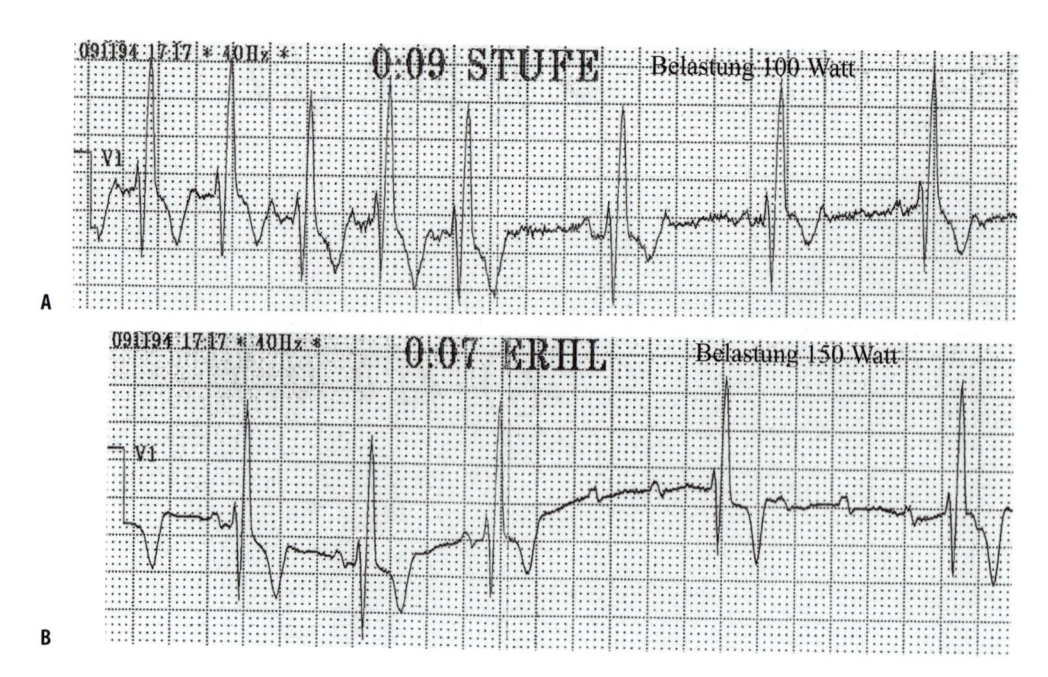

EKG 27.12

Fallbeispiel/Short Story 1. 42J/m. Schwäche und Dyspnoe bei Belastung. RSB in Ruhe. Belastung: Streifen A: 100 Watt, Frequenz 146/min; AV-Block 2:1; Abfall der Kammerfrequenz auf 73/min. Streifen B: 150 Watt, Frequenz der Vorhöfe 176/min; Progression vom 2:1- zum 3:1- und zum 4:1-AV-Block mit variierendem PQ-Intervall (überlagertes Wenckebach-Phänomen); Abfall der Kammerfrequenz auf rund 50/min.

EKG 27.13

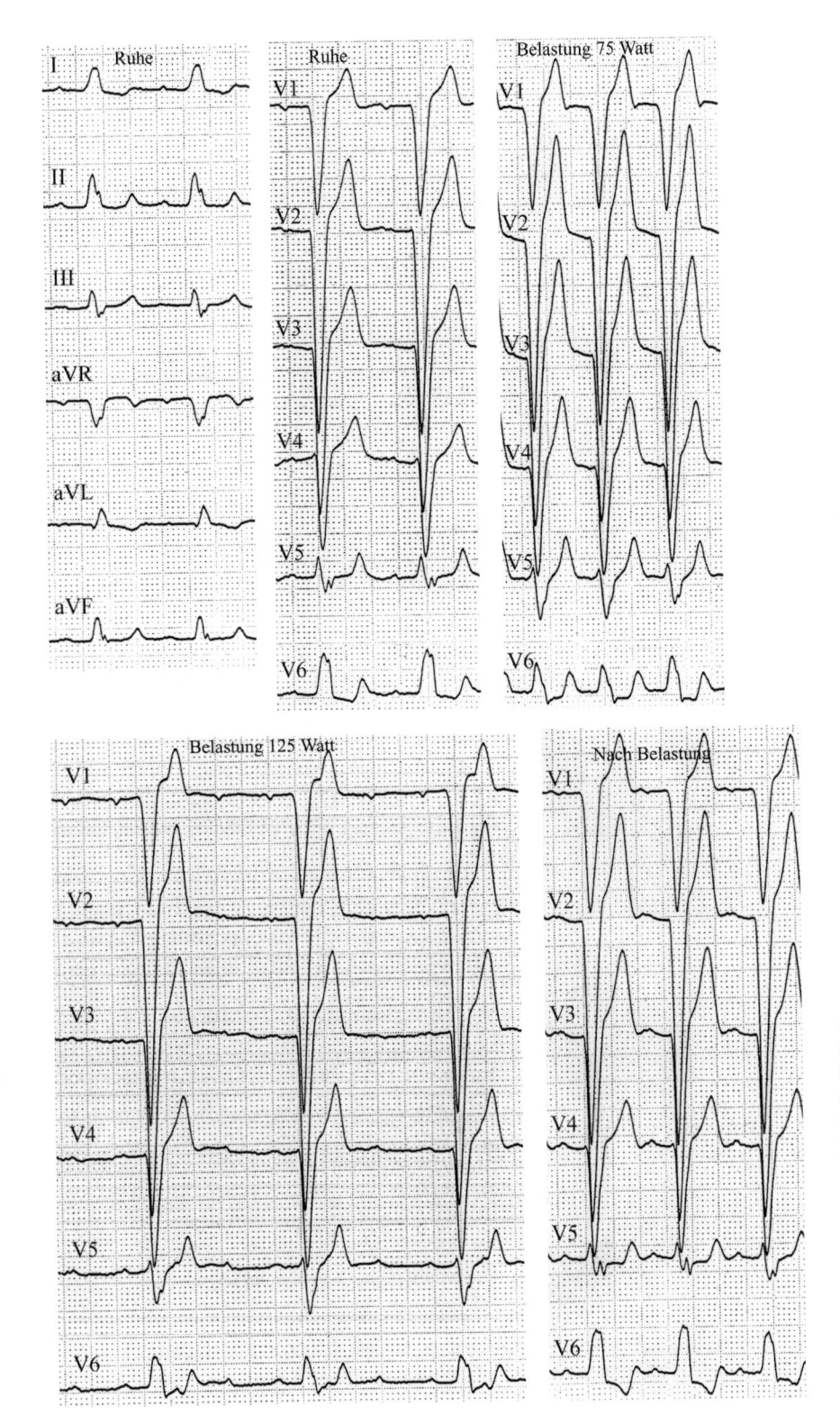

51 J/m. Dyspnoe und Schwäche bei Belastung, 2 Monate nach Aortenklappenersatz. EKG in Ruhe: Sinusfrequenz 78/min, AV-Block 1° (PQ 230 ms), LSB. Belastung: 75 Watt, Frequenz 130/min (P teilweise in T-Welle verborgen, Ende des P nur in V_1 als negative Welle sichtbar). Belastung: 125 Watt, Sinusfrequenz 156/min, AV-Block 3:1 (Abfall der Kammerfrequenz auf 52/min!). 3 min nach Belastung: Sinusrhythmus, Frequenz 92/min, PQ 230 ms (1:1-AV-Überleitung). Therapie mit Schrittmacher.

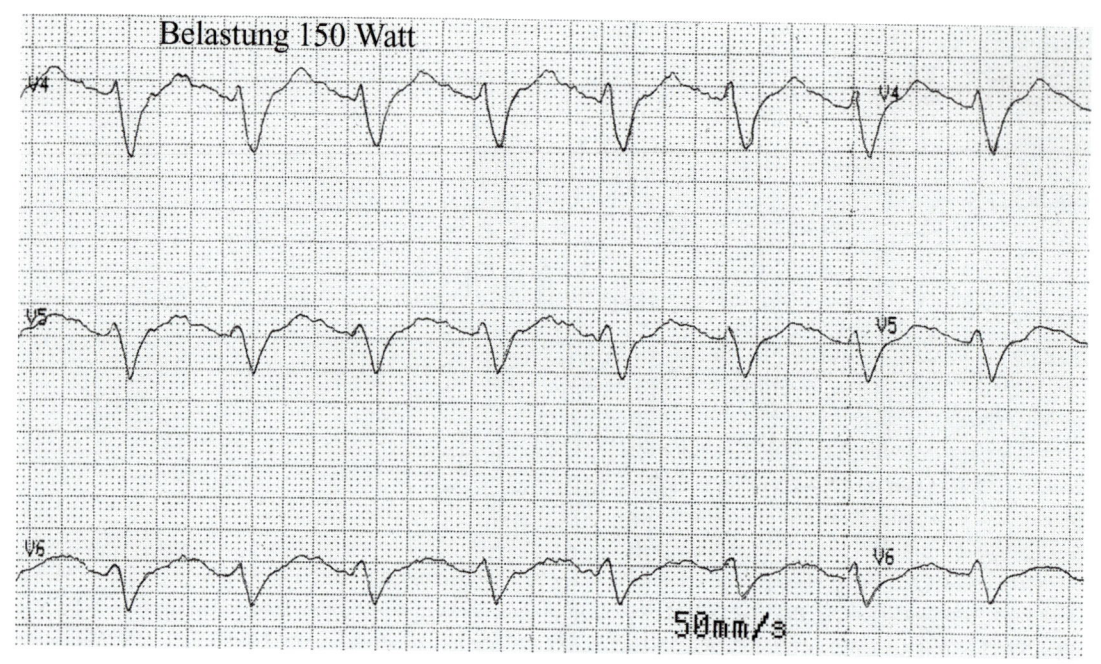

EKG 27.14
54J/m. KHK mit Angina pectoris. LAFB mit R < S in $V_4/V_5/V_6$. Belastung: 150 Watt, Frequenz 152/min, keine ST-Senkung in V_4 bis V_6. Falsch negatives Resultat. Koro: schwere Drei-Gefäß-Krankheit, LV-AF 60%. Technetium-MIBI: Anteriore Ischämie (EKG mit Papiergeschwindigkeit von 50 mm/s!).

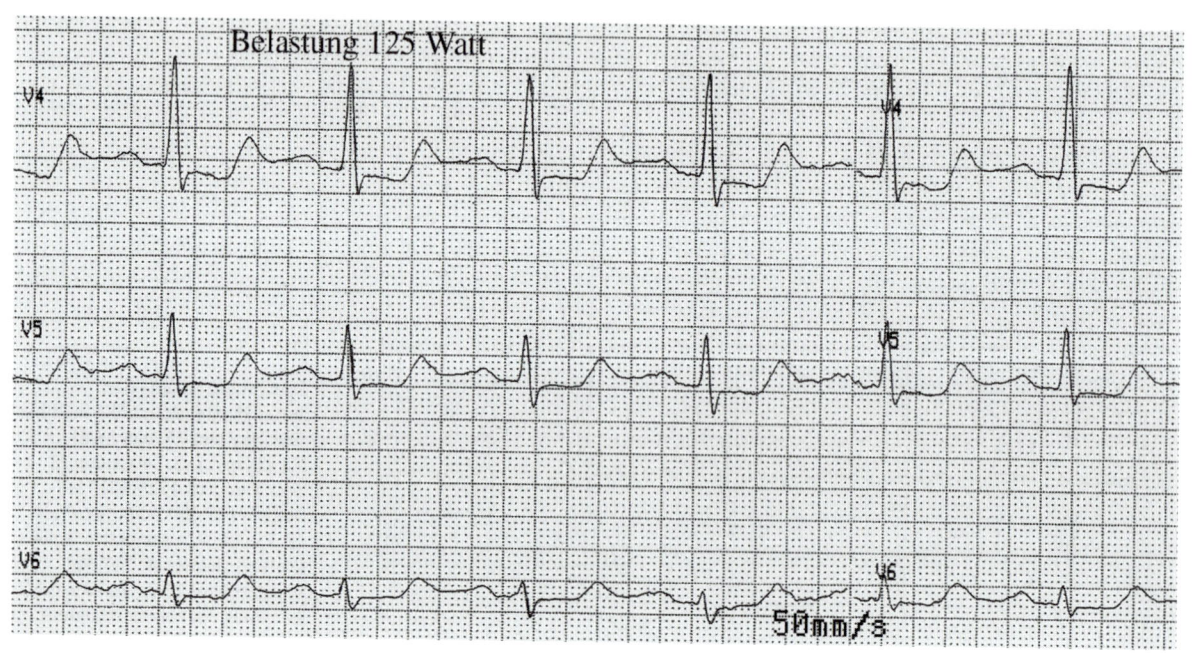

EKG 27.15
68J/m. Hypertonie, KHK. LAFB mit R > S in $V_4/V_5(V_6)$. Belastung: 125 Watt, Frequenz 103/min. ST-Senkung 1 bis 1,5 mm in V_4 bis V_6. Richtig positives Resultat. Koro: 80% Stenose des RIVA. Normale LV-AF. Technetium-MIBI: Anteriore Ischämie (EKG mit Papiergeschwindigkeit von 50 mm/sec!).

Kapitel 28
Schrittmacher-EKG

Auf einen Blick

Das erste implantierbare Herzstimulationsgerät kam beim Menschen im Jahre 1958 zur Anwendung. Seit ihrer Einführung breitete sich diese geniale Methode zur Behandlung bradykarder Arrhythmien über die ganze Welt aus. Im Jahre 2004 wurden weltweit etwa 800.000 neue Schrittmacher implantiert. Bei einer Weltbevölkerung von gut 8 Mrd. bedeutet dies, dass jedes Jahr schätzungsweise eine Person von 10.000 mit einem Schrittmacher behandelt wird. In einigen Ländern beträgt das Verhältnis rund 6:10.000 oder 600 Schrittmacher pro 1 Mio. Einwohner.

Der erste Schrittmacher (1958 durch Senning implantiert) war ein einfacher Kammerschrittmacher und hatte eine fixe Stimulationsfrequenz ohne „sensing" spontaner Herzschläge. Die nächsten Stufen der Schrittmacher-Evolution brachten das „on-demand"-Gerät, das den spontanen Rhythmus zu erkennen imstande ist, den Zwei-Kammer-Schrittmacher, der ein atrioventrikulär sequenzielles „Pacing" (so genanntes „physiologisches Pacing") erlaubt und den frequenzadaptierenden Schrittmacher, der die Stimulationsfrequenz durch Analyse der Körperbewegung, der Atmungsfrequenz und anderer Parameter erhöht. In den letzten Jahren wurden zusätzlich ausgeklügelte Funktionen integriert. Diese bestehen in dem „mode switch" (automatischem Wechsel von der Zwei-Kammer-Stimulation zur Kammerstimulation nach dem Beginn eines Vorhofflimmerns), der Schlaffunktion, der Telemetrie (einschließlich Speicherfunktionen für die Anzahl spontaner und stimulierter Schläge) und in programmierter rascher Vorhofstimulation.

EKG

1 Ein-Kammer-Schrittmacher

Das EKG-Bild hängt einerseits von der Schrittmacherfrequenz und andererseits von der spontanen Herzfrequenz ab. Ist die Schrittmacherfrequenz höher als die spontane Herzfrequenz, wird jeder Herzschlag stimuliert.

Der elektrische Stimulus wird über eine Elektrode, die im rechten Ventrikel liegt, auf das Herz übertragen. Der rechte Ventrikel wird zuerst erregt und darauf mit Latenzzeit über das Septum der linke Ventrikel. Als Folge daraus finden wir ein Linksschenkelblock- (LSB-) Bild im EKG (EKG 28.1). In den seltenen Fällen einer linksventrikulären Stimulation (über eine auf der Oberfläche des linken Ventrikels angebrachte Elektrode) resultiert ein Rechtsschenkelblock- (RSB-) Bild. Der elektrische Stimulus selbst manifestiert sich als kleiner und kurzer Ausschlag („spike", Schrittmacherimpuls) unmittelbar vor dem QRS-Komplex. Der Schrittmacherimpuls ist positiv, negativ, biphasisch oder unsichtbar – je nach seiner Projektion auf die Ableitung (EKG 28.1). Unipolares Pacing führt zu deutlich höheren Schrittmacherimpulsen als bipolares Pacing.

Der „sensing"-Mechanismus eines Schrittmachers („on demand"-Funktion) inhibiert die Stimulation während und kurz nach einer oder mehreren Extrasystolen (EKG 28.2).

Ebenso wird die Schrittmacherfunktion ausgeschaltet, wenn die Stimulationsfrequenz über eine längere Periode tiefer als die Frequenz des Eigenrhythmus ist. Dann gibt es im EKG kein Merkmal, das den Patienten als einen Schrittmacherträger identifizieren würde. Bei diesen Fällen ist es möglich, den „on demand"- (Bedarfs-) Modus auf einen Fixfrequenz-Modus umzuschalten, indem ein Magnet auf die Haut über dem Generator gelegt wird (EKG 28.3).

Haben der Schrittmacher und der spontane Rhythmus beinahe dieselbe Frequenz, können Fusionsschläge oder Pseudofusionsschläge gesehen werden.

Bei einem Fusionsschlag werden die Ventrikel teilweise durch den Schrittmacher und teilweise spontan erregt (EKG 28.4 und 28.5). Bei einem Pseudofusionsschlag fällt der Stimulus zu spät ein (in die absolute ventrikuläre Refraktärperiode) und bleibt deshalb wirkungslos (EKG 28.4 und 28.5).

Fusions- und Pseudofusionsschläge sind normale Erscheinungen in einem Schrittmacher-EKG.

Die Stimulationsfrequenz variiert bei allen Patienten mit einem *frequenzadaptierenden* Gerät, da sie von der gegenwärtigen körperlichen Aktivität abhängt. In der Regel wird die Schrittmacherfrequenz auf ein Maximum von 150/min und ein Minimum von 60/min programmiert. Diese Schrittmachergeräte werden VVI(R) genannt – nur die ventrikuläre Frequenz ist adaptierend.

2 Zwei-Kammer-Schrittmacher

Dieses Gerät besitzt doppelte Pacing- und „sensing"-Eigenschaften, weil eine Elektrode im rechten Ventrikel und eine andere im rechten Atrium liegt, was eine sequentielle atrioventrikuläre Stimulation erlaubt. Der rechte Vorhof (und kurz darauf der linke Vorhof) wird nur stimuliert, wenn die spontane Vorhofsfrequenz tiefer als die Schrittmacherfrequenz ist. Wie bei der Kammerstimulation ist auch bei der Vorhofstimulation ein Schrittmacherimpuls sichtbar – in diesem Fall zu Beginn der P-Welle. Das EKG 28.6 zeigt ein atrioventrikuläres (AV-) sequentielles Zwei-Kammer-Pacing. Im EKG 28.7 findet sich eine spontane Aktivierung der Vorhöfe durch den Sinusimpuls, weil die Sinusfrequenz höher ist als die Vorhofsfrequenz des Schrittmachers; deshalb fehlt der atriale Schrittmacherimpuls. Unter beiden Bedingungen werden die Kammern durch den Schrittmacher erregt (EKGs 28.6 und 28.7). Das heißt, dass wahrscheinlich ein AV-Block vorliegt – oder mindestens, dass das spontane AV-Intervall länger ist als das programmierte AV-Intervall des Schrittmachers.

3 Elektrische Komplikationen und Schrittmacherversagen

Die Komplikationen sind vielfältig und durch Generator- oder Elektrodenprobleme bedingt. Die Mehrheit der Komplikationen tritt unmittelbar nach der Schrittmacherimplantation oder 5–8 Jahre später auf.

Die *frühen* Komplikationen beruhen hauptsächlich auf Elektrodendislokation oder auf unkorrekter Verbindung der Elektrode mit dem Generator (dies ist nicht so selten wie man erwarten würde). Diese Komplikationen führen zum Verlust der Reizantwort des Herzens; sie werden in der Regel während der postoperativen Phase im Spital erkannt und benötigen eine unverzügliche Revision. Das EKG 28.8 zeigt ein intermittierendes Schrittmacherversagen während seiner Implantation.

Die *späten* Komplikationen treten nach mehreren Jahren auf. Sie werden entweder durch Batterieerschöpfung, durch einen kritischen Anstieg der Reizschwelle oder durch beides hervorgerufen. Beide Bedingungen führen zum Verlust der Reizantwort. Der Beginn der Batterieerschöpfung ist charakterisiert durch eine Abnahme der Stimulationsfrequenz und/ oder ein Umschalten zum Fixfrequenz-Modus. In vielen Fällen fortgeschrittener Erschöpfung ist der Schrittmacherimpuls im EKG immer noch sichtbar, es folgt ihm aber kein QRS-Komplex mehr (EKG 28.9). Bei DDD-Schrittmachern beginnt die Batterieerschöpfung mit einem Wechsel von der DDD-Funktion zu einer VVO-Funktion bei verminderter Stimulationsfrequenz. Das EKG 28.10 zeigt einen intermittierenden Funktionsausfall infolge einer unbeabsichtigten Manipulation während der Schrittmacherkontrolle. Bei einer totalen Batterieerschöpfung muss der Generator unverzüglich ersetzt werden. Glücklicherweise kann die richtige Zeit für einen Generatorwechsel im Voraus mit einer Genauigkeit von etwa einem Monat geschätzt werden. Die meisten Schrittmacher-Kontrollgeräte geben die Lebenserwartung eines Generators automatisch an. Gleichzeitig wird die gegenwärtige Reizschwelle gemessen. Ein Verlust der Impulsantwort kann auch während der Messung der Reizschwelle auftreten, wenn die Impulsstärke des Schrittmachers unter der gegenwärtigen Reizschwelle liegt. Bei schrittmacherabhängigen Patienten sollte aber eine längere ventrikuläre Pause vermieden werden (EKG 28.10).

Komplikationen, die zwischen den frühen und den späten Stadien auftreten (*intermediäre* Komplikationen) sind relativ selten und betreffen im Allgemeinen andere Situationen. Eine unerwartete, vorzeitige Batterieerschöpfungen oder ein kritischer Anstieg der Reizschwelle sind selten geworden.

Die hauptsächlichen intermediären Komplikationen werden in den folgenden zwei Abschnitten (3.1 und 3.2) diskutiert.

3.1 „Undersensing" und „Oversensing"

Beim „Undersensing" (Untererkennung) ist das programmierte sensorische Niveau des Generators (in mV) zu hoch – zu „insensitiv" -, um spontane QRS-Komplexe erfassen zu können. Deshalb läuft der Schrittmacher im Fixfrequenz-Modus. Dies kann konstant oder nur bei einzelnen Schlägen auftreten. Das EKG ist charakterisiert durch Schrittmacherimpulse, die zufällig in die spontanen Herzzyklen einfallen (EKG 28.11). Natürlich haben ventrikuläre Schrittmacherimpulse, die auf die Refraktärperiode des Eigenrhythmus treffen, keine stimulierten Schläge zur Folge, was einen Verlust der Reizantwort vortäuscht. Dasselbe kann bei Vorhof-Schrittmacherimpulsen bezüglich des Vorhofzyklus der Fall sein. Theoretisch stellt das Undersensing eine gefährliche Situation dar. Ein in die potentiell vulnerable Periode einfallender Stimulus („spike auf T"-Phänomen) könnte ein Kammerflimmern auslösen. Jedoch tritt diese äußerst seltene Komplikation wahrscheinlich nur bei Patienten mit schwerer Ischämie auf. In der Praxis ist das Undersensing harmlos und hat keine Symptome zur Folge.

Ein Undersensing wird durch Senkung der sensorischen Reizschwelle, etwa von 2,5 mV auf 1,5 mV, beseitigt. Dies ist eine mehr oder weniger kosmetische Maßnahme, da Komplikationen extrem selten sind. Außerdem kann eine Senkung der sensorischen Reizschwelle zu einem Oversensing führen, das häufiger zu gefährlichen Situationen führt.

Beim *Oversensing* (Übererkennung) ist das sensorische Niveau zu tief – zu „sensitiv". Dadurch werden kleine elektrische Kräfte, die hauptsächlich in der oberen Thoraxskelettmuskulatur entstehen (Pectoralis major, Sternocleidomastoideus) sensiert, was zur Inhibition des Schrittmachers führt. Dauert die Inhibition bei einem gegenwärtig schrittmacherabhängigen Patienten mehrere Herzzyklen, ist eine Synkope möglich. Das entsprechende EKG-Bild kann in einem Holter-EKG festgestellt werden und ist charakterisiert durch multiple kleine, von der Skelettmuskulatur produzierte Potentiale, fehlende Schrittmacherimpulse und durch eine ventrikuläre Asystolie (EKG 28.12). Weil ein Oversensing vor allem während extremer Belastung der Muskeln bei entsprechenden Tätigkeiten (zum Beispiel beim Holzhacken bei jüngeren Patienten oder beim Verlassen der Badewanne bei älteren Patienten) auftritt, kann durch den Bewusstseinsverlust eine gefährliche Situation eintreten (siehe Fallbeispiel/Short Story 2).

Oversensing kommt hauptsächlich bei Patienten mit unipolaren Elektroden vor, bei denen der sensierte Bereich beträchtlich größer ist als jener bei bipolaren Elektroden. Oversensing ist wegen der besseren Sensitivität der Schrittmacher selten geworden, die genauer zwischen Herzpotentialen und Skelettmuskelpotentialen zu unterscheiden imstande sind. Ein Oversensing wird durch Erhöhung der sensorischen Reizschwelle (z.B. von 2 mV auf 4 mV) beseitigt.

3.2 Elektrodenbruch und Schäden an der Kabelisolation

Elektrodenbrüche oder Kabelisolationsschäden können durch Unfälle, ständige Abnutzung der Elektrode und wegen der Verwendung ungeeigneten Isolationsmaterials entstehen. Die geläufigste und gefährlichste Folge ist der Verlust der Reizantwort. Elektrodenschäden sind häufig aufgrund von veränderten Elektrodenparametern erkennbar, bevor ein Verlust der Reizantwort auftritt.

Im Detail

Außerhalb des Spitals praktizierende Allgemeinärzte, Spezialisten in Innerer Medizin und sogar solche in Kardiologie kontrollieren in der Regel nur wenige Schrittmacher-Patienten. Im Spital werden diese Patienten regelmäßig durch ein spezialisiertes Team überwacht. Wegen der großen Variabilität der Schrittmachergeneratoren, der Kompliziertheit der Kontrollgeräte der verschiedenen Hersteller und der Komplexität der Schrittmacher-Arrhythmien sind die Mitglieder dieser Teams gezwungen, sich kontinuierlich fortzubilden, indem sie regelmäßig Kurse besuchen, die durch die nationalen Kardiologiegesellschaften und durch die Hersteller organisiert werden. Darüber hinaus ist es wichtig, dass sie regelmäßig die führenden Fachzeitschriften in diesem Bereich konsultieren wie etwa *PACE* (seit 1978) und das *Journal of Cardiovascular Electrophysiology* (seit 1989), die den kontinuierlichen Fortschritt reflektieren. Eine detaillierte Präsentation und Diskussion der Schrittmacherprobleme – einschließlich der komplexen Schrittmacherarrhythmien – würde den Rahmen dieses Buches sprengen.

Tabelle 28.1
Der revidierte NASPE/BPEG Code für antibradykardes Pacing

Position Kategorie	I Stimulierte Kammer(n)	II Sensierte (Kammer(n)	III Antwort auf Sensing	IV Freq.modulation	V Multisite Pacing
	O = keine	O = keine	O = keine	O = keine	O = keine
	A = Atrium	A = Atrium	T = getriggert	R = Freq.modul.	A = Atrium
	V = Ventrikel	V = Ventrikel	I = inhibiert		V = Ventrikel
	D = dual (A + V)	D = dual (A + V)	D = dual (T + I)		D = dual (A + V)

4 Schrittmacher-Codes

Wegen der Entwicklung vom einfachen Ein-Kammer-Schrittmacher zu den komplexen heutigen Geräten wurde ein Schrittmacher-Code zur raschen Identifikation der verschiedenen Funktionen erforderlich. Und wie die Geräte im Laufe der Jahrzehnte immer ausgeklügelter wurden, so unterlag auch der Code mehreren Modifikationen.

Jedem Kardiologen, der sich mit Implantation und Kontrolle von Schrittmachern befasst, ist der gegenwärtige, in Tabelle 28.1 gezeigte Code vertraut [1].

Die gewöhnlich implantierten Stimulationsgeräte sind heutzutage die DDD-, DDD(R)-, VVI- und VVI(R)-Schrittmacher. Nur Zwei-Kammer-Schrittmacher garantieren ein AV-sequentielles Pacing – mit einer Ausnahme. Beim atrial inhibierten (AAI-) Pacing wird der Vorhof sensiert und die Kammer stimuliert, woraus auch ein so genanntes physiologisches Pacing resultiert. Theoretisch sollten VVI- oder VVI(R)-Geräte nur bei Patienten mit Vorhofflimmern implantiert werden, bei denen ein Vorhof-Sensing und -Pacing nicht möglich ist. Jedoch ist weltweit das ventrikuläre Ein-Kammer-Pacing nicht verlassen worden, besonders aus ökonomischen Gründen. Die Vorteile der AV-sequentiellen Stimulation gegenüber der Ein-Kammer-Stimulation werden weiter unten diskutiert.

EKG Spezial

5 Morphologische Merkmale

Mehr als 98% der Schrittmacher werden transvenös durch die Vena subclavia implantiert, wodurch die Elektrode im rechten Ventrikel zu liegen kommt. In rund 30% wird auch eine atriale Elektrode in den rechten Vorhof implantiert. Beim üblichen ventrikulären Pacing wird der rechte Ventrikel als Erstes stimuliert, worauf dann der linke Ventrikel mit einer Latenzzeit über das Septum erregt wird, was zu einem LSB-Bild führt. Depolarisation und Repolarisation sind in den Extremitätenableitungen gleichförmig, mit breiten R-Zacken in den Ableitungen I und aVL und breiten QS-Komplexen in den Ableitungen II, aVF und III. In den präkordialen Ableitungen vermissen wir meistens einen positiven QRS-Ausschlag in den Ableitungen V_5/V_6, wie es üblicherweise bei einer LSB-Aberration bei einem supraventrikulären Rhythmus gesehen wird. Meistens beobachten wir nach dem Schrittmacherimpuls einen QS-Komplex in V_1 bis V_5 und einen rS-Komplex in V_6. Infolge einer speziellen Lage der Elektrode im rechten Ventrikel kann das seltene Bild eines Rs in Ableitung V_1 zu sehen sein – ein Bild, das bei einer LSB-Aberration nie vorkommt.

Bei den verbleibenden 2% der Patienten, zum Beispiel bei einem „single ventricle" oder einer schweren Trikuspidalinsuffizienz (bei letzterer, wenn eine einschraubbare Elektrode nicht in Betracht gezogen wurde), wird die Elektrode durch den Chirurgen auf dem Epikard des linken Ventrikels befestigt, wodurch sich im EKG ein mehr oder weniger typisches RSB-Bild ergibt.

Alte Infarktbilder sind bei dem seltenen epikardialen Pacing mit RSB-Bild leicht erkennbar, nicht aber bei der großen Mehrheit der endokardialen rechtsventrikulären Stimulation mit LSB-Muster.

Die EKGs 28.13 und 28.14a (EKG 28.14b ohne Pacing) illustrieren, dass ein inferiorer respektive ein anteriorer Infarkt zumindest teilweise durch das LSB-Muster *maskiert* wird, ähnlich wie bei der LSB-Aberration bei Patienten ohne Schrittmacher. Eine breite Q- oder QS-Zacke in den inferioren und anteroseptalen Ableitungen, die häufig bei rechtsventrikulärer Stimulation mit LSB-Bild vorkommt, kann auch ein Infarktbild vortäuschen. Jedoch ist der QRS-Komplex breit.

Schrittmacherimpulse sind beim unipolaren Pacing im Vergleich zum bipolaren Pacing von größerer Amplitude. Bei der bipolaren Stimulation können sie so klein sein, dass sie übersehen werden, besonders bei einer Generator-Impulsstärke von 2,5 Volt (EKG 28.13).

Im Jahre 1969 beschrieben Chatterjee et al. ein interessantes Phänomen [2,3], das jetzt nicht überraschend als „Chatterjee-Phänomen" bezeichnet wird. Wenn ein spontaner Rhythmus nach einem rechtsventrikulären Pacing (mit LSB-Bild) auftritt, sind die T-Wellen in den präkordialen Ableitungen und möglicherweise in den inferioren Extremitätenableitungen meistens negativ. Dabei kann fälschlicherweise eine Ischämie diagnostiziert werden (EKGs 31.10a-b im Kapitel 31: Spezielle Wellen, Zeichen und Phänomene). Das Phänomen wurde auch nach dem Verschwinden eines LSB- (und zu einem geringeren Grad eines RSB-) Bildes ohne Schrittmacher beschrieben (EKG 31.11).

6 Schrittmacherbedingte Arrhythmien

Schrittmacherbedingte Arrhythmien schließen eine sehr große Anzahl von Arrhythmien ein, die komplexer Natur sein können, insbesondere bei Zwei-Kammer-Schrittmachern. Die Analyse solcher Arrhythmien erfordert die Kenntnis der technischen Eigenschaften des Generators und seiner Programmierung.

Die so genannte „Schrittmacher-Kreis-Tachykardie" („pacemaker circus movement tachycardia") beruht auf der retrograden Vorhofserregung, die von der Vorhofsensing-Komponente des Zwei-Kammer-Schrittmachers erfasst wird. Der folgende ventrikuläre Stimulus wird zu früh mit dem programmierten AV-Intervall abgegeben. Wiederholt sich dieser Vorgang, kommt es zu einer supraventrikulären Reentrytachykardie, die auch „endless loop"- („Endlos-Schleifen"-) Tachykardie genannt wird, wobei die Frequenz ungefähr 130/min beträgt (EKG 28.15). Eine Schrittmacher-Kreis-Tachykardie lässt sich durch Erhöhung der atrialen Refraktärperiode und/oder durch Verlängerung des AV-Intervalls unterbrechen. Heutzutage inhibiert bei allen DDD-Geräten eine verlängerte atriale Refraktärperiode nach einem sensierten Kammerschlag automatisch eine solche Tachykardie.

Bei DDD(R)-Geräten können Pacing-Arrhythmien ähnlich einem AV-Block 2° (Wenckebach oder 2:1) auftreten, sofern die spontane Sinusfrequenz die programmierte obere Frequenzgrenze übersteigt. Das Sensing der sinusalen P-Wellen inhibiert eine Vorhofstimulation, und die Kammerstimulation wird verzögert bis die obere Frequenzgrenze erreicht ist. Die Dauer des AV-Intervalls ist umgekehrt proportional zu dem vorausgehenden AV-Intervall. Daraus folgt, dass die Verlängerung des PQ-Intervalls zunimmt. Eine in die postventrikuläre atriale Refraktärperiode fallende P-Welle wird nicht sensiert und der ventrikuläre Impuls wird nicht abgegeben. Die nächste P-Welle wird wieder sensiert, und mit dem korrekt ausgelösten ventrikulären Impuls kann der AV-Block 2° erneut starten.

7 Schrittmacherdysfunktion

7.1 Batterieerschöpfung

Das erste Zeichen einer „normalen" Batterieerschöpfung besteht in einem Abfall der Stimulationsfrequenz. Eine Abnahme von mehr als drei Schlägen pro Minute in der automatischen oder Magnetfrequenz zeigt bei den meisten Generatoren die Notwendigkeit eines Batteriewechsels innerhalb von 8 Wochen an. Wenn eine Umschaltung vom automatischen zum Fixfrequenz-Modus stattgefunden hat und natürlich bei inkompletter oder kompletter Batterieschöpfung (mit unwirksamen oder fehlenden Schrittmacherimpulsen) muss der Generatorersatz unverzüglich vorgenommen werden. Ein progressiver Anstieg der Pacingfrequenz („run-away") ist bei der heutigen Schrittmachergeneration sehr selten [4]. Die heutigen Programmier- und Kontrollgeräte bestimmen die Batterievoltage durch Telemetrie und sagen so die künftige Batterieerschöpfung genau voraus (in Monaten), sodass viel Zeit für die Durchführung des Ersatzes bleibt.

Eine fehlende Reizantwort während der Implantation ist bedingt durch Elektrodendislokation, unvollständige oder verkehrte Verbindung der Elektrode(n) mit dem Generator und in seltenen Fällen durch eine frühe und plötzliche Batterieerschöpfung.

Fallbeispiel/Short Story 1

1988 implantierte der Autor einen VVI-Schrittmacher bei einem 15-jährigen Mädchen wegen eines kongenitalen kompletten AV-Blocks. Die Patientin hatte vor der Operation Angst, verhielt sich aber während der ganzen Prozedur tapfer. Ihr und ihrer Mutter, die vor dem Operationssaal wartete, wurde nach der Operation gratuliert. Zehn Minuten später meldete die Krankenschwester eine Schrittmacher-Dysfunktion. Das EKG zeigte einen kompletten AV-Block ohne jegliche Zeichen einer Schrittmacheraktivität. Im Röntgenbild fand sich eine unverändert gute Lage der Elektrode. Hingegen stellte sich heraus, dass die Batterie erschöpft war, was die Patientin, die Mutter und den Kardiologen erschreckte. Unverzüglich wurde der Generator ersetzt. Einige Tage später waren die Patientin und ihre Mutter wieder glücklich. Vom Schrittmacherhersteller erhielt das Mädchen einige CDs ihres Lieblingsmusikers und die Mutter wurde mit einem riesigen Blumenstrauß beschenkt, dem größten, den sie je erhalten hatte.

7.2 Elektrodenprobleme

Persistierendes oder intermittierendes Fehlen der atrialen oder ventrikulären Reizantwort kann folgende Ursachen haben: Anstieg der Reizschwelle (meistens wegen Isolierung der Elektrodenspitze durch umgebendes Bindegewebe), sehr selten Medikamente (z.B. Flecainid [5]), Elektrodenbruch oder beschädigte Elektrodenisolierung. Wiederum ist in den meisten Fällen eine Analyse der Dysfunktion durch telemetrisch vermittelte Informationen über die Batterie und die Elektrodenimpedanz möglich.

7.3 „Oversensing" und „Undersensing"

Die Zeichen für Oversensing und Undersensing wurden oben im Abschnitt „Auf einen Blick" besprochen (EKGs 28.11–28.12). Das folgende Fallbeispiel zeigt, dass ein Oversensing zu einer lebensbedrohlichen Situation führen kann.

Fallbeispiel/Short Story 2

Im Jahre 1978 wollte ein 79-jähriger Mann mit einem wegen komplettem AV-Block mit Synkopen implantierten Schrittmacher aus der Badewanne, die noch voll Wasser war, steigen. Er hob sich mit seinen Armen empor, verlor aber dabei das Bewusstsein. Er erwachte in der Badewanne liegend mit dem Kopf teilweise unter Wasser. Zwei weitere Male versuchte er auszusteigen, jedes Mal mit demselben schrecklichen Resultat. Da er in Panik geriet, kam es ihm nicht in den Sinn, das Wasser abzulassen. Mit äußerster Anstrengung schleuderte er sich aus der Wanne und verlor erneut das Bewusstsein. Mit großer Erleichterung stellte er dann fest, dass er auf dem Fußboden und nicht mehr in der Badewanne lag.

Die Untersuchung des Schrittmachers ergab ein Oversensing, das durch starke Anspannung der Arm- und Thoraxmuskeln mit konsekutivem Herzstillstand während mehrerer Sekunden reproduzierbar war. Der Patient war von diesem Test begeistert und verlangte eine Wiederholung, bis hin zu einem kurzen Bewusstseinsverlust. Nach Änderung der Sensitivität des Schrittmachers von 2,5 mV auf 4 mV (die R-Zackenerfassung betrug 7,4 mV) wurde der Patient beschwerdefrei.

8 Schrittmachersyndrom

8.1 Prävalenz

Die Prävalenz des Syndroms hängt von seiner Definition ab, die uneinheitlich gehandhabt wird. Sie beträgt bei Patienten mit isolierter ventrikulärer Stimulation rund 2%, sofern nur stärkere Symptome berücksichtigt werden, und rund 26%, wenn alle Symptome in Betracht gezogen werden, die mit einem Schrittmachersyndrom in Beziehung stehen können [6].

8.2 Bedingungen

Das Schrittmachersyndrom kommt nicht nur beim VVI(R)-Pacing vor, sondern ist auch bei Patienten mit ungeeigneter Vofhof- (AAI(R)-) oder Zwei-Kammer-Programmierung möglich. Beim AAI(R)-Pacing kann eine fehlende AV-Synchronisierung von einem disproportionalen Anstieg der Vorhoffrequenz während Belastung herrühren [7]. Ein VDD(R)-Pacing kann zum Syndrom führen, wenn die Vorhoffrequenz unter die untere programmierte Frequenz fällt, woraus sich eine VVI(R)-Stimulation ergibt. Beim DDI(R)- Pacing tritt das Syndrom auf, sofern die spontane Sinusfrequenz die untere Frequenz oder die sensor-induzierte Frequenz bei Patienten mit AV-Block infolge ständiger AV-Dissoziation übersteigt [8]. Auch bei der DDD-Stimulation ist es möglich, dass eine verlängerte intraatriale und/oder interatriale Reizleitungszeit ebenso wie eine schrittmachervermittelte oder „endless loop"-Tachykardie eine fehlende AV-Synchronisierung oder eine ventrikuloatriale Synchronisierung herbeiführt [9]. Bei diesen Fällen wird ein Schrittmachersyndrom leicht übersehen.

8.3 Pathophysiologische Mechanismen

Die pathophysiologischen Mechanismen sind komplexer [7] als üblicherweise angenommen wird [10]. Das Fehlen des Vorhofkicks reduziert in der Regel den arteriellen Druck nur unbedeutend. Die Vorhofkontraktion gegen die geschlossenen atrioventrikulären Klappen kann sehr hohe *venöse a-Wellen* (atriale Wellen) bis zu 50 mmHg hervorrufen. Diese a-Wellen können eine abnorme und übertriebene Antwort der Barorezeptoren in den Lungenvenen hervorrufen, woraus ein drastischer Abfall des Blutdrucks mit möglicher Synkope resultiert. Zusätzlich wurde in letzter Zeit die Beteiligung multipler Reflexwege postuliert, einschließlich Karotis- und Aorten-Barorezeptoren, kardiopulmonaler Baroreflexe und möglicherweise inhibitorischer Reflexe in den Vorhöfen und im AV-Knoten, die durch „vagale Afferenzen" vermittelt werden [7]. Nebenbei bemerkt beschrieb Lüderitz in einem amüsanten Artikel [11] ein „Schrittmachersyndrom" ohne Schrittmacher, das von McWilliam vor langem im Jahre 1889 beobachtet worden war [12].

9 Spezielle Indikationen für Schrittmacher

Die Indikationen zur Implantation eines Schrittmachers (und anderer antiarrhythmischer Geräte) wurden in den Richtlinien der ACC/AHA von 1998 [13] vorgelegt, wobei eine Differenzierung in drei Klassen vorgenommen wurde. Die Klasse-I-Indikation besteht in Zuständen, für die der Beweis und/oder die allgemeine Übereinstimmung darüber besteht, dass ein gegebenes Prozedere vorteilhaft, nützlich und wirksam ist. In der Klasse II finden sich Zustände, deren Behandlung bezüglich Beweise widersprüchlich ist und/oder die Meinungen über Nützlichkeit/Wirksamkeit auseinandergehen. Dabei wird eine Unterteilung in zwei Unterklassen vorgenommen: In der Klasse IIa liegt das Gewicht von Beweis/Meinung auf Nützlichkeit/Wirksamkeit, in der Klasse IIb sind Nützlichkeit/Wirksamkeit weniger gut durch Beweis/Meinung etabliert. Die Klasse III beschreibt Zustände, bei denen die Beweise/allgemeine Meinung so sind, dass eine Prozedur/Behandlung nicht nützlich/wirksam und bei einigen Fällen sogar schädlich ist [13]. Die ausführliche Rezension (333 Literaturangaben) liefert detaillierte Gründe für eine Zuweisung nahezu aller Zustände in die drei Klassen.

Dieses Buch stellt nur einen kurzen Überblick vor; zudem werden im Folgenden zwei relativ neue und interessante Indikationen diskutiert.

Der komplette AV-Block und das Sick-Sinus-Syndrom stellen die häufigsten Gründe für einen Schrittmacher dar; jede der beiden Krankheiten ist für rund 40% aller Schrittmacherimplantationen verantwortlich. Die Indikationen für die übrigen 20% sind bradykardes Vorhofflimmern, so genannte „prophylaktische" Implantationen bei einigen Formen von bifaszikulären und inkompletten trifaszikulären Blöcken (Kapitel 11: Bilaterale bifaszikuläre Blöcke), AV-Block 2° vom höhergradigen Typ oder Mobitz-Typ und selten Störungen wie Karotissinussyndrom, langes QT-Syndrom [14], Schlafapnoe [15], einige Fälle von hypertropher obstruktiver Kardiomyopathie und von Herzinsuffizienz bei Patienten mit breiten QRS-Komplexen. Auch ein AV-Block 1° kann bei wenigen, ausgewählten Fällen mit Herzinsuffizienz und Mitralinsuffizienz eine Indikation für eine Schrittmacherimplantation darstellen. Eine Verkürzung des AV-Intervalls verbessert die ventrikuläre Funktion [16].

9.1 Stimulation bei der hypertrophen obstruktiven Kardiomyopathie

Die ersten Beobachtungen über die günstige Wirkung einer Stimulation bei Patienten mit hypertropher obstruktiver Kardiomyopathie (HOCM) wurden von Studien über vorübergehendes Pacing berichtet [17,18]. In der Folge wurden Schrittmacher verwendet, um eine Myektomie mittels offener Herzchirurgie zu vermeiden zu versuchen. Eine Verkürzung des AV-Intervalls führt zu einer besseren linksventrikulären Füllung und dadurch zu signifikanter Reduktion (um durchschnittlich 50%) des intraventrikulären systolischen Gradienten und zu einer signifikanten Besserung der Symptome [19–21]. Die so genannte transkoronare septale Alkoholablation, die 1995 durch Sigwart et al. [22] eingeführt wurde, erwies sich als ebenso wirkungsvoll wie eine chirurgische septale Resektion [23,24]. Der Alkohol, der durch einen Katheter in die septalen Koronararterienäste eingebracht wird, bewirkt eine Nekrose eines Teils des hypertrophen interventrikulären Septums mit dramatischem Abfall des Gradienten, zu dem es mit einer Latenzzeit von mehreren Wochen kommt. Eine kürzlich veröffentlichte Studie zeigte eine minimale Überlegenheit der chirurgischen Myektomie gegenüber der Alkoholablation [25].

Die chirurgische Resektion hat im EKG einen LSB zur Folge, während die Alkoholablation bei allen Fällen zu einem RSB und in mehr als 40% zu einem kompletten AV-Block führt. Ungefähr 20% der Patienten benötigen einen Zwei-Kammer-Schrittmacher [24].

9.2 Stimulation bei der Herzinsuffizienz

Eine verlängerte QRS-Dauer (>0,12 s) trägt bei Patienten mit Herzinsuffizienz infolge asynchroner ventrikulärer Kontraktion zu einer zusätzlichen Beeinträchtigung der ventrikulären Funktion bei. Außerdem führt sie zu einem ineffizienten

Energieverbrauch im kardialen Metabolismus, der mechano-energetische Entkopplung genannt wird [26]. Es wurde gezeigt, dass eine synchrone Stimulation des rechten Ventrikels (durch eine konventionell lokalisierte Elektrode) und des linken Ventrikels – durch eine Elektrode im Koronarsinus und in einer Koronarvene, wodurch der linke Ventrikel vom Epikard her erregt wird – nicht nur die QRS-Dauer verkürzt, sondern auch die ventrikuläre Funktion verbessert. Die Methode ist erfolgreich bei Patienten mit LSB und erstaunlicherweise auch bei Patienten mit RSB. In der Studie von Abraham et al. [26], bei der 228 Patienten randomisiert der Resynchronisationsgruppe zugewiesen wurden, ergab sich im Vergleich mit der Kontrollgruppe eine Reduktion der Mortalität um 40% (6 Monate Verlaufsbeobachtung). Die NYHA-Funktionsklasse, die Gehstrecke in 6 min und die Werte des Lebensqualität-Punktesystems waren signifikant besser. Derzeit laufen Langzeit-Kontrollstudien (die COMPANION- und die CARE-HF-Studie). Ein Überblick über neue Schrittmacher-Indikationen wird im Artikel von Barold [27] vorgestellt.

10 Prognose der Zwei-Kammer-Stimulation versus Ein-Kammer-Stimulation

Beim physiologischen Pacing wird die AV-sequentielle Herzfunktion aufrechterhalten. Bei Patienten mit AV-Block wird der DDD(R)-Modus verwendet, während beim Sick-Sinus-Syndrom mit normaler AV-Überleitung die Vorhofstimulation genügt. Diese Aussage ist umstritten und wird später diskutiert werden.

Beim Ein-Kammer-Pacing des Ventrikels besteht eine AV-Dissoziation. Der Verlust des „Vorhofkicks" vermindert die kardiale Auswurfleistung zu einem geringen Grade. Wichtiger ist, dass die zusätzliche synchrone Vorhof- und Kammerkontraktion bei vielen Schlägen Symptome bewirken können, die im Begriff „Schrittmachersyndrom" zusammengefasst werden. Die Meinungen über die Bedeutung der fehlenden AV-sequentiellen Herzfunktion für die wichtigsten Endpunkte wie Mortalität, thromboembolische Komplikationen und Herzinsuffizienz sind seit vielen Jahren kontrovers.

Die ersten größeren Studien, die begrenzte Patientenzahlen einbezogen (168–215) [28–30], zeigten eine deutliche Überlegenheit der physiologischen Stimulation über das ventrikuläre Ein-Kammer-Pacing bezüglich Mortalität, Prävalenz thromboembolischer Ereignisse und Herzinsuffizienz. Das Risiko für einen neuen AV-Block bei Patienten mit Sick-Sinus-Syndrom wurde als niedrig beschrieben (0,6% pro Jahr). Die Resultate führten zu einer signifikanten Zunahme der Implantationen von AAI- oder DDD-Schrittmachern zur Behandlung des Sick-Sinus-Syndroms und von DDD-Geräten bei Patienten mit komplettem AV-Block.

In neueren Studien mit beträchtlich höheren Patientenzahlen (407–2568) wurde die früher postulierte eindeutige Überlegenheit des physiologischen Pacings über das einfache ventrikuläre Pacing teilweise revidiert.

In der „Canadian"- oder CTOPP-Studie (Canadian Trial of Physiologic Pacing [31]) erhielten 1474 Patienten randomisiert einen ventrikulären Schrittmacher und 1094 Patienten einen physiologischen Schrittmacher. Die jährliche Rate von Hirnschlag oder kardiovaskulärem Tod war nicht signifikant niedriger bei Patienten mit physiologischer Stimulation; sie betrug bei einer 3-Jahres-Verlaufsbeobachtung 5,5% gegenüber 4,9% bei Patienten mit ventrikulärem Pacing. Ebenso ergaben sich in Bezug auf die gesamten Todesfälle, die Häufigkeit eines neuen Vorhofflimmerns und die Anzahl Hospitalisationen nur geringe, statistisch nicht signifikante Unterschiede. Perioperative Komplikationen waren in der Gruppe mit physiologischem Schrittmacher mit 9% gegenüber 3,9% in der Gruppe mit ventrikulären Schrittmachern häufiger ($p < 0,001$). Die Autoren schlossen daraus, dass sich der Entscheid, ob ein physiologischer oder ein ventrikulärer Schrittmacher einzusetzen ist, nach den individuellen Bedürfnissen des Patienten richten sollte.

Die „Elderly"- oder PASE-Studie (Pacemaker Selection in the Elderly) schloss 407 Patienten mit einem Durchschnittsalter von 78 Jahren (60% Männer) ein; davon hatten 204 Patienten ein ventrikuläres und 203 Patienten ein Zwei-Kammer-Pacing [32]. Es fanden sich bezüglich kardiovaskulärer Ereignisse oder Mortalität keine Unterschiede zwischen beiden Stimulationsarten. Jedoch musste bei 26% der Patienten, denen ein ventrikuläres Pacing zugewiesen worden war, wegen Symptomen, die mit einem Schrittmachersyndrom in Beziehung standen, auf eine Zwei-Kammer-Stimulation umgestellt werden. Patienten mit Zwei-Kammer-Pacing hatten einen mäßig besseren Zustand der Lebensqualität und der kardialen Funktion; dies galt aber nur für Patienten mit Sick-Sinus-Syndrom und nicht für solche mit AV-Block. Deutliche Tendenzen der statistisch grenzwertigen Signifikanz bezüglich klinischer Endpunkte zugunsten des Zwei-Kammer-Pacings wurden nur bei Patienten mit Sick-Sinus-Syndrom gefunden. In Anbetracht der relativ großen Zahl der Patienten, bei denen auf ein Zwei-Kammer-Pacing umgestellt wurde, und der deutlichen Besserung der Lebensqualität bei Zwei-Kammer-Stimulation scheint es angebracht zu sein, diesen Modus vorzuziehen, insbesondere bei Patienten mit Sick-Sinus-Syndrom.

In der MOST-Studie (Mode Selection Trial [33]) wurden 2010 Patienten mit Sick-Sinus-Syndrom untersucht. Eine Gruppe enthielt 996 Patienten mit Ein-Kammer-Pacing (VVI(R), Frequenz 60/min bis ≥110/min), die andere 1014 Patienten mit Zwei-Kammer-Pacing (DDDR). Die beiden Gruppen wurden über durchschnittlich 33,1 Monate verfolgt und bezüglich folgender Endpunkte und Parameter verglichen: Gesamte und kardiovaskuläre Mortalität, nichtletaler Hirnschlag, Hospitalisation wegen Herzinsuffizienz, Herzinsuffizienz-Punkteindex, Vorhofflimmern und Lebensqualität. Zwischen den beiden Gruppen ergab sich keine signifikante Differenz in Bezug auf gesamte und kardiovaskuläre Mortalität, Hirnschlag und Hospitalisation wegen Herzinsuffizienz. Jedoch erreichten die Patienten mit Zwei-Kammer-Stimulation weniger Punkte im Herzinsuffizienz-Punkteindex als jene mit ventrikulärer Stimulation. Patienten mit Zwei-Kammer-Schrittmachern ohne Vorhofflimmern in der Anamnese hatten nach der Randomisierung eine geringere Häufigkeit von Vorhofflimmern als Patienten mit ventrikulärem Pacing ($p < 0,001$), während bei Patienten mit Zwei-Kammer-Stimulation und mit Vorhofflimmern in der Anamnese eine nichtsignifikante Reduktion ($p = 0,12$) von Vorhofflimmern gefunden wurde. Nach einer 4-Jahres-Verlaufskontrolle berichteten die Patienten mit Zwei-Kammer-Schrittmachern verglichen mit jenen mit ventrikulärem Pacing bei einigen Kriterien über eine signifikante Verbesserung der Lebensqualität. Die Gesamtpunkte für körperliche und psychische Komponenten verbesserten sich ebenfalls signifikant. Wurde der Gesundheitszustand nach der Umstellung des Schrittmachermodus in die Analyse einbezogen, fanden sich keine signifikanten Unterschiede zwischen den beiden Gruppen. Die Autoren kamen zum Schluss, dass die Zwei-Kammer-Stimulation bei Patienten mit Sick-Sinus-Syndrom gegenüber der ventrikulären Stimulation signifikante Verbesserungen bietet, bestehend in Reduktion des Risikos von Vorhofflimmern und von Symptomen der Herzinsuffizienz und in einer leichten Verbesserung der Lebensqualität. Verglichen mit dem ventrikulären Pacing brachte das Zwei-Kammer-Pacing keine Besserung der hirnschlagfreien Überlebenszeit.

Bei der UKPACE-Studie (UK Pacing and Cardiovascular Events) [34] wurden 2000 Patienten im Alter von ≥70 Jahren mit hochgradigem AV-Block (2° oder 3°) bei der Erstimplantation eines Schrittmachers randomisiert: 25% erhielten ein VVI-, 25% ein VVI(R)- und 50% ein DDD-Gerät. Die Resultate wurden kürzlich publiziert [37]. Der Stimulationsmodus hatte während der ersten fünf Jahre nach Schrittmacherimplantation keinen Einfluss auf die Gesamtmortalität. Ebenfalls ergab sich während der ersten drei Jahre bei den Patienten mit Zwei-Kammer-Schrittmacher im Vergleich zu den Patienten mit Ein-Kammer-Schrittmacher kein statistisch signifikanter Unterschied bezüglich kardiovaskulärer Ereignisse (Hirnschlag, transitorische ischämische Attacke, Thromboembolien) oder anderer Parameter (Vorhofflimmern, Herzinsuffizienz, Angina pectoris, Myokardinfarkt).

10.1 Schlussfolgerungen

Die späteren Studien ergeben zwischen den beiden Stimulationsarten keine Unterschiede bezüglich gesamter und kardiovaskulärer Mortalität und bezüglich Hirnschlags. Bei Patienten mit Sick-Sinus-Syndrom wird die Häufigkeit eines neuen Vorhofflimmerns beim Zwei-Kammer-Pacing deutlich reduziert. Es ist offensichtlich, dass die physiologische Stimulation bei Patienten mit Sick-Sinus-Syndrom bezüglich Reduktion der Herzinsuffizienzsymptome und Verbesserung der Lebensqualität der ventrikulären Stimulation überlegen ist. Ebenso offensichtlich ist, dass die physiologische Stimulation verglichen mit der ventrikulären Ein-Kammer-Stimulation keine Nachteile hat, mit Ausnahme erhöhter perioperativer Komplikationen und größerer Kosten. Da beide Nachteile bei Patienten mit Sick-Sinus-Syndrom und normaler AV-Überleitung durch eine alleinige Vorhofstimulation eliminiert werden können, sollte dieser Stimulationsmodus bei Patienten mit diesem Syndrom in Betracht gezogen werden. Nur wenige Patienten benötigen eine Aufrüstung zu einem Zwei-Kammer-Pacing wegen eines neuen AV-Blocks. Bei 399 Patienten mit Sick-Sinus-Syndrom und Vorhofpacing betrug die Rate eines neuen AV-Blocks, der die Implantation einer ventrikulären Elektrode erforderte, 1,7% [35]. Jedoch ist eine sorgfältige Kontrolle notwendig, da bei diesen Fällen das Fehlen einer ventrikulären Stimulation deletäre Folgen haben kann. Überdies erlaubt ein Ein-Kammer-Vorhofpacing – im Gegensatz zum Zwei-Kammer-Pacing – keine individuelle Programmierung des AV-Intervalls [35].

Insgesamt betrachtet sollte die Implantation eines ventrikulären Ein-Kammer-Schrittmachers bei Patienten mit AV-Block und ebenfalls bei solchen mit Sick-Sinus-Syndrom nicht als beinahe „kriminelles Vorgehen" betrachtet werden – wie es vor einigen Jahren getan wurde. Eine bessere Prognose und eine bessere Lebensqualität beruht in erster Linie auf dem Schrittmacher selbst, unabhängig von seinem Stimulationsmodus [32]. Immerhin ist ein physiologisches Pacing bei Patienten mit

Sick-Sinus-Syndrom vorzuziehen, besonders in Ländern, die immer noch imstande sind, die höheren Kosten zu tragen.

Literatur

1. Bernstein AD, Daubert JC, Fletcher RD, et al. The revised NASPE/BPEG generic code for antibradycardia, adaptive-rate, and multisite pacing. PACE 2002;25:260-4
2. Chatterjee K, Harris AM, Davies JG, Leatham A. T-wave changes after artificial pacing. Lancet 1969;1(7598):759-60 (preliminary communication)
3. Chatterjee K, Harris A, Davies G, Leatham A. Electrocardiographic changes subsequent to artificial ventricular depolarization. Br Heart J 1969;31:770-9
4. Bohm A, Hajdu L, Pinter A, et al. Runaway pacemaker syndrome and intermittent nonoutput as manifestations of end of life of a VVI pacemaker. Pacing Clin Electrophysiol 2000;23:2143-4
5. Antonelli D, Freedberg NA, Rosenfeld T. Acute loss of capture due to flecainide acetate. Pacing Clin Electrophysiol 2001;24:1170
6. Ellenbogen KA, Stambler BS, Orav EJ, et al. Clinical characteristics of patients intolerant to VVI(R) pacing. Am J Cardiol 2000;86:59-63
7. Ellenbogen KA, Gilligan DM, Wood MA, et al. The pacemaker syndrome – A matter of definition. Am J Cardiol 1997;79:1226-9
8. Torresani J, Ebagosti A, Allard-Latour G. Pacemaker syndrome with DDD pacing. PACE 1984;7:1148-51
9. Barold SS. Repetitive reentrant and non-reentrant ventriculoatrial synchrony in dual-chamber pacing. Clin Cardiol 1991;14:754-63
10. Ausubel K, Furman S. The pacemaker syndrome. Ann Intern Med 1985;103:420-9
11. Lüderitz B. 'Pacemaker syndrome' 70 years before the first pacemaker was implanted. J Intervent Card Electrophysiol 2001;5:341
12. McWilliam JA. Electrical stimulation of the heart in man. Brit Med J 1889;1:348-50
13. Gregoratos G, Cheitlin MD, Epstein AE, et al. ACC/AHA Guidelines for Implantation of Cardiac Pacemakers and Antiarrhythmia Devices. J Am Coll Cardiol 1998;31:1175-209
14. Glikson M, Hayes DL, Nishimura RA. Newer clinical applications of pacing. J Cardiovasc Electrophysiol 1997;8:1190-203
15. Gottlieb DJ. Cardiac pacing – a novel therapy for sleep apnea? N Engl J Med 2002;346:444-5
16. Barold SS. Indications for permanent cardiac pacing in first-degree AV block: class I, II, or III? (Editorial). PACE 1996;29:747-51
17. Hassenstein P, Wolter HH. Therapeutische Beherrschung einer bedrohlichen Situation bei der idiopathischen hypertrophischen Subaortenstenose. Verh Dtsch Ges Kreisl 1967;33:342-6
18. Rothlin M, Moccetti T. Beeinflussung der muskulären Subaortenstenose durch intraventrikuläre Reizausbreitung. Verh Dtsch Ges Kreisl 1967;33:411-5
19. Jeanrenaud X, Goy JJ, Kappenberger L. Effects of dual-chamber pacing in hypertrophic obstructive cardiomyopathy. Lancet 1992;339(8805):1318-23
20. Kappenberger L, Linde C, Daubert C, et al. Pacing in hypertrophic obstructive cardiomyopathy. A randomized crossover study. PIC study group. Europ Heart J 1997;18:1249-56
21. Maron BJ, Nishimura RA, McKenna WJ, et al. Assessment of permanent dual-chamber pacing as a treatment for drug-refractory symptomatic patients with hypertrophic obstructive cardiomyopathy. A randomized, double-blind, crossover study (M-PATHY). Circulation 1999;99:2927-33
22. Sigwart U. Non-surgical myocardial reduction for hypertrophic obstructive cardiomyopathy. Lancet 1995;346(8969):211-4
23. Mazur W, Nagueh SF, Lakkis NM, et al. Regression of left ventricular hypertrophy after nonsurgical septal reduction therapy for hypertrophic obstructive cardiomyopathy. Circulation 2001;103:1492-6
24. Shamim W, Yousufuddin M, Wang D, et al. Nonsurgical reduction of the interventricular septum in patients with hypertrophic cardiomyopathy. New Engl J Med 2002;347:1326-33
25. Firoozi S, Elliott pacemaker, Sharma S, et al. Septal myotomy-myectomy and transcoronary septal alcohol ablation in hypertrophic obstructive cardiomyopathy. A comparison of clinical, hemodynamic and exercise outcomes. Europ Heart J 2002;23:1617-24
26. Abraham WT, Fisher WG, Smith AL, et al (for the MIRACLE study group). Cardiac resynchronization in chronic heart failure. New Engl J Med 2002;346:1845-53
27. Barold SS. New indications for cardiac pacing. In: Saksena S, Lüderitz B, eds. Interventional Electrophysiology – A Textbook. Mt Kisco, NY: Futura, 1996, pp 145-64
28. Rosenqvist M, Brandt J, Schüller H. Long-term pacing in sinus node disease: effects of stimulation mode on cardiovascular morbidity and mortality. Am Heart J 1988;116:16-22
29. Hesselson AB, Parsonnet V, Bernstein AD, Bonavita GJ. Deleterious effects of long-term single-chamber ventricular pacing in patients with sick sinus syndrome: the hidden benefits of dual-chamber pacing. J Am Coll Cardiol 1992;19:1542-9
30. Andersen HR, Thuesen L, Bagger JP, et al. Prospective randomized trial of atrial versus ventricular pacing in sick-sinus syndrome. Lancet 1994;344(8936):1523-8
31. Connolly SJ, Kerr CR, Gent M, et al. Effects of physiologic pacing versus ventricular pacing on the risk of stroke and death due to cardiovascular causes. Canadian Trial of Physiologic Pacing Investigators. N Engl J Med 2000;342:1385-91
32. Lamas GA, Orav EJ, Stambler BS, et al (for the Pacemaker Selection in the Elderly Investigators). Quality of life and clinical out-comes in elderly patients treated with ventricular pacing as compared with dual-chamber pacing. N Engl J Med 1998;338:1097-104
33. Lamas GA, Lee KL, Sweeney MO, et al (for the Mode Selection Trial in Sinus-Node Dysfunction). Ventricular pacing or dual-chamber pacing for sinus node dysfunction. N Engl J Med 2002;346:1854-62
34. Toff WD, Skehan JD, De Bono DP, Camm AJ. The United Kingdom pacing and cardiovascular events (UKPACE) trial. UK Pacing and Cardiovascular Events. Heart 1997;78:221-3

35. Kristensen L, Nielsen JC, Pedersen AK, et-al. AV block and changes in pacing mode during long-term follow-up of 399 consecutive patients with sick sinus syndrome treated with an AAI/AAI(R) pacemaker. Pacing Clin Electrophysiol 2001;24:358–65
36. Barold SS. Permanent single-chamber atrial pacing is obsolete. Pacing Clin Electrophysiol 2001;24:271–5
37. Toff WD, Camm AJ, Skehan JD. Single-Chamber versus Dual-Chamber pacing for High-Degree Atrioventricular Block. N Eng J Med 2005;353:145–55

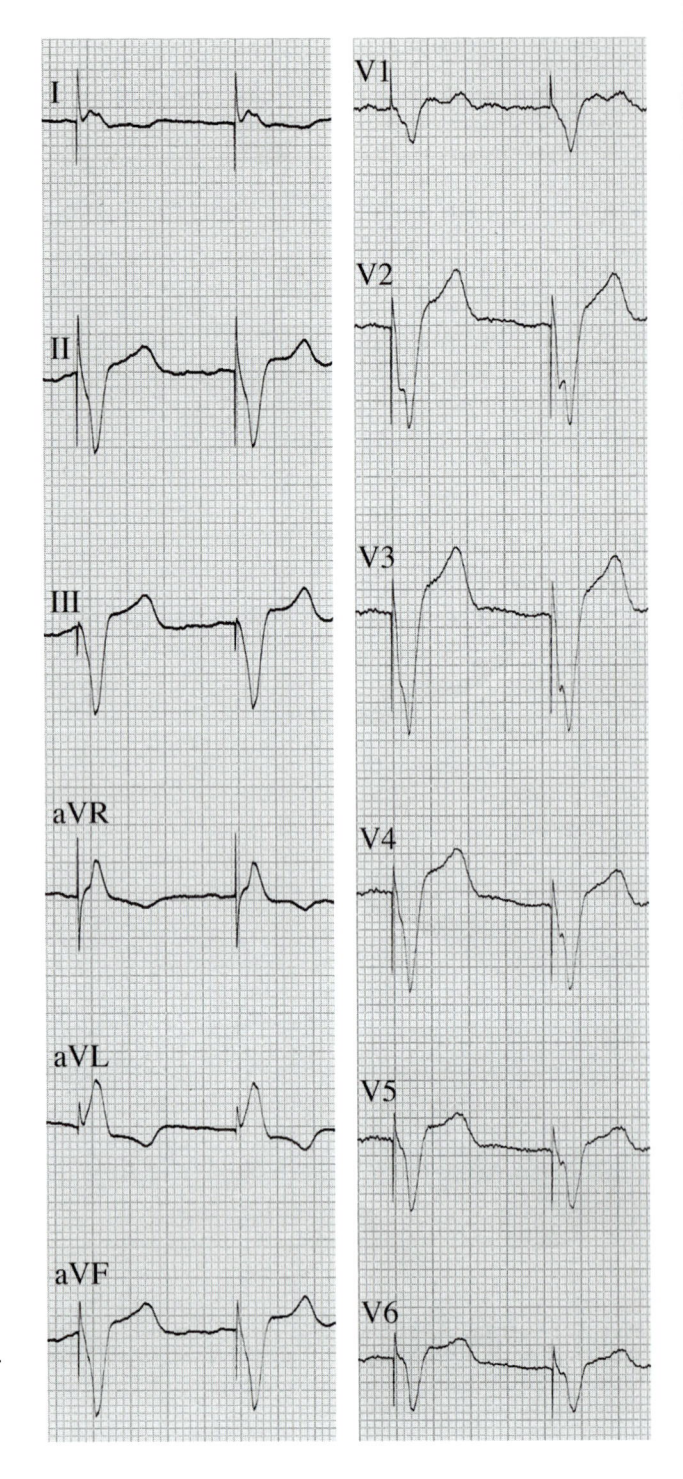

EKG 28.1
82 J/w. Bradykardes Vorhofflimmern (durchschnittliche Frequenz 30/min), Präsynkope. EKG: VVI(R)-Schrittmacher, Frequenz 70/min (in Ruhe). Jedem Schrittmacherimpuls folgt ein breiter QRS-Komplex mit LSB-Muster (endokardiale rechtsventrikuläre Stimulation). Vorhofflimmern. Beachte die unterschiedliche Polarität der Schrittmacherimpulse (positiv, negativ, biphasisch) in den verschiedenen Ableitungen.

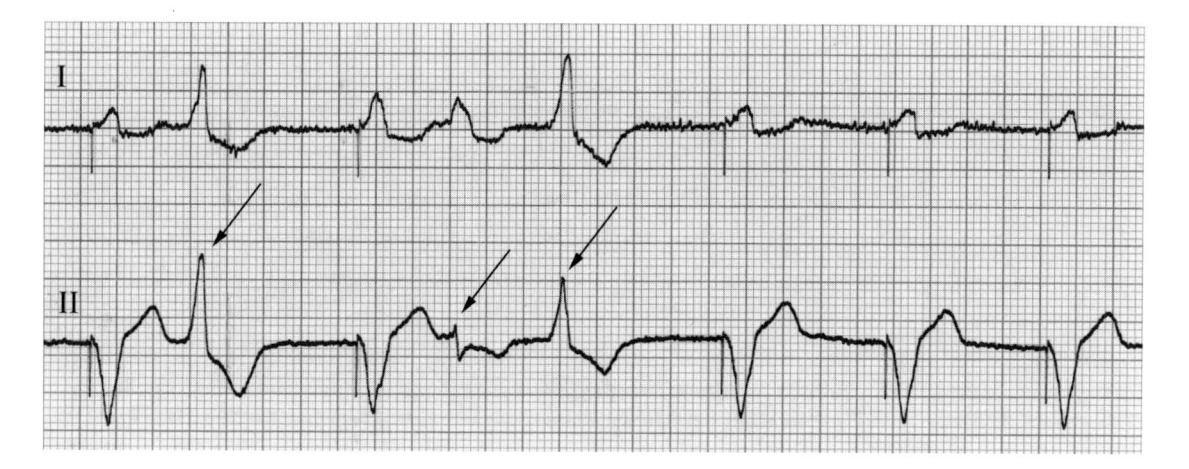

EKG 28.2
74J/w. Kompletter AV-Block, Vorhofflimmern. EKG: VVI-Schrittmacher, Frequenz 70/min. Der Schrittmacher sensiert die (ventrikulären) Extrasystolen (Pfeile) und stimuliert erst nach einem Intervall, das etwas länger ist, als es der Schrittmacherfrequenz entspricht.

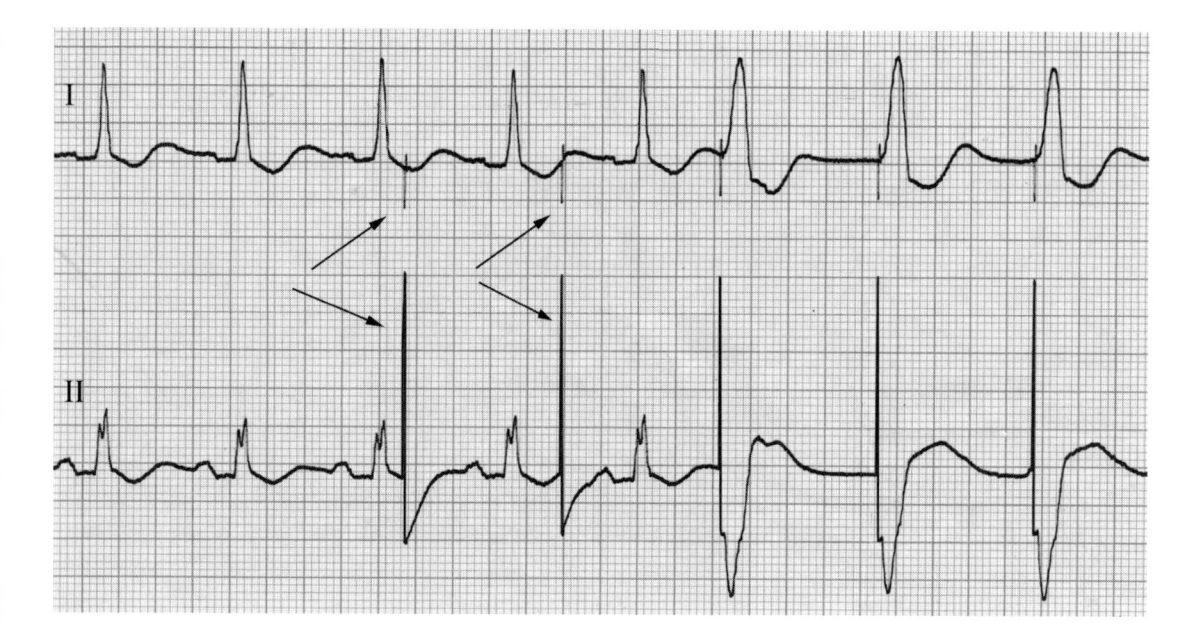

EKG 28.3
80J/m. Sick-Sinus-Syndrom (mit intermittierendem Sinusstillstand, nicht abgebildet). VVI-Schrittmacher (1974). EKG: Sinusrhythmus, Frequenz 82/min. Nach Magnetauflage gibt der Schrittmacher Impulse mit einer Frequenz von 71/min ab. Die ersten zwei Impulse sind wirkungslos, weil sie in die Refraktärperiode fallen (Pfeile). Nach einigen Schlägen übernimmt der Sinusknoten wieder die Kontrolle (nicht abgebildet).

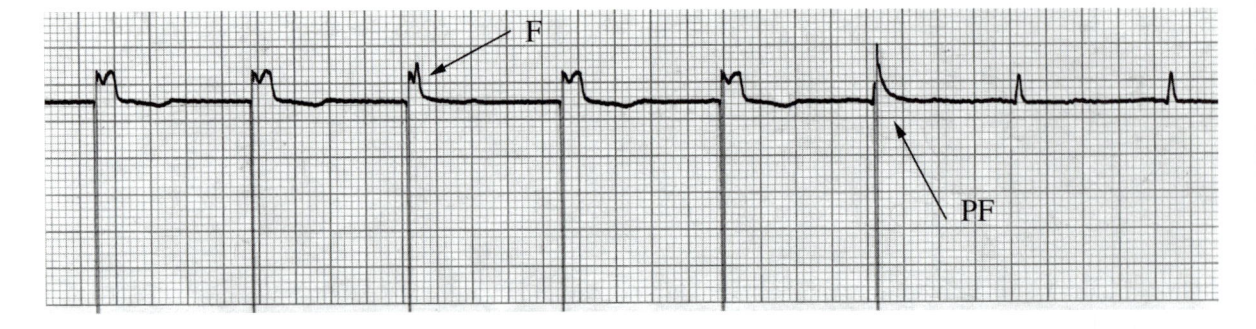

EKG 28.4
77J/m. Sick-Sinus-Syndrom. VVI-Schrittmacher (1972 implantiert). EKG: Wegen der nahezu gleichen Frequenz des Schrittmachers und des Sinusknotens wechselt der Rhythmus oft. Der dritte Schlag ist ein Fusionsschlag (F), der sechste ein Pseudofusionsschlag (PF).

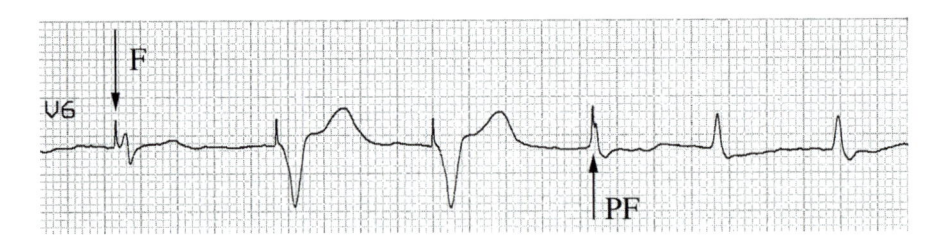

EKG 28.5
86J/m. Bradykardes Vorhofflimmern, Präsynkope. VVI(R)-Schrittmacher. EKG: Wechsel zwischen übergeleiteten und stimulierten Schlägen. Ein Fusionsschlag (F) und ein Pseudofusionsschlag (PF).

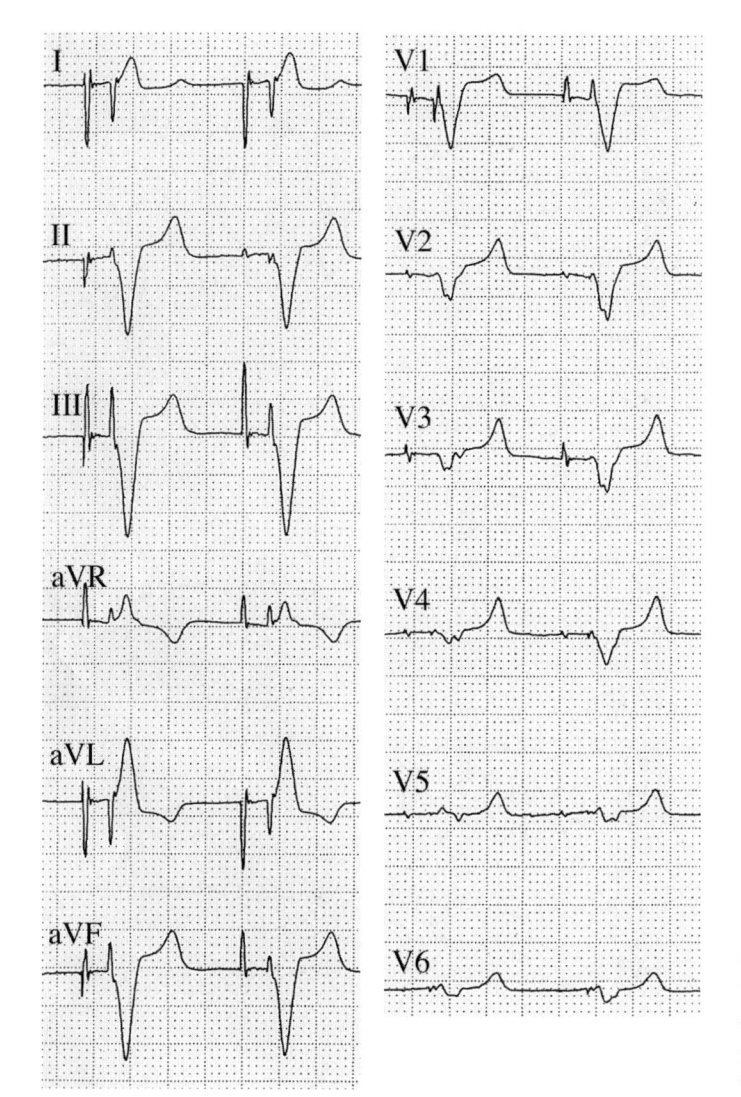

EKG 28.6
55J/w. Kompletter AV-Block und Sick-Sinus-Syndrom. DDDR-Schrittmacher. EKG: AV-sequentielles Pacing von Vorhof und Ventrikel, Frequenz 70/min (beachte die Schrittmacherimpulse vor den (flachen) P-Wellen und QRS-Komplexen).

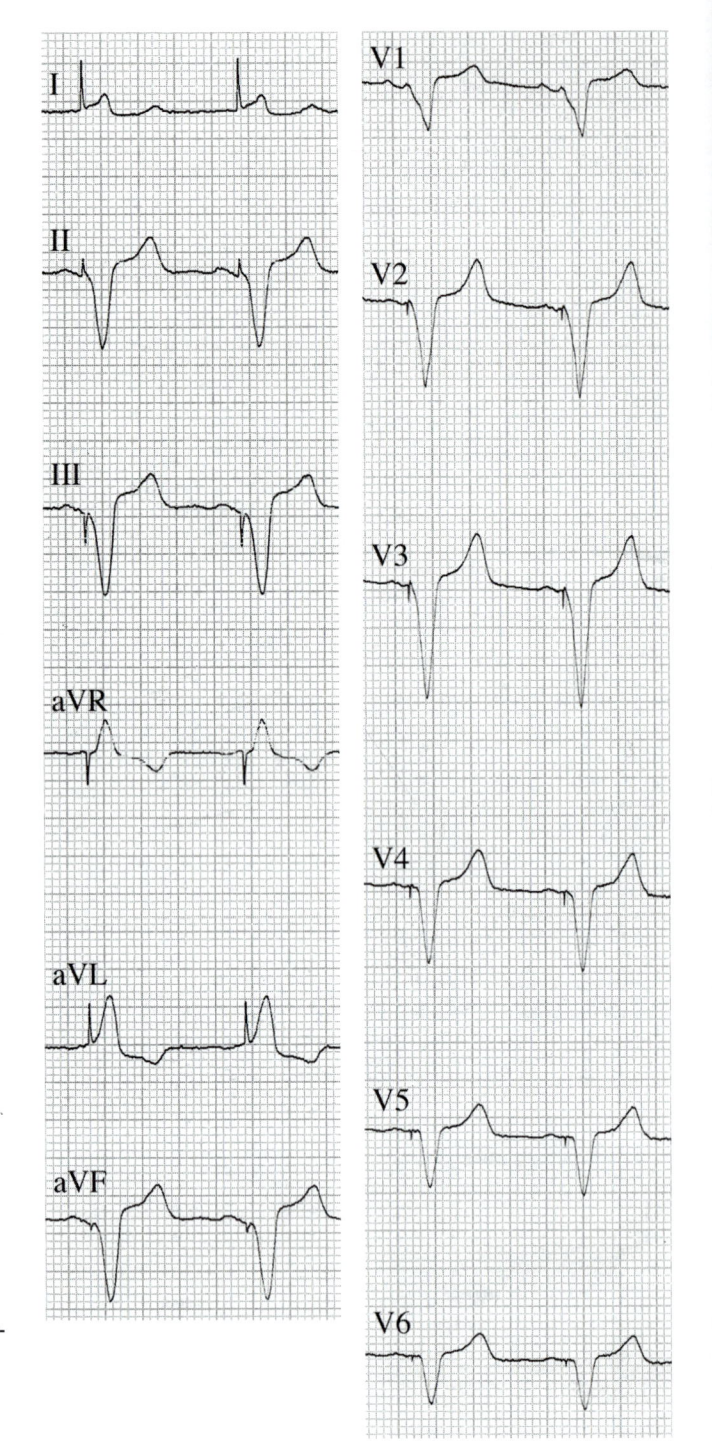

EKG 28.7
62J/m. Sick-Sinus-Syndrom. DDDR-Schrittmacher. EKG: Die P-Wellen werden sensiert und die Ventrikel AV-sequentiell stimuliert bei einer Sinusfrequenz von 67/min in den Extremitätenableitungen und 72/min in den präkordialen Ableitungen.

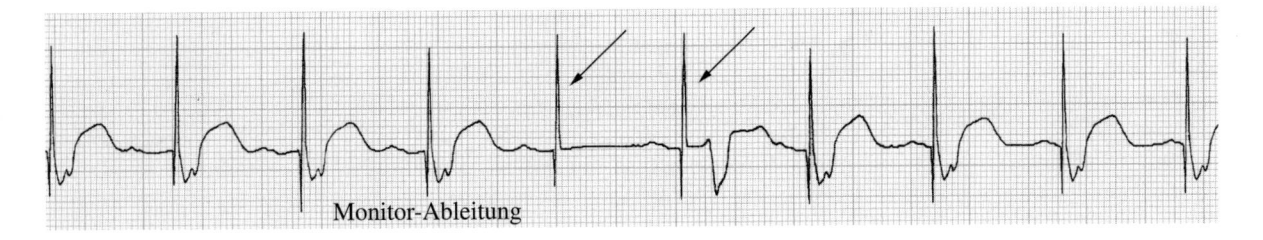

EKG 28.8
60J/w. Sick-Sinus-Syndrom, AV-Block 1°. Das EKG (Monitorableitung) während der Implantation eines DDD-Schrittmachers zeigt eine intermittierende Schrittmacher-Dysfunktion infolge instabiler Lage der Elektrodenspitze. Zwei ventrikuläre Schrittmacherimpulse sind wirkungslos (Pfeile), der Kammerersatzschlag wird nicht sensiert.

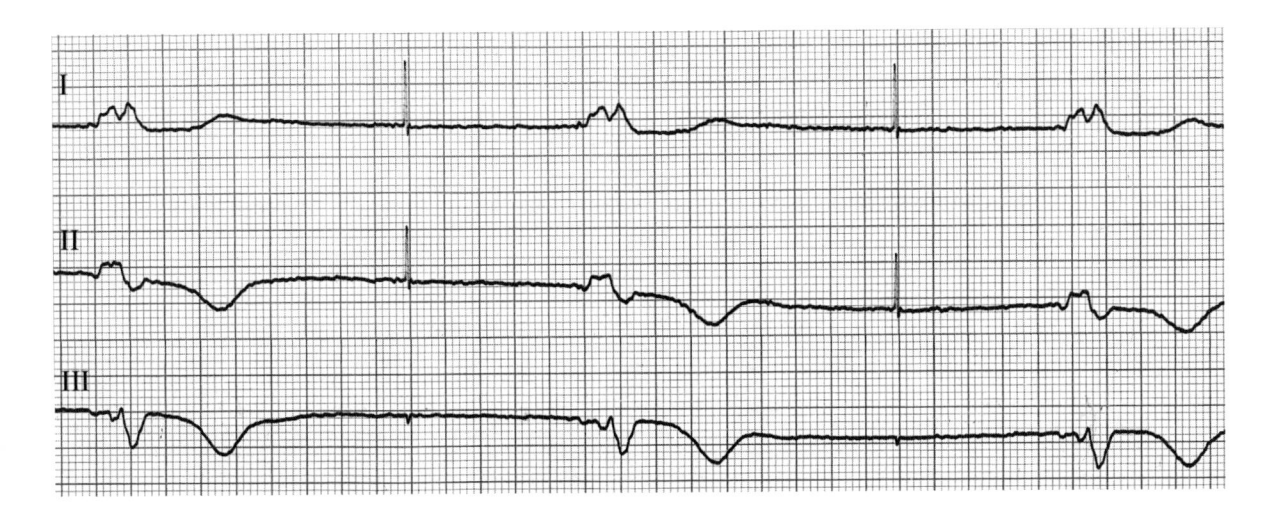

EKG 28.9
75J/m. Kompletter AV-Block, Vorhofflimmern. Batterieerschöpfung eines VVI-Schrittmachers. EKG (50 mm/s): Ineffektive Schrittmacherimpulse (verminderte Frequenz von 44/min). Kammerersatzrhythmus, Frequenz 44/min. Die sensorische Funktion ist immer noch in Funktion. Die F-Wellen sind in diesen Ableitungen nicht sichtbar.

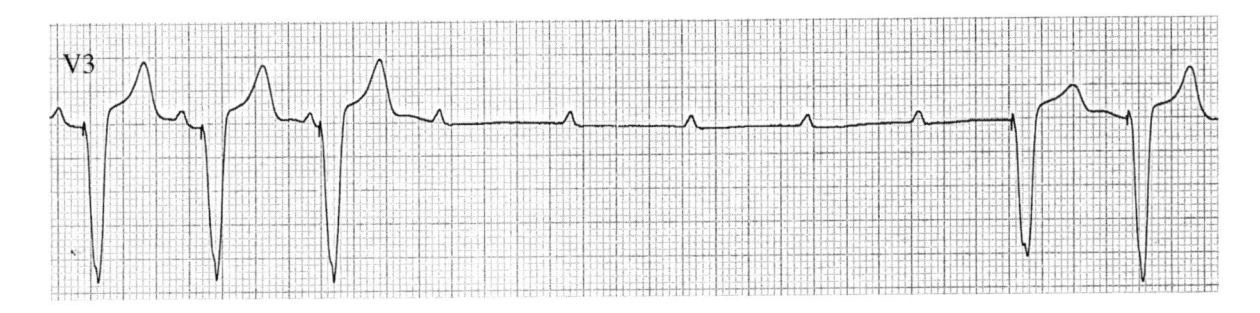

EKG 28.10
64J/w. Kompletter AV-Block, Morgagni-Adams-Stokes-Attacken. VVI-Schrittmacher. EKG: Während der Kontrolle des Schrittmachers wurde dieser versehentlich für mehrere Sekunden inhibiert, weswegen eine Kammerasystolie von 4,2 s (ohne Symptome) auftrat.

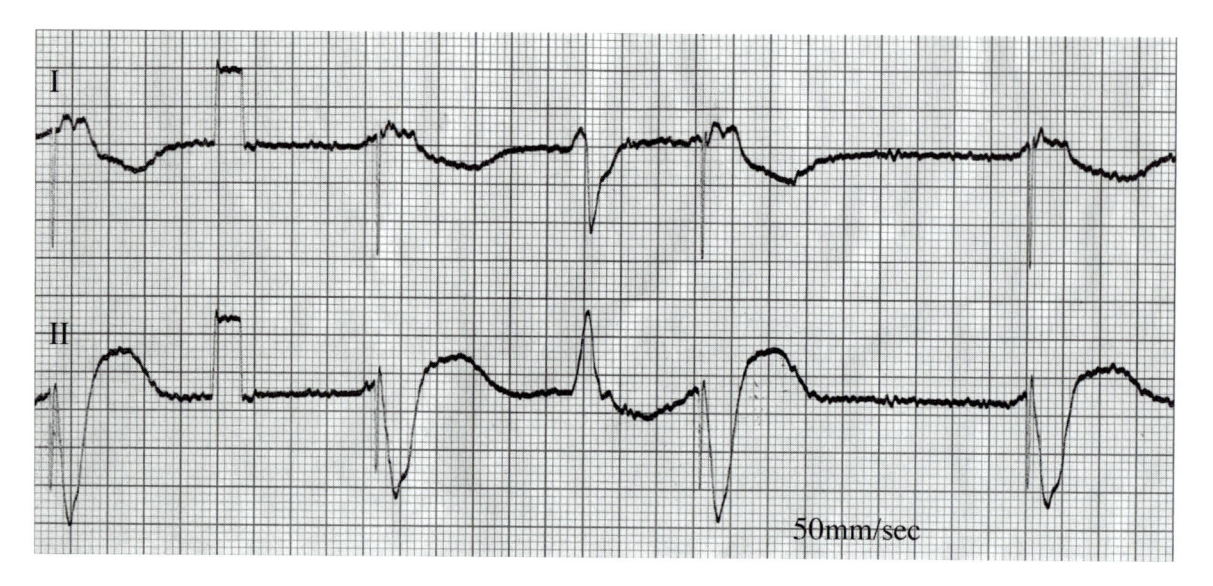

EKG 28.11
82J/m. Kompletter AV-Block. VVI-Schrittmacher. EKG (50 mm/s): Ventrikuläres Pacing, Frequenz 69/min. Die VES werden nicht sensiert (Undersensing).

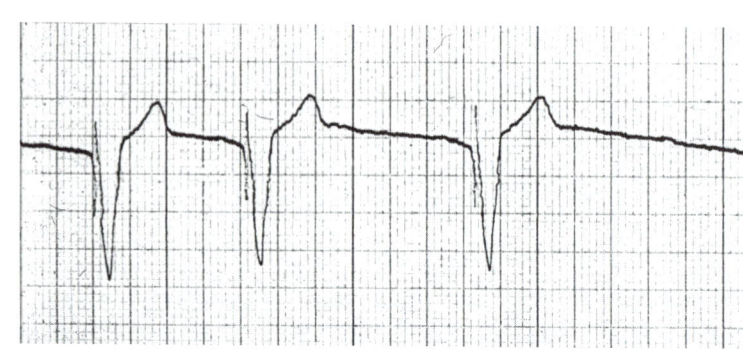

EKG 28.12
65J/m. Kompletter AV-Block, Synkope. Nach Implantation eines VVI-Schrittmachers (1976) Synkope beim Holzspalten. EKG (Holter-Ableitung): Die großen Schrittmacherimpulse sprechen für unipolares Pacing. Der dritte stimulierte Schlag erscheint mit einer kurzen Latenzzeit (für kurze Zeit inhibiert), dann tritt eine Kammerasystolie während 5 s auf. Die inhibierenden Muskelpotentiale sind schlecht sichtbar. Das Oversensing und die Symptome verschwanden nach Umprogrammierung der Sensitivität von 2,5 mV auf 5,0 mV.

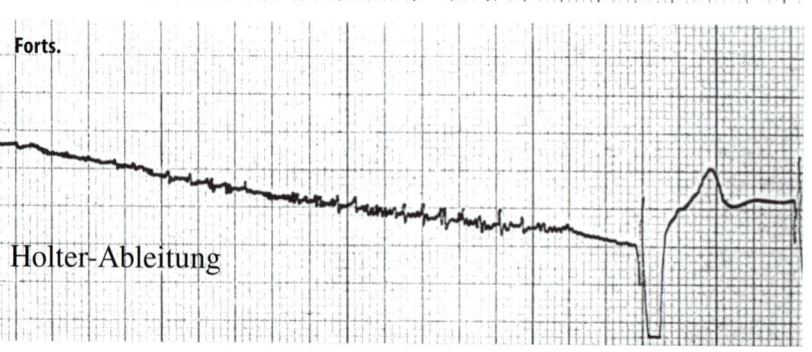

EKG 28.13

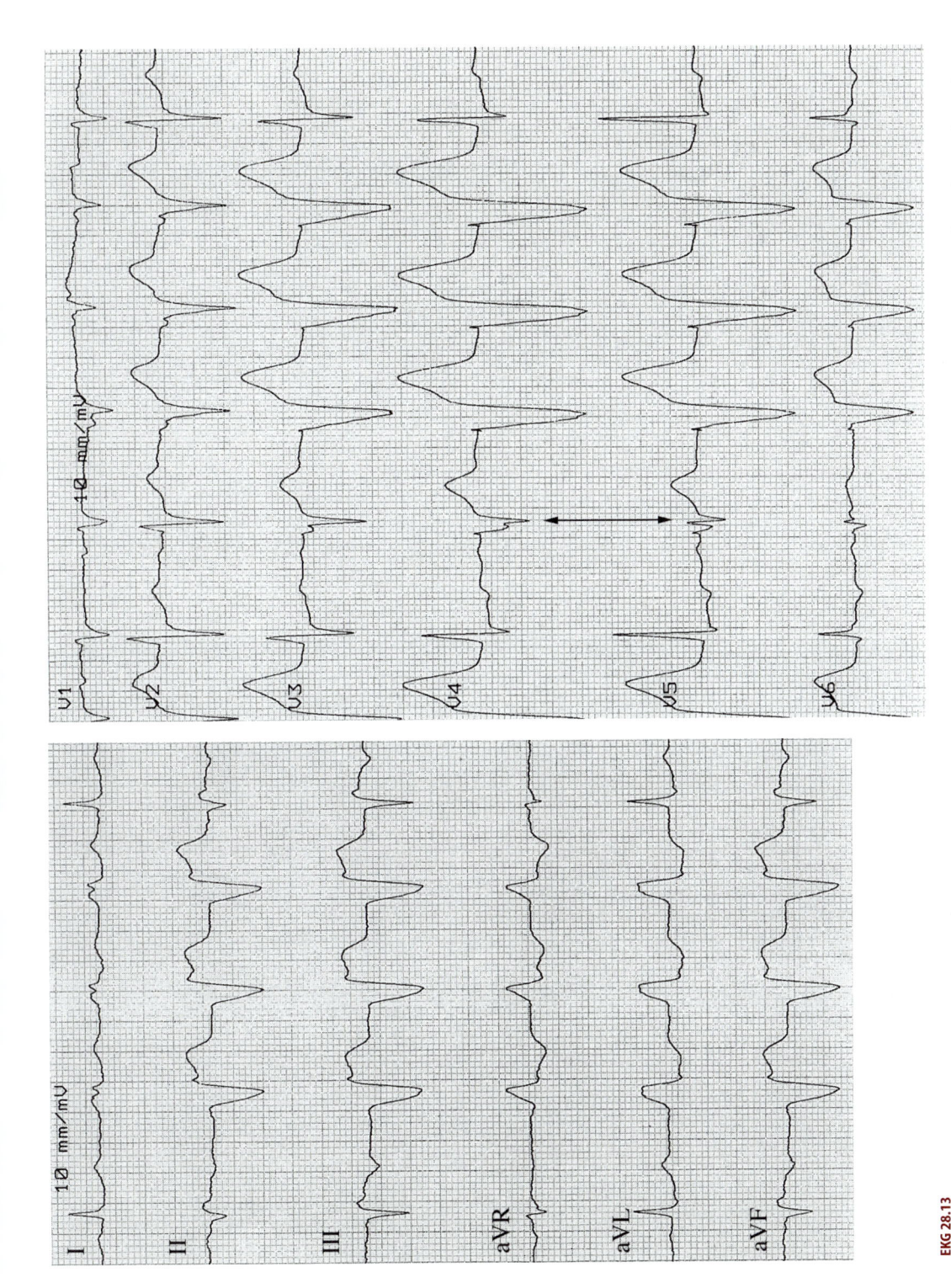

75J/m. Alter inferiorer MI mit Aneurysma. Im Sinusrhythmus zeigen die Ableitungen II, aVF und III den alten inferioren MI, während beim Schrittmacherrhythmus das übliche Bild des LSB mit QS-Komplexen in diesen Ableitungen zu sehen ist. Das LSB-Bild in den präkordialen Ableitungen ist das übliche bei stimulierten Schlägen: QS-Komplex in allen präkordialen Ableitungen (oder eine minimale R-Zacke in V_6). Der dritte QRS-Komplex ist ein Fusionsschlag (Pfeil) und imitiert einen Verlust der anterioren Potentiale. Der zweite und der letzte (spontane) QRS-Komplex sind normal.

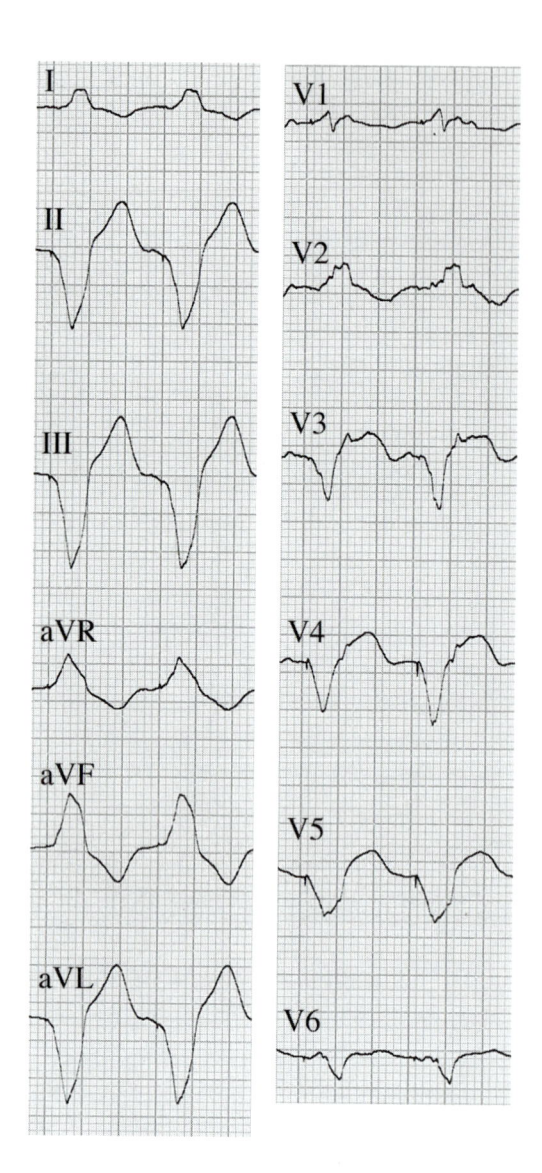

EKG 28.14a
69J/m. Ausgedehnter anteriorer MI (linksventrikuläre Auswurffraktion 30%) mit intermittierendem komplettem AV-Block. EKG: DDD-Schrittmacher. Der anteriore MI kann nicht identifiziert werden. Jedoch besteht eine auffallende intraventrikuläre Reizleitungsstörung (zusätzlich zum LSB-Bild) mit einem „paradox" positiven QRS-Komplex in V_2 und einem Qr-Komplex in V_3. Die sinusalen P-Wellen sind sehr klein.

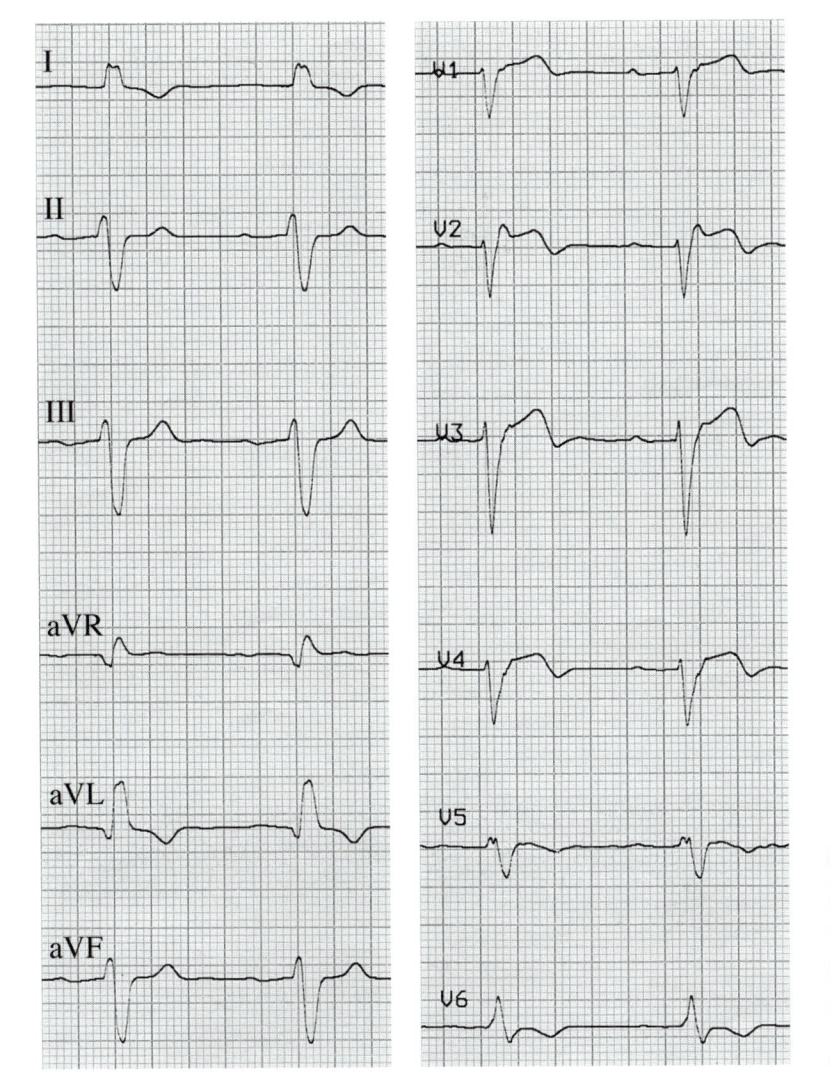

EKG 28.14b
Gleicher Patient. EKG (vor Schrittmacherimplantation): Sinusrhythmus, 57/min. AV-Block 1°, linksanteriorer Faszikelblock. Keine pathologischen Q-Zacken, aber ungewöhnliche rSr´-Konfiguration in V_2 (und V_3) und Reduktion der geknoteten QRS-Komplexe in V_4 bis V_6 („spezielle Infarktbilder" siehe Kapitel 13: Myokardinfarkt).

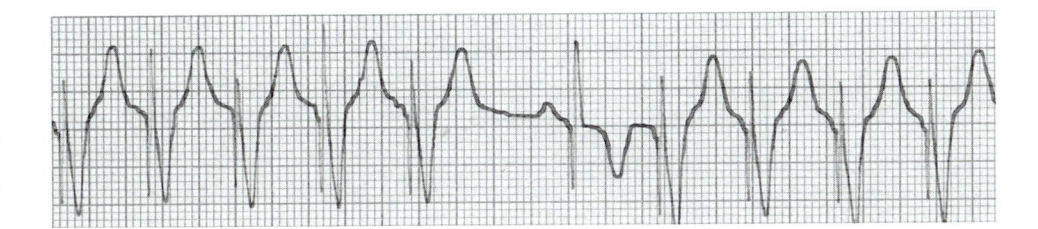

EKG 28.15
44J/w. AV-Block 3° (kongenital?), Präsynkope. DDD-Schrittmacher (1972) im Alter von 42 Jahren. Palpitationen seit einer Woche. EKG: „endless loop"-Tachykardie mit einer Frequenz von 125/min, unterbrochen durch einen Sinusschlag. Die Tachykardie konnte durch eine Erhöhung der atrialen Refraktärperiode beseitigt werden.

Kapitel 29
Kongenitale und erworbene (valvuläre) Herzkrankheiten

Auf einen Blick

Bis zur Einführung der Herzkatheterisierung in den 1950er Jahren wurden kongenitale Herzkrankheiten aufgrund der Symptome, der Herzauskultation, des Thoraxröntgenbildes und des EKGs diagnostiziert. 1967 publizierten Burch und DePasquale [1] ein Buch von 773 Seiten mit dem Titel *„Electrocardiography in the Diagnosis of Congenital Heart Diseases"*. Ein bemerkenswertes Detail dieses Buches ist, dass vier Formen von „single ventricle" auf der Basis von EKG-Merkmalen diagnostiziert (oder vermutet) wurden. Die moderne Diagnostik kongenitaler und erworbener Herzanomalien beruht jedoch auf der Herzkatheterisierung und Angiographie und noch häufiger auf dem Echokardiogramm und dem Farbdoppler.

Nichtsdestotrotz liefern auch heute noch Symptome des Patienten und verschiedene klinische Befunde die ersten Verdachtsmomente auf kongenitale und erworbene Herzfehler – und vergessen wir nicht die Herzauskultation. Das EKG kann bei einigen kongenitalen Herzerkrankungen typisch sein und den Verdacht auf die Krankheit erwecken; manchmal gestattet es (beim Eisenmenger-Syndrom), wichtige hämodynamische Aspekte zu erkennen.

EKG 1 Kongenitale Herzkrankheiten

Heutzutage begegnen wir sehr selten *erwachsenen* Patienten, die sich *keiner* chirurgischen Korrektur ihres Herzleidens unterzogen haben. Die Mehrheit der *operierten* Patienten zeigt das Bild eines kompletten Rechtsschenkelblocks (RSB) infolge der Inzision des rechten Ventrikels (die ein ähnliches Muster eines RSB erzeugt wie das infolge eines Blocks des rechten Tawara-Schenkels).

1.1 Vorhofseptumdefekt vom Ostium-secundum-Typ

Der Vorhofseptumdefekt (Atriumseptumdefekt: ASD) vom Ostium-secundum-Typ (II) stellt die häufigste (14–21%) aller signifikanten kongenitalen Herzkrankheiten dar. Das EKG (EKG 29.1) ist in rund 90% der Patienten mit signifikantem Links-Rechts-Shunt (>50%) ziemlich einheitlich und zeigt:

i. eine frontale QRS-Achse ($ÅQRS_F$) von rund +60°
ii. einen inkompletten RSB (iRSB), meistens mit r´>r
iii. eine leichte Rotation im Uhrzeigersinn (besonders bei Patienten mit deutlich dilatiertem rechtem Ventrikel)
iv. eine T-Negativität in V_2 (eventuell bis zu V_3/V_4)
v. manchmal eine linke Achse der frontalen P-Welle mit einem negativen terminalen Teil in III; im Allgemeinen ist der pulmonalarterielle Druck normal.

Die Regression der EKG-Zeichen der rechtsventrikulären Hypertrophie/Dilatation nach der Operation kann jahrelang dauern oder unvollständig sein. Ein ASD II mit kleinem Links-Rechts-Shunt (und natürlich ein offenes Foramen ovale) zeigt keine EKG-Abnormitäten.

1.1.1 Differentialdiagnose

Eine *abnorme Mündung* der Lungenvenen (in den rechten Vorhof oder in eine Vena cava) mit einem großen Links-Rechts-Shunt führt zu einem ähnlichen EKG-Bild, häufiger ohne iRSB.

Chronische (rezidivierende) Lungenembolien oder ein chronisches Cor pulmonale vom vaskulären Typ infolge Einnahme von Appetitzüglern (insbesondere von Aminorexfumarat [2]) zeigt ein fast identisches EKG-Bild [3].

Bei der *akuten* und *subakuten* Lungenembolie kann das EKG ähnlich wie beim ASD II ausfallen. Die Diagnose wird aufgrund der Anamnese, der Symptome, der klinischen Befunde, des Echos, Dopplers und, sofern verfügbar, des Spiral-CTs gestellt (Kapitel 8: Lungenembolie).

1.2 Vorhofseptumdefekt vom Ostium-primum-Typ

Beim Vorhofseptumdefekt vom Ostium-primum-Typ (ASD I) ist das EKG charakterisiert durch eine überdrehte Linkslage infolge Fehlens oder Unterbrechung des linksanterioren Faszikels (EKG 29.2). Ein iRSB kann vorhanden sein oder nicht.

Ausgedehntere Formen von Endokardkissendefekten (ASD I und Ventrikelseptumdefekt (VSD) und kompletter atrioventrikulärer (AV-) Kanal) zeigen ähnliche EKGs, gelegentlich mit einem RSB ohne Operation.

1.3 Valvuläre Pulmonalstenose

Bei der valvulären Pulmonalstenose findet sich im Allgemeinen eine überdrehte Rechtslage. In rund 60% besteht eine große R-Zacke in V_1 (EKG 29.3) und in rund 40% eine rSr´-Konfiguration in V_1 (iRSB), ähnlich wie beim ASD II. Es können Zeichen von rechtsatrialer Vergrößerung vorhanden sein.

1.4 Fallot-Tetralogie

Ohne chirurgische Korrektur kann das EKG ähnlich wie bei der valvulären Pulmonalstenose sein (EKG 29.4). *Mit* operativer Korrektur zeigt das EKG obligatorisch ein RSB-Bild (EKG 29.5).

1.5 Ventrikelseptumdefekt

Ein kleiner VSD verändert das EKG im Allgemeinen nicht. Eine überdrehte Linkslage kann vorhanden sein. Ein großer Links-Rechts-Shunt führt zu biventrikulärer Überlastung und kann (bei Kindern) das „Katz-Wachtel"-Zeichen zeigen (Kapitel 31: Spezielle Wellen, Zeichen und Phänomene des EKGs). Möglicherweise bestehen Zeichen der linksatrialen Vergrößerung.

2 Erworbene Herzklappenfehler

Es gibt keine zuverlässigen EKG-Zeichen, um zwischen den verschiedenen erworbenen Klappenerkrankungen zu unterscheiden. Jedoch kann eine spezielle Konstellation von P- und QRS-Veränderungen einen Hinweis auf die Diagnose liefern. Zum Beispiel spricht eine Vorhofsvergrößerung links oder ein Vorhofflimmern in Kombination mit einer vertikalen QRS-Achse für eine Mitralstenose. Zu weiteren Details siehe den Abschnitt 4.3.

Im Detail

EKG Spezial

Dieser Abschnitt behandelt kurz einige der selteneren kongenitalen Herzkrankheiten, das Eisenmenger-Syndrom und die erworbenen Klappenerkrankungen.

3 Kongenitale Herzkrankheiten

3.1 Ductus arteriosus Botalli

Bei Säuglingen mit großem Links-Rechts-Shunt kann das seltene Bild der linksventrikulären diastolischen Überlastung beobachtet werden (Kapitel 5: Linksventrikuläre Hypertrophie).

3.2 Eisenmenger-Syndrom

Das Eisenmenger-Syndrom kann bei Patienten mit exzessivem Links-Rechts-Shunt auftreten, der zu Veränderungen der kleinen pulmonalarteriellen Gefäße mit konsekutiver schwerer (fixierter) pulmonaler Hypertonie führt. Der Rechts-Links-Shunt ist eine Folge der pulmonalen Hypertonie. Das EKG ist charakterisiert durch eine (oft extreme) überdrehte Rechtslage und durch eine große R-Zacke in $V_1(V_2)$ mit oder ohne Veränderungen von ST/T in den präkordialen Ableitungen (EKG 29.6).

3.3 Transposition der großen Gefäße

Die frontale QRS-Achse hängt von der Art der Transposition ab. Bei allen Formen ist eine riesige R-Zacke in Ableitung V_1 üblich (EKG 29.7). Das EKG kann dem beim Eisenmenger-Syndrom ähnlich sein. Zum EKG der kongenital korrigierten Transposition der großen Gefäße siehe das EKG 14.17 im Kapitel 14: Differentialdiagnose der pathologischen Q-Zacken.

3.4 Situs inversus

Ein Situs inversus ohne zusätzliche Abnormitäten führt zu einem sehr typischen EKG. Es besteht eine Inversion von P und QRS in den Extremitätenableitungen und eine Abnahme der R-Voltage in V_4 bis V_6 (EKG 29.8). Siehe auch das Kapitel 32: Seltene EKGs.

3.5 Ebstein-Anomalie

Zum so genannten typischen Ebstein-EKG gehört:

i. ein extremes „P-pulmonale" mit hohen P-Wellen in III und aVF und hohen/spitzen P-Wellen in V_1/V_2
ii. eine überdrehte Rechtslage
iii. eine „M"-Konfiguration des QRS in den Ableitungen III und aVF. In 25 Jahren haben wir dieses Bild bei rund 30 Fällen von Ebstein-Anomalie nur 2-mal gesehen.
Die EKG-Veränderungen sind oft viel bescheidener, fehlend oder atypisch (EKG 29.9). Sogar eine überdrehte Linkslage kann vorkommen.

3.6 Komplexe kongenitale Herzkrankheiten

Die EKGs bei komplexen Krankheiten zeigen oft eine QRS-Verlängerung und Zeichen der rechtsventrikulären Hypertrophie. Je nach der Art der Anomalie treten aber viele andere Muster auf.

3.7 Mitralklappenprolaps (Morbus Barlow)

In der Regel ist diese Krankheit nicht mit einem typischen EKG verbunden. In rund 5–10% finden sich negative asymmetrische T-Wellen in den Ableitungen III/aVF und V_6 – ein Muster, das selten bei anderen Zuständen zu sehen ist. Bei der inferolateralen Ischämie sind die T-Wellen meistens negativ und symmetrisch.

3.8 Hypertrophe obstruktive Kardiomyopathie (HOCM)

Gelegentlich lassen prominente Q-Zacken in den Ableitungen I, aVL und V_4 bis V_6, die mit Zeichen der linksventrikulären Hypertrophie (LVH) kombiniert sein können, die Diagnose eines HOCM vermuten (EKGs 5.11a-b, 5.12 und 5.13 im Kapitel 5: Linksventrikuläre Hypertrophie). Andere mögliche EKG-Muster bei der hypertrophen obstruktiven Kardiomyopathie sind:

i. Zeichen der linksventrikulären Hypertrophie ohne prominente Q-Zacken
ii. ein LSB-Bild
iii. ein normales EKG (!)

4 Erworbene Herzklappenfehler

Einerseits hängen die EKG-Veränderungen im Allgemeinen vom Schweregrad der Anomalie ab. Andererseits können im EKG typische Veränderungen vollständig fehlen wie mitunter bei der linksventrikulären Hypertrophie.

4.1 Valvuläre Aortenstenose

Rund 60% der Patienten mit valvulärer Aortenstenose zeigen die klassischen Zeichen der linksventrikulären Hypertrophie, meistens mit einer leicht verlängerten QRS-Dauer und diskordant negativen asymmetrischen T-Wellen in den Ableitungen

I, aVL und V_5/V_6 (systolische Überlastung) (EKG 29.10). Eine ÅQRS$_F$ zwischen +30° und +60° ist nicht ungewöhnlich (im EKG 29.10 allerdings nicht vorhanden), wahrscheinlich infolge der konzentrischen linksventrikulären Hypertrophie. Besonders bei jungen Erwachsenen kann das EKG normal sein – selbst bei schwerer Aortenstenose.

4.2 Valvuläre Aorteninsuffizienz

Das Bild der „linksventrikulären diastolischen Überlastung" wird sehr selten beobachtet:

1. hohe R-Zacken mit tiefen Q-Zacken in V_4 bis V_6 ohne QRS-Verlängerung
2. leichte ST-Hebung und hohe symmetrische T-Wellen in den gleichen Ableitungen.

Im Allgemeinen lässt sich das EKG-Bild nicht von dem bei Aortenstenose unterscheiden: Bei fortgeschrittener Aorteninsuffizienz finden wir meistens eine T-Inversion in den lateralen Ableitungen (EKG 29.11). Die ÅQRS$_F$ ist bei der Aortenstenose in der Regel mehr nach links verschoben, zwischen +30° und –10°.

4.3 Mitralstenose

Das Bild einer ausgeprägten linksatrialen Vergrößerung (P-mitrale mit einem Gipfelabstand von >40 ms) wird bei über 60% der EKGs angetroffen (EKG 29.12). Bei fortgeschrittener Krankheit besteht gewöhnlich ein Vorhofflimmern. Eine rechtsventrikuläre Hypertrophie ist häufig aufgrund einer vertikalen ÅQRS$_F$ und eines inkompletten RSB (EKG 29.13) oder einer relativ hohen R-Zacke in V_1 feststellbar.

4.4 Mitralinsuffizienz

Für die Mitralinsuffizienz gibt es keine typischen EKG-Zeichen. Bei langdauernder Mitralinsuffizienz lassen sich nur bei rund 30% der Fälle eine linksatriale Vergrößerung (geringeren Grades als bei Mitralstenose) und eine offensichtliche linksventrikuläre Hypertrophie finden. Überraschenderweise lässt sich nicht selten eine Rotation im Gegenuhrzeigersinn anstatt der bei linksventrikulärer Dilatation zu erwartenden Rotation im Uhrzeigersinn beobachten.

Zu Details über kongenitale Herzkrankheiten sei auf das Buch von Perlof [7] verwiesen.

Literatur

1. Burch GE, DePasquale NP. Electrocardiography in the diagnosis of congenital heart disease. Philadelphia: Lea & Febiger, 1967
2. Gurtner HP, Gertsch M, Salzmann C, et al. Häufen sich die primär vasculären Formen des chronischen Cor pulmonale? Schweiz med Wschr 1968;98:1579–94
3. Gertsch M, Kaufmann M, Althaus U. Zur Circumclusion des Ostium-secundum-Defektes. Schweiz med Wschr 1973;103:281
4. Gersony WM, Rosenbaum M. Congenital heart disease in the adult. New York: McGraw-Hill, 2002
5. Brickner ME, Hillis LD, Lange RA. Congenital heart disease in adults (first of two parts). N Engl J Med 2000;342:256–63
6. Brickner ME, Hillis LD, Lange RA. Congenital heart disease in adults (second of two parts). N Engl J Med 2000;342:334–42
7. Perlof JK. Clinical Recognition of Congenital Heart Disease. Philadelphia. Saunders, 5th edition 2003

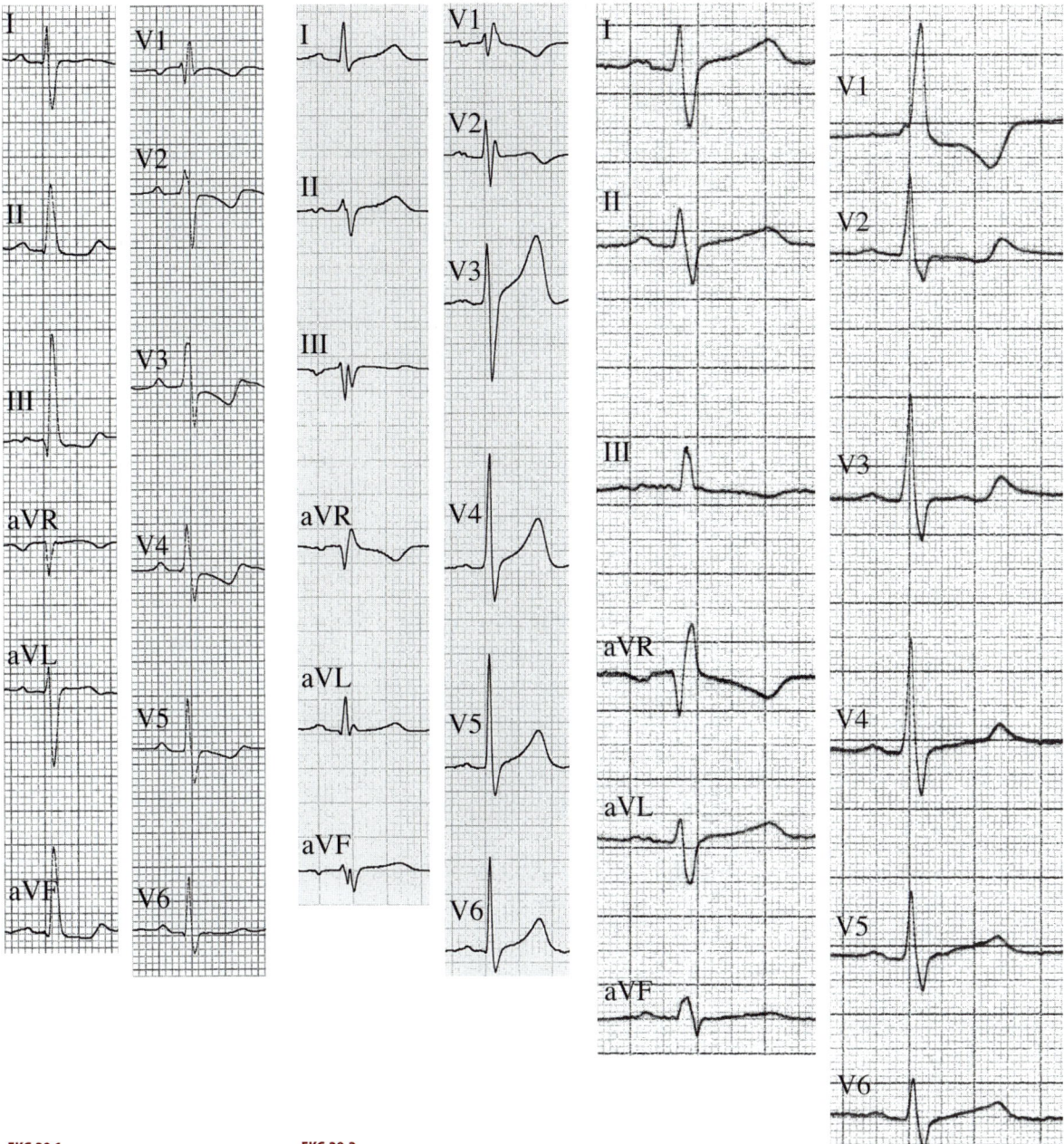

EKG 29.1
49 J/w. Vorhofseptumdefekt vom Ostium-secundum-Typ (ASD II), Links-Rechts-Shunt >60%. PA-Druck normal. EKG: ÂQRS$_F$ +105°. iRSB mit r´ > r, T negativ bis zu Ableitung V$_5$.

EKG 29.2
25 J/m. Vorhofseptumdefekt vom Ostium-primum-Typ (ASD I). Links-Rechts-Shunt 60%. PA-Druck minimal erhöht. EKG: Sinusrhythmus, linksatriale Überlastung (Ableitung V$_1$: Negativer Teil der P-Welle größer als der positive). ÂQRS$_F$ −60°. iRSB mit r´ > r (Ableitung V$_1$). T-Negativität in V$_1$/V$_2$.

EKG 29.3
19 J/m. Schwere valvuläre Pulmonalstenose (Gradient 90 mmHg). EKG (Papiergeschwindigkeit 50 mm/s): ÂQRS$_F$ +120°. Große alleinige R-Zacke (15 mm), ST-Senkung und negative T-Welle in V$_1$. R > S in V$_2$ bis V$_4$. Beachte: Rund 40% der EKGs bei Pulmonalstenose zeigen das Bild eines iRSB, das schwierig von dem des ASD II zu unterscheiden ist. Beim ASD II ist eine alleinige R-Zacke in V$_1$ extrem selten.

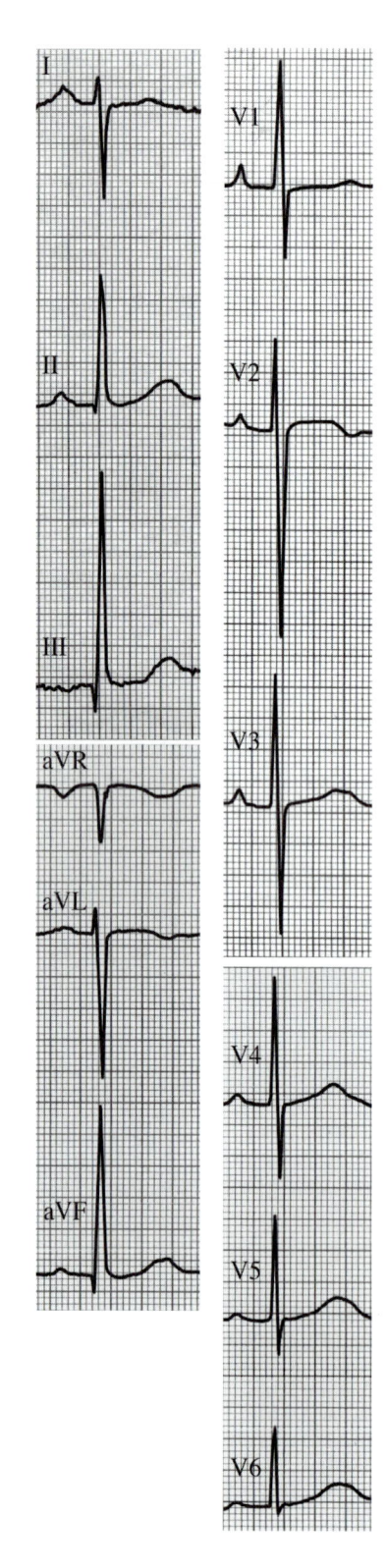

EKG 29.4
2 J/m. Fallot-Tetralogie, nicht operiert. EKG (50 mm/s): QRS überdrehte Rechtslage. R > S in Ableitung V_1, was für eine RV Hypertrophie spricht.

EKG 29.5
26 J/m. Fallot-Tetralogie, vor 10 Jahren operiert. EKG: ÅQRS$_F$ (der ersten 60 ms) +75°. Direktes Bild des RSB in V_1 bis V_5 (V_6) mit riesiger Amplitude des R´ in V_2/V_3, entspricht der persistierenden schweren RV-Hypertrophie, durch Echo bestätigt.

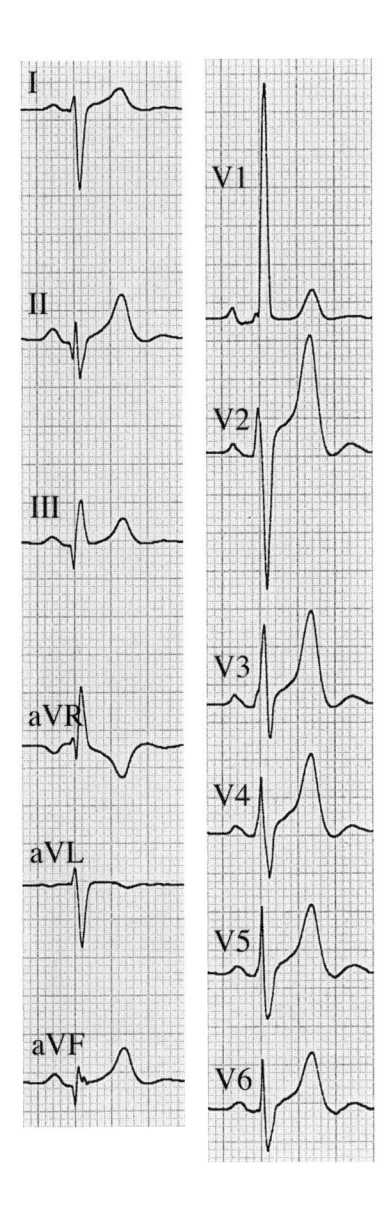

EKG 29.6
27 J/m. Riesiger Ventrikelseptumdefekt mit früher Eisenmenger-Reaktion im Alter von 2 Jahren. EKG: QRS überdrehte Rechtslage. Alleinige R-Zacke (30 mm) in V_1. Positive T-Welle in allen präkordialen Ableitungen.

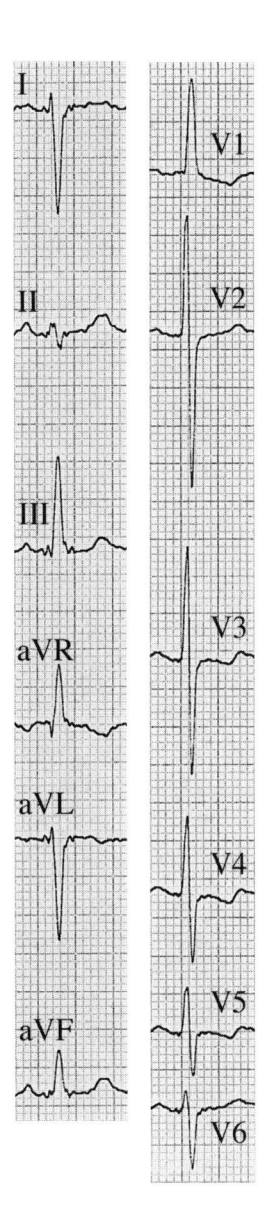

EKG 29.7
14 J/w. d-Transposition der großen Arterien. Korrektur durch Mustard-Operation vor 12 Jahren. EKG: Sinusrhythmus. $ÅQRS_F$ +160°. Riesige R-Zacke in Ableitung V_1 (12 mm). Hohe RS-Amplitude in V_2/V_3. T-Negativität in V_1 bis V_5.

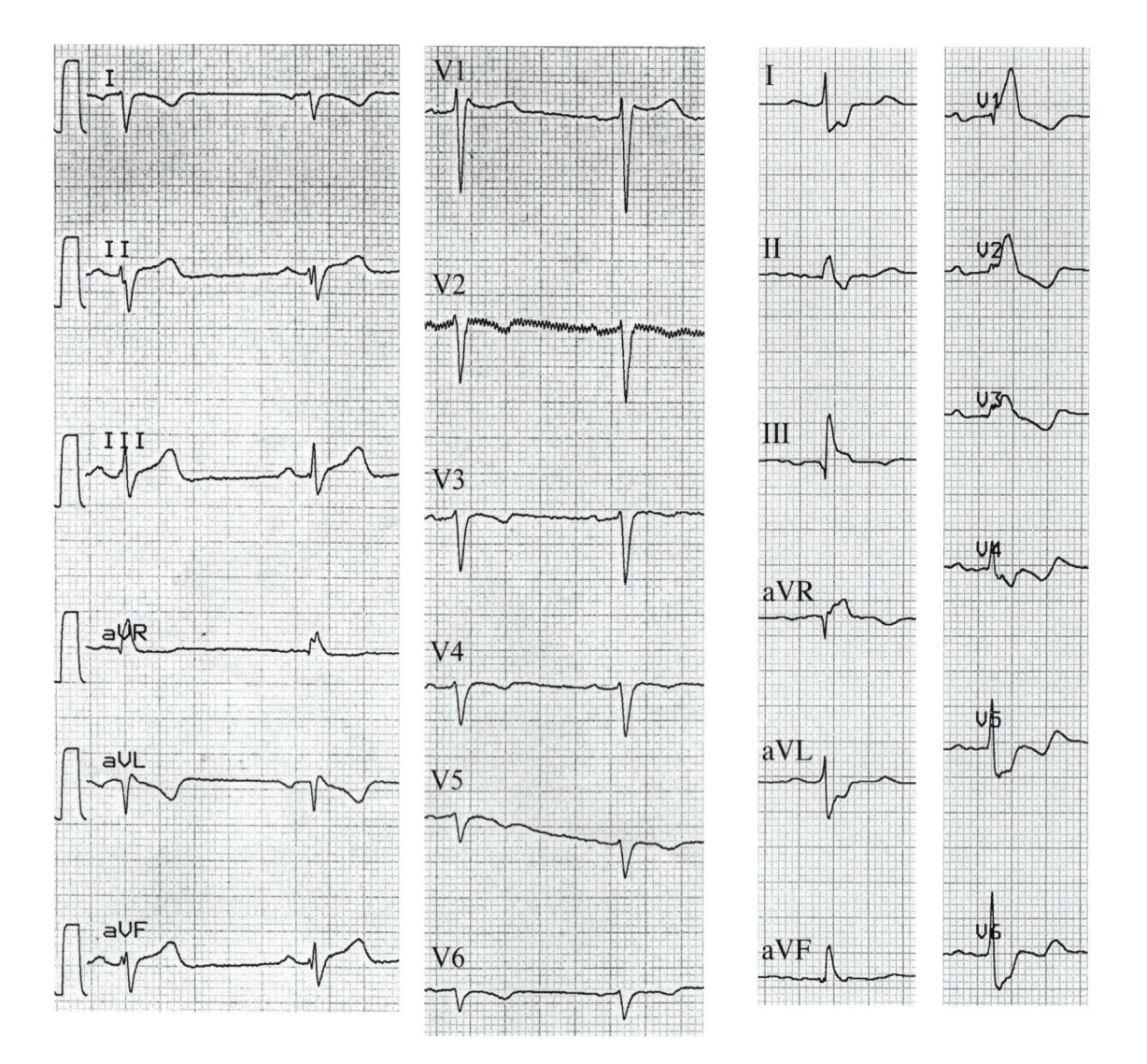

EKG 29.8
40J/m. Situs inversus bei sonst gesundem Mann. EKG: Typische Inversion der P-Wellen und QRS-Komplexe (ähnlich oder identisch wie bei falscher Polung der oberen Extremitätenelektroden). rS-Komplex in allen präkordialen Ableitungen mit abnehmender r-Amplitude von V_1 bis V_6. ST/T-Veränderungen.

EKG 29.9
60J/m. Ebstein-Anomalie mittleren bis schweren Grades. Rechtsherzinsuffizienz. EKG: Sinusrhythmus. Linksatriale (!) Vergrößerung. AV-Block 1°. ÄQRS$_F$ (erste 70 ms) +70°. Kompletter RSB. T-Negativität in V_1 bis V_3 (bis V_6). Beachte: Das EKG spricht nicht für eine Ebstein-Anomalie. Eher linksatriale als rechtsatriale Überlastung, was ungewöhnlich ist. Auch fehlt die so genannte typische M-Konfiguration in Ableitung III. Nach unserer Erfahrung sind die EKG-Zeichen, die für die Krankheit typisch sein sollen, oft nicht vorhanden.

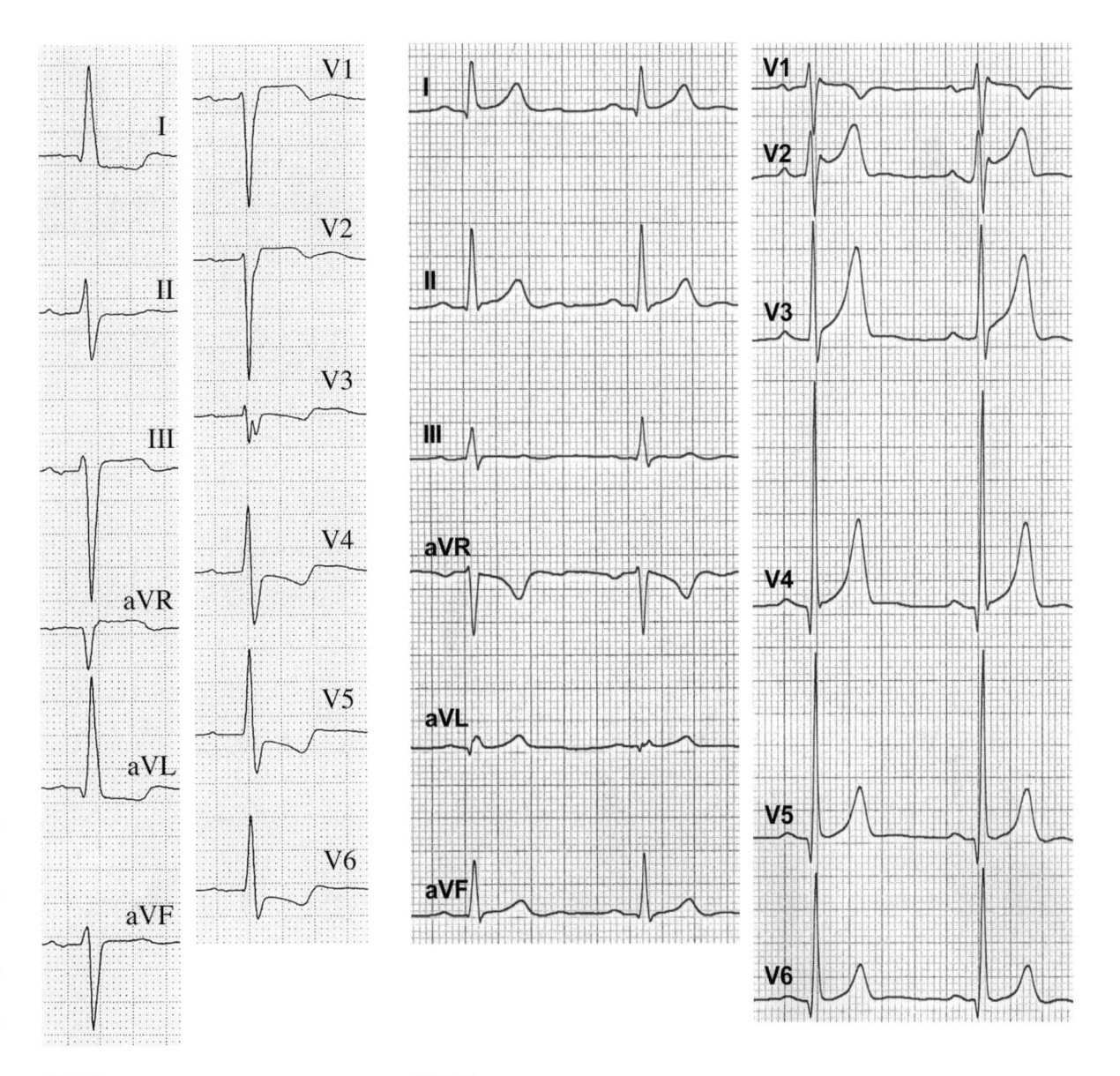

EKG 29.10
71 J/w. Schwere valvuläre Aortenstenose, Hypertonie. EKG: ÅQRS$_F$ −40° (infolge LAFB oder LV-Hypertrophie?). LV-Hypertrophie, Sokolow-Index negativ, Lyon- und Gertsch-Indices positiv, R$_{aVL}$ 18 mm. Deszendierende ST-Strecke und präterminal asymmetrisch negative T-Wellen in Ableitungen I, aVL, und (V$_3$) V$_4$ bis V$_6$. Echo/Doppler: Gradient 72 mmHg, LV-Masse 140 g/m².

EKG 29.11
64 J/m. Leichte Aortenklappeninsuffizienz. EKG: Typisches Bild der „diastolischen Überlastung". Relativ tiefe Q-Zacken und große, schmale R-Zacken, leichte ST-Hebung und positive, hohe und spitze T-Wellen in V$_4$ bis V$_6$. Das Bild ist wahrscheinlich bedingt durch die niedrige Sinusfrequenz. Bei schwerer Aorteninsuffizienz sieht man in der Regel wie bei der Aorten*stenose* das Bild der systolischen Überlastung. Bei der Aortenstenose wird oft eine mehr „rechtswärts" gerichtete ÅQRS$_F$ beobachtet.

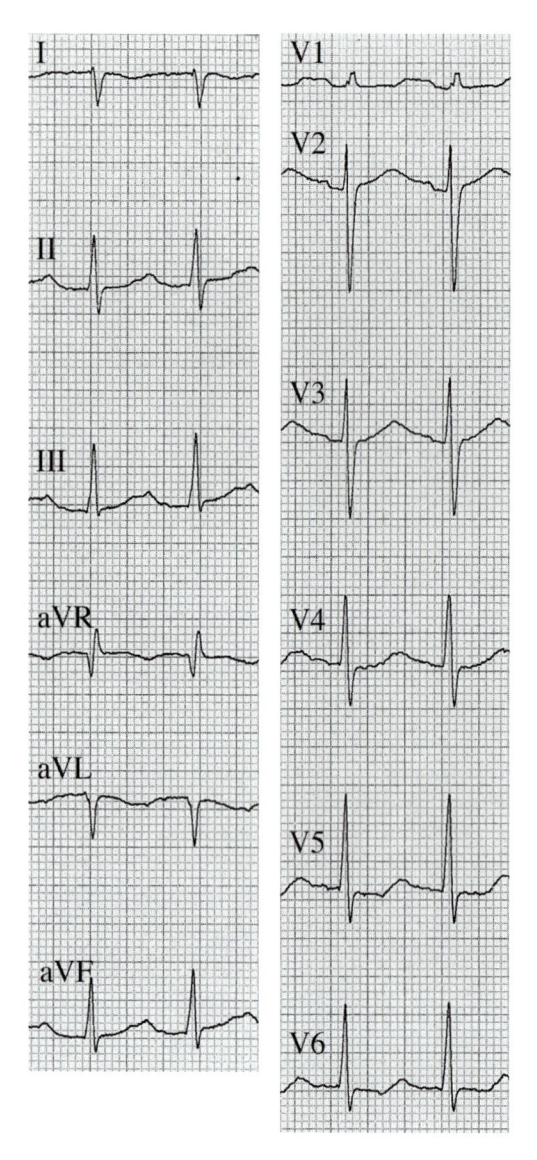

EKG 29.12
44 J/w. Schwere Mitralstenose mit pulmonaler Hypertonie. EKG: Wahrscheinlich P-mitrale (T–P Fusion). ÂQRS$_F$ rund +110°. Alleinige R-Zacke in V$_1$ (2 mm).

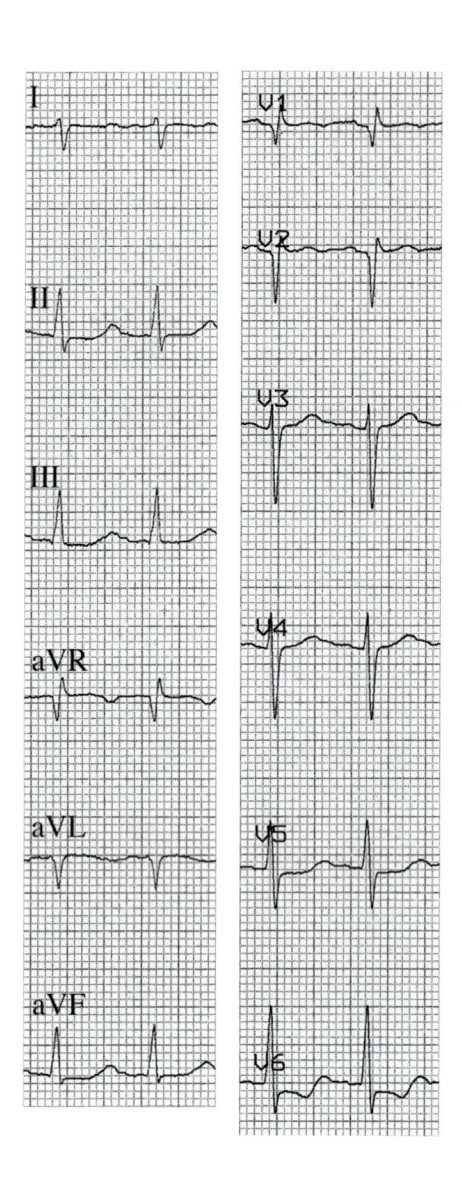

EKG 29.13
43 J/w. Schwere Mitralstenose mit Trikuspidalinsuffizienz. Mitralklappenersatz und Trikuspidalplastik nach de Vega vor 2 Jahren. EKG: Sinusrhythmus 116/min. P-Dauer >200 ms. Der erste Gipfel der P-Welle ist teilweise in der T-Welle verborgen. AV-Block 1°. ÂQRS$_F$ + 115°. Qr in V$_1$ und V$_2$. Veränderung der Repolarisation. Koro: normal.

Kapitel 30
Digitalisintoxikation

Auf einen Blick

Die Digitalisintoxikation in ihrer chronischen oder subakuten Form tritt besonders bei alten Patienten mit reduziertem Körpergewicht und bei Patienten mit Niereninsuffizienz auf. Aufgrund neuer Daten ist die Intoxikation bei Frauen häufiger als bei Männern, möglicherweise infolge relativer Überdosierung. Von Bedeutung können auch Zustände sein, die die Sensitivität auf Digoxin erhöhen, wie etwa Hypothyreose, Hypokaliämie, Hypomagnesiämie und akute Ischämie. Überdies erhöhen Medikamente wie Chinidin, Amiodaron und Spironolacton den Serumspiegel von Digoxin.

EKG

Die Digitalisintoxikation führt zu Reizleitungsstörungen und Arrhythmien. Sie betrifft das sinoatriale (SA-) und das suprahissäre atrioventrikuläre (AV-) Reizleitungssystem. Ein AV-Block 1° entwickelt sich oft zu einem AV-Block 2° vom Wenckebach-Typ und kann weiter zu einem AV-Block 2:1 fortschreiten oder in seltenen Fällen zu einem kompletten AV-Block, wobei sich immer ein suprahissärer Ersatzrhythmus mit schmalen QRS-Komplexen einstellt (Kapitel 12: Atrioventrikulärer Block und Dissoziation). Bei Patienten mit vorbestehendem Vorhofflimmern kann die verzögerte AV-Reizleitung eine Bradykardie herbeiführen. Ebenso ist eine Sinusbradykardie möglich.

Viele Arrhythmien beruhen auf einer gesteigerten Automatizität im Vorhof, im AV-Knoten und in den Ventrikeln. Die geläufigsten Arrhythmien sind gehäufte Extrasystolen, insbesondere ventrikuläre Extrasystolen (VES) in Bigeminie. Bei schweren, lebensbedrohlichen Fällen kommt es oft zu einer Kammertachykardie (KT). Die KT ist häufig unregelmäßig, monomorph oder polymorph ohne „Torsade de pointes" (EKG 30.1) und selten vom Typ „Torsade de pointes". Möglich ist ein Kammerflimmern, ebenfalls eine Asystolie (EKG 30.2). Eine seltene, aber typische Arrhythmie – eine Vorhoftachykardie mit AV-Block (meistens 2:1) – stellt ein Beispiel gesteigerter Automatizität und kombinierter Reizleitungsstörung dar (30.3). Beachtenswert ist, dass eine Digitalisintoxikation nahezu alle Arrhythmien hervorrufen kann, selbst ein tachykardes Vorhofflimmern. Eine ST-Senkung wird bei Patienten mit normalen wie auch mit pathologischen Digoxinserumspiegeln angetroffen, während eine deutliche Verkürzung des QT-Intervalls nur bei Digitalisintoxikation beobachtet wird.

1 Extrakardiale Symptome

Die meisten extrakardialen Symptome sind ebenso häufig wie unspezifisch, etwa Müdigkeit, Schwäche, Nausea und Erbrechen. Eine Kombination dieser Beschwerden mit visuellen Symptomen (wie etwa gesteigerte Wahrnehmung von Gelb und Grün und das Sehen von Lichthöfen) kann zur richtigen Interpretation führen. Bei einigen Fällen wurden Halluzinationen und ein Delirium beschrieben.

Eine schwere akute Digitalisintoxikation ist ein äußerst gefährlicher Zustand und benötigt eine komplexe Notfalltherapie (siehe „Im Detail").

Im Detail

Die chronische Digitalisintoxikation ist kein seltener Zustand, weil das Medikament nach wie vor häufig verwendet wird und weil die meist unspezifischen Symptome fehlgedeutet werden können. Die Häufigkeit der Intoxikation (verschiedenen Grades) bei digitalisierten Patienten schwankt zwischen 6% und 23% [1,2]. Die meisten Publikationen betreffen das Digoxin. Die Resultate einer kürzlich veröffentlichten Studie weisen darauf hin, dass Digoxin die Mortalität bei Frauen mit Herzinsuffizienz und verminderter linksventrikulärer Funktion erhöht, nicht aber bei Männern [3]. Eichhorn und Gheorghiade [4] glauben, dass dies durch einen hohen Digoxinserumspiegel bei Frauen bedingt ist und schlagen eine Dosis vor, die zu einer Serumkonzentration unter 1,0 nmol/l führt – besonders bei Frauen.

EKG Spezial

Neben gewöhnlichen Arrhythmien wie VES (oder SVES) in Bigeminie werden bei der Digitalisintoxikation KT und Kammerflimmern, AV-Block verschiedenen Grades (besonders 2° vom Wenckebach-Typ), SA-Block und viele andere Arrhythmien beobachtet. Im Gegensatz zum Vorhofflattern mit AV-Block ist eine Vorhoftachykardie mit AV-Block verdächtig auf eine Intoxikation. Jedoch kann diese strikte Unterscheidung angesichts der neuen Fortschritte im Bereich der elektrophysiologischen Mechanismen und ihrer kapriziösen Manifestationen im konventionellen EKG in Frage gestellt werden [5]. Eine KT ist in der Regel mehr oder weniger monomorph. Polymorphe KT vom Typ „Torsade de pointes" werden vor allem in Kombination mit einer verlängerten QT-Dauer infolge anderer Medikamente wie Chinidin und Sotalol oder infolge Hypokaliämie beobachtet (EKG 30.4).

Seltene bradykardie Arrhythmien stellen die AV-Dissoziation mit und ohne Interferenz und die Parasystolie dar.

2   Elektrophysiologie und Pharmakokinetik

Es besteht nach wie vor die Ansicht, dass Digoxin die myokardiale Kontraktilität steigert, indem die Natrium-Kalium- (Na^+-K^+) Adenosintriphosphatase- (ATPase-) Pumpe inhibiert und die Kalziumaufnahme der Myokardzelle erhöht wird. Digitalisglykoside verlängern die SA- und AV-junktionale Refraktärzeit und verkürzen gleichzeitig die Refraktärperiode der atrialen und ventrikulären Muskelzellen [6]. Diese Veränderungen beruhen auf einer Verkürzung des Aktionspotentials, einer verlängerten Phase-4-Depolarisation und einer Reduktion des Ruhemembranpotentials.

Sofern keine schwere Malabsorption besteht, wird Digoxin im Intestinaltrakt ausreichend resorbiert, selbst im Falle einer vaskulären Stauung infolge Herzinsuffizienz. Die Bioverfügbarkeit von Digoxin beträgt rund 80% und die Proteinbindung rund 25%. Digoxin hat eine Halbwertszeit von 1,6 Tagen. Es wird in der Niere in den Glomeruli filtriert und durch die Tubuli ausgeschieden, meist in unveränderter Form. Bei normaler Nierenfunktion übertrifft die renale Ausscheidung die biliäre Ausscheidung um den Faktor 7 [7]. Die Folge davon ist, dass eine signifikante Reduktion der glomerulären Filtration die Elimination von Digoxin verringert, was zu toxischen Serumspiegeln führen kann.

Die Entwicklung eines Radioimmunoassay für Digoxin im Serum hat die Therapie beträchtlich verbessert und zu einer Abnahme der Häufigkeit von Intoxikationen beigetragen [8]. Jedoch besteht keine strenge Korrelation zwischen dem Serumspiegel und den EKG-Veränderungen oder den Symptomen. Nur sehr hohe Spiegel von > 6,0 nmol/l korrelieren mit einer erhöhten Mortalität von bis zu 50% [9].

3   Akute Digitalisintoxikation und ihre Behandlung

Eine akute Digitalisintoxikation steht viel häufiger mit einem Suizid als mit einer therapeutischen Komplikation in Beziehung. Die letale Dosis von Digoxin beträgt rund 15 mg. Serumspiegel sind erst 8 h nach Einnahme des Medikamentes zuverlässig. Bei sonst gesunden Menschen manifestiert sich die Digitalisintoxikation als Beeinträchtigung der AV-Reizleitung [10,11]. Bei erkrankten Herzen hingegen sind es gehäufte VES [11]. Bei akuter Überdosierung liegt der Kaliumspiegel an der oberen Normgrenze oder er ist erhöht, während bei der chronischen Intoxikation das Kalium im Allgemeinen normal ist (sofern keine Niereninsuffizienz besteht).

Die Notfallbehandlung besteht in Magenspülung mit Ipecacuanha und Kohle (mit Vorbehandlung mit Atropin). Digoxin-spezifische Fab-Antikörper sollten so früh wie möglich verabreicht werden. Die ausgezeichnete Wirksamkeit dieser Behandlung wurde in Multizenter-Studien und in vielen Fallberichten dokumentiert [12]. Antman et al [13] zeigten, dass

80% der 150 Patienten sich innerhalb kurzer Zeit vollständig erholten und 54% der 56 Patienten mit Herzstillstand überlebten. Von 770 Patienten mit Digitalisintoxikation zeigten in der empirischen Überwachungsstudie von Smith [14] 74% eine komplette oder partielle Reaktion auf die Antikörper. Nebenwirkungen der Digoxin-spezifischen Fab-Antikörper sind selten und im Allgemeinen harmlos.

Eine schwere Hyperkaliämie wird mit Glucose, Insulin und Bikarbonat behandelt, um das Kalium in den Intrazellulärraum zu verschieben. Lidocain und Phenytoin werden beim Vorliegen ventrikulärer Arrhythmien infolge der erhöhten Automatizität verabreicht, während Pronestyl und Chinidin wegen der depressorischen Wirkung auf die SA- und AV-Reizleitung vermieden werden sollten.

Zur Behandlung bradykarder Episoden, die unerwarteterweise auftreten können, ist ein temporärer Schrittmacher obligatorisch. Troester et al. [15] beschrieben einen spektakulären Fall einer 50-jährigen Frau mit Digitalisintoxikation (nach 1000 mg oralem Digoxin), die erfolgreich behandelt wurde.

Literatur

1. Smith TW, Harker R. Digitalis. N Engl J Med 1973;289:1125–8
2. Sharff JA, Bayer MJ. Acute and chronic digitalis toxicity. Presentation and treatment. Ann Emerg Med 1982;11:327–31
3. Rathore MPH, Wang Y, Krumholz HM. Sex-based differences in the effect of digoxin for the treatment of heart failure. New Engl J Med 2002;347:1403–11
4. Eichhorn EJ, Gheorghiade M. Digoxin: New perspective on an old drug. New Engl J Med 2002;347:1394–5
5. Saoudi N, Cosio F, Waldo A, et-al. A classification of atrial and regular atrial tachycardia according to electrophysiological mechanisms and anatomical bases. Eur Heart J 2001;22:1162–82
6. American Drug Association. American Drug Association Drug Evaluations, fifth edn. AMA 1985, p 602
7. Wilson JD, Braunwald E, Isselbacher KJ, et al (eds). Harrison's principles of internal medicine, twelfth edn. New York: McGraw Hill 1991, pp 98–9
8. Smith TW, Butler VP jr, Haber E. Determination of therapeutic and toxic serum digoxin concentrations by radioimmunoassay. N Engl J Med 1969;281:1212–6
9. Ordog GJ, Benaron S, Bhasin V. Serum digoxin levels and mortality in 5100 patients. Ann Emerg Med 1987;16:32–9
10. Fowler RS, Rath L, Keith JD. Accidental digitalis intoxication in children. J Pediatr 1964;64:188–99
11. Smith TW, Willerson JT. Suicidal and accidental digoxin ingestion. Circulation 1971;44:29–36
12. Bayer MJ. Recognition and management of digitalis intoxication: implications for emergency medicine. Am J Emerg Med 1991;9(Suppl 1):29–32
13. Antman EM, Wenger TL, Butler VP Jr, et-al. Treatment of 150 cases of life-threatening digitalis intoxication with digoxin-specific Fab antibody fragments: Final report of a multicenter study. Circulation 1990;81:1744–52
14. Smith TW. Review of clinical experience with digoxin immune Fab (ovine). Am J Emerg Med 1991;9(Suppl 1):1–6
15. Troester S, Bodmann KF, Schuster HP. Schwere Digitalis-Intoxikation nach Ingestion von 1g Digoxin. Deutsch Med Wschr 1992;117:1149–52

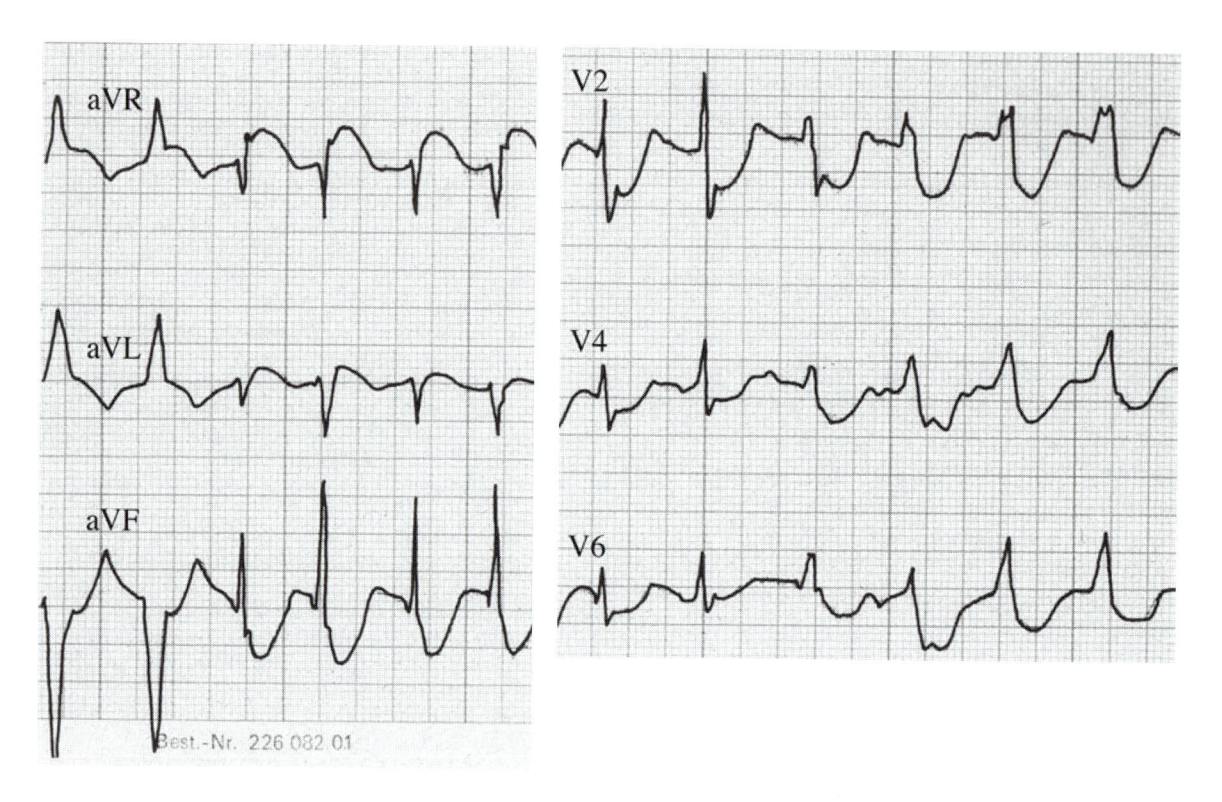

EKG 30.1
50J/w. Vier Stunden nach Einnahme von 30 Tabletten Digoxin 0,25 mg in suizidaler Absicht. Serumspiegel 11 nmol/l. EKG (nur Goldberger-Ableitungen, V$_2$, V$_4$, V$_6$; andere Ableitungen und Rhythmusstreifen verloren): möglicherweise bidirektionale Kammertachykardie. Auffallende ST-Senkung in einigen Ableitungen.

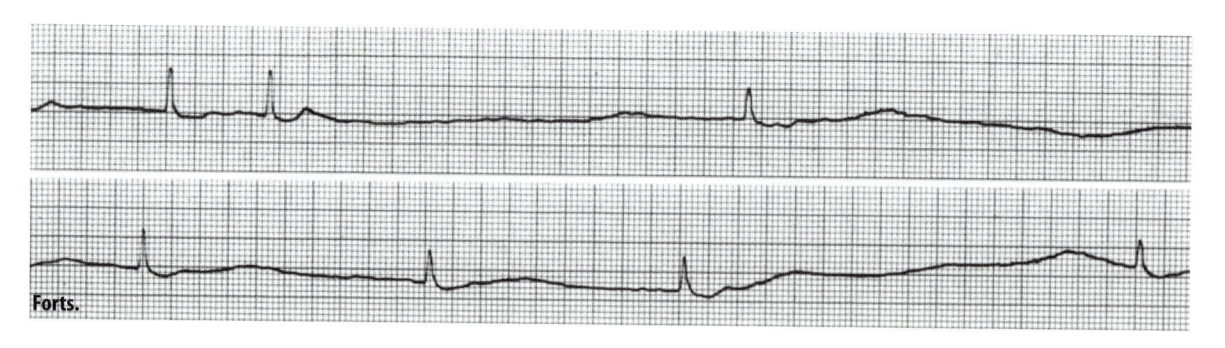

EKG 30.2
78J/w. Subakute Überdosierung von Digoxin. Serumspiegel 9,4 nmol/l. EKG (kontinuierlicher Rhythmusstreifen): Keine P-Wellen sichtbar. Unregelmäßiger AV-Knotenrhythmus mit mehreren Kammerpausen bis zu 3,88 s.

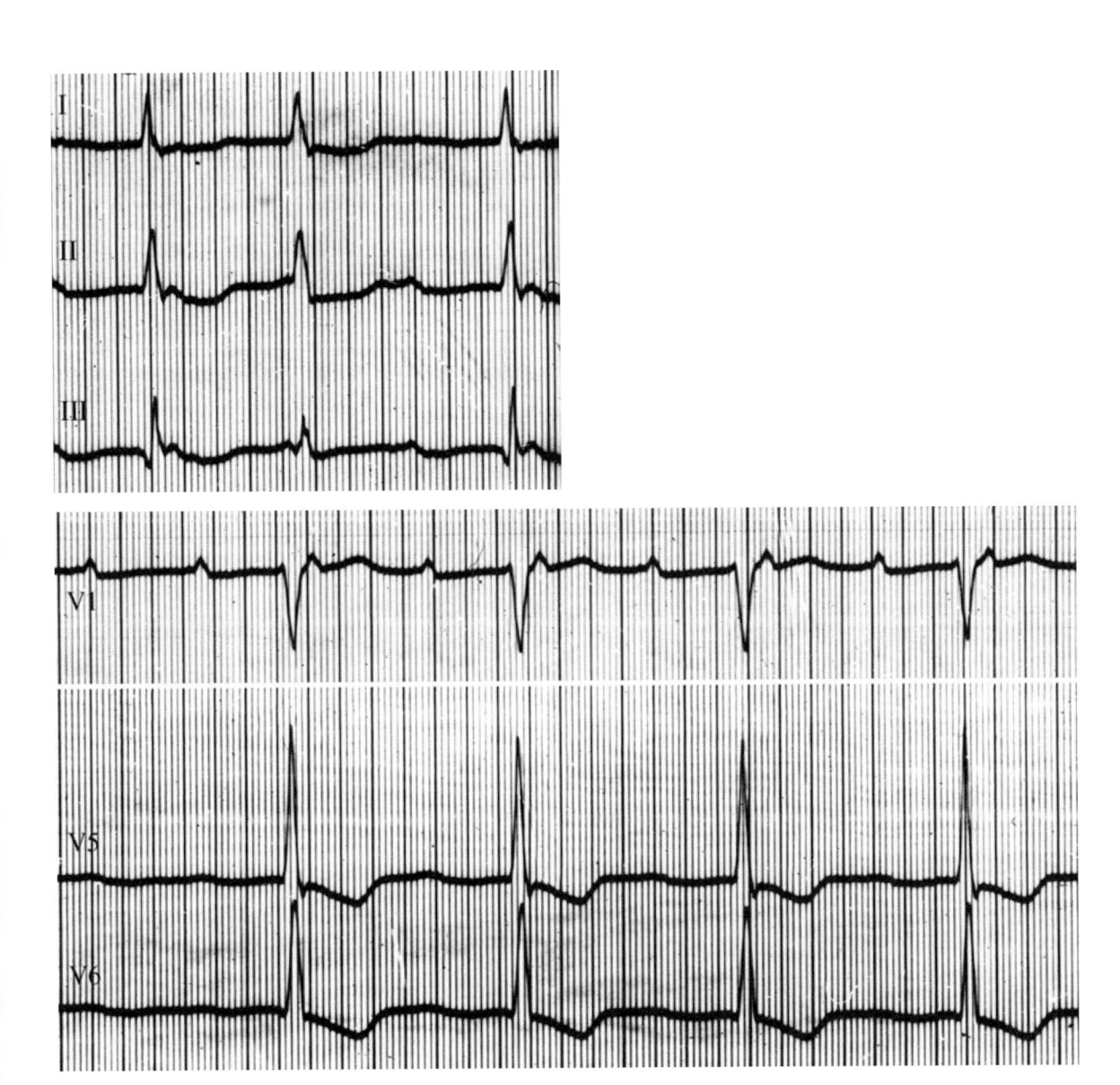

EKG 30.3

54 J/m. Schwere Aorten- und Mitralklappenerkrankung. Subakute Überdosierung von Digoxin. Serumspiegel 7,2 nmol/l. EKG (Papiergeschwindigkeit 50 mm/s): Vorhoftachykardie (Vorhoffrequenz 170/min) mit höhergradigem AV-Block 2°; Kammerfrequenz rund 85/min.

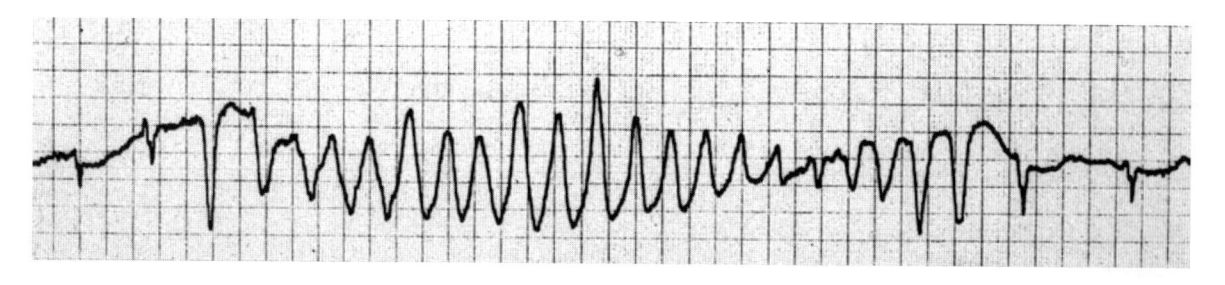

EKG 30.4
54J/w. 2 Jahre nach Aorten- und Mitralklappenersatz. Digoxinserumspiegel 6,0 nmol/l. Kalium 2,0 mmol/l(!). Rhythmusstreifen. KT vom Typ „Torsade de pointes", maximale instantane Frequenz rund 260/min. Die KT ist wahrscheinlich eher durch die Hypokaliämie bedingt als durch die Digitalisintoxikation.

Kapitel 31
Spezielle Wellen, Zeichen und Phänomene des EKGs

Auf einen Blick und *Im Detail*

Dieses Kapitel soll veranschaulichen, dass es immer noch einige *klinisch relevante* EKG-Zeichen oder -Phänomene gibt, die oft mit den Namen ihrer „Erfinder" verbunden sind, während andere nur von historischem Interesse (oder eher lächerlich) sind. Die „speziellen Wellen etc." sind in alphabetischer Reihenfolge aufgelistet.

1 Ashman-Phänomen

Das so genannte *Ashman-Phänomen* wurde erstmals durch Lewis [1] im Jahre 1910 (!) und 1943 durch Gouaux und Ashman [2] beschrieben. Es kann intermittierend beim Vorhofflimmern und bei anderen Vorhofarrhythmien auftreten. Nach einem relativ langen R-R-Intervall wird der folgende Schlag (nach einem kurzen Intervall) mit *Aberration* geleitet, wobei häufiger ein Rechtsschenkelblock- (RSB-) Bild als ein Linksschenkelblock- (LSB-) Bild vorkommt (EKG 31.1). Wird diese Konstellation mehrmals beobachtet und zeigt das Schenkelblockbild die Charakteristika der Aberration, können ventrikuläre Extrasystolen ausgeschlossen werden – diese Pseudoextrasystolen erfordern also keine Behandlung. Aber ist das wahr? In einer Übersichtsarbeit von Chaudry et al. [3], die sich auf Publikationen über His-Bündel-Ableitungen stützt, wird die Zuverlässigkeit des Ashman-Phänomens mehr als angezweifelt. Der letzte Satz der Arbeit hält fest: „Das Ashman-Phänomen sollte als vernünftiger historischer Versuch gelehrt werden, der schließlich fehlschlug". Übrigens beschrieben Akiyama et al. [4] auch ein isoliertes Ashman-Phänomen der T-Welle.

2 Brugada-Zeichen oder -Syndrom

Ein EKG-Muster mit ST-Hebungen in den rechtspräkordialen Ableitungen, die nicht in Beziehung zu einer Myokardischämie stehen, wurde schon von Osher und Wolff [5] im Jahre 1953 beschrieben. 1954 qualifizierte Edeiken das Bild als „wahrscheinliche normale Variante" in den rechtspräkordialen Ableitungen, die beim Anlegen der Elektroden 1–2 cm tiefer verschwindet [6]. Erst 1992 wurde diese EKG-Veränderung durch Brugada und Brugada [7] als klinische Einheit identifiziert, die mit einem hohen Risiko für plötzlichen Herztod verbunden ist. Zusammen mit dem kongenitalen „langen QT-Syndrom" und dem „arrhythmogenen rechten Ventrikel" stellt das Brugada-Syndrom das wichtigste genetisch determinierte arrhythmogene Substrat dar, das mit dem SCN5A-Gen in Verbindung steht, das die kardialen Natriumkanäle enkodiert. Das EKG ist charakterisiert durch *ST-Hebungen* in den Ableitungen V_1 bis V_2 (V_3), die auch als „prominente J-Wellen" beschrieben werden (EKGs 31.2a-b und 31.3a-b). Häufig besteht ein atypisches Bild eines inkompletten RSB (ohne rechtsventrikuläre Reizleitungsverzögerung) und ein AV-Block 1° mit einem HV-Intervall von ≥55 ms. Das QT-Intervall kann verlängert sein.

Patienten mit Brugada-Syndrom haben ein hohes Risiko für ventrikuläre Arrhythmien, besonders für Kammerflimmern. Im Allgemeinen ist keine strukturelle Herzkrankheit feststellbar, aber eine Verbindung mit rechtsventrikulären Myopathien wurde beschrieben. Brugada et al. veröffentlichten Resultate von 334 Mitgliedern von 25 flämischen Familien mit dem Syndrom; 42 Mal trat ein plötzlicher Herztod auf, 24 davon wurden auf das Syndrom zurückgeführt, und alle gehörten zu symptomatischen Familien [8]. Die typischen EKG-Veränderungen können durch Antiarrhythmika (Flecainid, Ajmalin, Procainamid, Propafenon) demaskiert und durch Betablocker und andere Medikamente maskiert werden. Patienten mit dem Brugada-Syndrom wurden überall auf der Welt entdeckt, und es scheint, dass dieses Syndrom zusammen mit dem „langen QT-Syndrom" eine der häufigsten Ursachen für plötzlichen Herztod bei jungen sonst gesunden Menschen darstellt. Jedoch fanden Viskin et al. [9] in einer Serie von 39 konsekutiven Patienten (Durchschnittsalter 41 ± 15 Jahre; 24 Männer) mit idiopathischem Kammerflimmern das Brugada-Zeichen nur bei acht Patienten (21%). Drei Patienten wiesen einen inkompletten RSB ohne ST-Hebung und 28 ein normales EKG auf. Bei 592 Routineuntersuchungen konnte ein „definitives" Brugada-Zeichen in keinem einzigen Fall gefunden werden, und bei fünf Personen (1%) stellte man ein „wahrscheinliches/fragliches" Zeichen fest. Eine Demaskierung des Brugada-Zeichens mittels Klasse-Ia-Antiarrhythmika wurde bei 6 Patienten intravenös und bei 26 Patienten oral versucht, aber Flecainid wurde nicht angewendet, und es wurden keine genetischen Untersuchungen durchgeführt.

Die Unterscheidung zwischen „definitivem" und „fraglichem/grenzwertigem" Brugada-Zeichen ist nicht immer leicht. Die EKGs 31.4, 31.5, 31.6 und 31.7 zeigen Beispiele von „Pseudo"-Brugada-Zeichen. Es ist zu empfehlen, solche Patienten nach Symptomen und nach Fällen von plötzlichem Tod in der Familie zu fragen. Überdies kann das typische EKG-Muster durch Überdosierung von Antidepressiva oder Vergiftung mit Neuroleptika, die die Natriumkanäle blockieren, nachgeahmt werden [10–12].

Auch ist es wichtig zu wissen, dass das Brugada-Zeichen intermittierend (mit normalem EKG in den Intervallen) auftreten kann.

Sangwatanaroy et al. [13] schlagen vor, die Elektroden V_1 bis V_3 eine oder zwei Interkostalräume höher zu platzieren (die Ableitungen werden dann -V_1 bis -V_3 respektive -$2V_1$ bis -$2V_3$ genannt), um das Syndrom bei unklaren Fällen zu demaskieren. Diese neue EKG-Methode war in mehreren Fällen erfolgreich und wurde von der „Brugada-Familie" freudig akzeptiert [14].

Fallbeispiel/Short Story 1

Im November 1999 wurde ein 62-jähriger Mann mit Diabetes und Hypertonie in der Anamnese wegen Fieber und kurzen Episoden von Bewusstseinsverlust in das Spital eingewiesen. Das EKG zeigte ein typisches Brugada-Bild (EKG 31.3a), das sich einen Tag später als weniger typisch erwies (EKG 31.3b). Die Creatinphosphokinase (CPK) und das Troponin waren normal. Im Echo fand sich eine mäßige linksventrikuläre Hypertrophie (LVH) und eine normale LV-Funktion. Im Holter-EKG waren einige ventrikuläre Extrasystolen (VES) und zwei Episoden von supraventrikulärer Tachykardie (SVT) (bis zu 8 Schlägen) mit maximaler Frequenz von 170/min feststellbar. Bei der elektrophysiologischen Untersuchung war ein Kammerflimmern leicht auslösbar. Ajmalin-Verabreichung führte zu einer ST-Hebung in V_2 von 2 bis 5 mm. Das Fieber wurde auf einen Harnwegsinfekt zurückgeführt.

Es wurde die Diagnose eines Brugada-Syndroms gestellt. Die kurzen Synkopen interpretierte man als Folge von KT oder SVT (zusammen mit dem Fieber). Unter Berücksichtigung des Alters des Patienten und der negativen Familienanamnese wurde die Implantation eines Defibrillators (ICD) vorgeschlagen, aber nicht durchgeführt. Zwei Jahre später befand sich der Patient in gutem, beschwerdefreiem Zustand.

Diagnostische Kriterien für das Brugada-Syndrom wurden in einem „Consensus Report" vorgeschlagen, der drei EKG-Muster mit verschiedenen Graden der J-Punkt- und ST-Hebung wie auch der T-Wellen-Morphologie vorlegte [15].

3 Cabrera-Zeichen

1953 beschrieb der mexikanische Kardiologe Cabrera [16] einen Knoten im Aufwärtsschenkel des S in den präkordialen Ableitungen (meistens V_2 bis V_4), der beim Vorliegen eines LSB ziemlich spezifisch (Differentialdiagnose: Schwere hypertrophe Kardiomyopathie), aber wenig sensitiv für einen alten (anterioren) Myokardinfarkt ist (EKG 31.8 und 31.9) [16].

4 Chatterjee-Phänomen

Im Jahre 1979 beobachteten Chatterjee et al. [17,18] ein interessantes Phänomen. 31 Patienten mit ventrikulärem Schrittmacher zeigten eine auffallende T-Inversion in ihren EKGs, nachdem der Schrittmacher ausgeschaltet worden war. Der Eigenrhythmus bestand in einem ventrikulären oder supraventrikulären Ersatzrhythmus. Die T-Negativität war vorwiegend in den Brustwandableitungen, aber bei einigen Fällen auch in den inferioren Ableitungen vorhanden. Je länger der Patient stimuliert worden war, desto länger persistierte die T-Negativität (bis zu Jahren). Die Amplitude der negativen T-Welle stand in Beziehung zu der Voltage des Schrittmacherimpulses. Diese Art von „elektrischem Gedächtnis" ist klinisch wichtig, weil diese T-Veränderungen viel häufiger mit einem Post-Pacing als mit koronarer Ischämie einhergehen (EKGs 31.10a-b). Das Phänomen wird auch nach Rückbildung eines spontanen LSB gesehen (EKG 31.11). Alessandrini et al. [19] (und andere) haben gezeigt, dass dieses „kardiale Gedächtnis" sich nicht nur auf elektrische Veränderungen beschränkt, sondern auch die diastolische LV-Funktion während einer gewissen Zeit betrifft.

5 Deltawelle

Deltawellen sind die Hauptmerkmale der ventrikulären Präexzitation beim Wolff-Parkinson-White-Syndrom, und sie sind in 99% der Fälle mit einem verkürzten PQ-Intervall (0,08–0,12 s) kombiniert (EKG 31.12). Das verkürzte PQ-Intervall in Verbindung einer „Kerbung" des initialen QRS wurde erstmals 1915 von Wilson [20], das Syndrom (in Kombination mit Tachykardien) dann 1930 von Wolff, Parkinson und White [21] beschrieben. Der Begriff „Deltawelle" wurde 1944 von Segers et al. [22] eingeführt, inspiriert von dem griechischen Buchstaben d (D), der der kleinen initialen Deformation des QRS-Komplexes ähnelt (siehe Kapitel 24: Wolff-Parkinson-White-Syndrom).

6 Dressler-Schlag

Im Jahre 1952 veröffentlichen Dressler und Roesler die Beobachtung von atrialen „capture beats" während einer Kammertachykardie, die sich als schmale QRS-Komplexe inmitten der breiten Kammerkomplexe präsentierten [23]. Fusionsschläge trifft man häufiger an als reine „capture beats" mit normaler QRS-Konfiguration [24]. (EKG 31.13).

7 Frühe Repolarisation

Diese Veränderung der Repolarisation ist eine seltene Normvariante (EKG 31.14). Der Mechanismus ist unklar. Das EKG-Bild kann als akuter MI fehlgedeutet werden (zu Details siehe Kapitel 3: Das normale EKG und seine normalen Varianten).

8 Epsilon-Welle

Die Epsilon-Welle, ein kleines verzögertes Potential in Ableitung V_1 in der Region der ST-Strecke (EKGs 31.15a-b), wurde erstmals durch Fontaine et al. [25] beschrieben. Sie stellt eine verzögerte Erregung von Teilen des rechten Ventrikels bei langsamer, fraktionierter Reizleitung bei Patienten mit rechtsventrikulärer Kardiomyopathie dar, häufig kombiniert mit ventrikulären Arrhythmien. Aus diesem Grund wird die Krankheit auch als „arrhythmogener rechter Ventrikel" bezeichnet [26–29]. Oft wird eine T-Negativität in V_2/V_3 beobachtet, und gelegentlich findet sich in V_1 eine QRS-Dauer, die länger ist als in V_6 [26].

9 McGee-Index

Der McGee-Index beschreibt die Dauer der P-Welle im Verhältnis zum PQ-Intervall (das normal sein muss). Eine P-Dauer von >60% des PQ-Intervalls ist ein Indikator für eine linksatriale Hypertrophie. Dieser Index wird nicht mehr verwendet. Heutzutage wird eine LA-Vergrößerung diagnostiziert, wenn die P-Dauer ≥0,12 s beträgt.

10 McGinn-White-Muster (S_I/Q_{III}-Typ)

Ein S_I/Q_{III}-Typ (oder ein $S_I/Q_{III}/T_{III}$-Typ mit einer negativen T-Welle in Ableitung III), erstmals von McGinn und White [30] berichtet, hat verschiedene Bedeutungsebenen. In seiner akuten Form wird er bei vielen Fällen von größerer Lungenembolie beobachtet. Eine langsame Entwicklung des Bildes kann ein Zeichen für eine rechtsventrikuläre Hypertrophie sein. Oft trifft man einen S_I/Q_{III}-Typ bei normalen Herzen an, insbesondere bei jungen Menschen.

11 Katz-Wachtel-Zeichen

1937 beschrieben Katz und Wachtel [31] bei Kindern mit kongenitaler Herzkrankheit einen diphasischen QRS-Typ in den Ableitungen III und II oder I, bei dem der kleinere Ausschlag ≥20% des größeren beträgt. Später wurde eine „Katz-Wachtel-Index-Variante" (R + S >40 mm in Ableitung V_2 oder V_3) als typisch für eine biventrikuläre Hypertrophie, insbesondere bei Kindern mit Ventrikelseptumdefekt, angesehen. Diese ziemlich vagen Zeichen sind nicht mehr im Gebrauch.

12 Nadir-Zeichen

Bei einer Extrasystole oder einer „Breit-QRS-Tachykardie" mit einem LSB-ähnlichen Bild spricht eine Dauer von ≥60 ms (oder besser ≥70 ms) vom Beginn des QRS bis zum „Nadir" der S-Zacke in V_1 (EKG 31.16) stark für einen ventrikulären Ursprung der Arrhythmie (Kapitel 26: Kammertachykardie).

13 Osborn-Welle

Die Osborn-Welle (andere Bezeichnungen: „J-Welle", „J-Wellen-Ausschlag", „Kamelhöcker", „Dromedarwelle") ist ein positiver kurzer Ausschlag in der Region des J-Punktes mit einer Amplitude von 0,5–2 mm; sie wird regelmäßig bei Patienten in Hypothermie gesehen [32] (EKG 31.17). Die Veränderung ist oft in den meisten der 12 Standardableitungen vorhanden, kann aber auch auf die anterolateralen Ableitungen beschränkt sein. In einer prospektiven Studie stellten Vasallo et al. [33] die Osborn-Welle bei allen 43 untersuchten Patienten in Hypothermie fest. Die Amplitude der Welle stand in Beziehung zum Grad der Hypothermie. Gelegentlich wurde eine der Osborn-Welle ähnliche Veränderung auch bei normothermen Patienten beobachtet, z.B. bei koronarer Herzkrankheit (KHK) und Perikarditis [34,35], nach Kopfverletzung [36] und nach elektrischer Defibrillation. Kalla et al. [37] beschrieben einen 29-jährigen Mann ohne strukturelle Herzkrankheit mit rezidivierendem Kammerflimmern und „J-Wellen" in den inferioren Ableitungen, kombiniert mit ST-Hebung. Die Autoren vermuteten eine mögliche Variante des Brugada-Syndroms.

In einer kürzlich erschienenen experimentellen Studie wurde ein Voltagegradient zwischen dem epikardialen und dem endokardialen Aktionspotential als eine Erklärung für die Osborn-Welle festgestellt [38].

Minimale Osborn-Wellen (<1 mm) werden gelegentlich als normale Variante beobachtet, besonders in den Ableitungen V_5 bis V_6 (EKGs 31.18 und 31.19).

14 Pardee-Q-Zacke

1941 berichtete Pardee [39], dass eine Q-Zacke, die in Ableitung III um 25% größer ist als die R-Zacke, typisch für einen alten inferioren MI ist. Später wurde eine Q-Zacke von >0,04 s Dauer in Ableitung III als „Pardee-Q" bezeichnet. Einerseits wird aber eine derartige Q-Zacke bei vielen anderen Zuständen angetroffen (z.B. bei LV-Hypertrophie, Präexzitation oder gar als Normvariante), andererseits zeigt ein inferioren Infarkt oft keine „klassische Q-Zacke" (z.B. in Kombination mit einem linksposterioren Faszikelblock oder bei „ungewöhnlichen" (speziellen) Infarktbildern; siehe Abschnitt „Im Detail" im Kapitel 13: Myokardinfarkt). Deshalb sollte der Begriff „Pardee-Q" nicht mehr verwendet werden.

15 R-auf-T-Phänomen

Das R-auf-T-Phänomen ist definiert als eine ventrikuläre Extrasystole (VES), die sehr früh nach dem vorausgehenden Schlag einfällt. Wie der Name sagt, fällt das QRS („R") in die vorangehende T-Welle und zwar vor 90% (oder 85%?) des vorangehenden QT-Intervalls – in die so genannte „vulnerable Periode" der Repolarisation. Vor 40 Jahren galt das R-auf-T-Phänomen als gefährlich und als Vorläufer des Kammerflimmerns, und es wurde in die höchste Stufe (Klasse 5) der Klassifikation der VES nach Lown eingeteilt [40]. In den späten 1970er Jahren konnten mehrere Autoren keine Korrelation zwischen dem Grad der Vorzeitigkeit der VES und nachfolgendem Kammerflimmern bei Patienten mit und ohne akuten MI finden [41–43]. Dieser Befund wurde kürzlich von Chiladakis et al. [44] bestätigt. Das R-auf-T-Phänomen hat scheinbar viel von seiner früheren Bedeutung verloren und wird in der 1997er Ausgabe des Buches „Heart Disease" von Braunwald nicht einmal mehr erwähnt [45].

Einerseits wird heute allgemein akzeptiert, dass das R-auf-T-Phänomen keinen Vorläufer des Kammerflimmerns darstellt und dass es bei vielen Herzpatienten mit VES und raschen Kammertachykardien gesehen wird, besonders bei polymorpher KT vom Typ „Torsade de pointes". Rodstein et al. [46] verfolgten 59 Personen mit „R-auf-T"-VES; keiner von ihnen starb im Verlauf von 18 Jahren. Der Grad der Vorzeitigkeit der VES war allerdings nicht klar definiert.

Andererseits ergaben Studien an Patienten mit Kammerflimmern während Holter-EKGs, dass ein R-auf-T-Phänomen in einem hohen Prozentsatz direkt ein Kammerflimmern auslöst. Von Olshausen et al. [47] stellten die Resultate von acht Studien mit 110 Patienten (bei 74% KHK) zusammen. Bei 43% wurde ein R-auf-T-Phänomen als Auslöser eines Kammerflimmerns gefunden. Die Autoren machten darauf aufmerksam, dass das R-auf-T-Phänomen oft *nicht* von einem Kammerflimmern gefolgt war. Ebenso ist bekannt, dass *späte* VES (die in die späte Phase 4 des Herzzyklus einfallen, z.B. in die Region der folgenden P-Welle) eine Kammertachykardie oder ein Kammerflimmern auslösen können [41,47]. Tye et al. [48] brauchten für diese späten VES den Begriff „R-auf-P".

Nach unserer Erfahrung kann eine spezielle Form von VES mit dem R-auf-T-Phänomen gefährlich sein. Wenn eine einzelne VES *extrem früh* auftritt – das heißt in den Apex der T-Welle oder sogar noch etwas früher einfällt – stellt dies eine hochgradige Inhomogenität der Repolarisation dar. Diese Art von VES haben wir nie bei gesunden Herzen beobachtet, hingegen bei mehreren Patienten mit akuter oder chronischer KHK und bei einzelnen Fällen mit hypertropher linksseitiger Kardiomyopathie und arrhythmogenem rechtem Ventrikel. Bei diesen sehr seltenen Fällen trat innerhalb von Minuten oder Tagen ein Kammerflimmern auf.

Fallbeispiel/Short Story 2

Im April 2000 erlitt ein 78-jähriger Patient einen akuten anteroseptalen Infarkt. Wegen persistierender Angina pectoris trotz adäquater Therapie wurde er 10 Tage später von einem Regionalspital in die Universitätsklinik verlegt. Die Koronarangiographie ergab eine schwere Drei-Gefäß-Krankheit mit proximalen Stenosen; die LV-Auswurffraktion war mäßig eingeschränkt (50%). Einen Tag später wurde eine dreifache aortokoronare Bypassoperation durchgeführt. Der postoperative Verlauf war komplikationslos, das Monitor-EKG zeigte nur einige banale VES. Der Patient wurde dann auf die Bettenstation verlegt. Ein 12-Ableitungs-EKG am fünften postoperativen Tag zeigte zahlreiche monomorphe VES mit extrem kurzen Kopplungsintervallen, das heißt ein exzessives R-auf-T-Phänomen (EKG 31.20a). Der Patient wurde monitorisiert und erhielt oral Amiodaron. In der folgenden Nacht traten kurz nach schnellen ventrikulären Salven (EKG 31.20b) zwei Episoden von Kammerflimmern auf, und der Patient musste elektromechanisch reanimiert werden. Es wurde ihm Amiodaron intravenös und oral verabreicht. Die Rekoronarographie ergab offene Bypässe, aber eine neue Stenose (Plaqueruptur?) der Cx distal des „grafts". Darauf wurde eine Koronardilatation (PTCA) durchgeführt. In der Folge waren keine relevanten Arrhythmien und R-auf-T-Phänomene auf dem EKG-Monitor und im Holter-EKG mehr nachzuweisen. Nach fünf Tagen wurde der Patient mit Amiodaron 200 mg/Tag nach Hause entlassen. Zwei Jahre später befand er sich in gutem Zustand (mit 100 mg Amiodaron/Tag).

Ein „visuell" extremes R-auf-T-Phänomen wird auch bei Vorhofflimmern mit hoher instantaner Frequenz (über 220/min) beobachtet. Bei diesen Fällen haben wir nie ein Kammerflimmern gesehen, abgesehen von Fällen mit WPW-Syndrom.

Fällt eine VES später als 90% des vorangehenden QT-Intervalls ein, ist die Definition des „R-auf-T" zwar nicht erfüllt, optisch ist es aber doch ein „R-auf-T", weil das R im Bereich des T einfällt. Die VES trifft in diesem Fall auf die „supernormale Periode" und *nicht* auf die „potentiell vulnerable Periode" der Repolarisation. Solche R-auf-T-Phänomene sind immer harmlos und lassen sich auch bei gesunden Individuen beobachten.

16 „Shallow s"-Zeichen

Dieses Zeichen wird besser als „shallow s in Ableitung V_1/tiefes S in Ableitung V_2" bezeichnet. Es wird gelegentlich bei biventrikulärer Hypertrophie gesehen. Die tiefe S-Zacke in V_2 ist ein Hinweis auf eine linksventrikuläre Hypertrophie, während die s-Zacke in V_1 infolge der entgegengerichteten Vektoren des hypertrophen rechten Ventrikels reduziert ist. Das Zeichen ist für leidenschaftliche EKG-Leser interessant, aber nicht zuverlässig, wie auch andere Kriterien für die biventrikuläre Hypertrophie nicht überzeugend sind (Kapitel 7: Biventrikuläre Hypertrophie).

17 Storchenbein-Zeichen

Das Storchenbein-Zeichen ist durch einen kleinen positiven Ausschlag beim J-Punkt gekennzeichnet und stellt wahrscheinlich eine Variante der Osborn-Welle dar, die gewöhnlich bei Patienten in Hypothermie beobachtet wird (siehe Abschnitt 13 weiter oben). Im Zusammenhang mit akuter Perikarditis wird es in Europa „Storchenbein-Zeichen" genannt; es wird in rund 25% der Fälle angetroffen, zusammen mit anderen, zuverlässigeren EKG-Befunden (Kapitel 15: Akute und chronische Perikarditis).

Schlussbemerkung

Hurst veröffentlichte eine unterhaltsame Arbeit über die Benennung der normalen EKG-Wellen, die auch einige abnorme Wellen beinhaltet [49].

Literatur

1. Lewis T. Paroxysmal tachycardia, the result of ectopic impulse formation, Heart 1910;1:262–82
2. Gouaux IL, Ashman R. Auricular fibrillation with aberration simulating paroxysmal tachycardia. Am Heart J 1947;34:366
3. Chaudry II, Ramsaran EK, Spodick DH. Observations on the reliability of the Ashman phenomenon. Review. Am Heart J 1994;128:205–9
4. Akiyama T, Richeson JF, Faillace RT, et al. Ashman phenomenon of the T-wave. Am J Cardiol 1989;63:886–90
5. Osher HL, Wolff L. Electrocardiographic pattern simulating acute myocardial injury. Am J Med Sci 1953;226:541–5
6. Edeiken J. Elevation of the RS-T segment, apparent or real, in the right precordial leads as a probable normal variant. American Heart J 1954;38:331
7. Brugada P, Brugada J. Right bundle-branch block, persistent ST segment elevation and sudden cardiac death: a distinct clinical and electrocardiographic syndrome. A multicenter report. J Am Coll Cardiol 1992;20:1391–6
8. Brugada P, Brugada R, Brugada J. Sudden death in patients and relatives with the syndrome of right bundle-branch block, ST segment elevation in the precordial leads V(1) to V(3) and sudden death. Europ Heart J 2000;21:321–6

9. Viskin S, Fish R, Eldar M, et al. Prevalence of the Brugada sign in idiopathic ventricular fibrillation and healthy controls. Heart 2000;84:31–6
10. Bolognesi R, Tsialtas D, Vasini P, et al. Abnormal ventricular repolarization mimicking myocardial infarction after herecyclic antidepressant overdose. Am J Cardiol 1997;79:242–5
11. Goldgrand-Toledano D, Sideris G, Kevorkian J-P. Overdose of cyclic antidepressants and the Brugada syndrome. N Engl J Med 2002;346:1591–2
12. Rouleau F, Asfar P, Boulet S, et al. Transient ST segment elevation in right precordial leads induced by psychotropic drugs: relationship to the Brugada syndrome. J Cardiovasc Electrophysiol 2001;12:61–5
13. Sangwatanaroy S, Prechawat S, Sunsaneewitayakul B, et al. New electrocardiographic leads and the procainamide test in the detection of the Brugada sign in sudden unexplained death syndrome survivors and their relatives. Europ Heart J 2001;22:2290–6
14. Brugada P, Brugada J, Brugada R. Dealing with biological variation in the Brugada syndrome (editorial). Europ Heart J 2001;22:2231–2
15. Wilde AAM, Antzelevitch C, Borggrefe M, et al. Proposed diagnostic criteria for the Brugada syndrome. Consensus report. Europ Heart J 2002;23:1648–54
16. Cabrera E, Friedland C. LA onda de activaciòn ventricular en el bloqueo de rama isquierda con infarto: un nuevo signo electrocardiografico. Arch Inst Cardiol Mex 1953;23:441–60
17. Chatterjee K, Harris AM, Davies JG, Leatham A. T-wave changes after artificial pacing (preliminary communication). Lancet 1979;1(7598):759–60
18. Chatterjee K, Harris AM, Davies JG, Leatham A. Electrocardiographic changes subsequent to artificial ventricular depolarization. Br Heart J 1979;31:770–9
19. Alessandrini RS, McPherson DD, Kadish AH, et al. Cardiac memory: a mechanical and electrical phenomenon. Am J Physiol 1997;272:1952–9
20. Wilson FN. A case in which the vagus influenced the form of the ventricular complex of the electrocardiogram. Arch Intern Med 1915;16:1008–27
21. Wolff L, Parkinson J, White PD. Bundle-branch block with the short P-R interval in healthy young people prone to paroxysmal tachycardia. Am Heart J 1930;5:685–704
22. Segers PM, Lequime J, Denolin H. L'activation ventriculaire précoce de certains coeurs hyperexitables: étude de l'onde d de l'électrocardiogramme. Cardiologia 1944;8:113–67
23. Dressler W, Roesler H. The occurrence in paroxysmal ventricular tachycardia of ventricular complexes transitional in shape to sino-auricular beats. Am Heart J 1952;44:485–93
24. Young RL, Mower MM, Ramapuram GM, et al. Atrial fibrillation with ventricular tachycardia showing „Dressler" beats. Chest 1973;63:96–7
25. Fontaine G, Guiraudon, Frank R, et al. Stimulation studies and epicardial mapping in ventricular tachycardia: study of mechanism and selection for surgery. In: Kulbertus HE (ed). Re-Entrant Arrhythmias: Mechanisms and Treatment. Lancaster PA: MTP Publishers 1977, pp 334–50
26. Jaoude SA, Leclercq JF, Coumel P. Progressive ECG changes in arrhythmogenic right ventricular diseases. Evidence for an evolving disease. Eur Heart J 1996;17:1717–21
27. Fontaine G, Gallais J, Fornesd P, et al. Arrhythmogenic right ventricular dysplasia/cardiomyopathy. Anaesthesiology 2001;95:250–4
28. Gemayel C, Pelliccia A, Thompson PD. Arrhythmogenic right ventricular cardiomyopathy. J Am Coll Cardiol 2001;38:1773–81
29. Marcus FI. Update of arrhythmogenic right ventricular dysplasia. Card Electrophysiol Rev 2002;6:54–6
30. McGinn S, White PD. Acute cor pulmonale resulting from pulmonary embolism. Its clinical recognition. J Amer Med Assoc 1935;104:1473–80
31. Katz LN, Wachtel H. The diphasic QRS type of electrocardiogram in congenital heart disease. Am Heart J 1937;13:202–6
32. Osborn JJ. Experimental hypothermia: Respiratory and blood Ph changes in relation to cardiac function. Am J Physiol 1953;175:389–98
33. Vassallo SU, Delaney KA, Hoffman RS, et al. A prospective evaluation of the electrocardiographic manifestations of hypothermia. Acad Emerg Med 1999;6:1121–6
34. Patel A, Getsos JP, Moussa G, Damato AN. The Osborn wave of hypothermia in normothermic patients. Clin Cardiol 1994;17:273–6
35. Martinez Martinez JA. Postoperative pericarditis and Osborn wave. Medicina (B Aires) 1998;58:428
36. Abbott JA. The nonspecific camel-hump sign. J Amer Med Assoc 1976;235:413–4
37. Kalla H, Yan GX, Marinchak R. Ventricular fibrillation in a patient with prominent J (Osborn) waves and ST segment elevation in the inferior electrocardiographic leads: a Brugada syndrome variant? J Cardiovasc Electrophysiol 2000;11:95–8
38. Yan GX, Antzelevitch C. Cellular basis for the electrocardiographic J wave. Circulation 1996;93:372–9
39. Pardee HEB. Clinical Aspects of the Electrocardiogram. London: Lewis 1941
40. Lown B, Wolf M. Approaches to sudden death by coronary heart disease. Circulation 1971;44:130–42
41. El-Sherif N, Myerburg RJ, Scherlag BJ, et al. Electrocardiographic antecedents of primary ventricular fibrillation. Value of the R-on-T phenomenon in myocardial infarction. Br Heart J 1976;38:415–22
42. Engel TR, Meister SG, Frankl WS. The 'R-on-T' phenomenon. An update and critical review. Ann Intern Med 1978;88:221–5
43. Chou TC, Wenzke F. The importance of R-on-T phenomenon. Am Heart J 1978;96:191–4
44. Chiladakis JA, Karapanos G, Davlouros P, et al. Significance of R-on-T phenomenon in early ventricular tachyarrhythmia susceptibility after acute myocardial infarction in the thrombolytic era. Am J Cardiol 2000;85:289–93
45. Braunwald E (ed). Heart Disease. A Textbook of Cardiovascular Medicine, 5th edn. Philadelphia: WB Saunders 1997
46. Rodstein M, Wolloch L, Gubner RS. Mortality study of the significance of extrasystoles in an insured population. Circulation 1971;44:617–25
47. Von Olshausen K, Treese N, Pop T, et al. Plötzlicher Herztod im Langzeit-EKG. Deutsch med Wochenschr 1985;110:1195–201
48. Tye KH, Samant A, Desser KB, Benchimol A. R-on-T or R on P phenomenon? Relation to the genesis of ventricular tachycardia. Am J Cardiol 1979;44:632–7
49. Hurst JW. Naming of the waves in the ECG, with a brief account of their genesis. Circulation 1998;98:1937–42

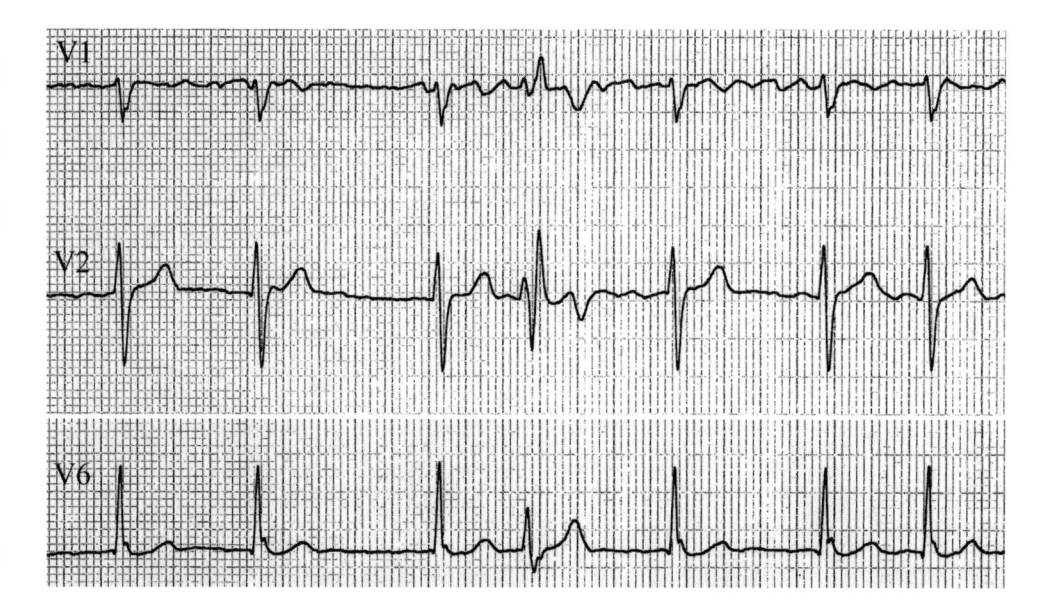

EKG 31.1
Ashman-Schlag. 82J/m. Chronisches Vorhofflimmern. EKG (V_1/V_2/V_6): Nach dem längsten R-R-Intervall wird der nächste Schlag mit RSB-Aberration geleitet.

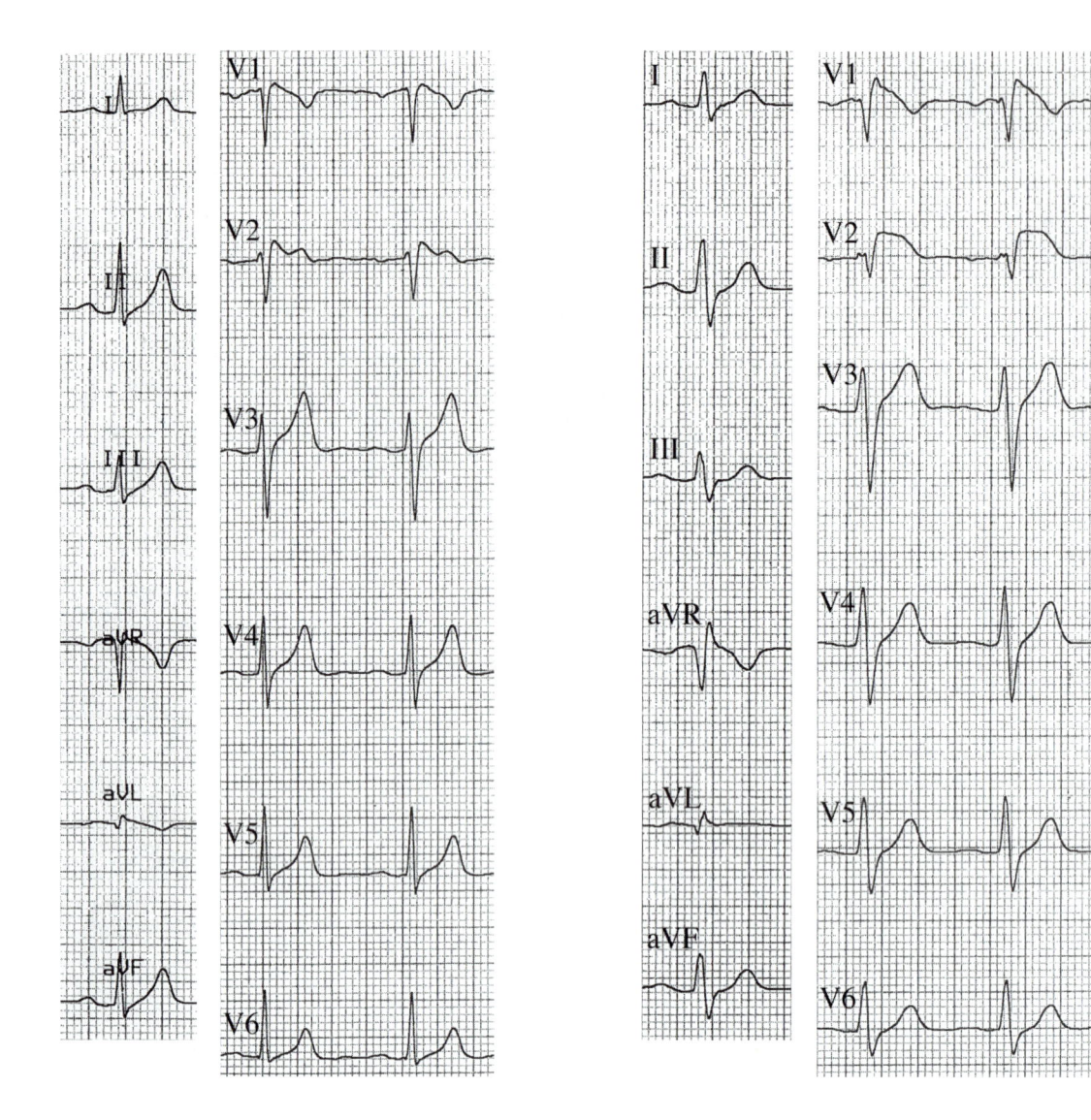

EKG 31.2a
Brugada-Syndrom. 53J/m. Keine Symptome, EKG als Routineuntersuchung. Die ST-Hebung in den Ableitungen V_1 und V_2 ist mit dem Brugada-Zeichen vereinbar.

EKG 31.2b
Gleicher Patient. Nach intravenösem Flecainid ist das Bild in den Ableitungen V_1 und V_2 typischer für ein Brugada-Zeichen. In Anbetracht fehlender Symptome, unauffälliger Familienanamnese bezüglich plötzlichem Herztod (der Patient hatte keine Kinder) und des normalen Holter- und Belastungs-EKGs wurden keine weiteren Untersuchungen durchgeführt.

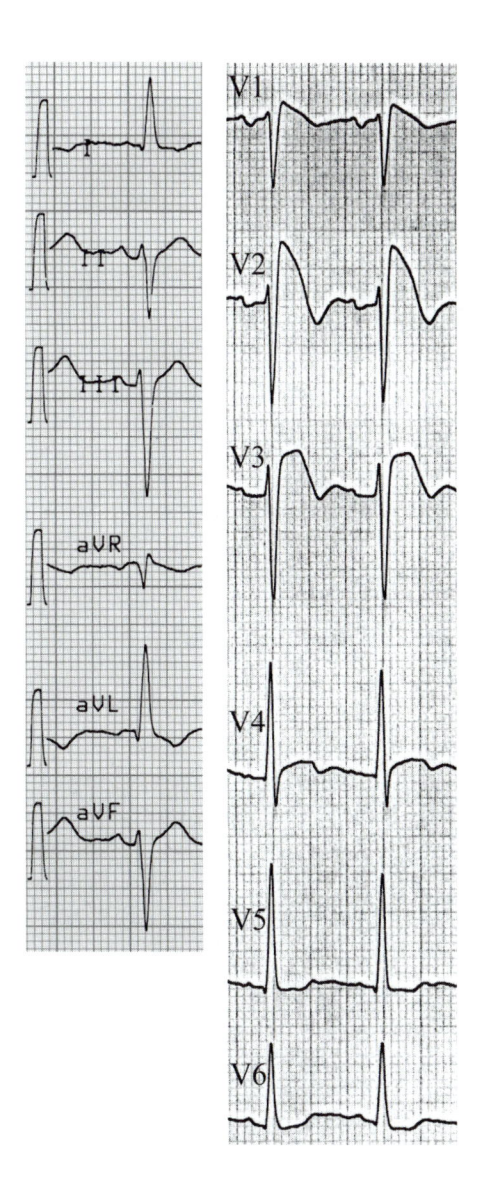

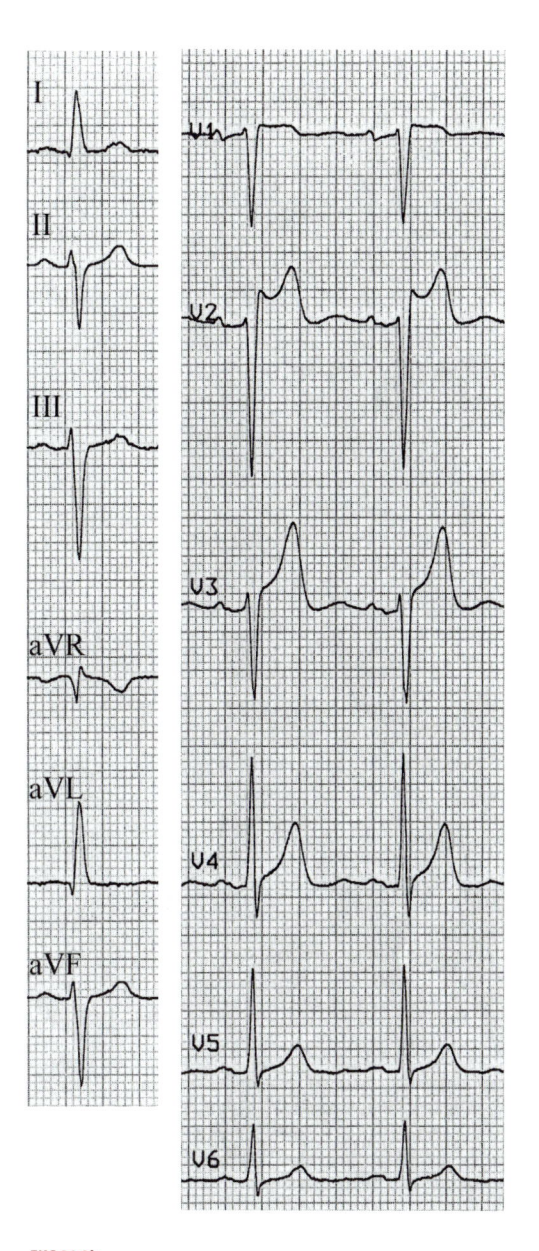

EKG 31.3a
Brugada-Syndrom. Fallbeispiel/Short Story 1. 62J/m. QRS überdrehte Linkslage (LAFB), LVH. Typisches Bild eines inkompletten RSB, ST-Hebung und negative T-Wellen in den Ableitungen V_1 bis V_3 (V_4).

EKG 31.3b
Gleicher Patient, 1 Tag später. Weniger typisches Brugada-Bild.

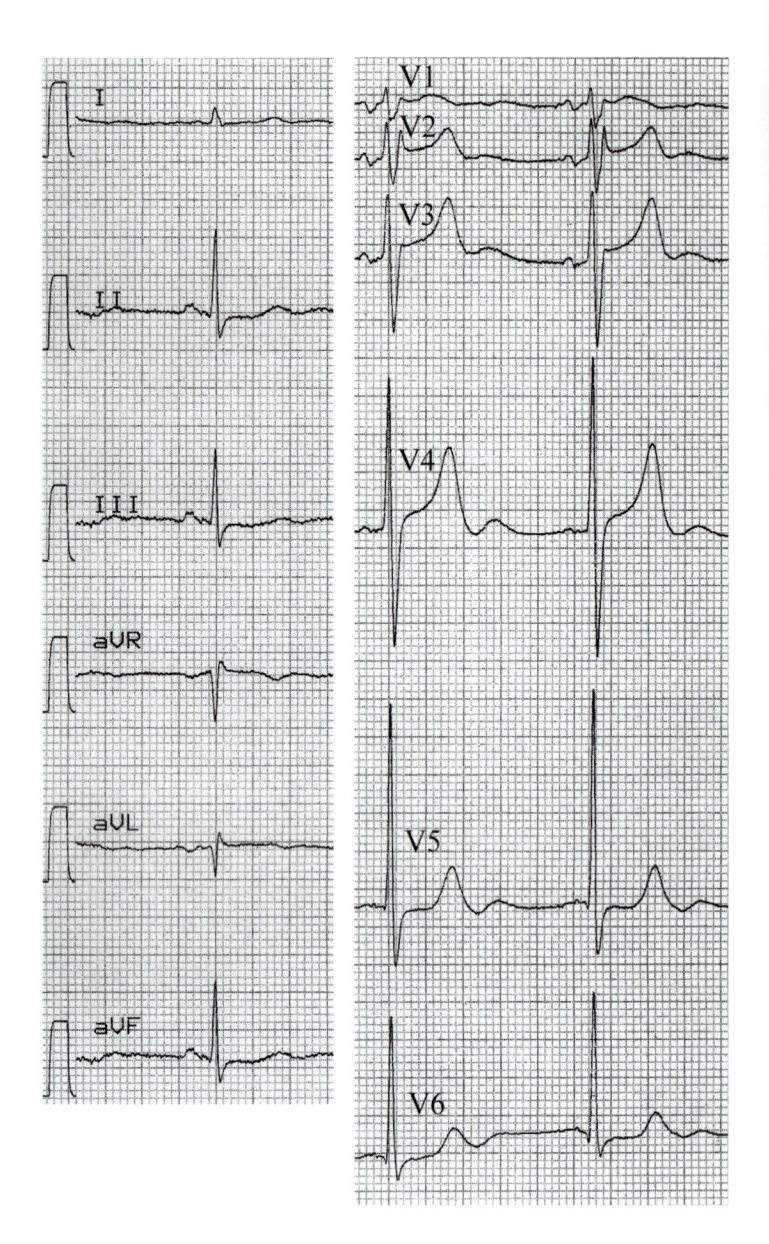

EKG 31.4
Pseudo-Brugada-Zeichen. 78J/m. Hypertonie, Lungenemphysem. EKG: inkompletter RSB, ST-Hebung und positive T-Wellen in V$_2$/V$_3$. Hohe Amplitude des QRS in V$_4$ bis V$_6$, spricht für LVH. Echo: LV-Masse 152 g/m^2, normale systolische LV-Funktion.

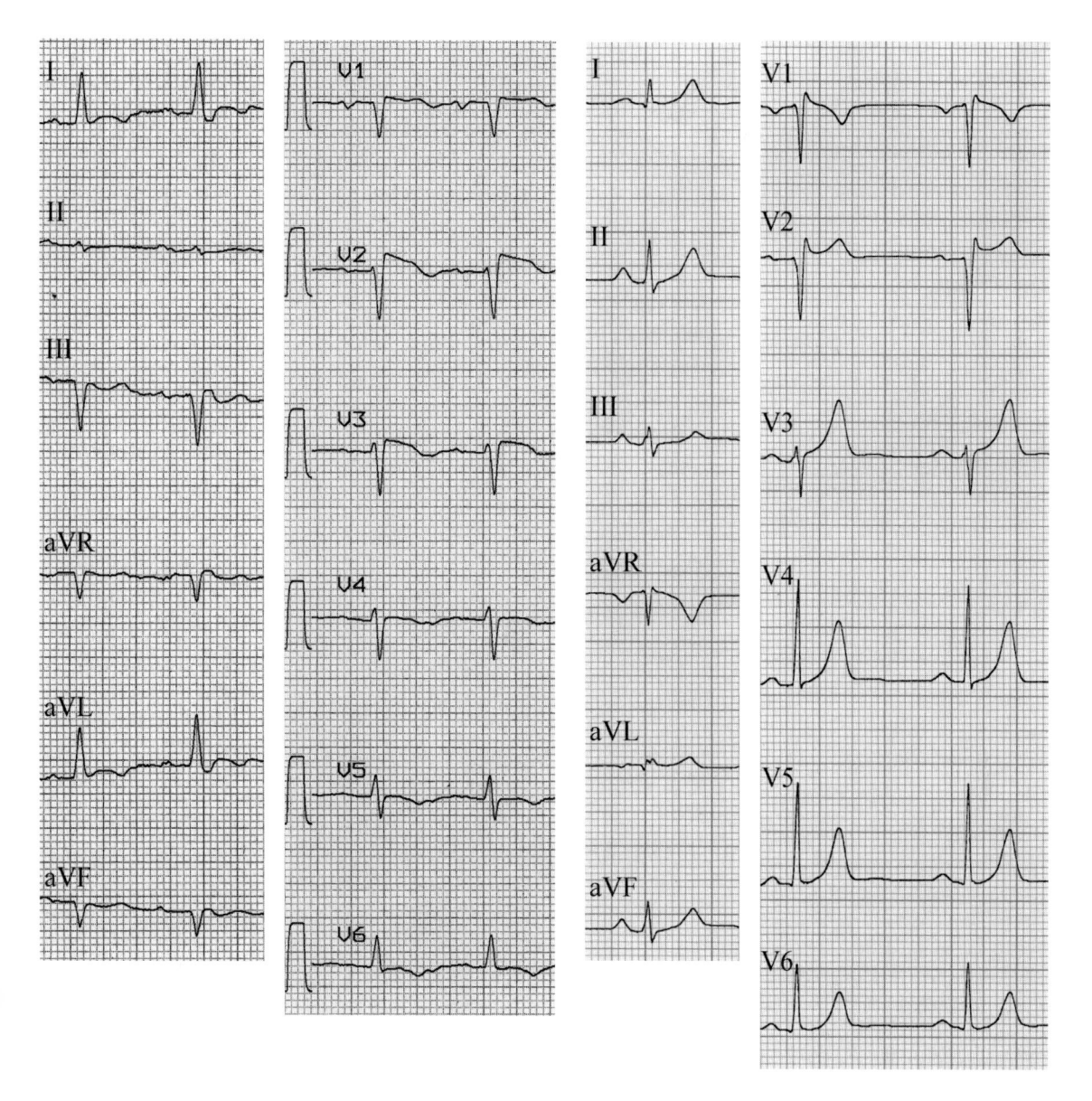

EKG 31.5
Pseudo-Brugada-Zeichen. 71J/w. KHK mit altem inferiorem und anteroseptalem MI und aortokoronarer Bypassoperation. EKG: möglicher inkompletter RSB (minimale r´-Zacke in V_1 bis V_3, kleine r´ in aVR). ST-Hebung in V_1 bis V_4, minimale T-Negativität in V_2.

EKG 31.6
Pseudo-Brugada. 38J/w. Normales Herz, unauffällige Familienanamnese. EKG: inkompletter RSB, ST-Hebung in $V_1/V_2(V_3)$, negative T in V_1, positive T in V_2. Das EKG wurde als Normvariante interpretiert.

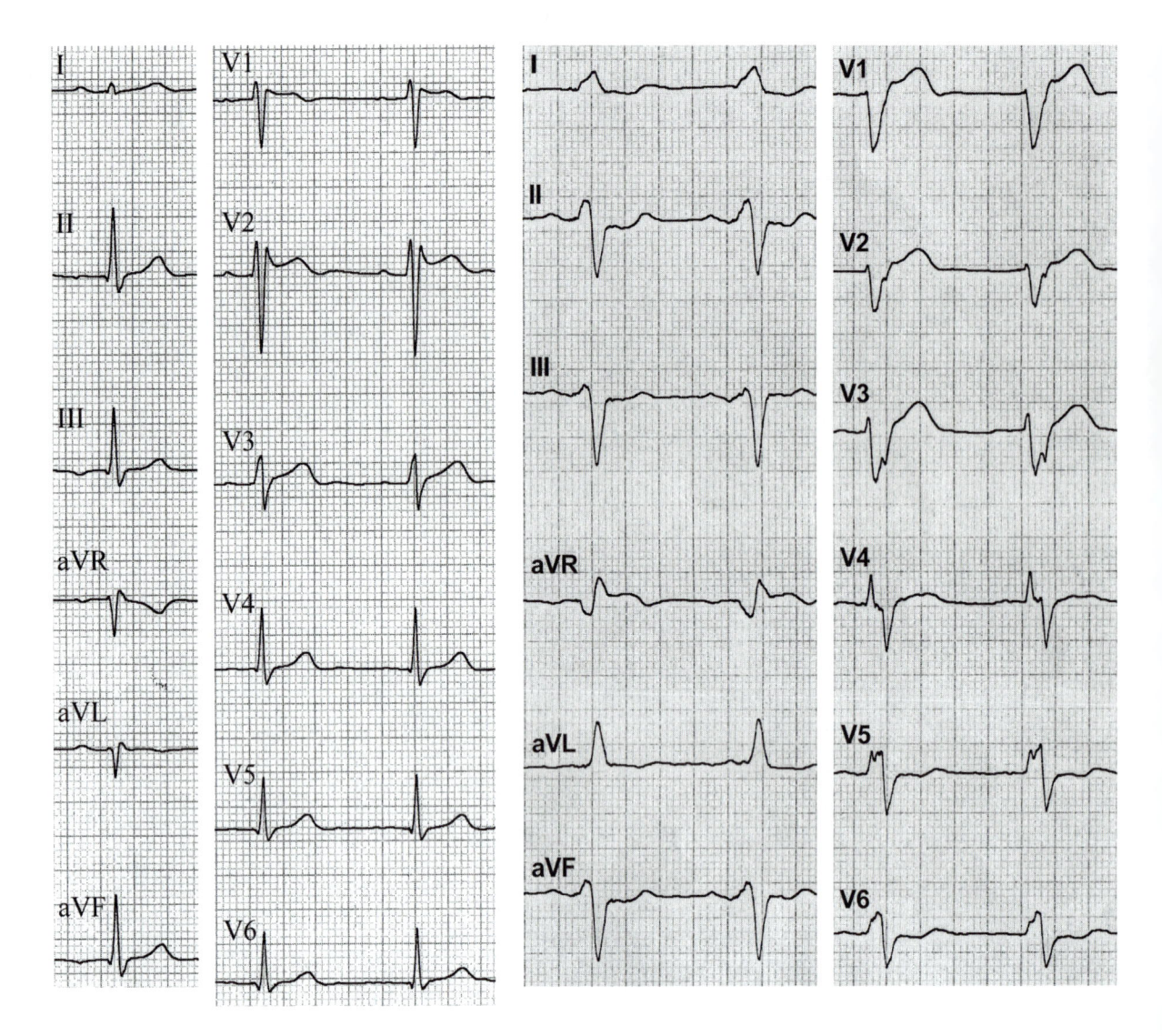

EKG 31.7
Pseudo-Brugada-Zeichen. 48J/w. Lumbale Diskushernie. Keine kardialen Symptome, unauffällige Familienanamnese. EKG: inkompletter RSB, ST-Hebung in $V_1/V_2(V_3)$, positive T-Wellen.

EKG 31.8
Cabrera-Zeichen. 75J/m. 18 Jahre alter ausgedehnter anteriorer MI. EKG: Sinusrhythmus, LSB. Atypische Zunahme der R-Zacke in V_1 bis V_4. Die pathologische Knotung in fünf präkordialen Ableitungen (V_2 bis V_6) zeigt den anterioren MI an. Ein inferiorer MI ist nicht diagnostizierbar. Echo: Apikale Dyskinesie, laterale und inferiore Akinesie; Auswurffraktion 25%.

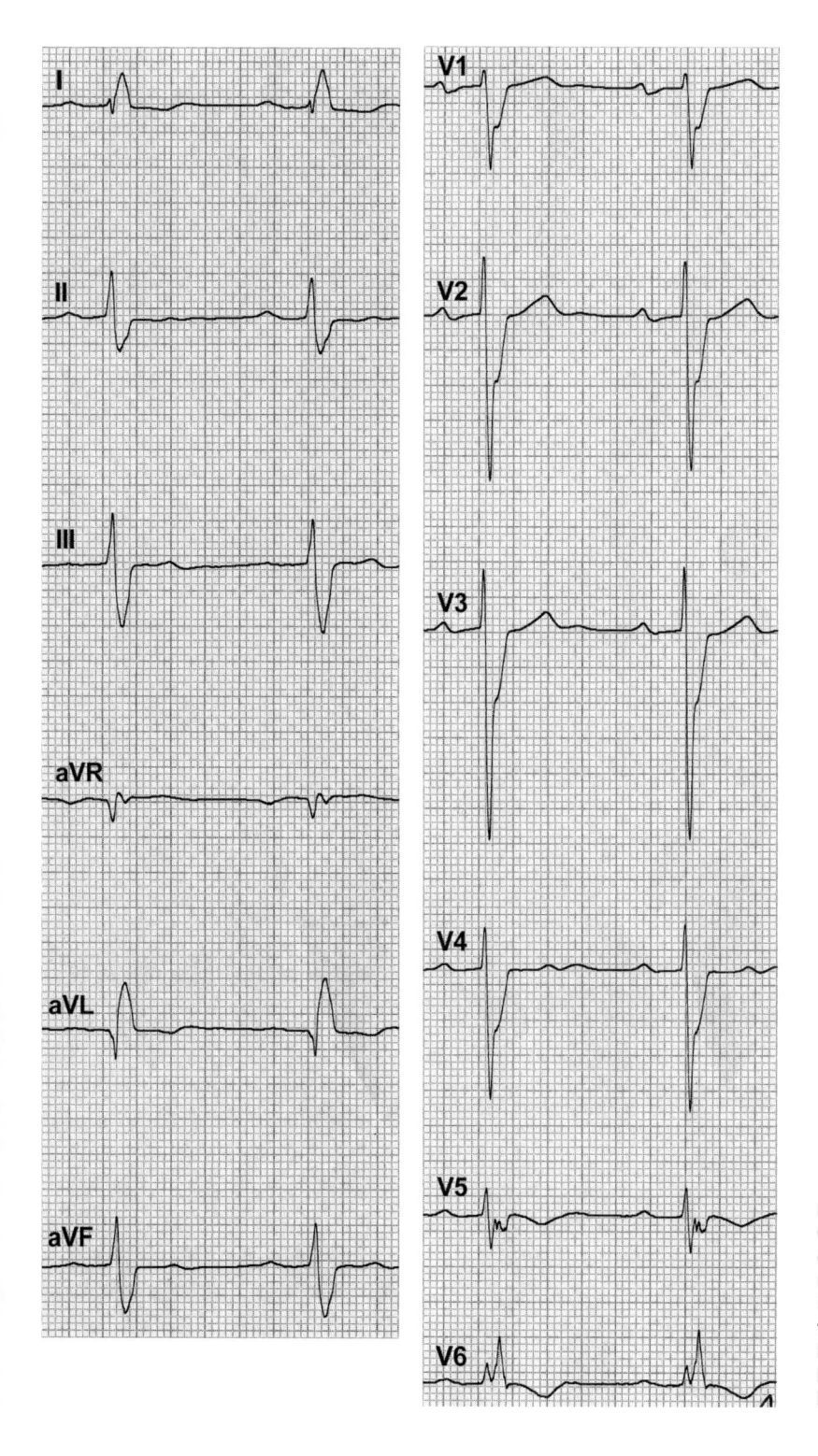

EKG 31.9
Cabrera-Zeichen. 67J/m. Anteriorer, lateraler und inferoposteriorer MI vor 20, 5 und 4 Jahren. EKG: Sinusrhythmus, AV-Block 1°, LSB. Q in aVL, rsR´ in I, geknotetes QRS in V_5/V_6. Cabrera-Zeichen in V_1 bis V_4. Große R-Zacke in V_2, abnehmend bis V_5. Koro: schwere Drei-Gefäß-Krankheit; LV-Auswurffraktion 25%.

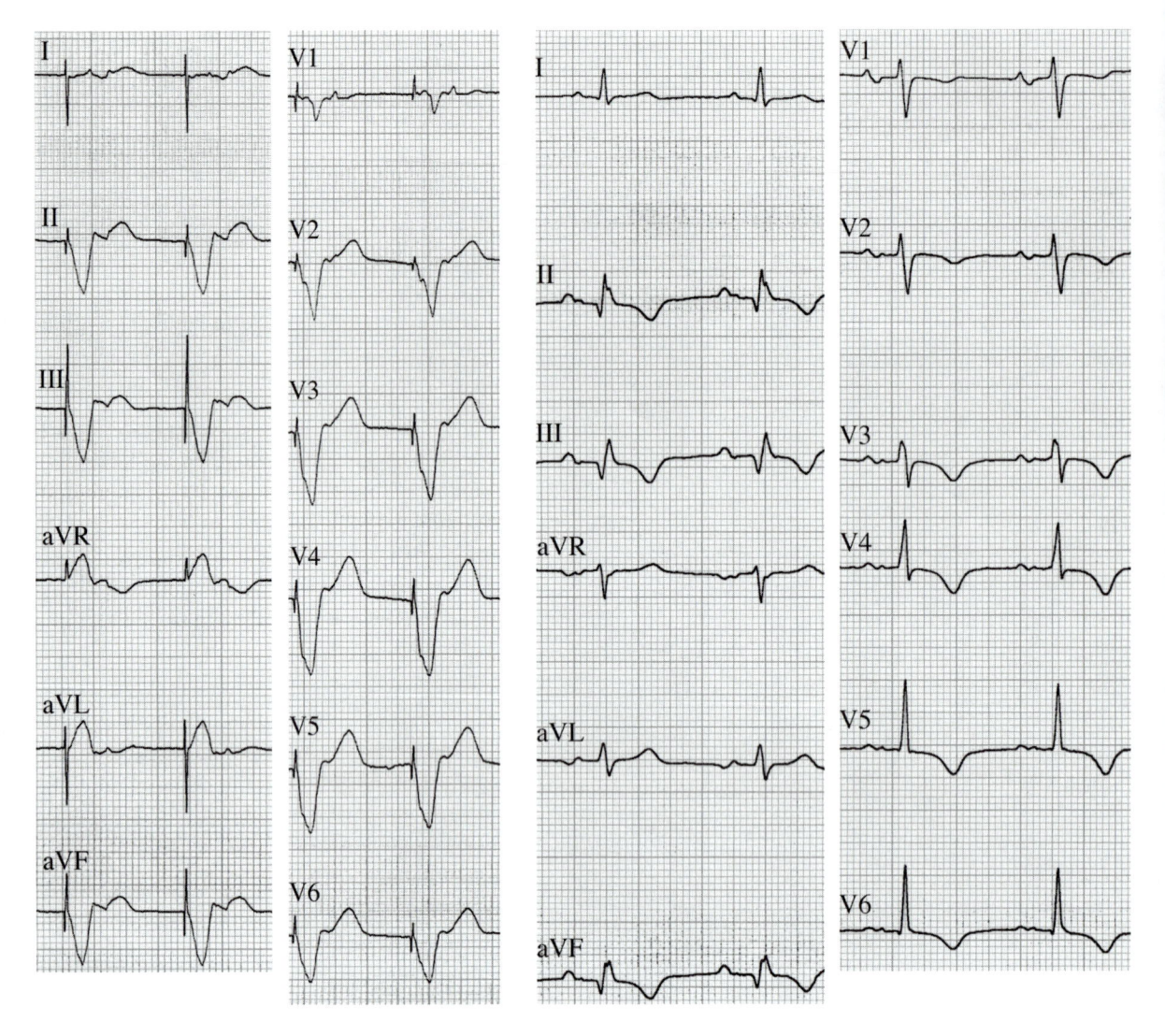

EKG 31.10a
Rechtsventrikuläres Pacing. 63J/m. Sick-Sinus-Syndrom.
EKG: LSB-Bild.

EKG 31.10b
Chatterjee-Phänomen nach *gestopptem Pacing*. Im Sinusrhythmus sind die T-Wellen in den inferioren und präkordialen Ableitungen negativ.

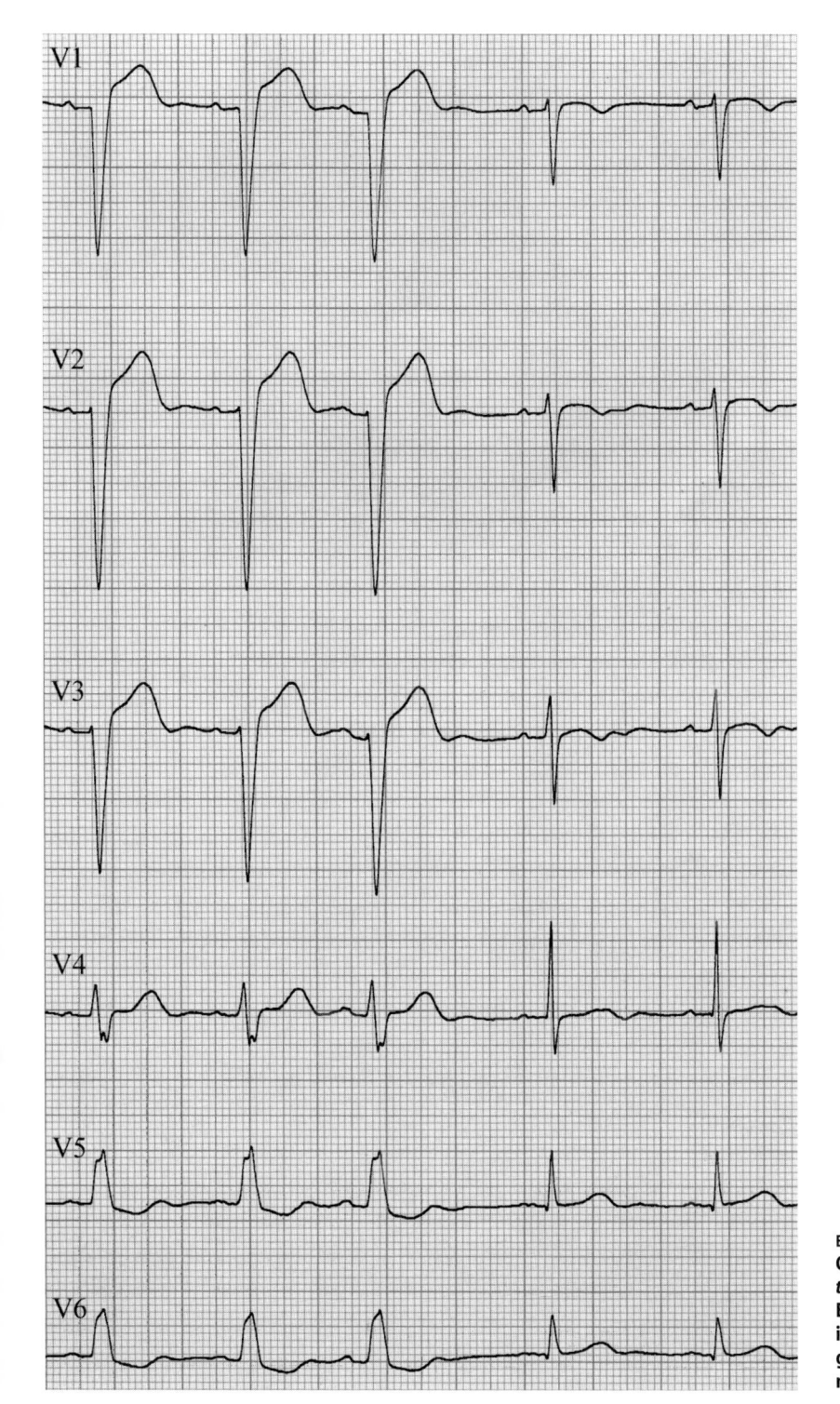

EKG 31.11
Chatterjee-Phänomen nach *spontanem LSB-Bild*. 82J/w. Hypertonie. EKG: Der letzte Schlag mit LSB-Muster ist eine Vorhofextrasystole. Die folgenden Sinusschläge zeigen leicht negative T-Wellen in V_1 bis V_4.

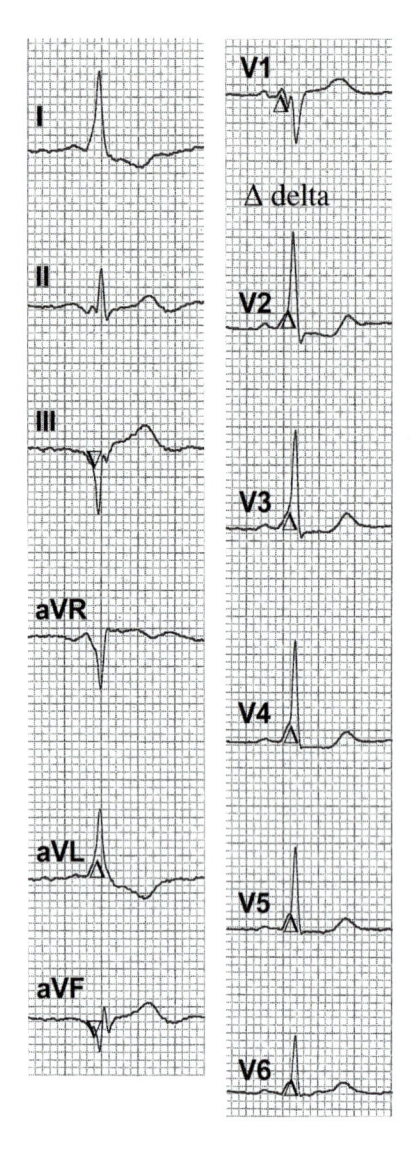

EKG 31.12 ▲
Deltawelle. 60J/w. Typische Deltawellen in mehreren Ableitungen (siehe Δ delta). Beachte die negativen Deltawellen in den Ableitungen III und aVF.

EKG 31.13 ▶
Dressler-Schlag. 44J/m. Dilatierende Kardiomyopathie. EKG (präkordiale Ableitungen): Kammertachykardie, Frequenz 140/min. RSB-Bild. Das vierte QRS ist kleiner, entspricht einem Fusionsschlag (Pfeil). Beachte: Dieses QRS bleibt positiv in den Ableitungen V_1 und V_2, wo es normalerweise negativ sein sollte.

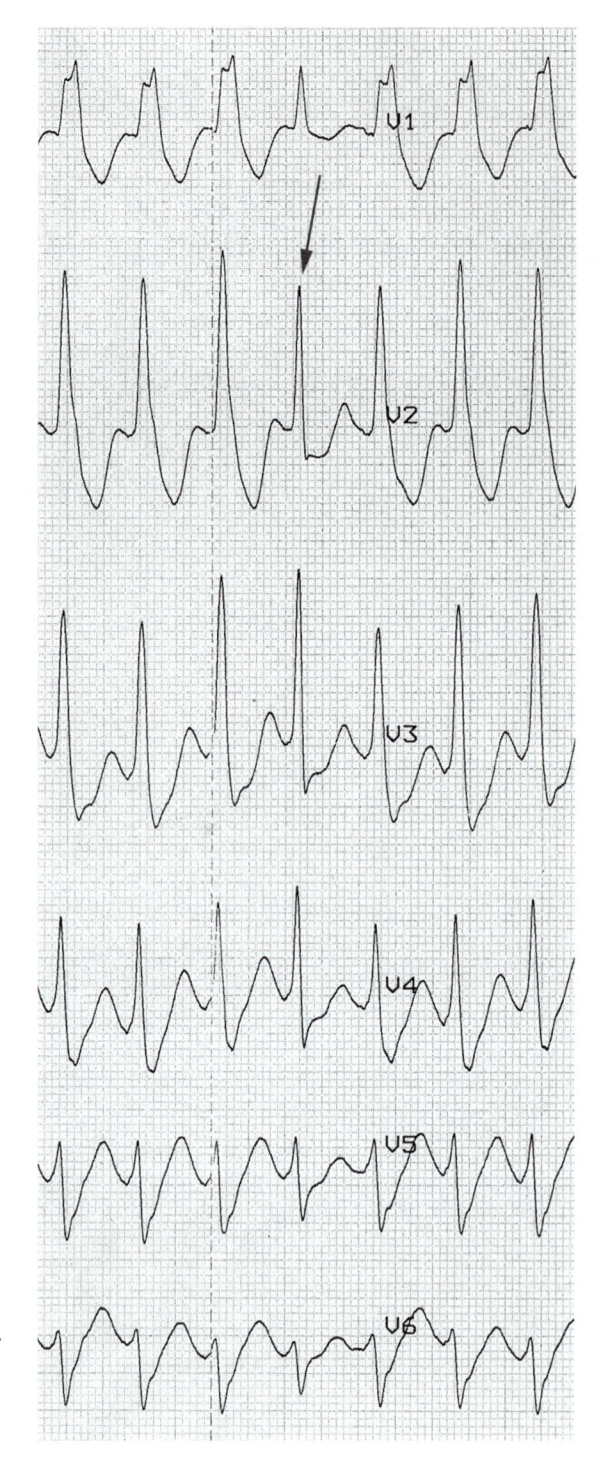

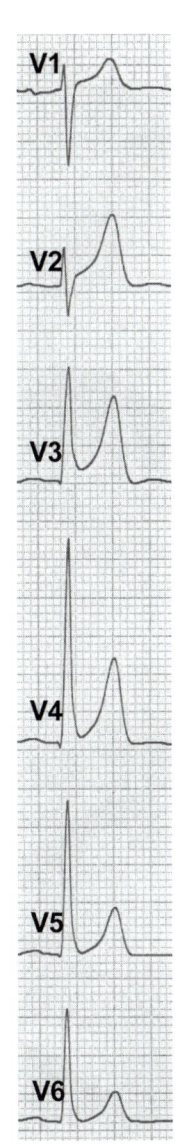

EKG 31.14
Frühe Repolarisation. 31J/m. Normales Herz. EKG (präkordiale Ableitungen): ST-Hebung in den Ableitungen V_1 bis V_4, die mit dem QRS in V_3 und V_4 konkordant ist. Siehe auch eindrücklichere Fälle im Kapitel 3: Das normale EKG und seine normalen Varianten.

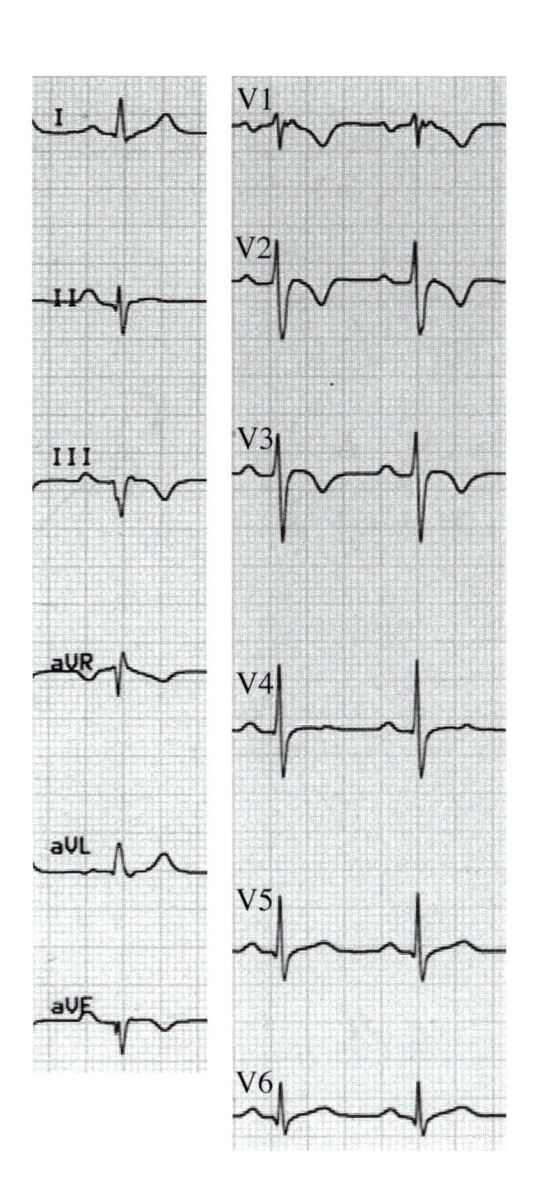

EKG 31.15a
Epsilon-Welle. 31J/m. Histologisch nachgewiesene Sarkoidose mehrerer Organe, auch des RV. Episoden von rascher Kammertachykardie und Präsynkopen. EKG: Sinusrhythmus, ÅQRS$_F$ -75°. Negative (and symmetrische) T-Wellen in V_1 bis V_3 und aVF/II. Epsilon-Welle in Ableitung V_1. Der Patient erhielt einen implantierbaren Defibrillator.

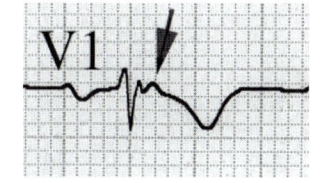

EKG 31.15b
Gleicher Patient, EKG vergrößert. Epsilon-Welle in Ableitung V_1 (Pfeil).

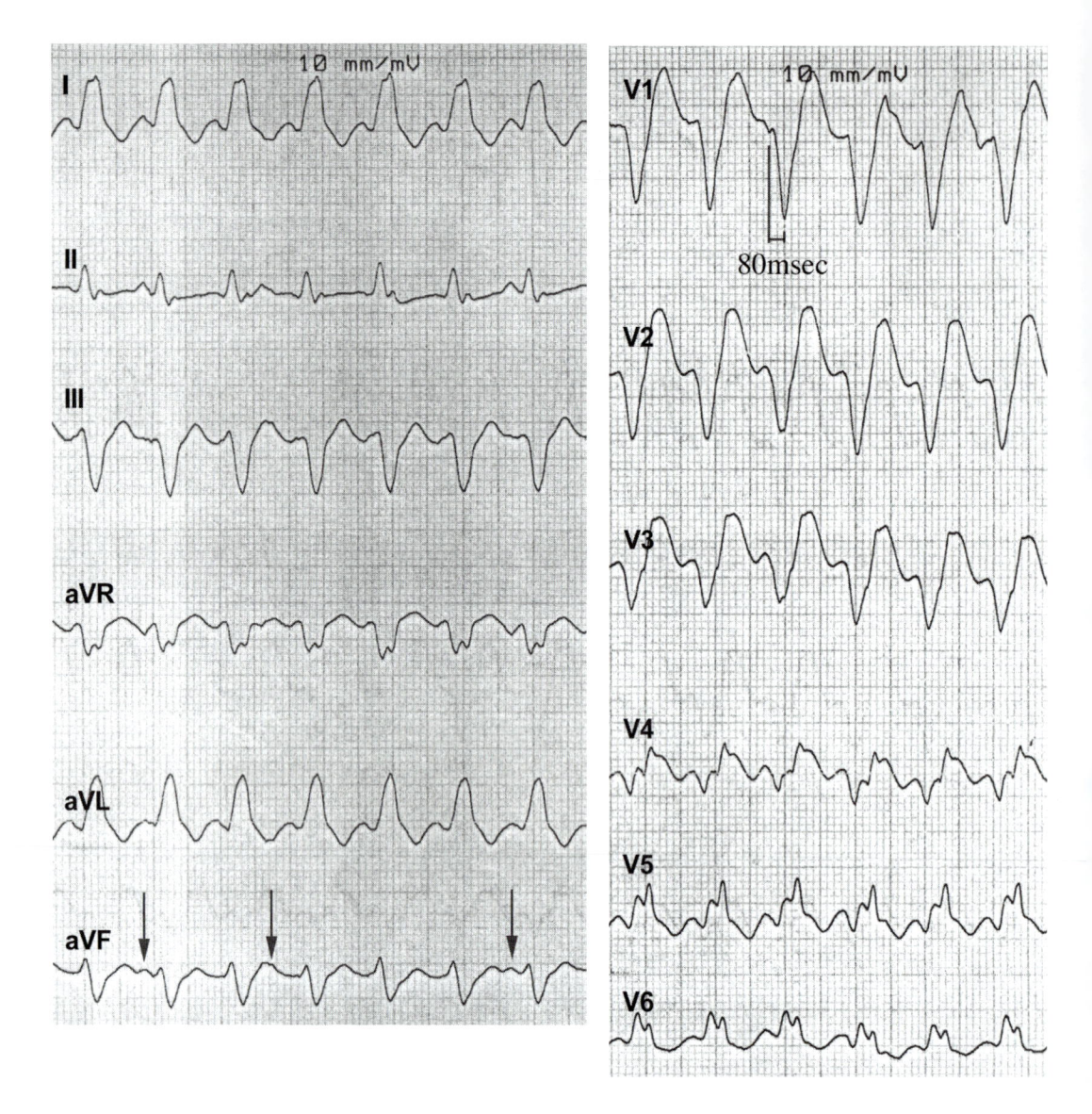

EKG 31.16
Nadir-Zeichen. 70J/m. Alter anteriorer Infarkt mit Aneurysma. KT mit *LSB-ähnlichem QRS*. QRS-Dauer 160 ms. Kammerfrequenz 143/min. AV-Dissoziation, am besten in Ableitung aVF erkennbar (Pfeil), Vorhoffrequenz 85/min. Nadir-Zeichen (Dauer vom Beginn des QRS zum Nadir der S-Zacke in Ableitung V$_1$): 80 ms. Beachte: Die Übergangszone ist ähnlich wie bei Aberration mit ganz abruptem Wechsel vom negativen zum positiven QRS in Ableitung V$_4$/V$_5$, möglicherweise infolge des alten anterioren Infarktes.

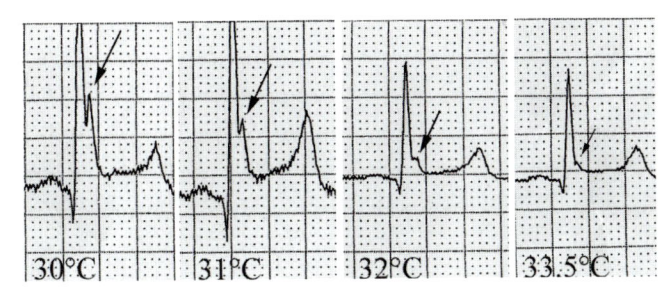

EKG 31.17
Osborn-Wellen. 54J/m. EKG-Streifen während offener Herzoperation: Osborn-Welle (Pfeil), mit Erhöhung der Körpertemperatur abnehmend.

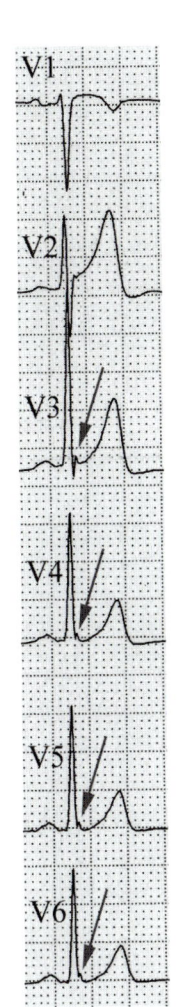

EKG 31.18
Osborn-Wellen. 47J/m. Erythrodermatitis, normales Herz. EKG (präkordiale Ableitungen): Osborn-Wellen in V_3 bis V_6 (Pfeile).

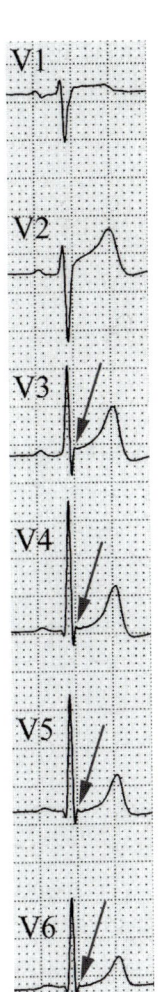

EKG 31.19
„Mikro"-Osborn-Welle. 32J/w, normales Herz. Sehr kleine Osborn-Welle in den Ableitungen V_3 bis V_6 (Pfeile).

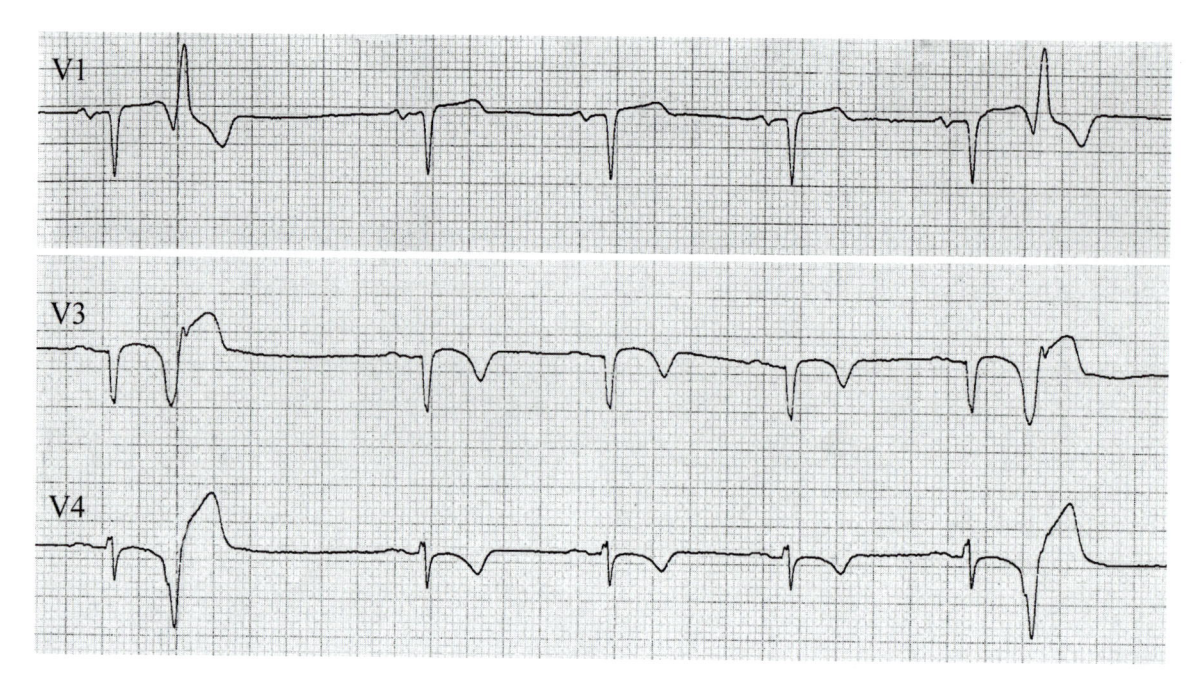

EKG 31.20a
R-auf-T-Phänomen. 78J/m. Fallbeispiel/Short Story 2. EKG (Ableitungen V_1, V_3 und V_4): Sinusrhythmus, 63/min. VES, die in den oder leicht vor dem Apex der T-Welle einfallen.

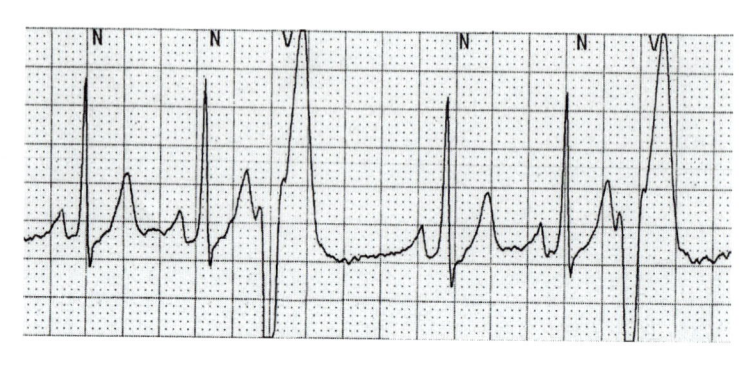

EKG 31.20b
Gleicher Patient. Monitorstreifen: Sinusrhythmus, 93/min. VES, die nach dem T-Apex einfallen. Die dritte VES löst eine kurze KT aus mit „echtem R-auf-T-Phänomen" bei der maximalen instantanen Frequenz von rund 280/min. Jedoch ist dieses Phänomen während rascher KT üblich, auch ohne dass es ein Vorläufer eines Kammerflimmerns ist.

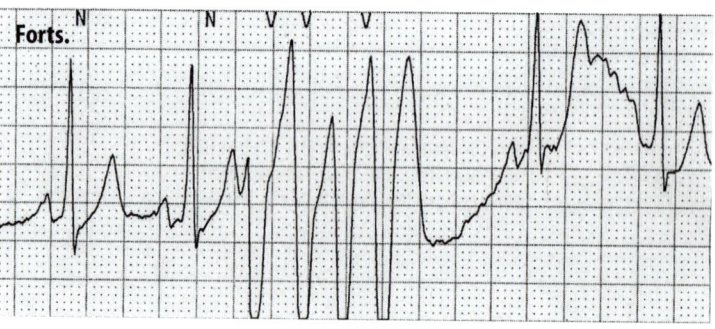

Kapitel 32
Seltene EKGs

Auf einen Blick und Im Detail

Dieses Kapitel ist nicht in zwei Abschnitte eingeteilt, weil jedermann an diesem Thema interessiert sein wird. Ein anderer Zweck dieses Kapitels ist, den Leser – besonders „alte EKG-Hasen" – und den Autor selbst zu unterhalten.

EKG und EKG Spezial

EKG 32.1
Multifokaler oder chaotischer Vorhofrhythmus

60-jähriger Patient. Schwere obstruktive Lungenkrankheit. Hypertrophie. Digoxin 0,125 mg/Tag, Diuretika. EKG (V_1/V_2): Instantane Frequenz 50–85/min. Die P-Wellen-Morphologie ist immer verschieden, ebenso die PQ-Intervalle. Daraus folgt eine absolute Unregelmäßigkeit der Kammeraktion. Längere Episoden der Arrhythmie persistierten auch nach Beendigung der Digoxintherapie. Der Patient starb 7 Monate später an einer Pneumonie.

Die Arrhythmie ist sehr selten, wenn die Definition streng befolgt wird:

i. verschiedene Morphologie der P-Wellen *ohne* einen regelmäßigen Grundrhythmus. In der Regel bestehen unzählige verschiedene P-Konfigurationen
ii. ständig unterschiedliche R-R-Intervalle (vollständig unregelmäßige Kammeraktion = „absolute Kammerarrhythmie" wie bei Vorhofflimmern!)
iii. variierende PQ-Intervalle

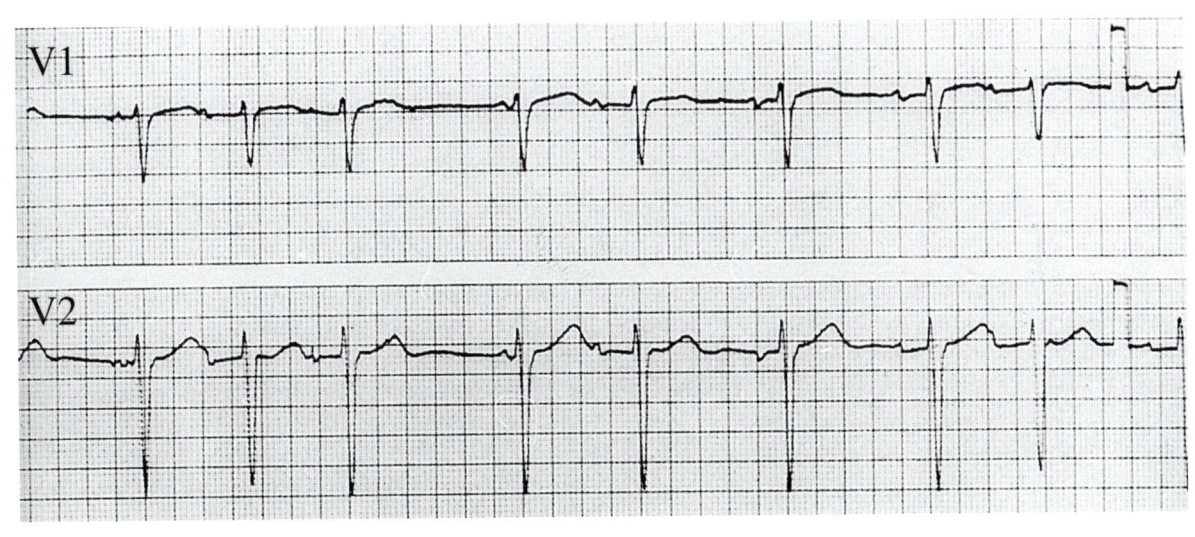

ECG 32.1

iv. es können Schläge mit AV-Block 1° auftreten, ebenso wie AV-Ersatzschläge und supraventrikuläre Extrasystolen
v. die Frequenz beträgt meistens 80–100/min; eine Tachykardie >120/min ist selten (bei diesen Fällen wird der Begriff „multifokale Vorhoftachykardie" verwendet).

Die Arrhythmie dauert Minuten, Stunden oder Tage und hat bei normaler Frequenz keine hämodynamischen Konsequenzen. Jedoch ist die Prognose wegen der häufigen Verbindung (rund 50%) mit schwerer chronischer obstruktiver Lungenkrankheit im Allgemeinen nicht gut. Etwa die Hälfte der Patienten stirbt innerhalb von 6–12 Monaten an der zugrunde liegenden Krankheit. Ein Zusammenhang mit Digitalisbehandlung wurde beschrieben. Nach unserer Erfahrung ist die Degeneration in ein Vorhofflimmern selten, aber sie wurde gelegentlich dokumentiert.

Differentialdiagnose: Sinusrhythmus mit multiplen Vorhofextrasystolen (eine in der Regel harmlose Arrhythmie) [1,2].

EKG 32.2
Fehlendes Perikard

60-jähriger Patient. Schwere Zwei-Gefäß-Krankheit (RIVA: 90% Stenose; Cx: 80% Stenose), normale LV-Funktion. EKG: Sinusrhythmus 58/min. Negative P in den Ableitungen V_1/V_2, biphasische P in $V_3/V_4(V_5)$. Frontale QRS-Achse ($ÅQRS_F$) +135°. Auffallende Rotation im Uhrzeigersinn. Inkompletter Rechtsschenkelblock (iRSB) mit minimaler erster R-Zacke in V_1. Negative T-Welle in V_2/V_3.

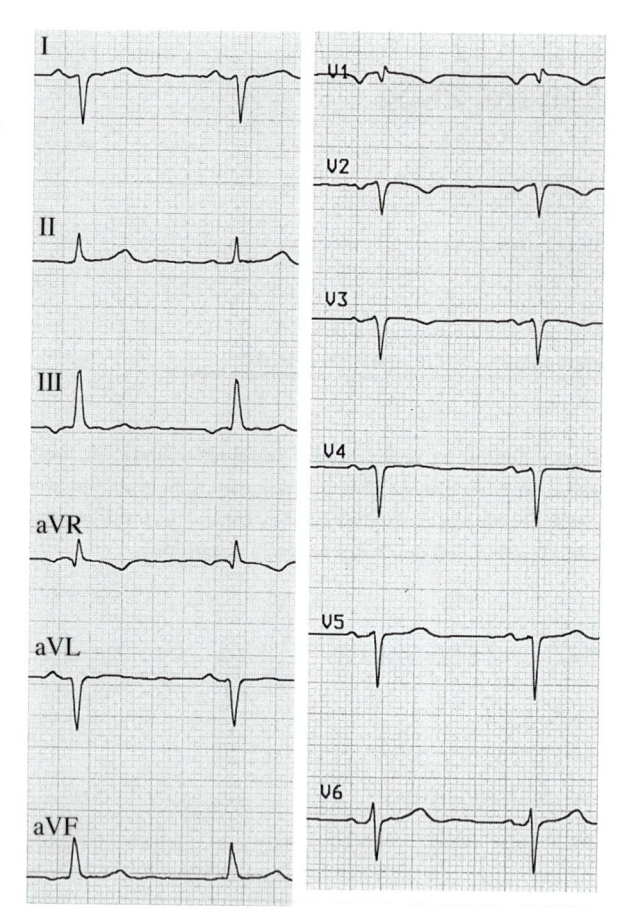

ECG 32.2

Fallbeispiel/Short Story 1

Obwohl die Herzchirurgen über die ausgeprägte anatomische Rotation des Herzens im Uhrzeigersinn informiert waren (während der Koronarangiographie festgestellt), führten sie eine Sternotomie durch. Da nur ein Teil des rechten Atriums sichtbar war, wurde der Patient auf seine rechte Seite gedreht, und es wurden zwei Bypässe an den RIVA und die Cx über eine links*posteriore* Thorakotomie angelegt. Diese Operation dauerte mehr als 5 h – anstelle der normalen 2 h. 5 Jahre später befand sich der Patient trotzdem in gutem Zustand.

Ein kongenitales vollständiges Fehlen des Perikards ist extrem selten und kann mit Anomalien des Zwerchfells und anderer Organe einhergehen. Die üblichen EKG-Veränderungen sind:

i. $ÅQRS_F$ >+60°
ii. QRS Rotation im Uhrzeigersinn
iii. inkompletter RSB
iv. spitze positive P-Wellen in V_2/V_3 (im Gegensatz zu unserem Fall).

Das Thoraxröntgenbild zeigt eine verwischte Kontur der Herzsilhouette und ein Fehlen einer deutlichen Herztaille [3–5].

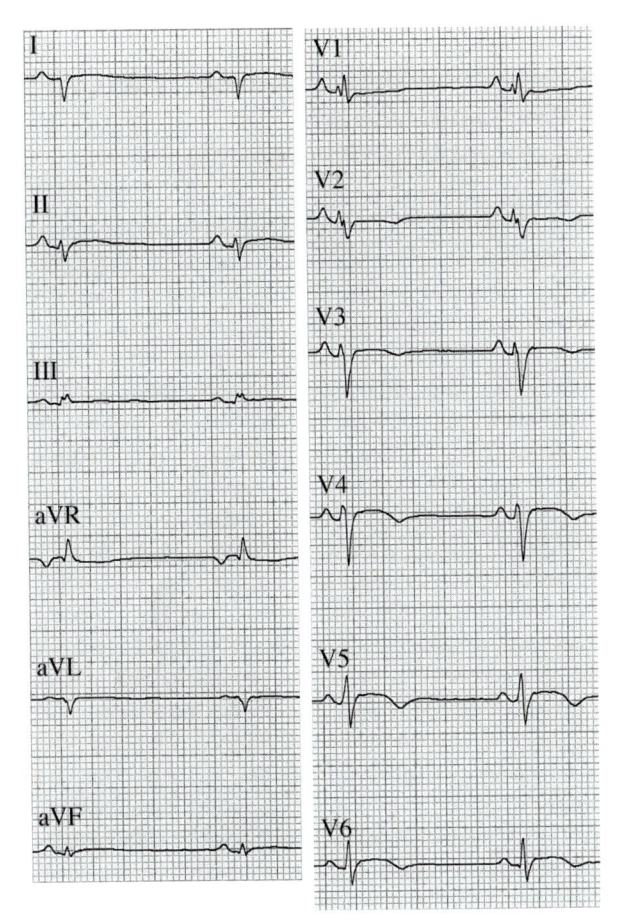

ECG 32.3

EKG 32.3
Rechtsventrikuläre Dysplasie (arrhythmogener rechter Ventrikel)

40-jähriger Patient. Seit 3 Jahren gehäufte ventrikuläre Extrasystolen (VES) mit LSB-ähnlichem Bild. Intermittierende Therapie mit Amiodaron. Nach einem kurzen Unwohlsein erlitt der Patient eine schwere Synkope mit fehlendem Puls. Glücklicherweise wurde eine Reanimation nach 2 min begonnen. Das EKG zeigte ein Kammerflimmern. Nach der Defibrillation erholte sich der Patient. Das Echo ergab eine schwere Dilatation und eine schwache Funktion des rechten Ventrikels. Die Koronararterien erwiesen sich als normal. Es wurde ein ICD implantiert. EKG: Sinusrhythmus 53/min. Hohe und spitze P-Wellen in V_1 bis V_3, PQ 0,14 s. ÅQRS$_F$ rund +180°. Periphere „low voltage". QRS-Rotation im Uhrzeigersinn. Inkompletter RSB mit rsR´S´-Typ in V_1 (bei dieser Ableitung beträgt die QRS-Dauer 20–40 ms mehr als in Ableitung V_6!). Leichte ST-Senkung in V_1/V_2, leichte ST-Hebung in V_3 bis V_6 (und I/II). Flache T-Wellen in den Extremitätenableitungen, negative T-Wellen in V_2 bis V_6.

Die rechtsventrikuläre Dysplasie (RVD) ist eine seltene kongenitale Krankheit. Wie das Brugada-Syndrom und das lange QT-Syndrom ist die RVD für *plötzlichen Tod* infolge Kammerflimmerns bei jungen Menschen verantwortlich. Im EKG finden sich gewöhnlich ein inkompletter RSB und negative T-Wellen in den rechtspräkordialen Ableitungen (möglicherweise bis zu den lateralen Ableitungen).

In der Regel besteht eine QRS-überdrehte Rechtslage, aber auch alle anderen QRS-Achsen lassen sich beobachten. Der inkomplette RSB kann drei bis fünf Ausschläge aufweisen (rsr´s´r´´), und die QRS-Dauer kann in V_1 10–40 ms mehr betragen als in V_6 (wie in unserem Fall). Selten wird in Ableitung V_1 eine *Epsilon-Welle* beobachtet (siehe Kapitel 31: Spezielle Wellen, Zeichen und Phänomene) [6–12].

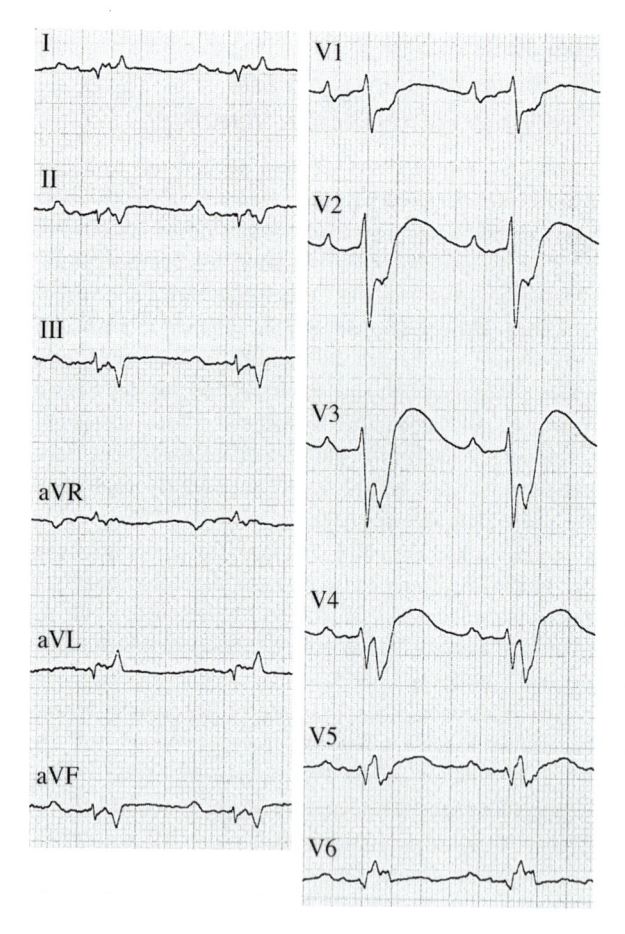

ECG 32.4

EKG 32.4
Schwere hypertrophe Kardiomyopathie

34-jähriger Patient. Hereditäre hypertrophe (nicht obstruktive) Kardiomyopathie. Linksventrikuläre Wanddicke 38 mm. Schwere diastolische Dysfunktion, die zu Invalidität führte und eine Herztransplantation erforderte. EKG: Sinusrhythmus, 62/min. Linksatriale Vergrößerung (P-Dauer 0,18 s). Spitze P-Wellen in V_1/V_2 sprechen auch für eine rechtsatriale Überlastung. AV-Block 1°. ÅQRS$_F$ rund −80°. Periphere „low voltage". Bizarre QRS-Komplexe mit multiplen Knoten, Dauer 260 ms (!). Der rsR´-Komplex in den Ableitungen I, aVL und V_5/V_6 könnte ein spezielles Infarktbild bei einem LSB widerspiegeln. Die enorme QRS-Dauer jedoch spricht für eine schwere linksventrikuläre hypertrophe Kardiomyopathie.

EKG 32.5
Seltsame R-Zacke in Ableitung V_2 bei einer Patientin mit schwerer hypertropher Kardiomyopathie

20-jährige Patientin. Sie wurde wegen einer hereditären schweren hypertrophen Kardiomyopathie, überraschenderweise ohne Obstruktion, untersucht. Der septale Durchmesser betrug 40 mm (!), derjenige der freien linken Wand 12 mm. EKG 32.5a: Sinusrhythmus, 58/min. Negative P-Welle in V_1, ÅQRS$_F$ − 60°. Hohe QRS-Voltage. Minimale r-Zacke in V_1/V_2. QRS-Rotation im Uhrzeigersinn. Symmetrische negative T-Wellen in V_5/V_6. Auffallend *hohe positive* R-Zacke in Ableitung V_2.

Die erste Interpretation war ein Artefakt. Aber was für ein Artefakt? Eine genauere Kontrolle zeigte, dass die Ableitung V_2 irrtümlicherweise im vierten Interkostalraum 1,5 cm *nach links* und rund 1 cm *zu hoch* platziert worden war. Nach korrekter Platzierung der Elektrode V_2 war das EKG beinahe gleich wie ein Jahr vorher (EKG 32.5b). Als Schlussfolgerung und als Erklärung ergibt sich, dass eine mäßige Verschiebung der Elektrode V_2 eine bizarre Veränderung des QRS-Komplexes zur Folge hatte. Dies ist ein schönes Beispiel für den *Lupeneffekt* einer präkordialen Ableitung. Auf einer auf 2–3 cm² beschränkten präkordialen Fläche wird der QRS-Komplex vollständig vom *Vektor* des extrem verdickten Septums dominiert, der nach *anterior* gerichtet ist.

EKG 32.6
Seltsame R-Zacke in Ableitung V_1 bei einer Patientin ohne rechtsventrikuläre Hypertrophie oder posterioren Infarkt

72-jährige Patientin. 1 Woche alter kleiner Non-Q-Infarkt. Echo: LV-Funktion leicht eingeschränkt. Keine rechtsventrikuläre Hypertrophie. EKG: Sinusrhythmus, 52/min. ÅQRS$_F$ + 50°. Seltsames positives QRS (alleinige R-Zacke) in V_1. Negative T-Wellen in V_2 bis V_4. Eine genaue Analyse der präkordialen Ableitungen ergab den Verdacht auf eine Fehlplatzierung der Elektroden. Die Elektrode V_5 war bei V_1 und die Elektroden V_1 bis V_4 bei V_2 bis V_5 angebracht worden. Nur V_6 war korrekt platziert. Eine Wiederholung des EKGs bestätigte diese Meinung.

ECG 32.5a **ECG 32.5b** **ECG 32.6**

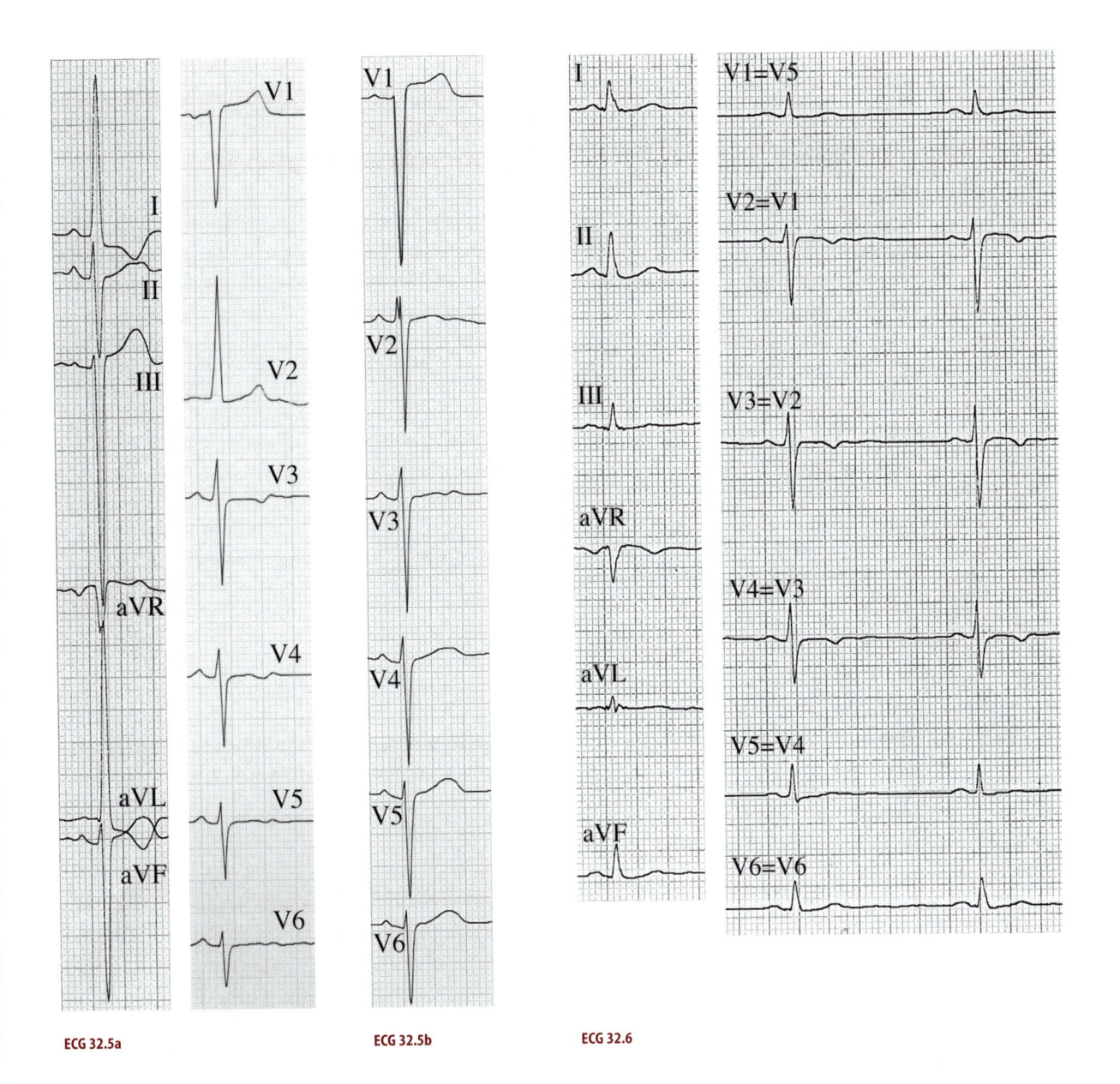

593

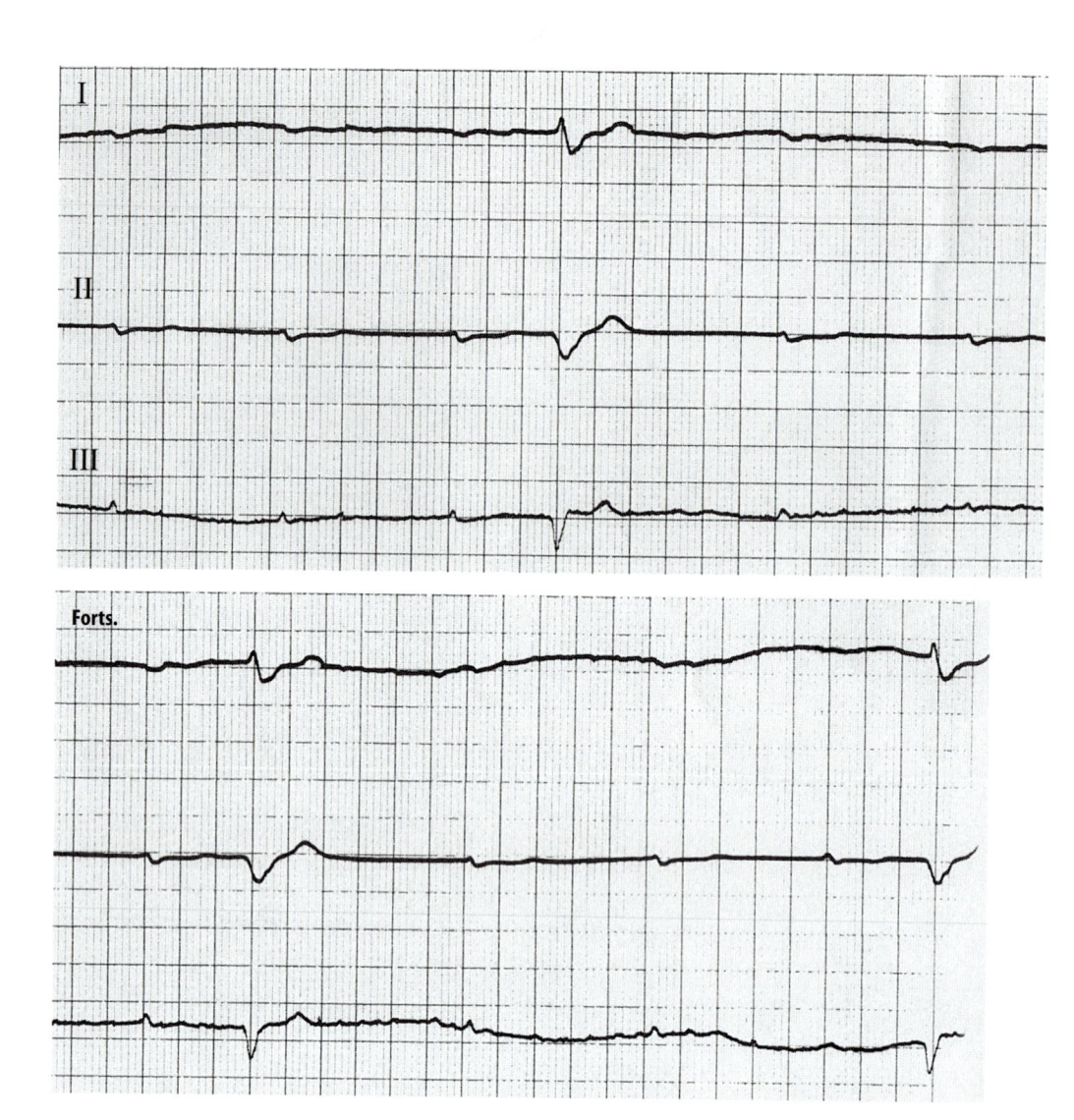

ECG 32.7a

EKG 32.7
Art der Rhythmusstörung?

Fallbeispiel/Short Story 2

EKG freundlicherweise von Dr. Armin Theler überlassen. Eines schönen Tages faxte ein Kollege und guter Freund des Autors ein EKG mit den Ableitungen I, II und III eines 72-jährigen Patienten (EKG 32.7a). Es war begleitet von einer Frage: Benötigt dieser Patient einen Schrittmacher?

Auf den ersten Blick ist die EKG-Diagnose klar: Sinusrhythmus, Frequenz rund 63/min. AV-Block 2° mit 4:1-Blockierung und aberrierender ventrikulärer Reizleitung – wahrscheinlich RSB + LAFB (linksanteriorer Faszikelblock). PQ-Intervall der übergeleiteten Schläge 560 ms. Kammerfrequenz nur 16/min! Jedoch sind einige Details widersprüchlich: Die P-Wellen sind nicht sinusalen Ursprungs (negativ in Ableitung I). Schlussfolgerung: Ektoper Vorhofrhythmus? Falsche Polung der Extremitätenableitungen? Die P-Welle fehlt am Ende der T-Welle, und das P-P-Intervall zwischen

ECG 32.7b

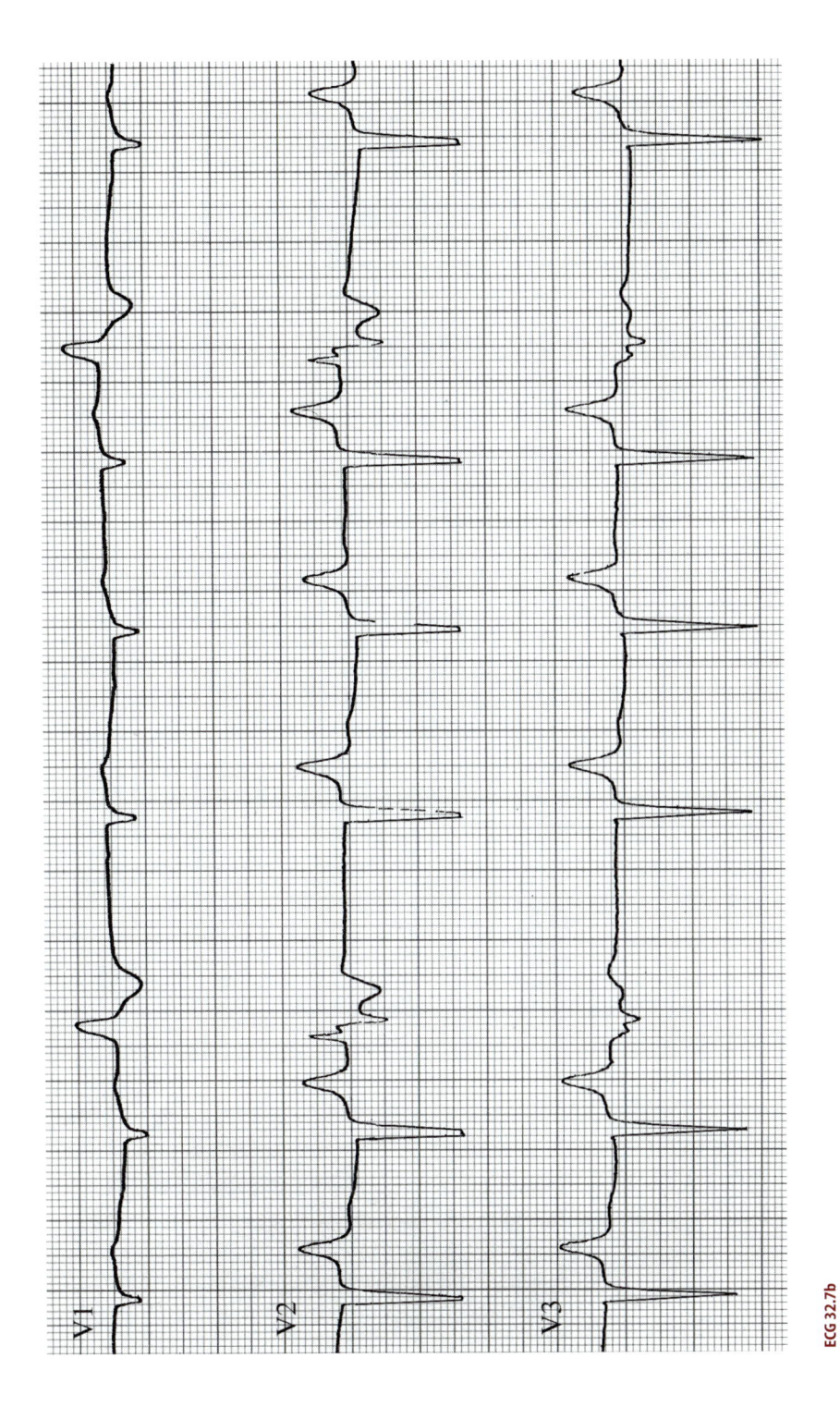

dem P vor dem QRS und dem ersten P nach dem QRS ist weniger als das Zweifache des allgemeinen P-P-Intervalls. Schlussfolgerung: Vorzeitiges P, das in der T-Welle verborgen ist, bei einer Vorhofextrasystole oder bei ventrikulophasischer „Sinus"arrhythmie? Aber gibt es eine ventrikulophasische Arrhythmie bei „ektopischem Vorhofrhythmus"?

Der Autor war ziemlich verwirrt und rief seinen Freund an, um ihm die Interpretation mitzuteilen. Der Freund lachte und wiederholte seine Frage: „Benötigt dieser Patient einen Schrittmacher?"

Die Antwort war: „Ich glaube schon – bei einer Frequenz von 16/min!"

Worauf der Freund antwortete: „Ich habe von Dir gelernt, dass man nie ein EKG interpretieren sollte, ohne die klinische Situation zu kennen! Warum hast Du nicht gefragt: „Wie geht es dem Patienten?" Um ehrlich zu sein: Der Patient hat keinerlei Einschränkung bei seiner täglichen Arbeit!"

Dann faxte er die *präkordialen* Ableitungen (die Ableitungen V_1 bis V_3 sind im EKG 32.7b zu sehen), die das Rätsel lösten! Die „P-Wellen" waren als normal übergeleitete Schläge und die „übergeleiteten Schläge mit Aberration" als ventrikuläre Extrasystolen demaskiert. Die wahren P-Wellen sind kaum sichtbar; es besteht ein AV-Block 1° mit einem kürzeren P-Q-Intervall nach den VES.

Schlussfolgerung: Die Fehldiagnose war durch eine sehr seltene Projektion auf die Extremitätenableitungen bedingt, die zu *Mini*-QRS-Komplexen führte (und durch eine falsche Schlussfolgerung des vorübergehend geistig abwesenden Autors!).

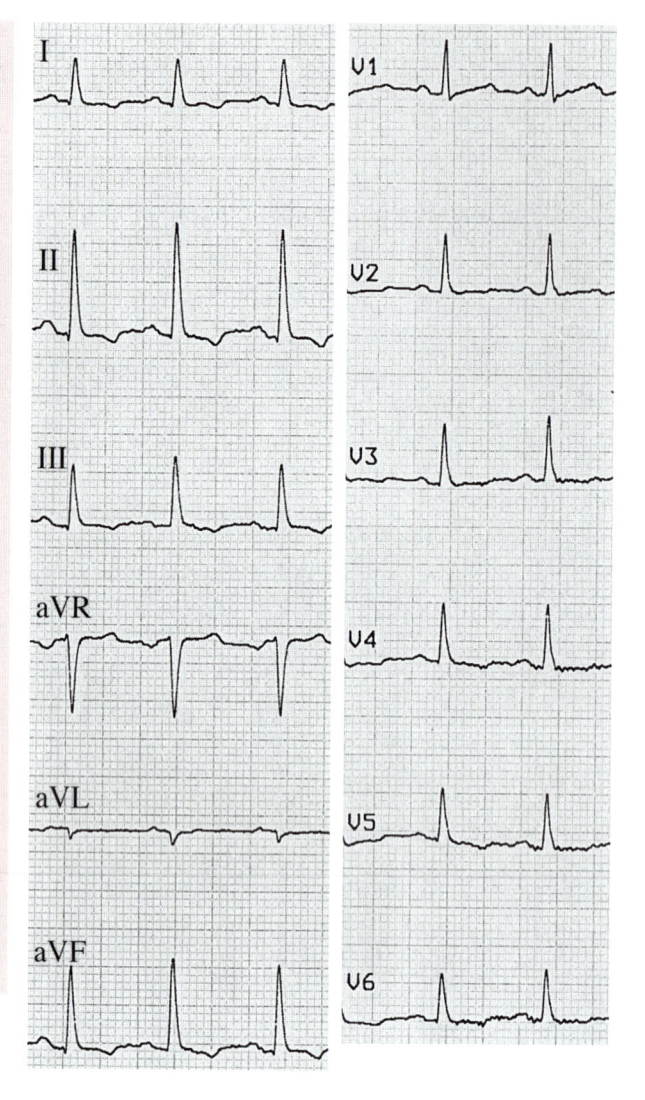

ECG 32.8

EKG 32.8
Nach Pneumektomie links

77-jähriger Patient. Pneumektomie links vor 2 Jahren wegen Lungenkarzinoms. EKG: Sinusrhythmus, 107/min. $ÅQRS_F$ rund +70°. Auffallend einheitlich positive QRS-Komplexe in allen präkordialen Ableitungen. Negative T-Wellen in I, II, aVF und III. Biphasische T-Wellen in V_3 bis V_6. Anatomisch war das Herz nach links verschoben.

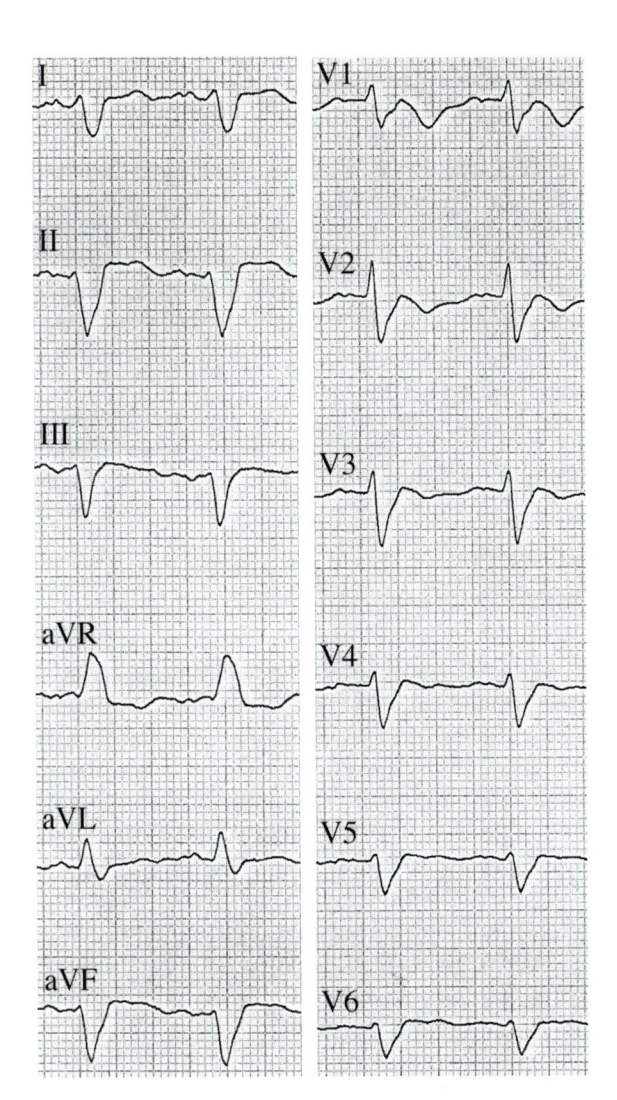

EKG 32.9
Nach Pneumektomie rechts

81-jähriger Patient. Pneumektomie rechts vor 6 Jahren wegen Lungenkarzinoms. EKG: Sinusrhythmus, 82/min. Linksatriale Vergrößerung (P 160 ms). ÅQRS$_F$ –130°. In allen präkordialen Ableitungen rS-Konfiguration mit abnehmenden r-Zacken von V_1 bis V_6 (ähnlich wie bei Situs inversus). ST/T-Veränderungen. Anatomisch war das Herz nach rechts disloziert. Wie in Kapitel 14 (Differentialdiagnose der pathologischen Q-Zacken) erwähnt, kann das EKG nach Pneumektomie formal pathologische Q-Zacken aufweisen, die an einen Myokardinfarkt denken lassen.

ECG 32.9

EKG 32.10
Pneumothorax

20-jähriger Patient. Einweisung auf die Notfallstation wegen Dyspnoe und atemabhängiger Thoraxschmerzen. Auffallende, von der S-Zacke abgehende ST-Hebungen in den Ableitungen V_2 und V_3 (V_1/V_4 bis V_6). T-Welle mit Knoten in V_2/V_3. Beachte auch die minimale ST-Hebung in I und II *und* aVF, kombiniert mit minimaler PQ-Senkung (frontaler ST-Vektor typisch für Perikarditis). Die Auskultation ergab ein Perikardreiben. Im Thoraxröntgenbild fand sich ein ausgeprägter Pneumothorax auf der linken Seite. Ähnliche/identische ST-Veränderungen werden bei Pneumothorax ohne Perikarditis beschrieben.

EKG 32.11
Elektrischer Alternans

EKG freundlicherweise von Dr. Felix Frey überlassen. 63-jähriger Patient. Terminale Niereninsuffizienz, Patient unter (insuffizienter) Hämodialyse. Serumkalium 9,2 mmol/l. EKG (Ableitungen I/II/III): Sinusrhythmus (ohne sichtbare P-Wellen) (siehe Kapitel 16: Elektrolytstörungen), Frequenz 107/min. Bizarre Verlängerung der QRS-Dauer (QRS-Dauer rund 230 ms) mit LSB-Muster. Depolarisation nicht deutlich von Repolarisation unterscheidbar. *Alternierende* Repolarisationswelle, am besten in Ableitung II sichtbar (Pfeile).

Nach 10 mg Kalziumglukonat intravenös normalisierte sich das EKG innerhalb weniger Minuten, und das Kalium erreichte nach der Dialyse den Normwert.

Ein elektrischer Alternans wird gelegentlich bei Herztamponade beobachtet. Dabei ist in der Regel der ganze Herzzyklus betroffen. Beim oben dargelegten Fall zeigte jedoch das gleichzeitig durchgeführte Echokardiogramm nur einen kleinen Perikarderguss.

Insgesamt betrachtet ist ein elektrischer Alternans nicht sehr selten [13]; er wird besonders bei AV-und intraventrikulärer Reizleitung beobachtet (zum Beispiel bei alternierendem Schenkelblock). Ein AV-Knoten-Alternans ist bedingt durch eine zweifache Reizleitung, durch verborgene Reizleitung und andere seltene Ursachen. Eine normale Reizleitung, die mit einem Schenkelblock alterniert, beruht auf einer Reizleitung während der supernormalen Periode der Erholung. Ein Alternieren kann auch bei der Impulsbildung oder der Repolarisation vorkommen, wodurch es bei letzterem zu alternierenden ST-Strecken [14], T-Wellen (wie in unserem Beispiel gezeigt)

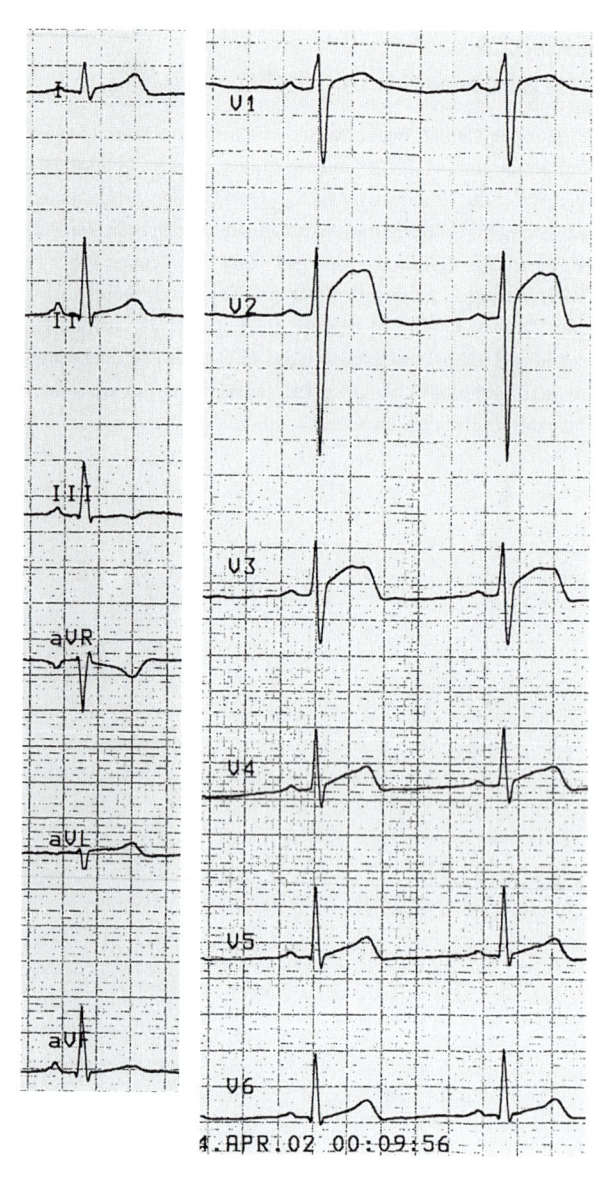

ECG 32.10

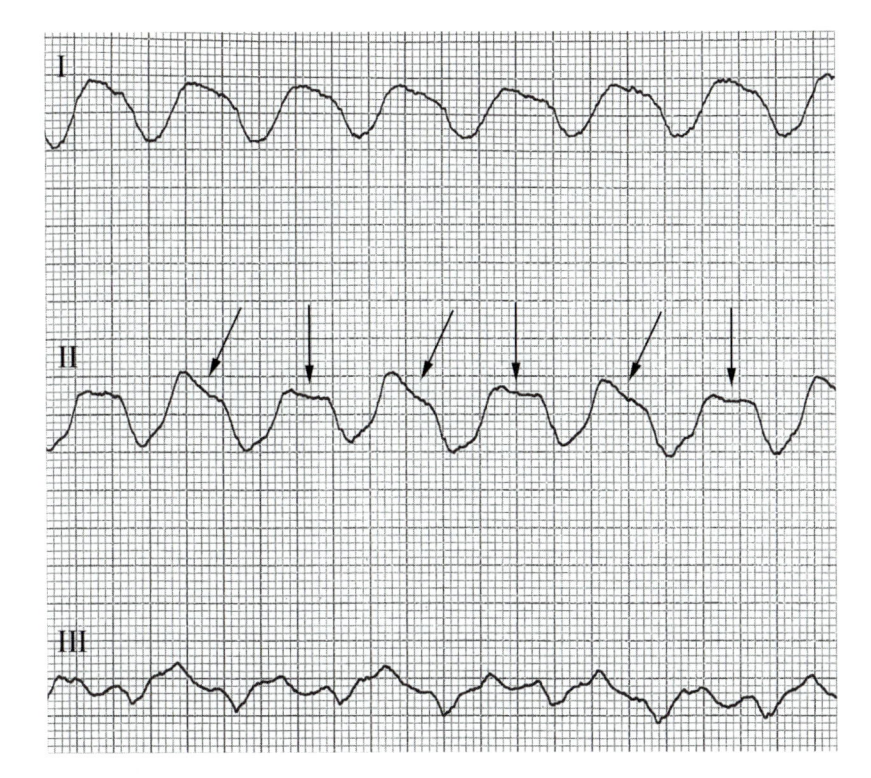

ECG 32.11

oder gar U-Wellen kommt. Alternierende ST-Strecken werden bei schwerer akuter Myokardischämie gesehen.

EKG 32.12
Häufige und seltene falsche Polung der Extremitätenableitungen in der frontalen QRS-Links-Achse und in der frontalen QRS-Vertikal-Achse

Falsche Polung, das heißt Verwechslung der Extremitätenableitungen, kommt in rund 1–2% der Routine-EKGs vor. Je nach Art der falschen Polung wird der ganze elektrische Zyklus (P-Welle, QRS und T-Welle) in mäßiger oder bizarrer Weise beeinflusst. Die falsche Polung kann, wenn sie übersehen wird, zu falschen Schlüssen führen. So kann unter Umständen ein „pathologisches" Q zur Fehldiagnose eines alten Myokardinfarktes verleiten. Jedoch bestätigen die präkordialen Ableitungen diese Diagnose nicht.

EKG 32.12a
Falsche Polung der Extremitätenableitungen in der frontalen QRS-Links-Achse

Teil 1 Korrekte Polung
Teil 2 Rechter Arm → „linker Arm", Linker Arm → „rechter Arm"
„I" = invertiertes I, „II"= III, „III" = II, „aVR" = aVL, „aVL"= aVR, „aVF" = aVF
Teil 3 Linker Arm → „linkes Bein", Linkes Bein → „linker Arm"
„I" = II, „II" = I, „III" = invertiertes III, „aVR" = aVR, „aVL" = aVF, „aVF" = aVL
Teil 4 Rechter Arm → „linkes Bein", Linkes Bein → „rechter Arm"
„I" = invertiertes III, „II" = invertiertes II, „III" = invertiertes I, „aVR" = aVF, „aVL" = aVL, „aVF" = aVR
Teil 5 Erste „Uhrzeigerrotation"

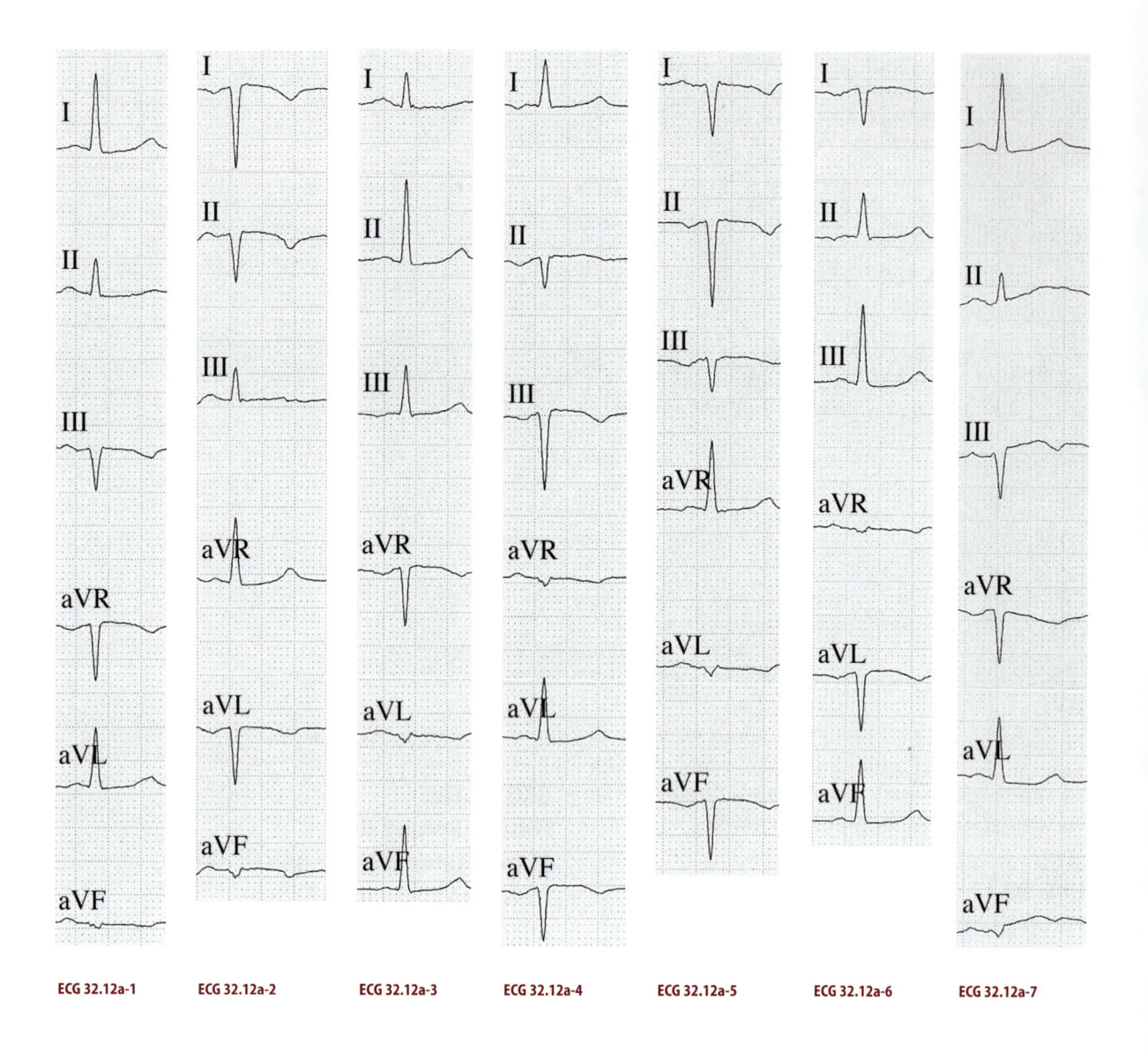

| ECG 32.12a-1 | ECG 32.12a-2 | ECG 32.12a-3 | ECG 32.12a-4 | ECG 32.12a-5 | ECG 32.12a-6 | ECG 32.12a-7 |

Rechter Arm → „linker Arm", linker Arm → „linkes Bein", Linkes Bein → „rechter Arm"

„I" = III, „II" = invertiertes I, „III" = invertiertes II, „aVR" = aVL, „aVL" = aVF, „aVF" = aVR

Teil 6   Zweite „Uhrzeigerrotation"

Rechter Arm → „linkes Bein", linker Arm → „rechter Arm", linkes Bein → „linker Arm"

„I" = invertiertes II, „II" = invertiertes III, „III" = I, „aVR" = aVF, „aVL" = aVR, „aVF" = aVL

Teil 7   Vertauschung der Bein-Elektroden

Linkes Bein → „rechtes Bein", rechtes Bein → „linkes Bein"

„I" = I, „II" = II, „III" = III, „aVR" = aVR, „aVL" = aVL, „aVF" = aVF

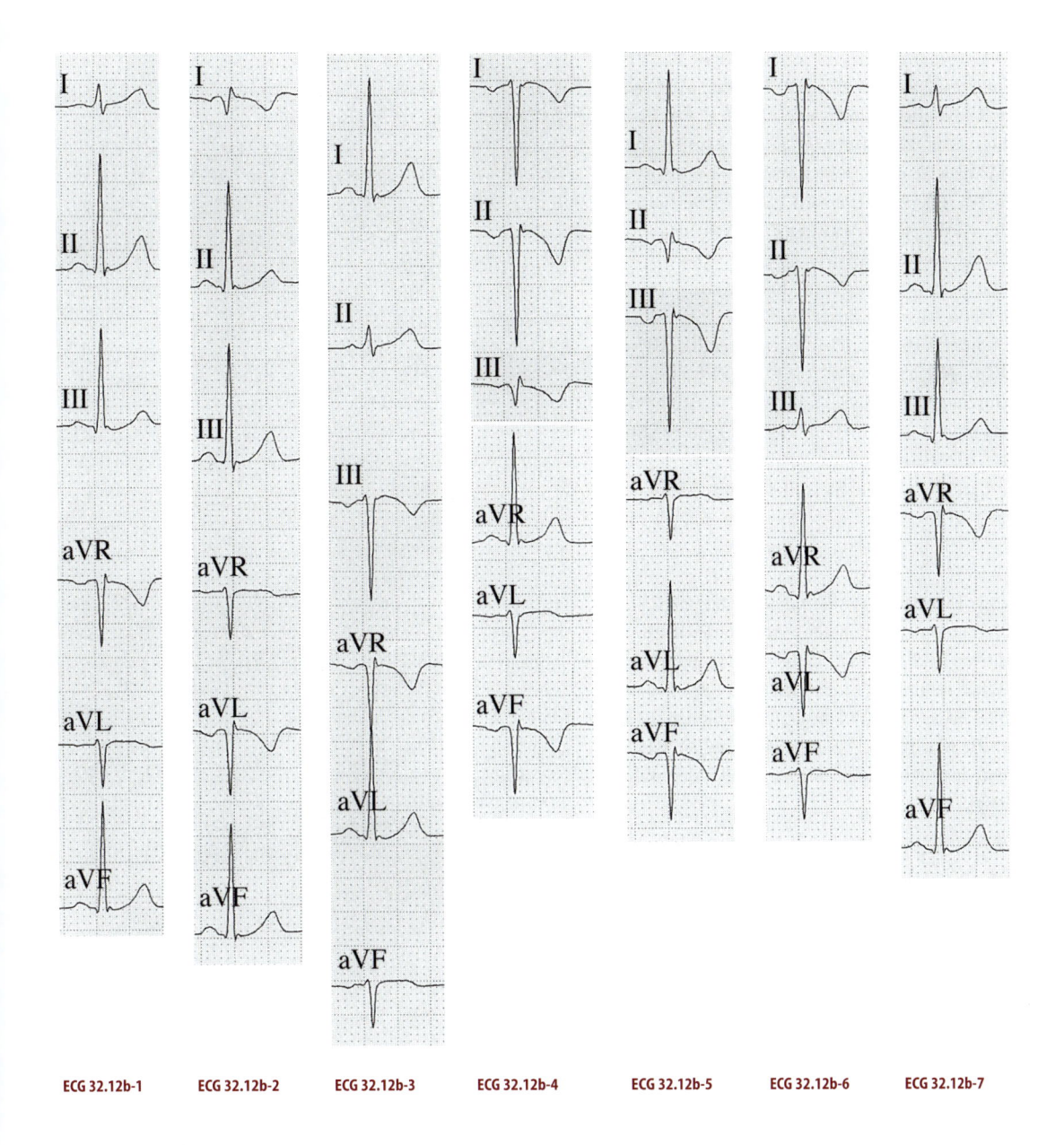

ECG 32.12b-1   ECG 32.12b-2   ECG 32.12b-3   ECG 32.12b-4   ECG 32.12b-5   ECG 32.12b-6   ECG 32.12b-7

EKG 32.12b
Falsche Polung der Extremitätenableitungen in der frontalen QRS-Vertikal-Achse

Teil 1 Korrekte Polung
Teil 2 Rechter Arm → „linker Arm", linker Arm → „rechter Arm"

„I" = invertiertes I, „II" = III, „III" = II, „aVR" = aVL, „aVL" = aVR, „aVF" = aVF

Teil 3 Linker Arm → „linkes Bein", linkes Bein → „linker Arm"

„I" = II, „II" = I, „III" = invertiertes III, „aVR" = aVR, „aVL" = aVF, „aVF" = aVL

Teil 4 Rechter Arm → „linkes Bein", linkes Bein → „rechter Arm"

Teil 5 „I" = invertiertes III, „II" = invertiertes II, „III" = invertiertes I, „aVR" = aVF, „aVL" = aVL, „aVF" = aVR

Teil 5 Erste „Uhrzeigerrotation"
Rechter Arm → „linker Arm", linker Arm → „linkes Bein", linkes Bein → „rechter Arm"
"I" = III, „II" = invertiertes I, „III" = invertiertes II, „aVR" = aVL, „aVL" = aVF, „aVF" = aVR

Teil 6 Zweite „Uhrzeigerrotation"
Rechter Arm → „linkes Bein", linker Arm → „rechter Arm", linkes Bein → „linker Arm"
„I" = invertiertes II, „II" = invertiertes III, „III" = I, „aVR" = aVF, „aVL" = aVR, „aVF" = aVL

Teil 7 Vertauschung der Beinelektroden
Linkes Bein → „rechtes Bein", rechtes Bein → „linkes Bein"
„I" = I, „II" = II, „III" = III, „aVR" = aVR, „aVL" = aVL, „aVF" = aVF

Der Leser möge beachten, dass die *häufigste* falsche Polung, nämlich die Vertauschung der oberen Extremitätenelektroden, in einem positiven QRS in „aVR" („aVR" = aVL) bei frontaler *linker* QRS-Achse resultiert. Jedoch bleibt bei einer frontalen *vertikalen* QRS-Achse das QRS negativ. Bei beiden Bedingungen führt die Ableitung „I" zur Aufdeckung der falschen Polung, indem diese Ableitung ein Spiegelbild des wahren EKG-Bildes zeigt.

EKG 32.13
Situs inversus

ECG 32.13

40-jähriger Patient. Die Anomalie wurde im Alter von 20 Jahren anlässlich einer Routineuntersuchung erkannt. Es besteht eine typische Inversion der P-Wellen und der QRS-Komplexe (ähnlich oder identisch wie bei falscher Polung der oberen Extremitätenelektroden). rS-Komplex in allen präkordialen Ableitungen mit abnehmender r-Amplitude von V_1 bis V_6 (ein Befund, der bei falscher Polung der Extremitätenableitungen nicht gesehen wird). ST/T-Veränderungen. Die Vertauschung der oberen Extremitätenelektroden *und* die spiegelbildliche Platzierung der präkordialen Elektroden auf dem rechten Hemithorax normalisiert das EKG.

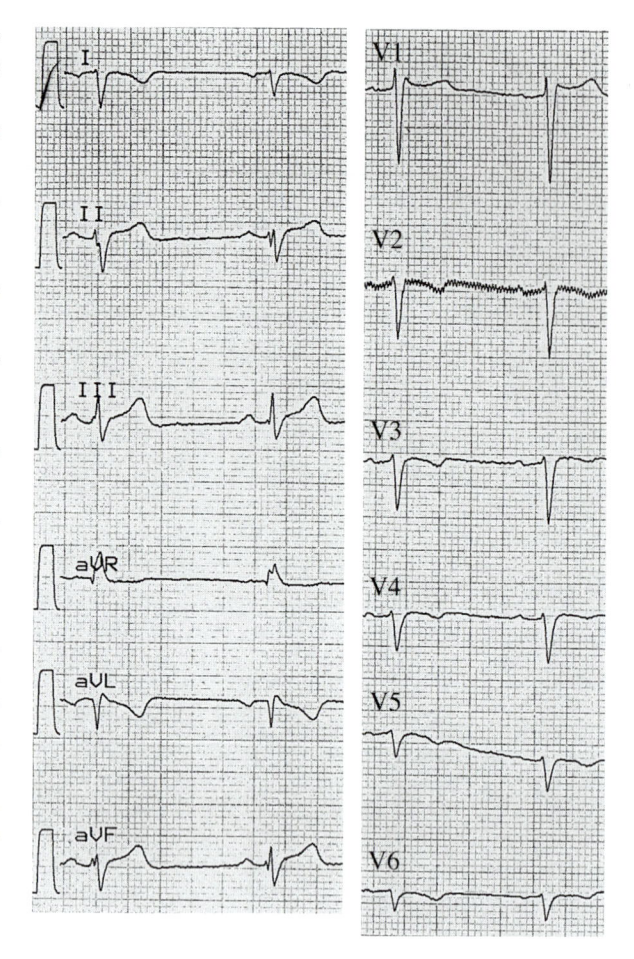

EKG 32.14
„Epileptischer" Anfall des EKG-Apparates

Der klinische Zustand des Patienten spielt zur Beurteilung dieses EKGs keine Rolle, wenn der offensichtlich kranke EKG-Apparat an „Konvulsionen" unklaren Ursprungs leidet, kombiniert mit Artefakten infolge Wechselstroms.

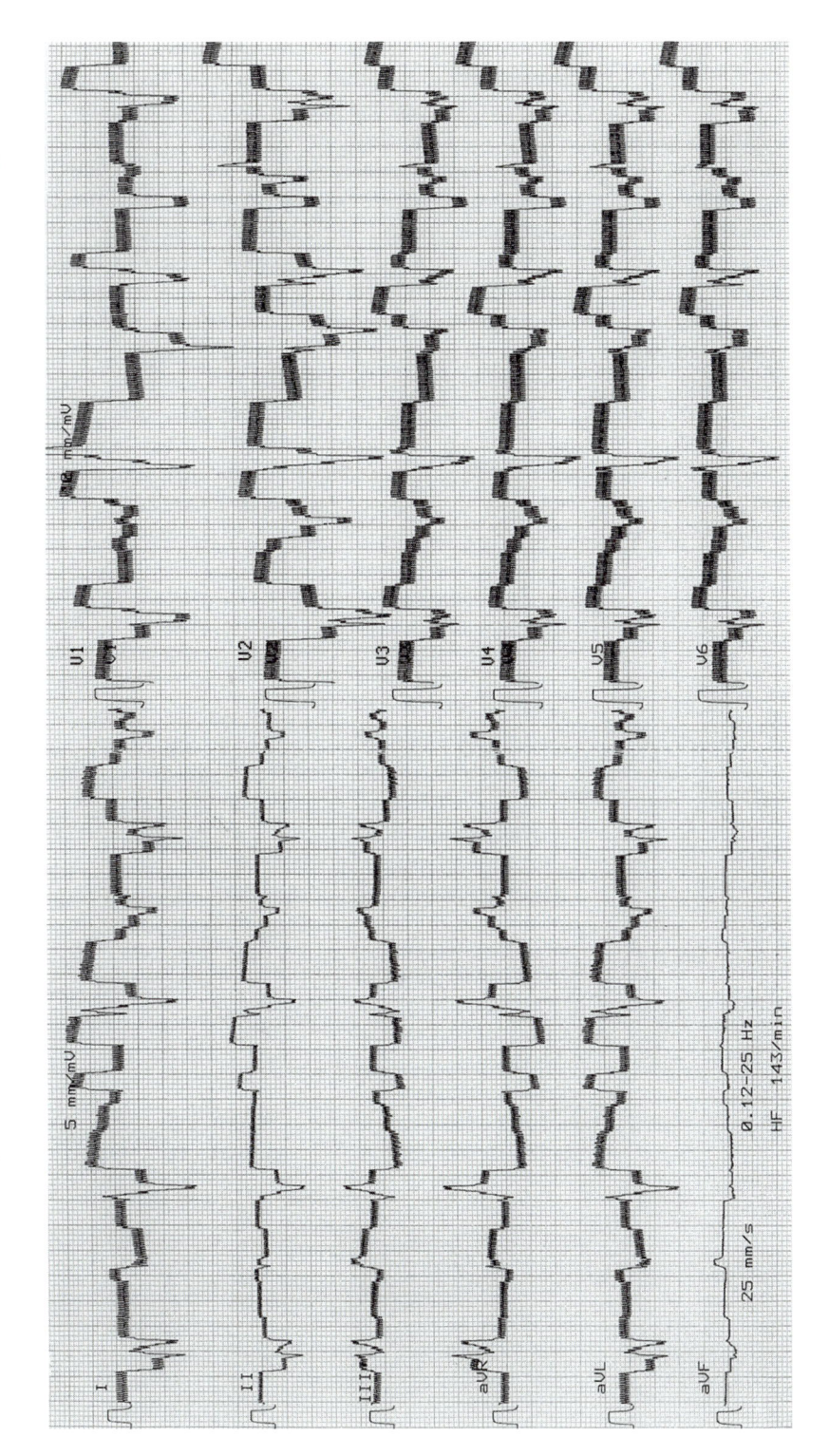

ECG 32.14

31 Auf einen Blick und im Detail

EKG 32.15
Parasystolie

66-jähriger Patient. Koronare Bypassoperation vor 3 Jahren. LV-Auswurffraktion 40%, leichte Herzinsuffizienz. EKG: Ein zweiter (ventrikulärer) Rhythmus mit Frequenz von 45–47/min interferiert mit dem Sinusrhythmus (Frequenz 53–59/min). Die ventrikulären Impulse, die in die Refraktärperiode der Sinusschläge einfallen, werden nicht übergeleitet (Pfeile) und *vice versa* (nicht abgebildet).

Die Parasystolie tritt sehr selten als Tachykardie mit mäßiger Frequenz (bis zu 140/min), häufiger mit einer Frequenz von 50–90/min auf. Kurze Episoden werden oft als VES mit unterschiedlichen Kopplungsintervallen fehlgedeutet. Die Parasystolie ist gekennzeichnet durch ein regelmäßiges interektopisches Intervall, durch ein variables Intervall zwischen den parasystolischen Schlägen und den Schlägen des Grundrhythmus und durch Fusionsschläge. Intermittierendes Fehlen der parasystolischen Schläge ist durch einen Ausgangsblock (Typ 1 oder 2) bedingt und kann die Diagnose erschweren.

In der Regel geht die Parasystolie mit einer Herzkrankheit irgendwelcher Ätiologie einher, sie kann aber gelegentlich auch bei Gesunden angetroffen werden [16]. Zu speziellen Details siehe folgende Publikationen: Spezielle praktische diagnostische Kriterien: Ren et al. [17], unregelmäßige Parasystolie: Ren et al. [17] und Kinoshita et al. [18], intermittierende Parasystolie: Castellanos et al. [19], Kodifizierung: Singh [20], Zusammenhang mit KT: Itoh et al. [21] und Castellanos et al. [22], dreifache Parasystolie: Oreto et al. [23].

Im Prinzip kann ein parasystolischer „Fokus" in jeder kardialen Struktur mit elektrischen Eigenschaften entstehen, sogar im Sinusknoten. Jedoch ist die supraventrikuläre Parasystolie als einzige von theoretischem Interesse [24,25].

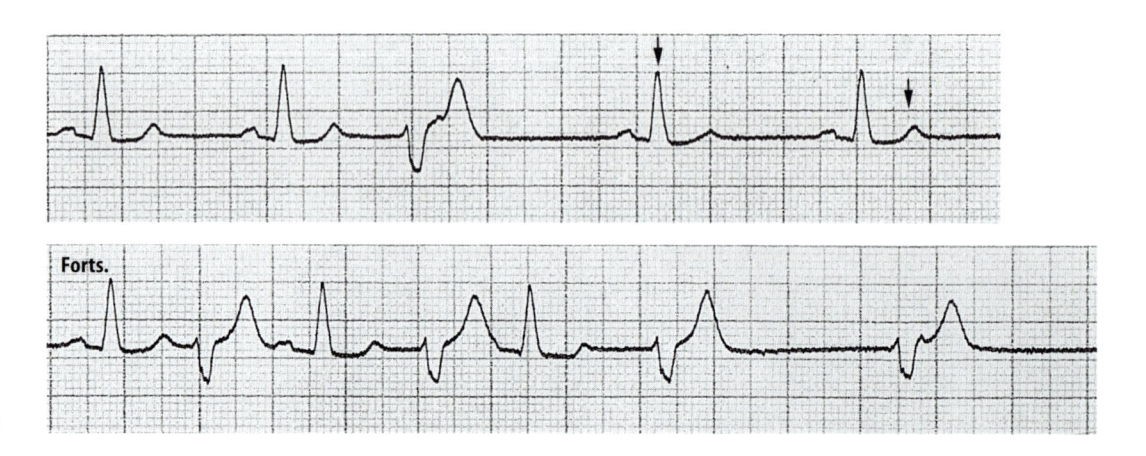

ECG 32.15

EKG 32.16
Linksseitiger Pleuraerguss

57-jährige Patientin. Pleuropneumonie. Allein aufgrund des EKGs sagte der Kardiologe einen linksseitigen Pleuraerguss voraus – seine Kollegen von der Inneren Medizin waren von dieser korrekten Diagnose sehr beeindruckt. EKG: Sinusrhythmus, 105/min. Das EKG liegt innerhalb normaler Grenzen, abgesehen von den Ableitungen V_5/V_6, in denen die Amplitude des QRS und der Repolarisation (durch den linksseitigen Pleuraerguss) sehr klein ist.

Selbstverständlich sagte der Kardiologe seinen Kollegen nicht, dass er niemals fähig wäre, einen rechtsseitigen Pleuraerguss aus dem EKG zu diagnostizieren!

EKG 32.17
So genanntes „postsynkopales Bradykardie-Syndrom"

78-jährige Patientin. Hypertonie mit wahrscheinlicher koronarer Herzkrankheit. (Therapie mit Enalapril 5 mg, Torasemid 5 mg, Isosorbiddinatrat 80 mg, Atenolol 25 mg, Verapamil 80 mg, Levothyroxin 0,05 mg (Hypothyreose)). Die Patientin wurde wegen eines abnormen EKGs, kombiniert mit leichtem Schwindel, in das Spital eingewiesen.

EKG: Sinusrhythmus? Ektoper Vorhofrhythmus (P positiv in aVR)? Frequenz 61/min. AV-Block 1°. $ÅQRS_F$ +75°. Gigantisch verlängerte negative T-Wellen in I, II, aVF und V_2 bis V_6. QT-Intervall 0,76 s(!). Weitere Befunde: Keine kürzlich erlittene Synkope; Blutdruck 95/70 mmHg; normaler neurologischer Status. Laborbefunde normal inklusive Kalium.

Nach Reduktion der antihypertensiven Therapie stieg der Blutdruck auf 130/80 mmHg an, und das EKG normalisierte sich innerhalb 48 h. Ein Holter-EKG fiel normal aus. Der weitere Verlauf war gut.

Das so genannte *postsynkopale Bradykardie-Syndrom* (ein „EKG-Syndrom") ist ein sehr seltener EKG-Befund. Der Autor beobachtete es rund 30-mal in 35 Jahren. Die bizarre ST/T-Veränderung war bei unseren Fällen in der Regel mit Sinusbradykardie oder mit AV- oder Kammer-Ersatzrhythmus bei komplettem AV-Block verbunden. Bei etwa einem Drittel ging der EKG-Anomalie eine kürzlich erlittene Morgagni-Adams-Stokes-Attacke voraus (siehe Kapitel 17: Veränderungen der Repolarisation), bei drei Fällen trat sie nach einem Hirnschlag auf. Das Kalium und andere Elektrolyte waren meistens normal. Das „Syndrom" steht wahrscheinlich bei den

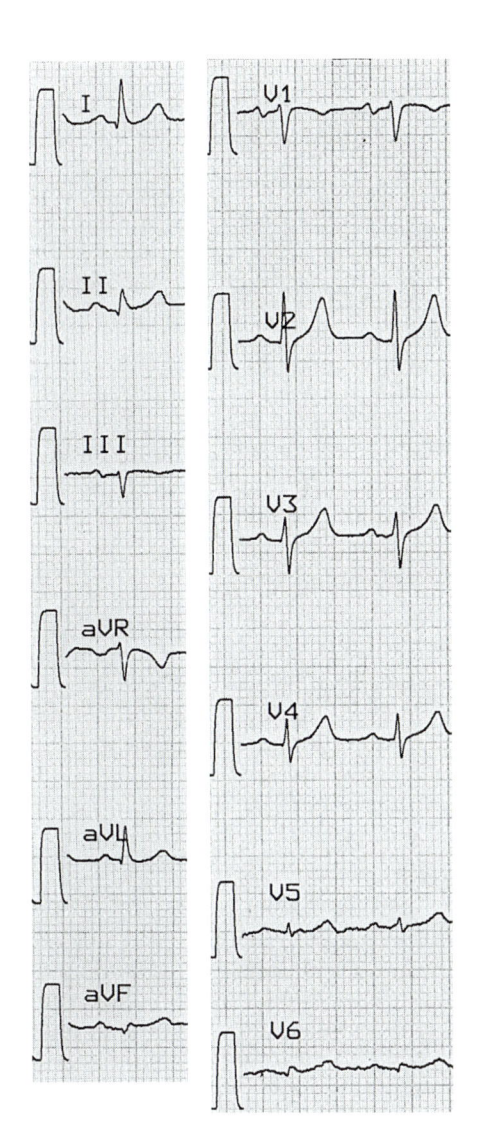

ECG 32.16

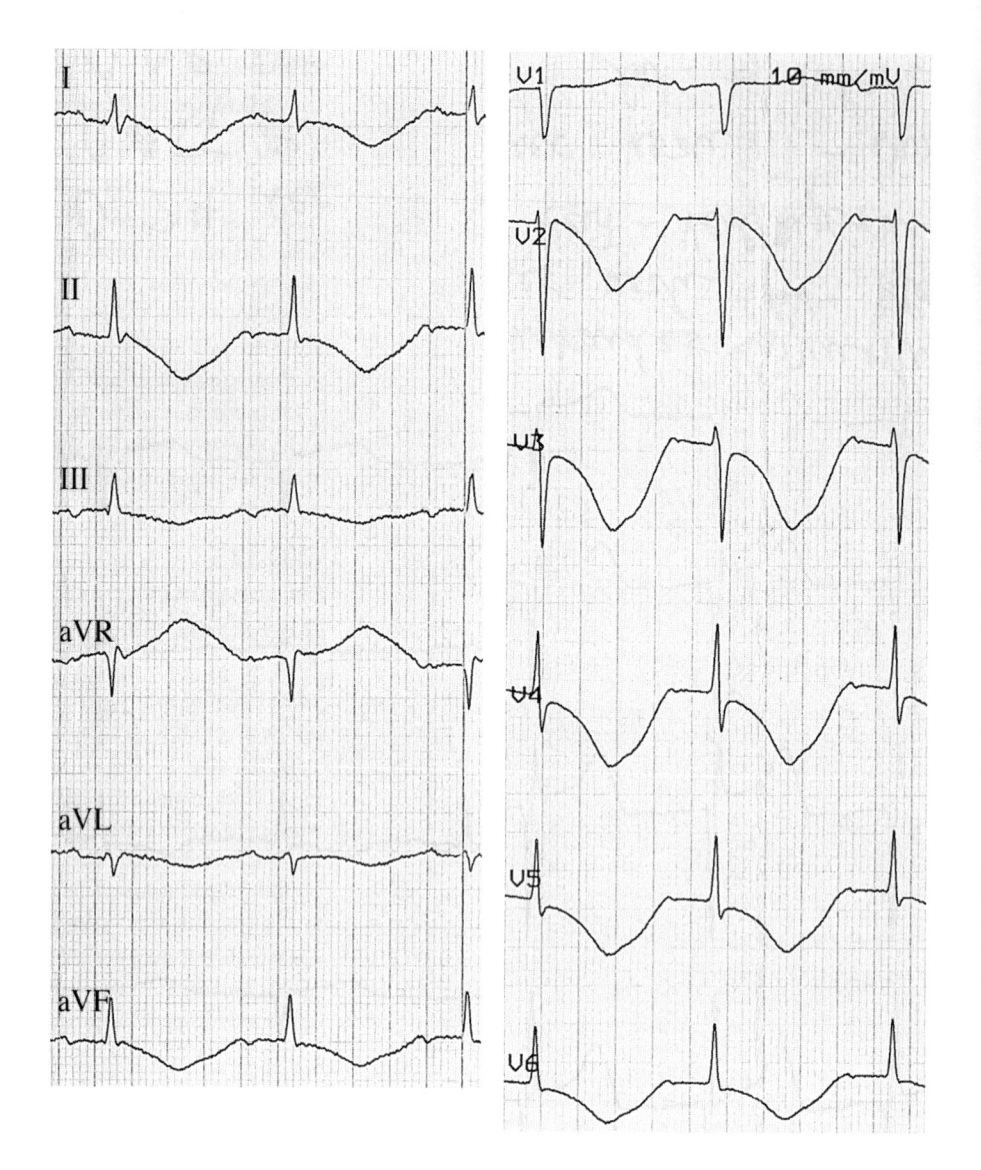

ECG 32.17

meisten Fällen in Beziehung zu zerebralen Veränderungen, bei einigen Fällen bleibt aber die Ätiologie unklar. In jedem Fall empfiehlt es sich, den Rhythmus mittels wiederholter Holter-EKGs zu kontrollieren, um herauszufinden, ob während des Schlafes eine Asystolie auftritt. Bei unserer Patientin konnte (retrospektiv) eine bradykardie Arrhythmie oder ein exzessiver Blutdruckabfall während des Schlafes – verursacht durch eine Überdosierung der antihypertensiven Therapie – nicht ausgeschlossen werden.

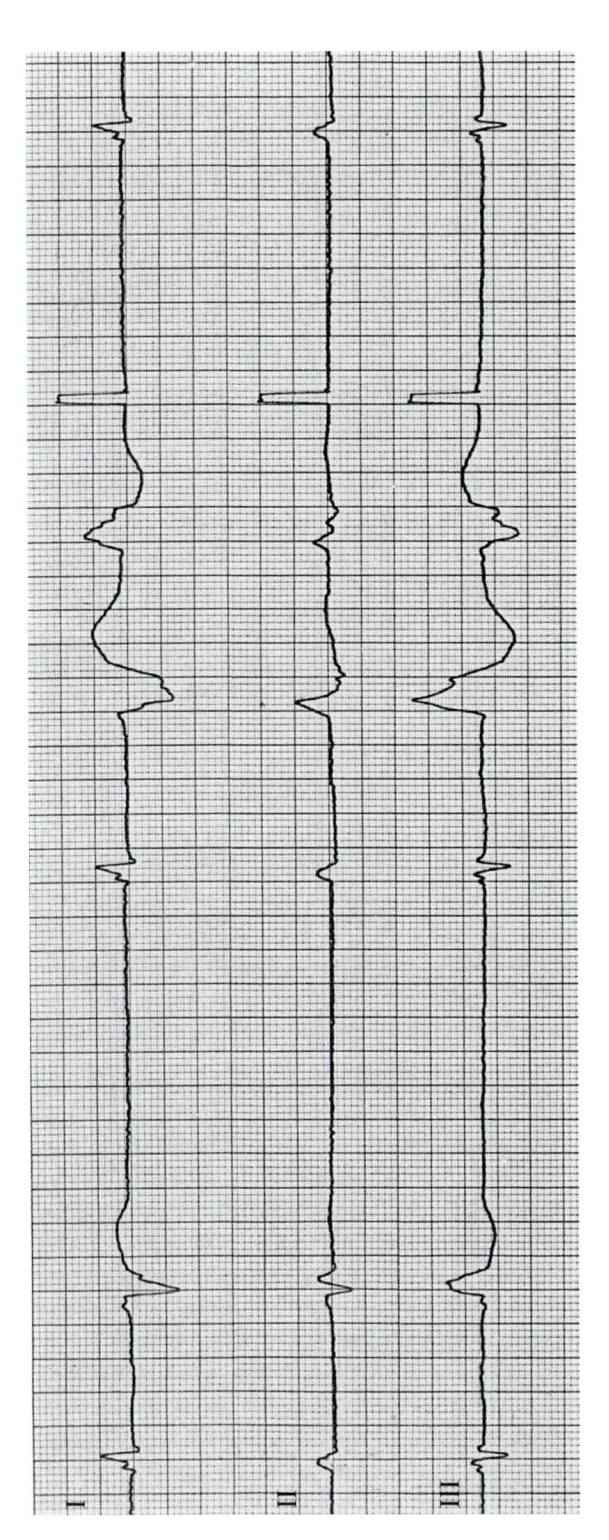

EKG 32.18
„Sterbendes Herz"

50-jähriger Patient. Suizidale letale Intoxikation mit vier verschiedenen Antidepressiva.

EKG (Papiergeschwindigkeit 50 mm/s): Keine eindeutige Vorhofaktivität. AV-Ersatzschläge mit polymorphen ventrikulären Extrasystolen, gefolgt von Kammerstillstand (nicht abgebildet).

Mehrmals haben wir sterbende Patienten (ohne medikamentöse Intoxikation) gesehen, bei denen nach Episoden ähnlicher Arrhythmien und komplettem Herzstillstand 20 s bis 5–10 min nach dem letzten Atemzug des Patienten und nach dem Kreislaufstillstand plötzlich ein normaler Sinusrhythmus (mit normalen P-Wellen, normalem QRS und beinahe normaler Repolarisation) auftrat.

EKGs sterbender Patienten werden selten registriert.

ECG 32.18

ECG 32.19a

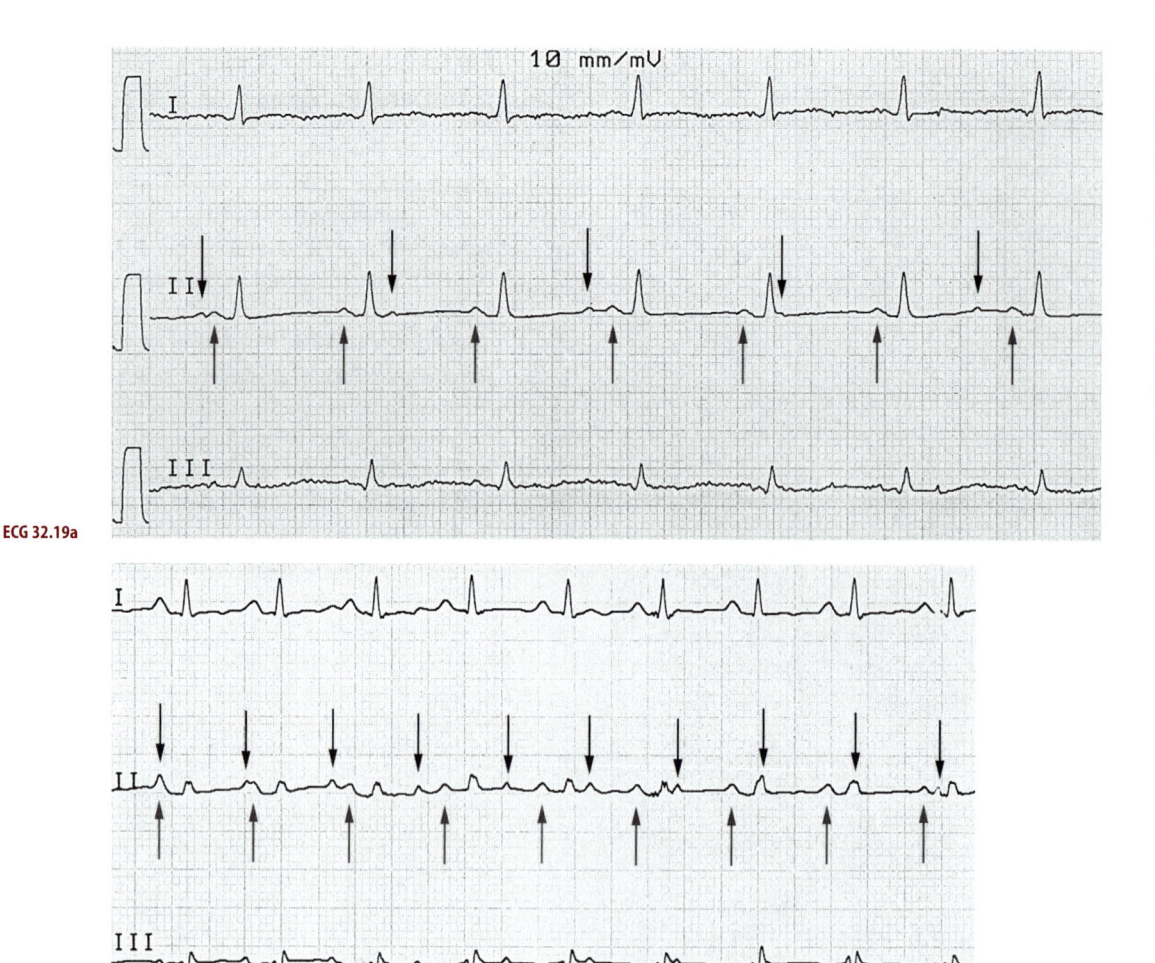

ECG 32.19b

EKG 32.19
Zwei P-Wellen: Hoch spezifisch für Herztransplantation

Das EKG 32.19a (62-jährige Patientin) wurde eine Woche nach Herztransplantation wegen dilatierender Kardiomyopathie aufgezeichnet. Neben flachen T-Wellen in einigen Ableitungen findet sich eine Abnormität mit *zwei* P-Wellen (am besten in Ableitung II sichtbar). Die *normalen* P-Wellen (↑) entsprechen der normalen Vorhoferregung durch den *neuen* Sinusknoten des transplantierten (neuen) Herzens; sie sind für die ventrikuläre Erregung verantwortlich: Sinusrhythmus, Frequenz 83/min. Die *anderen* P-Wellen (↓) sind durch die Erregung des verbleibenden kleinen Teiles des alten rechten Vorhofs durch den *alten* Sinusknoten (Frequenz rund 55/min) bedingt.

Selbstverständlich wird dieses Phänomen nur bei Patienten beobachtet, bei denen eine spezielle chirurgische Technik angewandt wurde: Ein kleiner Teil des alten rechten Vorhofs inklusive dem alten Sinusknoten wird an Ort und Stelle belassen. Der Rhythmus des alten Sinusknotens ist oft unregelmäßig und oft langsamer als der Rhythmus des neuen Sinusknotens (der das ganze Herz aktiviert). Diese „residuale" P-Welle wird von Tag zu Tag kleiner und verschwindet in der Regel nach einigen Wochen.

Das EKG 32.19b (19-jähriger Patient) wurde 5 Tage nach Herztransplantation wegen komplexer kongenitaler Herzkrankheit in Verbindung mit einem Ivemark-Syndrom aufgezeichnet (siehe auch das Fallbeispiel 1 im Kapitel 16: Elektrolytstörungen). Dieses EKG sieht gleich aus wie das EKG 32.19a, weil zwei P-Wellen sichtbar sind. Die P-Welle des neuen

Sinusknotens erregt das ganze Herz (Frequenz 114/min; ↑); die alte P-Welle aktiviert nur einen kleinen Teil des alten rechten Vorhofs (Frequenz 129/min; ↓).

EKG 32.20
Pseudo-P-Wellen in präkordialen Ableitungen V$_3$/V$_4$

78-jährige Patientin. Hypothyreose, behandelt mit Levothyroxin. Auf den ersten Blick imitieren die T-Veränderungen in den Ableitungen V$_3$ und V$_4$ P-Wellen (Pfeile) und das Bild eines 2:1 AV-Blocks. Jedoch fehlen die P-Wellen in den anderen Ableitungen. Die „Pseudo-P" sind durch eine Veränderung der T-Welle bedingt. Nach unserer Erfahrung kommt solchen T-Veränderungen keine spezielle Bedeutung zu. Jedoch werden ähnliche Muster gelegentlich bei Patienten mit Hypothyreose (wie bei unserer Patientin) und unter Behandlung mit Amiodaron beobachtet.

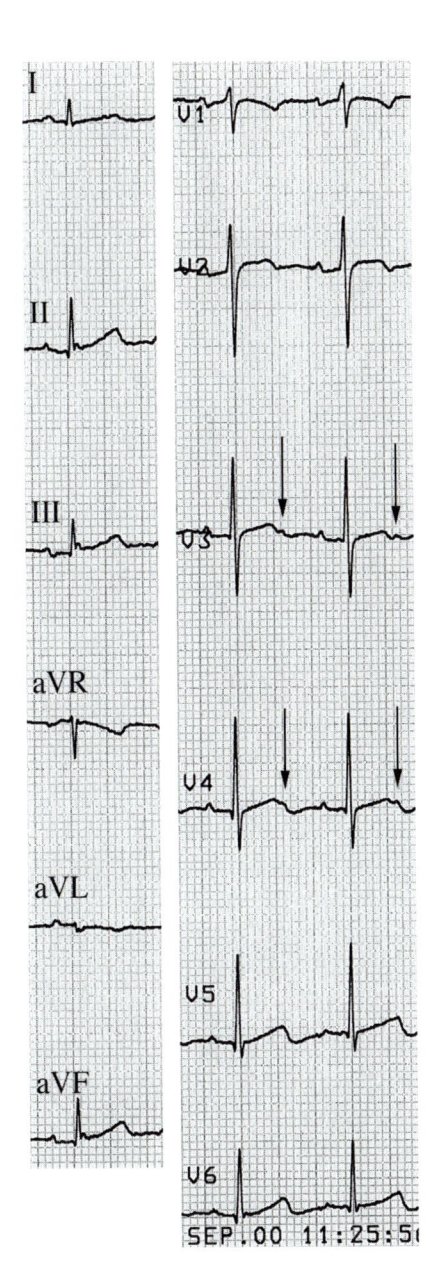

ECG 32.20

EKG 32.21
"Doppelte ventrikuläre Repolarisation"

EKG freundlicherweise von Dr. Beat Meyer überlassen. 72-jährige Patientin. Koronare Herzkrankheit ohne Infarkt. Das Phänomen der „doppelten Repolarisation" hat der Autor in 35 Jahren nur 2-mal gesehen. Wir hoffen, dass einige gescheite Elektrophysiologen eine ausgeklügelte Erklärung zur Verfügung stellen. Für uns ist es ein seltener Artefakt, der während der ersten T-Welle beginnt, bei der der Anstieg unphysiologisch steil ist. Infolge unklarer Mechanismen misslingt es dem EKG-Apparat, das nächste P und QRS festzustellen (mit gleichzeitiger Reduktion der Registrierungsgeschwindigkeit).

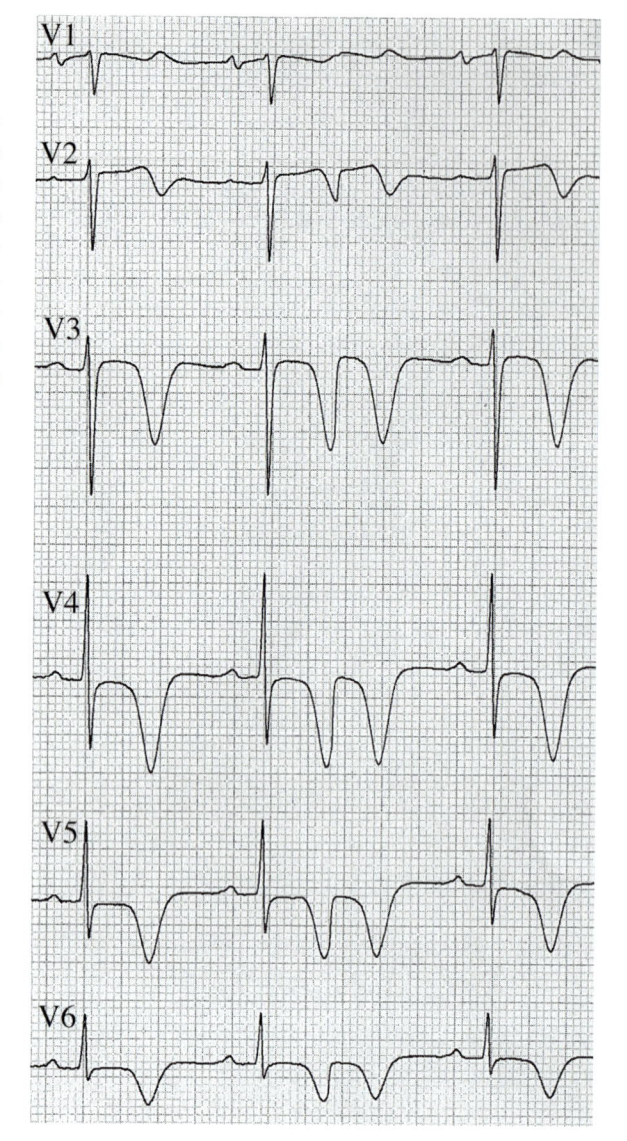

EKG 32.22
T-Welle ohne QRS-Komplex

Das „Gegenstück" zur doppelten Repolarisation, nämlich eine Repolarisationswelle *ohne* eine Depolarisation (T-Welle ohne QRS-Komplex) wird häufiger beobachtet, vor allem bei Holter-EKG-Streifen. Der EKG-Apparat versagt bei der Feststellung des QRS-Komplexes, erkennt aber die folgende Repolarisation ohne den regelmäßigen Rhythmus zu stören. Dieses Muster entspricht immer einem Artefakt, der meistens durch eine vorausgehende P-Welle bestätigt wird.

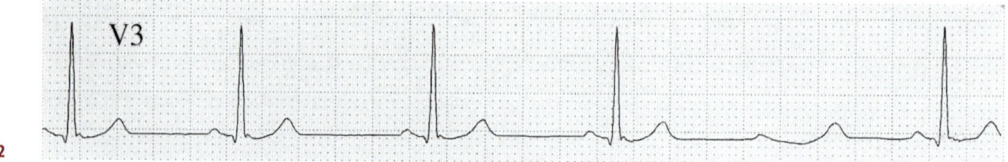

ECG 32.21

ECG 32.22

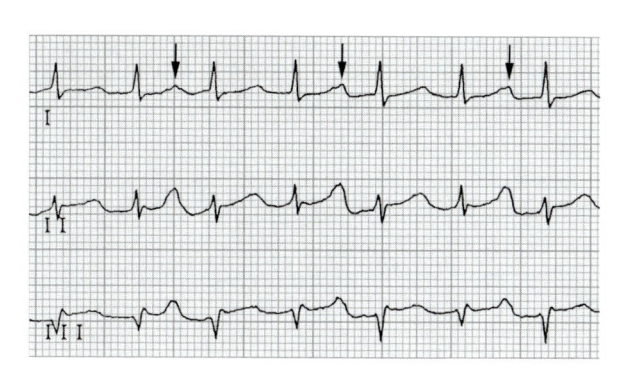

EKG 32.23
Doppelte ventrikuläre Antwort auf einen einzigen atrialen Impuls. Noch ein Artefakt?

EKG freundlicherweise von Dr. Marc Zimmermann überlassen. 59-jährige Patientin. Supraventrikuläre Tachykardien (SVT) mit Palpitationen. Das EKG 32.23a zeigt eine SVT mit einer Sinusfrequenz von 63/min und einer Kammerfrequenz von 126/min. Dieses spannende EKG ist *kein* Artefakt. Einerseits läuft der Sinusimpuls über das rasche AV-nodale Bündel und aktiviert die Kammern. Andererseits wird der Sinusimpuls simultan über ein sehr langsames AV-nodales Bündel geleitet und aktiviert dann die Ventrikel zum zweiten Mal. Dieses Phänomen wurde durch elektrophysiologische Untersuchungen nachgewiesen (EKG 32.23b). Außerdem wurde eine komplexe supraventrikuläre Tachykardie entdeckt, die wahrscheinlich auf *drei* verschiedenen nodalen Leitungswegen beruhte [26].

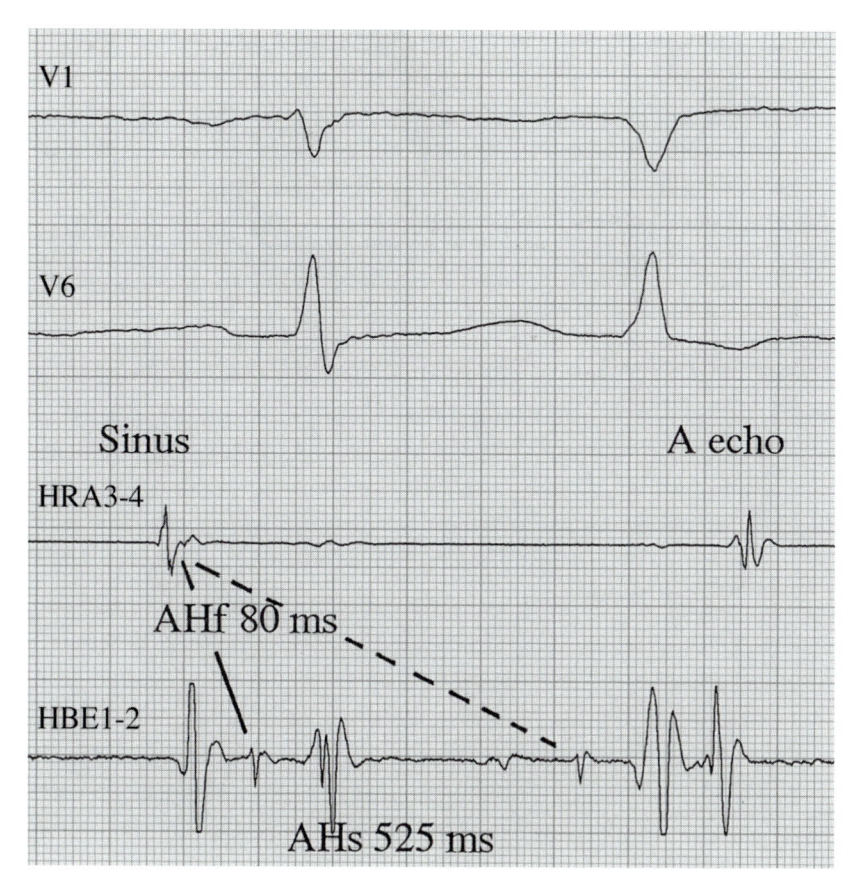

ECG 32.23a

ECG 32.23b

EKG 32.24
Zum Schluss ein abstruses EKG

Fallbeispiel/Short Story 3

EKG freundlicherweise von Dr. Andres Jaussi überlassen. 1992 sandte der Freund dieses seltsame EKG ohne Details über Alter und Krankheit des Patienten. Es wurde folgende Beurteilung gemacht.

EKG: Sinusbradykardie, Frequenz 42/min. Linksatriale Vergrößerung. AV-Block 1°. $ÅQRS_F$ –40°. QRS-Dauer 120 ms. Seltsame QRS-Konfiguration in den präkordialen Ableitungen mit alleinigen R-Zacken in V_1/V_2 und rS-Komplexen in V_3 bis V_6. Noch seltsamer ist die Repolarisation mit biphasischen negativ/positiven T-Wellen in den Ableitungen II, aVF und V_3 bis V_6 (beachte die sehr ungewöhnlichen und *unmöglichen* spitzen T-Ausschläge).

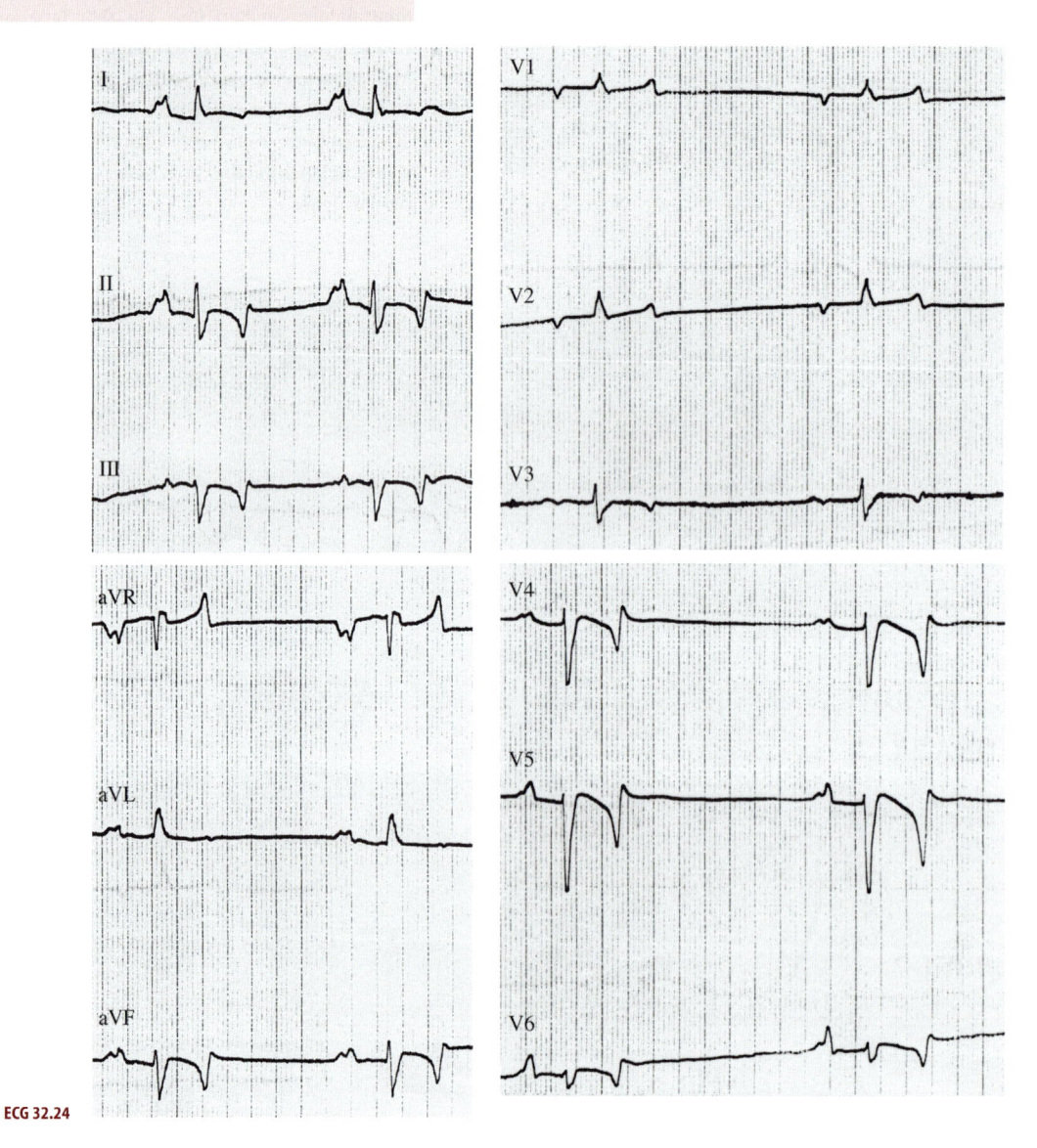

ECG 32.24

Der Autor gab folgende Interpretation von sich: „*Ich habe ein derart seltsames EKG noch nie gesehen*. KHK mit posterolateralem Infarkt? Auch – Hypothyreose oder Amiodaron?"

Der Freund lachte: „*Dein erster Eindruck ist richtig*. Es ist ein normales EKG – das meines *Pferdes*".

Literatur

1. McCord J, Borzak S. Multifocal atrial tachycardia. Chest 1998; 113:203–9
2. Kastor JA. Multifocal atrial tachycardia. N Engl J Med 1990;322: 1713–7
3. Samuels LE, Sharma S, Kaufman MS, et al. Absent pericardium during coronary bypass. Arch Surg 1997;132:318–9
4. Deutsch AA, Brown KN, Freeman NV, Stanley DA. A case of diaphragmatic hernia, absent pericardium, and hamartoma of liver. Br J Surg 1972;59:156–8
5. Baim RS, MacDonald IL, Wise DJ, Lenkei SC. Computed tomography of absent left pericardium. Radiology 1980;135:127–8
6. Thiene G, Nava A, Corrado D, et al. Right ventricular cardiomyopathy and sudden death in young people. New Engl J Med 1988;318:129–33
7. Basso C, Thiene G, Nava A, Dalla Volta S. Arrhythmogenic right ventricular cardiomyopathy: a survey of the investigations at the university of Padua. Clin Cardiol 1997;20:333–6
8. Fontaine G, Guiraudon, Frank R, et al. Stimulation studies and epicardial mapping in ventricular tachycardia: study of mechanism and selection for surgery. In: Kulbertus HE, ed. Reentrant Arrhythmias: Mechanisms and Treatment. Lancaster, PA: MTP Publishers 1977, pp 334–50
9. Fontaine G, Gallais Y, Fornes P, et al. Arrhythmogenic right ventricular dysplasia/cardiomyopathy. Anaesthesiology 2001; 95:250–4
10. Gemayel C, Pelliccia A, Thompson PD. Arrhythmogenic right ventricular cardiomyopathy. J Am Coll Cardiol 2001;38:1773–81
11. Marcus FI. Update of arrhythmogenic right ventricular dysplasia. Card Electrophysiol Rev 2002;6:54–6
12. Case Reports of the Massachusetts General Hospital: Case 20–2000. New Engl J Med 2000;342:1979–87
13. Fisch C, Knoebel SB. Electrocardiography of clinical arrhythmias. Armonk, NY: Futura Publishing Company 2000, pp.281–92
14. Kleinfeld MJ, Rozanski JJ. Alternans of the ST segment in Primzmetal's angina. Circulation 1977;55:574–7
15. Fisch C, Edmands RE, Greenspan K. T-wave alternans: an association with abrupt rate change. Am Heart J 1971;81:817–21
16. Chung EK. Parasystole. Prog Cardiovasc Dis 1968;11:64–81
17. Ren Z, Zhou J, Xu G, et al. The diagnostic criteria for classic parasystole. Chin Med J 1999;112:992–4
18. Kinoshita S, Katoh T, Mitsuoka T, et al. Ventricular parasystolic couplets originating in the pathway between the ventricle and the parasystolic pacemaker: mechanism of 'irregular' parasystole. J Electrocardiol 2001;34:251–60
19. Castellanos A, Moleiro F, Guerrero J, et al. Intermittent parasystole with exit block. J Electrocardiol 1997;30:331–5
20. Singh VK. Numerology of ventricular parasytole. Chest 1996;109:1663
21. Itoh E, Aizawa Y, Washizuka T, et al. Two cases of ventricular parasystole associated with ventricular tachycardia. Pacing Clin Electrophysiol 1996;19:370–3
22. Castellanos A, Moleiro F, Interian A Jr, Myerburg RJ. A different approach to the analysis of ventricular parasystole. Chest 1995;107:1463–4
23. Oreto G, Satullo G, Luzza F, Saporito F. Triple ventricular parasystole. J Electrocardiol 1993;26:159–64
24. Manolas J, Rutishauser W, Holzmann M. Linksatriale Parasystolie. Z Kardiol 1975;64:919–25
25. Khan AH. Atrial dissociation. Brit Heart J 1972;34:1308–10
26. Maudry P, Zimmermann M, Metzger J, et al. Association between nonreentrant supraventricular and atrioventricular node reentrant tachycardia: a presentation of dual AV node physiology. PACE 1999;22:1410–5

Danksagung:
Die Idee für die Abbildungen 1.2, 1.3, 1.4, 1.5, 1.7, 1.8, 1.10, 1.11, 1.12, 1.13, und 1.14 beruht auf Abbildungen im Buch von Thomas Horacek: *Der EKG-Trainer. Ein didaktisch geführter Selbstlernkurs mit 200 Beispiel-EKGs.*

Stichwortverzeichnis

Siehe auch speziellen EKG-Index Seite 631

A

Aberration   125, 345, 431, 456
– bei Vorhofflimmern   383
– bei WPW-Syndrom   411
Ablation   354, 367, 386, 387, 413, 427, 430, 435
– Alkohol-   537
Ableitungen
– Ableitungssysteme   11
– Fehlplatzierung von V_1–V_3 27, 61
– präkordiale   11
– rechtspräkordiale V_{3R} bis V_{6R}
– V_7 bis V_9 179
Adenosin   353, 354, 433
AFFIRM-Studie   387
Ajmalin   569
Aktionspotential   6, 7
Akzelerierter AV-Knotenrhythmus   411, 412
Akzelerierter idioventrikulärer Rhythmus   430, 467, 471
Akzessorisches Bündel (AB)   384, 411, 423
– Algorithmus zur Lokalisation   429
– kurze (anterograde) Refraktärperiode   426
– linksseitig versus rechtsseitig   428
– Lokalisation, Diagramm   427
– multiple   427
– spezielle Formen   432
– verborgenes   424
Alphablocker   316
Alternans
– der AV-Reizleitung   598
– elektrische   303, 598
AMI s. Myokardinfarkt (MI)
Aminorexfumarat   553
Amiodaron   313, 363, 366, 385, 399, 434, 470, 563, 591, 609
Amyloidose   187, 280, 399
Analyse der EKG-Morphologie   16, 19
Analyse des Rhythmus   16, 18
Anämie   183, 194, 338

Anamnese und anderes   339, 364, 473
Aneurysma des Ventrikels   193, 198
Angina pectoris
– vasospastische siehe Prinzmetal-Angina
– instabile   198
Anorexia nervosa   320, 488
Aortendissektion   177
Aorteninsuffizienz   278, 556
Aortenstenose, valvuläre   187, 555
Aortokoronare Bypassoperation   184, 186, 457
Arrhythmien   30, **345–476**
Arrhythmogener rechter Ventrikel   338, 456, 470, 472, 569, 571, 572, 591
Artefakte
– als Arrhythmie fehldiagnostiziert   510
– und Kammertachykardie   468, 476, 477
Arthritis, rheumatische   187
Ashman-Phänomen   569
– der T-Welle   569
Ashman-Schläge   383
Asystolie = Herzstillstand   398, 399, 413, 533, 563
Athens QRS score   513
Atriale Vergrösserung siehe Vorhofvergrösserung
Atrioventrikulär siehe AV-
Atropin   399, 507, 564
Auswurffraktion, linksventrikuläre   457, 505, 506
Automatizität, erhöhte   354, 364, 412, 469, 563, 565
AV- Verbindungen mit dekrementaler Reizleitung   433
AV-Block   **153–165**
– Ätiologie   155
– bei Digitalisintoxikation   164
– bei inferiorem AMI   163
– funktioneller   156, 384
– infrahissär   153, 162
– klinische Bedeutung   157
– kompletter   153–155, 160
– Lokalisation   153

- neuer bei Sick-Sinus-Syndrom 538
- Pathophysiologie 157
- Schweregrade 153
- suprahissär 153, 163

AV-Block 1° 25, 153, 158, 162, 563
- Hämodynamik 158

AV-Block 2° 153, 154, 158
- AV-Block 2:1 bei Digitalisintoxikation 563
- höhergradiger Typ 154, 159, 162, 537
- Mobitz-Typ 154, 155, 159, 162, 510
- Pseudo-Mobitz 159
- Wenckebach-Typ 25, 154, 158, 162
  - atypische Formen 159
  - infrahissär 159

AV-Block 3° = kompletter AV-Block 153–155, 160, 162, 537
- Ätiologie 162
- Entwicklung 162
- infrahissär 155
- kongenitaler 163, 536
- nach Alkoholablation 537
- suprahissär 155

AV-Dissoziation 155, 163, 164, 412, 469, 472, 474, 536, 564
- bei Kammertachykardie 164
- bei postextrasystolischem Schlag 164
- bei postoperativen Patienten 157
- einfache 156, 164
- isorhythmische 156, 164
- mit Interferenz 156, 164
- Pathophysiologie 157
- versus kompletter AV-Block 156

AV-Knoten 5
- akzessorischer 432
- langsames Bündel alpha 409, 410
- rasches Bündel beta 409, 410
- Refraktärzeit 564
- zweifaches Leitungsbündel 409

AV-Knoten-Ersatzrhythmus 161
AV-Knoten-Reentry-Tachykardie (AVNRT) 409
- anhaltende 410
- Ätiologie 412
- Differentialdiagnose 411
- klinische Bedeutung 412
- Prävalenz 412
- Prognose 413
- RP < PR 410, 411
- RP > PR 411, 412, 425
- seltene Form 410

- Symptome 411
- Therapie 413
- übliche Form 410

AV-Knotenschlag 345
AV-Knoten-Tachykardie 409–414
- automatische junktionale Tachykardie (AJT) 412
- permanente junktionale Tachykardie (PJRT) 413

AV-Reentry-Tachykardie siehe Wolff-Parkinson-White- (WPW-) Syndrom

B

Bachman-Bündel 5
Bayes-Theorem 183
Bazett-Formel 30
Belastungs-EKG, Belastungstest 503–514
- Abbruch 507
- Abbruchkriterien 507
- Aneurysma 509
- Arbeitsbelastung 505, 506
- Arbeitskapazität 503
- Arrhythmien 509
- Auswertung 508
- bei Schenkelblock
  - LAFB 512
  - LAFB + RSB 512
  - Linksschenkelblock 512
  - Rechtsschenkelblock 512
- Belastungskapazität, Nomogramm 506
- Blutdruck 506
  - Abnahme 506, 510
- Dauer der Belastung 506
- Dauer des Testes 506
- Doppelprodukt 506
- Durchführung 507
- Erholungs-EKG 508, 510
- Fallstricke 510
- falsch negativ 508, 512
- falsch positiv 508
- Grenzbefund 508
- Grenzen 504
- Herzfrequenz 505
- Indikationen 503
- Kammerflimmern 509
- Komplikationen 510, 511
- Kontraindikationen 504
- nach PTCA 513
- nonkonklusiv 506

- QRS-Veränderungen 513
  - Q-Zacke 509
  - Schenkelblock, neuer 512
  - Zunahme der R-Amplitude 512
- Rampenprotokoll 506
- rechtspräkordiale Ableitungen 513
- Reizleitungsstörungen 509
  - AV-Block 2° 510
- Risikostratifizierung, präoperative 504
- Sensitivität 503, 508, 509
- späte Ischämie 508, 513
- Spezifität 503, 511
- ST-Strecke 508
- symptomlimitiert 506
- Tretergometer 504
- T-Welle 509
- ventrikuläre Extrasystolen 512
  - nach Belastung 514
  - polymorphe 511
- Vorbereitung 507
- WPW-Syndrom 508

Belastungstraining bei Herzinsuffizienz 513
Betablocker 316, 346, 385, 399, 426, 429, 434, 457, 504, 507
Bifaszikulärer Block siehe bilateraler (bifaszikulärer) Block
Bigeminie
- AV-Knoten- 346
- ventrikuläre 455
  - verborgene 456
- Vorhof- 346

Bilateraler (bifaszikulärer) Block 111, 125, **139–143**, 160, 163, 183
- Ätiologie 140
- Indikationen zur Schrittmacherimplantation 142
- mit infrahissärem AV-Block 1° oder 2° 143
- Prognose 140, 142
- Progression zum kompletten AV-Block 142
- RSB + LAFB 139, 141
- RSB + LAFB + LPFB ohne kompletten AV-Block 142
- RSB + LPFB 140, 141

Bindegewebserkrankungen 177
Biventrikuläre Hypertrophie **95–96**
Bland-White-Garland-Syndrom 186
Borg-Skala 505
Bradykardie-Tachykardie 397
Breit-QRS-Tachykardie 467, 472, 473, 476
Bridging, myokardiales 186
Bruce-Protokoll 505
Brugada- Zeichen oder –Syndrom 183, 301, 337, 472, 569, 591,

C

Cabrera-Kreis 10, 11
Cabrera-Zeichen 184, 190, 570
Capture beats
- ventrikuläre 412, 466, 571
- Vorhof- 466, 571

CARE-HF-Studie 538
CAST-Studie 457
Chaotischer atrialer Mechanismus = multifokale Vorhoftachykardie 354, 355, 384, 589
Chapman-Zeichen 191
Chatterjee-Phänomen = Chatterjee-Effekt 340, 430, 535, 570
Chinidin 363, 366, 386, 564, 565
Chronisch obstruktive Lungenkrankheit 49, 84, 355
COMPANION-Studie 538
Computerdiagnose 23
COPD siehe chronisch obstruktive Lungenkrankheit
Cor pulmonale 82, 83, 84, 384
Cornell-Index 60, 62, 67
Cornell-Produkt 60, 62, 67
Creatinkinase (CK) = Creatinphosphokinase 183, 277, 301
CTOPP-Studie 538

D

Defibrillation 572, 591
Defibrillator, implantierbarer 386, 476, 507
Degeneration in Kammerflimmern 384, 426, 432, 466
Deltawelle 423, 571
- abortive 424
- elektrischer Vektor 428

Depolarisation und Repolarisation, atriale 8
Differentialdiagnose
- der AV-Knoten-Reentrytachykardie 411
- der AVRT versus AVNRT 430
- der Breit-QRS-Tachykardien 472
  - KT versus SVTab 467, 468
- der hohen und spitzen T-Wellen 316
- der klassischen Q-Zacken-Infarktbilder 196
- der KT versus Artefakte 476, 477
- der normalen Varianten 23
- der pathologischen Q-Zacken 277
- der ST-Hebung 337
- der T-Negativität 338
- der ventrikulären Extrasystolen 456
- der WPW-Bilder 424
- des akuten Infarktes versus akute Perikarditis 337, 339
- des akuten und alten Infarktes 183

- des AMI versus akute Lungenembolie   102
- des klassischen Infarktbildes   182
- des Sinusrhythmus   24
- des Vorhofflatterns versus Vorhoftachykardie   364
- des Vorhofflimmerns   384

Digitalis   340, 346, 355, 364, 383, 384, 386, 387, 399, 426, 432, 504, 507
- bei Frauen und Männern   563, 564

Digitalisintoxikation   155, 156, 157, 353, 355, 364, 383, 470, **563–565**
- chronische   563
- Elektrophysiologie   564
- extrakardiale Symptome   563
- Pharmakokinetik   564

Digoxin   316, 429, 563, 564, 589
- Serumspiegel   563
- spezifische Fab-Antikörper   564

Dilatation
- linksatriale (LA)   67
- linksventrikuläre (LV)   61, 66
- rechtsatriale (RA)   81, 83, 281, 366
- rechtsventrikuläre (RV)   81, 83, 85, 101

Diltiazem   386, 399
Dissektion
- der Aorta   186
- der Koronararterien   186

Diuretika   466
Doppelprodukt   505, 506
Doppelte Repoarisation   610
Doppelte Tachykardie   471
Dressler-Schlag   164, 456, 571
Dromedar-Welle   571
Ductus Botalli   554

E

Ebstein-Anomalie   52, 427, 433, 555
Echokardiogramm (Echo)   2, 59, 60, 61, 63, 82, 101, 105, 192, 196, 303, 509, 553,
Einthoven-Dreieck   10, 11, 179
Eisenmenger-Reaktion, -syndrom   81–84, 553, 554
EKG, normale Varianten   **23–32**, 116, 183, 278, 301, 338
EKG, normales   **23–32**
Elektroden
- atriale   534
- Probleme bei Schrittmachern   536
- ungenügender Hautkontakt   468
- Vertauschung der Extremitätenelektroden siehe falsche Polung

Elektrokonversion   366, 381, 387, 413, 434, 468, 477
Elektrolytstörungen   **313–318**
- Ätiologie   320, 321

Elektrophysiologische Untersuchung   398, 400, 401, 425, 426, 427, 434, 477
- bei Sick-Sinus-Syndrom   398

Elektrotonus   157, 469
Encainid   457
Endokarditis   186
Endokardkissendefekt   554
Epsilon-Welle   470, 571, 591
Erworbene (valvuläre) Herzkrankheiten   553, 555
European Infarction Study   457
Extrasystolie 2:1   455
Extrasystolie 2:2   455
Extrasystolie 3:1   455

F

Fallot-Tetralogie   82, 281, 554
Falsche Polung der Extremitätenableitungen   24, 52, 183, 195, **599–602**
Faszikelblock   **111–118**, siehe auch linksanteriorer bzw. linksposteriorer Faszikelblock
- Ätiologie   111
- Prävalenz   111
- rechtsfaszukulärer   117
- trifaszikulärer, inkompletter   143, 162

Faszikuläre Tachykardie   470, 472
Fibrose
- des Sinusknotens   399
- des ventrikulären Reizleitungssystems   111, 127, 140
- des Vorhofmyokards   381, 397

Flecainid   346, 366, 413, 426, 434, 457, 470
Foramen ovale, offenes   553
Framingham-Studie   60, 382, 457
Friedreich-Ataxie   187, 281
Fusionsschlag   412, 424, 456, 465, 472, 532, 571, 604

G

Gedächtnis, kardiales   430, 571
Gertsch-Index   64,
Getriggerte Akivität   355, 364, 469
Goldberger-Ableitungen   11
Grenzen des EKGs   2, 196
Gubner-Ungerleider-Index   59

H

Hämochromatose 399
Hämodialyse 313, 316
Hemiblock siehe Faszikelblock
Herzfrequenz
- maximale 505
- submaximale 505
- Variabilität 469

Herzindex 471
Herzinsuffizienz 354, 382, 457, 537, 564
- bei Tachykardie 354, 366
- bei unaufhörlicher Vorhoftachykardie 353
- Belastungstraining 513
- Schrittmachertherapie 537
- tachykardiebedingte 366

Herzkatheterisierung 95, 198, 553
Herzmassage 315
Herzstillstand siehe Asystolie
Herztamponade 303, 598
Herztod, plötzlicher 457, 510, 569
Herztransplantation 141, 315, 592,
- P-Wellen 608

Herztrauma 177, 187
Herztumor 187
Hibernating myocardium 182, 189, 193,
Hirnschlag 385, 398, 401
His-Bündel 5
- Ableitungen 162
- fehlendes 163
- Potential 162

His-Ventrikel- (HV-) Intervall, verlängertes 140, 142, 162, 163
HOCM siehe Kardiomyopathie, hypertrophe obstruktive
Holter-EKG 161, 398, 400, 533, 605
Homocystinurie 187
Hyperglykämie 314
Hyperkaliämie 52, 141, 313, 314, 316,
- Arrhythmien 313, 315
- Ätiologie 320, 321
- breiter QRS-Komplex 313, 315, 316
- klinische Befunde 316
- Pathophysiologie 317
- plus Hypokalzämie 318
- Prävalenz 316
- schenkelblockähnliches Muster 315
- Therapie 314, 316
- zeltförmige T 313, 315

Hyperkalzämie 301, 314, 317,
- Arrhythmien 317
- Ätiologie 322

Hypermagnesiämie 318
Hyperthyreose 66, 365, 381, 383
Hypertrophie, linksventrikuläre, apikale 340
Hyperventilation 338
Hypoaldosteronismus 338
Hypokaliämie 313, 314, 316, 339, 466, 563, 564
- Ätiologie 320, 321
- Pathophysiologie 317
- Therapie 314,

Hypokalzämie 318, 340
- Ätiologie 322
- plus Hyperkaliämie 318

Hypomagnesiämie 318, 466, 563
Hypothyreose 66, 563, 605

I

Ibutilid 385, 434
Indices für linksventrikuläre Hypertrophie 59
Infrahissär 111, 143, 153, 155, 158, 161
- Infra-His 153–155, 158–163

Intraatriale Reizleitungsverzögerung 428
Intraatrialer Reizleitungsblock 49
Ischämie 28, 178, 197, 337, 503, 504, 508
- nach Revaskularisation 513
- ohne Infarkt 338
- reversible 182
- späte 508, 509
- Stadien 13
- stumme 514
- subendokardial 13
- subepikardial 13

Ivemark-Syndrom 315, 608

J

James-Bündel 432, 433
Jervell-Lange-Nielsen-Syndrom 466, 470
J-Welle 569, 571

K

Kafka-Index 60, 63
Kalzium-Glukonat 314, 316, 598
Kamelhöcker 571
Kammerersatzrhythmus 30, 400,
Kammerflattern 465, 475

Kammerflimmern 189, 198, 313, 340, 413, 426, 432, 434, 466, 469, 563, 569, 572, 591,
Kammertachykardie (KT) 130, 156, 164, 198, 313, 426, **465–477**, 509, 563, 571, 572
- Alter 472
- anhaltend 465, 470
- Ätiologie 466, 472
- atrioventrikuläre Dissoziation 469, 472–474, 477
- Beginnn 467, 469
- bidirektionale 470
- Definition 465
- Differentialdiagnose 467
    - früheres EKG ohne Tachykardie 473
- doppelte 471
- Fehldiagnose 476
- getriggerte Aktivität 468, 469
- idiopathische 466
- linksschenkelblock-ähnlich 475
- Medikamenten-Cocktails 477
- Merkmale 465
- monomorphe 198, 465, 466, 469, 470, 472
- morphologische Kriterien 467, 473
- nichtanhaltend 465, 466, 470
- parasystolische 470
- Pathophysiologie 468
- polymorphe
    - mit torsade de pointes 466, 470, 564
    - ohne torsade de pointes 466, 470, 563
- Prävalenz 472
- Prognose 466, 470
- rechtsschenkelblock-ähnlich 475
- Reentry 468, 469
- Regelmässigkeit des Rhythmus 473
- RV-Ausflusstrakt 466, 470
- sympathikus-abhängige 469
- Therapie 468
- Typen, spezielle 470
Kardiale Rehabilitation 513
Kardiomyopathie
- dilatierende 113, 186, 191, 457, 608
- hypertrophe 340, 427, 592
- hypertrophe obstruktive (HOCM) 64, 183, 279, 301, 537, 555
Karotis(sinus)massage 365, 400, 401, 408, 411, 413
Karotissinussyndrom **400–401**, 537
- kardioinhibitorischer Typ 400
- vasopressorischer Typ 401
Katz-Wachtel-Zeichen 96, 554, 571

Kent-Bündel 423
Kinder
- frontale Herzachse 84
- mit multifokaler Vorhoftachykardie 385
- mit WPW-Syndrom 384
Klappenprothese 186
Klein-Index 60
Kokain 185, 187
Kompensatorische Pause 346, 383, 455
- fehlende 383
Kongenitale Herzkrankheiten 81, 141, 399, 427, **553–555**,
Kongenitale koronare Herzkrankheit 185
Kontrazeptiva 185, 187
Kopplungsintervall
- atriales bei AVRT 431
- bei ventrikulären Extrasystolen 455
- bei Vorhofextrasystolen 345
Koronarangiographie 181, 183, 192 etc.
Koronararterie
- abnormer Verlauf 186
- Anatomie 182
- Circumflexa (Cx) 182
- Dissektion 186
- Embolie 186
- Fistel , Stealeffekt 186
- Kollateralisierung 513
- linke (LCA) 182
- Ramus interventricularis anterior (RIVA) 141, 182
- rechte (RCA) 182
- Spasmus 177, 185
Koronardilatation siehe PTCA
Koronarspasmus 197, 340
- belastungsabhängiger 509
KT siehe Kammertachykardie (KT)
Kyphoskoliose 85

L

Laevogramm 9, 61, 82, 125,
LAFB siehe linksanteriorer Faszikelblock
Langes QT-Syndrom 537, 591
- kongenitales 466
- kongenitales vs erworbenes 466
Läsion = Verletzung
- subendokardial 13
- transmural 13, 178, 197
Lepeschkin-Zeichen 509
Lidocain 468, 471, 507, 565

Linksanteriorer Faszikelblock 60, 64, 111, 192
- Ätiologie 111, 113
- plus linksposteriorer Faszikelblock 117
- plus Rechtsschenkelblock 139
- Prognose 115
- Varianten 502
- Vektoren 64, 114

Linksposteriorer Faszikelblock 84, 112, 139, 192
- Ätiologie 114
- Myokardinfarkt 192
- plus Rechtsschenkelblock 140, 141
- Prognose 117
- Vektoren 116

Links-Rechts-Shunt 553, 554
Linksschenkelblock 62, **130–132**, 162, 183, 190, 279
- inkompletter 131
- kompletter 126, 130
- linksventrikuläre Hypertrophie 131
- Myokardinfarkt 131, 190
- QRS-Achse 131
- Vektoren 130
- versus Rechtsschenkelblock 131

Linksseptaler Faszikelblock 117
Linksventrikuläre Hypertrophie **59–67**, 278, 457
- asymmetrische 65
- Ätiologie 61
- bei linksventrikulärer Dilatation 66
- Diagnose bei
  - intraventrikulären Reizleitungsstörungen 60
  - linksanteriorem Faszikelblock 64
  - Linksschenkelblock 62
  - Rechtsschenkelblock 62
- Gültigkeit der Voltage-Kriterien 61
- Indices 59
- Pathophysiologie 67
- Prävalenz 61
- Prognose 67

Lone atrial fibrillation 381, 382
Lone atrial flutter 365
Loop recorder 401
Lown-Ganong-Levin-Syndrom 433
LPFB siehe linksposteriorer Faszikelblock
LSB siehe Linksschenkelblock
Lungenembolie 101–106, 338, 383
- akute 81, 85, 101, 102, 129, 281, 554
  - EKG-Zeichen und Ausmass der LE 104
  - Praktisches Procedere 104
- Prävalenz der EKG-Zeichen 104
- rezidivierende 84, 103, 553
- subakute 103

Lungenödem 66, 340
Lungenvenen, abnorme Mündung 553
Lupeneffekt 11, 592
Lupus erythematodes 187
LVH siehe linksventrikuläre Hypertrophie

M

Magnesium 318
Mahaim
- -Bündel 428, 432, 433
- -Tachykardien 432

Malabsorption 564
MAZE-Verfahren 386
McGee-Index 571
McGinn-White-Muster 571
Medikamente
- antiarrhythmische 340, 387, 429, 457, 468, 471
  - Klasse I oder III 30
  - Neue Klassifikation 318
- antidepressive 570, 607
- proarrhythmische Wirkung 346, 386, 457

MET (metabolic equivalents) 504, 505, 507
Mitralanulus 427. 429
Mitralinsuffizienz 537, 556
- akute bei Myokardinfarkt 198

Mitralklappenprolaps (Morbus Barlow) 555
Mitralstenose 49, 51, 81, 82, 281, 381, 556
- kongenitale 51

Mobitz siehe AV-Block 2°
Mononucleose 299
Monophasische Deformation 13, 197
Morbus Barlow 555
Morbus Lenègre 111, 113, 114, 116, 125, 139
Morbus Lev 141
Morgagni-Adams-Stokes-Attacke 155, 161, 605
Morizin 457
Morphologie-Analyse des EKGs 119
MOST-Studie 539
Muskeldystrophie 281, 399
Mustard-Operation 85, 364, 399
Myektomie 537
Myoglobin 183
Myokardinfarkt (MI) **177–198**
- anteriorer 179, 184, 190, 191, 192, 198

- anteroseptaler 179, 188, 190
- Arrhythmien 198
- Ätiologie
  - arteriosklerotische koronare Herzkrankheit 185
  - kongenitale koronare Herzkrankheit 185
- AV-Block 198
- bei Schrittmacherpatienten 192
- bei Schwangerschaft 185
- Differentialdiagnose 182, 183, 196
- doppelter 189
- Infarktbilder, spezielle 184, 193
- inferiorer
  - maskiert durch LPFB 192
  - und rechtsventrikulärer Infarkt 181
- Kombination von Infarktbildern 188
- komplexe Infarktbilder 183, 190
- Komplikationen 198
  - nichtarrhythmische 198
  - Septumperforation 198
- Korrelation zwischen Lokalisation und Koronarverschluss 180, 181
- lateraler 179
- Lokalisation des Q-Zackeninfarktes 179
  - anterior 179,
  - anteroseptal 179
  - inferior 179
  - lateral 179
  - posterior 179
- Lokalisation
  - benachbarte Areale, anterolateral, posterolateral, inferoposterior 188, 189
  - separierte Areale, anteroseptal und inferior resp. posterior 189
- mit Faszikelblock
  - linksanteriorem Faszikelblock 192
  - linksposteriorem Faszikelblock 192
- mit Schenkelblock
  - bilateralem Block 192
  - Linksschenkelblock 190
  - Rechtsschenkelblock 190
- Nomenklatur, internationale 179, 187
- Non-Q-Infarkt 183, 184, 193, 198, 277, 340
- posteriorer 179, 181, 189, 196
- Prävalenz 185
- Q-Zacke
  - neue und/oder kleine 184
  - nichtsignifikante 194

- rechtsventrikulärer 181
- R-Zacke
  - Reduktion der 184, 193
  - RSR`-Typ 193
- Schätzung der Infarktgrösse 196
- spezielle Infarktbilder 184, 193
- Stadien 178
  - akut 177, 178, 188, 197
  - chronisch (alt) 178, 188, 197
  - subakut 178, 187, 188, 197
  - Verlauf vom subakuten zum chronischen 197
- stiller 277
- ST-Strecke
  - ST-Hebung 177, 178
  - ST-Senkung 193
- transmural 184, 193
- typisch atypische Infarktbilder 195
- Vektoren 177, 178, 300
- Verlauf 187, 188
- Vorhofinfarkt (atrialer Infarkt) 195

Myokarditis 66, 113, 183, 338, 399
Myxom, atriales = Vorhofmyxom 186

N

Nachdepolarisation 469
- späte 469
Nadir-Zeichen 474, 475, 571
Natriumstörungen 318
Nehb-Ableitungen 11
Neuroleptika 570
Nichtsteroidale Antirheumatika (NSAR) 316
Niereninsuffizienz 313, 314, 316, 563
Nikotin 31, 185, 187
Nomenklatur
- der Infarktstadien 186
- des EKGs 13
- des elektrischen Herzzyklus 12
- des QRS 12
NYHA-Klassen 504, 507, 538

O

Osborn-Welle 29, 302, 571, 573
Ösophagus-Ableitungen 366

P

PAFAC-Studie 387
Pankreatitis, akute 183, 194, 322, 338

Parasystolie 455, 469, 564, 604
Pardee-Q-Zacke 572
PASE-Studie 538
P-auf-Ta-Phänomen 13, 385
P-biatriale 49
Periarteriits nodosa 187
Periinfarction-Block 195
Perikard, fehlendes 590
Perikardektomie 280
Perikarderguss 66, 298, 302,
Perikarditis 183, **297–303**, 572, 573
- Aetiologie 299
- akute 297
- akute/subakute 299
- Arrhythmien 302
- chronische 298, 302
- Differentialdiagnose vs Myokardinfarkt 299
- idiopathische 297
- konstriktive 302
- PQ-Senkung 297
- Prävalenz 298
- restriktive 302
- Stadien
  - Stadium 1–4 297
  - Stadium 2 337
  - Stadium 3+4 338
- ST-Hebung 300
  - Amplitude 299
  - Konfiguration 299
- Storchenbein-Zeichen 301, 302, 573
- ST-Vektoren 297, 298, 300
- subakute/chronische 299
- virale 298
Perimyokarditis 302
Periode
- supernormale 13, 573
- vulnerable 12, 13, 385, 533, 572
Phase-4-Depolarisation, langsame 7, 564
Phenytoin 565
PIAF-Studie 387
Pindolol 401
Plaque-Ruptur 187
Pleuraerguss 85, 605
P-mitrale 49
Pneumektomie 85, 280, 596
Pneumothorax 66, 85, 183, 280, 598
Postmiktions-Syndrom 400

Post-pacing-Negativität 340
Postsynkopales Bradykardie-Syndrom = Chatterjee-Effekt 340, 605
Post-Tachykardie-Pause 465
P-pseudo-pulmonale 52, 317
P-pulmonale 49, 52, 82
- parenchymale 52, 84
- vasculare 52, 84
PQ-Intervall 25
- Hebung 195
- normales 25
- Senkung 196, 298, 300
- verkürztes 423
Präexzitation 19, 26, 183
- bei Belastung 435
- Differentialdiagnose 430
- einen Myokardinfarkt vortäuschend 430
- EKG-Bilder 424
- latente 428, 429
- QRS-Achse 428
- R/S-Übergang 428
- Repolarisationsabnormitäten 430
- Schweregrad 324
- Typ A 423
- Typ B 424
- Typ C 424
- volle 424
Praktischer Zugang zum EKG 16, 18
Prinzmetal-Angina = vasospastische Angina 29, 183, 185, 193, 301, 337
Procainamid 366, 426, 434, 468, 569
Projektion 8, 27, 277, 278
Propafenon 346, 386, 387, 426
Propranolol 386
Proximitätseffekt 11, 61, 83, 85, 128, 198
Pseudo-AV-Block 2:1 160
Pseudo-Brugada-Zeichen 570
Pseudo-Deltawelle 424
Pseudo-Fusionsschlag 532
Pseudo-Hypertrophie 280
Pseudo-Kammertachykardie 476
Pseudo-Knotung 27
Pseudo-Mobitz 159
Pseudonormalisierung der T-Welle 509
Pseudo-P-pulmonale 52, 317
Pseudo-P-Wellen 609
Pseudo-Q-Zacken 281

Pseudo-Regularisierung bei Vorhofflimmern 381
Pseudo-R-Zacken 410
Pseudo-Sick-Sinus-Syndrom 399
Pseudo-S-Zacken 410
PTCA = Koronardilatation 177, 182, 184, 186
- frühe 182, 196
Pulmonale Hypertonie 84, 86, 96
Pulmonalstenose 81, 82, 86, 554
Pulsdefizit, peripheres 382
Purkinjefasern 5–7, 30
P-Welle
- Bifidität 49
- nach Herztransplantation 608
- negative 345, 354
- Veränderungen 52, 84

Q

QRS-Komplex 25
- bizarre 592
- Kerbung 27, 85, 111, 112, 116
- Knotung 27, 28, 184, 191, 192
- Knotung versus Pseudoknotung 27
- M-Konfiguration bei Ebstein-Anomalie 555
- negativ in allen Ableitungen 474
- positiv in allen Ableitungen 474
- QR in V_1 51, 83, 85, 101, 281
- QRS-Achse frontal 25
- QRS-Achse horizontal 26
- QRS-Achse sagittal 26
- RS in Ableitung V_1 81, 83
- S_I/Q_{III}-Typ 103, 571
- $S_I/S_{II}/S_{III}$-Typ 26, 84, 85
- tiefes SV_2 96
- Übergangszone 26
QT-Intervall 30
- QaT-Intervall 317
- QTc-Intervall 314
- verkürzt 314, 317, 340, 563, 605
- verlängert 314, 340
- verlängert oder verkürzt 339
Q-Zacke
- bei Amyloidose 280
- bei hypertropher obstruktuver Kardiomyopathie 279
- bei Linksschenkelblock 279
- bei linksventrikulärer Hypertrophie 278
- bei Myokardinfarkt 277
- bei Pneumothorax 280

- bei Präexzitation 279
- bei Transposition der grossen Gefässe 280
- Differentialdiagnose 277
- nach Perikardektomie 280
- nach Pneumektomie 280
- normale 277
- pathologische 277
- Q_{III} 183

R

Rechts-Links-Shunt 555
Rechtsschenkelblock 62, 125, 127, 190
- Aberration 345, 346, 383
- frequenzabhängiger 131
- funktioneller 475
- inkompletter 83, 85, 126, 129
- kompletter 84, 85, 96, 125, 127
- Myokardinfarkt 129, 131
- QRS-Achse 128
- rechtsventrikuläre Hypertrophie 129
Rechtsventrikuläre Dysplasie siehe arrhythmogener rechter Ventrikel
Rechtsventrikuläre Hypertrophie **81–86**
- Ätiologie 82
- Differentialdiagnose 84
- EKG-Kriterien 81, 83
- mit Rechtsschenkelblock 82, 83, 84, 85
- ohne RV-Reizleitungsstörungen 81
- Prävalenz 82
- seltener Typ 84
- Vektoren 82
Reentry
- -Kreis 425, 430
   - unidirektionaler Block 468
- Kreislänge 469
- Makro-Reentry 366, 425, 430, 469
- Mikro-Reentry 469
Refraktärperiode 12, 13, 604
- absolute 477
- atriale 535, 564
- des akzessorischen Bündels 431
Reizleitung, verborgene 385, 432, 456, 598
Reizleitungssystem 5
- intraventrikuläres 112
- plurifaszikuläres 5, 113
- trifaszikuläres 111–113, 140

Repolarisation 8
- atypische bei akutem Infarkt und akuter Perikarditis 339
- der Purkinjefasern 30
- frühe 29, 183, 301, 337, 571
- Veränderungen 101, 337–340
Retrograde Reizleitung 410, 426, 431, 432
- retrograde Vorhoferregung 158, 281, 412, 425, 457, 466, 535
Retrograder AV-Block 465, 466, 472
Rhabdomyolyse 316
Risikofaktoren für koronare Herzkrankheit 117, 183, 278
Romano-Ward-Syndrom 339, 466, 470
Romhilt-Punkte-Index 60, 62
Rotation im Gegenuhrzeigersinn 26, 101, 556
Rotation im Uhrzeigersinn 26, 64, 101, 553, 556, 590
RSB siehe Rechtsschenkelblock
Ruhemembranpotential 7, 564
RVH siehe rechtsventrikuläre Hypertrophie

S

Sarkoidose 470
Sauerstoffverbrauch, maximaler 505
Schenkelblock **125–132**
- alternierender 131, 598
- Ätiologie 127
- frequenzabhängiger 131, 363
- intermittierender 131
- Prävalenz 127
- reversibler 131
Schlaf-Apnoe 537
Schock 186, 187, 189, 198
Schrittmacher (-EKG) 142, 155, 158, 159, 367, 386, 387, 398–401, 466, **531–540**
- Abfall der Stimulationsfrequenz 509
- ACC/AHA Richtlinien für Schrittmacherimplantation 142
- Arrhythmien 535
- Badewanne-Verlassen 533
- Batterieerschöpfung 535
- bei Vorhofflimmern 386
- Codes 534
- Ein-Kammer-Schrittmacher 531, 534
- Endlos-Schleifen-Tachykardie 535, 536
- Fixfrequenz-Modus 532, 535
- frequenzadaptierend 531, 532
- Indikationen 140, 142, 537
  - bei bilateralem Schenkelblock 143
  - Herzinsuffizienz 537
  - hypertrophe obstruktive Kardiomyopathie 537
- prophylaktische Implantation 537
- Komplikationen
  - Arrhythmien, schrittmacherbedingte 535
  - Dysfunktion 535
  - elektrische 532
  - Elektrodenprobleme 532, 536
  - frühe 532
  - perioperative 538
  - run-away 535
  - Schrittmacher-Kreis-Tachykardie 535
  - späte 532
  - Versagen, intermittierendes 532
- Kontrollgeräte 532, 533, 535
- linksventrikuläre Stimulation 531
- Magnetfrequenz 535
- Morphologische Merkmale des EKGs 534
- Oversensing 532, 533, 536
- Pacing
  - AAI-Pacing 536
  - AV-sequentielles Pacing 534, 538
  - bipolares 531, 534
  - epikardiales 534
  - physiologisches 531. 538, 539
  - unipolares 531, 533, 534
  - VVI versus DDD 539
- Programmierung des AV-Intervalls 539
- Refraktärperiode, verlängerte atriale 535
- Reizschwelle 532, 533
- Revision, unverzügliche 532
- Schrittmacherimpulse 531, 534
  - fehlende 533
  - in die Refraktärperiode einfallend 533
- Schrittmacher-Syndrom 536, 538
  - Bedingungen 536
  - Pathophysiologie 536
  - Prävalenz 536
- spike auf T (vulnerable Periode) 533
- Studien, neuere 538
- temporärer 398, 565
- Umstellung auf Zwei-Kammer-System 538
- Undersensing 532, 536
- Verlust der Reizantwort 532, 533
- Zwei-Kammer-Schrittmacher (DDD) 531, 532
Schrittmacherzelle 7
Senning-Operation 364
Septale Hypertrophie 64
Shallow-s-Zeichen 573

Sicilian Gambit 318
Sick-Sinus-Syndrom (SSS) 157, 365, 383, **397–401**, 537–539
- Ätiologie 399
- AV-Knoten und Tawara-Schenkel 398
- Bradykardie-Tachykardie-Syndrom 397
- klinische Bedeutung 398
- Komplikationen 398
- Prävalenz 399
- sinoatriale Reizleitungszeit (SACT) 401
- sinoatrialer Block 397
- Sinusbradykardie 397
- Sinusknoten-Erholungszeit (SNRT) 398
- Sinusstillstand 397
- Therapie 398
- unter Laborbedingungen 400

Single ventricle 85, 534
Sinusarrhytmie 24
- ventrikulophasische 164

Sinusbradykardie 23, 164, 183, 397, 563
Sinusknoten 5, 6, 8, 23
Sinusknoten-Reentry-Tachykardie 400
Sinusrhythmus 7, 23
Sinustachykardie 24, 467, 469
Situs inversus 52, 280, 555, 602
Sklerodermie 399
Sokolow- = Sokolow-Lyon-Index 59–61, 83
Sotalol 434, 470, 564
Spezielle EKG-Wellen, -Zeichen und – Phänomene **569–573**
Spiral-CT 101, 554
Spironolacton 316, 563
STAF-Studie 387
Standards zur EKG-Beurteilung 15
Sterbendes Herz 607
Storchenbein-Zeichen 301, 302, 573
Stress-Echokardiographie 508
ST-Strecke 28
- fehlende 314
- ST-Hebung 28, 278, 297–299, 337
  - Differentialdiagnose 301, 337
  - sekundäre 198
- ST-Senkung 337, 338, 430, 508
- ST-Vektor 298
- verlängerte 314

Suprahissär, Supra-His 153–155, 158–163
Supraventrikuläre Tachykardie paroxysmale 409
Supraventrikuläre Tachykardie mit Aberration (SVTab) 467, 472–475

Sympathikotonus 385, 513
- erhöhter 412, 426
Syndrom X 183, 194, 338
Synkope, neurovasale 399
Syphilis 186

T

Takayasu-Arteritis 186
Theophyllin 401
Thrombolyse 104, 182, 196, 457, 467, 471,
Torsade de pointes (siehe auch bei Kammertachykardie) 313, 386, 434, 466, 470, 564
Transposition der grossen Gefässe, kongenital korrigierte 163, 280, 555
Trichterbrust 61, 183, 338,
Trifaszikulärer Block 117, 142, 143
Trikuspidal-Atresie 53
Trikuspidal-Insuffizienz 281, 534
Troponin 183, 277, 280
Tumoren 177, 187, 298
T-Welle
- asymmetrische, normale 26
- Fusion mit U-Welle 30, 313, 316
- hohe, Differentialdiagnose 316
- koronare 29
- negative
  - Differentialdiagnose 338
  - sekundär 198
- riesige negative 340, 605
- symmetrische (koronare) 278

U

Überdrehte Rechtslage 82–85
Überlastung
- linksatriale (LA)
  - akute 50
  - chronische 381
- linksventrikuläre (LV)
  - diastolische 65, 554, 556
  - Spiegelbild 115, 183, 301
  - systolische 65
- rechtsatriale (RA), akute 50
- rechtsventrikuläre (RV)
  - akute 104
  - diastolische 85
  - systolische 85
UKPACE-Studie 539

U-Welle
- bei Aorteninsuffizienz 30
- normale 30

V

Vagotonus 316, 433
- erhöhter 398, 429, 433

Vagusmanöver 354, 355, 411–413
Valsalva-Manöver 303, 413, 433,
Vaughan-Williams-Klassifikation 318, 457
Vektoren
- atriale bei Sinusrhythmus 24
- bei linksanteriorem Faszikelblock 114
- bei linksatrialer Vergrösserung 51
- bei linksposteriorem Faszikelblock 116
- bei Linksschenkelblock 62, 63, 130
- bei Myokardinfarkt 177
- bei rechtsatrialer Vergrösserung 52
- bei Rechtsschenkelblock 62, 63, 127
- QRS-Vektoren 8, 63, 127
- ST-Vektoren 177, 189

Vektorkardiogramm 8, 31, 114, 116, 191
Ventrikelseptumdefekt (VSD) 427, 554, 571
Ventrikuläre Extrasystolen (VES) 315, 430, **455–458**, 465, 469, 512, 572
- Bigeminie 455, 469, 564
  - verborgene 456
- Definition 455
- Differentialdiagnose 456
- Doublette 455
- interponierte 456
- Kopplungsintervall 435
- Mechanismus 457
- monomorphe 456
- Morphologie 456
- Nomenklatur 455
- polymorphe 456
- polytope 455
- Prognose 457
- Quadrigeminie 455
- R-auf-P 572
- R-auf-T 13, 456, 572
- Salven 457
- Trigeminie 455
- Triplette 455, 470
- Ursprung 456

Ventrikulophasische Modulation der AV-Reizleitung 164

Ventrikulophasische Sinusarrhythmie 164, 355
Verapamil 384, 386, 399, 413, 426, 429, 432
- bei WPW-Syndrom 426

Verletzung, dialysierbare 315
VES siehe ventrikuläre Extrasystolen
Vorhof-Elektrokardiogramm 195
Vorhofextrasystolen **345–347**
- AV-blockierte 161, 400
- frühe 345
- klinische Befunde 346
- Koronarsinus 345
- mit Aberration 346
- mit AV-Block 400
- Prävalenz 346
- Salven 353

Vorhofflattern **363–367**
- Antikoagulation 366
- Ätiologie 365
- Doppel-Wellen-Reentry 364
- Elektrophysiologischer Mechanismus 364
- gewöhnlicher Typ (Typ 1) 363
- intraatriale Reizleitungsanomalie 366
- klinische Bedeutung 366
- kurzdauerndes 365
- „lone atrial flutter" 365
- Makro-Reentrykreis im rechten Vorhof 366
- Maskierung der Flatterwellen 363
- mit 1:1-AV-Überleitung 365, 366, 384, 432, 475, 510
- mit 2:1-AV-Block 473
- mit AV-Block 2° 363
- nach Herzoperation 381
- Nomenklatur 364
- Pathophysiologie 366
- Sägezahn 363, 365
- Therapie 366
- Thromboembolische Komplikationen 366
- umgekehrtes typisches 365
- ungewöhnlicher Typ (Typ 2) 363
- Vortäuschen eines Vorhofflimmerns 363

Vorhof-Flimmer-Flattern 366
Vorhofflimmern 281, **381–387**, 401, 425, 426, 534, 539, 556
- Ablation des AV-Knotens 387
- Aetiologie 381, 382
- Ashmanschläge 383
- bei Lungenembolie 383
- bei Sick-Sinus-Syndrom 383
- bei WPW-Syndrom 383, 426, 431

- bradykardes 537
- CASS-Studie 383
- Differentialdiagnose 384
- Elektrophysiologie 401
- Flimmerwellen (F-Wellen) 381
    - durch Schenkelblock maskiert 381
- Fokus mit rascher Aktivität in den Lungenvenen 385
- Frequenzkontrolle versus Elektrokonversion 387
- grobe und feine F-Wellen 381
- Hämodynamik 382
- Hirnschlag 385, 398, 401
- interatriale Dissoziation 384
- klinische Bedeutung 382, 385
- Konversion, elektrische und medikamentöse 385
- „lone atrial fibrillation" 381, 382
- mit Aberration 383
- mit interatrialer Dissoziation 384
- mit komplettem AV-Block 381
- mit regelmässiger Kammeraktion 384
- neu aufgegretenes 386
- paroxysmales 346
- postthyreotoxisches 387
- präexzitiertes 432
- Prävalenz 381, 382
- Prävention
    - des rezidivierenden VoFli 386
    - von Thromboembolien 387
- Pseudoregularisierung 381
- Schrittmacher 386
- Spontane Konversion 382, 385
- Therapie 382, 385
- transitorisches 381, 383
- über ein AB anterograd geleitet 384
- Ventrikelfüllung, diastolische 385

Vorhofinfarkt = atrialer Infarkt 8, 53, 193, 195, 196
Vorhofkick 382, 538
Vorhof-Overpacing 471
Vorhof-Reentry-Tachykardie 354
Vorhofrhythmus, multifokaler = chaotischer 354, 355, 384, 589
Vorhofschrittmacher 346, 386
Vorhofseptumdefekt 281, 338, 383
- Ostium-primum-Typ (ASD I) 554
- Ostium-secundum-Typ (ASD II) 553
    - Differentialdiagnose 553

Vorhoftachykardie **353–356**, 430
- aberrierende Reizleitung 354
- Aufwärmeffekt 354
- Auslösung und Beendigung durch VoES 346
- benigne 353
    - langsame 354
- fokale 354
- komplexe 356
- linksatriale 355
- mit AV-Block 353, 354, 563, 564
- multifokale 354, 355, 590
- paroxysmale 355
- Reentry-Tachykardie 354
- unaufhörliche 353
- unregelmässige 346
- von mittlerer Dauer und hoher Frequenz 353

Vorhofvergrösserung **49–53**
- biatriale 50, 52
- linksatriale 49, 50, 556
    - Ätiologie 50
    - klinische Bedeutung 50
    - Prävalenz 50
- rechtsatriale 49, 51
    - Ätiologie 51
    - klinische Bedeutung 51
    - Prävalenz 51

Vorläufer des Kammerflimmerns 572
Vorläufer des kompletten AV-Blocks 140, 154, 155, 159, 163

W

Wenckebach siehe auch bei AV-Block 2°
Wenckebach-Periode 159, 160
Wenckebach-Phänomen, überlagertes 355
Wenckebach-Verhalten 159
Wolff-Parkinson-White-(WPW-) Syndrom 279, 383, **423–435**, 508, 571,
- rasche anterograde Leitung über das AB 426
- Ätiologie 427
- AV-Reentry-Tachykardie (AVRT) 411, 430
    - antidrome 411, 424, 425, 430, 474
    - antidrome, mit LSB = Mahaim-Tachykardie 432, 433
    - orthodrome 425, 430, 431
- Beendigung der Tachykardie 433
- familiäre Form, genetischer Defekt 427
- Kammerflimmern 432
- Nomenklatur 423
- Tachykardien 411, 425, 430
- Therapie 426, 433
    - Fallstricke 426
- Vorhofflimmern 424–426, 430–432, 434

- WPW-Bild, Präexzitationsmuster 423
  - Differentialdiagnose 424
WPW siehe Wolff-Parkinson-White-(WPW-) Syndrom

Z

Zerebrale Krankheiten, akute 340
- Blutung 187, 194
- Hirnschlag 382, 385

Zirkadiane Veränderungen des EKGs 31

EKG-Index

A

Aberration
- bei supraventrikulärer Tachykardie 422
- bei Vorhofflimmern 393

Akzelerierter idioventrikulärer Rhythmus
- Frequenz 120/min mit AV-Dissoiation 494
- mit einem Fusionsschlag 489

Alternans, elektrischer 599
- des QRS bei Herztamponade 311

Aneurysma, anterolateral, während Belastungs-EKG 524

Aortenstenose 561

ÅQRS$_F$ bei Normalen 37, 38

Arrhythmien nach Konversion mit Adenosin 356

Arrhythmogener rechter Ventrikel 591

Artefakt
- aussergewöhnlicher 603
- der T-Welle 610
- Kammertachykardie vortäuschend 499, 500
- seltener 610

Artefakt oder nicht? 611

Ashman-Phänomen 575

Asystolie 548
- während Karotissinusmassage 408

AV Block 1° 166
- plus RSB 166

AV Block 2°
- bei akutem inferiorem Infarkt 169
- höhergradiger Typ, 2:1 168
- höhergradiger Typ, 3:1, mit RSB 168
- Imitation AV Block 2:1 151, 609
- mit Progression zu komplettem AV-Block 172
- mit RSB und LAFB 172
- Mobitz-Typ 167
  - mit langer Asystolie 167
- während Belastung 528, 529
- Wenckebach-Typ 166
  - atypischer 170
  - progredierend zu AV-Block 2:1 169

AV-Block, kompletter
- bei akutem inferiorem Infarkt 169
- mit breitem QRS 168
- mit Kammerfrequenz von 16/min 173
- suprahissär plus LSB-Aberration 174
- suprahissär plus RSB-Aberration 175
- während Karotissinusmassage 408

AV-Dissoziation
- bei Kammertachykardie 479, 481, 586
- einfache 170
- in Ruhe und Sinustachykardie bei Belastung mit 7 MET 176
- isorhythmische 170

AV-Knoten-Rhythmus 348
- Pseudo-Q-Zacken 292

AVNRT 415, 416, 418
- inkompletten RSB vortäuschend 417
- seltener Typ 419

B

Belastungs-EKG
- AV-Block 2° höhergradiger Typ 529
  - 2:1 bis 4:1 530
- bei Aneurysma 524
- bei vorbestehendem LAFB 530
- falsch positives 522
  - bei LAFB 530
- Grenzbefund 519
- Kammertachykardie 527
- neue ST-Hebung, reversible 523
- normales 517, 518
- positives (formal) 522
- positives mit später Ischämie 520, 521
- Pseudonormalisierung der T-Welle 525
- Rotation im Uhrzeigersinn und Verhalten der Q-Zacke 526
- späte Ischämie 520, 521
- späte Ischämie (formal) 522

Bigeminie 459
- verborgene 464
- Vorhof- 350
Bilateraler Schenkelblock 144, 146, 148, 149
- bei akutem anteriorem Infarkt 145
- bei altem inferiorem Infarkt 145
- mit Q-Zacken in Ableitungen V_4 bis V_6 147
Bilateraler Schenkelblock oder nicht? 146
Block, interatrialer 56
Brugada-Syndrom 576, 577
- nach Flecainid 576
- Pseudo- 578, 579, 580

C

Cabrera-Zeichen 246, 247, 248, 580, 581
Chatterjee-Phänomen
- nach gestopptem Pacing 582
- nach spontanem LSB 583

D

Deltawelle 20, 436–439, 443–451, 454, 584
Differentialdiagnose symmetrische versus asymmetrische T-Welle 341
Digitalisintoxikation
- ST-Senkung und bidirektionale KT 566
- und Hypokaliämie, mit KT torsade de pointes 568
- Vorhoftachykardie und AV-Block 2:1 359
- Vorhoftachykardie und höhergradiger AV-Block 2° 567
Dilatation, biventrikuläre 98
Doppelte Repolarisation (Artefakt) 610
Doppelte ventrikuläre Antwort auf einen atrialen Impuls 611
Dressler-Schlag 584

E

Ebstein-Anomalie 560
Endlos-Schleifen-Tachykardie bei DDD-Schrittmacher 551
Epileptischer Anfall des EKG-Apparates 603
Epsilon-Welle 585
- bei RV-Kardiomyopathie 491
Extrasystolie 2:1 459
Extrasystolie 3:1 460

F

Fallot-Tetralogie 89, 90, 558
- nicht operiert 558
- operiert 558

Falsche Polung 287
- der Extremitätenableitungen bei frontaler linker QRS-Achse 600
- der Extremitätenableitungen bei frontaler vertikaler QRS-Achse 601
- der oberen Extremitätenableitungen 36
Faszikuläre Tachykardie 492
- linke 492
Fehldiagnose 20, 594, 595
Fehlplatzierung von Elektroden 33, 287, 593, 600, 601, siehe auch falsche Polung
frühe Repolarisation 45, 46, 585
- mit Osborn-Welle 310

G

Gertsch-Index 73

H

Herztamponade 311
Herztransplantation, P-Wellen 608
HOCM 75–78, 289, 290
Hyperkaliämie 323–326, 332, 333
- EKG *nach* 325, 333
- elektrischer Alternans 311, 599
- mit Asystolie 332
- mit Kammertachykardie 332, 333
- plus Hypokalzämie 331
- schwere 323, 324, 328
    - mit dialysierbarer Verletzung 332
    - mit dialysierbarer Verletzung und KT 333
Hyperkalzämie
- bei Osteosarkom 329
- bei primärem Hyperparathyreoidismus 329
Hypertrophe Kardiomyopathie
- mit seltsamer R-Zacke in V_2 593
- schwere 592
Hypertrophe obstruktive Kardiomyopathie (HOCM) 75–78, 289, 290
Hypertrophie
- apikale 78
- biventrikuläre 98, 99
    - und RSB 100
Hypokaliämie 326, 327
- mit AV-Dissoziation 335
- mit KT, Morphologie des Kammerflatterns 336
- mit KT, torsade de pointes 336
Hypokalzämie 327
- plus Hyperkaliämie 331

I

Ischämie, akute, mit negativen T-Wellen   341

K

Kammertachykardie (KT)
- AV-Dissoziation   479–481
- Beginn mit einem Fusionsschlag   480
- bei arrhythmogenem rechtem Ventrikel, mit LSB-Bild   491
- Differentialdiagnose parasystolische KT versus akzelerierter idioventrikulärer Rhythmus   489
- Fusionsschläge   481
- LSB-ähnliches Bild und vertikale $ÅQRS_F$-Achse   486
- mit multiplen typischen Zeichen   487
- mit rein negativen QRS in V_1–V_6 495
- mit rein positiven QRS in V_1–V_6 496
- mit retrogradem AV-Block 2:1 (VA-Block 2:1)   484, 486
- mit retrogradem AV-Block 2° Wenckebach-Typ   485
- Nadir-Zeichen   480
- nichtanhaltend   479
- parasystolische (mögliche)   489
- polymorphe
  - mit Degeneration in Kammerflimmern   488
  - mit torsade de pointes, mit spontaner Konversion   464, 487, 488, 568
  - ohne torsade de pointes   488
- Posttachykardie-Pause   479
- retrograder AV-Block (VA-Block)   483
- spontane Konversion   479
  - nach Frequenzzunahme   490
- torsade de pointes   464, 487, 488, 568
  - mit spontaner Konversion   464, 487, 488, 568
- Ursprung aus dem RV-Ausflusstrakt   486
- vorangegangen durch kurzes-langes (-kurzes) Kopplungsintervall   479, 480
- Vorhof-Overpacing   494
- während Belastung   527
Karotissinusmassage
- bei Vorhofflattern   374
- mit Asystolie   408
- mit komplettem AV-Block   408
Katz-Wachtel-Zeichen, falsch positives   98
Koronarspasmus während Belatungs-EKG   523

L

Linksanteriorer Faszikelblock (LAFB)
- bei Belastungs-EKG   530
- Kerbung   119, 122
  - minimale   122
- ohne offensichtliche   119
- ohne überdrehte Linkslage   123
- plus linksposteriorer Faszikelblock   123
- typischer   119, 122
- Variante   122, 123

Linksposteriorer Faszikelblock (LPFB), Maskierung eines inferioren Infarktes   120, 121

Linksschenkelblock (LSB)
- Änderung der QRS-Polarität
  - zwischen V_3 und V_4 137
  - zwischen V_4 und V_5 135
  - zwischen V_5 und V6   135
- inkompletter   133, 138
  - intermittierender   135
- mit frontaler Achse etwa + 40°   137

Linksventrikuläre Hypertrophie (LVH)   70, 71
- bei HOCM   75–78, 289, 290
- bei LAFB   73
- bei operiertem VSD   72
- mit LSB   72
- mit LV-Dilatation   80
- mit RSB   74
- nach Aortenklappenersatz   69
- und LV-Überlastung   341

Lungenembolie
- akute   107–110
- akute massive   294
- chronische   93

M

Mahaim-Tachykardie mit LSB-Morphologie   454
Mitralstenose   88, 91
- mit pulmonaler Hypertonie   562
- mit pulmonaler Hypertonie, Rechtsinsuffizienz und Trikuspidalinsuffizienz   295
- nach Mitralklappenersatz und Trikuspidalplastik   562
Myokardinfarkt, akuter
- anteriorer
  - mit LAFB   256
  - mit LSB   251
  - mit RSB + LAFB   259
  - mit ST-Senkung   264
- anterolateraler   203–206, 242
  - mit RSB   242
  - und inferiorer („globaler")   275
- anteroseptaler   200–202
  - mit RSB   241

- Differentialdiagnose
    - Non-Q- versus Q-Infarkt 223
    - normale Variante 217
    - Perikarditis 235
    - Prinzmetal-Angina 225, 226
- frühestes EKG 342
- hibernating myocardium 264
- inferiorer 210, 211, 216
    - mit komplettem AV-Block 236
    - mit LSB 239
    - mit rechtsventrikulärem Infarkt 216, 217, 236, 243
    - mit Wenckebach 243
- kombinierter 208, 217, 230, 232
    - mit LPFB 259
    - mit RSB 242
- Non-Q-Infarkt 218, 222, 263, 264
    - mit LAFB 256, 263, 264
    - Non-Q- versus Q-Infarkt 223
- posteriorer 213, 214, 243
- rechtsventrikulärer 216, 217, 236, 243
    - mit Wenckebach 243
- Re-Infarkt 242

Myokardinfarkt, alter
- anteriorer
    - mit LAFB 253, 257
    - mit LSB 245–248, 580, 581
    - mit RSB + LAFB 260
- anterolateraler 283
    - mit Aneurysma 207, 482
    - mit Aneurysma und RSB 238
    - mit LSB und Cabrera-Zeichen 246–248, 580, 581
    - mit RSB 219
    - mit ventrikulärem Pacing 550 (siehe auch 551 ohne Pacing)
    - mit LAFB 253–255
    - mit RSB 237
- anteroseptaler 200, 202
- Differentialdiagnose
    - normale Variante mit AQRSF + 80° 221
- hibernating myocardium, Erholung 256
- inferiorer 125, 211, 212, 232, 266, 283
    - mit Aneurysma 252
    - mit LPFB 220, 248
    - mit RSB + LPFB 262
    - mit und ohne ventrikulärem Pacing 252, 549
- kombinierter 215, 227–231, 233, 234
    - mit LSB 248
    - mit LSB und Cabrerazeichen 247, 248, 581
    - mit RSB 237, 239, 240
    - mit RSB + LAFB und Aneurysma 260
- lateraler 209
- Non-Q-Infarkt 224
    - mit RSB (+ LAFB?) 261
- Peri-infarction-Bilder (siehe auch spezielle Bilder) 265–274
- posteriorer 215, 228
- rechtsventrikulärer (kein EKG, ein alter „RV-Infarkt" ist extrem selten
- spezielle Bilder 233, 234, 265–274
    - mit nichtsignifikanten Q-Zacken in den inferioren Ableitungen und T-Negativität 265
    - mit nichtsignifikanten Q-Zacken und T-Negativität in den präkordialen Ableitungen 267
    - mit Qr in V_1 und Kerbung in V_3 269
    - mit Qr in V_1 und RSr' in V_3 270
    - mit Qr in V_1/V_2 und RSr' in V_3 270
    - mit QRS-Knotung und T-Negativität in mehreren Ableitungen 266
    - mit Reduktion der R-Zacke von V_2 bis V_4 und QRS-Knotung in den Extremitätenableitungen und V_5 486
    - mit Regression der kleinen r-Zacke von V_2 bis V_4 273
    - mit rSr' in I/aVL und anderen Zeichen 272
    - mit rSr' in V_2 551
    - mit rSr' in V_2 bis V_5, mit reduzierter Amplitude in V_4/V_5 271
    - mit rSr' in V_2 und Knotung in V_3/V_4 268
    - mit Rsr' in V_4 und kleinen Q-Zacken in V_2/V_3 268
    - mit rsr's in I und rSr' in V6 und anderen Zeichen 273
    - mit rsr'S' in V_2/V_3 266
    - mit rsr's in V_4 und anderen Zeichen 274
    - mit schwacher R-Progression in V_1 bis V_3 und Knotung in den Extremitätenableitungen 474
- ventrikuläres Pacing
    - bei anteriorem MI 550
    - bei inferiorem MI 252, 549

N

Nadir-Zeichen 480, 586
normale Varianten 33–48
- mit $ÅQRS_F$ + 130° 121
- Pseudo-Hyperkaliämie 334
- QS in III 285
- QS in V_1/V_2 285

normales Belastungs-EKG 517, 518
normales EKG 33

O

Obstruktive Lungenkrankheit 92
Osborn-Welle 46, 310
- als normale Variante 587
- bei Hypothermie 47, 587
- Mikro- 587
- unerklärte 587
Overpacing eines tackykarden akzelerierten idioventrikulären Rhythmus 494

P

P-biatriale/ biatriale Vergrösserung 55
Perikard, fehlendes 590
Perikarditis 304–309
- mit Perikarderguss 305
- mit PQ-Senkung 304
- mit ST-Hebung von der R-Zacke 309
- mit Storchenbein-Zeichen 308, 309
- mit ST-Senkung in V_1 306
- Vortäuschung eines inferioren AMI 307
Pferde-EKG 612
Pleuraerguss links 605
P-mitrale/LA-Vergrösserung 54
Pneumektomie
- links 596, 597
- rechts 597
Pneumothorax 598
Postsynkopales Bradykardiesyndrom 606
Posttachykardiepause 487
P-pseudo-pulmonale 57
P-pulmonale/RA-Vergrösserung 55
P-pulmonale-vasculare 56
PQ-Intervall, kurzes als Normvariante 37
Präexzitation 20, 436–439, 443–450, 453, 584
- bei Vorhofflimmern 394, 442, 443
Präkordiale Ableitungen, aufrechte Position 286
Prinzmetal-Angina 225, 226
- während Belastung 523
Pseudo-Artefakt 611
Pseudo-AV Block 2:1 151, 173
Pseudo-AVNRT 421
Pseudo-Brugada 578–580
Pseudo-Deltawelle 437
- in II 42
- in V_2 42
- infolge RSB 451
Pseudo-Hyperkaliämie, Normvariante 334

Pseudo-Kammertachykardie
- eine aussergewöhnliche Bedingung 498
- infolge Artefakten 499, 500
Pseudo-Knotung
- in inferioren Ableitungen 40
- in Übergangszone, V_3 41
- in Übergangszone, V_3, und III 41
Pseudo-Mobitz 171
Pseudo-Normalisierung der T-Welle bei Belastung 525
Pseudo-P-Welle in V_3/V_4 609
Pseudo-Q-Zacke bei AV-Knotenrhythmus 292
Pseudo-Regularisierung des Kammerrhythmus bei tachykardem Vorhofflimmern 390
Pulmonale Hypertonie, primäre 93
Pulmonalstenose 87, 88, 557
P-Welle
- nach Herztransplantation 608

Q

QR (Qr) in V_1 bei schwerer Mitralstenose 295
Qr in aVR, normal 283
QR in V_1 bei akuter Lungenembolie 294
QRS
- Abnormität als Zeichen für RA-Dilatation, bei Vorhofflimmern (!) 295
- periphere low voltage als Normvariante 42
- Rotation im Gegenuhrzeigersinn 39
- Rotation im Uhrzeigersinn 38
QS
- bei LSB, in V_1–V_3 (V_4) 288
- in aVR, normal 283
- in III 287
- in III und aVF bei Präexzitation 288
- in III, Normvariante 285
- in III/aVF 286, 287
- in V_1 und V_2, Normvariante 40, 285
- in V_1–V_5, bei aufrechter Position 286
Q-Zacke
- bei falscher Polung 287, 600, 601
- bei HOCM 75, 76, 283, 289. 290
- bei kongenital korrigierter Transposition der grossen Gefässe 290
- bei Myokardinfarkt 201, 202, 205, 209, 211, 212, 214, 215, 217, 219, 220, 223, 227–245, 252, 253, 255–260, 262, 266, 270, 273, 275, 284
- bei situs inversus 291
- bei Steinert-Krankheit 293

- normale 283 etc.
- Q_{III} als normale Variante
- und Rotation im Uhrzeigersinn bei Belastung 526

R

R-auf-T-Phänomen 464, 588
Rechtsschenkelblock (RSB) 133, 134, 151, 227
- alternierender 167
- bei Myokardinfarkt 219, 237, 239, 240–242, 234
- inkompletter
  - als Normalvariante 89
  - r < r' in V_1 bei ASD II 135
  - r < r' in V_1 als Normvariante 43
  - r < r' in V_1 und r > r' in V_2 134
  - r > r' in V_1, Normvariante 43, 134
- isolierter, wahrscheinlich 148
- mit alleinigem und geknotetem R in V_1 und überdrehter Linkslage 144
- mit oder ohne LAFB 146
- mit rechtsventrikulärer Erregungsverzögerung bis V_4 136
- mit typischem rsR' in V_1 133, 134, 151, 227
- mit überdrehter Linkslage der ersten 60 ms, keine Zeichen für LAFB 137
- plus LAFB + LPFB, ohne kompletten AV-Block 150
- plus LPFB 149
- plus LVH 136

Rotation im Gegenuhrzeigersinn 39
Rotation im Uhrzeigersinn 38

S

Schrittmacher
- DDD-Schrittmacher
  - Dysfkunktion, chronische 547
  - Dysfunktion, akute 547
  - Endlos-Schleifen-Tachykardie 551
  - mit atrialem Sensing und ventrikulärem Pacing 546
  - mit atrialem und ventrikulärem Pacing 545
  - QRS-Morphologie bei anteriorem MI während Pacing 550
- Ein-Kammer-, endokardial, LSB-ähnliches Bild 542
- Fusions- und Pseudofusionsschläge 544
- Magnetwirkung bei VVI 543
- normales Sensing von VES bei VVI 543
- Oversensing 548
- QRS-Morphologie bei inferiorem MI während SR und Pacing 549
- rechtsventrikuläres Pacing 542–550, 582
- schrittmacherinduzierte Tachykardie 551
- Schrittmacher-Inhibition während Kontrolle 547
- sensorische Dysfunktion bei VVI 548
- ventrikulärer Rhythmus 33
- VVI-Schrittmacher 542
  - iatrogene Dysfunktion 547
  - korrektes Sensing von VES 543
  - Oversensing 548
  - sensorische Dysfunktion 548
  - Undersensing 548
  - Wechsel zwischen Pacing und Sinusrhythmus 544

$S_I/S_{II}/S_{III}$-Typ 91
- als Normvariante 38, 91

Sick-Sinus-Syndrom
- Bradykardie-Tachykardie-Variante 406
- Sinoatrialer (SA-) Block 405
- Sinusstillstand 403–405
  - postoperativ 406

Sinusarrhythmie 35
Sinusbradykardie 34
Sinusrhythmus
- der Vorhöfe 33
- normales EKG 33

Sinusstillstand 403–405
Sinustachykardie 35
- mit AV-Block 1° 422

Situs inversus 291, 560, 602
Sokolow-Index, falsch positiver 71
Steinert-Krankheit 293
Sterbendes Herz 607
ST-Hebung
- akute Lungenembolie 294
- in V_2/V_3, als Normvariante 44
- während Belastung 523, 524

Storchenbein-Zeichen 308, 309
- Normvariante 310

Supraventrikuläre Tachykardie mit Aberration (SVTab)
- Imitation einer KT 499
- LSB-Aberration 420
- RSB-Aberration 420

T

Tachykardie, bidirektionale 493
- mögliche 566

Transposition der grossen Gefässe
- kongenital korrigiert 290
- operiert 559

Trifaszikulärer Block, inkompletter 93, 148, 150
Trigeminie 459
TU-Fusion infolge Amiodaron 328
T-Welle
- Artefakt 610
- asymmetrische (diskordant) negative in I, II (aVF, aVL) und V_4 bis V_6 48
- hohe und symmetrische bei perakutem MI 342
- negative asymmetrische bei LV-Überlastung 39, 341
- negative symmetrische bei Ischämie 39, 341
- normale asymmetrische (diskordant) negative in III 47
- normale asymmetrische (konkordant) negative in III 48
- ohne QRS 610
- symmetrische diskordant negative in II, aVF, III und V_3 bis V_6 48
- symmetrische negative in V_1 bis V_6 bei akuter Ischämie 341

U

Überdrehte Linkslage ohne LAFB 123
Überlastung
- akute linksatriale 55
- diastolische 79, 80, 561
  - bei Aorteninsuffizienz 561

V

Ventrikuläre Extrasystolen (VES)
- 2:1-Extrasystolie 459
- 2:2-Extrasystolie 461
- 3:1-Extrasystolie bei inferioren AMI 460
- Bigeminie 459
- Eisenmenger-Reaktion 90
  - frühe 559
- Hämodynamik 460
- interponierte, in 2:1-Folge 464
- monomorphe 461
- polymorphe 463
  - bei Vorhofflimmern 462
- Trigeminie 459
Vorhofextrasystolen (VoES) 348
- AV-blockierte 175, 349, 407
  - bei Bigeminie 176, 349
- interponierte, mit RSB-Aberration 350
- mit verschiedenen Kopplungsintervallen 349
- Salve 351, 357
Vorhofflattern (VoFla)
- eine Sinustachykardie vortäuschend 365

- Karotissinusmassage 374
- mit 1:1 Überleitung während Belastung 372
- mit AV-Block 2:1 und RSB 375
- mit sehr langsamer Frequenz infolge Amiodaron und AV-Block 2:1 379
- mit unregelmässiger AV-Überleitung 171
- oder Flimmerflattern, paroxysmales 377
- ohne klar erkennbare Flatterwellen, mit RSB 371
- paroxysmales (Flimmer-Flattern?) 377
- Typ 1 mit AV-Block 2:1 368–373, 374, 376
- Typ 1 mit AV-Block 2:1 (oder 3:1) und RSB 368
- Typ 1 mit AV-Block 2:1 oder 3:1 und überlagertem Wenckebach 370
- Typ 1 oder 2?, mit AV-Block 2:1 374
- Typ 2 mit variierender AV-Überleitung 373
Vorhof-Flimmer-Flattern 378
- Imitation 396
- mit spontaner Konversion 396
Vorhofflimmern (VoFli)
- bei Präexzitation 394, 442, 443
- bei VVI-Pacing 36
- mit feinen F-Wellen 390
- mit groben F-Wellen 390
- mit groben und feinen F-Wellen 391
- mit LSB-Aberration 393
- mit regelmässigem Kammerrhythmus 395
- mit RSB-Aberration 393
- mit sehr feinen F-Wellen 392
- mit sehr feinen F-Wellen und RSB 390
- ohne Kammerarrhythmie 395
- ohne sichtbare F-Wellen, bei LSB 391
- präexzitiertes 394, 442, 443
- spontane Konversion 393, 396
- tachykardes, mit Pseudoregularisierung des Kammerryhtmus 390
Vorhof-Overpacing bei KT 494
Vorhof-Reentry-Tachykardie, Konversion mit Adenosin 358
Vorhofrhythmus
- chaotischer 359, 395, 598
  - mit absoluter Kammerarrhythmie 395
- ektopischer 348
- Koronarsinusrhythmus 348
- multifokaler 359, 598
Vorhofseptumdefekt
- Ostium-primum-Typ 557
- Ostium-secundum-Typ 89, 557

Vorhoftachykardie 357
- komplexe 361
- kurze 349
- linke 540
- mit AV-Block 2:1 359
- mit AV-Block 2° 349
- mit höhergradigem AV-Block 2° 567

Vorhoftrigeminie 350

W

Wenckebach-Periode 166
- unterbrochene 171

Wolff-Parkinson-White- (WPW-) Syndrom
- Ablation mit Verschwinden der Präexzitation 454
- akzessorisches Bündel linksanteroseptal 445, 448
- akzessorisches Bündel posteroseptal 444
- akzessorisches Bündel rechtsanteroseptal, hypertrophe obstruktive Kardiomyopathie 447
- antidrome AV-Reentry-Tachykardie (AVRT) 441
- Chatterjee-Effekt nach Ablation 449
- Deltawelle, abortive 444
- fragliche abortive Deltawelle 437
- hypertrophe obstuktive Kardiomyopathie ohne sichtbare Präexzitation 447
- Imitation eines Myokardinfarktes
  - inferiorer MI 438
  - inferiorer MI, ventrikuläre Bigeminie 450
  - inferoposteriorer MI 438
  - posteriorer MI 438
  - posterolateraler MI 439
- intermittierende Präexzitation 446
- nach Ablation 449
- orthodrome AV-Reentry-Tachykardie (AVRT) 440, 453
  - akzessorisches Bündel linksseitig 452
  - Frequenz 238/min 441
  - mit LSB 453
  - mit und ohne LSB 452
- Präexzitation mit normalem PQ-Intervall 448
- Präexzitation, mit LSB, akzessorisches Bündel linksposterior und linksposterolateral 451
- Präexzitation während Belastung persistierend 449
- typische Präexzitation 436 etc.
- Verschwinden der Präexzitation während Belastung 447
- volle Präexzitation mit enormer Deformation von QRS und Repolarisation 437
- Vorhoflimmern 442, 443